实用外科
操作规范与手术技巧

（上）

徐斌等◎主编

吉林科学技术出版社

图书在版编目（CIP）数据

实用外科操作规范与手术技巧/ 徐斌等主编. -- 长春 ：吉林科学技术出版社，2016.8
ISBN 978-7-5578-1203-4

Ⅰ. ①实… Ⅱ. ①徐…Ⅲ. ①外科学Ⅳ. ①R6

中国版本图书馆CIP数据核字(2016) 第204982号

实用外科操作规范与手术技巧
SHIYONG WAIKE CAOZUO GUIFAN YU SHOUSHU JIQIAO

主　　编　徐斌等
出 版 人　李　梁
责任编辑　韩　捷　王旭辉
封面设计　长春创意广告图文制作有限责任公司
制　　版　长春创意广告图文制作有限责任公司
开　　本　787mm×1092mm　1/16
字　　数　740千字
印　　张　43
版　　次　2016年8月第1版
印　　次　2017年6月第1版第2次印刷

出　　版　吉林科学技术出版社
发　　行　吉林科学技术出版社
地　　址　长春市人民大街4646号
邮　　编　130021
发行部电话/传真　0431-85635177　85651759　85651628
85652585　85635176
储运部电话　0431-86059116
编辑部电话　0431-86037565
网　　址　www.jlstp.net
印　　刷　虎彩印艺股份有限公司

书　　号　ISBN 978-7-5578-1203-4
定　　价　170.00元
如有印装质量问题　可寄出版社调换
因本书作者较多，联系未果，如作者看到此声明，请尽快来电或来函与编辑部联系，以便商洽相应稿酬支付事宜。

前言

本书从外科的临床日常工作实际应用出发，重点阐述了外科常见病的诊断治疗要点，有较强的实用价值，其主要内容包含了外科常见病的诊断与鉴别诊断以及临床相关的外科基础理论，常见外科所列疾病的诊断及手术要点，常用的外科新技术，常用的合理用药，本书适用于从事外科的临床医师，研究生和进修医师的学习和参考，也是进行继续医学教育和外壳诊疗培训的参考读物。

编者

2016 年 8 月

目录

第一章　绪论……1
第二章　无菌术……7
　第一节　手术器械的消毒……7
　第二节　手术人员和病人手术区域的准备……9
　第三节　手术进行中的无菌原则……10
　第四节　手术室的管理……11
第三章　外科病人的体液失调……12
　第一节　概述……12
　第二节　体液代谢的失调……14
　第三节　酸碱平衡的失调……21
　第四节　临床处理的基本原则……25
第四章　输血……26
　第一节　输血的适应证、输血技术和注意事项……26
　第二节　输血的并发症及其防治……27
　第三节　自体输血……30
　第四节　血液成分制品……31
　第五节　血浆代用品……32
第五章　外科休克……33
　第一节 概论……33
　第二节 低血容量性休克……40
　第三节 感染性休克……41
第六章　多器官功能障碍综合征……43
　第一节　概论……43
　第二节　急性肾衰竭……46
　第三节　急性呼吸窘迫综合征……53
　第四节　急性胃肠功能障碍……56
　第五节　急性肝衰竭……58
第七章　麻醉……60
　第一节　绪论……60
　第二节　麻醉前准备和麻醉前用药……61
　第三节　全身麻醉……63
　第四节　局部麻醉……76
　第五节　椎管内麻醉……81
　第六节　麻醉期间和麻醉恢复期的监测和管理……89
　第七节　控制性降压和全身低温……91
　第八节　体外循环……93

第八章　重症监测治疗与复苏…………………………………………………… 96
第一节　重症监测治疗…………………………………………………… 96
第二节　心肺脑复苏…………………………………………………… 99
第九章　疼痛治疗……………………………………………………108
第一节　概述……………………………………………………108
第二节　疼痛对生理的影响……………………………………………………108
第三节　慢性疼痛治疗……………………………………………………109
第四节　术后镇痛……………………………………………………112
第十章　围手术期处理……………………………………………………114
第一节　术前准备……………………………………………………114
第二节　术后处理……………………………………………………117
第三节　术后并发症的防治……………………………………………………119
第十一章　外科病人的营养代谢……………………………………………………123
第一节　人体的基本营养代谢……………………………………………………123
第二节　饥饿、创伤后的代谢变化……………………………………………………125
第三节　肠内营养……………………………………………………125
第四节　肠外营养……………………………………………………127
第十二章　外科感染……………………………………………………130
第一节　概论……………………………………………………130
第二节　浅部组织的化脓性感染……………………………………………………136
第三节　手部急性化脓性感染……………………………………………………140
第四节　全身性外科感染……………………………………………………142
第五节　有芽胞厌氧菌感染……………………………………………………144
第六节　外科应用抗菌药的原则……………………………………………………149
第十三章　创伤现场急救与运送……………………………………………………151
第一节　现场急救……………………………………………………151
第二节　现场急救技术实施……………………………………………………152
第三节　现场救护运送……………………………………………………158
第十四章　创伤综合征……………………………………………………160
第一节　创伤性窒息……………………………………………………160
第二节　肌筋膜间隙综合征……………………………………………………161
第三节　脂肪栓塞综合征……………………………………………………162
第四节　深静脉栓塞综合征……………………………………………………167
第五节　急性肾功能衰竭综合征……………………………………………………170
第六节　多器官功能衰竭……………………………………………………172
第七节　弥散性血管内凝血……………………………………………………173
第八节　挤压综合征……………………………………………………175
第九节　血栓形成与肺栓塞……………………………………………………176
第十节　筋膜间隔综合征……………………………………………………177

第十一节 急性呼吸窘迫综合征……178
第十五章 颅脑创伤……180
第一节 脑损伤的处理原则……180
第二节 头皮损伤和颅骨骨折……181
第三节 原发性脑损伤……185
第四节 继发性脑损伤……187
第五节 开放性颅脑损伤……190
第十六章 胸部创伤……193
第一节 肋骨骨折……193
第二节 胸骨骨折……196
第三节 创伤性血胸……197
第四节 创伤性气胸……200
第十七章 腹部创伤……204
第一节 肝损伤……204
第二节 胃、十二指肠损伤……207
第三节 小肠损伤……209
第四节 结肠损伤……210
第五节 直肠损伤……212
第六节 肠系膜血管损伤……213
第七节 胰腺损伤……214
第十八章 创伤后全身反应……216
第十九章 骨折……224
第一节 骨折概论……224
第二节 上肢骨折……226
第三节 下肢骨折……240
第四节 开放性骨折……247
第二十章 骨折内固定术……251
第二十一章 骨折愈合……255
第二十二章 烧伤、冷伤、咬螫伤……257
第一节 热力烧伤……257
第二节 电烧伤和化学烧伤……263
第三节 冷伤……265
第四节 咬螫伤……267
第二十三章 显微外科……271
第二十四章 肿瘤……275
第一节 概论……275
第二节 常见体表肿瘤与肿块……287
第二十五章 移植……290
第一节 概述……290

第二节　移植免疫……291
第三节　移植器官的获得……295
第四节　器官移植……296
第二十六章　内镜外科……299
第二十七章　颅内压增高和脑疝……303
第一节　概述……303
第二节　颅内压增高……305
第三节　脑疝……309
第二十八章　颅脑和脊髓先天性畸形……312
第一节　先天性脑积水……312
第二节　颅裂和脊柱裂……314
第三节　狭颅症……315
第四节　颅底陷入症……316
第二十九章　胸壁疾病……317
第一节　先天性胸壁畸形……317
第二节　胸廓出口综合征……318
第三节　胸壁结核……319
第四节　胸壁肿瘤……320
第三十章　胸膜疾病……321
第一节　胸膜间皮瘤……321
第二节　自发性气胸……323
第三节　脓胸……325
第四节　乳糜胸……327
第三十一章　肺部疾病……329
第一节　非小细胞肺癌……329
第二节　小细胞肺癌……332
第三节　肺良性肿瘤……333
第四节　肺动静脉瘘……335
第五节　肺隔离症……336
第六节　肺脓肿……337
第七节　支气管扩张……339
第八节　肺结核……340
第九节　肺大泡和肺气肿……342
第十节　肺真菌病……343
第三十二章　气管疾病……345
第三十三章　食管疾病……348
第一节　先天性食管闭锁及食管气管瘘……348
第二节　食管穿孔及破裂……349
第三节　贲门失弛缓症……350

第四节　食管憩室……351
第五节　食管腐蚀性狭窄……354
第六节　反流性食管炎……355
第七节　食管平滑肌瘤……356
第八节　食管癌及贲门癌……357
第三十四章　骨科……364
第一节　骨折及关节损伤……367
第二节　小儿骨科学……407
第三节　运动医学……419
第四节　关节……425
第五节　脊柱骨科……432
第六节　骨科肿瘤学……437
第八节　常见的良性骨肿瘤……440
第九节　足、踝……441
第三十五章　颅脑损伤指南……444
第一节　一般原则……444
第二节　头皮损伤诊疗指南……444
第三节　颅骨损伤……446
第四节　脑损伤……450
第五节　外伤性颅内血肿……454
第六节　开放性颅脑损伤……458
第七节　脑损伤的分级……460
第八节　颅脑损伤的预后……461
第三十六章　颅脑肿瘤诊疗指南……462
第一节　胶质瘤……462
第二节　脑膜瘤……475
第三十七章　肾损伤……502
第一节　概括……502
第二节　肾损伤机制……502
第三节　损伤程度分类……503
第四节　诊断……504
第五节　治疗……508
第三十八章　尿道损伤……513
第一节　概述……513
第二节　后尿道钝性损伤……513
第三节　伴发膀胱颈损伤的后尿道损伤……517
第四节　女性尿道损伤……517
第五节　前尿道损伤……517
第三十九章　膀胱损伤……519

第一节 概述……519
第二节 病因……519
第三节 危险因素……520
第四节 病理生理……520
第五节 临床表现……521
第六节 诊断……522
第七节 治疗……523
第八节 总结及诊疗推荐……525
第四十章 泌尿系统结石治疗现状与展望……526
第一节 泌尿系统结石治疗历史……526
第二节 泌尿系统结石治疗现状……527
第四十一章 良性前列腺增生的治疗……537
第四十二章 乳房疾病……545
第一节 乳腺良性疾病……545
第二节 女性乳腺癌……550
第三节 男性乳腺癌……568
第四十三章 甲状腺和甲状旁腺……570
第一节 甲状腺……570
第二节 甲状腺疾病……571
第三节 甲状旁腺……578
第四节 甲状旁腺疾病……579
第四十四章 骨关节……585
第一节 骨……585
第二节 骨关节常见疾病……586
第三节 骨关节疾病的病因……594
第四十五章 创伤骨科……596
第一节 创伤骨科现状与展望……596
第二节 创伤骨科常见疾病……600
第三节 创伤骨科病人的疼痛治疗……607
第四节 创伤骨科的护理……613
第四十六章 周围血管和淋巴管疾病……617
第一节 概论……617
第二节 周围血管损伤……619
第三节 动脉疾病……621
第四节 静脉疾病……629
第五节 动静脉瘘……636
第六节 淋巴水肿……638
第四十七章 胃十二指肠疾病……641
第一节 解剖生理概要……641

第二节 胃十二指肠溃疡的外科治疗……643
第三节 胃癌及其他胃肿瘤……654
第四节 先天性肥厚性幽门狭窄……661
第五节 十二指肠憩室……661
第六节 良性十二指肠淤滞症……662
第四十八章 阑尾疾病……664
第一节 解剖生理概要……664
第二节 急性阑尾炎……664
第三节 特殊类型阑尾炎……670
第四节 慢性阑尾炎……671
第五节 阑尾肿瘤……671
参考文献……673

第一章 绪论

一、外科学的范畴

外科学是医学科学的一个重要组成部分，它的范畴是在整个医学的历史发展中形成，并且不断更新变化的。在古代，外科学的范畴仅仅限于一些体表的疾病和外伤；但随着医学科学的发展，对人体各系统、各器官的疾病在病因和病理方面获得了比较明确的认识，加之诊断方法和手术技术不断地改进，现代外科学的范畴已经包括许多内部的疾病。按病因分类，外科疾病大致可分为五类：

（一）损伤由暴力或其他致伤因子引起的人体组织破坏，例如内脏破裂、骨折、烧伤等，多需要手术或其他外科处理，以修复组织和恢复功能。

（二）感染致病的微生物或寄生虫侵袭人体，导致组织、器官的损害、破坏，发生坏死和脓肿，这类局限的感染病灶适宜于手术治疗，例如坏疽阑尾的切除、肝脓肿的切开引流等。

（三）肿瘤绝大多数的肿瘤需要手术处理。良胜肿瘤切除有良好的疗效；对恶性肿瘤，手术能达到根治、延长生存时间或者缓解症状的效果。

（四）畸形先天性畸形，例如唇裂、先天性心脏病、肛管直肠闭锁等，均需施行手术治疗。后天性畸形，例如烧伤后疤痕挛缩，也多需手术整复，以恢复功能和改善外观。

（五）其他性质的疾病常见的有器官梗阻如肠梗阻、尿路梗阻等；血液循环障碍如下肢静脉曲张、门静脉高压症等；结石形成如胆石症、尿路结石等；内分泌功能失常如甲状腺功能亢进等，也常需手术治疗予以纠正。

现代外科学，不但包括上列疾病的诊断、预防以及治疗的知识和技能，而且还要研究疾病的发生和发展规律。为此，现代外科学必然要涉及实验外科以及自然科学基础。

外科学与内科学的范畴是相对的。如上所述，外科一般以需要手术或手法为主要疗法的疾病为对象，而内科一般以应用药物为主要疗法的疾病为对象。然而，外科疾病也不是都需要手术的，而常是在一定的发展阶段才需要手术，例如化脓性感染，在早期一般先用药物治疗，形成脓肿时才需要切开引流，而一部分内科疾病在它发展到某一阶段也需要手术治疗，例如胃十二指肠溃疡引起穿孔或大出血时，常需要手术治疗。不仅如此，由于医学科学的进展，有的原来认为应当手术的疾病，现在可以改用非手术疗法治疗，例如大部分的尿路结石可以应用体外震波，使结石粉碎排出。有的原来不能施行手术的疾病，现在已创造了有效的手术疗法，例如大多数的先天性心脏病，应用了低温麻醉或体外循环，可以用手术方法来纠正。特别在近年由于介人放射学和内镜诊疗技术的迅速进展，使外科与内科以及其他专科更趋于交叉。所以，随着医学科学的发展和诊疗方法的改进，外科学的范畴将会不断地更新变化。

二、外科学的发展

外科学简史外科学和整个医学一样，是人们长期同疾病作斗争的经验总结，其进展则是由社会各个历史时期的生产和科学技术发展所决定的。

我国医学史上外科开始很早，公元前 14 世纪商代的甲骨文中就有“疥”“疮”等字的记载。在周代（公元前 1066 一公元前 249 年），外科已独立成为一门，外科医生称为“疡医”。

秦汉时代的医学名著《内经》已有“痈疽篇”的外科专章。汉末,杰出的医学家华佗(141^203年)擅长外科技术，使用麻沸汤为病人进行死骨剔除术、剖腹术等。南北朝，龚庆宣著《刘涓子鬼遗方》(483年)是中国最早的外科学专著，其中有金疡专论，反映当时处理创伤的情况。隋代，巢元方著《诸病源候论》(610年)中，叙及断肠缝连、腹庙脱出等手术采用丝线结扎血管；对炭疽的感染途径已认识到“人先有疮而乘马”所得病；并指出单纯性甲状腺肿的发生与地区的水质有关。唐代，孙思邈著《千金要方》(652年)中，应用手法整复下领关节脱位，与现代医学采用的手法相类似。宋代，王怀隐著《太平圣惠方》(992年)记载用砒剂治疗痔核。金元时代，危亦林著《世医得效方》(1337年)已有正骨经验，如在骨折或脱臼的整复前用乌头、曼陀罗等药物先行麻醉；用悬吊复位法治疗脊柱骨折。明代是我国中医外科学的兴旺时代，精通外科的医生如薛己、汪机、王肯堂、申斗垣、陈实功和孙志宏等，遗留下不少著作。陈实功著的《外科正宗》中，记述勿U颈切断气管应急用丝线缝合刀口；对于急性乳房炎(孚L痈)和乳癌(乳岩)也有较确切的描述。孙志宏著的《简明医股》中,已载有先天性肛管闭锁的治疗方法。清初设有专治骨折和脱臼者;《医宗金鉴》内的“正骨心法”专篇,总结了传统的正骨疗法。清末高文晋著《外科图说》(1856年)，是一本以图释为主的中医外科学。

以上简短的叙述足以说明中医外科学具有悠久的历史和丰富的实践经验。现代外科学奠基于19世纪40年代，先后解决了手术疼痛、伤口感染和止血、输血等问题。

手术疼痛曾是妨碍外科发展的重要因素之一。1846年美国Morton首先采用了乙醚作为全身麻醉剂，并协助Warren用乙醚麻醉施行了很多大手术。自此，乙醚麻醉就被普遍地应用于外科。1892年德国Schleich首先倡用可卡因作局部浸润麻醉，但由于其毒性高，不久即由普鲁卡因所代替，至今普鲁卡因仍为安全有效的局部麻醉药。伤口“化脓”是100余年前外科医生所面临的最大困难问题之一，当时，截肢后的死亡率竟高达40%～50%。1846年匈牙利Semmelweis首先提出在检查产妇前用漂白粉水将手洗净，遂使他所治疗的产妇死亡率自10%降至1%，这是抗菌技术的开端。1867年英国Lister采用石炭酸溶液冲洗手术器械，并用石炭酸溶液浸湿的纱布覆盖伤口，使他所施行的截肢术的死亡率自46%降至15%，从而奠定了抗菌术的基本原则。1877年德国Berg-mann对15例膝关节穿透性损伤伤员，仅进行伤口周围的清洁和消毒后即加以包扎，有12例痊愈并保全了下肢，他认为，不能将所有的伤口都视为感染的，而不让伤口再被沽污更为重要。在这个基础上他采用了蒸气灭菌，并研究了布单、敷料、手术器械等的灭菌措施，在现代外科学中建立了无菌术。1889年德国Furbringer提出了手臂消毒法，1890年美国Halsted倡议戴橡皮手套，这样就使无菌术臻于完善。

手术出血也曾是妨碍外科发展的另一重要因素。1872年英国Wells介绍止血钳，1873年德国Esmarch在截肢时倡用止血带,他们是解决手术出血的创始者。1901年美国发现血型，从此可用输血来补偿手术时的失血。初期采用直接输血法，但操作复杂，输血量不易控制；1915年德国Lewisohn提出了混加枸橼酸钠溶液，使血不凝固的间接输血法，以后又有血库的建立，才使输血简便易行。

1929年英国Fleming发现了青霉素，1935年德国Domagk倡用百浪多息(磺胺类药)，此后各国研制出一系列抗菌药物，为外科学的发展开辟了一个新时代。再加以麻醉术的不断改进，输血、补液和营养支持的日益受到重视，这样就进一步扩大了外科手术的范围，并增加了手术的安全性。外科学进入迅速发展阶段是在20世纪50年代初期，低温麻醉和体外循环的研究成功，为心脏直视手术开辟了发展道路。60年代，显微外科技术｛的发展，推动了创伤、整复和器官移植外科的前进。特别是近30年，外科疾病的诊断和｛治疗水平均有很大进步，超声、核素扫描、计算机体层成像（computed tomography,CT)、磁共振成像（magnetic resonance imaging, MRI)、数字减影血管造影（digital sub-traction angiography, DSA)到单光子发射计算机断层（single photon emission computed) tomography, SPECT)、正电子发射断层显像（positron emission tomography, PET)等检查以及影像的三维重建技术，不仅可以相当准确地确定病变的部位，且能帮助确定病变的胜质，特别是介人放射学的开展，进行超选择性血管插管，不但将诊断，同时也将治疗深人到病变的内部结构。生物工程技术对医学正起着更新的影响，而免疫学、医学分子生物学的进展，特别是对癌基因的研究，已渗透到外科学各领域，使外科学发生了又一次质的飞跃。近年，微创外科技术得以快速发展，是由于它具有创伤小，并发症低，病人痛苦少，恢复快等优点，因此，微创外科已成为21世纪外科发展的主要方向之一。人类基因组、蛋白组计划、干细胞技术、纳米技术、组织工程等高新技术的广泛开展和完善，以及机器人外科手术和远程微创外科手术取得成功，使外科学正面临着腾飞的机遇，而循证医学的出现对传统的临床实践经验总结产生了甚大的冲击。只有紧跟时代的发展方向，不断从这些前沿学科中吸取知识，勇于探索，才能抓住机会，进而有所创新。毫无疑问，21世纪的外科学将会发生巨大的、多方面的改变。随着现代外科学在广度和深度方面的迅速发展，任何一个外科医生现在已不可能掌握外科学的全部知识和技能。外科学向专业化发展已成为必然。分科的方式有很多种；如根据工作对象和性质，分为实验外科和临床外科。在临床外科，根据人体的系统又分为骨科、泌尿外科、神经外科、血管外科；按人体部位分，有头颈外科、胸心外科、腹部外科。按年龄特点，可分为小儿外科、老年外科；现在可为胎儿作手术，但尚未成为专科。

按手术方式分，有整复外科、显微外科、腔镜外科、移植外科，近年又有微创外科。按疾病性质分，有肿瘤外科、急症外科；按器官功能分，有内分泌外科等。而有些专业已早脱离外科，如口腔和耳鼻咽喉专业都成立了自己的专科，但也有将耳鼻咽喉科和颈部外科重组成为头颈外科的。

我国外科的发展和成就现代外科学传人我国虽已有百余年的历史，然而在旧中国进展很慢，一直处于落后状态。有外科设备的大医院都设在少数几个大城市，稍大的手术如胃大部切除、胆囊切除或肾切除等也只能在几个大城市的几个大医院中进行；外科医生很少，外科的各种专科多未形成。建国后，我国外科学建立了比较完整的外科体系。全国各省、自治区、直辖市都有了高等医学院校，外科队伍不断发展壮大；外科专科如麻醉科、腹部外科、胸心外科、骨科、整复外科、泌尿外科、神经外科以及小儿外科等均已先后建立。外科技术不但得到普及，并且在普及的基础上有了显著的提高。普及方面：全国的县医院都有外科专业，设备和技术条件不断改善；而且不少县以下的基层医院也开展了外科工作。提高方面：新的外科领域如心血管外科、显微外科技术以及器官移植（心移植、肾移植、肝移植等）正在蓬勃开展，并取得了可喜的成绩。另外，重要的外科仪器器械如体外循环机、人工肾、心脏起搏器、纤维光束内镜、人工血管、人工心脏瓣膜、人工骨关节以及微血管器械、震波碎石装置、血管内支架等，都能很快在引进或学习先进技术后自行设计生产。

由于各地贯彻了中医政策，中西医结合在外科领域里也取得了不少成绩。中西医结合治疗一些外科急腹症，如急性胰腺炎、胆管结石以及粘连性肠梗阻等，获得了较好疗效。中西医结合治疗骨折应用动静结合原则，采用小夹板局部外固定，既缩短了骨折愈合时间，又恢复了肢体功能。其他如内痔、肛屡和血栓闭塞性脉管炎等应用中西医结合方法，均取得了较单纯西医治疗为好的效果。这些中西医结合的成就，深受我国广大人民欢迎，在国际上也受到重视。

建国以来，广大的外科工作者遵循为人民服务的方向，对严重危害人民健康的疾病和创伤，千方百计地进行抢救，做出了优异成绩。自 1958 年成功地抢救了一例大面积深度烧伤工人之后，大面积烧伤的抢救治疗水平不断提高，又有不少例 111 度烧伤面积超过 9000 的治愈报道，进入了国际领先行列。1963 年，首次成功地为一工人接活了已断离 6 小时的右前臂后，全国各地陆续接活了断指、断掌、断肢已达数千例。离断时间长达 36 小时的肢体、截断三节的上肢的再植、同体异肢的移植等均获得成功，在国际上属于领先地位。多年来，我国外科工作者在长江两岸从旧社会遗留下来的血吸虫病流行地区，在农村简易的手术室中，给几万名晚期血吸虫病人进行了巨脾切除术，使他们恢复了健康，重新走上生产岗位。肿瘤的防治工作也迅速开展，对食管癌、肝癌、胃癌、乳癌等进行了数十万至数百万人口的普查，不但使这些癌肿得到早期发现，还在高发地区调查了这些癌肿与各种环境因素的关系，提出了许多新的研究课题。

必须认识到，世界上的每一项专业都经历了古今中外许许多多人的研究和探讨，积累了十分丰富的资料。外科学也是一样，历史上所有为解除病人疾苦而刻苦钻研的外科工作者，对外科学的充实和提高都作出了有益的贡献，都是值得我们继承和学习的。

三、怎样学习外科学

必须坚持为人民服务的方向学习外科学的根本问题、首要问题，仍然是为人的健康服务的问题。要经常想到，医生是在做人的工作，只有良好的医德、医风，才能发挥医术、的作用。如果外科医生医疗思想不端正，工作粗疏，就会给病人带来痛苦，甚至严重地损害病人的健康。因此，学习外科学必须正确地处理服务与学习的关系，要善于在服务中学习，也就是要在全心全意地为病人服务的思想基础上学好本领，再转过来更好地为病人服务。

需要提及的是，近年由于有了许多高新的诊断设备，外科医生无需与病人更多的接触就可以确定手术，这对病人来说，一个没有和他说过几句话，甚至没有见过一面的医生就要为自己手术，其焦虑和恐惧的心理是完全可以理解的。该就是所谓技术与情威之间的矛盾。外科医生要多给病人解释其病情，多与病人说明各种检查在术前的必要性，加强病人对手术的信心和对手术医生的信任。一个好的外科医生就会懂得如何去解决这个技术与情感之间的矛盾，同时还必须严格遵守医学伦理和道德。诚然，手术是外科治疗工作中的一个重要手段，也是治疗成败的关键。但片面地强调手术，认为外科就是手术，手术就能解决一切，这种想法是不正确的、有害的。如果在疾病的诊断尚未肯定或手术是否适应未确定之前，即贸然进行手术，就有可能既未能治疗疾誓病，反而给病人带来由于手术而造成不可弥补的损害。即使是一个成功的手术，也可能由于术前准备或术后处理得不恰当而归于失败。因此，学习外科学首先要严格掌握外科疾病的手术适应证，如能以非手术疗法治愈的，即不应采用手术治疗；如能以小手术治愈的，即不应采用大手术。要充分做好手术前准备，不但要有详细的手术计划，对术中可能发生的意外也要有所准备。手术时要选用最合适的麻醉，安全而良好的麻醉，是手术成功的先决条件。手术中要正确执行每一个操作步骤，还要注意如何保护健康组织。手术后的处理要细致，防止发生任何疏忽或差错。我们一定要纠正单纯手术观点，反对为手术而手术和为练习技术而手术的错误行为。

必须贯彻理论与实践相结合的原则外科学的每一进展，都体现了理论与实践相结合的原则。以十二指肠溃疡的外科治疗为例：早年人们曾经施行胃空肠吻合或胃部分切除的手术以治疗此病，但发现这些手术后溃疡又可复发。通过一个阶段的研究，了解到胃酸分泌及其对溃疡的影响，乃确立了胃大部切除术的原则。然而，胃大部切除术虽能避免溃疡复发，却又带来了生理紊乱的各种并发症。又经过对胃生理和溃疡病病因的深人研究，人们才开始应用迷走神经切断术来治疗十二指肠溃疡；通过术后疗效的观察，由迷走神经干切断术发展到选择性迷走神经切断术，继而进一步提高到现在认为更符合生理原则的高选择性迷走神经切断术。20 世纪中叶以后，又确认了幽门螺杆菌的致病作用，从而大大提高了非手术治疗的疗效，使外科治疗十二指肠溃疡的适应证主要是其严重并发症。

学习外科学，一定要自觉地运用理论与实践相结合的认识论原则。一方面要认真学习书本上的理论知识，另一方面必须亲自参加实践，也就是说，书本上的知识是不能代替实践的。学习外科学要仔细观察外科病人各系统、各器官的形态和功能变化；要见习和参加各种诊疗操作，包括手术和麻醉；要密切注意病人对药物和手术治疗的反应；要认真总结疗效和经验。为了学习和科学研究，还要进行动物实验。总之，我们要善于分析实践中所遇到的各种问题，不断通过自己的独立思考，把感性认识和理性知识紧密地结合起来，从而提高我们发现问题、分析问题和解决问题的能力。必须重视基本知识、基本技能和基础理论基本知识包括基础医学知识和其他临床各学科的知识。前者，如要做好腹股沟疵的修补术，就必须熟悉腹股沟区的局部解剖；施行乳癌手术，就应了解乳癌的淋巴转移途径。后者，如要鉴别阻塞性黄疸与肝细胞性黄疸，就要掌握肝细胞性黄疸的临床特点。又如给糖尿病病人手术，应懂得手术前后如何纠正糖的代谢紊乱。所以，外科医生对基本知识的学习要认真，达到准确无误。若认为这类知识较粗浅而无须用心，结果会使自己认识模糊，不但不能处理外科疾病，而且也不能正确地作出诊断和鉴别诊断。

在基本技能方面，首先要写好病史记录、学会体格检查，在现代影像学诊断迅速发展和日趋完善的情况下，仍须强调而不应忽视，这样才能较全面地了解和判断病情。要培养严格的无菌观念，熟悉各种消毒方法。要重视外科基本操作的训练，诸如切开、分离、止血、结扎、缝合以及引流、换药等，都要按照一定的外科准则，而不可草率行事，否则会影响到手术的效果。其他处理如血管穿刺、胃肠减压、气管插管或切开、胸膜腔闭式引流、导尿等，都需认真学习，且能掌握使用。

至于为什么要重视基础理论，因为它能帮助外科医生在临床实践中加深理解、加深认识。如果一个外科医生只会施行手术，而不知道为什么要施行这样的手术，也就是“知其然而不知其所以然”则不但不能促进外科的进展，还会造成医疗工作中的差错，甚至危害病人。一例如，要解决异体皮肤和器官的移植问题，就必须了解人体的免疫反应。认识到

在创伤和感染过程中出现的器官血流量减少和再灌注损伤、炎症介质的作用、内毒素血症和细菌移位等在多器官功能障碍综合征发生中所起的重要作用，才会早期采取相应的正确措施，有效地预防其发生。总之，具有了扎实的基础理论，才能使外科医生在临床工

作中做到原则性与灵活性相结合，乃至开拓思路，有所创新。

新中国成立以后，经过几代人的努力，我国现代外科学水平与国外的差距已明显缩小。在中西医结合在外科中的应用，大面积烧伤的处理，断肢（趾）再植，门静脉高压症的外科治疗以及食管癌和肝癌的外科治疗等领域已处于世界领先水平。胸心外科与神经外科也已达到国际先进水平。跨入 21 世纪后的外科学面临高速发展的新时期，外科工作者必须在掌握现有知识的基础上刻苦钻研，努力实践，既要勤奋学习先进技能、先进理论，运用循证医学的方法，科学地收集和评价证据，指导外科实践，又要大胆地进行创造性的工作，以满足新世纪外科学发展的需要。为此，我们必须大力培养既有高尚医德，又有过硬技术本领的新一代外科工作者。德才兼备的青年一代的迅速成长，正是我国外科学必然会兴旺发展、赶超西方发达国家的希望所在。

（徐斌）

第二章 无菌术

无菌术（asepsis）是临床医学的一个基本操作规范。对外科而言，其意义尤为重要。在人体和周围环境，普遍存在各种微生物。在手术、穿刺、插管、注射及换药等过程中，必须采取一系列严格措施，防止微生物通过接触、空气或飞沫进入伤口或组织，否则就可能引起感染。无菌术就是针对微生物及感染途径所采取的一系列预防措施。

无菌术的内容包括灭菌、消毒法、操作规则及管理制度。

从理论上，所谓灭菌，是指杀灭一切活的微生物。而消毒则是指杀灭病原微生物和其他有害微生物，但并不要求清除或杀灭所有微生物（如芽胞等）。从临床角度，既要掌握灭菌和消毒在概念上的区别，更需关注其目的和效果。灭菌和消毒都必须能杀灭所有病原微生物和其他有害微生物，达到无菌术的要求。预先用物理方法（高温等）能把应用于手术区或伤口的物品上所附带的微生物彻底消灭掉。有些化学品如甲醛、环氧乙烷及戊二醛等也可消灭一切微生物。应用化学方法还可用于某些特殊手术器械的消毒、手术人员手和臂的消毒、病人的皮肤消毒以及手术室的空气消毒等。无菌术中的操作规则和管理制度则是为了防止已经灭菌和消毒的物品、已行无菌准备的手术人员或手术区不再被污染所采取的措施。任何人都应严格遵守这些规定，否则无菌术的目的就不能达到。

应用于灭菌的物理方法有高温、紫外线和电离辐射等，其中在医院内以高温的应用最为普遍。手术器械和应用物品如手术衣、手术巾、纱布、盆罐以及各种常用手术器械等都可用高温来灭菌。电离辐射主要用于药物如抗生素、激素、维生素等的制备过程，还包括一次性医用敷料、手术衣和巾、容器、注射器及缝线的灭菌。紫外线可以杀灭悬浮在空气中和附于物体表面的细菌、真菌、支原体和病毒等，常用于室内空气的灭菌。某些药液的蒸气（如甲醛）可渗人纸张、衣料和被服等而发挥灭菌作用。大多数用于消毒的药物虽能杀灭细菌、芽胞、真菌等一切能引起感染的微生物，但对人体正常组织常有较大损害。只有几种毒性很小的消毒药物才适用于手术人员及病人皮肤的消毒。

第一节 手术器械的消毒

一、高压蒸气法

这种灭菌法的应用最普遍，效果亦很可靠。高压蒸气灭菌器可分为下排气式和预真空式两类。国内目前应用最多的是下排气式灭菌器，其式样很多，有手提式、卧式及立式等，但其基本结构和作用原理相同，由一个具有两层壁的耐高压的锅炉构成。蒸气进人消毒室内，积聚而使压力增高，室内的温度也随之升高。当蒸气压力达到 104.0 ～ 137.3kPa(15 ～ 20Ibf/in2) 时，温度可达 121 ～ 126℃。在此状态下维持 30 分钟，即能杀灭包括具有顽强抵抗力的细菌芽胞在内的一切微生物。

预真空式蒸气灭菌器的结构及使用方法有所不同。其特点是先抽吸灭菌器内的空气使其呈真空状态，然后由中心供气室经管道将蒸气直接输入消毒室，这样可以保证消毒室内的蒸气分布均匀，整个灭菌所需的时间也可缩短，对灭菌物品的损害亦更轻微。灭菌条件为蒸气压力 170kPa，消毒室内温度 133℃，4 ～ 6 分钟可达灭菌效果，整个过程约需 20 ～ 30 分钟。物品经高压灭菌后，可保持包内无菌 2 周。

使用高压蒸气灭菌器的注意事项：①需灭菌的各种包裹不宜过大，体积上限为：长 40 cm、宽 30cm、高 30cm。包扎亦不宜过紧；②灭菌器内的包裹不宜排得过密，以免妨碍蒸气透人，影响灭菌效果；③预置专用的包内及包外灭菌指示纸带，在压力及温度达到灭菌标准条件并维持 15 分钟时，指示纸带即出现黑色条纹，表示已达到灭菌的要求；④易燃和易爆物品如碘仿、苯类等，禁用高压蒸气灭菌法；⑤瓶装液体灭菌时，只能用纱布包扎瓶口，如果要用橡皮塞，应插人针头以排气；⑥已灭菌的物品应注明有效日期，并需与未灭菌的物品分开放置；⑦高压灭菌器应由专人负责。

高压蒸气灭菌法用于能耐高温的物品，如金属器械、玻璃、搪瓷、敷料、橡胶制品等，各种物品的灭菌所需时间有些不同。

二、煮沸法

煮沸法有专用的煮沸灭菌器，但一般的铝锅或不锈钢锅洗去油脂后，常也用作煮沸灭菌。此法适用于金属器械、玻璃制品及橡胶类等物品。在水中煮沸至 100℃并持续 15 ～ 20 分钟，一般细菌即可被杀灭，但带芽胞的细菌至少需煮沸 1 小时才能被杀灭。高原地区气压低，水的沸点亦低，煮沸灭菌的时间需相应延长。海拔高度每增高 300m，灭菌时间应延长 2 分钟。为节省时间和保证灭菌质量，高原地区可应用压力锅作煮沸灭菌。压力锅的蒸气压力一般为 127. 5kPa，锅内最高温度可达 124℃左右，10 分钟即可灭菌。

注意事项：①为达到灭菌目的，物品必须完全浸没在沸水中；②缝线和橡胶类的灭菌应于水煮沸后放人，持续煮沸 10 分钟即可取出，煮沸过久会影响物品质量；③玻璃类物品需用纱布包裹，放人冷水中逐渐煮沸，以免其遇骤热而爆裂；玻璃注射器应将内芯拔出，分别用纱布包好；④煮沸器的锅盖应妥为盖上，以保持沸水温度；⑤灭菌时间应从水煮沸后算起，若中途放人其他物品，则灭菌时间应重新计算。

三、火烧法

金属器械的灭菌可用此法。将器械置于搪瓷或金属盆中，倒入 95% 酒精少许，点火直接燃烧，也可达到灭菌目的。但此法常使锐利器械变钝，又会使器械失去原有的光泽，因此仅用于急需的特殊情况。

四、药液浸泡法

锐利器械、内镜和腹腔镜等不适于热力灭菌的器械，可用化学药液浸泡消毒。常用的化学灭菌剂和消毒剂有下列几种：

1. 2% 中性戊二醛水溶液浸泡时间为 30 分钟。常用于刀片、剪刀、缝针及显微器械的消毒。灭菌时间为 10 小时。药液宜每周更换一次。

2. 10% 甲醛溶液浸泡时间为 20 ～ 30 分钟。适用于输尿管导管等树脂类、塑料类以及有机玻璃制品的消毒。

3. 70% 酒精浸泡 30 分钟。用途与戊二醛溶液相同。目前较多用于已消毒过的物品的浸泡，以维持消毒状态。酒精应每周过滤，并核对浓度一次。

4. 1:100 苯扎溴钱（新洁尔灭）溶液浸泡时间为 30 分钟。虽亦可用于刀片、剪刀及缝针的消毒，但因其消毒效果不及戊二醛溶液，故目前常用于已消毒的持物钳的浸泡。

5. 1:100 氯己定（洗必泰）溶液浸泡时间为 30 分钟。抗菌作用较苯扎溴按（新洁尔灭）

强。

注意事项：①浸泡前，器械应予去污、擦净油脂；②拟予消毒的物品应全部浸人溶液内；③剪刀等有轴节的器械，消毒时应把轴节张开；管、瓶类物品的内面亦应浸泡在消毒液中；④使用前，需用灭菌盐水将消毒药液冲洗干净，因该类药液对机体组织均有损害作用。

五、甲醛蒸气熏蒸法

用有蒸格的容器，在蒸格下放一量杯，按容器体积加人高锰酸钾及40%甲醛（福尔马林）溶液（用量以每0.01m^{3}加高锰酸钾10g及40%甲醛4ml计算）。物品置蒸格上部，容器盖紧，熏蒸1小时即可达消毒目的。但灭菌需6～12小时。

清洁、保管和处理：一切器械、敷料和用具在使用后，都必须经过一定的处理，才能重新进行消毒，供下次手术使用。其处理方法随物品种类、污染性质和程度而不同。凡金属器械、玻璃、搪瓷等物品，在使用后都需用清水洗净，特别需注意沟、槽、轴节等处的去污；各种导管均需注意冲洗内腔。凡属铜绿假单胞菌（绿脓杆菌）感染、破伤风或气性坏疽伤口，或乙型肝炎抗原阳性病人，所用的布类、敷料、注射器及导管应尽量选用一次性物品，用后即焚烧处理，以免交叉感染。金属物品冲洗干净后置于20%碘伏原液（0.1%有效碘）内浸泡1小时。

（徐斌）

第二节 手术人员和病人手术区域的准备

一、手术人员的术前准备

1. 一般准备手术人员进手术室后，先要换穿手术室准备的清洁鞋和衣裤，戴好帽子和口罩。帽子要盖住全部头发，口罩要盖住鼻孔。剪短指甲，并去除甲缘下的积垢。手或臂部皮肤有破损或有化脓性感染时，不能参加手术。

2. 手臂消毒法在皮肤皱纹内和皮肤深层如毛囊、皮脂腺等处都藏有细菌。手臂消毒法仅能清除皮肤表面的细菌，并不能消灭藏在皮肤深处的细菌。在手术过程中，这些深藏的细菌可逐渐移到皮肤表面。所以在手臂消毒后，还要戴上消毒橡胶手套和穿无菌手术衣，以防止这些细菌污染手术伤口。

手臂的消毒包括清洁和消毒两个步骤：先是用蘸有肥皂液的消毒刷对手及手臂作刷洗，清除皮肤上的各种污渍；然后用消毒剂作皮肤消毒。最经典的皮肤消毒剂是70%酒精，手臂在溶液中浸泡5分钟后能达到消毒目的。现很多医院改用了新型消毒剂，消毒过程大为简化，同样有效。各种消毒剂的使用要求会有些不同，但都强调消毒前的皮肤清洁步骤，不能忽视。

如果无菌性手术完毕，手套未破，在需连续施行另一手术时，可不用重新刷手，仅需用消毒液再涂擦手和前臂，穿上无菌手术衣和戴手套即可。若前一次手术为污染手术，则接连施行手术前应重新洗手。

3. 穿无菌手术衣和戴手套

二、病人手术区的准备

目的是消灭拟作切口处及其周围皮肤上的细菌。如皮肤上有较多油脂或胶布粘贴的残迹，可先用汽油或松节油拭去。然后用 2.5% ～ 3% 碘酊涂擦皮肤，待碘酊干后，以 70% 酒精涂擦两遍，将碘酊擦净。另一种消毒方法是用 0.5% 碘尔康溶液或 1/1000 苯扎嗅铵溶液涂擦两遍。对婴儿、面部皮肤、口腔、肛门、外生殖器等部位，可选用刺激性小、作用较持久的 0.7500 吡咯烷酮碘消毒。在植皮时，供皮区的消毒可用 70% 酒精涂擦 2 ～ 3 次。

注意事项：①涂擦上述药液时，应由手术区中心部向四周涂擦。如为感染伤口，或为肛门区手术，则应自手术区外周涂向感染伤口或会阴、肛门处。已经接触污染部位的药液纱布，不应再返擦清洁处；②手术区皮肤消毒范围要包括手术切口周围 15cm 的区域。如手术有延长切口的可能，则应事先相应扩大皮肤消毒范围。

手术区消毒后，铺无菌布单。其目的是除显露手术切口所必需的最小皮肤区以外，其他部位均需予以遮盖，以避免和尽量减少手术中的污染。在手术区的皮肤粘贴无菌塑料薄膜的方法也很常用，皮肤切开后薄膜仍粘附在伤口边缘，可防止皮肤上尚存的细菌在术中进人伤口。小手术仅盖一块孔巾即可，对较大手术，须铺盖无菌巾和其他必要的布单。原则是除手术野外，至少要有两层无菌布单遮盖。一般的铺巾方法如下：用四块无菌巾，每块的一边双折少许，在切口每侧铺盖一块无菌巾，盖住手术切口周围。通常先铺操作者的对面，或铺相对不洁区（如下腹部、会阴部），最后铺靠近操作者的一侧，并用布巾钳将交角处夹住，以防止移动。无菌巾铺下后，不可随便移动，如果位置不准确，只能由手术区向外移，而不应向内移动。然后，根据手术部位的具体情况，再铺中单或大单。大单布的头端应盖过麻醉架，两侧和足端部应垂下超过手术台边 30cm。上、下肢手术，在皮肤消毒后应先在肢体下铺双层无菌中单布。肢体近端手术常用双层无菌巾将手（足）部包裹。手（足）部手术需在其肢体近端用无菌巾包绕。

（徐斌）

第三节 手术进行中的无菌原则

在手术过程中，虽然器械和物品都已灭菌、消毒，手术人员也已洗手、消毒、穿戴无菌手术衣和手套，病人手术区又已消毒和铺盖无菌布单，为手术已提供了一个无菌操作的环境。但是，在手术进行中，如果没有一定的规章来保持这种无菌环境，则已经灭菌和消毒的物品或手术区域仍有受到污染和引起伤口感染的可能。有时可因此而使手术失败，甚至影响病人的生命。这种所有参加手术的人员必须认真执行的规章，即称为无菌操作规则。若发现有人违反，必须予以立即纠正。无菌操作规则包括：

1. 手术人员穿无菌手术衣和戴无菌手套之后，手不能接触背部、腰部以下和肩部以上部位，这些区域属于有菌地带；同样，也不要接触手术台边缘以下的布单。

2. 不可在手术人员的背后传递手术器械及用品。坠落到无菌巾或手术台边以外的器械物品，不准拾回再用。

3. 手术中如手套破损或接触到有菌地方，应更换无菌手套。如前臂或肘部触碰有菌地方，应更换无菌手术衣或加套无菌袖套。如无菌巾、布单等物已被湿透，其无菌隔离作用不再完整，应加盖干的无菌布单。

4. 在手术过程中，同侧手术人员如需调换位置，一人应先退后一步，背对背地转身到达另一位置，以防触及对方背部不洁区。

5. 手术开始前要清点器械、敷料，手术结束时，检查胸、腹等体腔，待核对器械、敷料数无误后，才能关闭切口，以免异物遗留腔内，产生严重后果。

6. 切口边缘应以无菌大纱布垫或手术巾遮盖，并用巾钳或缝线固定，仅显露手术切口。术前手术区粘贴无菌塑料薄膜可达到相同目的。

7. 作皮肤切口以及缝合皮肤之前，需用 70% 酒精再涂擦消毒皮肤一次。

8. 切开空腔脏器前，要先用纱布垫保护周围组织，以防止或减少污染。

9. 参观手术的人员不可太靠近手术人员或站得太高，也不可经常在室内走动，以减少污染的机会。

10. 手术进行时不应开窗通风或用电扇，室内空调机风口也不能吹向手术台，以免扬起尘埃，污染手术室内空气。

（徐斌）

第四节 手术室的管理

手术室需要有良好的管理制度以保证手术室的洁净环境。当一个手术室需连续作数个手术时，应先作无菌手术，后作污染或感染手术。每次手术完毕后和每天工作结束时，都应彻底擦拭地面，清除污液、敷料和杂物等。每周应彻底大扫除一次。手术室内应定期进行空气消毒。通常采用乳酸消毒法。在一般清洁工作完成之后，打开窗户通风 1 小时。100 m^3 空间可用 80% 乳酸 12ml，倒人锅内（或再加等量的水），置于三角架上，架下点一酒精灯，待蒸发完后将火熄灭，紧闭门窗 30 分钟后再打开通风。也可用中药苍术的酒精浸剂（每 m^3 空间用苍术 1g 及酒精 2ml，浸 24 小时后用）替代乳酸，同上法烟薰，封闭 4 小时。此法在薰蒸时呈清香味，且对物品几乎没有腐蚀作用。在绿脓杆菌感染手术后，则先用乳酸进行空气消毒，1 ～ 2 小时后进行扫除，用 1:1000 苯扎澳钱溶液揩洗室内物品后，开窗通风 1 小时。在破伤风、气性坏疽手术后，可用 40% 甲醛溶液消毒手术室。按每 m^3 空间用甲醛溶液 2ml 和高锰酸钾 1g，即能产生蒸气，12 小时后打开窗户通风。在 HBsAg 阳性，尤其是 HBeAg 阳性的病人手术后，地面和手术台等可撒布。1% 次氯酸钠水溶液，30 分钟后清扫和清拭。或可用 5% 碘伏清拭。也有采用紫外线消毒手术室空气的方法。通常以每耐地面面积使用紫外线电功率 1 ～ 2 W 计算，照射 2 小时，照射距离不超过 2 m。

患有急性感染性疾病，尤其是上呼吸道感染者，不得进人手术室。凡进人手术室的人员，必须换上手术室的清洁鞋帽、衣裤和口罩。参观手术的人员不宜超过 2 人。

（徐斌）

第三章 外科病人的体液失调

第一节 概述

正常体液容量、渗透压及电解质含量是机体正常代谢和各器官功能正常进行的基本保证。创伤、手术及许多外科疾病均可能导致体内水、电解质和酸碱平衡的失调，处理这些问题成为外科病人治疗中一个重要的内容。

水和电解质是体液的主要成分。体液可分为细胞内液和细胞外液两部分，其量与性别、年龄及胖瘦有关。肌组织含水量较多（75% ～ 80%），而脂肪组织含水量较少（10 ～ 30%）。因此成年男性的体液量约为体重的 60%，而成年女性的体液量约占体重的 50%。两者均有士 15% 的变化幅度。小儿的脂肪较少，故体液量所占体重的比例较高，新生儿可达体重的 80%。随其年龄增大，体内脂肪也逐渐增多，14 岁之后已与成年人所占比例相似。

细胞内液绝大部分存在于骨骼肌中，男性约占体重的 40%，女性的肌肉不如男性发达，故女性的细胞内液约占体重的 35%。细胞外液则男、女性均占体重的 20%。细胞外液又可分为血浆和组织间液两部分。血浆量约占体重的 5%，组织间液量约占体重的 15%。绝大部分的组织间液能迅速地与血管内液体或细胞内液进行交换并取得平衡，这在维持机体的水和电解质平衡方面具有重要作用，故又可称其为功能性细胞外液。另有一小部分组织间液仅有缓慢地交换和取得平衡的能力，它们具有各自的功能，但在维持体液平衡方面的作用甚小，故可称其为无功能性细胞外液。结缔组织液和所谓透细胞液，例如脑脊液、关节液和消化液等，都属于无功能性细胞外液。但是，有些无功能性细胞外液的变化导致机体水、电解质和酸碱平衡失调却是很显著的。最常见的就是胃肠消化液的大量丢失，可造成体液量及成分的明显变化。无功能性细胞外液约占体重的 1 ～ 2%，占组织间液的 10% 左右。

细胞外液中最主要的阳离子是 Na^+，主要的阴离子是 Cl^-， HCO_2 和蛋白质。细胞内液中的主要阳离子是 K^+ 和 Mg^{z+}，主要阴离子是 HP 以一和蛋白质。细胞外液和细胞内液的渗透压相等，正常血浆渗透压为 290 ～ 310mmol/L。渗透压的稳定对维持细胞内、外液平衡具有非常重要的意义。

体液平衡及渗透压的调节体液及渗透压的稳定是由神经一内分泌系统调节的。体液正常渗透压通过下丘脑一垂体后叶一抗利尿激素系统来恢复和维持，血容量的恢复和维持则是通过肾素一醛固酮系统。此两系统共同作用于肾，调节水及钠等电解质的吸收及排泄，从而达到维持体液平衡，使体内环境保持稳定之目的。血容量与渗透压相比，前者对机体更为重要。所以当血容量锐减又兼有血浆渗透压降低时，前者对抗利尿激素的促进分泌作用远远强于低渗透压对抗利尿激素分泌的抑制作用。目的是优先保持和恢复血容量，使重要器官的灌流得到保证，以维护其生命安全。

在体内丧失水分时，细胞外液的渗透压则增高，可刺激下丘脑一垂体一抗利尿激素系统，产生口渴，机体主动增加饮水。抗利尿激素的分泌增加使远曲小管的集合管下皮细胞对 7 尺分的再吸收加强，于是尿量减少，水分被保留在体内，使已升高的细胞外液渗透压降至正常。反之，体内水分增多时，细胞外液渗透压即降低。口渴反应被抑制，并且因抗利尿激素的分泌减少，使远曲小管和集合管上皮细胞对水分的再吸收减少，排出体内多余的水分，使已降低的细胞外液渗透压增至正常。抗利尿激素分泌的这种反应十分敏感，只要血浆渗透压较正常有士 2% 的变化，该激素的分泌亦就有相应的变化，最终使机体水分能保持动态平衡。

此外，肾小球旁细胞分泌的肾素和肾上腺皮质分泌的醛固酮也参与体液平衡的调节。当血容量减少和血压下降时，可刺激肾素分泌增加，进而刺激肾上腺皮质增加醛固酮的分泌。后者可促进远曲小管对 Na^+ 的再吸收和 K^+，H^+ 的排泄。随着钠再吸收的增加，水的再吸收也增多。这样就可使已降低的细胞外液量增加至正常。

酸碱平衡的维持机体正常的生理活动和代谢功能需要一个酸碱度适宜的体液环境。通常人的体液保持着一定的 H^+ 浓度，亦即是保持着一定的 pH(动脉血浆 pH 为 7.40 士 0.05)。但是人体在代谢过程中，不断产生酸性物质，也产生碱性物质，这将使体液中的 H^+ 浓度经常有所变动。为了使血中 H^+ 浓度仅在很小的范围内变动，人体通过体液的缓冲系统、肺的呼吸和肾的排泄完成对酸碱的调节作用。

血液中的缓冲系统以 HCO_3 /H_2CO_3 最为重要。HCO_3 的正常值平均为 24 mmol/L,H_2CO_3 平均为 1.2 mmol/L，两者相比值 HCO_3 /H_2CO_3=24/1.2=20:1。只要 HCO_3 /H_2CO_3 的比值保持为 20:1，无论 HCO_3 及 H_2CO_3 绝对值有高低，血浆的 pH 仍然能保持为 7.40。从酸碱平衡的调节角度，肺的呼吸对酸碱平衡的调节作用主要是通过 CO_2 经肺排出，可使血中 $PaCO_2$ 下降，也即调节了血中的 H_2CO_3。如果机体的呼吸功能失常，本身就可引起酸碱平衡紊乱，也会影响其对酸碱平衡紊乱的代偿能力。肾在酸碱平衡调节系统中起最重要的作用，肾通过改变排出固定酸及保留碱性物质的量，来维持正常的血浆 HCO3 浓度，使血浆 pH 不变。如果肾功能有异常，则不仅可影响其对酸碱平衡的正常调节，而且本身也会引起酸碱平衡紊乱。肾调节酸碱平衡的机制可归纳为：①通过 Na^+、H^+ 交换而排 H^+ ②通过 HCO_3 重吸收而增加碱储备；③通过产生 NH 犷并与 H+ 结合成 NH 才后排出而排 H^+；④通过尿的酸化过程而排 H^+ 。

水、电解质及酸碱平衡在外科的重要性在外科临床，每天的诊疗工作中都会遇到不同性质、不同程度的水、电解质及酸碱平衡问题，随时需要我们能识别并予以处理。许多外科急、重病症，例如大面积烧伤、消化道瘘、肠梗阻和严重腹膜炎，都可直接导致脱水、血容量减少、低钾血症及酸中毒等严重内环境紊乱现象。及时识别并积极纠正这些异常是治疗该病的首要任务之一，因为任何一种水、电解质及酸碱平衡失调的恶化都可能导致病人死亡。从外科手术角度，病人的内环境相对稳定是手术成功的基本保证。有电解质紊乱或酸中毒者，手术的危险性则会明显增加。如果手术很成功，但却忽视了术后对机体内环境的维持，最终则会导致治疗的失败。因此，术前如何纠正已存在的水、电解质紊乱和酸碱失调，术中及术后又如何维持其平衡状态，外科医师都必须能娴熟掌握。

临床上发生水、电解质和酸碱失调的表现形式是多种多样的。可以是只发生一种异常，例如低钾血症。但同时存在多种异常的现象相当常见，例如既有水、电解质紊乱，又有酸碱失调。此时，应予以全面纠正，不要疏漏。另外，外科病人伴有内科疾病是很常见的，如合并存在糖尿病、肝硬化或心功能不全等。这将会使治疗更为复杂。

（徐斌）

第二节 体液代谢的失调

体液平衡失调可以有三种表现：容量失调、浓度失调和成分失调。容量失调是指等渗性体液的减少或增加，只引起细胞外液量的变化，而细胞内液容量无明显改变。浓度失调是指细胞外液中的水分有增加或减少，以致渗透微粒的浓度发生改变，也即是渗透压发生改变。由于钠离子构成细胞外液渗透微粒的 90%，此时发生的浓度失调就表现为低钠血症或高钠血症。细胞外液中其他离子的浓度改变虽能产生各自的病理生理影响，但因渗透微粒的数量小，不会造成对细胞外液渗透压的明显影响，仅造成成分失调，如低钾血症或高钾血症，低钙血症或高钙血症，以及酸中毒或碱中毒等。

一、水和钠的代谢紊乱

在细胞外液中，水和钠的关系非常密切，故一旦发生代谢紊乱，缺水和失钠常同时存在。不同原因引起的水和钠的代谢紊乱，在缺水和失钠的程度上会有所不同，既可水和钠按比例丧失，也可缺水少子缺钠，或多于缺钠。这些不同缺失的形式所引起的病理生理变化以及临床表现也就不同。水、钠代谢紊乱可分为下列几种类型：

（一）等渗性缺水等渗性缺水（isotonic dehydration）又称急性缺水或混合性缺水。这种缺水在外科病人最易发生。此时水和钠成比例地丧失，因此血清钠仍在正常范围，细胞外液的渗透压也可保持正常。但等渗性缺水可造成细胞外液量（包括循环血量）的迅速减少。由于丧失的液体为等渗，细胞外液的渗透压基本不变，细胞内液并不会代偿性向细胞外间隙转移。因此细胞内液的量一般不发生变化。但如果这种体液丧失持续时间较久，

细胞内液也将逐渐外移，随同细胞外液一起丧失，以致引起细胞缺水。机体对等渗性缺水的代偿启动机制是肾人球小动脉壁的压力感受器受到管内压力下降的刺激，以及肾小球滤过率下降所致的远曲小管液内 Na^+ 的减少。这些可引起肾素一醛固酮系统的兴奋，醛固酮的分泌增加。醛固酮促进远曲小管对钠的再吸收，随钠一同被再吸收的水量也有增加，从而代偿性地使细胞外液量回升。

1. 病因　常见病因有：①消化液的急性丧失，如肠外瘘、大量呕吐等；②体液丧失在感染区或软组织内，如腹腔内或腹膜后感染、肠梗阻、烧伤等。其丧失的体液成分与细胞外液基本相同。

2. 临床表现　病人有恶心、厌食、乏力、少尿等，但不口渴。舌干燥，眼窝凹陷，皮肤干燥、松弛。若在短期内体液丧失量达到体重的 5%，即丧失细胞外液的 25%，病人则会出现脉搏细速、肢端湿冷、血压不稳定或下降等血容量不足之症状。当体液继续丧失达体重的 6 ～ 7% 时（相当于丧失细胞外液的 30 ～ 35%），则有更严重的休克表现。休克的微循环障碍必然导致酸性代谢产物的大量产生和积聚，因此常伴发代谢性酸中毒。如果病人丧失的体液主要为胃液，因有 H^+ 的大量丧失，则可伴发代谢性碱中毒。

3. 诊断　依据病史和临床表现常可得出诊断。病史中均有消化液或其他体液的大量丧失。每日的失液量越大，失液持续时间越长，症状就越明显。实验室检查可发现有血液浓缩现象，包括红细胞计数、血红蛋白量和血细胞比容均明显增高。血清 Na^+ ，Cl^- 等一般无明显降低。尿比重增高。作动脉血血气分析可判别是否有酸（碱）中毒存在。

4. 治疗　原发病的治疗十分重要，若能消除病因，则缺水将很容易纠正。对等渗性缺

水的治疗，是针对性地纠正其细胞外液的减少。可静脉滴注平衡盐溶液或等渗盐水，使血容量得到尽快补充。对已有脉搏细速和血压下降等症状者，表示细胞外液的丧失量已达体重的 5%，需从静脉快速滴注上述溶液约 3000ml（按体重 60 kg 计算），以恢复其血容量。注意所输注的液体应该是含钠的等渗液，如果输注不含钠的葡萄糖溶液则会导致低钠血症。另外，静脉快速输注上述液体时必须监测心脏功能，包括心率、中心静脉压或肺动脉楔压等。对血容量不足表现不明显者，可给病人上述用量的 1/2 ～ 2/3，即 1500 ml ～ 2000 ml，以补充缺水、缺钠量。此外，还应补给日需要水量 2000ml 和氯化钠 4.5g。

平衡盐溶液的电解质含量和血浆内含量相仿，用来治疗等渗性缺水比较理想。目前常用的平衡盐溶液有乳酸钠和复方氯化钠溶液（(1.86% 乳酸钠溶液和复方氯化钠溶液之比为 1:2) 与碳酸氢钠和等渗盐水溶液（(1.25% 碳酸氢钠溶液和等渗盐水之比为 1:2) 两种。如果单用等渗盐水，因溶液中的 Cl^- 含量比血清 Cl^- 含量高 50mmol/L （Cl^- 含量分别为 154 mmol/L 及 103 mmol/L)，大量输人后有导致血 Cl^- 过高，引起高氯性酸中毒的危险。

在纠正缺水后，排钾量会有所增加，血清 K^+ 浓度也因细胞外液量的增加而被稀释降低，故应注意预防低钾血症的发生。一般在血容量补充使尿量达 40 ml/h 后，补钾即应开始。

（二）低渗性缺水低渗性缺水又称慢性缺水或继发性缺水。此时水和钠同时缺失，但失钠多于缺水，故血清钠低于正常范围，细胞外液呈低渗状态。机体调整渗透压的代偿机制表现为抗利尿激素的分泌减少，使水在肾小管内的再吸收减少，尿量排出增多，从而提高细胞外液的渗透压。但这样会使细胞外液总量更为减少，于是细胞间液进人血液循环，以部分地补偿血容量。为避免循环血量的再减少，机体将不再顾及渗透压的维持。此时肾素一醛固酮系统发生兴奋，使肾减少排钠，增加 Cl^- 和水的再吸收。抗利尿激素分泌反而增多，使水再吸收增加。如上述代偿功能无法维持血容量时，将出现休克。

1. 病因　主要病因有：①胃肠道消化液持续性丢失，例如反复呕吐、长期胃肠减压引流或慢性肠梗阻，以致大量钠随消化液而排出；②大创面的慢性渗液；③应用排钠利尿剂如氯嘎酮、依他尼酸（利尿酸）等时，未注意补给适量的钠盐，以致体内缺钠程度多于缺水；④等渗性缺水治疗时补充水分过多。

2. 临床表现　低渗性缺水的临床表现随缺钠程度而不同。一般均无口渴感，常见症状有恶心、呕吐、头晕、视觉模糊、软弱无力、起立时容易晕倒等。当循环血量明显下降时，肾的滤过量相应减少，以致体内代谢产物储留，可出现神志淡漠、肌痉挛性疼痛、键反射减弱和昏迷等。

根据缺钠程度，低渗性缺水可分为三度：轻度缺钠者血钠浓度在 135mmol/L 以下，病人感疲乏、头晕、手足麻木。尿中 Na+ 减少。中度缺钠者血钠浓度在 130mmol/L 以下，病人除有上述症状外，尚有恶心、呕吐、脉搏细速，血压不稳定或下降，脉压变小，浅静脉萎陷，视力模糊，站立性晕倒。尿量少，尿中几乎不含钠和氯。重度缺钠者血钠浓度在 120 mmol/L 以下，病人神志不清，肌痉挛性抽痛，键反射减弱或消失；出现木僵，甚至昏迷。常发生休克。

3. 诊断　如病人有上述特点的体液丢失病史和临床表现，可初步诊断为低渗性缺水。进一步的检查包括：①尿液检查：尿比重常在 1.010 以下，尿 Na^+ 和 Cl^- 常明显减少；②血钠测定：血钠浓度低于 135mmol/L，表明有低钠血症。血钠浓度越低，病情越重；③红细胞计数、血红蛋白量、血细胞比容及血尿素氮值均有增高。

4. 治疗　应积极处理致病原因。针对低渗性缺水时细胞外液缺钠多于缺水的血容量不足的情况，应静脉输注含盐溶液或高渗盐水，以纠正细胞外液的低渗状态和补充血容量。静脉输液原则是：输注速度应先快后慢，总输人量应分次完成。每 8 ～ 12 h 根据临床表现及检测资料，包括血 Na^+，Cl^- 浓度、动脉血血气分析和中心静脉压等，随时调整输液计划。低渗性缺水的补钠量可按下列公式计算：

需补充的钠量（mmol）=[血钠的正常值（mmol/L）一血钠测得值（mmol/L）]× 体重（kg）×0.6（女性为 0.5）

举例如下：女性病人，体重 60 kg，血钠浓度为 130 mmol/L。

补钠量 =（142 一 130）×60×0.5=360mmol

以 17mmol Na 十相当于 1g 钠盐计算，补氯化钠量约为 21 g。当天先补 1/2 量，即 10.5g，加每天正常需要量 4.5 g，共计 15g。以输注 5% 葡萄糖盐水 1500ml 即可基本完成。此外还应补给日需液体量 2000ml。其余的一半钠，可在第二天补给。

必须强调，绝对依靠任何公式决定补钠量是不可取的，公式仅作为补钠安全剂量的估计。一般总是先补充缺钠量的一部分，以解除急性症状，使血容量有所纠正。肾功能亦有望得到改善，为进一步的纠正创造条件。如果将计算的补钠总量全部快速输入，可能造成血容量过高，对心功能不全者将非常危险。所以应采取分次纠正并监测临床表现及血钠浓度的方法。

重度缺钠出现休克者，应先补足血容量，以改善微循环和组织器官的灌注。晶体液（复方乳酸氯化钠溶液、等渗盐水）和胶体溶液（轻乙基淀粉、右旋糖醉和血浆）都可应用。但晶体液的用量一般要比胶体液用量大 2 ～ 3 倍。然后可静脉滴注高渗盐水（一般为 5% 氯化钠溶液）200 ～ 300 ml，尽快纠正血钠过低，以进一步恢复细胞外液量和渗透压，使水从水肿的细胞中外移。但输注高渗盐水时应严格控制滴速，每小时不应超过 100 ～ 150 ml。以后根据病情及血钠浓度再调整治疗方案。

在补充血容量和钠盐后，由于机体的代偿调节功能，合并存在的酸中毒常可同时得到纠正，所以不需在一开始就用碱性药物治疗。如经动脉血血气分析测定，酸中毒仍未完全纠正，则可静脉滴注 5% 碳酸氢钠溶液 100 ～ 200 ml 或平衡盐溶液 200ml。以后视病情纠正程度再决定治疗方案。在尿量达到 40ml/h 后，同样要注意钾盐的补充。

（三）高渗性缺水　又称原发性缺水。虽有水和钠的同时丢失，但因缺水更多，故血清钠高于正常范围，细胞外液的渗透压升高。严重的缺水，可使细胞内液移向细胞外间隙，结果导致细胞内、外液量都有减少。最后，由于脑细胞缺水而导致脑功能障碍之严重后果。机体对高渗性缺水的代偿机制是：高渗状态刺激位于视丘下部的口渴中枢，病人感到口渴而饮水，使体内水分增加，以降低细胞外液渗透压。另外，细胞外液的高渗状态可引起抗利尿激素分泌增多，使肾小管对水的再吸收增加，尿量减少，也可使细胞外液的渗透压降低和恢复其容量。如缺水加重致循环血量显著减少，又会引起醛固酮分泌增加，加强对钠和水的再吸收，以维持血容量。

1. 病因　主要病因为：①摄人水分不够，如食管癌致吞咽困难，重危病人的给水不足，经鼻胃管或空肠造口管给予高浓度肠内营养溶液等；②水分丧失过多，如高热大量出汗（汗中含氯化钠 0.25%）、大面积烧伤暴露疗法、糖尿病未控制致大量尿液排出等。

2. 临床表现　缺水程度不同，症状亦不同。可将高渗性缺水分为三度：轻度缺水者除口渴外，无其他症状，缺水量为体重的 2 ～ 4%。中度缺水者有极度口渴。有乏力、尿少和尿比重增高。唇舌干燥，皮肤失去弹性，眼窝下陷。常有烦躁不安，缺水量为体重的 4 ～ 6%。重度缺水者除上述症状外，出现躁狂、幻觉、澹妄、甚至昏迷。缺水量超过体重的 6%。

3. 诊断　病史和临床表现有助于高渗性缺水的诊断。实验室检查的异常包括：①尿比重高；②红细胞计数、血红蛋白量、血细胞比容轻度升高；③血钠浓度升高，在 150 mmol/L 以上。

4. 治疗　解除病因同样具有治疗的重要性。无法口服的病人，可静脉滴注 5% 葡萄糖溶液或低渗的 0.45% 氯化钠溶液，补充已丧失的液体。所需补充液体量可先根据临床表现，估计丧失水量占体重的百分比。然后按每丧失体重的 1% 补液 400 ～ 500 ml 计算。为避免输人过量而致血容量的过分扩张及水中毒，计算所得的补水量，一般可分在二天内补给。治疗一天后应监测全身情况及血钠浓度，必要时可酌情调整次日的补给量。此外，补液量中还应包括每天正常需要量 2000 ml，

应该注意，高渗性缺水者实际上也有缺钠，只是因为缺水更多，才使血钠浓度升高。

所以，如果在纠正时只补给水分，不补适当的钠，将不能纠正缺钠，可能反过来出现低钠血症。如需纠正同时存在的缺钾，可在尿量超过 40ml/h 后补钾。经上述补液治疗后若仍存在酸中毒，可酌情补给碳酸氢钠溶液。

（四）水中毒又称稀释性低血钠。水中毒较少发生，系指机体的摄人水总量超过了排出水量，以致水分在体内储留，引起血浆渗透压下降和循环血量增多。病因有：①各种原因所致的抗利尿激素分泌过多；②肾功能不全，排尿能力下降；③机体摄人水分过多或接受过多的静脉输液。此时，细胞外液量明显增加，血清钠浓度降低，渗透压亦下降。

1. 临床表现　急性水中毒的发病急骤。水过多所致的脑细胞肿胀可造成颅内压增高，引起一系列神经、精神症状，如头痛、嗜睡、、躁动、精神紊乱、定向能力失常、澹妄，甚至昏迷。若发生脑庙则出现相应的神经定位体征。慢性水中毒的症状往往被原发疾病的症状所掩盖。可有软弱无力、恶心、呕吐、嗜睡等。体重明显增加，皮肤苍白而湿润。

实验室检查可发现：红细胞计数、血红蛋白量、血细胞比容和血浆蛋白量均降低；血浆渗透压降低，以及红细胞平均容积增加和红细胞平均血红蛋白浓度降低。提示细胞内、外液量均增加。

2. 治疗　水中毒一经诊断，应立即停止水分摄入。程度较轻者，在机体排出多余的水分后，水中毒即可解除。程度严重者，除禁水外，还需用利尿剂以促进水分的排出。一般可用渗透性利尿剂，如 20% 甘露醇或 25% 山梨醇 200ml 静脉内快速滴注（20 分钟内滴完），可减轻脑细胞水肿和增加水分排出。也可静脉注射拌利尿剂，如呋塞米（速尿）和依他尼酸。

对于水中毒，预防显得更重要。有许多因素容易引起抗利尿激素的分泌过多，例如疼痛、失血、休克、创伤及大手术等。对于这类病人的输液治疗，应注意避免过量。急性肾功能不全和慢性心功能不全者，更应严格限制人水量。

二、体内钾的异常

钾是机体重要的矿物质之一。体内钾总含量的 98% 存在于细胞内，是细胞内最主要的电解质。细胞外液的含钾量仅是总量的 2%，但它具有重要性。正常血钾浓度为 3.5 ～ 5.5mmol/L。钾有许多重要的生理功能：参与、维持细胞的正常代谢，维持细胞内

液的渗透压和酸碱平衡，维持神经肌肉组织的兴奋性，以及维持心肌正常功能等。钾的代谢异常有低钾血症（hypokalemia）和高钾血症（hyperkalemia），以前者为常见。

（一）低钾血症　血钾浓度低于 3.5mmol/L 表示有低钾血症。缺钾或低钾血症的常见原因有：①长期进食不足；②应用呋塞米、依他尼酸等利尿剂，肾小管性酸中毒，急性肾衰竭的多尿期，以及盐皮质激素（醛固酮）过多等，使钾从肾排出过多；③补液病人长期接受不含钾盐的液体，或静脉营养液中钾盐补充不足；④呕吐、持续胃肠减压、肠瘘等，钾从肾外途径丧失；⑤钾向组织内转移，见于大量输注葡萄糖和胰岛素，或代谢性、呼吸性碱中毒时。

1. 临床表现　最早的临床表现是肌无力，先是四肢软弱无力，以后可延及躯干和呼吸肌，一旦呼吸肌受累，可致呼吸困难或窒息。还可有软瘫、腱反射减退或消失。病人有厌食、恶心、呕吐和腹胀、肠蠕动消失等肠麻痹表现。心脏受累主要表现为传导阻滞和节律异常。典型的心电图改变为早期出现 T 波降低、变平或倒置，随后出现 ST 段降低、QT 间期延长和 U 波。但并非每个病人都有心电图改变，故不应单凭心电图异常来诊断低钾血症。应该注意，低钾血症的临床表现有时可以很不明显，特别是当病人伴有严重的细胞外液减少时。这时的临床表现主要是缺水、缺钠所致的症状。但当缺水被纠正之后，由于钾浓度被进一步稀释，此时即会出现低钾血症之症状。此外，低钾血症可致代谢性碱中毒，这是由于一方面 K+ 由细胞内移出，与 Na^+，H^+ 的交换增加（每移出 3 个 K^+，即有 2 个 Na^+ 和 1 个 H^+ 移人细胞内），使细胞外液的 H^+ 浓度降低；另一方面，远曲肾小管 Na^+，K^+ 交换减少，Na^+，H^+ 交换增加，使排 H^+ 增多。这两方面的作用即可使病人发生低钾性碱中毒。此时，尿却呈酸性（反常性酸性尿）。

根据病史和临床表现即可作低钾血症的诊断。血钾浓度低于 3.5mmol/L 有诊断意义。心电图检查可作为辅助性诊断手段。

2. 治疗　对造成低钾血症的病因作积极处理，可使低钾血症易于纠正。

临床上判断缺钾的程度很难。虽有根据血钾测定结果来计算补钾量的方法，但其实用价值很小。通常是采取分次补钾，边治疗边观察的方法。外科的低钾血症者常无法口服钾剂，都需经静脉补给。补钾量可参考血钾浓度降低程度，每天补钾 40 ～ 80mmol 不等。以每克氯化钾相等于 13.4mmol 钾计算，约每天补氯化钾 3 ～ 6g。少数产生缺钾者，上述补钾量往往无法纠正低钾血症，补充钾量需递增，每天可能高达 100 ～ 200mmol。静脉补充钾有浓度及速度的限制，每升输液中含钾量不宜超过 40mmol（相当于氯化钾 3g），溶液应缓慢滴注，输人钾量应控制在 20mmol/h 以下。因为细胞外液的钾总量仅 60mmol，如果含钾溶液输人过快，血钾浓度可能短期内增高许多，将有致命的危险。如果病人伴有休克，应先输给晶体液及胶体液，尽快恢复其血容量。待尿量超过 40ml/h 后，再静脉补充钾。临床上常用的钾制剂是 10% 氯化钾，这种制剂除能补钾外，还有其他作用。如上所述，低钾血症常伴有细胞外液的碱中毒，在补氯化钾后，一起输人的 Cl^- 则有助于减轻碱中毒。此外，氯缺乏还会影响肾的保钾能力，所以输给氯化钾，不仅补充了 K^+，还可增强肾的保钾作用，有利于低钾血症的治疗。由于补钾量是分次给予，因此要完成纠正体内的缺钾，常需连续 3 ～ 5 天的治疗。

（二）高钾血症血钾浓度超过 5.5mmol/L，即为高钾血症。常见的原因为：①进人体内（或血液内）的钾量太多，如口服或静脉输人氯化钾，使用含钾药物，以及大量输人保存期较久的库血等；②肾排钾功能减退，如急性及慢性肾衰竭；应用保钾利尿剂如螺内脂（安体舒通）、氨苯喋啶等;以及盐皮质激素不足等;③细胞内钾的移出，如溶血、组织损伤（如挤压综合征），以及酸中毒等。

1. 临床表现　高钾血症的临床表现无特异性。可有神志模糊、感觉异常和肢体软弱无力等。严重高钾血症者有微循环障碍之临床表现，如皮肤苍白、发冷、青紫、低血压等。常有心动过缓或心律不齐。最危险的是高血钾可致心搏骤停。高钾血症，特别是血钾浓度超过 7 mmol/L，都会有心电图的异常变化，早期改变为 T 波高而尖，P 波波幅下降，随后出现 QRS 增宽。

2. 诊断　有引起高钾血症原因的病人，当出现无法用原发病解释的临床表现时，应考虑到有高钾血症之可能。应立即作血钾浓度测定，血钾超过 5.5mmol/L 即可确诊。心电图有辅助诊断价值。

3. 治疗　高钾血症有导致病人心搏骤停的危险，因此一经诊断，应予积极治疗。首先应立即停用一切含钾的药物或溶液。为降低血钾浓度，可采取下列几项措施：

(1) 促使 K^+ 转人细胞内：①输注碳酸氢钠溶液：先静脉注射 5% 碳酸氢钠溶液 60 ～ 100 ml，再继续静脉滴注碳酸氢钠溶液 100 ～ 200 ml。这种高渗性碱性溶液输人后可使血容量增加,不仅可使血清 K+ 得到稀释,降低血钾浓度,又能使 K^+ 移人细胞内或由尿排出。同时，还有助于酸中毒的治疗。注人的 Na+ 可使肾远曲小管的 Na^+, K^+ 交换增加，使 K^+ 从尿中排出。②输注葡萄糖溶液及胰岛素：用 25% 葡萄糖溶液 100 ～ 200ml，每 5g 糖加人正规胰岛素 1U,静脉滴注。可使 K^+ 转人细胞内,从而暂时降低血钾浓度。必要时,可以每 3 ～ 4 小时重复用药。③对于肾功能不全，不能输液过多者，可用 10% 葡萄糖酸钙 100ml, 11.2% 乳酸钠溶液 50ml, 25% 葡萄糖溶液 400ml，加人胰岛素 20U，作 24 小时缓慢静脉滴入。

(2) 阳离子交换树脂的应用：可口服，每次 15g，每日 4 次。可从消化道带走钾离子排出。为防止便秘、粪块堵塞，可同时口服山梨醇或甘露醇以导泻。

(3) 透析疗法：有腹膜透析和血液透析两种。用于上述治疗仍无法降低血钾浓度时。

三、体内钙、镁及磷的异常

（一）体内钙的异常机体内钙的绝大部分((99%) 贮存于骨骼中，细胞外液钙仅是总钙量的 0.1%。血钙浓度为 2.25 ～ 2.75mmol/L，相当恒定。其中的 45% 为离子化钙，它有维持神经肌肉稳定性的作用。不少外科病人可发生不同程度的钙代谢紊乱，特别是发生低钙血症。

1. 低钙血症 (hypocalcemia) 可发生在急性重症胰腺炎、坏死性筋膜炎、肾衰竭、消化道凄和甲状旁腺功能受损的病人。后者是指由于甲状腺切除手术影响了甲状旁腺的血供或甲状旁腺被一并切除，或是颈部放射治疗使甲状旁腺受累。

(1) 临床表现　与血清钙浓度降低后神经肌肉兴奋性增强有关，有口周和指（趾）尖麻木及针刺感、手足抽搐、健反射亢进、以及 Chvostek 征阳性。血钙浓度低于 2mmol/L 有诊断价值。

(2) 治疗　应纠治原发疾病。为缓解症状，可用 1000 葡萄糖酸钙 10 ～ 20 ml 或 5% 氯化钙 10ml 静脉注射，必要时 8 ～ 12 小时后再重复注射。长期治疗的病人，可逐渐以口服钙剂及维生素 D 替代。

2. 高钙血症 (hypercalcemia) 多见于甲状旁腺功能亢进症，如甲状旁腺增生或腺瘤形成者。其次是骨转移性癌，特别是在接受雌激素治疗的骨转移性乳癌。

(1) 临床表现　早期症状无特异性，血钙浓度进一步增高时可出现严重头痛、背和四肢疼痛等。在甲状旁腺功能亢进症的病程后期，可致全身性骨质脱钙，发生多发性病理性骨折。

(2) 治疗　甲状旁腺功能亢进者应接受手术治疗，切除腺瘤或增生的腺组织之后，可彻底治愈。对骨转移性癌病人，可给予低钙饮食，补充水分以利于钙的排泄。静脉注射硫酸钠可能使钙经尿排出增加，但其作用不显著。

（二）体内镁的异常约半数的镁存在于骨骼内，其余几乎都在细胞内，细胞外液中仅有1%镁对神经活动的控制、神经肌肉兴奋性的传递、肌收缩及心脏激动性等方面均具有重要作用。正常血镁浓度为 0.70 ～ 1.10 mmol/L。

1. 镁缺乏　饥饿、吸收障碍综合征、长时期的胃肠道消化液丧失（如肠瘘），以及长期静脉输液中不含镁等是导致镁缺乏的主要原因。

（1）临床表现　与钙缺乏很相似，有肌震颤、手足搐搦及 Chvostek 征阳性等。血清镁浓度与机体镁缺乏不一定相平行，即镁缺乏时血清镁浓度不一定降低，因此凡有诱因、且有症状者，就应疑有镁缺乏。镁负荷试验具有诊断价值。正常人在静脉输注氯化镁或硫酸镁 0.25mmol/kg 后，注人量的 90% 很快从尿中排出。而镁缺乏者则不同，注人量的 40% ～ 80% 被保留在体内，尿镁很少。

（2）治疗　可按 0.25 mmol/(kg・d) 的剂量静脉补充镁盐（氯化镁或硫酸镁），60kg 体重者可补 25% 硫酸镁 15ml。重症者可按 1 mmol/(kg・d) 补充镁盐。完全纠正镁缺乏需较长时间，因此在解除症状后仍应每天补硫酸镁 5 ～ 10 ml，持续 1 ～ 3 周。

2. 镁过多　体内镁过多主要发生在肾功能不全时，偶可见于应用硫酸镁治疗子痫的过程中。烧伤早期、广泛性外伤或外科应激反应、严重细胞外液量不足和严重酸中毒等也可引起血清镁增高。

（1）临床表现　有乏力、疲倦、腿反射消失和血压下降等。血镁浓度明显增高时可发生心传导障碍，心电图改变与高钾血症相似，可显示 PR 间期延长，QRS 波增宽和 T 波增高。晚期可出现呼吸抑制、嗜睡和昏迷，甚至心搏骤停。

（2）治疗　经静脉缓慢输注 1000 葡萄糖酸钙（或氯化钙）溶液 10 ～ 20 ml，以对抗镁对心脏和肌的抑制。同时积极纠正酸中毒和缺水。若疗效不佳，可能需用透析治疗。

（三）体内磷的异常体内的磷约 85% 存在于骨骼中，细胞外液中含磷仅 2g。正常血清无机磷浓度为 0. 96 ～ 1.62 mmol/L。磷是核酸及磷脂的基本成分、高能磷酸键的成分之一，磷还参与蛋白质的磷酸化、细胞膜的组成，以及参与酸碱平衡等。

1. 低磷血症 (hypophosphatemia)　其病因有：甲状旁腺功能亢进症、严重烧伤或感染；大量葡萄糖及胰岛素输入使磷进人细胞内；以及长期肠外营养未补充磷制剂者。此时血清无机磷浓度 <0.96 mmol/L。低磷血症的发生率并不低，往往因无特异性的临床表现而常被忽略。低磷血症可有神经肌肉症状，如头晕、厌食、肌无力等。重症者可有抽搐、精神错乱、昏迷，甚至可因呼吸肌无力而危及生命。

采取预防措施很重要。长期静脉输液者应在溶液中常规添加磷 10rnmol/d，可补充甘油磷酸钠 10ml。对甲状旁腺功能亢进者，针对病因的手术治疗可使低磷血症得到纠正。

2. 高磷血症　临床上很少见，可发生在急性肾衰竭、甲状旁腺功能低下等。此时血清无机磷浓度 >1.62 mmol/L。

（1）临床表现　由于高磷血症常继发于低钙血症，病人出现的是低钙的一系列临床表现。还可因异位钙化而出现肾功能受损表现。

（2）治疗　除对原发病作防治外，可针对低钙血症进行治疗。急性肾衰竭伴明显高磷血症者，必要时可作透析治疗。

（徐斌）

第三节　酸碱平衡的失调

体液的适宜酸碱度是机体组织、细胞进行正常生命活动的重要保证。在物质代谢过程中，机体虽不断摄入及产生酸性和碱性物质，但能依赖体内的缓冲系统和肺及肾的调节，使体液的酸碱度可始终维持在正常范围之内。以 pH 表示，正常范围为 7.35 ～ 7.45。但如果酸碱物质超量负荷，或是调节功能发生障碍，则平衡状态将被破坏，形成不同形式的酸碱失调。原发性的酸碱平衡失调可分为代谢性酸中毒、代谢性碱中毒、呼吸性酸中毒和呼吸性碱中毒四种。有时可同时存在两种以上的原发性酸碱失调，此即为混合型酸碱平衡失调。

当任何一种酸碱失调发生之后，机体都会通过代偿机制以减轻酸碱紊乱，尽量使体液的 pH 恢复至正常范围。机体的这种代偿，可根据其纠正程度分为部分代偿、代偿及过度代偿。实际上机体很难做到完全的代偿。

根据酸碱平衡公式（Hnderson-Hasselbach 方程式），正常动脉血的 pH 为 :

$pH=6.1+log[\ HCO_3/(0.03 \times PaCO_2)$

$=6.1+log\ (24/0.03\times40)$

$=6.1+log\ (20/1)$

$=7.40$

从上述公式可见，pH，HCO_3 及 $PaCO_2$ 是反映机体酸碱平衡的三大基本要素。其中，HCO_3 反映代谢性因素，HCO_3 的原发性减少或增加，可引起代谢性酸中毒或代谢性碱中毒。PaCO2 反映呼吸性因素，$PaCO_2$ 的原发性增加或减少，则引起呼吸性酸中毒或呼吸性碱中毒。

一、代谢性酸中毒

临床最常见的酸碱失调是代谢性酸中毒（metabolic acidosis）。由于酸性物质的积聚或产生过多，或 HCO3 丢失过多，即可引起代谢性酸中毒。

1. 代谢性酸中毒的主要病因

（1）碱性物质丢失过多见于腹泻、肠瘘、胆痰和胰屡等，经粪便、消化液大量丢失 HCO_3。应用碳酸配酶抑制剂（如乙酞哇胺）可使肾小管排 H+ 及重吸收 HCO_3 减少，导致酸中毒。

（2）酸性物质过多失血性及感染性休克致急性循环衰竭、组织缺血缺氧，可使丙酮酸及乳酸大量产生，发生乳酸性酸中毒，这在外科很常见。糖尿病或长期不能进食，体内脂肪分解过多，可形成大量酮体，引起酮体酸中毒。抽搐、心搏骤停等也能同样引起体内有机酸的过多形成。为某些治疗的需要，应用氯化钱或盐酸精氨酸过多，以致血中 Cl^- 增多，也可引起酸中毒。

（3）肾功能不全由于肾小管功能障碍，内生性 H^+ 不能排出体外，或 HCO_3 吸收减少，均可致酸中毒。其中，远曲小管性酸中毒系泌 H^+ 功能障碍所致，近曲小管性酸中毒则是 HCO_3 再吸收功能障碍所致。

代谢性酸中毒的代偿：上述任何原因所致的酸中毒均直接或间接地使 HCO_3 减少，血浆中 H_2CO_3 相对过多。机体则很快会出现呼吸代偿反应。H^+ 浓度的增高刺激呼吸中枢，使呼吸加深加快，加速 CO_2 的呼出，使 $PaCO_2$ 降低，HCO_3 /H_2CO_3 的比值重新接近 20:1 而保持血 pH 在正常范围。此即为代偿性代谢性酸中毒。与此同时，肾小管上皮细胞中的碳酸酔酶和谷氨酰酶活性开始增高，增加 H^+ 和 NH_3 的生成。H^+ 与 NH 形成 NH_4 后排出，使 H^+ 的排出增加。另外，$NaHCO_3$ 的再吸收亦增加。但是，这些代偿还是相当有限的。

2. 临床表现　轻度代谢性酸中毒可无明显症状。重症病人可有疲乏、眩晕、嗜睡，可有感觉迟钝或烦躁。最明显的表现是呼吸变得又深又快，呼吸肌收缩明显。呼吸频率有时可高达每分钟 40 ～ 50 次。呼出气带有酮味。病人面颊潮红，心率加快，血压常偏低。可出现键反射减弱或消失、神志不清或昏迷。病人常可伴有缺水的症状。代谢性酸中毒可降低

心肌收缩力和周围血管对儿茶酚胺的敏感性，病人容易发生心律不齐、急性肾功能不全和休克。一旦产生则很难纠治。

3. 诊断　根据病人有严重腹泻、肠屡或休克等的病史，又有深而快的呼吸，即应怀疑有代谢性酸中毒。作血气分析可以明确诊断，并可了解代偿情况和酸中毒的严重程度。此时血液 pH 和 HCO_3 明显下降。代偿期的血 pH 可在正常范围，但 HCO_3，BE（碱剩余）和 $PaCO_2$ 均有一定程度的降低。如无条件进行此项测定，可作二氧化碳结合力测定（正常值为 25 mmol/L)。在除外呼吸因素之后，二氧化碳结合力的下降也可确定酸中毒之诊断和大致判定酸中毒的程度。

4. 治疗　病因治疗应放在首位。由于机体可加快肺部通气以排出更多 CO_2，又能通过肾排出 H^+、保留 Na^+ 及 HCO_3，即具有一定的调节酸碱平衡的能力。因此只要能消除病因，再辅以补充液体，则较轻的代谢性酸中毒（血浆 HCO_3 为 16 ～ 18 mmol/L) 常可自行纠正，不必应用碱性药物。低血容量性休克伴有的代谢睦酸中毒，经补充血容量以纠正休克之后，也随之可被纠正。对这类病人不宜过早使用碱剂，否则反而可能造成代谢性碱中毒。

对血浆 HCO_3 低于 15 mmol/L 的酸中毒病人，应在输液的同时用酌量碱剂作治疗。常用的碱性药物是碳酸氢钠溶液。该溶液进人体液后即离解为 Na^+ 和 HCO_3 。HCO_3 与体液中的 H^+ 化合成 H_2CO_3，再离解为 H_2O 及 CO_2，CO_2 则自肺部排出，从而减少体内 H^+，使酸中毒得以改善。Na^+ 留于体内则可提高细胞外液渗透压和增加血容量。5% 碳酸氢钠每 100 ml 含有 Na^+ 和 HCO_3 各 60mmol。临床上根据酸中毒严重程度，首次补给 5% $NaHCO_3$ 溶液的剂量可 100 ～ 250ml 不等。在用后 2 ～ 4 小时复查动脉血血气分析及血浆电解质浓度，根据测定结果再决定是否需继续输给及输给用量。边治疗边观察，逐步纠正酸中毒，是治疗的原则。5% $NaHCO_3$ 溶液为高渗性，过快输入可致高钠血症，使血渗透压升高，应注意避免。在酸中毒时，离子化的 Cat^+ 增多，故即使病人有低钙血症，也可以不出现手足抽搐。但在酸中毒被纠正之后，离子化的 Cat^+ 减少，便会发生手足抽搐。应及时静脉注射葡萄糖酸钙以控制症状。过快地纠正酸中毒还能引起大量 K^+ 转移至细胞内，引起低钾血症，也要注意防治。

二、代谢性碱中毒

体内 H^+ 丢失或 HCO_3 增多可引起代谢性碱中毒（metabolic alkalosis）。

1. 代谢性碱中毒的主要病因

（1）胃液丧失过多这是外科病人发生代谢性碱中毒的最常见的原因。酸性胃液大量丢失，例如严重呕吐、长期胃肠减压等，可丧失大量的 H^+ 及 Cl^-、HCO_3。肠液中的 HCO_3 未能被胃液的 H+ 所中和，HCO_3 被重吸收人血，使血浆 HCO_3 增高。另外，胃液中 Cl^- 的丢失使肾近曲小管的 Cl^- 减少。为维持离子平衡，代偿性地重吸收 HCO_3 增加，导致碱中毒。大量胃液的丧失也丢失了 Na+，在代偿过程中，K^+ 和 Na^+ 的交换、H^+ 和 Na^+ 的交换增加，即保留了 Na^+，但排出了 K^+ 及 H^+，造成低钾血症和碱中毒。

（2）碱性物质摄人过多长期服用碱性药物，可中和胃内的盐酸，使肠液中的 HCO_3 没有足够的 H^+ 来中和，HCO_3 被重吸收入血而致碱中毒。大量输注库存血，抗凝剂人血后可转化成 HCO_3，致碱中毒。

（3）缺钾低钾血症时，K^+ 从细胞内移至细胞外，每 3 个 K^+ 从细胞内释出，就有 2 个 Na^+ 和 1 个 H^+ 进人细胞内，引起细胞内的酸中毒和细胞外的碱中毒。同时，在血容量不足的情况下，机体为了保存 Na^+，经远曲小管排出的 H^+ 及 K^+ 则增加，HCO_3 的回吸收也增加。更加重了细胞外液的碱中毒及低钾血症。此时可出现反常性的酸性尿。

（4）利尿剂的作用呋塞米、依他尼酸等能抑制近曲小管对 Na^+ 和 Cl^- 的再吸收，而并不影响远曲小管内 Na^+ 与 H^+ 的交换。因此，随尿排出的 Cl^- 比 Na^+ 多，回入血液的 Na^+ 和 HCO_3 增多，发生低氯性碱中毒。

机体对代谢性碱中毒的代偿过程表现为：受血浆 H+ 一浓度下降的影响，呼吸中枢抑制，呼吸变浅变慢，CO_2 排除减少，使 $PaCO_2$ 升高，HCO_3/H_2CO_3 的。比值可望接近 20:1 而保持 pH 在正常范围内。肾的代偿是肾小管上皮细胞中的碳酸酐酶和谷氨酰酶活性降低，使 H^+ 排泌和 NH_3 生成减少。HCO_3 的再吸收减少，经尿排出增多，从而使血 HCO_3 减少。

代谢性碱中毒时，氧合血红蛋白解离曲线左移，使氧不易释出。此时尽管病人的血氧含量和氧饱和度均正常，但组织仍然存在缺氧。由此应该认识到积极纠治碱中毒的重要性。

2. 临床表现和诊断　根据病史可作出初步诊断。一般无明显症状，有时可有呼吸变浅变慢，或精神神经方面的异常，如嗜睡、精神错乱或澹妄等。可以有低钾血症和缺水的临床表现。严重时可因脑和其他器官的代谢障碍而发生昏迷。血气分析可确定诊断及其严重程度。失代偿时，血液 pH 和 HCO_3 明显增高，$PaCO_2$ 正常。代偿期血液 pH 可基本正常，但 HCO_3 和 BE（碱剩余）均有一定程度的增高。可伴有低氯血症和低钾血症。

3. 治疗　原发疾病应予积极治疗。对丧失胃液所致的代谢性碱中毒，可输注等渗盐水或葡萄糖盐水，既恢复了细胞外液量，又补充 Cl^-。这种治疗即可纠正轻症低氯性碱中毒。必要时可补充盐酸精氨酸，既可补充 Cl^-，又可中和过多的 HCO_3。另外，碱中毒时几乎都同时存在低钾血症，故须同时补给氯化钾。补 K^+ 之后可纠正细胞内、外离子的异常交换，终止从尿中继续排 H^+，将利于加速碱中毒的纠正。但应在病人尿量超过 40ml/h 才可开始补 K^+。

治疗严重碱中毒时（血浆 HCO_3 45 ～ 50mmol/L，pH>7. 65），为迅速中和细胞外液中过多的 HC 氏，可应用稀释的盐酸溶液。0.1mol/L 或 0.2mol/L 的盐酸用于治疗重症、顽固性代谢性碱中毒是很有效的，也很安全。具体方法是：将 1mol/L 盐酸 150ml 溶人生理盐水 1000ml 或 5% 葡萄糖溶液 1000ml 中（盐酸浓度成为 0.15mol/L），经中心静脉导管缓慢滴人

(25～50ml/h)。切忌将该溶液经周围静脉输人，因一旦溶液渗漏会导致软组织坏死的严重后果。每 4～6 小时监测血气分析及血电解质。必要时第二天可重复治疗。纠正碱中毒不宜过于迅速，一般也不要求完全纠正。关键是解除病因（如完全性幽门梗阻），碱中毒就很容易彻底治愈。

三、呼吸性酸中毒

呼吸性酸中毒系指肺泡通气及换气功能减弱，不能充分排出体内生成的 CO_2，以致血液 $PaCO_2$ 增高，引起高碳酸血症。常见原因有：全身麻醉过深、镇静剂过量、中枢神经系统损伤、气胸、急性肺水肿和呼吸机使用不当等。上述原因均可明显影响呼吸，通气不足，引起急性高碳酸血症。另外，肺组织广泛纤维化、重度肺气肿等慢性阻塞性肺部疾患，有换气功能障碍或肺泡通气一灌流比例失调，都可引起 CO_2 在体内储留，导致高碳酸血症。外科病人如果合并存在这些肺部慢性疾病，在手术后更容易产生呼吸性酸中毒。术后易由于痰液引流不畅、肺不张，或有胸水、肺炎，加上切口疼痛、腹胀等因素，均可使换气量减少。

机体对呼吸性酸中毒的代偿可通过血液的缓冲系统，血液中的 H_2CO_3 与 Na_2HPO_4 结合，形成 $NaHCO_3$ 和 NaH_2PO_4，后者从尿中排出，使 H_2CO_3 减少，HCO_3 增多。但这种代偿性作用较弱。还可以通过肾代偿，肾小管上皮细胞中的碳酸酐酶和谷氨酰酶活性增高，使 H+ 和 NH3 的生成增加。H^+ 与 Na^+ 交换，H^+ 与 NH_3 形成 NH 抓使 H^+ 排出增加，$NaHCO^3$ 的再吸收增加。但这种代偿过程很慢。总之，机体对呼吸性酸中毒的代偿能力有限。

1. 临床表现和诊断　病人可有胸闷、呼吸困难、躁动不安等，因换气不足致缺氧，可有头痛、紫绀。随酸中毒加重，可有血压下降、澹妄、昏迷等。脑缺氧可致脑水肿、脑疝，甚至呼吸骤停。

病人有呼吸功能受影响的病史，又出现上述症状，即应怀疑有呼吸性酸中毒。动脉血血气分析显示 pH 明显下降，$PaCO_2$ 增高，血浆 HCO_3 可正常。慢性呼吸性酸中毒时，血 pH 下降不明显，$PaCO_2$ 增高，血 HCO_3 亦有增高。

2. 治疗　机体对呼吸性酸中毒的代偿能力较差，而且常合并存在缺氧，对机体的危害性极大，因此除需尽快治疗原发病因之外，还须采取积极措施改善病人的通气功能。作气管插管或气管切开术并使用呼吸机，能有效地改善机体的通气及换气功能。应注意调整呼吸机的潮气量及呼吸频率，保证足够的有效通气量。既可将储留体内的 CO_2 迅速排出，又可纠正缺氧状态。一般将吸人气氧浓度调节在 0.6～0.7 之间，可供给足够 O_2，且较长时间吸人也不会发生氧中毒。

引起慢性呼吸性酸中毒的疾病大多很难治愈。针对性地采取控制感染、扩张小支气管、促进排痰等措施，可改善换气功能和减轻酸中毒程度。病人耐受手术的能力很差，手术后很容易发生呼吸衰竭，此时所引发的呼吸性酸中毒很难治疗。

四、呼吸性碱中毒

呼吸性碱中毒是由于肺泡通气过度，体内生成的 CO_2 排出过多，以致血 $PaCO_2$ 降低，最终引起低碳酸血症，血 pH 上升。引起通气过度的原因很多，例如癔病、忧虑、疼痛、发热、创伤、中枢神经系统疾病、低氧血症、肝衰竭，以及呼吸机辅助通气过度等。

$PaCO_2$ 的降低，起初虽可抑制呼吸中枢，使呼吸变浅变慢，CO_2 排出减少，血中 H_2CO_3 代偿性增高。但这种代偿很难维持下去，因这样可导致机体缺氧。肾的代偿作用表现为肾

小管上皮细胞分泌 H^+ 减少，以及 HCO_3 的再吸收减少，排出增多，使血中 HCO_3 降低，HCO_3 / $H2CO_3$ 比值接近于正常，尽量维持 pH 在正常范围之内。

1. 临床表现和诊断　多数病人有呼吸急促之表现。引起呼吸性碱中毒之后，病人可有眩晕，手、足和口周麻木和针刺感，肌震颤及手足搐搦。病人常有心率加快。危重病人发生急性呼吸性碱中毒常提示预后不良，或将发生急性呼吸窘迫综合征。结合病史和临床表现，可作出诊断。此时血 pH 增高，$PaCO_2$ 和 HCO_3 下降。

2. 治疗　原发疾病应予积极治疗。用纸袋罩住口鼻，增加呼吸道死腔，可减少 CO_2 的呼出，以提高血 $PaCO_2$。如系呼吸机使用不当所造成的通气过度，应调整呼吸频率及潮气量。危重病人或中枢神经系统病变所致的呼吸急促，可用药物阻断其自主呼吸，由呼吸机进行适当的辅助呼吸。

（徐斌）

第四节　临床处理的基本原则

水、电解质和酸碱平衡失调是临床上很常见的病理生理改变。无论是哪一种平衡失调，都会造成机体代谢的紊乱，进一步恶化则可导致器官功能衰竭，甚至死亡。因此，如何维持病人水、电解质及酸碱平衡，如何及时纠正已产生的平衡失调，成为临床工作的首要任务。处理水、电解质及酸碱失调的基本原则是：

1. 充分掌握病史，详细检查病人体征。大多数水、电解质及酸碱失调都能从病史、症状及体征中获得有价值的信息，得出初步诊断。

(1) 了解是否存在可导致水、电解质及酸碱平衡失调之原发病。例如严重呕吐、腹泻，长期摄人不足、严重感染或脓毒症等。

(2) 有无水、电解质及酸碱失调的症状及体征。例如脱水、尿少、呼吸浅快、精神异常等。

2. 即刻的实验室检查：

(1) 血、尿常规，血细胞比容，肝肾功能，血糖

(2) 血清 K^+、Na^+、Cl^-、Ca^{2+}、Mg^{2+} 及 Pi（无机磷）

(3) 动脉血血气分析

(4) 血、尿渗透压测定（必要时）

3. 综合病史及上述实验室资料，确定水、电解质及酸碱失调的类型及程度。

4. 在积极治疗原发病的同时，制订纠正水、电解质及酸碱失调的治疗方案。如果存在多种失调，应分轻重缓急，依次予以调整纠正。首先要处理的应该是：

(1) 积极恢复病人的血容量，保证循环状态良好。

(2) 缺氧状态应予以积极纠正。

(3) 严重的酸中毒或碱中毒的纠正。

(4) 重度高钾血症的治疗。

纠正任何一种失调不可能一步到位，用药量也缺少理想的计算公式可作依据。应密切观察病情变化，边治疗边调整方案。最理想的治疗结果往往是在原发病已被彻底治愈之际。

（徐斌）

第四章　输血

输血 (blood transfusion) 曾经是促进外科发展的三大要素（麻醉、无菌术、输血）之一。输血作为一种替代性治疗，可以补充血容量、改善循环、增加携氧能力，提高血浆蛋白，增进机体免疫力和凝血功能。正确掌握输血的适应证，合理选用各种血液制品，有效防止输血可能出现的并发症，对保证外科治疗的成功、病人的安全有着重要意义。

第一节　输血的适应证、输血技术和注意事项

一、适应证

包括急、慢性血容量或血液成分丢失、重症感染及凝血机制障碍等。

1. 大量失血主要是补充血容量，用于治疗因手术、严重创伤或其他各种原因所致的低血容量休克。补充的血量、血制品种类应根据失血的多少、速度和病人的临床表现确定。凡一次失血量低于总血容量 10%(500ml) 者，可通过机体自身组织间液向血循环的转移而得到代偿。当失血量达总血容量的 10 ～ 20%(500 ～ 1000ml) 时，应根据有无血容量不足的临床症状及其严重程度，同时参照血红蛋白和血细胞比容 (hematocrit, HCT) 的变化选择治疗方案。病人可表现为活动时心率增快，出现体位性低血压，但 HCT 常无改变。此时可输人适量晶体液、胶体液或少量血浆代用品。若失血量达总血容量 20%(1000 ml）时，除有较明显的血容量不足、血压不稳定外，还可出现 HCT 下降。此时，除输人晶体液或胶体液补充血容量外，还应适当输入浓缩红细胞 (concentrated red blood cells, CRBC) 以提高携氧能力。原则上，失血量在 30% 以下时，不输全血；超过 30% 时，可输全血与 CRBC 各半，再配合晶体和胶体液及血浆以补充血容量。由于晶体液维持血容量作用短暂，需求量大，故应多增加胶体液或血浆蛋白量比例，以维持胶体渗透压。当失血量超过 50% 且大量输入库存血时，还应及时发现某些特殊成分如清蛋白（白蛋白）、血小板及凝血因子的缺乏，并给予补充。

2. 贫血或低蛋白血症常因慢性失血、烧伤、红细胞破坏增加或白蛋白合成不足所致。手术前应结合检验结果输注 CRBC 纠正贫血；补充血浆或白蛋白治疗低蛋白血症。

3. 重症感染全身性严重感染或脓毒症、恶性肿瘤化疗后致严重骨髓抑制继发难治性感染者，当其中性粒细胞低下和抗生素治疗效果不佳时，可考虑输人浓缩粒细胞以助控制感染。但因输粒细胞有引起巨细胞病毒感染、肺部合并症等副作用，故使用受到限制。

4. 凝血异常输人新鲜冰冻血浆以预防和治疗因凝血异常所致的出血。根据引起凝血异常的原因补充相关的血液成分可望获得良效，如血友病者输珊因子或抗血友病因子 (anti-hemophilia factor, AHF)；纤维蛋白原缺乏症者补充纤维蛋白原或冷沉淀制剂；血小板减少症或血小板功能障碍者输血小板等。

根据 2000 年卫生部输血指南建议：Hb>100g/L 不需要输血；Hb<70g/L 可输人浓缩红细胞；Hb 为 70 ～ 100g/L 时，应根据患者的具体情况来决定是否输血。对于可输可不输的患者应尽量不输。

二、注意事项

输血前必须仔细核对病人和供血者姓名、血型和交叉配合单，并检查血袋是否渗漏，血液颜色有无异常及保存时间。除生理盐水外，不向血液内加人任何其他药物和溶液，以免产生溶血或凝血。输血时应严密观察病人，询问有无不适症状，检查体温、脉搏、血压及尿液颜色等，发现问题及时处理。输血完毕后仍需要观察病情，及早发现延迟型输血反应。输血后血袋应保留 2 小时，以便必要时化验检查。

（徐斌）

第二节 输血的并发症及其防治

输血可发生各种不良反应和并发症，严重者甚至危及生命。但是，只要严格掌握输血指征，遵守输血操作规程，大多数输血并发症是可以预防的。

一、发热反应

发热反应是最常见的早期输血并发症之一，发生率约为 2% ～ 10%。多发生于输血开始后 15 分钟～ 2 小时内。主要表现为畏寒、寒战和高热，体温可上升至 39 ～ 40℃，同时伴有头痛、出汗、恶心、呕吐及皮肤潮红。症状持续 30 分钟至 2 小时后逐渐缓解。血压多无变化。少数反应严重者还可出现抽搐、呼吸困难、血压下降，甚至昏迷。全身麻醉时很少出现发热反应。

1. 原因　①免疫反应：常见于经产妇或多次接受输血者，因体内已有白细胞或血小板抗体，当再次输血时可与输入的白细胞或血小板发生抗原抗体反应而引起发热。②致热原：所使用的输血器具或制剂被致热原（如蛋白质、死菌或细菌的代谢产物等）污染而附着于贮血的器具内，随血输人体内后引起发热反应。目前此类反应已少见。③细菌污染和溶血：早期或轻症细菌污染和溶血可仅表现为发热。

2. 治疗　发热反应出现后，应首先分析可能的病因。对于症状较轻的发热反应可先减慢输血速度，病情严重者则应停止输血。畏寒与寒战时应注意保暖，出现发热时可服用阿司匹林。伴寒战者可肌肉注射异丙嗪 25 mg 或哌替啶 50 mg.

3. 预防　应强调输血器具严格消毒、控制致热原。对于多次输血或经产妇病人应输注不含白细胞和血小板的成分血（如洗涤红细胞）。

二、过敏反应

过敏反应多发生在输血数分钟后，也可在输血中或输血后发生，发生率约为 3%。表现为皮肤局限性或全身性瘙痒或荨麻疹。严重者可出现支气管痉挛、血管神经性水肿、会厌水肿，表现为咳嗽、喘鸣、呼吸困难以及腹痛、腹泻，甚至过敏性休克乃至昏迷、死亡。

1. 原因　①过敏性体质病人对血中蛋白类物质过敏，或过敏体质的供血者随血将其体内的某种抗体转移给病人，当病人再次接触该过敏原时，即可触发过敏反应。此类反应的抗体常为 IgE 型。②病人因多次输注血浆制品，体内产生多种抗血清免疫球蛋白抗体，尤以抗 IgA 抗体为主。或有些免疫功能低下的病人，体内 IgA 低下或缺乏，当输血时便对其中的 IgA 发生过敏反应。

2. 治疗　当病人仅表现为局限性皮肤瘙痒或荨麻疹时，不必停止输血，可口服抗组胺药物如苯海拉明 25 mg，并严密观察病情发展。反应严重者应立即停止输血，皮下注射肾上腺素和（或）静脉滴注糖皮质激素（氢化可的松 100mg 加入 500ml 葡萄糖盐水）。合并呼吸困难者应作气管插管或切开，以防窒息。

3. 预防　①对有过敏史病人，在输血前半小时同时口服抗过敏药和静脉输注糖皮质激素。②对 IgA 水平低下或检出 IgA 抗体的病人，应输不含 IgA 的血液、血浆或血液制品。如必须输红细胞时，应输洗涤红细胞。③有过敏史者不宜献血。④献血员在采血前 4 小时应禁食。

三、溶血反应

溶血反应是最严重的输血并发症。虽然很少发生，但后果严重，死亡率高。

发生溶血反应病人的临床表现有较大差异，与所输的不合血型种类、输血速度与数量以及所发生溶血的程度有关。典型的症状为病人输入十几毫升血型不合的血后，立即出现沿输血静脉的红肿及疼痛，寒战、高热、呼吸困难、腰背酸痛、头痛、胸闷、心率加快乃至血压下降、休克，随之出现血红蛋白尿和溶血性黄疸。溶血反应严重者可因免疫复合物在肾小球沉积，或因发生弥散性血管内凝血 (DIC) 及低血压引起肾血流减少而继发少尿、无尿及急性肾衰竭。术中的病人由于无法主诉症状，最早征象是不明原因的血压下降和手术野渗血。延迟性溶血反应 (delayed hemolytic transfusion reaction, DHTR) 多发生在输血后 7 ～ 14 天，表现为原因不明的发热、贫血、黄疸和血红蛋白尿，一般症状并不严重。近年，DHTR 被重视主要是由于它可引起全身炎症反应综合征 (systemic inflammatory response syndrome, SIRS)，表现为体温升高或下降，心律失常，白细胞溶解及减少，血压升高或外周血管阻力下降甚至发生休克、急性呼吸窘迫综合征 (ARDS)，甚至致多器官功能衰竭。

1. 原因　①绝大多数是因误输了 ABO 血型不合的血液引起，是由补体介导、以红细胞破坏为主的免疫反应。其次，由于 A 亚型不合或 Rh 及其他血型不合时也可发生溶血反应。此外，溶血反应还可因供血者之间血型不合引起，常见于一次大量输血或短期内输入不同供血者的血液时。②少数在输入有缺陷的红细胞后可引起非免疫性溶血，如血液贮存、运输不当，输入前预热过度，血液中加入高渗、低渗性溶液或对红细胞有损害作用的药物等。③受血者患自身免疫性贫血时，其血液中的自身抗体也可使输入的异体红细胞遭到破坏而诱发溶血。

2. 治疗　当怀疑有溶血反应时应立即停止输血，核对受血者与供血者姓名和血型，并抽取静脉血离心后观察血浆色泽，若为粉红色即证明有溶血。尿潜血阳性及血红蛋白尿也有诊断意义。收集供血者血袋内血和受血者输血前后血样本，重新作血型鉴定、交叉配合试验及作细菌涂片和培养，以查明溶血原因。对病人的治疗包括：①抗休克：应用晶体、胶体液及血浆以扩容，纠正低血容量性休克，输入新鲜同型血液或输浓缩血小板或凝血因子和糖皮质激素，以控制溶血性贫血。②保护肾功能：可给予 5% 碳酸氢钠 250ml，静脉滴注，使尿液碱化，促使血红蛋白结晶溶解，防止肾小管阻塞。当血容量已基本补足，尿量基本正常时，应使用甘露醇等药物利尿以加速游离血红蛋白排出。若有尿少、无尿，或氮质血症、高钾血症时，则应考虑行血液透析治疗。③若 DIC 明显，还应考虑肝素治疗。④血浆交换治疗：以彻底清除病人体内的异形红细胞及有害的抗原抗体复合物。

3. 预防　①加强输血、配血过程中的核查工作。②严格按照输血的规程操作，不输有缺陷的红细胞，严格把握血液预热的温度。③尽量行同型输血。

四、细菌污染反应

细菌污染反应虽发生率不高，但后果严重。病人的反应程度依细菌污染的种类、毒力大小和输人的数量而异。若污染的细菌毒力小、数量少时，可仅有发热反应。反之，则输人后可立即出现内毒素性休克（如大肠杆菌或绿脓杆菌）和DIC。临床表现有烦躁、寒战、高热、呼吸困难、恶心、呕吐、发绀、腹痛和休克。也可以出现血红蛋白尿、急性肾衰竭、肺水肿，致病人短期内死亡。

1. 原因　由于采血、贮存环节中无菌技术有漏洞而致污染，革兰阴性杆菌在4℃环境生长很快，并可产生内毒素。有时也可为革兰阳性球菌污染。

2. 治疗　①立即中止输血并将血袋内的血液离心，取血浆底层及细胞层分别行涂片染色细菌检查及细菌培养检查。②采用有效的抗感染和抗休克治疗，具体措施与感染性休克的治疗相同。

3. 预防　①严格无菌制度，按无菌要求采血、贮血和输血。②血液在保存期内和输血前定期按规定检查，如发现颜色改变、透明度变浊或产气增多等任何有受污染之可能时，不得使用。

五、循环超负荷

循环超负荷常见于心功能低下、老年、幼儿及低蛋白血症病人，由于输血速度过快、过量而引起急性心衰和肺水肿。表现为输血中或输血后突发心率加快、呼吸急促、发绀或咳吐血性泡沫痰。有颈静脉怒张、静脉压升高，肺内可闻及大量湿锣音。胸片可见肺水肿表现。

1. 原因　①输血速度过快致短时间内血容量上升超出了心脏的负荷能力。②原有心功能不全，对血容量增加承受能力小。③原有肺功能减退或低蛋白血症不能耐受血容量增加。

2. 治疗　立即停止输血。吸氧，使用强心剂、利尿剂以除去过多的体液。

3. 预防　对有心功能低下者要严格控制输血速度及输血量，严重贫血者以输浓缩红细胞为宜。

输血相关的急性肺损伤输血相关的急性肺损伤（transfusion-related acute lung injury,TRALI）的发生与年龄、性别和原发病无关，其发生机制为供血者血浆中存在白细胞凝集素或HLA特异性抗体所致。临床上TRALI常与肺部感染、吸入性肺炎或毒素吸收等非输血所致的ARDS难以区别。TRALI也有急性呼吸困难、严重的双侧肺水肿及低氧血症，可伴有发热和低血压，后者对输液无效。这些症状常发生在输血后1～6小时内，其诊断应首先排除心源性呼吸困难。TRALI在及时采取有效治疗（插管、输氧、机械通气等）后，48～96小时内临床和生理学改变都将明显改善。随着临床症状的好转，X线肺部浸润在1～4天内消退，少数可持续7天。预防TRALI的措施为，不采用多次妊娠供血者的血浆作为血液制品，可减少TRALI的发生率。

输血相关性移植物抗宿主病输血相关性移植物抗宿主病（transfusion associated graft versus host disease, TA-GVHD）是由于有免疫活性的淋巴细胞输人有严重免疫缺陷的受血者体内以后，输入的淋巴细胞成为移植物并增殖，对受血者的组织起反应。病人发病前常已有免疫力低下、低蛋白血症、淋巴细胞减少或骨髓抑制等异常。临床症状有发热、皮疹、肝炎、腹泻、骨髓抑制和感染，发展恶化可致死亡。TA-GVHD 至今仍无有效的治疗手段，故应注重预防。对用于骨髓移植、加强化疗或放射疗法的病人所输注的含淋巴细胞的血液成分，应经 7 射线辐照等物理方法去除免疫活性淋巴细胞。

疾病传播病毒和细菌性疾病可经输血途径传播。病毒包括 EB 病毒、巨细胞病毒、肝炎病毒、HIV 和人类 T 细胞白血病病毒 (HTLV) Ⅰ、Ⅱ型等；细菌性疾病如布氏杆菌病等。其他还有梅毒、疟疾等。其中以输血后肝炎和疟疾多见。预防措施有：①严格掌握输血适应证；②严格进行献血员体检；③在血制品生产过程中采用有效手段灭活病毒；④自体输血等。

免疫抑制输血可使受血者的非特异免疫功能下降和抗原特异性免疫抑制，增加术后感染率，并可促进肿瘤生长、转移及复发，降低 5 年存活率。输血所致的免疫抑制同输血的量和成分有一定的关系。少于或等于 3 个单位的红细胞成分血对肿瘤复发影响较小，而输注异体全血或大量红细胞液则影响较大。

大量输血的影响大量输血后 (24 小时内用库存血细胞置换病人全部血容量或数小时内输人血量超过 4000ml)，可出现：①低体温（因输人大量冷藏血）；②碱中毒（构橼酸钠在肝转化成碳酸氢钠）；③暂时性低血钙（大量含构橼酸钠的血制品）；④高血钾（一次输人大量库存血所致）及凝血异常（凝血因子被稀释和低体温）等变化。当临床上有出血倾向及 DIC 表现时，应输浓缩血小板。多数体温正常、无休克者可以耐受快速输血而不必补钙，提倡在监测血钙下予以补充钙剂。在合并碱中毒情况下，往往不出现高血钾，除非有肾功能障碍。此时监测血钾水平很重要。若血钾高又合并低血钙，应注意对心功能的影响。

（徐斌）

第三节　自体输血

自体输血 (autologous blood transfusion) 或称自身输血 (autotransfusion) 是收集病人自身血液后在需要时进行回输。主要优点是既可节约库存血，又可减少输血反应和疾病传播，且不需检测血型和交叉配合试验。目前外科自体输血常用的有三种方法。

回收式自体输血回收式自体输血 (salvaged autotransfusion) 是将收集到的创伤后体腔内积血或手术过程中的失血，经抗凝、过滤后再回输给病人。它主要适用于外伤性脾破裂、异位妊娠破裂等造成的腹腔内出血；大血管、心内直视手术及门静脉高压症等手术时的失血回输和术后 6 小时内所引流血液的回输等。目前多采用血液回收机收集失血，经自动处理后去除血浆和有害物质，可得到 HCT 达 50% ～ 65% 的浓缩红细胞，然后再回输。

预存式自体输血预存式自体输血 (predeposited autotransfusion) 适用于择期手术病人估计术中出血量较大需要输血者。对无感染且血细胞比容 (HCT)>30% 的病人，可根据所需的预存血量，从择期手术前的一个月开始采血，每 3 ～ 4 天一次，每次 300 ～ 400 ml，直到术前 3 天为止，存储采得的血液以备手术之需。术前自体血预存者必须每日补充铁剂和给予营养支持。

稀释式自体输血稀释式自体输血 (hemodiluted autotransfusion) 即指麻醉前从病人一侧静脉采血，同时从另一侧静脉输入为采血量 3 ～ 4 倍的电解质溶液，或适量血浆代用品等以补充血容量。采血量取决于病人状况和术中可能的失血量，每次可采 800 ～ 1000 ml，一般以血细胞比容不低于 2500、白蛋白 30 g/L 以上、血红蛋白 100 g/L 左右为限，采血速度约为每 5 分钟 200 ml，采得的血液备术中回输用。手术中失血量超过 300 ml 时可开始回输自体血，应先输最后采的血液。由于最先采取的血液中含红细胞和凝血因子的成分最多，宜在最后输人。

自体输血的禁忌证包括：①血液已受胃肠道内容物、消化液或尿液等污染；②血液可能受肿瘤细胞沾污；③肝、J 肾功能不全的病人；④已有严重贫血的病人，不宜在术前采血或血液稀释法作自体输血；⑤有脓毒症或菌血症者；⑥胸、腹腔开放性损伤超过 4 小时或血液在体腔中存留过久者。

（徐斌）

第四节 血液成分制品

常用的血液成分制品分为血细胞、血浆和血浆蛋白成分三大类。

一、血细胞成分有红细胞、白细胞和血小板三类

1. 红细胞制品

2. 白细胞制剂主要有浓缩白细胞 (leukocyte concentrate)。但由于输注后合并症多，现已较少应用。

3. 血小板制剂血小板的制备有机器单采法与手工法，前者可自由控制，且容易达到所规定的治疗剂量，产品中红细胞和白细胞污染量低，可减少或延迟同种免疫反应，同时可最大限度地减少肝炎等疾病的传播。血小板制剂可用于再生障碍性贫血和各种血小板低下的病人及大量输库存血或体外循环手术后血小板锐减的病人。成人输注 2 袋血小板 1 小时后血小板数量可至少增加 5×10^9/L。

二、血浆成分有新鲜冰冻血浆、冰冻血浆和冷沉淀三种

新鲜冰冻血浆 (fresh frozen plasma, FFP) 是全血采集后 6 小时内分离并立即置于 20 ～ 30℃保存的血浆。

冰冻血浆 (frozen plasma, FP) 则是 FFP4℃下融解时除去冷沉淀成分冻存的上清血浆制品。

1. FFP 和 FP 两种血浆的主要区别是 FP 中珊因子 (FV1) 和 V 因子 (FV) 及部分纤维蛋白原的含量较 FFP 低，其他全部凝血因子和各种血浆蛋白成分含量则与 FFP 相同，二者皆适用于多种凝血因子缺乏症、肝胆疾病引起的凝血障碍和大量输库存血后的出血倾向。对血友病或因 F 珊和 FV 缺乏引起的出血病人均可应用 FFP。

2. 冷沉淀 (cryoprecipitate, Cryo) 是 FFP 在 4℃融解时不融的沉淀物，因故得名。每袋 20 ～ 30 ml 内含纤维蛋白原（至少 150mg) 和 F 珊 (80 ～ 120U 以上）及血管性假血友病因子 (vW 因子）。主要用于血友病甲、先天或获得性纤维蛋白缺乏症等。

三、血浆蛋白成分包括白蛋白制剂、免疫球蛋白及浓缩凝血因子

1. 白蛋白制剂有 5%, 20% 和 25% 三种浓度。常用者为 20% 的浓缩白蛋白液，可在室温下保存，体积小，便于携带与运输。当稀释成 500 溶液应用时不但能提高血浆蛋白水平，且可用来补充血容量，效果与血浆相当；如直接应用时尚有脱水作用，适用于治疗营养不良性水肿，肝硬化或其他原因所致的低蛋白血症。

2. 免疫球蛋白包括正常人免疫球蛋白（肌内注射用）、静脉注射免疫球蛋白和针对各种疾病的免疫球蛋白（抗乙肝、抗破伤风及抗牛痘等）。肌注免疫球蛋白多用于预防病毒性肝炎等传染病，静脉注射丙种球蛋白用于低球蛋白血症引起的重症感染。

3. 浓缩凝血因子包括抗血友病因子（AHF）、凝血酶原复合物（IX 因子复合物）、浓缩 VE,XI 因子及 I 因子复合物、抗凝血酶 111(anti-thrombin IU, AT-III) 和纤维蛋白原制剂等。用于治疗血友病及各种凝血因子缺乏症。其中 A 因子复合物有利于促进伤口愈合。

（徐斌）

第五节 血浆代用品

血浆代用品（plasma substitute）又称血浆增量剂（plasma volume expander)，是经天然加工或合成的高分子物质制成的胶体溶液，可以代替血浆以扩充血容量。其分子量和胶体渗透压近似血浆蛋白，能较长时间在循环中保持适当浓度，不在体内蓄积，也不会导致红细胞聚集、凝血障碍及切口出血等不良反应。产品无抗原性和致敏性，对身体无害。

临床常用的包括右旋糖配 ，乙基淀粉和明胶制剂。

1. 右旋糖配 6% 右旋糖配等渗盐溶液是常用的多糖类血浆代用品。中分子量（平均 75000）右旋糖配的渗透压较高，能在体内维持作用 6 ～ 12 小时，常用于低血容量性休克、输血准备阶段以代替血浆。低分子（平均 40000）右旋糖醉输人后在血中存留时间短，增加血容量的作用仅维持 1.5 小时，且具有渗透性利尿作用。由于右旋糖配有覆盖血小板和血管壁而引起出血倾向，本身又不含凝血因子，故 24 小时用量不应超过 1500ml。

2. 羟乙基淀粉（hydroxyethyl starch, HES）代血浆是由玉米淀粉制成的血浆代用品。该制品在体内维持作用的时间较长（24 小时尚有 6000），目前已作为低血容量性休克的容量治疗及手术中扩容的常用制剂。临床上常用的有 6% 经乙基淀粉代血浆，如万汉（voluvan)，其中电解质的组成与血浆相近似，并含碳酸氢根，因此除能维持胶体渗透压外，还能补充细胞外液的电解质和提供碱储备。每天最大用量为 2000ml。

3. 明胶类代血浆是由各种明胶与电解质组合的血浆代用品。含 4% 琥珀酰明胶的血浆代用品，其胶体渗透压可达 6.2 kPa，能有效地增加血浆容量、防止组织水肿，因此有利于静脉回流，并改善心输出量和外周组织灌注。又因其相对粘稠度与血浆相似，故有血液稀释、改善微循环并加快血液流速的效果。

（徐斌）

第五章 外科休克

第一节 概论

休克（shock）是机体有效循环血容量减少、组织灌注不足，细胞代谢紊乱和功能受损的病理过程，它是一个由多种病因引起的综合征。氧供给不足和需求增加是休克的本质，产生炎症介质是休克的特征，因此恢复对组织细胞的供氧、促进其有效的利用，重新建立氧的供需平衡和保持正常的细胞功能是治疗休克的关键环节。现代的观点将休克视为一个序贯性事件，是一个从亚临床阶段的组织灌注不足向多器官功能障碍综合征（multiple organ dysfunction syndrome, MODS）或多器官衰竭（multiple organ failure, MOF）发展的连续过程。因此，应根据休克不同阶段的病理生理特点采取相应的防治措施。

休克的分类休克的分类方法很多，但尚无一致意见。本章将休克分为低血容量性、感染性、心源性、神经性和过敏性休克五类。把创伤和失血引起的休克均划人低血容量性休克，而低血容量性和感染性休克在外科最常见。

病理生理　有效循环血容量锐减及组织灌注不足，以及产生炎症介质是各类休克共同的病理生理基础。

一、微循环的变化

在有效循环量不足引起休克的过程中，占总循环量20%的微循环也相应地发生不同阶段的变化。

1. 微循环收缩期休克早期，由于有效循环血容量显著减少，引起循环容量降低、动脉血压下降。此时机体通过一系列代偿机制调节和矫正所发生的病理变化。包括：通过主动脉弓和颈动脉窦压力感受器引起血管舒缩中枢加压反射，交感一肾上腺轴兴奋导致大量儿茶酚胺释放以及肾素一血管紧张素分泌增加等环节，可引起心跳加快、心排出量增加以维持循环相对稳定；又通过选择性收缩外周（皮肤、骨骼肌）和内脏（如肝、脾、胃肠）的小血管使循环血量重新分布，保证心、脑等重要器官的有效灌注。由于内脏小动、静脉血管平滑肌及毛细血管前括约肌受儿茶酚胺等激素的影响发生强烈收缩，动静脉间短路开放，结果外周血管阻力和回心血量均有所增加；毛细血管前括约肌收缩和后括约肌相对开放有助于组织液回吸收和血容量得到部分补偿。但微循环内因前括约肌收缩而致“只出不进”，血量减少，组织仍处于低灌注、缺氧状态。若能在此时去除病因积极复苏，休克常较容易得到纠正。

2. 微循环扩张期若休克继续进展，微循环将进一步因动静脉短路和直捷通道大量开放，使原有的组织灌注不足更为加重，细胞因严重缺氧处于无氧代谢状况，并出现能量不足、乳酸类产物蓄积和舒血管的介质如组胺、缓激肽等释放。这些物质可直接引起毛细血管前括约肌舒张，而后括约肌则因对其敏感性低仍处于收缩状态。结果微循环内“只进不出”，血液滞留、毛细血管网内静水压升高、通透性增强致血浆外渗、血液浓缩和血液粘稠度增加，于是又进一步降低回心血量，致心排出量继续下降，心、脑器官灌注不足，休克加重而进人抑制期。此时微循环的特点是广泛扩张，临床上病人表现为血压进行性下降、意识模糊、发给和酸中毒。

3. 微循环衰竭期若病情继续发展，便进人不可逆性休克。淤滞在微循环内的粘稠血液在酸性环境中处于高凝状态，红细胞和血小板容易发生聚集并在血管内形成微血栓，甚至引起弥散性血管内凝血。此时，由于组织缺少血液灌注，细胞处于严重缺氧和缺乏能量的状况，细胞内的溶酶体膜破裂，溶酶体内多种酸性水解酶溢出，引起细胞自溶并损害周围其他的细胞。最终引起大片组织、整个器官乃至多个器官功能受损。

二、代谢改变

1. 无氧代谢引起代谢性酸中毒当氧释放不能满足细胞对氧的需要时，将发生无氧糖酵解。缺氧时丙酮酸在胞浆内转变成乳酸，因此，随着细胞氧供减少，乳酸生成增多，丙酮酸浓度降低，即血乳酸浓度升高和乳酸 / 丙酮酸（L/P）比率增高。在没有其他原因造成高乳酸血症的情况下，乳酸盐的含量和 L/P 比值，可以反映病人细胞缺氧的情况。当发展至重度酸中毒 pH<7.2 时，心血管对儿茶酚胺的反应性降低，表现为心跳缓慢、血管扩张和心排出量下降，还可使氧合血红蛋白离解曲线右移。

2. 能量代谢障碍创伤和感染使机体处于应激状态，交感神经一肾上腺髓质系统和下丘脑一垂体一肾上腺皮质轴兴奋，使机体儿茶酚胺和肾上腺皮质激素明显升高，从而抑制蛋白合成、促进蛋白分解，以便为机体提供能量和合成急性期蛋白的原料。上述激素水平的变化还可促进糖异生、抑制糖降解，导致血糖水平升高。

在应激状态下，蛋白质作为底物被消耗，当具有特殊功能的酶类蛋白质被消耗后，则不能完成复杂的生理过程，进而导致多器官功能障碍综合征，应激时脂肪分解代谢明显增强，成为危重病人机体获取能量的主要来源。

三、炎症介质

释放和缺血再灌注损伤严重创伤、感染、休克可刺激机体释放过量炎症介质形成“瀑布样”连锁放大反应。炎症介质包括白介素、肿瘤坏死因子、集落刺激因子、干扰素和血管扩张剂一氧化氮（NO）等。活性氧代谢产物可引起脂质过氧化和细胞膜破裂。

代谢性酸中毒和能量不足还影响细胞各种膜的屏障功能。细胞膜受损后除通透性增加外，还出现细胞膜上离子泵的功能障碍如 Na^+-K^+ 泵、钙泵。表现为细胞内外离子及体液分布异常，如钠、钙离子进人细胞内不能排出，钾离子则在细胞外无法进人细胞内，导致血钠降低、血钾升高，细胞外液随钠离子进入细胞内，引起细胞外液减少和细胞肿胀、死亡，而大量钙离子进人细胞内后除激活溶酶体外，还导致线粒体内钙离子升高，并从多方面破坏线粒体。溶酶体膜破裂后除前面提到释放出许多引起细胞自溶和组织损伤的水解酶外，还可产生心肌抑制因子（MDF）、缓激肽等毒性因子。线粒体膜发生损伤后，引起膜脂降解产生血栓素、白三烯等毒性产物，呈现线粒体肿胀、线粒体峪消失，细胞氧化磷酸化障碍而影响能量生成。

四、内脏器官的继发性损害

（一）器官

1. 肺　休克时缺氧可使肺毛细血管内皮细胞和肺泡上皮受损，表面活性物质减少，复苏过程中，如大量使用库存血，则所含较多的微聚物可造成肺微循环栓塞，使部分肺泡萎陷和不张、水肿，部分肺血管嵌闭或灌注不足，引起肺分流和死腔通气增加，严重时导致急性呼吸窘迫综合征（ARDS）。高龄病人发生 ARDS 的危险性更大，超过 65 岁的老年病人病死率相应增加。具有全身性感染的 ARDS 病人病死率也明显增加。ARDS 常发生于休克期内或稳定后 48 ～ 72 小时内。

2. 肾　因血压下降、儿茶酚胺分泌增加使肾的人球血管痉挛和有效循环容量减少，肾滤过率明显下降而发生少尿。休克时，肾内血流重分布、并转向髓质，因而不但滤过尿量减少，还可导致皮质区的肾小管缺血坏死，可发生急性肾衰竭。

3. 脑　因脑灌注压和血流量下降将导致脑缺氧。缺血、CO_2 储留和酸中毒会引起脑细胞肿胀、血管通透性增高而导致脑水肿和颅内压增高。病人可出现意识障碍，严重者可发生脑病，昏迷。

4. 心　冠状动脉血流减少，导致缺血和酸中毒，从而损伤心肌，当心肌微循环内血栓形成，可引起心肌的局灶性坏死。心肌含有丰富的黄嘌呤氧化酶，易遭受缺血 -- 再灌注损伤，电解质异常将影响心肌的收缩功能。

5. 胃肠道　因肠系膜血管的血管紧张素 n 受体的密度比其他部位高，故对血管加压物质的敏感性高，休克时肠系膜上动脉血流量可减少 70 写。肠粘膜因灌注不足而遭受缺氧性损伤。另外，肠粘膜细胞也富含黄嘌呤氧化酶系统，并产生缺血一再灌注损伤，可引起胃应激性溃疡和肠源性感染。因正常粘膜上皮细胞屏障功能受损，导致肠道内的细菌或其毒素经淋巴或门静脉途径侵害机体，称为细菌移位和内毒素移位，形成肠源性感染，这是导致休克继续发展和形成多器官功能障碍综合征的重要原因。

6. 肝　休克可引起肝缺血、缺氧性损伤，可破坏肝的合成与代谢功能。另外，来自胃肠道的有害物质可激活肝 Kupffer 细胞，从而释放炎症介质。组织学方面可见肝小叶中央出血、肝细胞坏死等。生化检测有 ALT、血氨升高等代谢异常。受损肝的解毒和代谢能力均下降，可引起内毒素血症，并加重已有的代谢紊乱和酸中毒。

（二）临床表现

按照休克的发病过程可分为休克代偿期和休克抑制期，或称休克早期或休克期。

1. 休克代偿期　由于机体对有效循环血容量减少的早期有相应的代偿能力，病人的中枢神经系统兴奋性提高，交感一肾上腺轴兴奋。表现为精神紧张、兴奋或烦躁不安、皮肤苍白、四肢厥冷、心率加快、脉压差小、呼吸加快、尿量减少等。此时，如处理及时、得当，休克可较快得到纠正。否则，病情继续发展，进人休克抑制期。

2. 休克抑制期表现为：病人神情淡漠、反应迟钝，甚至可出现意识模糊或昏迷；出冷汗、口唇肢端发绐；脉搏细速、血压进行性下降。严重时，全身皮肤、粘膜明显发绀，四肢厥冷，脉搏摸不清、血压测不出，尿少甚至无尿。若皮肤、粘膜出现疲斑或消化道出血，提示病情已发展至弥散性血管内凝血阶段。若出现进行性呼吸困难、脉速、烦躁、发绐，一般吸氧而不能改善呼吸状态，应考虑并发急性呼吸窘迫综合征。

（三）诊断

关键是应早期及时发现休克。要点是凡遇到严重损伤、大量出血、重度感染以及过敏病人和有心脏病史者，应想到并发休克的可能；临床观察中，对于有出汗、兴奋、心率加快、脉压差小或尿少等症状者，应疑有休克。若病人出现神志淡漠、反应迟钝、皮肤苍白、呼吸浅快、收缩压降至 90mmHg 以下及尿少者，则标志病人已进人休克抑制期。

（四）休克的监测

通过监测不但可了解病人病情变化和治疗反应，并为调整治疗方案提供客观依据。

1. 一般监测

⑴精神状态是脑组织血液灌流和全身循环状况的反映。例如病人神志清楚，对外界的刺激能正常反应，说明病人循环血量已基本足够;相反若病人表情淡漠、不安、澹妄或嗜睡、昏迷，反映脑因血循环不良而发生障碍。

⑵皮肤温度、色泽是体表灌流情况的标志。如病人的四肢温暖，皮肤干燥，轻压指甲或口唇时，局部暂时缺血呈苍白，松压后色泽迅速转为正常，表明末梢循环已恢复、休克好转；反之则说明休克情况仍存在。

⑶血压维持稳定的组织器官的灌注压在休克治疗中十分重要。但是，血压并不是反映休克程度最敏感的指标。在判断病情时，还应兼顾其他的参数进行综合分析。在观察血压情况时，还要强调应定时测量、比较。通常认为收缩压 <90mmHg、脉压 <20mmHg 是休克存在的表现；血压回升、脉压增大则是休克好转的征象。

⑷脉率脉率的变化多出现在血压变化之前。当血压还较低,但脉率已恢复且肢体温暖者,常表示休克趋向好转。常用脉率 / 收缩压 (mmHg) 计算休克指数，帮助判定休克的有无及轻重。指数为 0.5 多提示无休克；>1.0 ～ 1.5 提示有休克；>2.0 为严重休克。

⑸尿量是反映肾血液灌注情况的有用指标。尿少通常是早期休克和休克复苏不完全的表现。尿量 <25ml/h、比重增加者表明仍存在肾血管收缩和供血量不足；血压正常但尿量仍少且比重偏低者，提示有急性肾衰竭可能。当尿量维持在 30ml/h 以上时，则休克已纠正。此外，创伤危重病人复苏时使用高渗溶液者可能产生明显的利尿作用；涉及垂体后叶的颅脑损伤可出现尿崩现象；尿路损伤可导致少尿与无尿，判断病情时应予注意鉴别。

2. 特殊监测

包括以下多种血液动力学监测 (hemodynamic monitoring) 项目：

⑴中心静脉压 (CVP)　中心静脉压代表了右心房或者胸腔段腔静脉内压力的变化，可反映全身血容量与右心功能之间的关系。CVP 的正常值为 0.49 ～ 0.98kPa (5 ～ 10cmH_2O)。当 CVP<0.49 kPa 时，表示血容量不足；高于 1.47 kPa (15cmH_2O) 时，则提示心功能不全、静脉血管床过度收缩或肺循环阻力增高；若 CVP 超过 1.96kPa(20cmH_2O) 时，则表示存在充血性心力衰竭。临床实践中，通常进行连续测定，动态观察其变化趋势以准确反映右心前负荷的情况。

⑵肺毛细血管楔压 (PCWP)　应用 Swan-Ganz 漂浮导管可测得肺动脉压 (PAP) 和肺毛细血管楔压 (PCWP)，可反映肺静脉、左心房和左心室的功能状态。PAP 的正常值为 1.3 ～ 2.9 kPa(10 ～ 22mmHg)；PCWP 的正常值为 0.8 ～ 2kPa(6 ～ 15mmHg)，与左心房内压接近。PCWP 低于正常值反映血容量不足 (较 CVP 敏感)；PCWP 增高可反映左心房压力增高例如急性肺水肿时。因此，临床上当发现 PCWP 增高时，即使 CVP 尚属正常，也应限制输液量以免发生或加重肺水肿。此外，还可在作 PCWP 时获得血标本进行混合静脉血气分析，了解肺内动静脉分流或肺内通气 / 灌流比的变化情况。但必须指出，肺动脉导管技术是一项有创性检查，有发生严重并发症的可能 (发生率约 3 ～ 5%)，故应当严格掌握适应证。

⑶心排出量 (CO) 和心脏指数 (CI)　CO 是心率和每搏排出量的乘积，可经 Swan-Ganz 导管应用热稀释法测出。成人 CO 的正常值为 4 ～ 6L/min；单位体表面积上的心排出量便称作心脏指数 (CI)，正常值为 2.5 ～ 3.5L/(min • m^2)。此外，还可按下列公式计算出总外

周血管阻力（SVR）。

SVR=[（平均动脉压一中心静脉压）/ 心排出量] × 80

正常值为 100 ～ 130 kPa.s/L。

可用带有分光光度血氧计的改良式肺动脉导管，连续测定混合静脉血氧饱和度（SvO_2），来判断体内氧供应与氧消耗的比例。反映正常人体氧供应与消耗之间达到平衡的 SvO_2 值是 0.75。SvO_2 值降低则反映氧供应不足，可因心排出量本身降低、血红蛋白浓度或动脉氧饱和度降低所致。此外，确定适宜的 CO 还可经动态地观察氧供应（DO_2）和氧消耗（VO2）的关系来判断。DO_2 和 VO_2 的计算公式如下：

DO_2 =1.34 × SaO_2（动脉血氧饱和度）×Hb（血红蛋白）×CO×10

VO_2= [CaO_2（动脉血氧含量）—CvO_2（静脉血氧含量）]×CO×10

CaO_2=1. 34 × SaO_2 ×Hb；

CvO_2=1. 34 × SvO_2 × Hb

正常值：

DO_2：400 ～ 500 ml/min•m^2

VO_2：120 ～ 140 ml/min•m_2

CI：2.5 ～ 3.5 L/min•m_2

⑷动脉血气分析动脉血氧分压（Pa02）　正常值为 10.7 ～ 13kPa（ 80 ～ 100 mmHg）；动脉血二氧化碳分压（PaC02）正常值为 4.8 ～ 5.8kPa(36 ～ 44mmHg)。休克时可因肺换气不足，出现体内二氧化碳聚积致 $PaCO_2$ 明显升高；相反，如病人原来并无肺部疾病，因过度换气可致 $PaCO_2$ 较低；若 $PaCO_2$ 超过 5.9 ～ 6.6kPa(45 ～ 50mmHg) 时，常提示肺泡通气功能障碍；PaO_2 低于 8.0kPa （60mmHg），吸人纯氧仍无改善者则可能是 ARDS 的先兆。动脉血 pH 正常为 7.35 ～ 7.45。通过监测 pH、碱剩余（BE）、缓冲碱（BB）和标准重碳酸盐（SB）的动态变化有助于了解休克时酸碱平衡的情况。碱缺失（BD）可反映全身组织的酸中毒情况，反映休克的严重程度和复苏状况。

⑸动脉血乳酸盐测定　休克病人组织灌注不足可引起无氧代谢和高乳酸血症，监测有助于估计休克及复苏的变化趋势。正常值为 1 ～ 1.5 mmol/L，危重病人允许到 2mmol/L。此外，还可结合其他参数判断病情，例如乳酸盐 / 丙酮酸盐（L/P）比值在无氧代谢时明显升高；正常比值约 10：1，高乳酸血症时 L/P 比值升高。

⑹胃肠黏膜内 pH （intramucosal pH, pHi）值监测　根据休克时胃肠道较早便处于缺血、缺氧状态，因而易于引起细菌移位、诱发脓毒症和 MODS；而全身血液动力学检测常不能反映缺血严重器官组织的实际情况。测量胃粘膜 pHi，不但能反映该组织局部灌注和供氧的情况，也可能发现隐匿性休克。pHi 测定是用间接方法：首先经鼻向胃内插人带半透膜囊腔的胃管，向囊腔注人 4 ml 盐水，30 ～ 90 分钟后测定该盐水中的 PCO_2；同时取动脉血、用血气机测出 HCO_3 和 PCO_2；然后将胃管内的盐水 PCO_2 与动脉血 HCO_3 值代入下列公式算出 pHi 值：

pHi=6.1+log（动脉 HCO_3/0.33× 胃囊生理盐水 PCO_2）

pHi 的正常范围为 7.35 ～ 7.45.

⑺ DIC 的检测　对疑有 DIC 的病人，应测定其血小板的数量和质量、凝血因子的消耗程度及反映纤溶活性的多项指标。当下列五项检查中出现三项以上异常，结合临床上有休

克及微血管栓塞症状和出血倾向时，便可诊断 DIC。包括：①血小板计数低于 $80\times10^9/L$；②凝血酶原时间比对照组延长 3 秒以上；③血浆纤维蛋白原低于 1.5g/L 或呈进行性降低；④ 3P（血浆鱼精蛋白副凝）试验阳性；⑤血涂片中破碎红细胞超过 2% 等。

（五）治疗

对于休克这个由不同原因引起、但有共同临床表现的综合征，应当针对引起休克的原因和休克不同发展阶段的重要生理紊乱采取下列相应的治疗。治疗休克重点是恢复灌注和对组织提供足够的氧。近年强调氧供应和氧消耗超常值的复苏概念，应达到以下标准：DO_2>600ml/min·m2，VO_2>170ml/min·m2，心脏指数 CI>4.5L/min·m2；最终目的是防止多器官功能障碍综合征（MODS）。

1. 一般紧急治疗包括积极处理引起休克的原发伤、病。如创伤制动、大出血止血、保证呼吸道通畅等。采取头和躯干抬高 20°～30°、下肢抬高 15°～20° 体位，以增加回心血量。及早建立静脉通路，并用药（见后）维持血压。早期予以鼻管或面罩吸氧。注意保温。

2. 补充血容量是纠正休克引起的组织低灌注和缺氧的关键。应在连续监测动脉血压、尿量和 CVP 的基础上，结合病人皮肤温度、末梢循环、脉搏幅度及毛细血管充盈时间等微循环情况，判断补充血容量的效果。首先采用晶体液和人工胶体液复苏，必要时进行成分输血。也有用 3%～7.5% 高渗盐溶液行休克复苏治疗。

3. 积极处理原发病外科疾病引起的休克，多存在需手术处理的原发病变，如内脏大出血的控制、坏死肠拌切除、消化道穿孔修补和脓液引流等。应在尽快恢复有效循环血量后，及时施行手术处理原发病变，才能有效地治疗休克。有的情况下，应在积极抗休克的同时进行手术，以免延误抢救时机。

4. 纠正酸碱平衡失调酸性内环境对心肌、血管平滑肌和肾功能均有抑制作用。在休克早期，又可能因过度换气，引起低碳酸血症、呼吸性碱中毒。按照血红蛋白氧合解离曲线的规律，碱中毒使血红蛋白氧离曲线左移，氧不易从血红蛋白释出，可使组织缺氧加重。故不主张早期使用碱性药物。而酸性环境有利于氧与血红蛋白解离，从而增加组织供氧。根本措施是改善组织灌注，并适时和适量地给予碱性药物。目前对酸碱平衡的处理多主张宁酸毋碱，酸性环境能增加氧与血红蛋白的解离从而增加向组织释氧，对复苏有利。另外，使用碱性药物须首先保证呼吸功能完整，否则会导致 CO_2 储留和继发呼吸性酸中毒。

5. 血管活性药物的应用在充分容量复苏的前提下需应用血管活性药物，以维持脏器灌注压。随着对休克发病机制和病理生理变化的深人研究，对血管活性药物的应用和疗效也不断进行重新评价。血管活性药物辅助扩容治疗，可迅速改善循环和升高血压，尤其是感染性休克病人，提高血压是应用血管活性药物的首要目标。理想的血管活性药物应能迅速提高血压，改善心脏和脑血流灌注，又能改善肾和肠道等内脏器官血流灌注。

⑴血管收缩剂有多巴胺、去甲肾上腺素和间经胺等。

多巴胺是最常用的血管活性药，兼具兴奋 cu pi 和多巴胺受体作用，其药理作用与剂量有关。小剂量 [<10μg/(min.kg)] 时，主要是 β1 和多巴胺受体作用，可增强心肌收缩力和增加 CO，并扩张肾和胃肠道等内脏器官血管；大剂量 [>15μg/(min .kg)] 时则为 a 受体作用，增加外周血管阻力。抗休克时主要取其强心和扩张内脏血管的作用，宜采取小剂量。为提升血压，可将小剂量多巴胺与其他缩血管药物合用，而不增加多巴胺的剂量。

多巴酚丁胺对心肌的正性肌力作用较多巴胺强，能增加 CO，降低 PCWP，改善心泵功能。

常用量为 2.5 ～ 10μg/(kg.min)，小剂量有轻度缩血管作用。去甲肾上腺素与多巴酚丁胺联合应用是治疗感染性休克最理想的血管活性药物。多巴酚丁胺能增加全身氧输送，改善肠系膜血流灌注。通过兴奋 R 受体增加心排出量和氧输送，改善肠道灌注，也明显降低动脉血乳酸水平。

去甲肾上腺素是以兴奋 α 受体为主、轻度兴奋 β 受体的血管收缩剂，能兴奋心肌，收缩血管，升高血压及增加冠状动脉血流量，作用时间短。常用量为 0.5 ～ 2 mg 加人 5% 葡萄糖溶液 100 ml 内静脉滴注。

间经胺（阿拉明）间接兴奋 α 、β 受体，对心脏和血管的作用同去甲肾上腺素，但作用弱，维持时间约 30 分钟。常用量 2 ～ 10mg 肌注或 2 ～ 5mg 静脉注射；也可 10 ～ 20mg 加入 5% 葡萄糖溶液 100ml 内静脉滴注。

异丙基肾上腺素是能增强心肌收缩和提高心率的俘受体兴奋剂，剂量为 0.1 ～ 0.2mg 溶于 100ml 输液中。因对心肌有强大收缩作用和容易发生心律紊乱，不能用于心源性休克。

⑵血管扩张剂分 α 受体阻滞剂和抗胆碱能药两类。

α 受体阻滞剂包括酚妥拉明、酚苄明等，能解除去甲肾上腺素所引起的小血管收缩和微循环淤滞并增强左室收缩力。其中酚妥拉明作用快，持续时间短，剂量为 0.1 ～ 0.5 mg/kg 加于 100ml 静脉输液中。酚苄明是一种 α - 受体阻滞剂，兼有间接反射性兴奋 β 受体的作用。能轻度增加心脏收缩力、心排出量和心率，同时能增加冠状动脉血流量，降低周围循环阻力和血压。作用可维持 3 ～ 4 天。用量为 0. 5 ～ 1.0 mg/kg，加人 5% 葡萄糖溶液或 0.9% 氯化钠溶液 200 ～ 400 ml 内，1 ～ 2 小时滴完。

抗胆碱能药物包括阿托品、山蓑若碱和东蓑若碱。临床上较多用于休克治疗的是山莨菪碱（人工合成品为 654-2)，可对抗乙酰胆碱所致平滑肌痉挛使血管舒张，从而改善微循环。还可通过抑制花生四烯酸代谢，降低白三烯、前列腺素的释放而保护细胞，是良好的细胞膜稳定剂。尤其是在外周血管痉挛时，对提高血压、改善微循环、稳定病情方面，效果较明显。用法是每次 10mg，每 15 分钟一次，静脉注射，或者 40 ～ 80mg/h 持续泵人，直到临床症状改善。

⑶强心药包括兴奋 α 和 β 。

肾上腺素能受体兼有强心功能的药物，如多巴胺和多巴酚丁胺等，其他还有强心贰如毛花贰丙（西地兰），可增强心肌收缩力，减慢心率。当在中心静脉压监测下，输液量已充分但动脉压仍低而其中心静脉压显示已达 1.47 kPa(15cmH_2O) 以上时，可经静脉注射西地兰行快速洋地黄化 (0.8 mg/d)，首次剂量 0.4 mg 缓慢静脉注射，有效时可再给维持量。

休克时血管活性药物的选择应结合当时的主要病情，如休克早期主要病情与毛细血管前微血管痉挛有关；后期则与微静脉和小静脉痉挛有关。因此，应采用血管扩张剂配合扩容治疗。在扩容尚未完成时，如果有必要，也可适量使用血管收缩剂，但剂量不宜太大、时间不能太长，应抓紧时间扩容。

为了兼顾各重要脏器的灌注水平，常将血管收缩剂与扩张剂联合应用。例如：去甲肾上腺素 0.1 ～ 0.5μg/ (kg·min) 和硝普钠 1.0 ～ 10μg/(kg·min) 联合静脉滴注，可增加心脏指数 30%，减少外周阻力 45%，使血压提高到 80mmHg 以上，尿量维持在 40ml/h 以上。

6. 治疗 DIC 改善微循环对诊断明确的 DIC，可用肝素抗凝，一般 1.0 mg/kg，6 小时一次，成人首次可用 10000U(1 mg 相当于 125 U 左右)。有时还使用抗纤溶药如氨甲苯酸、氨基己酸，抗血小板粘附和聚集的阿司匹林、潘生丁和小分子右旋糖酐。

7. 皮质类固醇和其他药物的应用皮质类固醇可用于感染性休克和其他较严重的休克。其作用主要有①阻断 α-受体兴奋作用，使血管扩张，降低外周血管阻力，改善微循环；②保护细胞内溶酶体，防止溶酶体破裂；③增强心肌收缩力，增加心排出量；④增进线粒体功能和防止白细胞凝集；⑤促进糖异生，使乳酸转化为葡萄糖，减轻酸中毒。一般主张应用大剂量，静脉滴注，一次滴完。为了防止多用皮质类固醇后可能产生的副作用，一般只用 1 ～ 2 次。

加强营养代谢支持和免疫调节治疗，适当的肠内和肠外营养可减少组织的分解代谢。

联合应用生长激素，谷氨酰胺具有协同作用。谷氨酰胺是肠粘膜细胞的主要能源物质及核酸的合成物质。

其他类药物包括：①钙通道阻断剂如维拉帕米、硝苯地平和地尔硫草等，具有防止钙离子内流、保护细胞结构与功能的作用；②吗啡类拮抗剂纳络酮，可改善组织血液灌流和防止细胞功能失常；③氧自由基清除剂如超氧化物歧化酶（SOD），能减轻缺血再灌注损伤中氧自由基对组织的破坏作用；④调节体内前列腺素（PGS），如输注前列环素（PGI2）以改善微循环；⑤应用三磷酸腺苷一氯化镁（ATP-$MgCl_2$）疗法，具有增加细胞内能量、恢复细胞膜钠一钾泵的作用及防治细胞肿胀和恢复细胞功能的效果。

（王志杰）

第二节 低血容量性休克

低血容量性休克（hypovolemic shock）常因大量出血或体液丢失，或液体积存于第三间隙，导致有效循环量降低引起。由大血管破裂或脏器出血引起的称失血性休克；各种损伤或大手术后同时具有失血及血浆丢失而发生的称创伤性休克。

低血容量性休克的主要表现为 CVP 降低、回心血量减少、CO 下降所造成的低血压；经神经内分泌机制引起的外周血管收缩、血管阻力增加和心率加快；以及由微循环障碍造成的各种组织器官功能不全和病变。及时补充血容量、治疗其病因和制止其继续失血、失液是治疗此型休克的关键。

一、失血性休克

失血性休克（hemorrhagic shock）在外科休克中很常见。多见于大血管破裂、腹部损伤引起的肝、脾破裂、胃、十二指肠出血、门静脉高压症所致的食管、胃底曲张静脉破裂出血等。通常在迅速失血超过全身总血量的 20% 时，即出现休克。严重的体液丢失，可造成大量的细胞外液和血浆的丧失，以致有效循环血量减少，也能引起休克。

治疗主要包括补充血容量和积极处理原发病、制止出血两个方面。注意要两方面同时抓紧进行，以免病情继续发展引起器官损害。

1. 补充血容量可根据血压和脉率的变化来估计失血量。虽然失血性休克时，丧失的主要是血液，但补充血容量时，并不需要全部补充血液，而应抓紧时机及时增加静脉回流。首先，可经静脉快速滴注平衡盐溶液和人工胶体液，其中，快速输人胶体液更容易恢复血管内容量和维持血液动力学的稳定，同时能维持胶体渗透压，持续时间也较长。一般认为，维持血红蛋白浓度在 100g/L，HCT 在 30% 为好。若血红蛋白浓度大于 100 g/L 可不必输血；低于 70　g/L 可输浓缩红细胞；在 70 ～ 100g/L 时，可根据病人的代偿能力、一般情况和其他器官功能来决定是否输红细胞；急性失血量超过总量的 30% 可输全血。输人液体的量应根据病因、尿量和血液动力学进行评估，临床上常以血压结合中心静脉压的测定指导补液。

随着血容量补充和静脉回流的恢复，组织内蓄积的乳酸进人循环，应给予碳酸氢钠纠正酸中毒。还可用高渗盐水输注，以扩张小血管、改善微循环、增加心肌收缩力和提高 CO。其机制与钠离子增加、细胞外液容量恢复有关。但高血钠也有引起血压下降、继发低钾、静脉炎及血小板聚集的危险，应予注意。

2. 止血在补充血容量同时，如仍有出血，难以保持血容量稳定，休克也不易纠正。对于肝脾破裂、急性活动性上消化道出血病例，应在保持血容量的同时积极进行手术准备，及早施行手术止血。

二、创伤性休克

创伤性休克 (traumatic　shock) 见于严重的外伤，如大血管破裂、复杂性骨折、挤压伤或大手术等，引起血液或血浆丧失，损伤处炎性肿胀和体液渗出，可导致低血容量。受损机体内可出现组胺、蛋白酶等血管活性物质，引起微血管扩张和通透性增高，致有效循环血量进一步降低。另一方面，创伤可刺激神经系统，引起疼痛和神经一内分泌系统反应，影响心血管功能；有的创伤如胸部伤可直接影响心肺，截瘫可使回心血量暂时减少，颅脑伤有时可使血压下降等等。所以创伤性休克的病情常比较复杂。

由于创伤性休克也属于低血容量性休克，故其急救也需要扩张血容量，与失血性休克时基本相同。但由于损伤可有血块、血浆和炎性渗液积存在体腔和深部组织，必须详细检查以准确估计丢失量。创伤后疼痛刺激严重者需适当给予镇痛镇静剂；妥善临时固定（制动）受伤部位;对危及生命的创伤如开放性或张力性气胸、连枷胸等，应作必要的紧急处理。手术和较复杂的其他处理，一般应在血压稳定后或初步回升后进行。创伤或大手术继发休克后，还应使用抗生素，避免继发感染。

（王志杰）

第三节 感染性休克

感染性休克 (septic　shock) 是外科多见和治疗较困难的一类休克。本病可继发于以释放内毒素的革兰阴性杆菌为主的感染，如急性腹膜炎、胆道感染、绞窄性肠梗阻及泌尿系感染等，称为内毒素性休克。内毒素与体内的补体、抗体或其他成分结合后，可刺激交感神经引起血管痉挛并损伤血管内皮细胞。同时，内毒素可促使组胺、激肤、前列腺素及溶

酶体酶等炎症介质释放，引起全身性炎症反应，结果导致微循环障碍、代谢紊乱及器官功能不全等。然而，在确诊为感染性休克的病人中，可能未见明显的感染病灶，但具有全身炎症反应综合征 (systemic　inflammatory　response　syndrome，　SIRS)：①体温 >38℃或 <36℃；②心率 >90 次 / 分；③呼吸急促 >20 次 / 分或过度通气，$PaCO_2$<4.3kPa；④白细胞计数 >12×10^9/L 或 <4×10^9/L，或未成熟白细胞 >10%。

感染性休克的血流动力学有高动力型和低动力型两种。前者外周血管扩张、阻力降低，CO 正常或增高（又称高排低阻型），有血流分布异常和动静脉短路开放增加，细胞代谢障碍和能量生成不足。病人皮肤比较温暖干燥，又称暖休克。低动力型（又称低排高阻型）

外周血管收缩，微循环淤滞，大量毛细血管渗出致血容量和 CO 减少。病人皮肤湿冷，又称冷休克。

实际上，“暖休克”较少见，仅是一部分革兰阳性菌感染引起的早期休克。“冷休克”较多见，可由革兰阴性菌感染引起；而且革兰阳性菌感染的休克加重时也成为“冷休克”。至晚期，病人的心功能衰竭、外周血管瘫痪，就成为低排低阻型休克。

感染性休克的病理生理变化比较复杂，治疗也比较困难。首先是病因治疗，原则是在休克未纠正以前，应着重治疗休克，同时治疗感染；在休克纠正后，则应着重治疗感染。

1. 补充血容量此类病人休克的治疗首先以输注平衡盐溶液为主，配合适当的胶体液、血浆或全血，恢复足够的循环血量。一般应作中心静脉压监测维持正常 CVP 值，同时要求血红蛋白 100g/L，血细胞比容 30 ～ 35%，以保证正常的心脏充盈压、动脉血氧含量和较理想的血粘度。感染性休克病人，常有心肌和肾受损，故也应根据 CVP，调节输液量和输液速度，防止过多的输液导致不良后果。

2. 控制感染主要措施是应用抗菌药物和处理原发感染灶。对病原菌尚未确定的病人，可根据临床判断最可能的致病菌种应用抗菌药，或选用广谱抗菌药。如腹腔内感染多数情况下以肠道的多种致病菌感染为主，可考虑选用第三代头抱菌素，如头孢哌酮钠、头孢他定，加用甲硝哇、替硝哩等，或加用青霉素或广谱青霉素等。已知致病菌种时，则应选用敏感而较窄谱的抗菌药。原发感染病灶的存在是发生休克的主要原因，应尽早处理，才能纠正休克和巩固疗效。

3. 纠正酸碱平衡感染性休克的病人，常伴有严重的酸中毒，且发生较早，需及时纠正。一般在纠正、补充血容量的同时，经另一静脉通路滴注 5% 碳酸氢钠 200ml，并根据动脉血气分析结果，再作补充。

4. 心血管药物的应用　经补充血容量、纠正酸中毒而休克未见好转时，应采用血管扩张药物治疗，还可与以 α - 受体兴奋为主，兼有轻度兴奋 β - 受体的血管收缩剂和兼有兴奋 β - 受体作用的 α - 受体阻滞剂联合应用，以抵消血管收缩作用，保持、增强 β - 受体兴奋作用，而又不致使心率过于增速，例如山莨若碱、多巴胺等或者合用间轻胺、去甲肾上腺素，或去甲肾上腺素和酚妥拉明的联合应用。感染性休克时，心功能常受损害。改善心功能可给予强心甙（毛花甙丙）、β - 受体激活剂多巴酚丁胺。

5. 皮质激素治疗糖皮质激素能抑制多种炎症介质的释放和稳定溶酶体膜，缓解 SIRS。但应用限于早期、用量宜大，可达正常用量的 10 ～ 20 倍，维持不宜超过 48 小时。否则有发生急性胃粘膜损害和免疫抑制等严重并发症的危险。

6. 其他治疗包括营养支持，对并发的 DIC、重要器官功能障碍的处理等。

（王志杰）

第六章　多器官功能障碍综合征

第一节　概论

多器官功能障碍综合征(multiple organ dysfunction syndrome, MODS)是指急性疾病过程中两个或两个以上的器官或系统同时或序贯发生功能障碍。过去称为多器官衰竭(multiple organ failure, MOF)或多系统器官衰竭(multiple system organ failure,MSOF)，认为是严重感染的后果。随着对发病机制的研究进展，现在已经认识到，MODS的发病基础是全身炎症反应综合征(systemic inflammatory response syndrome,SIRS)，也可由非感染性疾病诱发，如果得到及时合理的治疗，仍有逆转的可能。因此，MODS受到各科医生的高度重视。但是，迄今为止，对其发病机制尚未完全了解，有效的治疗方法尚在探索中。

一、病因

任何引起全身炎症反应的疾病均可能发生MODS，外科疾病常见于：

1. 各种外科感染引起的脓毒症；
2. 严重的创伤、烧伤或大手术致失血、缺水；
3. 各种原因的休克，心跳、呼吸骤停复苏后；
4. 各种原因导致肢体、大面积的组织或器官缺血一再灌注损伤；
5. 合并脏器坏死或感染的急腹症；
6. 输血、输液、药物或机械通气；
7. 患某些疾病的病人更易发生MODS，如心脏、肝、肾的慢性疾病，糖尿病，免疫功能低下等。

二、发病机制

目前尚未完全明了。根据不同的病因,发病机制略有差异。但是,已认识到各种炎症介质、细胞因子的参与加剧了SIRS并导致MODS的发生。

肠道作为细菌的贮存库，当肠道因为缺血一再灌注（如休克的纠正）损伤引起肠壁屏障功能受损时，细菌或内毒素可经门静脉、体循环及淋巴系统发生移位，导致全身性内皮细胞活化，炎症介质和细胞因子释放，启动SIRS并引起MODS。

全身感染情况下，单核细胞受细菌毒素攻击可释放促炎性介质肿瘤坏死因子(TNF-$^{+}$)，加上其他的介质如白介素-1 (IL-1)，许多细胞因子、补体片段，一氧化氮及某些花生四烯酸衍生物等的过度释放，可造成广泛的组织破坏，最终导致MODS发生。

机体释放促炎性介质应能激发细胞的防御能力、对抗感染和促进组织的修复，但是过度的释放却加剧了炎性反应过程，导致SIRS。在释放促炎性介质后，机体很快也释放各种抗炎性介质如转化生长因子P (TGF-因、IL-4, IL-10, IL-11, IL-13及集落刺激因子(CSF)等，以便下调促炎症介质的生成，控制炎症的过度发展。促炎介质与抗炎介质之间的平衡可使内环境保持稳定。当促炎介质占优势时，将出现SIRS及持续过度的炎性反应。如果抗炎介质过度释放，则为代偿性抗炎性反应综合征(compensatory anti-inflam-matory response syndrome, CAIS)，引起免疫功能瘫痪。此外，单核细胞除了释放促炎症介质以外，还同时释放前列腺素（PGEZ), PGE：能强烈抑制T淋巴细胞有丝分裂、抑制IL-2生成和受体表达、抑制B淋巴细胞合成抗体，导致细胞免疫低下；从而加重SIRS，最终导致MODS。此外，机体受到一次不太严重的打击后可导致免疫系统处于预激状态，一旦受到再次打击，全身炎症反应过激，更容易发生MODS。

三、临床表现及诊断

临床上MODS有两种类型：①速发型，是指原发急症在发病24小时后有两个或更多的器官系统同时发生功能障碍，如ARDS⁺急性肾衰竭（acute renal failure, ARF), ARDS⁺ARF⁺急性肝衰竭（acute hepatic failure, AHF)，弥漫性血管内凝血（DIC) ⁺ARDS⁺ARF。此型发生多由于原发病为急症且甚为严重。对于发病24小时内因器官衰竭死亡者，一般只归于复苏失败，而不作为MODS。②迟发型，是先发生一个重要器官或系统的功能障碍，如心血管、肺或肾的功能障碍，经过一段较稳定的维持时间，继而发生更多的器官、系统功能障碍。此型多见于继发感染或存在持续的毒素或抗原。

各器官或系统功能障碍的临床表现可因为障碍程度、对机体的影响、是否容易发现等而有较大差异。如肺、肾等器官和呼吸、循环系统的功能障碍临床表现较明显，故较易诊断，而肝、胃肠道和血液凝血功能障碍在较重时临床表现才明显，不易早期诊断。采用实验室检查、心电图、影像学和介人性监测等检查方法，有助于早期诊断器官功能障碍。如动脉血气分析可以反映肺换气功能；检查尿比重和血尿素氮、血肌酡可以了解肾功能；心电图和中心静脉压、平均动脉压监测、经Swan-Ganz导管的监测可以反映心血管功能等等。因此，MODS的诊断需要病史、临床表现、实验室和其他辅助检查结果的综合分析。

四、诊断

MODS应详细分析病人的所有资料，尤其应该注意以下几点：

1. 熟悉引起MODS的常见疾病，警惕存在MODS的高危因素。在外科疾病中，任何严重的感染、创伤以及大手术均可发生SIRS，当这些病人出现不明原因的呼吸、心律的、改变，血压偏低、神志变化、尿量减少，尤其出现过休克时，就应警惕MODS的发生。在积极的病因治疗同时应作进一步的深入检查，逐一鉴别引起这些表现的原因。如MODS的尿少应注意与缺水、尿路梗阻、早已存在的漫性肾病相鉴别；呼吸加快则应排除肺部急、慢性炎症、酸碱平衡失调或左心衰竭等因素。

2. 及时作更详细的检查。当怀疑病人可能出现MODS时，除进行如血常规、尿比重、心电图、胸部X线片和中心静脉压测定等常规检查外，还应尽快作特异性较强的检查，如血气分析、肝肾功能监测、凝血功能检查、Swan-Ganz导管监测等，以便能及早作出正确的估计、诊断和鉴别诊断。

3. 任何危重病人应动态监测心脏、呼吸和肾功能。由于MODS的表现可以是渐进的，也可能较隐晦，往往被原发病掩盖，因此，一些较明显的表现变化就应加以注意。临床上容易监测的是心脏、呼吸和肾功能，心动过速、呼吸加快、紫给、尿少等较容易被发现，如按常规治疗不能有效改善症状，就应注意已发生MODS。

4. 当某一器官出现功能障碍时，要及时注意观察其他器官的变化。MODS多数是序贯出现的。如只着眼于出现症状的器官，容易遗漏 MODS的发生。因此，一旦某一器官功能障碍，应根据其对其他系统器官的影响，病理连锁反应的可能性，及时作有关的病理生理改变检查。例如急症病人胃肠出血，应注意有无 DIC、脑出血、ARDS 等，以便及时作出正确诊断。临床上，肺功能障碍常常是 MODS 中最早被发现的，而肝衰竭最易并发肾衰竭。

5. 熟悉 MODS 的诊断指标。器官功能障碍与衰竭是疾病的不同阶段，器官功能衰竭较容易诊断，但难以治愈。MODS 则尚处在疾病的发展阶段，有较大的治愈可能，因此，应熟悉 MODS 的诊断指标，以早期、及时诊断 MODS 的存在。如在有肝功能异常伴大量腹水时就应作出肝功能障碍的诊断，不一定要有深度黄疸；如肺功能障碍不应到出现呼吸困难，而在呼吸加快、血气分析 Paq 降低，需辅助呼吸时就应作出诊断。

五、预防和治疗

由于对 MODS 的病理过程缺乏有效的遏制手段，尚有相当高的死亡率。因此，如何有效预防其发生是提高危重病人救治成功率的重要措施。

1. 积极治疗原发病无论是否发生 MODS，为抢救病人的生命，原发病应予积极治疗。只有控制原发病，才能有效防止和治疗 MODS。否则，必然使病情加重、恶化。如大面积的创伤，即时的清创、及时的补充体液、防止感染，就容易防止和发现可能出现的肾功能障碍。

2. 重点监测病人的生命体征生命体征是最容易反映病人器官或系统变化的征象，如果病人呼吸快、心率快，应警惕发生心、肺功能障碍；血压下降肯定要考虑周围循环衰竭。对可能发生 MODS 的高危病人，应进一步扩大监测的范围，如中心静脉压、尿量及比重、肺动脉楔压、心电图改变等，可早期发现 MODS

3. 防治感染鉴于外科感染是引起 MODS 的重要病因，防治感染对预防 MODS 有非常重要的作用。对可能感染或者已有感染的病人，在未查出明确感染微生物以前，必须合理使用广谱抗生素或联合应用抗菌药物。对明确的感染病灶，应采取各种措施使其局限化，只要可能，应及时作充分的外科引流，以减轻脓毒症。如急性重症胆管炎、弥漫性腹膜炎等，应积极作胆道和腹腔引流。当发热、白细胞明显升高，但没有发现明确感染灶时，应作反复细致的全身理学检查、反复作血培养、采用能利用的各种辅助检查寻找隐藏的病灶。维持各种导管的通畅，加强对静脉导管的护理，有助于防止感染的发生。

4. 改善全身情况和免疫调理治疗急症病人容易出现水电解质紊乱和酸碱平衡失调，外科病人常见是等渗性缺水、低渗性缺水和代谢性酸中毒，必须予以纠正。创伤、感染导致的低蛋白血症、营养不良也需要耐心纠正。除了补充人体血清白蛋白以外，适时的肠外营养并逐渐视病情过渡到肠内营养可补充体内的消耗，并酌情使用生长激素能增加蛋白合成。对难以控制的 SIRS，增强免疫功能可能有利于防止 SIRS 的加剧，如应用胸腺肽、人体免疫球蛋白等。针对性使用的促炎性介质拮抗剂尚未在临床上取得满意的效果。此外，采用血液净化可清除炎性介质和细胞因子，减轻炎症反应。

5. 保护肠粘膜的屏障作用有效纠正休克、改善肠粘膜的灌注，能维护肠粘膜的屏障功能。尽可能采用肠内营养，可防止肠道细菌的移位。合并应用谷胺酰胺和生长激素，包含有精氨酸、核昔酸和二 3 多不饱和脂肪酸的肠内营养剂等，可增强免疫功能、减少感染性并发症的发生。

6. 及早治疗首先发生功能障碍的器官 MODS 多从一个器官功能障碍开始，连锁反应导致更多器官的功能障碍。治疗单个器官功能障碍的效果胜过治疗 MODS。只有早期诊断器官功能障碍，才能及早进行治疗干预，阻断 MODS 的发展。

（王志杰）

第二节 急性肾衰竭

急性肾衰竭（acute renal failure，ARF）是指由各种原因引起的肾功能损害，在短时间（几小时至几日）内出现血中氮质代谢产物积聚，水电解质和酸碱平衡失调及全身并发症，是一种严重的临床综合病征。肾功能受损的突出临床表现是尿量明显减少，观察 ARF 病人的 24 小时尿量非常重要。正常成年人尿量为 1000 ～ 2000ml/d，若少于 400ml/d 称为少尿（oliguria），少于 100ml/d 称为无尿（anuria）。但是，仅根据尿量不能完全判断 ARF，在非少尿型者，则可出现尿量 >800 ml/d，而血中尿素氮、肌醉呈进行性升高，提示仍存在肾衰竭。这种情况多见于手术和创伤后，容易忽略。ARF 早期多无明显症状和体征，通常在生化检查时才发现血尿素氮和肌酐浓度明显升高。ARF 还可能与其他器官功能障碍并存（如心、肝、肺）构成多器官功能障碍综合征（MODS）。尽管大多数 ARF 是可逆的，但是由于部分病人原发病重、并发症多，尤其是有多器官功能障碍者，治疗更为棘手，常可危及病人生命。

一、病因

引起 ARF 的病因可分为三类。

1. 肾前性由于出血、脱水、休克等病因引起血容量不足；心脏疾病、肺动脉高压、肺栓塞等所致心排出量降低；全身性疾病，如肝肾综合征、严重脓毒症、过敏反应和药物等引起有效血容量减少以及肾血管病变，这些均可导致肾血流的低灌注状态，使肾小球滤过率不能维持正常而引起少尿。初时，肾实质并无损害，属功能性改变；若不及时处理，可使肾血流量进行性减少，发展成为急性肾小管坏死，出现 ARF 。

2. 肾后性由于尿路梗阻所致，包括双侧肾、输尿管或孤立肾、输尿管周围病变以及盆腔肿瘤压迫输尿管引起梗阻以上部位的积水。膀胱内结石、肿瘤以及前列腺增生、前列腺肿瘤和尿道狭窄等引起双侧上尿路积水，使肾功能急剧地下降。如能及时解除梗阻，肾功能可以很快恢复，但梗阻时间过长，亦会使肾实质受损害，导致 ARF。

3. 肾性主要是由肾缺血和肾毒素所造成的肾实质性病变，约 75% 发生急性肾小管坏死。临床上能使肾缺血的因素很多，如大出血、脓毒性休克、血清过敏反应等。肾毒素物质有：氨基糖苷类抗生素如庆大霉素、卡那霉素、链霉素等；重金属如秘、汞、铝、砷等；其他药物如放射显影剂、阿昔洛韦、顺铂、异环磷酞胺、环抱素 A、两性霉素 B 等；有机溶剂如四氯化碳、乙二醇、苯、酚等；生物类毒物如蛇毒、青鱼胆、覃毒等。肾缺血和肾毒素对肾的影响不能截然分开，常交叉同时作用，如大面积深度烧伤、挤压综合征、脓毒性休克等。

应该注意的是，以肾前性和肾后性的病因所致者，早期阶段仅仅是肾功能障碍而无严重的肾实质性损害，只有原发病因未及时纠正而继续进展，才会造成 ARF。

二、发病机制

ARF 的发病机制十分复杂，涉及因素甚多，目前仍未完全阐明，但主要是涉及肾血流动力学改变和肾小管功能障碍两方面。

1. 肾血流动力学改变。在肾缺血、肾毒素等因素作用下，通过一些血管活性物质，主要是内皮素、一氧化氮、花生四烯酸代谢产物、前列腺素和血管紧张素等，使肾血液灌注下降及肾内血管收缩，肾内血液发生重新分布，髓质缺血，特别是外层髓质，呈低灌注状态，肾小球滤过率（GFR）下降。GFR 在不同平均动脉压下能自行调整，当平均动脉压下降至 60 mmHg，则 GFR 下降 50000，肾灌注压力降低仅是 ARF 的起始因素。另外氧自由基引起肾血流动力学的改变，与其种类、合成量及作用的血管部位有关。

2. 肾小管功能障碍指各种因素所导致的肾小管上皮细胞损伤及其功能障碍。肾持续缺血或肾毒素引起肾小管上皮细胞损伤的机制有：①细胞能量代谢障碍及其所致的细胞内钙离子浓度明显增加，激活了钙依赖性酶如一氧化氮合成酶、钙依赖性细胞溶解蛋白酶、磷酸解脂酶 A （PLA）等，导致肾小管低氧性损伤；②肾内炎性介质如细胞因子、粘附因子、化学趋化因子等的合成和释放所引起的肾组织内的炎症反应；③具有细胞直接损害作用的氧自由基的产生等。此外，肾小管上皮在损伤后可诱发肾实质细胞的凋亡，引起其自然死亡。在这些综合因素的作用下，最终引起肾小管上皮细胞变性、坏死和脱落，发生肾小管堵塞和滤液返漏，成为 ARF 持续存在的主要因素。

脱落的粘膜、细胞碎片、Tamm-Horsfall 蛋白均可在缺血后引起肾小管堵塞。严重挤压伤或溶血后产生的血红蛋白、肌红蛋白亦可导致肾小管堵塞。堵塞部位近端肾小管腔内压随之上升，继而肾小囊内压升高。肾小球滤过压接近或等于零时，肾小球即停止滤过。肾小管上皮细胞损伤后坏死、脱落，肾小管壁出现缺损区，小管管腔与肾间质直接相通，致使原尿液返流扩散至肾间质，引起肾间质水肿，压迫肾单位，加重肾缺血，使肾小球滤过率更低。

3. 肾缺血一再灌注损伤肾缺血、缺氧导致细胞产生一系列代谢改变，最初为与缺血程度相关的细胞内 ATP 减少；若缺血时间延长，ATP 迅速降解为 ADP 和 AMP o AMP 可进一步分解成核昔（腺昔和肌昔）等，弥散到细胞外，导致 ATP 合成原料的不足。若缺血时间更长，可造成线粒体功能不可逆的丧失，导致 ATP 的再生受损。细胞内 ATP 减少使各种依赖于 ATP 能量的离子转运发生障碍，细胞损害的酶被激活及细胞骨架蛋白破坏。这些因素导致细胞水肿、细胞内钙离子浓度升高、细胞内酸中毒及细胞损害，最终引起细胞功能障碍和死亡。

4. 非少尿型急性肾衰竭（nonoliguric acute renal failure）非少尿型急性肾衰竭的发病机制目前仍不很清楚，有认为可能代表了肾小管损伤的一种较轻类型。由于肾小管上皮细胞变性坏死、肾小管堵塞等仅发生于部分的肾小管，而有些肾单位血流灌注量并不减少，血管并无明显收缩和血管阻力不高，此时就会出现非少尿型急性肾衰竭。

三、临床表现

临床上急性肾衰竭有少尿型 ARF 和非少尿型 ARF，而少尿型 ARF 的临床病程分为两个不同的时期，即少尿（或无尿）期和多尿期，与 ARF 在病理上有肾小管坏死和修复两个阶段相关。

（一）少尿（或无尿）期此期是整个病程的主要阶段，一般为 7 ～ 14 天，最长可达 1 个月以上。少尿期越长，病情愈重。

1. 水、电解质和酸碱平衡失调

(1) 水中毒 (water intoxication)：体内水分大量积蓄，若不严格限制水、钠的摄人，再加体内本身每24小时的内生水可达450～500 ml，极易造成水中毒。严重时可发生高血压、心力衰竭、肺水肿及脑水肿，表现为恶心、呕吐、头晕、心悸、呼吸困难、浮肿、嗜睡以及昏迷等症状。水中毒是 ARF 的主要死因之一。

(2) 高钾血症 (hyperkalemia)：正常人 90% 的钾离子经肾排泄。少尿或无尿时，钾离子排出受限，特别是有严重挤压伤、烧伤或感染时，组织分解代谢增加，钾由细胞内释放到细胞外液，血钾可迅速升高达危险水平。血钾升高的病人有时可无特征性临床表现，待影响心功能后才出现心律失常，甚至心跳骤停。因此必须严密观察血钾及心电图改变。血钾升高的心电图表现为 Q-T 间期缩短及 T 波高尖；当血钾升高至 6.5 mmol/L 以上，可出现 QRS 波增宽、P-R 间期延长和 P 波降低。对于高钾血症必须紧急处理，否则有引起心室纤颤或心跳骤停的可能。高钾血症是少尿期最重要的电解质紊乱，是 ARF 死亡的常见原因之一。

(3) 高镁血症 (hypermagnesemia)：正常情况下，60% 镁由粪便排泄，40% 由尿液排泄。在 ARF 时，血镁与血钾呈平行改变，因此高钾血症的病人必然也伴有高镁血症。心电图表现为 P-R 间期延长，QRS 波增宽，T 波增高。高血镁可引起神经肌肉传导障碍，出现低血压、呼吸抑制、麻木、肌力减弱、昏迷甚至心脏停跳。

(4) 高磷血症 (hyperphosphatemia) 和低钙血症 (hypocalcemia)：ARF 时会发生血磷升高，有 60%～80% 的磷转向肠道排泄，并与钙结成不溶解的磷酸钙，影响钙的吸收，出现低钙血症。血钙过低会引起肌抽搐，并加重高血钾对心肌的毒性作用。

(5) 低钠血症 (hyponatremia)：主要由 ARF 时水过多所致；此外还有以下情况可能产生低钠血症：呕吐、腹泻、大量出汗等引起钠过多丢失；代谢障碍使“钠泵”效应下降，细胞内钠不能泵出，细胞外液钠含量下降；肾小管功能障碍，钠再吸收减少等。

(6) 低氯血症 (hypochloridemia)：由于氯和钠是在相同的比例下丢失，低钠血症常伴低氯血症。若频繁呕吐，大量胃液丧失，氯化物丢失更多。

(7) 酸中毒 (acidosis)：代谢性酸中毒 (metabolic acidosis) 是 ARF 少尿期的主要病理生理改变之一。因缺氧而使无氧代谢增加，无机磷酸盐等非挥发性酸性代谢产物排泄障碍，加之肾小管损害以及丢失碱基和钠盐，分泌 H^+ 及其与 NH_3 结合的功能减退，导致体内酸性代谢产物的积聚和血 HCO_3 浓度下降，产生代谢性酸中毒并加重高钾血症。临床表现为呼吸深而快，呼气带有酮味，面部潮红，并可出现胸闷、气急、软弱、嗜睡及神志不清或昏迷，严重时血压下降、心律失常，甚至出现心脏停跳。

2. 蛋白质代谢产物积聚蛋白质的代谢产物不能经肾排泄，含氮物质积聚于血中，称氮质血症 (azotemia)。如同时伴有发热、感染、损伤，则蛋白质分解代谢增加，血中尿素氮和肌配升高更快，预后差。氮质血症时，血内其他毒性物质如酚、肌等亦增加，终形成尿毒症 ((uremia)。临床表现为恶心、呕吐、头痛、烦躁、倦怠无力、意识模糊，甚至昏迷。

3. 全身并发症由于 ARF 所致的一系列病理生理改变以及尿毒症毒素在体内的蓄积，可以引起全身各系统的中毒症状。尿少及体液过多，导致高血压、心力衰竭、肺水肿、脑水肿；毒素滞留，电解质紊乱、酸中毒引起各种心律紊乱和心肌病变；亦可出现尿毒症肺炎、脑病。由于血小板质量下降、各种凝血因子减少，毛细血管脆性增加，有出血倾向。常有皮下、口腔粘膜、牙眼及胃肠道出血，以及 DIC。

（二）多尿期在少尿或无尿后的 7 ～ 14 天，如 24 小时内尿量增加至 400ml 以上，即为多尿期开始。一般历时约 14 天，尿量每日可达 3000ml 以上。在开始的第 1 周，由于肾小管上皮细胞功能尚未完全恢复，虽尿量明显增加，但血尿素氮、肌酐和血钾仍继续上升，尿毒症症状并未改善，此为早期多尿阶段。当肾功能进一步恢复、尿量大幅度增加后，则又可出现低血钾、低血钠、低血钙、低血镁和脱水现象，此时病人仍然处于氮质血症及水电解质失衡状态。且体质虚弱，很容易发生感染，病人并未脱离危险，可因低血钾或感染而死亡。待血尿素氮、肌酐开始下降时，则病情好转，即进人后期多尿。多尿期的尿量增加有三种形式：突然增加、逐步增加和缓慢增加。后者在尿量增加一段时期后若停滞不增，提示肾有难以恢复的损害，预后差。多尿期后，病人常需数月后才能恢复正常，少数病人最终遗留不同程度的肾结构和功能缺陷。

非少尿型急性肾衰竭 24 小时尿量为 800ml 以上，但血肌酐呈进行性升高，与少尿型比较，其升高幅度较低。临床表现轻，进程缓慢，严重的水、电解质和酸碱平衡紊乱、胃肠道出血和神经系统症状均少见，感染发生率亦较低。需要透析治疗者少，预后较好，但临床上仍须重视此型肾衰竭。

四、诊断和鉴别诊断

（一）病史及体格检查需详细询问和记录与 ARF 相关的病史，归纳为以下三个方面。①有无肾前性因素，如体液或血容量降低所致低血压、充血性心力衰竭、严重肝病等。②有无引起肾小管坏死的病因，如严重烧伤、创伤性休克、脓毒性休克、误输异型血、肾毒性药物治疗等。③有无肾后性因素，如尿路结石、盆腔内肿物、前列腺肿瘤等。

此外，应注意是否有肾病和肾血管病变，在原发病的基础上引起急性肾衰竭，有时临床表现非常明显。额前和肢体水肿检查可以提示 ARF 的发生原因及评价目前水、电解质平衡和心脏功能的情况。心脏听诊可了解有无心力衰竭。颈静脉充盈程度能反映中心静脉压的高低。

（二）尿量及尿液检查①尿量。精确记录每小时尿量，危重病人尤其是昏迷病人需要留置导尿管收集尿液。②尿液检查。注意尿色改变，酱油色尿提示有溶血或软组织严重破坏，尿呈酸性。肾前性 ARF 时尿浓缩，尿比重和渗透压高；肾性 ARF 为等渗尿，尿比重在 1.010 ～ 1.014。尿常规检查，镜下见到宽大的棕色管型，即为肾衰竭管型，提示急性肾小管坏死，对 ARF 有诊断意义；大量红细胞管型及蛋白提示急性肾小球肾炎；有白细胞管型提示急性肾盂肾炎。肾前性和肾后性 ARF，早期阶段尿液检查常无异常或有红细胞、白细胞。

（三）血液检查①血常规检查。嗜酸性细胞明显增多提示急性间质性肾炎的可能。轻、中度贫血与体液储留有关。②血尿素氮和肌酐。若每日血尿素氮升高 3.6 ～ 7.1 mmol/L，血肌酐升高 44.2 ～ 88.4 p.mol/L，则表示有进行性 ARF，或有高分解代谢存在。③血清电解质测定。血钾浓度常升高，可大于 5.5 mmol/L，少数可正常或偏低；血钠可正常或偏低；血磷升高，血钙降低。④血 pH 或血浆 [HCO_3] 浓度。血 pH 常低于 7.35，[HCO_3] 浓度多低于 20mmol/L，甚至低于 13.5 mmol/L。

（四）影像学检查主要用于诊断肾后性 ARF。B 超检查可显示双肾大小以及肾输尿管积水；尿路平片、CT 平扫可发现尿结石影；如怀疑尿路梗阻，可作逆行尿路造影，输尿管插管既可进一步确定梗阻又有治疗作用。磁共振水成像可显示尿路梗阻部位及程度。X 线或放射性核素检查可发现肾血管有无阻塞，确诊则需行肾血管造影，但应特别注意造影剂肾毒性。对老年人、肾血流灌注不足和肾小球滤过率减少者，毒性更大，会加重急性肾衰竭。

（五）肾穿刺活检（needling biopsy of kidney）通常用于没有明确致病原因的肾实质性急性肾衰竭，如肾小球肾炎、血管炎、溶血性尿毒症综合征、血栓性血小板减少性紫rMA及过敏性间质性肾炎等。

（六）肾前性和肾性ARF的鉴别

1. 补液试验，心肺功能不全者不宜作此试验。

2. 血液及尿液检查。

（七）肾性与肾后性ARF的鉴别。肾后性ARF常表现为突然无尿，影像学检查提示尿路梗阻，鉴别方法见前述。

五、治疗

（一）少尿期治疗治疗原则是维持内环境的稳定。

1. 限制水分和电解质密切观察并记录24小时出人水量，包括尿液、粪便、引流液、呕吐物量和异常出汗量。量出为人，以每天体重减少0.5kg为最佳，反映当日病人体内液体的平衡状态。以“显性失水＋非显性失水－内生水”的公式为每日补液量的依据，宁少勿多，避免引起水中毒。显性失水指尿量、消化道排出或引流量以及其他途径丢失的液体。非显性失水为皮肤及呼吸道挥发的水分，一般在600～1000ml/d之间。中心静脉压或肺动脉楔压监测能反映血容量状况。严禁摄入钾，包括食物和药物中的钾。血钠维持在130mmol/L左右，除了纠正酸中毒外，一般毋须补充钠盐。注意补充适量的钙。

2. 预防和治疗高血钾高血钾是少尿期最主要的死亡原因。应严格控制钾的摄人，减少导致高血钾的各种因素，并采用相应的有效措施，如供给足够的热量、控制感染、清除坏死组织、纠正酸中毒、不输库存血等。当血钾>5.5 mmol/L，应采用下列方法治疗：10%葡萄糖酸钙20ml经静脉缓慢注射或加人葡萄糖溶液中滴注，以钙离子对抗钾离子对心脏的毒性作用；或以5%碳酸氢钠100ml静脉滴注或25g葡萄糖及6U胰岛素缓慢静脉滴注，使钾离子进人细胞内而降低血钾。此方法起效快但仅短时间有效果。当血钾>6.5mmol/L或心电图呈高血钾图形时，有透析指征。亦可口服钙型离子交换树脂与钾交换，使钾排出体外。1g树脂可交换钾0.8～1.0mmol。每日口服20～60 g可有效降低血钾，但起效所需时间长。将树脂混悬于25%山梨醇或葡萄糖液150ml中保留灌肠亦有效。

3. 纠正酸中毒通常酸中毒发展较慢，并可由呼吸代偿。在有严重创伤、感染或循环系统功能不全时，可发生严重酸中毒。当血浆[HCO_3]低于15 mmol/L时，应予碳酸氢盐治疗。应控制所用的液体量，避免血容量过多。血液滤过（CAVH或CVVH）是治疗严重酸中毒的最佳方法。

4. 维持营养和供给热量目的是减少蛋白分解代谢至最低限度，减缓尿素氮和肌ffF的升高，减轻代谢性酸中毒和高血钾。补充适量的碳水化合物能减少蛋白质分解代谢，体重70kg的病人经静脉途径补充100g葡萄糖可使蛋白的分解代谢由每日70g降至45g；补充200g葡萄糖则蛋白分解代谢降至每日20～30g。但再增加摄入量，蛋白分解代谢不再减少。鼓励通过胃肠道补充，不必限制口服蛋白质，每日摄人40g蛋白质并不加重氮质血症，以血尿素氮与肌醉之比不超过10：1为准。透析时应适当补充蛋白质。注意补充维生素。

5. 控制感染是减缓 ARF 发展的重要措施。各种导管包括静脉通路、导尿管等，可能是引起感染的途径，应加强护理。需应用抗生素时，应避免有肾毒性及含钾药物，并根据其半衰期调整用量和治疗次数。

6. 血液净化 (hemopurification) 是 ARF 治疗的重要组成部分。血液净化对进行性氮质血症（血尿素氮 >36 mmol/L）、高钾血症、肺水肿、心力衰竭、脑病、心包炎、代谢性酸中毒和缓解症状等均有良好效果。当血肌酐 >442 μmol/L，血钾 >6.5 mmol/L, 严重代谢性酸中毒，尿毒症症状加重，水中毒出现症状和体征时，应及早采用血液净化措施。其目的是：①维持体液、电解质、酸碱和溶质平衡；②防止或治疗可引起肾进一步损害的因素（如急性左心衰竭），促进肾功能恢复；③为原发病或并发症的治疗创造条件，如营养支持、热量供给及抗生素应用等。

常用的血液净化分为三种：血液透析 (hemodialysis, HD)，连续性肾替代治疗 (continuous renal replace treatment, CRRT) 和腹膜透析 (peritoneal dialysis, PD)。以上三种方法的原理、技术各不相同，其疗效和副作用也不同，临床上针对不同的病人，选择不同的方法；对同一病人，由于病情的变化，必须及时调整血液净化治疗方案。

(1) 血液透析：适用于高分解代谢的 ARF，病情危重、心功能尚稳定、不宜行腹膜透析者。原理和方法：通过血泵将血液输送到透析器，经透析的血液再回输入病人体内。

透析器内的半透膜将血液与透析液分隔，根据血液与透析液间浓度梯度以及溶质通过膜的扩散渗透原理进行溶液与溶质交换，以达到去除水分和某些代谢产物的目的。

根据临床治疗的需要，血液透析技术又分为间歇性血液透析 (IHD)、单纯超滤 (UF) 或序贯超滤、血液滤过 (HF) 和间歇性血液透析滤过 ((IHDF) 等。血液透析的优点是能快速清除过多的水分、电解质和代谢产物。OF 能快速清除过多的体液，而 IHD 对小分子溶质包括 K^+ 的清除效果较好。缺点是需要建立血管通路；缺乏有效的无肝素抗凝治疗，会加重出血倾向，透析影响血流动力学稳定，不利于再灌注和有效血容量的维持以）及需要昂贵的特殊设备。

(2) 连续性肾替代治疗 (CRRT)：ARF 伴血流动力不稳定和多器官功能衰竭时更适！宜于应用此治疗方法。原理和方法：利用病人自身血压（静脉或动脉）将血液送人血液滤器，通过超滤清除水分和溶质，血液和替代液体再回输人体内。若动脉血不足以维持血液流动，可应用血液透析机的外部血泵提供动力，进行由静脉到静脉的滤过。CRRT 技术都使用高通透性的合成半透膜，根据清除溶质的动力不同和溶质清除机制不同，CRRT 技术又分为连续性动脉与静脉血液滤过 (CAVH) 和连续性静脉与静脉血液滤过 (CVVH) 等。CRRT 与 IHD 的不同是连续血液透析中透析液的流速 ((8 ～ 34ml/min) 明显低于血流速度，从而可以使透析液完全或近于完全饱和。其优点在于血流动力学稳定性好，操作简便，每日可清除水分 10 ～ 14 L，保证了静脉营养的实施。缺点是需动脉通道和持续应用抗凝剂，且 K^+、Cr, BUN 的透析效果欠佳。

(3) 腹膜透析：适用于非高分解代谢的 ARF，以及有心血管功能异常、建立血管通路有困难、全身肝素化有禁忌和老年病人。近期有腹部手术史、腹腔有广泛粘连、肺功能不全和置管有困难者不适合腹膜透析。原理和方法：腹膜透析 (PD) 是持续肾替代治疗最早的形式。腹膜是高通透性的天然半透膜，腹膜具有弥散和渗透作用，还有吸收和分泌功能。PD 利用腹膜毛细血管内的血液与透析液之间的浓度差，使血液中的水分、电解质和蛋白质代谢产物进入腹腔，腹腔中的水分和溶质也可经腹膜进入血液，直至双方的离子浓度趋于平衡。腹膜透析需向腹腔内置管和注入透析液。透析液的主要成分是葡萄糖，通常透析液葡萄糖浓度为 1.5%， 2.5% 和 4.5%。葡萄糖浓度每提高 0.5%，渗透压提高 50mmol/L。一般用 8000 ～ 10000ml 透析液可透出水分约 500 ～ 2000 ml，尿素氮每日平均可下降 3.3 ～ 7. 8mmol/L；应用无钾透析液，每日可清除钾离子 7.8 ～ 9.5 mmol/L。根据每日治疗时间和透析液在腹腔内的滞留时间，腹膜透析可分为间歇性腹膜透析（IPD）、连续不卧床腹膜透析（CAPD，CCPD）和潮式腹膜透析（TPD）。其优点是不需特殊设备，不会影响血流动力学的稳定，不用抗凝剂，不需要血管通路。缺点是对水、电解质和代谢产物的清除相对较慢，会发生腹腔感染和漏液。透析液中应加人肝素（每升中加入 250 ～ 500 U），用以防止导管堵塞；加人适当的抗生素和实施严格的无菌操作，以预防感染。由于腹膜透析时丢失较多蛋白质，应予补充白蛋白。

（二）多尿期的治疗。多尿期初，由于肾小球滤过率尚未恢复，肾小管的浓缩功能仍较差，血肌配、尿素氮和血钾还可以继续上升；当尿量明显增加时，又会发生水、电解质失衡，此时病人全身状况仍差，蛋白质不足，容易感染，故临床上仍不能放松监测和治疗。治疗重点为维持水、电解质和酸碱平衡，控制氮质血症，增进营养，补充蛋白质，治疗原发病和防止各种并发症。当出现大量利尿时，既要防止水分和电解质的过度丢失，还要注意因为补液量过多导致利尿期的延长。液体补充一般以前一天尿量的 2/3 或 1/2 计算，使机体轻度负平衡而不出现脱水现象。当 24 小时尿量超过 1500ml 时，可酌量口服钾盐，超过 3000 ml 时，应补充 3 ～ 5g/d 钾盐。注意适当补充胶体，以提高胶体渗透压。

六、预防

虽然 ARF 的防治受到日益重视，早期诊断和早期干预以及透析方法不断改进，然而 ARF 的死亡率仍高达 50% 左右，采取有效的预防措施非常重要。

1. 注意高危因素 ARF 的高危因素包括严重创伤、大手术、全身性感染、持续性低血压和肾毒性物质等均应及时处理。采用顺铂等化疗前和化疗时，补充足够的水分有预防作用。

2. 及时正确的抗休克治疗，保持血流动力学稳定；积极纠正水、电解质和酸碱平衡失调，以避免肾性 ARF 发生。

3. 对严重软组织挤压伤和误输异型血，除积极处理原发病外，要应用 5% 碳酸氢钠 250 ml 碱化尿液，用甘露醇防止血红蛋白、肌红蛋白阻塞肾小管或其他肾毒素损害肾小管上皮细胞。

4. 在某些手术（如腹主动脉瘤和肾移植手术）前，应扩充血容量，术中及术后应用甘露醇或呋塞米（速尿），以保护肾功能。甘露醇用量不宜超过 100g，呋塞米 1 ～ 3g/d。可使少尿型 ARF 转变为非少尿型。多巴胺 0.5 ～ 2ttg/(kg • min) 可使肾血管扩张，以增加肾小球滤过率和肾血浆流量。

5. 少尿出现时可应用补液试验，对区分肾前性和肾性 ARF，以及预防肾性 ARF 有帮助。

（王志杰）

第三节 急性呼吸窘迫综合征

急性呼吸窘迫综合征（acute respiratory distress syndrome, ARDS）是因肺实质发生急性弥漫性损伤而导致的急性缺氧性呼吸衰竭，临床表现以进行性呼吸困难和顽固性低氧血症为特征。这种临床症候群曾命名为“成人呼吸窘迫综合征”（adult respiratory distress syndrome），以同新生儿呼吸窘迫综合征（RDS）相区别。1994 年召开的欧美危重病医学和胸科联席会议认为，各年龄段都可发生 ARDS，并以“急性”（acute）取代“成人”（adult），命名为“急性呼吸窘迫综合征”。同时认为，急性肺损伤（acute lung injury, ALI）和 ARDS 是这种综合征的两个发展阶段，早期表现为 ALI，而 ARDS 是为最严重阶段。推荐使用统一的 ALI 和 ARDS 的诊断标准。ALI 的诊断标准为：①急性发作性呼吸衰竭；②氧合指数（动脉血氧分压／吸人氧浓度，PaO_2/F；O_2）<40kPa（300mmHg）（无论 $PaCO_2$ 是否正常或是否应用呼气末正压通气，PEEP）；③肺部 X 线片显示有双肺弥漫性浸润；④肺动脉楔压（PAOP）成 18mmHg 或无心源性肺水肿的临床证据；⑤存在诱发 ARDS 的危险因素。ARDS 的诊断标准：在以上 ALI 的诊断基础上，只要 $PaO_2/FiO_2 \leqslant 26.7$kPa（200mmHg）（无论 $PaCO_2$ 是否正常或是否应用 PEEP）即可诊断为 ARDS，反映肺损伤的程度更为严重。ARDS 常常导致多器官功能障碍或衰竭，死亡率达 20%～50%。

一、病因学

诱发 ARDS 的病因可大致分为直接损伤和间接损伤两类。①直接原因包括误吸综合征、溺水（淡水、海水）、吸人毒气或烟雾、肺挫伤、肺炎及机械通气引起的肺损伤。②间接原因包括各类休克、脓毒症（sepsis）、急性胰腺炎、大量输库存血、脂肪栓塞及体外循环。以全身性感染、全身炎性反应综合征（SIRS）、脓毒症时，ARDS 的发生率最高。

二、病理生理改变

非心源性肺水肿即漏出性肺水肿是 ARDS 特征性病理改变。由于各种诱发病因导致肺泡上皮细胞及毛细血管内皮细胞的损伤，使肺泡一毛细血管膜的通透性增加，体液和血浆蛋白渗出血管外至肺间质和肺泡腔内，形成非心源性肺水肿。引起肺泡－毛细血管膜通透性增加的原因较为复杂。中性粒细胞在急性肺损伤中可能起到重要作用。从 ARDS 病人的肺泡灌洗液中发现，中性粒细胞数量增加，中性粒细胞酶的浓度也增高。一些病原体及其毒素作为炎症刺激物激活体内的补体系统，促使炎性细胞及血小板等在毛细血管内形成微血栓。一些炎性细胞和内皮细胞可释放细胞因子和炎性介质，包括肿瘤坏死因子（TNF^+）、白介素类（IL-1, IL-6, IL-8 等）、氧自．由基、血栓素等，都可损伤毛细血管内皮细胞，破坏血管壁的通透性。一些游离脂肪酸及各种细胞碎片在肺血管内形成的微血栓，可直接损害血管壁，引起漏出性肺水肿。

肺表面活性物质的数量减少和活性降低是引起 ARDS 病人发生顽固性低氧血症和肺顺应性降低的重要原因。炎性反应、肺泡血液灌流不足、肺泡水肿及机械通气等，都可使肺表面活性物质减少和活性降低。结果使肺泡发生萎陷，肺功能残气量（FRC）降低及广泛性肺不张。结果导致肺通气／灌流比例失调和肺内分流量增加，引起顽固性低氧血症。

ARDS 的肺机械性能改变表现为肺顺应性降低。肺顺应性是反映肺组织的弹性特点，表示在一定压力下肺容量扩张的难易程度。ARDS 病人由于肺间质和肺泡水肿、充血，肺表面活性物质减少引起肺表面张力增加，肺容量及 FRC 都降低，结果导致肺顺应性明显降低。在 ARDS 早期，肺容量降低和肺不张的发生是不平衡的，往往与病人的体位有关，低垂部位肺比较容易发生。

肺内分流量增加和通气 / 灌流比例失调都可引起低氧血症，但肺内分流量的增加是引起顽固性低氧血症的主要原因。FRC 降低和广泛肺不张使肺容量明显降低，可减少至正常肺容量的 1/2 以下，死腔通气明显增加，加上通气 / 灌流比例失调，使静脉血得不到充分氧合，肺内真正分流量增加，导致低氧血症。在 ARDS 后期，由于死腔通气增加，可导致 CO_2 的排出障碍而引起 CO_2 储留。

三、临床表现

ARDS 一般在原发病后 12 ～ 72 小时发生。主要临床表现为：严重的呼吸困难、呼吸频率增快，呼吸做功增加和顽固性低氧血症（hypoxemia）；气道阻力增加和肺顺应性降低；血流动力学表现为肺动脉楔压（(PCWP)）正常（<18 mmHg），而肺血管阻力（PVR）和肺动脉压（(PAP）升高；X 线显示双肺有弥漫性片状浸润和非心源性肺水肿。早期的肺顺应性变化不大，发病后一周内肺顺应性明显降低，死腔通气也显著增加，并可出现进一步的肺损伤、继发感染和其他器官的功能障碍。一般在 2 周后开始逐渐恢复，2 ～ 4 周内的死亡率最高，致死原因多为难以控制的感染和多器官功能衰竭。

因间接原因引起的 ARDS，临床过程可大致分为四期：Ⅰ 期：除原发病的临床表现和体征（如创伤、休克、感染等）外，出现自发性过度通气，呼吸频率稍增快，$PaCO_2$ 偏低。可能与疼痛或应激有关，加上组织氧合不足和循环障碍，可刺激化学感觉器而引起轻度通气增加。此期的胸片正常，动脉血气分析除了 PaCO2 偏低外，其他基本正常。Ⅱ期：发病后 24 ～ 48 小时，表现为呼吸急促，浅而快，呼吸困难，发绀有加重，肺听诊和 X 线片仍显示正常。但到该期的晚期，肺部出现细小啰音，呼吸音粗糙；X 线片显示两肺纹理增多及轻度肺间质水肿。动脉血气分析为轻度低氧血症和低碳酸血症。吸氧虽可使 PaO_2 有所改善，但肺泡 - 动脉氧分压差（P（A-a）O_2）仍然很高，肺内分流量约为 15% ～ 20%。Ⅲ期：进行性呼吸困难，发绀明显，两肺有散在湿性及干性啰音。X 线片显示两肺有弥漫性小斑点片状浸润，尤以周边为重。动脉血气分析为中度以上低氧血症，合并明显的呼吸性碱中毒，有的病例合并代谢性酸中毒（缺氧性），P（A-a）O_2 明显增加，肺内分流量约为 20% ～ 25%。Ⅳ期：呼吸极度困难，因缺氧而引起脑功能障碍，表现为神志障碍或昏迷。肺部啰音明显增多，并可出现管状呼吸音。X 线片显示两肺有小片状阴影，并融合形成大片状阴影。血气分析呈现重度低氧血症和高碳酸血症，呼吸性碱中毒和代谢性酸中毒同时存在。肺内分流量在 25% 以上。

四、预防和治疗

1. 原发病的治疗　应重视相关的原发疾病的控制和治疗，以预防 ALI/ARDS 的发生与发展。尤其是对全身感染的控制和纠正低血容量导致的组织灌注不足，对于预防和治疗 ARDS 是十分重要的。全身性感染可引起全身性炎性反应综合征，是导致 ARDS 的主要原因之一。必须积极有效地控制感染，清除坏死病灶及合理使用抗生素。组织灌注不足可引起全身性组织缺血缺氧，是引起肺泡一毛细血管膜通透性增加的原因。毛细血管渗漏的发生是在组织缺氧和氧债之后，是组织缺氧的结果而不是原因。在 ARDS 发生之前常常存在低血容量、组织灌注减少、氧供和氧耗不足。

2. 循环支持治疗　循环支持治疗的目的应为恢复和提高组织器官的氧供和氧耗，即血液氧合充分 [动脉血氧饱和度 (SaO_2)>90%] 和增加心输出量 (CO)。为达到此目的，首先应通过体液治疗以提高有效循环血容量；应用正性肌力药物来增加 CO 和心脏指数 (CI)；为维持组织灌注所需要的灌注压，应适当使用血管活性药物以维持收缩压在 100mmHg 以上；加强呼吸治疗，改善肺的通气和氧合功能。因此，在早期主张积极补充血容量，保证组织的灌流和氧供，促进受损组织的恢复。但在晚期应限制人水量并适当用利尿剂，以降低肺毛细血管内静水压，或许对减少血管外肺水 (EVLW) 和减轻肺间质水肿有利。应加强对循环功能的监测，最好放置 Swan-Ganz 漂浮导管，监测全部血流动力参数以指导治疗。

3. 呼吸支持治疗　机械通气是治疗通气功能障碍和呼吸衰竭的有效方法，也是 ARDS 重要的支持治疗措施。通过改善气体交换和纠正低氧血症，为原发病的治疗赢得时间。机械通气的目的是维持良好的气体交换和充分的组织氧合，并应避免或减轻因机械通气引起的心输出量降低、肺损伤和氧中毒等并发症。

初期，病人呼吸加快而其他症状较轻时，可以面罩行持续气道正压通气 (continuous positive airway pressure, CPAP)。保持其呼气相压 0.5 ～ 1.0kPa (5 ～ 10cmH_2O)，使肺泡复张，增加换气面积；并增加吸人氧浓度 (FiO_2)。ARDS 进展期，多需要气管内插管行机械通气，并选用呼气终末正压 (positive end-expiratory pressure, PEEP) 通气。

在 ALI/ARDS 时常出现严重的低氧血症，主要原因包括小气道早期关闭、肺不张、肺内分流增加等。治疗目的应恢复肺容量，增加 FRC。呼气终末正压可使肺容量增加，防止肺不张；可能使萎陷肺泡再膨胀，改善肺顺应性，从而减少肺内分流量，改善氧合功能，使 PaO_2 升高。当 FiO_2 高于 0.6 仍不能维持 PaO_2 高于 8.0 kPa (60mmHg) 时，应该选择 PEEP 治疗。

研究表明，机械通气可引起或加重肺损伤，称为机械通气引起的肺损伤 (ventilatorinduced lung injury , VILI) 。 VILI 主要是容量伤 (volutrauma)，与肺吸气末容量、气道压及持续时间等因素相关，而肺泡吸气末容量是影响 VILI 的主要因素。以前对通气参数的设置主要是保证肺泡通气，主张增大潮气量 (VT) ，高于自主呼吸时的 2 ～ 3 倍，即 12 ～ 15ml/kg 。鉴于 VILI 及“容量伤”的提出，越来越多的人对这种通气策略提出质疑。与此同时，发现 ARDS 肺组织的损伤是不均匀的，可分为①健康肺；②可复张部分或可利用肺；③受损或病肺。ARDS 残留的健康肺容量只相当于婴幼儿肺的容量 (即“婴儿肺”) ，以大 VT 进行通气时，VT 的大部分都分布到顺应性正常的健康肺，结果导致健康肺的容量伤。所以限制吸气末容量 (降低 VT) 和应用 PEEP 保证呼气末容量成为肺保护性通气模式。一般认为，潮气量为 4 ～ 6ml/kg 以下，可避免肺泡过度扩张，又可控制坪台压在较低水平。但小 V T 势必引起通气效率降低和呼吸作功增加，导致 CO_2 蓄积，形成高碳酸血症。 $PaCO_2$ 在一定范围内的升高是可以耐受的，称为“允许性高碳酸血症” (permissive hyperearbia) 。以小 VT 通气还可使萎陷肺泡发生周期性复张和萎陷，在相邻的肺组织之间产生切应力 (shear forces)，也可引起肺损伤。为避免或减少切应力损伤，应使萎陷肺复张并维持在开放状态。目前的办法是通过一定的吸气压力使萎陷肺复张，并用最佳 PEEP 维持复张状态 (“开放肺 ”) 。最佳 PEEP 值应根据临床监测结果来确定，包括肺顺应性增加、分流量减少、PaO_2 改善、FiO_2 降低及循环功能稳定等。压力 - 容量曲线的低位折点 (low inflection point , LIP) 可用于“最佳 PEEP ”的选择。当 PEEP

大于 LIP 时，PaO_2明显改善，肺内分流明显降低；PEEP 小于 LIP 时，不能使萎陷肺泡复张，机械通气可加重原有的肺损伤。

因此，对于 ALI/ARDS 病人，机械通气的原则是：①选用压力控制的通气模式，将气道压（PAP）限制在 3.43kPa($35cmH_2O$) 以下。②选用小 VT，在一定范围内接受可能引起的高碳酸血症。③参考“高 - 低位反折点”及临床监测结果，确定 VT、PAP 及最佳 PEEP，使肺呈开放状态。④通气始终在“高 - 低位反折点”之间进行，即在肺功能残气量（FRC）最大、顺应性最佳的条件下通气。新的通气模式有压力调节容量控制（PRVC）、容量支持（VS）、适应性支持通气（ASV）和适应性压力通气（APV）等。

4. 肺血管舒张剂的应用　严重的 ARDS 常伴有肺动脉高压，低氧血症也主要因静脉掺杂和分流增加所致。如能应用血管舒张药降低肺动脉压和静脉掺杂有利于改善低氧血症。经呼吸道途径给予一氧化氮（NO）或前列腺素 E 1（PGE 1），可选择性地舒张有通气功能肺泡的血管，并有明显的抗炎性作用，对降低肺动脉压、分流量和死腔通气有一定效果。NO 还可降低中性粒细胞、粘附分子以及肺泡灌洗液中 IL-6、IL-8 的浓度；PGL 1 可抑制血小板的聚集、巨噬细胞的活性及氧自由基的释放。对 ARDS 的治疗有一定作用。

5. 体位治疗　由仰卧位改变为俯卧位，可使 75% ARDS 病人的氧合改善。可能与血流重新分布，部分萎陷肺泡再膨胀达到“开放肺”的效果有关。这样可改善肺通气 / 灌流比值，降低肺内分流。

6. 营养支持　多数 ARDS 病人都处在高代谢状态，营养支持应尽早开始，最好用肠道营养。能量的摄取既应满足代谢的需要，又应避免碳水化合物的摄取过多，蛋白摄取量一般为每天 1.2 ～ 1.5g/kg。

7. 糖皮质激素的应用　对 ARDS 的作用不能肯定。有研究表明，糖皮质激素可抑制肺的炎性反应及非纤维化，但临床研究并未证明有这伸作用。

（王志杰）

第四节　急性胃肠功能障碍

急性胃肠功能障碍(acute gastrointestinal dysfunction, AGD)是继发于创伤、烧伤、休克和其他全身性病变的一种胃肠道急性病理改变，以胃肠道粘膜损害以及运动和屏障功能障碍为主要特点。本病不是一组独立的疾病，而是多器官功能障碍（MODS）的一部分，包括急性胃粘膜病变（应激性溃疡）、急性无结石性胆囊炎、肠道菌群与毒素移位、危重病相关腹泻、神经麻痹引起的肠蠕动缓慢或消失等。

一、病因

急性胃肠功能障碍常见于以下外科疾病：

1. 感染性疾病如全身严重感染、重度感染性休克等，特别是大肠杆菌和铜绿假单胞菌引起的腹腔感染。

2. 非感染性疾病包括严重烧伤、战伤、创伤大出血、各种非感染性休克、DIC、重症胰腺炎、重要脏器的功能衰竭等。

3. 医源性因素如大手术、麻醉并发症、持续全胃肠外营养、心肺复苏后等。

二、发病机制

本病的发生主要与胃肠粘膜缺血、缺氧有关。

胃肠粘膜缺血导致粘膜微循环障碍、能量不足、渗透性增加，抵抗 H^+ 的能力下降，同时，胃粘膜分泌碳酸氢根减少，如有胆汁反流将遭受进一步破坏。胃内的 H^+ 浓度相对增高，粘膜的损害使 H^+ 逆向弥散更容易且难于清除，造成粘膜糜烂、出血。粘膜缺血致细胞坏死、凋亡，尤其是肠绒毛对缺血、缺氧非常敏感，粘膜上皮的坏死、脱落，使胃肠道机械屏障功能受损，通透性增高。在缺血时肠蠕动减弱，胃肠道内存在的很多细菌可大量繁殖，导致细菌及内毒素移位。肠道壁内含有丰富的黄 Pil 呤脱氢酶，胃肠粘膜缺血一再灌注损伤使次黄嘌呤在黄嚷呤氧化酶作用下生成黄嚷呤，释放活性氧自由基，氧自由基与其他炎症介质的作用可进一步损伤肠管，影响粘膜的修复。

三、临床表现

1. 腹胀、腹痛由于肠蠕动减弱或消失，致肠胀气、肠内容物积聚，肠麻痹使消化吸收功能障碍。持续腹胀使肠壁张力增加，加重肠道的微循环障碍；腹压增加影响呼吸，加重缺氧。危重病人出现腹胀常是病情恶化和不可逆转的征兆。

2. 消化道出血胃肠粘膜炎症坏死引起消化道出血，如病变侵人粘膜下，可出现溃疡出血。出血灶常呈弥漫性，可呕血或解柏油样大便，大量出血可导致出血性休克、贫血。胃镜检查可见散在出血点或溃疡。

3. 腹膜炎胃肠缺血缺氧及持续腹胀，致肠腔内细菌穿过肠壁进人腹腔；如溃疡发展侵入胃肠道浆肌层，可发生溃疡穿孔，导致弥漫性腹膜炎，出现全腹肌紧张、压痛和反跳痛。

4. 肠源性感染因胃肠屏障功能减弱，细菌及毒素可移位于肠壁和肠外血液和淋巴中，甚至可成为全身感染的感染源，引起或加重全身感染。病人可有严重全身感染中毒的症状。

5. 急性非结石性胆囊炎是胃肠道功能障碍的常见表现之一，如发生，往往提示危重病患者预后凶险。

四、诊断

诊断本病时应该注意以下几点：

1. 了解原发疾病，多有严重感染、缺血缺氧、休克或创伤、手术等急性危重病基础。

2. 及时排除胃肠本身疾病和外科急腹症，如坏死性小肠结肠炎、机械性肠梗阻、肠穿孔、出血、腹水等；立位 X 线片可了解有无肠胀气、液气平面或隔下游离气体等。

3. 密切监测其他器官的功能状态，本病常是 MODS 的一部分，要注意全身状态和内环境监测，全面估计病情。

由于胃肠功能的多样性和复杂性，本病尚未有统一的诊断标准。当急性或危重病人有胃肠道吸收、蠕动障碍，或粘膜糜烂出血、屏障功能损害时，应诊断为本病。

五、治疗

1. 原发病的治疗积极有效地处理原发病，加强对休克、创伤、感染的早期处理，以消除产生 SIRS 的基础。

2. 保护和恢复胃肠粘膜的屏障功能防治内源性感染，但不滥用抗生素，以维持菌群生态平衡。缩短肠外营养时间，尽量恢复肠内营养，并补充谷氨酰胺。选用保护肠粘膜的药物，免受细菌及毒素的损害，以增强肠粘膜屏障功能。

3. 降低胃酸及保护胃粘膜可使用硫糖铝、铝碳酸镁等，质子泵抑制剂如奥美拉 PI、或 H: 受体拮抗剂如雷尼替丁。胃肠减压抽出胃液可吸除损害粘膜的 H^+ 及胆汁，减低胃肠道张力以改善胃肠壁血运。严重出血病人可：①经较粗鼻胃管以冷冻盐水洗胃，目的是洗去血凝块、吸出反流到胃内的胆汁及胰液，避免胃扩张；②通过内镜作电凝或激光止血治疗；③选择性腹腔动脉（胃左动脉）插管注人垂体后叶加压素或其他血管收缩药物；④静脉滴注生长抑素能减少胃肠血流、抑制胃酸分泌，使用前列腺素能抑制胃酸的分泌，保护胃粘膜；⑤静脉滴注雷尼替丁或奥美拉哇抑制胃酸分泌，当胃内维持 pH>4，可防止溃疡再出血，应用埃索美拉哇 (esomeprazole) 比奥美拉噢、雷尼替丁的作用更强、更持久。

4. 手术治疗一般不适宜手术治疗。但对合并急性非结石性胆囊炎、消化道穿孔、弥漫性腹膜炎者宜及时积极行手术治疗。手术治疗应处理合并病变并行腹腔引流。对非手术治疗无效的持续出血，也需考虑手术止血。术中除采用缝合法止血外，可作胃切除术，常用的有双侧迷走神经干切断加远端胃切除术。

（王志杰）

第五节　急性肝衰竭

急性肝衰竭 (acute hepatic failure, AHF) 可在急性或慢性肝病、肝肿瘤、外伤、肝脏手术后、中毒症、其他系统器官衰竭等疾病的过程中发生。急性肝衰竭如不及早诊断和救治，则治疗困难、预后较差。

一、发病基础

1. 病毒性肝炎是 AHF 的多见病因，甲、乙、丙型肝炎均可发生，在我国尤其以乙型肝炎最常见。急性发病时，肝细胞可大量坏死，肝功能不能维持；慢性病变与病毒引起人体免疫反应有关，难以完全治愈。

2. 化学物中毒药物引起的肝毒性损害较常见，如对乙酰氨基酚、甲基多巴、硫异烟肼、吡嗪酰胺，麻醉剂氟烷，非类固醇类抗炎药等。肝毒性物质如四氯化碳、黄磷等；误食毒菌也可造成 AHF。

3. 外科疾病肝巨大或弥漫性恶性肿瘤，尤其合并肝硬变时，易并发 AHF . 严重肝外伤，大范围肝被手术切除或者有肝血供的损害如血管损伤、肝血流阻断时间过长等，治疗门静脉高压症的门体静脉分流，胆道长时间阻塞，肝胆管结石反复炎症导致肝损害，Budd-Chiari 综合征，都可能发生 AHF。

4. 其他脓毒症、肝豆状核变性、妊娠期急性脂肪肝等也可引起 AHF。

二、临床表现和诊断

1. 早期症状初期为非特异性表现，如恶心、呕吐、腹痛、缺水及黄疸。

2. 意识障碍主要是肝性脑病，原因为肝不能代谢和排出毒性物质，包括硫醇、游离脂肪酸、芳香族氨基酸、酚等，导致血氨升高。缺氧、低血糖、酸碱平衡失调等可使脑损害加重；血脑屏障复杂的改变也可能加重意识障碍。肝性脑病根据程度分为四度：I 度（前驱期）为反应迟钝；II 度（昏迷前期 ）为行为不能自控，可激动、侵人、瞌睡；III度（昏睡期或浅昏迷期）为嗜睡，仍可唤醒；Ⅳ度（昏迷期）为昏迷不醒，对刺激无反应，反射逐渐消失。

3. 肝臭呼气有特殊的气味（似烂水果味），可能为肝的代谢功能紊乱，血中硫醇增多引起。

4. 出血纤维蛋白原和肝内合成的凝血因子减少、DIC或消耗性凝血病，引起皮肤出血斑点、注射部位出血或胃肠道出血等。

5. 其他器官系统功能障碍①体循环：血管张力下降，低血压，心输出量减少，组织缺氧，无氧代谢增强，乳酸堆积；②脑水肿及颅内压增高：多发生在Ⅳ度肝性脑病病人，可表现为血压高、心率缓慢、瞳孔异常、去大脑姿势、癫痫发作等；③肺水肿：主要是肺毛细血管通透性增加，呼吸加快加深，可引起呼吸性碱中毒，后期可发生ARDS；④肾衰竭：尿减少和氮质血症；⑤并发和加重感染：大多数病人合并感染，如肺炎、菌血症、尿道感染等，真菌感染的发生率也有增加趋势。

6. 实验室检查①转氨酶可增高，但肝细胞大量坏死时可不增高；②血胆红素增高；③白细胞常增多；④电解质异常如低钠、高钾或低钾、低镁；⑤多为代谢性酸中毒；⑥血肌酐和尿素氮可能增高；⑦凝血酶原时间延长，纤维蛋白原、血小板减少。

三、预防

AHF病人的死亡率较高，应尽量避免发生。预防措施包括：①注意药物对肝的损害，如麻醉药、治疗结核药物、安眠药等，用药时间较长时需检测肝功能；②肝手术前应评估病人的肝储备功能，如肝硬变病人的Child分级、糖耐量试验、ICG储留率等，做好充分准备；③积极治疗肝原发病如肝炎、肝癌以及引起胆道梗阻的疾病；④当出现休克、缺氧、脓毒症、ARDS等严重病症时，注意监测肝功能。

四、治疗

1. 一般治疗①肠外营养支持不能使用一般氨基酸，必须要用富含支链氨基酸的制剂和葡萄糖，使用脂肪乳时应选用中/长链脂肪乳。尽量使用肠内营养，鼻饲含有酪氨酸、牛磺酸和二脂肪酸的营养剂；②补充血清白蛋白；③口服乳果糖，以排软便2～3次/天为度；也可灌肠。口服肠道抗菌药物，以减少肠道菌群；④静脉滴注醋谷胺（乙酰谷酰胺）、谷氨酸（钾或钠）、精氨酸或酪氨酸，以降低血氨；⑤静滴左旋多巴，可能有利于恢复大脑功能；⑥全身使用广谱抗生素，包括抗真菌感染药物；⑦防治其他脏器功能衰竭等。

2. 肝性脑病的治疗①应用硫喷妥钠，可抗氧化剂和抗惊厥、抑制脑血管痉挛、减轻脑水肿和大脑氧代谢率；②过度换气，减少二氧化碳张力和颅内压力，并使用甘露醇；③降体温至32～33℃，以降低颅内压、增加脑血流量和脑灌注压。

3. 肝移植是治疗AHF、特别是肝病变引起的AHF唯一有效的方法。临床上对药物和非药物引起的AHF的肝移植各有适应证和禁忌证。但是MODS病人存在肝衰竭，则大都因全身情况差及合并存在其他器官功能衰竭而难以耐受肝移植术，或病因即为难以控制的脓毒症等不宜行肝移植。

4. 肝功能的直接支持尤其在肝移植病人等待供肝期间，可用人工肝暂时支持肝的功能，为肝移植起“桥梁”作用。主要方法有：非生物人工肝，如血液透析、血浆置换等；复合型人工肝，如生物人工肝及体外辅助肝装置；肝细胞移植，如经门静脉注射植人肝细胞等。

（王志杰）

第七章 麻醉

第一节 绪论

麻醉（anesthesia）一词来源于希腊文，其原意是感觉丧失，即指应用药物或其他方法来消除手术时的疼痛。在古代有以鸦片、酒精甚至放血的方法，使病人的神志消失而达到手术无痛的目的；也有以压迫神经干或冷冻的方法来达到局部无痛的目的。这些方法显然无安全可言。早在公元200年，我国名医华佗即“以酒服麻沸散，既醉无所觉”，并应用于临床手术，是祖国医学对麻醉的贡献。1846年Morton在美国麻省总医院（MGH ）公开演示了乙醚麻醉并获得成功，揭开了现代麻醉学的首页。其意义不仅在临床实践中找到了一种安全有效的麻醉药物和方法，而且推动了对麻醉方法、麻醉药理学和麻醉生理学的研究。但是，手术对机体的影响不仅是疼痛，还能引起如神经反射、生命器官功能、内分泌和代谢等的变化；麻醉虽然能解决手术无痛的问题，但对生理功能都有不同程度的影响，甚至可危及生命，镇痛是以病人的生理代价而获得的。为适应手术需要和为手术操作创造方便条件，常采取一些特殊措施（如控制性降压、低温等）以调节和控制病人的生理功能。因此，在手术麻醉期间如何维持和调控病人的生理功能，不仅是临床麻醉的重要内容，而且其难度和所需知识的深度及广度都比单纯消除手术疼痛更为困难和复杂。正确认识和合理应用麻醉药物，改善麻醉技术和提高麻醉管理水平，是提高麻醉质量和安全性的重要环节。在现代麻醉工作中，消除手术疼痛已不是麻醉的全部内容，在急救复苏、重症监测治疗、急性和慢性疼痛治疗等方面也积累了丰富的临床经验，进行了广泛的科学研究，并逐渐形成了较完整的理论系统。实践和理论的结合即构成了麻醉学（anesthesiology）。麻醉学的理论和技术不仅用于手术治疗，在手术室以外的医疗工作中也发挥了积极作用。但临床麻醉仍然是麻醉学中的主要内容之一，麻醉的目的是消除手术疼痛，保障病人安全，并为手术创造条件。麻醉作用的产生主要是利用麻醉药物使中枢神经系统或神经系统中某些部位受到暂时的、完全可逆的抑制。根据麻醉作用部位和所用药物的不同，可将临床麻醉方法进行分类：

1. 全身麻醉
   （1）吸入全身麻醉
   （2）静脉全身麻醉
2.. 局部麻醉
   （1）表面麻醉
   （2）局部浸润麻醉
   （3）区域阻滞
   （4）神经阻滞
3. 椎管内麻醉
   （1）蛛网膜下腔阻滞（腰麻）
   （2）硬脊膜外腔阻滞（硬膜外麻醉）
   （3）骶管阻滞

4. 复合麻醉
5. 基础麻醉（basal anesthesia）

（王志杰）

第二节　麻醉前准备和麻醉前用药

为了保障手术病人在麻醉期间的安全，增强病人对手术和麻醉的耐受能力，避免或减少围手术期的并发症，应认真做好麻醉前病情评估和准备工作。

一、麻醉前病情评估

手术是治疗外科疾病的有效方法，但手术引起的创伤和失血可使病人的生理功能处于应激状态；各种麻醉方法和药物对病人的生理功能都有一定的影响；外科疾病本身所引起的病理生理改变，以及并存的非外科疾病所导致的器官功能改变，都是围手术期潜在的危险因素。麻醉的风险性与手术大小并非完全一致，手术复杂可使麻醉的风险性增加，而有时手术并非复杂，但病人的病情和并存病却为麻醉带来许多困难。为了提高麻醉的安全性，麻醉前应仔细阅读病历，详细了解临床诊断、病史记录及与麻醉有关的检查。访视病人时，应询问手术麻醉史、吸烟史、药物过敏史及药物治疗情况，平时体力活动能力及目前的变化。重点检查生命体征，心、肺及呼吸道，脊柱及神经系统，并对并存病的严重程度进行评估。根据访视和检查结果，对病情和病人对麻醉及手术的耐受能力作出全面评估。美国麻醉医师协会（ASA）将病情分为 5 级（表 7-2-1），对病情的判断有重要参考价值。一般认为，Ⅰ～Ⅱ级病人对麻醉和手术的耐受性良好，风险性较小。Ⅲ级病人的器官功能虽在代偿范围内，但对麻醉和手术的耐受能力减弱，风险性较大，如术前准备充分，尚能耐受麻醉。Ⅳ病人因器官功能代偿不全，麻醉和手术的风险性很大，即使术前准备充分，围手术期的死亡率仍很高。Ⅴ级者为濒死病人，麻醉和手术都异常危险，不宜行择期手术。围手术期的死亡率与 ASA 分级的关系密切（表 7-2-1）。对 ASA 分级和与麻醉相关的循环骤停的分析表明，大多数循环骤停病例发生在Ⅲ～Ⅳ级病人，其成活率为 48%；发生于Ⅰ～Ⅱ级者约占循环骤停总数的 25%，成活率为 70%。说明病情越重，发生循环骤停者越多，死亡率也越高。

表 7-2-1　ASA 病情分级和围手术期死亡率

分级	病情	标准死亡率（%）
Ⅰ	体格健康，发育营养良好，各器官功能正常	0.06 ～ 0.08
Ⅱ	除外科疾病外，有轻度并存病，功能代偿健全	0.27 ～ 0.40
Ⅲ	并存病较严重，体力活动受限，但尚能应付日常活动	1.82 ～ 4.30
Ⅳ	并存病严重，丧失日常活动能力，经常面临生命威胁	7.80 ～ 23.0
Ⅴ	无论手术与否，生命难以维持 24 小时的濒死病人	9.40 ～ 50.7

二、麻醉前准备事项

（一）纠正或改善病理生理状态营养不良可导致血浆清蛋白降低，贫血，血容量不足，以及某些维生素缺乏，使病人耐受麻醉、手术创伤及失血的能力降低。术前应改善营养不良状态，使血红蛋白)80g/L，白蛋白)30g/L，并纠正脱水、电解质紊乱和酸碱平衡失调。手术病人常合并内科疾病，麻醉医师应充分认识其病理生理改变，对其严重程度作出正确评价，必要时请内科专家协助诊治。合并心脏病者，应重视改善心脏功能。凡有心衰史、心房纤颤或心脏明显扩大者，应以洋地黄类药物治疗；术前以洋地黄维持治疗者，手术当天应停药。长期服用 α-受体阻滞剂治疗心绞痛、心律失常和高血压者，最好术前停药 24～48 小时；如因停药症状加重者，可恢复用药直至手术当天。合并高血压者，应经过内科系统治疗以控制血压稳定，收缩压低于 180mmHg、舒张压低于 100mmHg 较为安全。在选择抗高血压药时，应避免用中枢性降压药或酶抑制剂，以免麻醉期间发生顽固性低血压和心动过缓。其他降压药可持续用到手术当天，避免因停药而发生血压剧烈波动。合并呼吸系统疾病者，术前应检查肺功能、动脉血气分析和肺 X 线片；停止吸烟至少 2 周，并进行呼吸功能训练；行雾化吸入和胸部物理治疗以促进排痰；应用有效抗生素 3～5 天以控制急、慢性肺部感染。合并糖尿病者，择期手术应控制空腹血糖不高于 8.3mmol/L，尿糖低于尿酮体阴性。急诊伴酮症酸中毒者，应静滴胰岛素消除酮体、纠正酸中毒后手术；如需立即手术者，虽然可在手术过程中补充胰岛素、输液并纠正酸中毒，但麻醉的风险性明显增加。

（二）心理方面的准备手术是一种有创伤性治疗方法，麻醉对病人来讲则更加陌生。因此，病人于术前难免紧张和焦虑，甚至有恐惧感。这种心理状态对生理都有不同程度的扰乱，并在整个围手术期产生明显影响。因此，在访视病人时，应以关心和鼓励的方法消除其思想顾虑和焦虑心情。耐心听取和解答病人提出的问题，以取得病人的理解、信任和合作。对于过度紧张而难以自控者，应以药物配合治疗。有心理障碍者，应请心理学专家协助处理。

（三）胃肠道的准备择期手术前应常规排空胃，以避免围手术期间发生胃内容的反流、呕吐或误吸，及由此而导致的窒息和吸入性肺炎。成人择期手术前应禁食 8～12 小时，禁饮 4 小时，以保证胃排空。小儿术前应禁食（奶）4～8 小时，禁水 2～3 小时。急症病人也应充分考虑胃排空问题。饱胃又需立即手术者，即使是区域阻滞或椎管内麻醉，也有发生呕吐和误吸的危险。选用全麻时，可考虑行清醒气管内插管，有利于避免或减少呕吐和误吸的发生。

（四）麻醉设备、用具及药品的准备为了使麻醉和手术能安全顺利进行，防止任何意外事件的发生，麻醉前必须对麻醉和监测设备、麻醉用具及药品进行准备和检查。无论实施何种麻醉，都必须准备麻醉机、急救设备和药品。麻醉期间除必须监测病人的生命体征，如血压、呼吸、ECG、脉搏和体温外，还应根据病情和条件，选择适当的监测项目，如脉搏氧饱和度（(SPO_2)、呼气末 CO_2 分压 ($ETCO_2$)、直接动脉压、中心静脉压 (CVP) 等。在麻醉实施前对已准备好的设备、用具和药品等，应再一次检查和核对。术中所用药品，必须经过核对后方可使用。

三、麻醉前用药

（一）目的麻醉前用药 (premedication) 的目的在于：①消除病人紧张、焦虑及恐惧的心情，使病人在麻醉前能够情绪安定，充分合作。同时也可增强全身麻醉药的效果，减少全麻药用量及其副作用。对一些不良刺激可产生遗忘作用。②提高病人的痛 IA，缓和或解除原发疾病或麻醉前有创操作引起的疼痛。③抑制呼吸道腺体的分泌功能，减少唾液分泌，保持口腔内的干燥，以防发生误吸。④消除因手术或麻醉引起的不良反射，特别是迷走神经反射，抑制因激动或疼痛引起的交感神经兴奋，以维持血液动力学的稳定。

（二）药物选择麻醉前用药应根据麻醉方法和病情来选择用药的种类、用量、给药途径和时间。一般来说，全麻病人以镇静药和抗胆碱药为主，有剧痛者加用麻醉性镇痛药不仅可缓解疼痛，并可增强全麻药的作用。腰麻病人以镇静药为主。硬膜外麻醉的穿刺比腰麻较为困难，非常紧张或不能合作者，穿破蛛网膜及损伤脊神经者明显增加，有必要给予镇痛药。准备选用普鲁泊福（异丙酚）或硫喷妥钠行全麻者、椎管内麻醉者、术前心动过缓者、行上腹部或盆腔手术者，除有使用阿托品的禁忌证外，均应选用阿托品。冠心病及高血压病人的镇静药剂量可适当增加，而心脏瓣膜病、心功能差及病情严重者，镇静及镇痛药的剂量应酌减，抗胆碱药以东莨若碱为宜。一般状况差、年老体弱者，恶病质及甲状腺功能低下者，对催眠镇静药及镇痛药都较敏感，用药量应减少；而年轻体壮或甲亢病人，用药量应酌增。麻醉前用药一般在麻醉前 30 ～ 60 分钟肌肉注射。精神紧张者，可于手术前晚口服催眠药或安定镇静药，以消除病人的紧张情绪。

（三）常用药物

1. 安定镇静药　具有安定镇静、催眠、抗焦虑、抗凉厥作用，对局麻药的毒性反应也有一定的防治作用。常用药有：地西泮（安定）、成人口服量为 2.5 ～ 5mg，静脉或肌注剂量为 5 ～ 10mg。咪达唑仑（咪唑安定），成人口服量为 10 ～ 15mg，肌注剂量为 5 ～ 10mg。异丙嗪除有较强的镇静作用外，还有抗吐、抗心律失常和抗组胺作用，成人肌注量为 12.5 ～ 25mg。

2. 催眠药　主要为巴比妥类药，具有镇静、催眠和抗惊厥作用，一般认为对预防局麻药毒性反应有一定效果。常用药有：苯巴比妥（鲁米那），成人口服量为 30 ～ 60mg，肌注量为 0.1 ～ 0.2g。司可巴比妥(速可眠),成人口服量为 0.1 ～ 0.2g,肌注剂量为 0.1 ～ 0.2g。

3. 镇痛药　具有镇痛和镇静作用，于全麻药有协同作用，减少麻醉药的用量。椎管内麻醉时作为辅助用药，能减轻内脏牵拉反应。常用药有：吗啡，成人用量为 5 ～ 10mg，皮下注射。哌替啶（杜冷丁）成人肌注量为 25 ～ 100mg。

4. 抗胆碱药　能阻断 M 胆碱能受体，抑制腺体分泌而减少呼吸道粘液和口腔唾液的分泌，解除平滑肌痉挛和迷走神经兴奋对心脏的抑制作用。常用药有：阿托品，成人用量为 0.5mg，皮下注射。东莨菪碱，成人肌注量为 0.3mg。

（王志杰）

第三节　全身麻醉

麻醉药经呼吸道吸入或静脉、肌肉注射进入人体内，产生中枢神经系统的抑制，临床表现为神志消失，全身的痛觉丧失，遗忘，反射抑制和一定程度的肌肉松弛，这种方法称为全身麻醉。对中枢神经系统抑制的程度与血液内的药物浓度有关，并且可以调控。这种抑制是完全可逆的，当药物被代谢或从体内排出后，病人的神志和各种反射逐渐恢复。

一、全身麻醉药

（一）吸入麻醉药吸入麻醉药 (inhalation anesthetics) 是指经呼吸道吸入进入人体内并产生全身麻醉作用的药物。一般用于全身麻醉的维持，有时也用于麻醉诱导。

1. 理化性质与药理性能现今常用吸入麻醉药多为卤素类，经呼吸道吸入后，通过与脑细胞膜的相互作用而产生全身麻醉作用。吸入麻醉药的油／气分配系数（即脂溶性）和血／气分配系数，对其药理性能有明显影响。吸入麻醉药的强度是以最低肺泡有效浓度（minimum alveolar concentration, MAC）来衡量的。MAC 是指某种吸入麻醉药在一个大气压下与纯氧同时吸入时，能使 50% 病人在切皮时不发生摇头、四肢运动等反应时的最低肺泡浓度。因为 MAC 是不同麻醉药的等效价浓度，所以能反映该麻醉药的效能，MAC 越小麻醉效能越强。吸入麻醉药的强度与油／气分配系数成正比关系，油／气分配系数越高，麻醉强度越大，MAC 则越小。麻醉深度与脑内吸入麻醉药的分压相关，当肺泡、血液和脑组织中的吸入麻醉药分压达到平衡时，肺泡浓度（FA）则可反映吸入麻醉药在脑内的分布情况。吸入麻醉药的可控性与其血／气分配系数相关。血／气分配系数越低者，在肺泡、血液和脑组织中的分压越容易达到平衡状态，因而在中枢神经系统内的浓度越容易控制。地氟烷和七氟烷的血／气分配系数较低，因此其诱导和恢复的速度都较快。

2. 影响肺泡药物浓度的因素肺泡浓度（FA）是指吸入麻醉药在肺泡内的浓度，而吸入药物浓度（FI）是指从环路进入呼吸道的药物浓度。临床常以凡 /F：来比较不同药物肺泡浓度上升的速度。FA 和 FA/Fj 的上升速度取决于麻醉药的输送和由肺循环摄取的速度。影响因素有：

（1）通气效应：肺泡通气量增加，可将更多的药物输送到肺泡以补偿肺循环对药物的摄取，结果加速了凡升高和 FA/Fj 上升的速度。药物的血／气分配系数越大，被血液摄取也越多，通气量增加对 FA/F，升高的影响也越明显。

（2）浓度效应：吸入药物浓度（Fr）不仅可影响 FA 的高低，而且影响 FA 上升的速度，即 FI 越高，FA 上升越快，称为“浓度效应”。假如吸入浓度为 100%，FA 上升非常快。因为这时 FA 只取决于肺通气时向肺内输送气体的速度，肺循环对药物的摄取已不能限制 FA/FI 的上升速度。

（3）心排出量（CO）：麻醉药是以扩散方式由肺泡向血液转移的。在肺通气量不变时，CO 增加，通过肺循环的血流量也增加，被血液摄取并移走的麻醉药也增加，结果 FA 上升减慢。心排出量对肺泡药物浓度的影响，还与药物的血／气分配系数有关。药物的血／气分配系数越大，C() 增加引起的血液摄取量也越多，肺泡药物浓度降低也越明显。

（4）血／气分配系数：指麻醉药气体与血液达到平衡状态时，单位容积血液中该气体的溶解量。血／气分配系数越高，被血液摄取麻醉药越多，肺泡中麻醉药浓度上升减慢，麻醉诱导期延长，麻醉恢复也较慢。从临床角度讲，血／气分配系数越低表示麻醉诱导期 FA 上升快，麻醉恢复期 FA 降低快，肺泡、血液和脑组织之间容易达到平衡，麻醉深度容易控制。吸入麻醉药的可控性与血／气分配系数呈反比关系。

（5）麻醉药在肺泡和静脉血中的浓度差（FA-v）：FA-v 越大，肺循环摄取的药量越多，即肺血从肺泡带走的麻醉药越多。在诱导早期，混合静脉血中的麻醉药接近零，FA-v 很大，促进了血液对麻醉药的摄取。随着麻醉的加深和时间的延长，静脉血中麻醉药浓度增加，使 FA-v 降低，摄取速度减慢，摄取量亦减少，最终达到相对稳定状态。

3. 代谢和毒性吸入麻醉药的脂溶性较大，很难以原形由肾排出，绝大部分由呼吸道排出，仅小部分在体内代谢后随尿排出。主要代谢场所是肝，细胞色素 P_45_0 是重要的药物氧化代谢酶，能加速药物的氧化代谢过程。此外，有些药物具有药物代谢酶诱导作用，可加快其自身代谢速度。由于药物的代谢过程及其代谢产物，对肝和肾的功能都有不同程度的影响。因此，衡量药物的毒性则涉及到其代谢率，代谢中间产物及最终产物的毒性。一般来说代谢率越低，其毒性也越低。地氟烷和异氟烷的代谢率最低，因而其毒性也最低，恩氟烷和七氟烷次之，而氟烷最高。氟烷的毒性产物中含有三氟乙酸，易与蛋白、多肽及氨基酸结合而引起肝毒性；有机氟的活性低，尚未发现有肝毒性。产生肾毒性的原因主要是血中无机氟（F-）浓度的升高。一般认为，当F一浓度低于50μmol/L不产生肾毒性；50～100μmol/L引起肾毒性的可能；而高于100μmol/L则肯定产生肾毒性。在酶诱导下，F-浓度可显著升高。对慢性肾功能不全或用过酶诱导药物者，应慎用卤素类吸入麻醉药。

4. 常用吸入麻醉药

(1) 氧化亚氮（笑气，nitrous oxide, N20）：为麻醉性能较弱的气体麻醉药，推算其MAC为105%。吸入浓度大于60%时可产生遗忘作用。氧化亚氮对心肌有一定的直接抑制作用，但对心排出量、心率和血压都无明显影响，可能与其可兴奋交感神经系统有关。对肺血管平滑肌有收缩作用，使肺血管阻力增加而导致右房压升高，但对外周血管阻力无明显影响。对呼吸有轻度抑制作用，使潮气量降低和呼吸频率加快，但对呼吸道无刺激，对肺组织无损害。因其血／气分配系数很低，肺泡浓度和吸入浓度的平衡速度非常快，肺泡通气量或心排出量的改变对肺循环摄取N_2O的速度无明显影响。可引起脑血流量增加而使颅内压轻度升高。N_2O几乎全部以原型由呼吸道排出，对肝肾功能无明显影响。

临床应用：常与其他全麻药复合应用于麻醉维持，吸入浓度为50%～70%。吸入50% N_2O有一定镇痛作用，可用于牙科或产科镇痛。麻醉时必须维持吸入氧浓度（FIO_2）高于0.3，以免发生低氧血症。但在麻醉恢复期有发生弥散性缺氧的可能，停止吸N_2O后应吸纯氧5～10分钟。此外，N_2O可使体内封闭腔内压升高，如中耳、肠腔等。因此，肠梗阻者不宜应用。

(2) 恩氟烷（安氟醚，enflurane）：麻醉性能较强，成人的MAC为1.7%。对中枢神经系统（CNS）有抑制作用，但可使脑血流量和颅内压增加。随着吸入浓度逐渐升高（>3%），脑电图（EEG）可出现癫痫样棘波和爆发性抑制。对心肌力有抑制作用，引起血压、心排出量和心肌氧耗量降低。对外周血管有轻度舒张作用，导致血压下降和反射性心率增快。虽然恩氟烷也可引起心肌对儿茶酚胺的敏感性增加，但肾上腺素的用量达4.5μg/kg，仍不致引起心律失常。对呼吸道无刺激，不引起唾液和气道分泌物的增加。对呼吸的抑制作用较强，表现为潮气量降低和呼吸增快，0.1MAC即可抑制机体对缺氧反的50%。可增强非去极化肌松药的作用。约2～5%在体内代谢，主要代谢产物F-有肾毒性，长期用异烟肼治疗者及肥胖病人用恩氟烷后，F-浓度可增加。但一般临床麻醉后，血F-浓度低于肾毒性阈值。

临床应用：可用于麻醉诱导和维持。诱导较快，吸入5～10分钟FA/FI即可达0.5。麻醉维持期的常用吸入浓度为0.5～2%。恩氟烷可使眼压降低，对眼内手术有利。因深麻醉时脑电图显示癫痫样发作，临床表现为面部及肌肉抽搐，因此有癫痫病史者应慎用。

(3) 异氟烷（异氟醚，isoflurane）：麻醉性能强，MAC为1.15%。低浓度时对脑血流无影响，高浓度时（>1 MAC）可使脑血管扩张，脑血流增加和颅内压升高。其升高颅内压的作用较氟烷或恩氟烷为轻，并能为适当过度通气所对抗。对心肌力的抑制作用较轻，对心排出量的影响较小，但可明显降低外周血管阻力而降低动脉压。对冠脉有扩张作用，并有引起冠脉窃流的可能。不增加心肌对外源性儿茶酚胺的敏感性。对呼吸有轻度抑制作用，对支气管平滑肌有舒张作用，对呼吸道有刺激。可增强非去极化肌松药的作用。血／气分配系数较低，肺泡浓度很快与吸入浓度发生平衡，4～8分钟FA/FI可达0.5。临床麻醉时血浆最高

F- 浓度低于 10t.mol/L，应用酶诱导剂时，肝内代谢和 F- 浓度无明显增加。因此，对肝肾功能无明显影响。

临床应用：可用于麻醉诱导和维持。以面罩吸入诱导时，因有刺激味，易引起病人呛咳和屏气，尤其是儿童难以耐受，使麻醉诱导减慢。因此，常在静脉诱导后，以吸入异氟烷维持麻醉。常用吸入浓度为 0.5 ～ 2%。麻醉维持时易保持循环功能稳定，停药后苏醒较快，约 10 ～ 15 分钟。因其对心肌力抑制轻微，而对外周血管扩张明显，因而可用于控制性降压。

(4) 七氟烷（七氟醚，sevoflurane）：麻醉性能较强，成人的 MAC 为 2%。对 CNS 有抑制作用，对脑血管有舒张作用，可引起颅内压升高。对心肌力有轻度抑制，可降低外周血管阻力，引起动脉压和心排出量降低。对心肌传导系统无影响，不增加心肌对外源性儿茶酚胺的敏感性。在 1.5MAC 以上时对冠脉有明显舒张作用，有引起冠脉窃流的可能。对呼吸道无刺激性，不增加呼吸道的分泌物。对呼吸的抑制作用比较强，对气管平滑肌有舒张作用。可增强非去极化肌松药的作用，并延长其作用时间。肺泡浓度上升快，FA/FI 达 0.5 时所需时间为 32 秒。主要在肝代谢产生 F- 和有机氟，代谢率为 2.89% 士 1.5%。临床麻醉后，血 F- 浓度一般为 20 ～ 30 umol/L，低于肾毒性阂值。

临床应用：用于麻醉诱导和维持。用面罩诱导时，呛咳和屏气的发生率很低。维持麻醉浓度为 1.5 ～ 2.5% 时，循环稳定。麻醉后清醒迅速，清醒时间成人平均为 10 分钟，小儿为 8.6 分钟。苏醒过程平稳，恶心和呕吐的发生率低。但在钠石灰中和温度升高时可发生分解。

(5) 地氟烷（地氟醚，desflurane）：麻醉性能较弱，成人的 MAC 为 6.0% ～ 7.25%。可抑制大脑皮层的电活动，降低脑氧代谢率；低浓度虽不抑制中枢对 CO_2 的反应，但过度通气时也不使颅内压降低；高浓度可使脑血管舒张，并降低其自身调节能力。对心肌力有轻度抑制作用，对心率、血压和 CO 影响较轻。当浓度增加时可引起外周血管阻力降低和血压下降；对呼吸有轻度抑制作用，可抑制机体对 PaCO：升高的反应，对呼吸道也有轻度刺激作用。对神经一肌接头有抑制作用，增强非去极化肌松药的效应。因其血 / 气分配系数很低，肺泡浓度上升很快，FA/F，也很容易达到平衡状态。不增加心肌对外源性儿茶酚胺的敏感性。几乎全部由肺排出，除长时间或高浓度应用外，其体内代谢率极低，因而其肝、肾毒性很低。

临床应用：用于麻醉诱导和维持，麻醉诱导和苏醒都非常迅速。可单独以面罩诱导，浓度低于 6% 时呛咳和屏气的发生率低，浓度大于 7% 可引起呛咳、屏气、分泌物增多，甚至发生喉痉挛。吸入浓度达 12% ～ 15% 时，不用其他肌松药即可行气管内插管。可单独或与 N_2O 合用维持麻醉，麻醉深度可控性强，肌松药用量减少。因对循环功能的影响较小，对心脏手术或心脏病人行非心脏手术的麻醉或可更为有利。其诱导和苏醒迅速，也适用于门诊手术病人的麻醉，而且恶心和呕吐的发生率明显低于其他吸入麻醉药。但需要特殊的蒸发器，价格也较贵。

（二）静脉麻醉药经静脉注射进入体内，通过血液循环作用于中枢神经系统而产生全身麻醉作用的药物，称为静脉麻醉药 (intravenous anesthetics)。其优点为诱导快，对呼吸道无刺激，无环境污染。常用静脉麻醉药有：

1. 硫喷妥钠 (thiopental sodium) 为超短效巴比妥类静脉全麻药。常用浓度为 2.5%，其水溶液呈强碱性，pH 为 10 ～ 11。硫喷妥钠容易透过血脑屏障，增强脑内抑制性递质 γ - 氨基丁酸 (GAGA) 的抑制作用，从而影响突触的传导，抑制网状结构的上行激活系统。小剂量静脉注射有镇静、催眠作用，剂量稍大((3 ～ 5 mg/kg)时，20 秒内即可使病人入睡，作用时间约 15 ～ 20 分钟。可降低脑代谢率及氧耗量，降低脑血流量和颅内压。有直接抑制心肌及扩张血管作用而使血压下降，血压下降程度与所用剂量及注射速度有关。在合并低血容量或心功能障碍者，血压降低则更加显著。有较强的中枢性呼吸抑制作用，表现为潮气量降低和呼吸频率减慢，甚至呼吸暂停。可抑制交感神经而使副交感神经作用相对增强，使咽喉及支气管的敏感性增加。麻醉中对喉头、气管或支气管的刺激，容易引起喉痉挛及支气管痉挛。硫喷妥钠主要在肝代谢降解，肝功能障碍者，麻醉后清醒时间可能延长。

临床应用：①全麻诱导：常用剂量为 4 ～ 6 mg/kg，辅以肌松药即可完成气管内插管。但不宜单独用于气管内插管，容易引起严重的喉痉挛。②短小手术的麻醉：脓肿切开引流、血管造影等，静注 2.5% 溶液 3 ～ 5 mg/kg. ③控制惊厥：2.5% 溶液 2 ～ 3ml。④小儿基础麻醉：深部肌肉注射 1.5% ～ 2% 溶液 15 ～ 20 mg/kg。但皮下注射可引起组织坏死，动脉内注射可引起动脉痉挛、剧痛及远端肢体坏死。

2. 氯胺酮 (ketamine) 为苯环己哌啶的衍生物，易溶于水，水溶液 pH 为 3.5 ～ 5.5。主要选择性抑制大脑联络径路和丘脑一新皮质系统，兴奋边缘系统，而对脑干网状结构的影响较轻。镇痛作用显著。静脉注射后 30 ～ 60 秒病人意识消失，作用时间约 15 ～ 20 分钟。肌肉注射后约 5 分钟起效，15 分钟作用最强。可增加脑血流、颅内压及脑代谢率。氯胺酮有兴奋交感神经作用，使心率增快、血压及肺动脉压升高。而对低血容量休克及交感神经呈高度兴奋者，氯胺酮可呈现心肌抑制作用。对呼吸的影响较轻，但用量过大或注射速度过快，或与其他麻醉性镇痛药伍用时，可引起显著的呼吸抑制，甚至呼吸暂停，应特别警惕。氯胺酮可使唾液和支气管分泌物增加，对支气管平滑肌有松弛作用。主要在肝内代谢，代谢产物去甲氯胺酮仍具有一定生物活性，最终代谢产物由肾排出。

临床应用：可用于全麻诱导，剂量为 1 ～ 2 mg/kg 静注。静脉输注可用于麻醉维持。常用于小儿基础麻醉，肌注 5 ～ 10 mg/kg 可维持麻醉 30 分钟左右。主要副作用有：可引起一过性呼吸暂停，幻觉、恶梦及精神症状。使眼压和颅内压升高。

3. 依托咪酯（乙咪酯，etomidate）为短效催眠药，无镇痛作用，作用方式与巴比妥类近似。起效快，静脉注射后约 30 秒钟病人意识即可消失，1 分钟时脑内浓度达峰值。可降低脑血流量、颅内压及代谢率。对心率、血压及心排出量的影响均很小；不增加心肌氧耗量，并有轻度冠状动脉扩张作用。对呼吸的影响明显轻于硫喷妥钠。主要在肝内水解，代谢产物不具有活性。对肝肾功能无明显影响。

临床应用：主要用于全麻诱导，适用于年老体弱和危重病人的麻醉，一般剂量为 0.15 ～ 0.3mg/kg。主要副作用有：注射后常可发生肌阵挛，对静脉有刺激性，术后易发生恶心、呕吐，反复用药或持续静滴后可能抑制肾上腺皮质功能。

4. 咪达唑仑（咪达安定，midazolam）具有较强的镇静、催眠、抗焦虑、抗惊厥及降低肌张力作用。其镇静催眠作用约为地西泮的 1.5 ～ 2 倍。其顺行性遗忘作用与剂量有关，静注 5mg 以后的遗忘作用可达 20 ～ 32 分钟。起效较快，半衰期较短。对呼吸的抑制作用与剂量及注射速度有关，静注 0.15 mg/kg 时即有明显的呼吸抑制。因此，用于并存呼吸系统疾病者应特别注意呼吸管理。可作为麻醉前用药、麻醉辅助用药，也常用于全麻诱导。静注 1 ～ 2 mg 病人即可入睡。静脉全麻诱导的剂量为 0.15 ～ 0.2 mg/kg.

5. 普鲁泊福（异丙酚，丙泊酚，propofol）具有镇静、催眠作用，有轻微镇痛作用。起效快，静脉注射 1.5 ～ 2mg/kg 后 30 ～ 40 秒钟病人即入睡，维持时间仅为 3 ～ 10 分钟，停药后苏醒快而完全。可降低脑血流量、颅内压和脑代谢率。普鲁泊福对心血管系统有明显的抑制作用，抑制程度比等效剂量的硫喷妥钠为重。主要表现为对心肌的直接抑制作用及血管舒张作用，结果导致明显的血压下降、心率减慢、外周阻力和心排出量降低。当大剂量、快速注射，或用于低血容量及老年人时，有引起严重低血压的危险。对呼吸有明显抑制作用，表现为潮气量降低和呼吸频率减慢，甚至呼吸暂停，抑制程度与剂量相关。经肝代谢，代谢产物无生物活性。反复注射或静脉持续点滴时体内有蓄积，但对肝肾功能无明显影响。

临床应用：用于全麻静脉诱导，剂量为 1.5 ～ 2.5 mg/kg，因其对上呼吸道反射的抑制较强，气管内插管的反应也较轻。可静脉持续输注与其他全麻药复合应用于麻醉维持，用量为 6 ～ 10 mg/(kg·h)。用于门诊手术的麻醉具有较大优越性，用量约 2mg/(kg.h)，停药后 10 分钟病人可回答问题，平均 131 分钟病人可离院。可作为阻滞麻醉时的辅助药，剂量为 1 ～ 2mg/(kg·h)。副作用为对静脉有刺激作用；对呼吸抑制作用常较硫喷妥钠为强，必要时应行人工辅助呼吸；麻醉后恶心、呕吐的发生率约为 2 ～ 5%。

（三）肌松弛药简称肌松药 (muscle relaxants)，能阻断神经一肌传导功能而使骨骼肌松弛。自从 1942 年筒箭毒碱首次应用于临床后，肌松药就成为全麻用药的重要组成部分。但是，肌松药只能使骨骼肌麻痹，而不产生麻醉作用，不能使病人的神志和感觉消失，也不产生遗忘作用。肌松药不仅便于手术操作，也有助于避免深麻醉带来的危害。

1. 肌松药的作用机制和分类神经肌肉接合部包括突触前膜，突触后膜和介于前、后膜之间的突触裂隙。在生理状态下，当神经兴奋传至运动神经末梢时，引起位于突触前膜的囊泡破裂，将递质乙酰胆碱向突触裂隙释放，并与突触后膜的乙酰胆碱受体相结合，引起肌纤维去极化而诱发肌的收缩。肌松药主要在接合部干扰了神经冲动的传导。根据干扰方式的不同，肌松药主要分为两类：去极化肌松药 (depolarizing muscle relaxants) 和非去极化肌松药 (nondepolarizing muscle relaxants)。

(1) 去极化肌松药：以琥拍胆碱为代表。琥拍胆碱的分子结构与乙酰胆碱相似，能与乙酰胆碱受体结合引起突触后膜去极化和肌纤维成束收缩。但珑拍胆碱与受体的亲和力较强，而且在神经肌肉接头处不易被胆碱酯酶分解，因而作用时间较长，使突触后膜不能复极化而处于持续的去极化状态，对神经冲动释放的乙酰胆碱不再发生反应，结果产生肌松弛作用。当琥拍胆碱在接头部位的浓度逐渐降低，突触后膜复极化，神经肌肉传导功能才恢复正常。反复用药后，肌细胞膜虽可逐渐复极化，但受体对乙酰胆碱的敏感性降低，肌松时间延长，称为脱敏感阻滞。其特点为：①使突触后膜呈持续去极化状态；②首次注药；在肌松出现前，有肌纤维成串收缩，是肌纤维不协调收缩的结果；③胆碱醋酶抑制药不仅不能拮抗其肌松作用，反而有增强效应。

(2) 非去极化肌松药：以筒箭毒碱为代表。这类肌松药能与突触后膜的乙酰胆碱受体相结合，但不引起突触后膜的去极化。当突触后膜 75% ～ 80% 以上的乙酰胆碱受体被非去极化肌松药占据后，神经冲动虽可引起乙酰胆碱的释放，但没有足够的受体相结合，肌纤维不能去极化，从而阻断神经肌肉的传导。肌松药和乙酰胆碱与受体竞争性结合，具有明显的剂量依赖性。当应用胆碱醋酶抑制药（如新斯的明）后，使乙酰胆碱的分解减慢，可反复与肌松药竞争受体。一旦乙酰胆碱与受体结合的数量达到阈值时，即可引起肌肉收缩。因此，非去极化肌松药的作用可被胆碱醋酶抑制药所拮抗。其特点为：①阻滞部位在神经－

肌结合部，占据突触后膜上的乙酰胆碱受体；②神经兴奋时突触前膜释放乙酰胆碱的量并未减少，但不能发挥作用；③出现肌松前没有肌纤维成束收缩；④能被胆碱醋酶抑制药所拮抗。

2. 常用肌松药

(1) 琥珀胆碱（司可林，suxemethonium，succinylcholine，scoline）：为去极化肌松药，起效快，肌松完全且短暂。静脉注射后 15 ～ 20 秒钟即出现肌纤维震颤，在 1 分钟内肌松作用达高峰。如在给药前静注小剂量非去极化肌松药，可减轻或消除肌颤。静脉注射 1mg/kg 后，可使呼吸暂停 4 ～ 5 分钟，肌张力完全恢复约需 10 ～ 12 分钟。对血液动力学的影响不明显，但可引起血清钾一过性升高，严重者可导致心律失常。不引起组胺释放，因而不引起支气管痉挛。可被血浆胆碱醋酶迅速水解，代谢产物随尿排出，以原形排出不超过 2 肠。临床主要用于全麻时的气管内插管，用量为 1 ～ 2 mg/kg 由静脉快速注入。副作用：有引起心动过缓及心律失常的可能；广泛骨骼肌去极化过程中，可引起血清钾升高；肌强直收缩时可引起眼压、颅内压及胃内压升高；有的病人术后主诉肌痛。

(2) 泮库溴铵（潘可罗宁，pancuronium）：为非去极化肌松药，肌松作用强，作用时间也较长。起效时间为 3 ～ 6 分钟，临床作用时间为 100 ～ 120 分钟。胆碱醋酶抑制剂可拮抗其肌松作用。在肝内经经化代谢，反复用药后应特别注意其术后残余作用。40% 以原形经肾排出，其余以原形或代谢产物由胆道排泄。可用于全麻时的气管内插管和术中维持肌肉松弛。静脉注射首次用量为 0.1 ～ 0.15 mg/kg，术中成人可间断静注 2 ～ 4mg 维持全麻期间的肌松弛。麻醉结束后应以胆碱醋酶抑制剂拮抗其残留肌松作用。对于高血压、心肌缺血及心动过速者，肝肾功能障碍者都应慎用。重症肌无力患者禁忌使用。

(3) 维库溴胺（万可罗宁，vecuronium）：为非去极化肌松药，肌松作用强，为泮库溴铵的 1 ～ 1.5 倍，但作用时间较短。起效时间为 2 ～ 3 分钟，临床作用时间为 25 ～ 30 分钟。其肌松作用容易被胆碱 A01- 酶抑制剂拮抗。在临床用量范围内，不释放组胺，也无抗迷走神经作用，因而适用于缺血性心脏病病人。主要在肝内代谢，代谢产物 3 经基维库溴胺也有肌松作用。30% 以原形经肾排出，其余以代谢产物或原形经胆道排泄。临床可用于全麻气管内插管和术中维持肌松弛。静脉注射 0.07 ～ 0.15 mg/kg，2 ～ 3 分钟后可以行气管内插管。术中可间断静注 0.02 ～ 0.03 mg/kg，或以 1 ～ 2μg/(kg•min) 的速度静脉输注，维持全麻期间的肌松弛。严重肝肾功能障碍者，作用时效可延长，并可发生蓄积作用。

(4) 阿曲库铵（卡肌宁，atracurium）：为非去极化肌松药，肌松作用为维库溴胺的 1/5 ～ 1/4，作用时间较短。起效时间为 3 ～ 5 分钟，临床作用时间为 15 ～ 35 分钟。无神经节阻断作用，但可引起组胺释放并与用量有关，表现为皮疹、心动过速及低血压，严重者可发生支气管痉挛。主要通过霍夫曼 (Hofmann) 降解和血浆醋酶水解，代谢产物由肾和胆道排泄，无明显蓄积作用。临床应用于全麻气管内插管和术中维持肌松弛。静脉注射 0.5 ～ 0.6 mg/kg，2 ～ 3 分钟后可以行气管内插管。术中可间断静注 0.1 ～ 0.2mg/kg，或以 5 ～ 10μg/(kg • min) 的速度静脉输注，维持全麻期间的肌松弛。过敏体质及哮喘病人忌用。

3. 应用肌松药的注意事项①为保持呼吸道通畅，应进行气管内插管，并施行辅助或控制呼吸。②肌松药无镇静、镇痛作用，不能单独应用，应在全麻药作用下应用。③应用琥珀胆碱后可引起短暂的血清钾升高，眼压和颅内压升高。因此，严重创伤、烧伤、截瘫、青光眼、颅内压升高者禁忌使用。④体温降低可延长肌松药的肌松作用；吸入麻醉药、某些抗生素（如链霉素、庆大霉素、多粘菌素）及硫酸镁等，可增强非去极化肌松药的作用。⑤合并有神经一肌接头疾患者，如重症肌无力，禁忌应用非去极化肌松药。⑥有的肌松药有组胺释放作用，有哮喘史及过敏体质者慎用。

（四）麻醉性镇痛药

1. 吗啡 (morphine) 为麻醉性镇痛药，作用于大脑边缘系统可消除紧张和焦虑，并引起欣快感，有成瘾性。能提高痛阈，解除疼痛。对呼吸中枢有明显抑制作用，轻者呼吸减慢，重者潮气量降低甚至呼吸停止，并有组胺释放作用而引起支气管痉挛。吗啡能使小动脉和静脉扩张、外周阻力下降及回心血量减少，引起血压降低，但对心肌无明显抑制作用。主要用于镇痛，如创伤、手术引起的剧痛，心绞痛等。由于吗啡具有良好的镇静和镇痛作用，常作为麻醉前用药和麻醉辅助药，并可与催眠药和肌松药配伍施行全静脉麻醉。成人用量为 5 ～ 10 mg 皮下或肌内注射。

2. 哌替啶 (度冷丁，pethidine) 具有镇痛、安眠、解除平滑肌痉挛的作用。但对心肌收缩力有抑制作用，可引起血压下降和心排出量降低。对呼吸有轻度抑制，用药后有欣快感，并有成瘾性。常作为麻醉前用药，成人用量为 50 mg、小儿为 1 mg/kg 肌内注射，但 2 岁以内小儿不宜使用。与异丙嗪或氟哌利多合用作为麻醉辅助用药。用于术后镇痛时，成人用量为 50 mg 肌内注射，间隔 4 ～ 6 小时可重复用药。

3. 芬太尼 (fentanyl) 对中枢神经系统的作用与其他阿片类药物相似，镇痛作用为吗啡的 75 ～ 125 倍，持续 30 分钟。对呼吸有抑制作用，芬太尼与咪达唑仑伍用时呼吸抑制更为明显。芬太尼镇痛作用仅 20 ～ 30 分钟，其呼吸抑制可达 1 小时。临床应用镇痛剂量 ((2 ～ 10 μg/kg) 或麻醉剂量 (30 ～ 100 μg/kg) 都很少引起低血压。麻醉期间作为辅助用药 ((0.05 ～ 0.1 mg)，或用以缓解插管时的心血管反应。芬太尼静脉复合全麻时，用量为 30 ～ 100 μg/kg，常用于心血管手术的麻醉。

4. 瑞芬太尼 (remifentanil) 为超短效镇痛药。单独应用时对循环的影响不明显，但可使心率明显减慢；与其他全麻药合并使用时可引起血压和心率的降低；剂量 (5ug/kg 时不会引起组胺释放；可产生剂量依赖性呼吸抑制，但停药后 5 ～ 8 分钟自主呼吸可恢复；引起肌强直的发生率较高。用于麻醉诱导和维持，单次静注量为 0.5 ～ 1 μg/kg，维持麻醉的推荐剂量为。0.025 ～ 1.0 μg/(kg.min)，停药后 7 分钟左右自主呼吸恢复。如果以靶控输注法 (TCI) 控制瑞芬太尼血浆浓度大于 4mg/ml，可有效抑制气管插管时的反应，维持麻醉的血药浓度为 4 ～ 8mg/ml。但停止输注瑞芬太尼后，镇痛作用很快消失，应采取适当的镇痛措施，如给以小剂量芬太尼、硬膜外镇痛等。

二、麻醉机的基本结构和应用

麻醉机 ((anesthesia machine) 可以供给病人氧气、吸入麻醉药和进行人工呼吸，是进行临床麻醉及急救时不可缺少的设备。性能良好的麻醉机和正确熟练的操作技能，对于保证手术病人的安全是十分重要的。其主要结构有：

1. 气源主要指供给氧气和氧化亚氮 (N_2O) 的储气设备，有钢瓶装压缩氧气和液态氧化亚氮，或中心供气源。

2. 蒸发器蒸发器 (vaporizer) 为能有效地将挥发性麻醉药液蒸发为气体，并能精确地调节麻醉药蒸气输出浓度的装置。蒸发器具有药物专用性，如恩氟烷蒸发器、异氟烷蒸发器等。

3. 呼吸环路系统通过呼吸环路系统((breathing circle system)将新鲜气体和吸入麻醉药输送到病人的呼吸道内，并将病人呼出的气体排出到体外。

4. 麻醉呼吸器在麻醉期间可用呼吸器((ventilator)来控制病人的呼吸。呼吸器可分为定容型和定压型两种，可设置或调节潮气量（叭）或每分钟通气量(MV)、或气道、压力，呼吸频率，吸呼时间比(I：E)等呼吸参数。有的还可设置呼气末正压：(PEEP)，并可设置吸入氧浓度、每分钟通气量及气道压力的报警界限，以保证麻醉的安全性。

三、气管内插管术

气管内插管(endotracheal intubation)是将特制的气管导管，经口腔或鼻腔插入到病人的气管内。是麻醉医师必须熟练掌握的基本操作技能，也是临床麻醉的重要组成部分。其目的在于：①麻醉期间保持病人的呼吸道通畅，防止异物进入呼吸道，及时吸出气管内分泌物或血液；②进行有效的人工或机械通气，防止病人缺氧和二氧化碳积蓄；③便于吸入全身麻醉药的应用。凡是在全身麻醉时，难以保证病人呼吸道通畅者如颅内手术、开胸手术、需俯卧位手术等，呼吸道难以保持通畅的病人如肿瘤压迫气管，全麻药对呼吸有明显抑制或应用肌松药者，都应行气管内插管。气管内插管在危重病人的抢救中发挥了重要作用。呼吸衰竭需要进行机械通气者，心肺复苏，药物中毒以及新生儿严重窒息时，都必须行气管内插管。常用插管方法有经口腔或鼻腔明视插管和经鼻腔盲探插管。

（一）经口腔明视插管借助喉镜在直视下暴露声门后，将导管经口腔插入气管内。插管方法：将病人头后仰，使口张开。左手持喉镜柄将喉镜片放人口腔后缓慢推进，先见到愕垂（悬雍垂），将镜片垂直提起前进可见会厌，挑起会厌显露声门。如采用弯镜片插管则将镜片置于会厌与舌根交界处（会厌谷），用力向前上方提起即显露声门。如用直镜片插管，应直接挑起会厌显露声门。右手持气管导管由右口角插入口腔，同时双目注视导管前进方向，准确轻巧地将导管尖端插入声门。导管插入气管内的深度成人为 4 ～ 5 cm，导管尖端至中切牙的距离约 18 ～ 22 cm。插管完成后，要确认导管已进入气管内再固定。确认方法有：①压胸部时，导管口有气流。②人工呼吸时，可见双侧胸廓对称起伏，并可听到清晰的肺泡呼吸音。③如用透明导管时，吸气时管壁清亮，呼气时可见明显的“白雾”样变化。④病人如有自主呼吸，接麻醉机后可见呼吸囊随呼吸而张缩。⑤如能监测呼气末 CO_2 分压 ($ETCO_2$) 显示有 $ETCO_2$ 图形则确认无误。

（二）经鼻腔盲探插管将气管导管经鼻腔在非明视条件下，插入气管内。插管方法：先作鼻腔粘膜表面麻醉，并滴入 3% 麻黄素使鼻腔粘膜的血管收缩以减少出血。选用合适管径的气管导管插入鼻腔。在插管过程中边前进边侧耳听呼出气流的强弱，同时调整病人头部位置，以寻找呼出气流最强的位置。在声门开放时将导管迅速推进，如进入声门则感到推进阻力减小，管内呼出气流亦极其明显，有时病人有咳嗽反射，接上麻醉机可见呼吸囊随患者呼吸而张缩，表明导管插入气管内。

（三）气管内插管的并发症

1. 气管插管时有引起牙齿损伤或脱落，口腔、咽喉部和鼻腔的粘膜损伤引起出血，颖下领关节脱位的可能。

2. 浅麻醉下行气管内插管可引起剧烈呛咳、憋气、喉头及支气管痉挛，心率增快及血压剧烈波动而导致心肌缺血。严重的迷走神经反射可导致心律失常、心动过缓，甚至心跳骤停。

3. 气管导管内径过小，可使呼吸阻力增加；导管内径过大，或质地过硬都容易损伤呼吸道粘膜，甚至引起急性喉头水肿，或慢性肉芽肿。导管过软容易变形，或因压迫、扭折而引起呼吸道梗阻。

4. 导管插入太深可误入一侧支气管内，引起通气不足、缺氧或术后肺不张。导管插入太浅时，可因病人体位变动而意外脱出，导致严重意外发生。因此，插管后及改变体位时应仔细检查导管插入深度，并常规听诊两肺的呼吸音。

四、全身麻醉的实施

（一）全身麻醉的诱导全身麻醉的诱导 (induction of anesthesia) 是指病人接受全麻药后，由清醒状态到神志消失，并进入全麻状态后进行气管内插管，这一阶段称为全麻诱导期。诱导前应准备好麻醉机、气管插管用具及吸引器等，开放静脉和胃肠减压管，测定血压和心率的基础值，并应监测心电图和 SpO_2。全麻诱导方法有：

1. 吸入诱导法

(1) 开放点滴法：以金属丝网面罩绷以纱布扣于病人的口鼻部，将挥发性麻醉药滴于纱布上，病人呼吸时将麻醉药蒸气吸入并逐渐进入麻醉状态。以往主要用于乙醚麻醉，现在也偶尔将其他吸入麻醉药用于小儿麻醉的诱导。

(2) 面罩吸入诱导法：将麻醉面罩扣于病人口鼻部，开启麻醉药蒸发器并逐渐增加吸入浓度，待病人意识消失并进入麻醉第 m 期时，静注肌松药后行气管内插管。

2. 静脉诱导法与吸入诱导法相比，静脉诱导较迅速，病人也较舒适，无环境污染。但麻醉深度的分期不明显，对循环的干扰较大。开始诱导时，先以面罩吸入纯氧 2 ～ 3 分钟，增加氧储备并排出肺及组织内的氮气。根据病情选择合适的静脉麻醉药及剂量，如硫喷妥钠、依托咪醋、普鲁泊福等，从静脉缓慢注入并严密监测病人的意识、循环和呼吸的变化。待病人神志消失后再注入肌松药，全身骨骼肌及下颌逐渐松弛，呼吸由浅到完全停止。这时应用麻醉面罩进行人工呼吸，然后进行气管内插管。插管成功后，立即与麻醉机相连接并行人工呼吸或机械通气。

（二）全身麻醉的维持

1. 吸入麻醉药维持经呼吸道吸入一定浓度的吸入麻醉药，以维持适当的麻醉深度。目前吸入的气体麻醉药为氧化亚氮，挥发性麻醉药为氟化类麻醉药，如恩氟烷、异氟烷等。由于氧化亚氮的麻醉性能弱，高浓度吸入时有发生缺氧的危险，因而难以单独用于维持麻醉。挥发性麻醉药的麻醉性能强，高浓度吸入可使病人意识、痛觉消失，能单独维持麻醉。但肌松作用并不满意，吸入浓度越高，对生理的影响越严重。因此，临床上常将 N_2O-O_2 一挥发性麻醉药合用维持麻醉，必要时可加用肌松药。使用氧化亚氮时，应监测吸入氧浓度或脉搏氧饱和度 (Spq)，吸入氧浓度不低于 30% 为安全。挥发性麻醉药应采用专用蒸发器以控制其吸入浓度。有条件者可连续监测吸入麻醉药浓度，使麻醉深度更容易控制。

2. 静脉麻醉药维持为全麻诱导后经静脉给药维持适当麻醉深度的方法。静脉给药方法有单次、分次和连续注入法三种，应根据手术需要和不同静脉全麻药的药理特点来选择给药方法。目前所用的静脉麻醉药中，除氯胺酮外，多数都属于催眠药，缺乏良好的镇痛作用。有的药物如硫喷妥钠，在深麻醉时虽有一定的镇痛作用，但对生理的影响也很大。因此，单一的静脉全麻药仅适用于全麻诱导和短小手术，而对复杂或时间较长的手术，多选择复合全身麻醉。

3. 复合全身麻醉是指两种或两种以上的全麻药或（和）方法复合应用，彼此取长补短，以达到最佳临床麻醉效果。随着静脉和吸入全麻药品种的日益增多，麻醉技术的不断完善，应用单一麻醉药（如乙醚）达到所有全麻作用的方法，基本上不再应用，而复合麻醉在临床上得到越来越广泛的应用。根据给药的途径不同，复合麻醉（combined anesthesia）可大致分为全静脉麻醉和静脉与吸入麻醉药复合的静吸复合麻醉。

全静脉麻醉（total intravenous anesthesia, TIVA）：是指在静脉麻醉诱导后，采用多种短效静脉麻醉药复合应用，以间断或连续静脉注射法维持麻醉。现在常用静脉麻醉药的镇痛作用很差，故在麻醉过程中需用强效麻醉性镇痛药，以加强麻醉效果，抑制应激反应。为了达到肌松弛和便于施行机械通气的目的，必须给予肌松药。因此，单纯应用静脉麻醉药达到稳定的麻醉状态，必须将静脉麻醉药、麻醉性镇痛药和肌松药复合应用。这样既可发挥各种药物的优点，又可克服其不良作用；具有诱导快、操作简便、可避免吸入麻醉药引起的环境污染；如果用药适时、适量，可使麻醉过程平稳，恢复也较快。但是，由于是多种药物的复合应用，如何根据药理特点选择给药时机及剂量是十分重要的，也是相当困难的。麻醉体征与麻醉分期也难以辨别，麻醉后清醒延迟及肌松药的残余作用也可带来严重并发症。因此，麻醉医师必须精通各种药物的药理特点，才能灵活用药，取得良好麻醉效果。同时应严密监测呼吸及循环功能的变化，仔细观察浅麻醉时应激反应的体征，有条件者应根据药代动力学特点用微机控制给药。全静脉麻醉的基本原则虽然无多大争议，但具体的复合方法、剂量大小及给药时机则有较大区别。目前常用的静脉麻醉药有普鲁泊福、咪达唑仑，麻醉性镇痛药有吗啡、芬太尼，而肌松药则根据需要选用长效或短效者。

静吸复合麻醉：全静脉麻醉的深度缺乏明显的标志，给药时机较难掌握，有时麻醉可突然减浅。因此，常吸入一定量的挥发性麻醉药以保持麻醉的稳定。一般在静脉麻醉的基础上，于麻醉减浅时间断吸入挥发性麻醉药。这样既可维持相对麻醉稳定，又可减少吸入麻醉药的用量，且有利于麻醉后迅速苏醒。也可持续吸入低浓度（(1% 左右）吸入麻醉药，或 5% ～ 6% N_2O，以减少静脉麻醉药的用量。静吸复合麻醉适应范围较广，麻醉操作和管理都较容易掌握，极少发生麻醉突然减浅的被动局面。但如果掌握不好，也容易发生术后清醒延迟。

（三）全身麻醉深度的判断 20 世纪 30 年代，Guedel 总结了乙醚麻醉分期的各种体征和表现。由于乙醚本身的特性，其麻醉深度变化较慢，麻醉深浅程度明确且层次分明，临床上也容易理解和掌握。尽管有新麻醉药的开发和复合麻醉技术的临床应用，乙醚麻醉时判断麻醉深度的各种标志并未因此而完全改变。乙醚麻醉分期的基本点，仍可作为当今临床麻醉中判断和掌握麻醉深度的参考。乙醚麻醉深度的分期标准是以对意识、痛觉、反射活动、肌肉松弛、呼吸及循环抑制的程度为标准，描述了典型的全身麻醉过程，即全麻药对中枢神经系统的抑制过程。

复合麻醉技术的临床应用，对全身麻醉深度的判断带来困难。复合麻醉时，同时应用了多种药物抑制或干涉一些生理功能，以达到意识丧失或遗忘、疼痛消失、反射抑制及肌肉松弛，而对血流动力学又不产生明显抑制的目的。由于强效镇痛药和肌松药的应用，病人可无疼痛反应，肌肉也完全松弛，但知道术中的一切而无法表示，称为“术中知晓”，表明病人的意识并未完全消失。因此，麻醉深度应根据复合应用的药物（包括各种全麻药、安定药、催眠药、肌松药等）对意识、感官、运动、神经反射及内环境稳定性的影响程度来综合判断。有自主呼吸者，手术刺激时呼吸增强、加速为浅麻醉的表现。眼泪“汪汪”为浅麻醉的表现，而角膜干燥无光为“过深”的表现。循环的稳定性仍为判断麻醉深浅的重要标志，循环严重抑制为麻醉过深，心率增快、血压升高多为浅麻醉的表现。挥发性麻醉药的麻醉性能强，大量吸入虽可使病人意识、痛觉消失，但肌松作用并不满意，如盲目追求肌松势必付出深麻醉的代价，故复合麻醉仍在于合理的药物配伍，避免深麻醉。吸入麻醉药的肺泡浓度达 1.3 MAC 以上时痛觉方可消失，而在 0.3 MAC 以下时病人即可苏醒。维持适当的麻醉深度是重要而复杂的，应密切观察病人，综合各项反应作出合理判断，并根据手术刺激的强弱及时调节麻醉深度，以适应手术麻醉的需要。临床上通常将麻醉深度分为浅麻醉期，手术麻醉期和深麻醉期，对于掌握麻醉深度有一定参考意义。

五、全身麻醉的并发症及其处理

（一）反流与误吸全麻时容易发生反流和误吸，尤其以产科和小儿外科病人的发生率较高。因反流或误吸物的性质和量的不同，其后果也不同。误吸入大量胃内容物的死亡率可高达 70%。全麻诱导时因病人的意识消失，咽喉部反射消失，一旦有反流物即可发生误吸。无论误吸物为固体食物或胃液，都可引起急性呼吸道梗阻。完全性呼吸道梗阻可立即导致窒息、缺氧，如不能及时解除梗阻，可危及病人的生命。误吸胃液可引起肺损伤、支气管痉挛和毛细血管通透性增加，结果导致肺水肿和肺不张。肺损伤的程度与胃液量和 pH 相关，吸入量越大，pH 越低，肺损伤越重。麻醉期间预防反流和误吸是非常重要的，主要措施包括：减少胃内物的滞留，促进胃排空，降低胃液的 pH，降低胃内压，加强对呼吸道的保护。

（二）呼吸道梗阻 (airway obstruction) 以声门为界，呼吸道梗阻可分为上呼吸道梗阻和下呼吸道梗阻。

1. 上呼吸道梗阻常见原因为机械性梗阻，如舌后坠、口腔内分泌物及异物阻塞、喉头水肿、喉痉挛等。不全梗阻表现为呼吸困难并有蔚声。完全梗阻者有鼻翼扇动和三凹征，虽有强烈的呼吸动作而无气体交换。舌后坠时可将头后仰、托起下颌、置入口咽或鼻咽通气道，同时清除咽喉部的分泌物及异物，即可解除梗阻。喉头水肿多发生于婴幼儿及气管内插管困难者，也可因手术牵拉或刺激喉头引起。轻者可静注皮质激素或雾化吸入肾上腺素；严重者应行紧急气管切开。喉痉挛时，病人表现呼吸困难，吸气时有喉鸣声，可因缺氧而发绀。轻度喉痉挛者经加压给氧即可解除，严重者可经环甲膜穿刺置管行加压给氧，多数均可缓解。为预防喉痉挛的发生，应避免在浅麻醉时刺激喉头；给予阿托品可预防喉头副交感神经张力增高。

2. 下呼吸道梗阻常见原因为气管导管扭折、导管斜面过长而紧贴在气管壁上、分泌物或呕吐物误吸入后堵塞气管及支气管。梗阻不严重者除肺部听到哮音外，可无明显症状；梗阻严重者可呈现呼吸困难、潮气量降低、气道阻力高、缺氧发给、心率增快和血压降低，如处理不及时可危及病人的生命。下呼吸道梗阻也可因支气管痉挛引起，多发生在有哮喘史或慢性支气管炎病人。因此，维持适当的麻醉深度和良好的氧合是缓解支气管痉挛的重要措施，必要时可静注氨茶碱 0.125 ～ 0.25 g 或氢化可的松 100mg.

（三）通气量不足麻醉期间和全麻后都可能发生通气不足 (hypoventilation)，主要表现为 CO_2 储留或（和）低氧血症。血气分析显示 $PaCO_2$ 高于 50mmHg，同时 pH 小于 7.30。颅脑手术的损伤、麻醉药、麻醉性镇痛药和镇静药的残余作用，是引起中枢性呼吸抑制的主要原因，应以机械通气维持呼吸直到呼吸功能的完全恢复，必要时以拮抗药逆转。术后肌松药的残余作用可导致通气不足，应辅助或控制呼吸直至呼吸肌力的完全恢复，必要时给予拮抗药。

（四）低氧血症吸空气时，SpO_2<90%，PaO_2<8 kPa(60mmHg) 或吸纯氧时 PaO_2<12 kPa(90mmHg) 即可诊断为低氧血症 (hypoxernia)。临床表现为呼吸急促、发绐、躁动不安心动过速、心律紊乱、血压升高等。常见原因和处理原则为：①麻醉机的故障、氧气供应不足可引起吸入氧浓度过低；气管内导管插入一侧支气管或脱出气管外以及呼吸道梗阻均可引起低氧血症，应及时纠正。②弥散性缺氧：可见于 N_2O 吸入麻醉。③肺不张：因分泌物过多或通气不足等因素引起肺容量降低所致。④误吸：其严重程度取决于吸入物的 pH 及容量，pH 低于 2.5，容量大于 0.4ml/kg 者危险性明显增加。轻者对氧治疗有效，严重者应行机械通气治疗。⑤肺水肿：可发生于急性左心衰或肺毛细血管通透性增加。

（五）低血压 (hypotension) 麻醉期间收缩压下降超过基础值的 30% 或绝对值低于 80 mmHg 者应及时处理。临床表现为少尿或代谢性酸中毒。严重者可出现器官灌注不足体征，如心肌缺血、中枢神经功能障碍等。麻醉过深可导致血压下降、脉压变窄，若麻醉前已有血容量不足者，表现更为明显。应在减浅麻醉的同时补充血容量。术中失血过多可引起低血容量性休克，应监测尿量、血红蛋白及血细胞比容 (HCT)，必要时监测 CVP 或 PCWP 以指导输液输血。过敏反应、肾上腺皮质功能低下及复温时，均可引起血管张力降低而导致低血压。治疗包括补充血容量，恢复血管张力（应用血管收缩药）及病因治疗。术中牵拉内脏时常可引起反射性血压下降，同时发生心动过缓。应及时解除刺激，必要时给予阿托品治疗。

（六）高血压 (hypertension) 麻醉期间舒张压高于 100mmHg 或收缩压高于基础值的 30%，都应根据原因进行适当治疗。常见原因有：①与并存疾病有关，如原发性高血压、嗜铬细胞瘤、颅内压增高等。②与手术、麻醉操作有关，如手术探查、气管插管等。③通气不足引起 CO_2 蓄积。④药物所致血压升高，如氯胺酮。处理原则：有高血压病史者，在全麻诱导前静注芬太尼 3 ～ 5 μg/kg，可减轻气管插管时的心血管反应。术中根据手术刺激的程度调节麻醉深度。对于顽固性高血压者，可行控制性降压以维持循环稳定。

（七）心律失常窦性心动过速与高血压同时出现时，常为浅麻醉的表现，应适当加深麻醉。低血容量、贫血及缺氧时，心率均可增快，应针对病因进行治疗。手术牵拉内脏（如胆囊）或心眼反射时，可因迷走神经反射致心动过缓，严重者可致心跳骤停，应立即停止操作，必要时静注阿托品。发生期前收缩时，应先明确其性质并观察其对血流动力学的影响。麻醉下发生的偶发室性早搏无需特殊治疗。因浅麻醉或 CO_2 蓄积所致的室性早搏，适当加深麻醉或排出 CO_2 后多可缓解。如室性早搏为多源性、频发或伴有 R-on-T 现象，表明有心肌灌注不足，应积极治疗。

（八）高热、抽搐和惊厥常见于小儿麻醉。由于婴幼儿的体温调节中枢尚未发育完善，体温极易受环境温度的影响。如对高热处理不及时，可引起抽搐甚至惊厥。一旦发现体温升高，应积极进行物理降温，特别是头部降温以防发生脑水肿。恶性高热表现为持续肌肉收缩，$PaCO_2$ 迅速升高，体温急剧上升（(1℃ /5 min)，可超过 42℃，死亡率很高，应提高警惕。最容易诱发恶性高热的药物是琥珀胆碱和氟烷。欧美国家的发病率稍高，而国人极其罕见。

（王志杰）

第四节　局部麻醉

用局部麻醉药（简称局麻药）暂时阻断某些周围神经的冲动传导，使这些神经所支配的区域产生麻醉作用，称为局部麻醉（Local　anesthesia)，简称局麻。广义的局麻包括椎管内麻醉（在本章第五节中讨论）。局麻是一种简便易行、安全有效、并发症较少的麻醉方法，并可保持病人意识清醒，适用于较表浅、局限的手术，但也可干扰重要器官的功能。因此，施行局麻时应熟悉局部解剖和局麻药的药理作用，掌握规范的操作技术。

一、局麻药的药理

（一）化学结构和分类常用局麻药分子的化学结构是由芳香族环、胺基团和中间链三部分组成。中间链可为醋链或酞胺链。根据中间链的不同可分为两类：1. 酯类局麻药，如普鲁卡因、丁卡因等；2. 酞胺类局麻药，如利多卡因、布比卡因、左旋布比卡因和罗呱卡因等。

（二）理化性质和麻醉性能局麻药的理化性质可影响其麻醉性能，较为重要的是离解常数、脂溶性和血浆蛋白结合率。

1. 离解常数 (pKa) 在局麻药水溶液中含有未离解的碱基 (B) 和已离解的阳离子 (BH^+ ）两部分。而离解程度取决于溶液的 pH，pH 愈低 [BH^+] 愈多，pH 愈高则 B 愈多。在平衡状态下，Ka= [H^+ 1·[B] / [BH^+ I ，Ka 一般多以其负对数 pKa 表示，故 pKa=pH-log[B]/[BH^+1。当溶液中 [B] 和 [BH^+] 浓度完全相等，即各占 50% 时，pKa=pH，故该时溶液的 pH 即为该局麻药的 pKa 值。不同局麻药各有其固定的 pKa 值。当它们进入组织后，由于组织液的 pH 接近 7.4，故药物的 pKa 愈大，则非离子部分愈小。由于非离子部分具亲脂性，易于透过组织，故局麻药的 pKa 能影响：①起效时间：pKa 愈大，离子部分愈多，不易透过神经鞘和膜，起效时间延长。②弥散性能：pKa 愈大，弥散性能愈差。

2. 脂溶性脂溶性愈高，局麻药的麻醉效能愈强。布比卡因和丁卡因脂溶性高，利多卡因中等，普鲁卡因最低。按此规律，布比卡因和丁卡因麻醉效能最强，利多卡因居中，普鲁卡因最弱，罗呱卡因的脂溶性略低于布比卡因。

3. 蛋白结合率局麻药注入体内后，一部分呈游离状态的起麻醉作用，另一部分与局部组织的蛋白结合，或吸收入血与血浆蛋白结合，结合状态的药物将暂时失去药理活性。局麻药的血浆蛋白结合率与作用时间有密切关系。结合率愈高，作用时间愈长。

（三）吸收、分布、生物转化和清除

1. 吸收局麻药自作用部位吸收后，进入血液循环，其吸收的量和速度决定血药浓度。影响因素：①药物剂量：血药峰值浓度（味 x) 与一次注药的剂量成正比，为了避免 Cmax 过高而引起药物中毒，对每一局麻药都规定了一次用药的限量。②注药部位：与该处血供情况有直接关系，一般作肋间神经阻滞吸收较快，皮下注射则较慢。若施药于咽喉、气管粘膜或炎性组织等，吸收速度很快。如达到肺泡内，其吸收速度接近于静脉注射。③局麻药的性能：普鲁卡因、丁卡因使注射区血管明显扩张，能加速药物的吸收。而罗哌卡因和布比卡因易与蛋白结合，故吸收速率减慢。④血管收缩药：如在局麻药液中加入适量肾上腺素，使血管收缩，延缓药液吸收，作用时间延长，并可减少毒性反应的发生。但对布比卡因和罗哌卡因的吸收影响小。

2. 分布局麻药吸收入血液后，首先分布至肺，并有部分被肺组织摄取，这对大量药物意外进入血液有缓冲作用。随后很快分布到血液灌流好的器官如心、脑和肾。然后以较慢速率再分布到血液灌流较差的肌、脂肪和皮肤。蛋白结合率高的药物，如布比卡因和罗哌卡因，均不易透过胎盘屏障分布至胎儿。

3. 生物转化和清除局麻药进入血液循环后，其代谢产物的水溶性更高，并从尿中排出。酰胺类局麻药在肝内为线粒体酶所水解，故肝功能不全病人用量应酌减。酯类局麻药主要被血浆假性胆碱醋酶水解，普鲁卡因水解速率很快，是丁卡因水解的 5 倍。如有先天性假性胆碱醋酶质量的异常，或因肝硬化、严重贫血、恶病质和晚期妊娠等引起该酶量的减少者，醋类局麻药的用量都应减少。局麻药仅少量以原形自尿中排出。

（四）局麻药的不良反应

1. 毒性反应局麻药吸收入血液后，当血药浓度超过一定阈值时，就会发生局麻药的全身毒性反应，严重者可致死。其程度和血药浓度有直接关系。引起毒性反应的常见原因有：①一次用量超过病人的耐受量；②意外血管内注入；③注药部位血供丰富，吸收增快；④病人因体质衰弱等原因而导致耐受力降低。用小量局麻药即出现毒性反应症状者，称为高敏反应（hypersusceptibility）。

毒性反应主要表现在对中枢神经系统和心血管系统的影响，且中枢神经系统对局麻药更为敏感。轻度毒性反应时，病人常出现嗜睡、眩晕、多语、寒战、惊恐不安和定向障碍等症状。此时如药物已停止吸收，一般在短时间内症状可自行消失。如果继续发展，则可意识丧失，并出现面肌和四肢的震颤。一旦发生抽搐或惊厥，可因呼吸困难缺氧导致呼吸和循环衰竭而致死。由于中枢神经系统的下行抑制系统神经元较兴奋系统神经元更容易被抑制，故临床上表现为兴奋现象，如血压上升、心率增快等，但药物对神经系统的作用主要是抑制。而震颤和惊厥可能是局麻药对中枢神经系统抑制不平衡的结果。当血药浓度继续增大时，即出现全面性抑制。局麻药对心血管系统的作用主要是对心肌、传导系统和周围血管平滑肌的抑制，使心肌收缩力减弱，心输出量减少，血压下降。当血药浓度极高时，周围血管广泛扩张，房室传导阻滞，心率缓慢，甚至心搏骤停。

为了预防局麻药毒性反应的发生，一次用药量不应超过限量，注药前应回吸无血液，根据具体情况和用药部位酌减剂量，药液内加入适量肾上腺素，以及给予麻醉前用药如地西伴或巴比妥类药物等。一旦发生毒性反应，应立即停止用药，吸入氧气。轻度毒性反应者可静注地西洋 0.1mg/kg，有预防和控制抽搐的作用。如出现抽搐或惊厥，一般主张静注硫喷妥钠 1 ～ 2mg/kg。对于惊厥反复发作者也可静注瑰拍胆碱 1mg/kg 后，行气管内插管及人工呼吸。如出现低血压，可用麻黄碱或间经胺等维持血压，心率缓慢则静注阿托品。一旦呼吸心跳停止，应立即进行心肺复苏。

2. 过敏反应即变态反应。临床上醋类局麻药过敏者较多，酰胺类极罕见。有时常易将局麻药毒性反应或添加的肾上腺素的不良反应误认为过敏反应。过敏反应是指使用很少量局麻药后，出现尊麻疹、咽喉水肿、支气管痉挛、低血压和血管神经性水肿，甚至危及病人生命。如发生过敏反应应首先中止用药；保持呼吸道通畅，吸氧；维持循环稳定，适当补充血容量，紧急时可适当选用血管加压药，同时应用糖皮质激素和抗组胺药。但其预防措施尚难肯定。以传统的局麻药皮肤试验来预测局麻药变态反应是不足置信的，因为在非变态反应人群中，伪阳性率竟达 4%。因此不必进行常规局麻药皮试，如果病人有对醋类局麻药过敏史时，可选用酞胺类局麻药。

（五）常用局麻药

1. 普鲁卡因（奴佛卡因，procaine, novocaine）是一种弱效、短时效但较安全的常用局麻药。它的麻醉效能较弱，粘膜穿透力很差，故不用于表面麻醉和硬膜外阻滞。由于它毒性较小，适用于局部浸润麻醉。成人一次限量为 1g。其代谢产物对氨苯甲酸有减弱磺胺类药物的作用，使用时应注意。

2. 丁卡因（地卡因，tetracaine, pontocaine）是一种强效、长时效的局麻药。此药的粘膜穿透力强，适用于表面麻醉、神经阻滞、腰麻及硬膜外阻滞。一般不用于局部浸润麻醉。成人一次限量表面麻醉 40 mg、神经阻滞为 80 mg。

3. 利多卡因（赛罗卡因，lidocaine, xylocaine）是中等效能和时效的局麻药。它的组织弥散性能和粘膜穿透力都很好，可用于各种局麻方法，但使用的浓度不同。最适用于神经阻滞和硬膜外阻滞。成人一次限量表面麻醉为 100 mg，局部浸润麻醉和神经阻滞为 400 mg。但反复用药可产生快速耐药性。

4. 布比卡因（丁哌卡因，bupivacaine, marcaine）是一种强效和长时效局麻药。常用于神经阻滞、腰麻及硬膜外阻滞，很少用于局部浸润麻醉。它与血浆蛋白结合率高，故透过胎盘的量少，较适用于分娩镇痛，常用浓度为 0.125% ～ 25%。作用时间为 4 ～ 6 小时。成人一次限量为 150mg。使用时应注意其心脏毒性。左旋布比卡因的基本药理性能和临床使用与布比卡因相似，但其心脏毒性弱于布比卡因。

5. 罗哌卡因（ropivacaine）是一新的酞胺类局麻药，其作用强度和药代动力学与布比卡因类似，但它的心脏毒性较低。使用低浓度、小剂量时几乎只阻滞感觉神经；又因它的血浆蛋白结合率高，故尤其适用于硬膜外镇痛如分娩镇痛。硬膜外阻滞的浓度为 0.25 ～ 0.75%，而 0.75 ～ 1% 浓度者可产生较好的运动神经阻滞。成人一次限量为 150 mg。

二、局麻方法

（一）表面麻醉将穿透力强的局麻药施用于粘膜表面，使其透过粘膜而阻滞位于粘膜下的神经末梢，使粘膜产生麻醉现象，称表面麻醉（surface anesthesia）。眼、鼻、咽喉、气管、尿道等处的浅表手术或内镜检查常用此法。眼用滴入法，鼻用涂敷法，咽喉气管用喷雾法，尿道用灌入法。常用药物为 1% ～ 2% 丁卡因或 2 ～ 4% 利多卡因。因眼结合膜和角膜组织柔嫩，故滴眼需用 0.5% ～ 1% 丁卡因。气管和尿道粘膜吸收较快，应减少剂量。

（二）局部浸润麻醉将局麻药注射于手术区的组织内，阻滞神经末梢而达到麻醉作用，称局部浸润麻醉。基本操作方法：先在手术切口线一端进针，针的斜面向下刺入皮内，注药后形成桔皮样隆起，称皮丘。将针拔出，在第一个皮丘的边缘再进针，如法操作行成第二个皮丘，如此在切口线上形成皮丘带。再经皮丘向皮下组织注射局麻药，即可切开皮肤和皮下组织。上述操作法的目的是让病人只在第一针刺入时有痛感。如手术要达到深层组织，可在肌膜下和肌膜内注药。分开肌后如为腹膜，应行腹膜浸润。如此浸润一层切开一层，注射器和手术刀交替使用，以期麻醉确切。常用药物为0.5%普鲁卡因或0.25～0.5%利多卡因。

局部浸润麻醉时应注意：①注入组织内的药液需有一定容积，在组织内形成张力，借水压作用使药液与神经末梢广泛接触，从而增强麻醉效果。②为避免用药量超过一次限量，应降低药液浓度。③每次注药前都要回抽，以免注入血管内。④实质脏器和脑组织等无痛觉，不用注药。⑤药液中含肾上腺素浓度20万～40万（即2. 5～5 t.g/ml）可减缓局麻药的吸收，延长作用时间。

（三）区域阻滞包围手术区，在其四周和底部注射局麻药，阻滞通入手术区的神经纤维，称区域阻滞。适用于肿块切除术，如乳房良胜肿瘤的切除术、头皮手术等。用药同局部浸润麻醉。其优点为：①可避免刺入肿瘤组织；②不致因局部浸润药液后，一些小的肿块不易被扣及，而使手术难度增加；③不会因注药使手术区的局部解剖难于辨认。

（四）神经阻滞　在神经干、丛、节的周围注射局麻药，阻滞其冲动传导，使所支配的区域产生麻醉作用，称神经阻滞（nerve block）。常用神经阻滞有肋间、眶下、坐骨、指（趾）神经干阻滞，颈丛、臂神经丛阻滞，以及诊疗用的星状神经节和腰交感神经节阻滞等。

1. 臂神经丛阻滞臂神经丛主要由C5-：和T1（C, T分别代表颈和胸）

脊神经的前支组成并支配上肢的感觉和运动。这些神经自椎间孔穿出后，经过前、中斜角肌之间的肌间沟，在肌间沟中相互合并组成臂神经丛。然后在锁骨上方第一肋骨面上横过而进入腋窝，并形成主要终末神经，即正中、挠、尺和肌皮神经。在肌间沟中，臂神经丛为椎前筋膜和斜角肌筋膜所形成的鞘膜包裹，此鞘膜在锁骨上方延伸为锁骨下动脉鞘膜，在腋窝形成腋鞘。臂神经丛阻滞可在肌间沟、锁骨上和腋窝三处进行，分别称为肌间沟径路、锁骨上径路和腋径路。阻滞时必须将局麻药注入鞘膜内才能见效。

(1) 肌间沟径路：病人仰卧，头偏向对侧，手臂贴身旁使肩下垂。让病人略抬头以显露胸锁乳突肌的锁骨端，用手指在其后缘向外滑动，可摸到一条小肌肉即前斜角肌。前、中斜角肌之间的凹陷即肌间沟。肌间沟呈上小下大的三角形。用手指沿沟下摸，可触及锁骨下动脉。自环状软骨作一水平线与肌间沟的交点即为穿刺点，此处相当于第6颈椎横突水平。以针头与皮肤垂直进针，刺破椎前筋膜时可有突破感，然后向内向脚方向进入少许。当针触及臂神经丛时，病人常诉异感，此时回抽无血或脑脊液，即可注射局麻药。一般用含1，20万肾上腺素((5 tig/ml)的1.3肠利多卡因25 ml。

(2) 锁骨上径路：病人体位同肌间沟径路，但患侧肩下垫一小薄枕，以充分显露颈部。麻醉者站在病人头侧，确定锁骨中点后，可在锁骨上窝深处摸到锁骨下动脉的搏动，臂神经丛即在其外侧。在锁骨中点上1 cm处进针，并向后、内、下方向推进，当病人诉有放射到手指、腕或前臂的异感时即停止前进，回抽如无血或空气，即可注入药液。如未遇到异感，针尖进入1～2cm深度时将触及第一肋骨，可沿第一肋骨的纵轴向前后探索，引出异感后注药，或沿肋骨作扇形封闭，即可阻滞臂神经丛。

(3) 腋径路:病人仰卧，剃去腋毛，患肢外展90°，前臂再向上屈曲90°，呈行军礼姿势。麻醉者站在患侧，在胸大肌下缘与臂内侧缘相接处摸到腋动脉搏动，并向腋窝顶部摸到搏动的最高点。操作时右手持针头，左手示指和中指固定皮肤和动脉，在动脉的挠侧缘或尺侧缘与皮肤垂直方向刺入。刺破鞘膜时有较明显的突破感，即停止前进。松开手指，针头随动脉搏动而跳动，表示针尖在腋鞘内。回抽无血后注入配好的局麻药液 25 ～ 30 ml。注射时压迫注射点远端，有利于药液向腋鞘近心端扩散，以利于阻滞肌皮神经。由于肌皮神经在咏突水平处已离开腋鞘进入咏肪肌，故此神经常不易阻滞完全，受其支配的前臂外侧和拇指底部往往麻醉效果较差。

适应证与并发症：臂神经丛阻滞适用于上肢手术，肌间沟径路可用于肩部手术，腋径路更适用于前臂和手部手术。但这三种方法都有可能出现局麻药毒性反应。肌间沟径路和锁骨上径路还可发生隔神经麻痹、喉返神经麻痹和霍纳综合征（Horner syndrome)。霍纳综合征是因星状神经节被阻滞，出现同侧瞳孔缩小、眼睑下垂、鼻粘膜充血和面部潮红等

症候群。如穿刺不当，锁骨上径路可发生气胸，肌间沟径路可引起高位硬膜外阻滞，或药液意外注入蛛网膜下腔而引起全脊椎麻醉。

2. 颈神经从阻滞颈神经丛由 CI-4 脊神经组成。脊神经出椎间孔后，经过椎动脉后面到达横突尖端，过横突后分支形成一系列的环，构成颈神经丛。颈神经丛分深丛和浅丛，支配颈部肌组织和皮肤。深丛在斜角肌间与臂神经丛处于同一水平，并同为椎前筋膜所覆盖。浅丛沿胸锁乳突肌后缘从筋膜下冒出至表面，分成许多支，支配皮肤和浅表结构。C4 和 T2 支配的皮肤区域相邻。C1 主要是运动神经，故阻滞时不需考虑此脊神经。

(1) 深丛阻滞：常用两种阻滞方法：①颈前阻滞法：常采用 C4 横突一处阻滞法。病人仰卧，头转向对侧，从乳突尖端至 C6 横突作一连线，穿刺点在此线上。C4 横突位于胸锁乳突肌和颈外静脉交叉点附近，用手指按压常可摸到横突。在此水平刺入 2 ～ 3 cm 可触及横突骨质，回抽无血液和脑脊液，注入局麻药液 10ml. ②肌间沟阻滞法：同臂神经丛阻滞的肌间沟径路法，但穿刺点在肌间沟尖端，刺过椎前筋膜后，不寻找异感，注入局麻药液 10ml，并压迫肌间沟下方，避免药液下行而阻滞臂神经丛。

(2) 浅丛阻滞：体位同上。在胸锁乳突肌后缘中点垂直进针至皮下，注射 1% 利多卡因 6 ～ 8 ml；或在此点注射 3 ～ 4 ml，再沿胸锁乳突肌后缘向头侧和尾侧各注射 2 ～ 3 ml。

适应证和并发症：可选用于颈部手术，如甲状腺手术、气管切开术和颈动脉内膜剥脱术等。浅丛阻滞并发症很少见。深丛阻滞的并发症有：①局麻药毒性反应：颈部血管丰富，吸收较快，如意外注入椎动脉，药液直接进入脑内；②药液意外注入蛛网膜下隙或硬膜外间隙；③月陌神经麻痹；④喉返神经麻痹：故不能同时作双侧深丛阻滞；⑤霍纳综合征。

3. 肋间神经阻滞 T1 ～ 12 脊神经的前支绕躯干环行，实际上是 T2 ～ 11。在肋骨角处它位于肋骨下缘的肋骨沟内贴着动脉的下面向前伸进。过了腋前线神经血管位于内外肋间肌之间，在腋前线处分出外侧皮神经。肋间神经支配肋间肌、腹壁肌及相应的皮肤。 由于腋前线处已分出外侧皮神经，故阻滞应在肋骨角或腋后线处进行。病人侧卧或俯卧，上肢外展，前臂上举。肋骨角位于距脊柱中线 6 ～ 8 cm 处；上面的肋骨角距中线较近，下面的离中线较远。摸清要阻滞神经所处的肋骨后，用左手示指将皮肤轻轻上移，右手持注射器在肋骨接近下缘处垂直刺入至触及肋骨骨质。松开左手，针头随皮肤下移。将针再向内刺入，滑过肋骨下缘后又深人 0.2 ～ 0.3 cm，回抽无血或空气后注入局麻药液 3 ～ 5 ml，腋后线注射法除穿刺点位置不同外，其余与此相同。

并发症：①气胸；②局麻药毒性反应：药液意外注入肋间血管，或阻滞多根肋间神经用药量过大和吸收过快所致。

4. 指（或趾）神经阻滞用于手指（或脚趾）手术。支配手指背侧的神经是挠神经和尺

神经的分支，手掌和手指掌面的神经是正中神经和尺神经的分支。每指有 4 根指神经支配，即左右两根掌侧指神经和背侧指神经。指神经阻滞可在手指根部或掌骨间进行。趾神经阻滞可参照指神经阻滞法。在手指、脚趾以及阴茎等处使用局部麻醉药时禁忌加用肾上腺素，注药量也不能太多，以免血管收缩或受压而引起组织缺血坏死。

(1) 指根部阻滞：在指根背侧部进针，向前滑过指骨至掌侧皮下，术者用手指抵于掌侧可感到针尖，此时后退 0.2 ～ 0.3cm，注射 1% 利多卡因 1ml。再退针恰至进针点皮下注药 0.5 ml。手指另一侧如法注射。

(2) 掌骨间阻滞：针自手背部插入掌骨间，直达掌面皮下。随着针头推进和拔出时，注射 1% 利多卡因 4 ～ 6 ml。

（王志杰）

第五节　椎管内麻醉

椎管内有两个可用于麻醉的腔隙，即蛛网膜下隙和硬脊膜外间隙。根据局麻药注入的腔隙不同，分为蛛网膜下隙阻滞（简称腰麻），硬膜外间隙阻滞及腰麻一硬膜外间隙联合阻滞 (combined spinal-epidural block, CSE)，统称椎管内麻醉。

一、椎管内麻醉的解剖基础

（一）脊柱和椎管脊柱由脊椎重叠而成。脊椎由位于前方的椎体和后方的椎弓所组成，中间为椎孔，所有上下椎孔连接在一起即成椎管。椎管上起枕骨大孔，下止于骸裂孔。正常脊柱有 4 个生理弯曲，即颈、胸、腰和骸尾弯曲，颈曲和腰曲向前突，胸曲与骸曲向后突。病人仰卧时，C3 和 L3 所处位置最高，T5 和 S4 最低，这对腰麻时药液的分布有重要影响。

（二）韧带连接椎弓的韧带与椎管内麻醉关系密切。从外至内分别是棘上韧带、棘间韧带和黄韧带。棘上韧带连接脊椎棘突尖端，质地较坚韧，老年人常发生钙化。棘间韧带连结上下两棘突，质地较疏松。黄韧带连接上下椎板，覆盖着椎板间孔，几乎全由弹力纤维构成，组织致密坚韧，针尖穿过时有阻力，穿过后有落空感。作椎管内麻醉时，穿刺针经过皮肤、皮下组织、棘上韧带、棘间韧带和黄韧带，即进入硬膜外间隙。如再刺过硬脊膜和蛛网膜即至蛛网膜下隙。

（三）脊髓、脊膜与腔隙椎管内有脊髓和三层脊髓被膜。脊髓下端成人一般终止于 L1 椎体下缘或 L2 上缘，新生儿在 L3 下缘，并随年龄增长而逐渐上移。故成人作腰椎穿刺应选择 L2 以下的腰椎间隙，而儿童则在 L3 以下间隙。

脊髓的被膜自内至外为软膜、蛛网膜和硬脊膜。硬脊膜由坚韧的结缔组织形成，血供较少，刺破后不易愈合。软膜和蛛网膜之间的腔隙称蛛网膜下隙，上与脑蛛网膜下隙沟通，下端止于 S2 水平，内有脑脊液。在 S2 水平，硬脊膜和蛛网膜均封闭而成硬膜囊。硬脊膜与椎管内壁（即黄韧带和骨膜）之间的腔隙为硬膜外间隙，内有脂肪、疏松结缔组织、血管和淋巴管。硬膜外间隙在枕骨大孔处闭合，与颅腔不通，其尾端止于骸裂孔。硬脊膜和蛛网膜之间有一潜在腔隙，称为硬膜下间隙。

（四）根硬膜、根蛛网膜和根软膜硬脊膜、蛛网膜和软膜均沿脊神经根向两侧延伸，包裹脊神经根，故分别称为根硬膜、根蛛网膜和根软膜。根硬膜较薄，且愈近椎间孔愈薄。根蛛网膜细胞增生形成绒毛结构，可以突进或穿透根硬膜，并随年龄增长而增多。根蛛网膜和根软膜之间的腔隙称根蛛网膜下隙，它和脊髓部蛛网膜下隙相通，在椎间孔处闭合成盲囊。在蛛网膜下隙注入墨汁时，可见墨水颗粒聚积在根部蛛网膜下隙处，故又称墨水套囊。蛛网膜绒毛有利于引流脑脊液和清除蛛网膜下隙的颗粒物。

（五）骶管骶管是骶骨内的椎管腔，在此腔内注入局麻药所产生的麻醉称骶管阻滞，是硬膜外阻滞的一种。骶管内有稀疏结缔组织、脂肪和丰富的静脉丛，容积约 25 ～ 30 ml，由于硬膜囊终止于 S2 水平，因此骼管是硬膜外间隙的一部分，并与腰段硬膜外间隙相通。髓管下端终止于骶裂孔，骶裂孔呈 V 或 U 形，上有骶尾韧带覆盖，两旁各有一豆大骨性突起，称为骶角。骶裂孔和骶角是骶管穿刺定位时的重要解剖标志。自硬膜囊至能裂孔的平均距离为 47 mm，为避免误入蛛网膜下腔，骶管穿刺时进针不能太深。由于骶管的变异很多，有可能穿刺困难或麻醉失败。

（六）脊神经脊神经共 31 对：颈神经（C） 8 对，胸神经（T） 12 对，腰神经（L)5 对，骼神经（S） 5 对和尾神经（Co） 1 对。每条脊神经由前、后根合并而成。前根又名腹根，从脊髓前角发出，由运动神经纤维和交感神经传出纤维（骸段为副交感神经传出纤维）组成。后根又名背根，由感觉神经纤维和交感神经传入纤维（骸段为副交感神经传入纤维）组成，进入脊髓后角。各种神经纤维粗细依次为运动纤维、感觉纤维及交感和副交感纤维。后者最易为局麻药所阻滞。

二、椎管内麻醉的机制及生理

（一）脑脊液成人总容积约 120 ～ 150 ml，其中脊蛛网膜下隙内仅 25 ～ 30 ml。脑脊液透明澄清，pH 为 7.35，比重 1. 003 ～ 1. 009。侧卧位时压力为 0.69 ～ 1.67 kPa（70 ～ 170 mmH_2O），坐位时为 1. 96 ～ 2.94kPa(200 ～ 300mmH_2O)。脑脊液在腰麻时起稀释和扩散局麻药的作用。

（二）药物作用部位腰麻时，局麻药直接作用于脊神经根和脊髓表面。而硬膜外阻滞时局麻药作用的途径可能有：①通过蛛网膜绒毛进入根部蛛网膜下隙，作用于脊神经根；②药液渗出椎间孔，在椎旁阻滞脊神经。由于椎间孔内神经鞘膜很薄，局麻药可能在此处透入而作用于脊神经根；③直接透过硬脊膜和蛛网膜进入蛛网膜下隙，同腰麻一样作用于脊神经根和脊髓表面。但椎管内麻醉的主要作用部位是脊神经根。由于蛛网膜下隙内有脑脊液，局麻药注入后被稀释，且脊神经根是裸露的，易于被局麻药所阻滞，因此，腰麻与硬膜外阻滞比较，腰麻用药的浓度较高，但容积较小，剂量也小（约为后者的 1/5 ～ 1/4)，而稀释后的浓度远较硬膜外阻滞为低。

（三）麻醉平面与阻滞作用麻醉平面是指感觉神经被阻滞后，用针刺法测定皮肤痛觉消失的范围。交感神经被阻滞后，能减轻内脏牵拉反应；感觉神经被阻断后，能阻断皮肤和肌的疼痛传导；运动神经被阻滞后，能产生肌松弛。由于神经纤维的粗细不同，交感神经最先被阻滞，且阻滞平面一般要比感觉神经高 2 ～ 4 个节段；运动神经最晚被阻滞，其平面比感觉神经也低 1 ～ 4 个节段。各脊神经节段在人体体表的分布区见图 7 ～ 14。参照体表解剖标志，不同部位的脊神经支配分别为：胸骨柄上缘为 T2，两侧乳头连线为 T4，剑突下为 T6，季肋部肋缘为 T8，平脐线为 T10，耻骨联合上 2 ～ 3 cm 为 T12，大腿前面为 L1 ～ 3，小腿前面和足背为 L4 ～ 5，大腿和小腿后面以及肛门会阴区位 S1 ～ 5。如痛觉消失范围上界平乳头连线，下界平脐线，则麻醉平面表示为 T4 ～ T10。

（四）椎管内麻醉对生理的影响

1. 对呼吸的影响取决于阻滞平面的高度，尤以运动神经被阻滞的范围更为重要。如胸脊神经被阻滞，肋间肌大部或全部麻痹，可使胸式呼吸减弱或消失，但只要隔神经（C3 ～ 5）未被阻滞，仍能保持基本的肺通气量。如隔肌同时麻痹，腹式呼吸减弱或消失，则将导致通气不足甚或呼吸停止。故采用高位硬膜外阻滞时，为防止对呼吸的严重不良影响，应降低局麻药浓度，使运动神经不被阻滞或阻滞轻微。

2. 对循环的影响①低血压：椎管内麻醉时，由于交感神经被阻滞，使小动脉舒张而周围阻力降低，静脉扩张使静脉系统内血容量增加，回心血量减少，心输出量下降，而导致低血压。其发生率和血压下降幅度与麻醉平面及病人全身情况密切相关。如麻醉平面不高，范围不广，可借助于未被麻醉区域的血管收缩来代偿。对术前准备不充分、已有低血容量、动脉粥样硬化或心功能不全、或麻醉平面高、阻滞范围广者应特别注意血压下降。②由于交感神经被阻滞，迷走神经兴奋性增强，可使心率减慢。在高平面阻滞时，心脏加速神经也被阻滞，则可引起心动过缓。

3. 对其他系统的影响椎管内麻醉下，迷走神经功能亢进，胃肠蠕动增加，容易诱发恶心、呕吐。对肝肾功能也有一定影响，并可发生尿储留。

三、蛛网膜下隙阻滞

将局麻药注入到蛛网膜下隙，阻断部分脊神经的传导功能而引起相应支配区域的麻醉作用称为蛛网膜下隙阻滞（spinal block），又称脊椎麻醉或腰麻。

（一）分类可根据给药方式、麻醉平面和局麻药药液的比重分类。

1. 给药方式可分为单次法和连续法。

2. 麻醉平面阻滞平面达到或低于 T1。为低平面，高于 T,。但低于 T4 为中平面，达到或高于 T4 为高平面腰麻。现已不用高平面腰麻。

3. 局麻药液的比重所用药液的比重高于、等于、低于脑脊液比重时，分别称为重比重、等比重、轻比重腰麻。

（二）腰麻穿刺术穿刺时病人一般取侧卧位，屈髓屈膝，头颈向胸部屈曲，腰背部尽量向后弓曲，使棘突间隙张开便于穿刺。鞍区麻醉常为坐位。成人穿刺点一般选 L3 ～ 4 间隙，也可酌情上移或下移一个间隙。在两侧骼峙最高点作一连线，此线与脊柱相交处即为玩棘突或玩棘突间隙。直入法穿刺时，以 0.5% ～ 1% 普鲁卡因在间隙正中作皮丘，并在皮下组织和棘间韧带逐层浸润。腰椎穿刺针刺过皮丘后，进针方向应与病人背部垂直，并仔细体会进针时的阻力变化。当针穿过黄韧带时，常有明显落空感，再进针刺破硬脊膜和蛛网膜，出现第二次落空感。拔出针芯见有脑脊液自针内滴出，即表示穿刺成功。有些病人脑脊液压力较低，穿刺后无脑脊液流出或流出不畅，可由助手压迫病人的颈静脉，升高脑脊液压力使其流畅。穿刺成功后将装有局麻药的注射器与穿刺针衔接，注药后将穿刺针连同注射器一起拔出。侧入法穿刺时是在棘突中线旁开 1 ～ 1.5cm 处进针，针干向中线倾斜，约于皮肤呈 75° 角，避开棘上韧带而刺入蛛网膜下隙。适用于棘上韧带钙化的老年病人、肥胖病人或直入法穿刺有困难者。

（三）常用局麻药

1. 普鲁卡因腰麻用的普鲁卡因是纯度较高的白色结晶，每安瓶内装 150mg。成人一次用量为 100 ～ 150 mg，鞍区麻醉为 50 ～ 100 mg。常用 5% 普鲁卡因重比重液，即普鲁卡因 150 mg 溶解于 5% 葡萄糖溶液或脑脊液 2.7 ml，再加 0.1% 肾上腺素 0.2 ～ 0.3 ml。作用时间可持续至 1 ～ 1.5 小时。如将普鲁卡因 150mg 溶于注射用水 10ml 内，即配成 1.5% 的轻比重溶液。

2. 丁卡因为白色结晶，成人一次用量为 10 mg，最多不超过 15 mg。常用浓度为 0.33%，用脑脊液 1 ml 溶解丁卡因 10mg，再加 10% 葡萄糖溶液和 3% 麻黄碱溶液各 1 ml，配制成所谓 1：1：1 重比重溶液。起效时间约 5 ～ 10 分钟，作用时间约 2 ～ 2.5 小时。将丁卡因 10 mg 溶于注射用水 10ml 内，即配成 0.1% 的轻比重溶液。

3. 布比卡因常用剂量为 8 ～ 15 mg，常用浓度 0.5 ～ 0.75%，用 1000 葡萄糖溶液配成重比重溶液，起效时间和作用时间与丁卡因类似。以注射用水稀释成 0.25% 浓度以下，为轻比重溶液。

（四）麻醉平面的调节局麻药注入蛛网膜下隙以后，应设法在短时间内调节和控制麻醉平面。一旦超过药液与神经组织结合所需时间，就不容易调节平面。如果麻醉平面过低导致麻醉失败，平面过高对生理的影响较大，甚至危及病人的生命安全。影响麻醉平面的因素很多，如局麻药药液的比重、剂量、容积、病人身高、脊柱生理弯曲和腹腔内压力等，但药物的剂量是影响腰麻平面的主要因素，剂量越大，平面越高。假如这些因素不变，则穿刺间隙、病人体位和注药速度等是调节平面的重要因素。

1. 穿刺间隙　由于脊柱的生理弯曲，病人仰卧时 L3 位置最高，Ts 和气最低。因此在 L2 ～ 3 间隙穿刺并注入重比重局麻药液，病人转为仰卧位后，药液在脑脊液中沿着脊柱的坡度向胸段流动，麻醉平面容易偏高。如在 L4 ～ 5 间隙穿刺注药，则病人仰卧后大部分药液将向 ft 段流动，麻醉平面容易偏低。

2. 病人体位　病人体位对于麻醉平面的调节十分重要。病人注药仰卧位后，应根据手术区对麻醉平面的要求，改变病人体位进行调节。例如平面过低时，由于重比重药液在脑脊液中向低处扩散，可将手术台调至头低位，使平面上升。一旦平面足够，立即将手术台调至水平位，并严密观察病人的呼吸和血压变化。调节平面应在注药后 5 ～ 10 分钟内完成。假如手术部位在下肢，穿刺时可让病人患侧在下侧卧，注药后继续保持侧卧位 5 ～ 10 分钟，麻醉作用即偏于患侧。如只需阻滞肛门和会阴区，可使病人取坐位在 L4 ～ 5 间隙穿刺，以小量药液（约一般量的 1/2）作缓慢注射，则局麻药仅阻滞骶尾神经，称鞍区麻醉。

3. 注药速度　速度愈快，麻醉范围愈广；速度愈慢，则麻醉范围愈局限。一般的注药速度为每 5 秒钟注射 1ml。

（五）并发症

1. 术中并发症

(1) 血压下降、心率减慢：腰麻时血压下降可因脊神经被阻滞后，麻醉区域的血管扩张，回心血量减少，心排出量降低所致。血压下降的发生率和严重程度与麻醉平面有密切关系。麻醉平面愈高，阻滞范围愈广，发生血管舒张的范围增加而进行代偿性血管收缩的范围减小，故血压下降愈明显。一般低平面腰麻血压下降者较少。合并有高血压或血容量不足者，自身代偿能力低下，更容易发生低血压。若麻醉平面超过 T4，心加速神经被阻滞，迷走神经相对亢进，易引起心动过缓。血压明显下降者可先快速静脉输液 200 ～ 300 ml，以扩充血容量，必要时可静注麻黄碱。心率过缓者可静注阿托品。

(2) 呼吸抑制：常出现于高平面腰麻的病人，因胸段脊神经阻滞，肋间肌麻痹，病人感到胸闷气促，吸气无力，说话费力，胸式呼吸减弱，发绐。当全部脊神经被阻滞，即发生全脊椎麻醉，病人呼吸停止，血压下降甚至心脏停搏。此外，平面过高可引起呼吸中枢的缺血缺氧，这也是呼吸抑制的原因。呼吸功能不全时应给予吸氧，并同时借助面罩辅助呼吸。一旦呼吸停止，应立即气管内插管和人工呼吸。

(3) 恶心呕吐：常见于①麻醉平面过高，发生低血压和呼吸抑制，造成脑缺血缺氧而兴奋呕吐中枢；②迷走神经亢进，胃肠蠕动增强；③牵拉腹腔内脏；④病人对术中辅助用药较敏感。应针对原因处理。如提升血压、吸氧、麻醉前用阿托品、暂停手术牵拉等。氟哌利多、昂丹司琼（ondansetron，枢复宁）等药物也有一定的预防和治疗作用。

2. 术后并发症

(1) 腰麻后头痛：发生率 3 ～ 30%，常出现于麻醉后 2 ～ 7 天，年轻女性病人较多见。其特点是抬头或坐起时头痛加重，平卧后减轻或消失。约半数病人的症状在 4 天内消失，一般不超过一周，但也有病程较长者。由于硬脊膜和蛛网膜的血供较差，穿刺孔不易愈合，因脑脊液漏出导致颅内压降低和颅内血管扩张而引起血管性头痛。头痛的发生与穿刺针粗细有茉，穿刺针较粗或反复穿刺者的发生率较高。为预防腰麻后头痛，应采用细穿刺针 (26G) 穿刺，避免反复多次穿刺，围术期输入足量液体并防止脱水。发生腰麻后头痛者应平卧休息，可服镇痛或安定类药，针灸或用腹带捆紧腹部也有一定疗效。头痛严重者可于硬膜外腔内注入生理盐水，或 5% 葡萄糖液，或右旋糖酔 15 ～ 30 ml，疗效较好，必要时可采用硬膜外充填疗法。

(2) 尿潴留：较常见。主要因支配膀胱的副交感神经纤维很细，对局麻药很敏感，阻滞后恢复较晚，即使皮肤感觉恢复，仍可发生尿储留。下腹部或肛门、会阴手术后切口疼痛以及病人不习惯卧床排尿等因素也可引起尿 I 留。可以热敷、针灸或肌注副交感神经兴奋药卡巴胆碱 (carbachol) 治疗，必要时留置导尿管。

(3) 化脓性脑脊膜炎：可因直接或间接原因引起，如皮肤感染、脓毒症者等，严重者可危及生命，故重在预防。

(4) 腰麻后神经并发症：①脑神经麻痹：一般在腰麻后 1 周发病，常先有剧烈头痛、羞明、眩晕，继而出现斜视和复视。其发病机制可能与腰麻后头痛相似，由于脑脊液外漏，脑组织失去了脑脊液的衬垫作用。当病人坐起或站立时，脑组织因重力作用下沉而压迫脑神经。展神经较长，更容易受牵拉或受压而发生功能障碍。治疗：纠正腰麻后低颅内压，给予维生素 B 以及对症治疗。大多数病人在 6 个月内能自愈。②粘连性蛛网膜炎：病程发展较慢，常先出现感觉障碍，逐渐发展成感觉丧失和瘫痪。其病变是软膜和蛛网膜的慢性增生性炎症反应，蛛网膜下隙和硬膜外间隙均粘连闭锁，血管亦因炎症机化而闭塞，引起脊髓和脊神经根的退行性改变。发生原因不明，可能与药物、异物、化学刺激或病毒等因素有关。③马尾丛综合征：其特点是局限于会阴区和下肢远端的感觉和运动障碍，轻者仅表现为尿储留，严重者大小便失禁。如因穿刺时损伤马尾丛神经纤维，一般数周或数月后可能自愈。如为化学性损伤，恢复较困难。

（六）适应证和禁忌证腰麻适用于 2 ～ 3 小时以内的下腹部、盆腔、下肢和肛门会阴部手术，如阑尾切除、庙修补、半月板摘除、痔切除、肛瘩切除术等。禁忌证：①中枢神经系统疾患，如脑脊膜炎、脊髓前角灰白质炎、颅内压增高等；②休克；③穿刺部位有皮肤感染；④脓毒症；⑤脊柱外伤或结核；⑥急性心力衰竭或冠心病发作。对老年人、心脏病、高血压等病人应严格控制用药量和麻醉平面。不能合作者，如小儿或精神病病人，一般不用腰麻。

四、硬膜外阻滞

将局麻药注射到硬脊膜外间隙，阻滞部分脊神经的传导功能，使其所支配区域的感觉或（和）运动功能消失的麻醉方法，称为硬脊膜外间隙阻滞（epidural block），又称硬膜外阻滞或硬膜外麻醉。有单次法和连续法两种，临床常用连续法。

（一）硬膜外穿刺术硬膜外穿刺可在颈、胸、腰、骶各段间隙进行。由于硬膜外间隙内无脑脊液，药液注入后依赖本身的容积向两端扩散，故一般选择手术区域中央的相应棘突间隙穿刺。。硬膜外穿刺有直入法和侧入法两种。穿刺体位、进针部位和针所经讨的层次与腰麻基本相同。但硬膜外穿刺时，当针尖穿过黄韧带即达硬膜外间隙。硬膜外穿刺成功的关键是不能刺破硬脊膜，故特别强调针尖刺破黄韧带时的感觉，并可采用下列方法来判断硬膜外针尖是否到达硬膜外间隙。①阻力消失法：在穿刺过程中，开始阻力较小，当抵达黄韧带时阻力增大，并有韧性感。推动注射器芯有回弹阻力感，气泡被压小。继续缓慢进针，一旦刺破黄韧带时有落空感，注液无阻力，小气泡不再缩小，回抽无脑脊液流出，表示针尖已达硬膜外间隙。②毛细血管负压法：穿刺针抵达黄韧带后，与盛有液体的玻璃毛细接管相连接，继续缓慢进针。当针进入硬膜外间隙时，在有落空感的同时，管内液体被吸入，为硬膜外间隙特有的“负压现象。

确定针尖在硬膜外间隙后，可通过穿刺针置入导管，导管留在硬膜外间隙的长度约 3 ～ 4 cm。退出穿刺针并固定好导管供连续注药用。

（二）常用局麻药和注药方法常用药物为利多卡因、丁卡因、布比卡因和罗哌卡因。如病人无高血压，可在药液内加肾上腺素（浓度为 5μg/ml）。一般用 1.5 ～ 2% 利多卡因，起效时间 5 ～ 8 分钟，作用维持时间约 1 小时左右。丁卡因用 0.25% ～ 0.33% 浓度，起效时间 10 ～ 20 分钟，维持时间 1.5 ～ 2 小时。布比卡因一般用 0.5 ～ 0.75% 浓度，起效时间 7 ～ 10 分钟，维持时间 2 ～ 3 小时。罗哌卡因常用 0.75% 浓度。

穿刺置管成功后，先注入试验剂量 2% 利多卡因 3 ～ 5 ml，观察 5 ～ 10 分钟。因为硬膜外阻滞用药的容积和剂量都比腰麻约大 3 ～ 5 倍，如将全部药液注入蛛网膜下腔，必将产生全脊椎麻醉的严重后果。如果将导管意外置入蛛网膜下隙，注入试验剂量后 5 分钟内即出现节段性的麻醉平面，并伴有明显的下肢运动障碍和血压下降等现象，应立即停止给药。如发生血压剧降或呼吸困难，应紧急抢救。如确证无腰麻现象，则根据试验剂量的效果决定追加剂量。试验剂量和追加剂量之和称初量。在初量作用将消失时，再注入第二次量，其剂量约为初量的 1/2 ～ 2/3。

（三）麻醉平面的调节硬膜外阻滞的麻醉平面与腰麻不同，是节段性的。影响平面的主要因素有：①局麻药容积：硬膜外间隙药液的扩散与容积有关。注入容积愈大，扩散愈广，麻醉范围愈宽。②穿刺间隙：麻醉上、下平面的高低取决于穿刺间隙的高低。如间隙选择不当，有可能上或下平面不符合手术要求而导致麻醉失败，或因平面过高而引起呼吸循环的抑制。③导管方向：导管向头端插入，药液易向胸、颈段扩散；向尾端插管，则易向腰、骶段扩散。④注药方式：药量相同，如一次集中注入则麻醉范围较广，分次注入则范围缩小。通常在颈段注药，其扩散范围较胸段广，而胸段又比腰段广。⑤病人情况：老年、动脉硬化、妊娠、脱水、恶病质等病人，注药后麻醉范围较一般人为广，故应减少药量。此外，还有药液浓度、注药速度和病人体位等也可产生一定影响。

（四）并发症

1. 术中并发症

(1) 全脊椎麻醉（total spinal anesthesia）：是由于硬膜外麻醉所用局麻药大部分或全部意外注入到蛛网膜下隙，使全部脊神经被阻滞的现象。病人可在注药后几分钟内发生呼吸困难、血压下降、意识模糊或消失，继而呼吸停止。一旦发生全脊椎麻醉，应立即以面罩加压给氧并紧急行气管内插管进行人工呼吸，加速输液，并以血管加压药维持循环稳定。若处理及时和正确，可避免严重后果，否则可导致心搏骤停。为了防止全脊椎麻醉的发生，施行硬膜外阻滞时，必须严格遵守操作规程，穿刺时仔细谨慎，导管置入硬膜外间隙后应回吸无脑脊液，用药时必须给试验剂量，确定未注入蛛网膜下隙后方可继续给药。

(2) 局麻药毒性反应：硬膜外间隙内有丰富的静脉丛，对局麻药的吸收很快；导管可意外进入血管内，使局麻药直接注入血管内；导管损伤血管也可加快局麻药的吸收。以上原因都可引起不同程度的毒性反应。此外，一次用药剂量超过限量，也是发生毒性反应的常见原因。

(3) 血压下降：主要因交感神经被阻滞而引起阻力血管和容量血管的扩张，导致血压下降。尤其是上腹部手术时，因胸腰段交感神经阻滞的范围较广，并可阻滞心交感神经引起心动过缓，更易发生低血压。特点：①硬膜外阻滞起效较慢，故血压下降也出现较晚。②硬膜外阻滞的平面虽较高，如能控制麻醉范围比较局限，则血压下降幅度较小。③因局麻药用量较大，吸收后对心血管有直接抑制作用，可加重对循环的抑制。

(4) 呼吸抑制：硬膜外阻滞可影响肋间肌及膈肌的运动，导致呼吸储备功能降低，而对静息通气量的影响较小。当阻滞平面低于 T8 时，呼吸功能基本正常，如达 T2 以上，通气储备功能明显下降。为了减轻对呼吸的抑制，可降低用药浓度以减轻对运动神经的阻滞，如颈段硬膜外阻滞可用 1 ～ 1.3% 的利多卡因，上胸段用 1.3% ～ 1.6% 的利多卡因，平面虽高，但对呼吸功能的影响较小。

(5) 恶心呕吐：与腰麻相同。

2. 术后并发症硬膜外阻滞的术后并发症一般较腰麻为少。少数病人出现腰背痛或暂时尿储留，一般多不严重。但它也可发生严重神经并发症，甚至截瘫，其致病原因有损伤、血肿、感染和脊髓血管病变等。对于这些并发症，应以预防为主。

(1) 神经损伤：可因穿刺针直接创伤或导管因质硬而损伤脊神经根或脊髓，局麻药的神经毒性也应考虑。表现为局部感觉或（和）运动的障碍，并与神经分布相关。在穿刺或置管时，如病人有电击样异感并向肢体放射，说明已触及神经。异感持续时间长者，可能损伤严重，应放弃阻滞麻醉。一般采取对症治疗，数周或数月可自愈。

(2) 硬膜外血肿：发生率约 2 ～ 6%，血肿形成引起截瘫的发生率为 1：20000。凝血功能障碍或应用抗凝药者容易发生。硬膜外麻醉后若出现麻醉作用持久不退，或消退后再出现肌无力、截瘫等，都是血肿形成压迫脊髓的征兆。应及早作出诊断，争取在血肿形成后 8 小时内进行椎板切开减压术，清除血肿。如超过 24 小时则一般很难恢复。有凝血功能障碍或正在抗凝治疗者，禁用硬膜外阻滞。

(3) 脊髓前动脉综合征：脊髓前动脉是一根终末血管，供应脊髓截面前 2/3 的区域，如较长时间血供不足，可引起脊髓缺血性改变，甚至坏死，称脊髓前动脉综合征。病人一般无感觉障碍，主诉躯体沉重，翻身困难。部分病人能逐渐恢复，也有些病人出现截瘫。可能原因有：①原有动脉硬化，血管腔狭窄，常见于老年人；②局麻药中肾上腺素浓度过高，引起脊髓前动脉持久收缩；③麻醉期间有较长时间的低血压。

(4) 硬膜外脓肿：因无菌操作不严格，或穿刺针经过感染组织，引起硬膜外间隙感染并逐渐形成脓肿。临床表现出脊髓和神经根受刺激和压迫的症状，如放射性疼痛、肌无力及截瘫，并伴有感染征兆。应予大剂量抗生素治疗，并及早进行椎板切开引流。

(5) 导管拔出困难或折断：可因椎板、韧带以及椎旁肌群强直，使导管拔出困难。处理时可将病人处于原穿刺体位，一般可顺利拔出。如仍拔管困难，可热敷或在导管周围注射局麻药，然后均匀地用力拔出。如导管折断，无感染或神经刺激症状者，残留体内的导管一般不需要手术取出，但应严密观察。

（五）适应证和禁忌证最常用于横隔以下的各种腹部、腰部和下肢手术，且不受手术时间的限制。还用于颈部、上肢和胸壁手术，但麻醉操作和管理技术都较复杂，采用时要慎重。、禁忌证与腰麻相似。凡病人有穿刺点皮肤感染、凝血机制障碍、休克、脊柱结核或严重畸形、中枢神经系统疾患等均为禁忌。对老年、妊娠、贫血、高血压、心脏病、低血容量等病人，应非常谨慎，减少用药剂量，加强病人管理。

五、骶管阻滞

经骶裂孔将局麻药注入骶管腔内，阻滞骶脊神经，称骶管阻滞 (caudal block)，是硬膜外阻滞的一种。适用于直肠、肛门和会阴部手术。

1. 管穿刺术病人取侧卧位或俯卧位。侧卧位时腰背向后弓曲，两膝向腹部靠拢。俯卧位时髓部垫一小枕，两腿略分开，脚尖内倾，脚后跟外旋，以放松臀部肌。穿刺前先触及尾骨尖端，在沿中线向头方向约 3 ～ 4cm 处可摸到一个 V 形或 U 形凹陷，其两旁各有一豆大骨质隆起的骶角，此凹陷即骶裂孔。在骶裂孔中心作皮丘，针垂直刺过皮肤和覆盖骶裂孔的骶尾韧带。当穿透韧带时，有阻力突然消失的落空感。此时将针干与皮肤呈 30° 角方向进针，即可进入骶管腔。如角度太大，针尖容易触及骶管前壁；角度太小，针尖可触及骶管后壁。凡遇骨质，均应调整角度，使与骶管纵轴方向一致，针尖即可顺利进入。针插入骶管腔后，推进深度约 2cm 即可。岛的骨质标志是骼后上蜻联线，穿刺针不得进入过深而越过此联线，否则有刺入蛛网膜下隙的危险。采用骶管简化垂直进针法时，病人侧卧位，用 7 号短针经骶裂孔上端垂直刺过骼尾韧带即可，此法比较安全。穿刺成功后接上注射器，回抽无血液和脑脊液即可注入局麻药。注药时应无阻力，注药后无局部皮下肿胀。

2. 常用局麻药骶管阻滞可用 1.5% 利多卡因或 0.5% 布比卡因（均加适量肾上腺素），成人用药量一般为 20ml。其麻醉时间分别为 1.5 ～ 2 小时和 4 ～ 6 小时。采取分次注药法，先注入试验剂量 5ml，观察 5 分钟，如无不良反应，再将其余 15ml 注入。

3. 并发症骶管内有丰富的静脉丛，如穿刺时损伤血管，使局麻药吸收加快，可发生毒性反应。如穿刺针插入过深，进入硬膜囊内，则药液可注入蛛网膜下隙而发生全脊椎麻醉。此外，术后尿储留者也较多见。如病人骶管畸形、穿刺点有感染、穿刺困难或回抽有血液者，可改用鞍区麻醉或硬膜外阻滞。

六、蛛网膜下隙与硬膜外隙联合阻滞

蛛网膜下隙与硬膜外隙联合阻滞又称腰麻一硬膜外联合阻滞，近年来较广泛用于下腹部及下肢手术。其特点是既有腰麻起效快、镇痛完善与肌松弛的优点，又有硬膜外阻滞时控调麻醉平面、满足长时间手术的需要等长处。穿刺方法有两种。两点法：病人体位与腰麻相同，先选 T12 ～ L1，作硬膜外隙穿刺并置入导管，然后再于 L3 ～ 4 或 L4 ～ 5 间隙行蛛网膜下隙穿刺。一点法：经 L2 ～ 3 棘突间隙用特制的联合穿刺针作硬膜外隙穿刺，穿刺成功后再用配套的 25G 腰穿针经硬膜外穿刺针内行蛛网膜下隙穿刺，见脑脊液流出即可注入局麻药（腰麻）；然后退出腰穿针，再经硬膜外针向头端置入硬膜外导管，并固定导管备用。由于所用腰穿针很细，故对硬脊膜损伤很小，术后头痛的发生率明显减少，但注药时间需 45 ～ 60 秒钟。目前临床上多采用一点法。

（王志杰）

第六节 麻醉期间和麻醉恢复期的监测和管理

一、麻醉期间的监测和管理

病人在手术麻醉期间，由于外科疾病或并存疾病的影响，麻醉方法和药物的影响，手术创伤及失血，以及体位的改变等因素，都可对生理功能带来不同程度的影响，严重者可危及病人的生命。因此，麻醉期间应主动采取措施预防严重生理变化的发生，密切观察病人各种生理功能的变化，力求及早发现和及时纠正，以避免发生严重并发症。

呼吸功能是麻醉时最容易和最先受到影响的重要功能之一。全身麻醉可引起各种不同程度的呼吸抑制甚至呼吸肌麻痹，阻滞麻醉对呼吸肌的影响也可引起严重的呼吸抑制，麻醉辅助用药、手术体位及并存的呼吸疾病，都是麻醉期间影响呼吸功能的重要因素。因此，麻醉期间保持呼吸功能正常是一项十分重要的任务。呼吸功能正常是指能维持动脉血氧分压（(PaO_2)、二氧化碳分压 ($PaCO_2$) 和血液 pH 在正常范围内。这三项指标也是衡量呼吸管理是否合理的参数。保持自主呼吸的病人，应观察病人的呼吸运动的类型（胸式或腹式呼吸），呼吸的幅度、频率和节律，同时观察口唇粘膜、皮肤及手术野出血的颜色，以判断是否有呼吸道梗阻、缺氧或二氧化碳蓄积。必要时应监测 SPO：或动脉血气分析。全麻病人还应监测潮气量、每分钟通气量，有条件者可监测 ETC 唤，以保证病人的通气功能正常。

麻醉期间维持循环功能的稳定在麻醉管理中占有重要地位，循环系统的变化将直接影响病人的安全和术后的恢复。麻醉期间每隔 5 ～ 10 分钟测定和记录一次血压、脉搏、呼吸等参数，并记录手术重要步骤、出血量、输液量、输血量及用药等。麻醉期间引起循环障碍的可能原因包括：外科疾病和并存疾病的病理改变，麻醉方法和麻醉药物的影响及其相互作用，手术对循环的影响等。当发生循环障碍时，应对血容量、心脏代偿功能和外周血管的舒缩状态作出正确判断，并进行有针对性的处理。麻醉期间维持有效血容量是非常重要的，血压降低往往与绝对或相对的血容量不足有关。应根据术前心、肾功能及脱水情况，术中失血及体液丢失量进行补充。建立必要的循环监测措施有助于临床判断。麻醉的深浅程度对循环的影响是多方面的。麻醉太浅可引起机体的应激反应，使血压升高，心率增快。麻醉过深既可抑制心肌收缩功能，又可使外周血管舒张，引起外周血管阻力降低和相对血容量不足，结果使血压降低。因此，根据病情和手术要求及时调节麻醉深度，对于维持循

环稳定是非常重要的，必要时可应用血管活性药物来支持循环功能。

麻醉期间还应密切观察全身情况。非全麻病人应注意神志和表情的变化，严重低血压和缺氧可使病人的表情淡漠和神志突然丧失。局麻药毒性反应时，可出现精神兴奋症状，严重者可发生惊厥。体温监测十分必要，特别是小儿。体温过高可使代谢增快，氧耗量增加，严重者可引起代谢性酸中毒和高热惊厥。体温降低时，病人对麻醉的耐受能力也降低，容易发生麻醉过深而引起循环抑制，麻醉后苏醒时间也延长。术中应监测中心体温，以监测食管或直肠温度为好。

二、麻醉恢复期的监测和管理

手术和麻醉虽然结束，但手术及麻醉对病人的生理影响并未完全消除。在此期间，病人的呼吸及循环功能仍然处于不稳定状态，各种保护性反射仍未完全恢复，其潜在的危险性并不亚于麻醉诱导时。因此，应重视麻醉后恢复室（recovery room）的建立和管理。

（一）监测在麻醉恢复期应常规监测心电图、血压、呼吸频率和 SPO_2，并每 5 ～ 15 分钟记录一次，直至病人完全恢复。至少应测定并记录一次体温，如有异常应继续监测。手术较大者，不管是全麻或阻滞麻醉，术后都应常规吸氧。如果病人并存肺部疾病，或行开胸和上腹部手术者，更应重视其呼吸功能的变化和管理。全麻后病人要注意其神志恢复的情况和速度，而椎管内麻醉者应密切观察其阻滞部位感觉和运动的恢复情况。

（二）全麻后清醒延迟的处理常见原因为全麻药的残余作用，包括吸入及静脉全麻药、肌松药和麻醉性镇痛药等。可因麻醉过深引起，亦可因病人的病理生理改变而引起药物代谢和排泄时间延长所致，如高龄、肝肾功能障碍、低温等。此外麻醉期间发生的并发症，如电解质紊乱、血糖过高或过低、脑出血或脑血栓形成等，都可引起病人的意识障碍，即使麻醉因素已排除，病人术后仍可处于不同程度的昏迷状态。遇此情况，首先应维持循环稳定、通气功能正常和充分供氧。对于术后长时间不醒者，应进一步检查其原因，并针对病因治疗。

（三）保持呼吸道通畅全麻后或阻滞麻醉应用了辅助药，都可影响病人神志的恢复。在此期间非常容易发生呼吸道梗阻，应密切观察。呼吸道不全梗阻表现为呼吸困难并有鼾声，吸气时辅助呼吸肌用力，出现三凹征和鼻翼扇动。呼吸道完全梗阻者，只见有强烈的呼吸行为而无气体交换，胸部和腹部呼吸运动反常。如果未能及时发现和处理，可危及病人的生命。

（四）维持循环系统的稳定在麻醉恢复期，血压容易波动，体位的变化对循环也有影响。发生术后低血压的常见原因有：①低血容量：表现为粘膜干燥、心率快及少尿。应检查血红蛋白含量及 HCT 以除外内出血。对于顽固性低血压者，应监测尿量、直接动脉压、CVP 或 PCWP。②静脉回流障碍：可发生于机械通气、张力性气胸、心包填塞等。③血管张力降低：可发生于椎管内麻醉、过敏反应、肾上腺皮质功能低下等，也可见于应用抗高血压药、抗心律失常药及复温时。应针对原因处理。发生术后高血压的常见原因有：①术后疼痛，膀胱尿储留，病人躁动不安。②低氧血症和（或）高碳酸血症。③颅内压升高。

（五）恶心、呕吐的处理以全麻后病人发生率较高，尤其是以吸入麻醉药为主、麻醉时间较长者更易发生。麻醉期间应用麻醉性镇痛药可使恶心呕吐的发生率增加。麻醉恢复期发生恶心、呕吐对保持呼吸道的通畅十分不利，如果发生误吸则更加危险。应用氟哌利多和枢复宁可明显减少或减轻恶心、呕吐的发生。

（王志杰）

第七节 控制性降压和全身低温

一、控制性降压

控制性降压（controlled hypotension）是指利用药物或（和）麻醉技术使动脉血压降低并控制在一定水平，以利于手术操作、减少手术出血及改善血流动力的方法。但血压降低后，可能使各生命器官的血流量降低。脑细胞对缺氧的耐受性很低，在非麻醉状态下，平均动脉压（MAP）低于 60 mmHg 时，即有发生脑缺血缺氧的危险。药物对心肌的抑制和外周血管阻力（(SVR）的降低，可引起心排出量（CO）和主动脉压的降低，导致冠脉血流量减少和心肌缺血。当收缩压低于 80mmHg 时，肾小球滤过率下降，泌尿功能暂停，有发生术后少尿、无尿及肾衰竭的危险。因此，施行控制性降压时必须严格掌握适应证，维持各生命器官的供血供氧在正常范围。

（一）施行控制性降压的基本原则

1. 保证组织灌注保证组织器官的血液灌注量，以满足机体基本代谢功能的需要。降压时主要降低 SVR，避免或减轻对 CO 的影响。降压时组织灌流量可由血管扩张来代偿，但必须维持正常的血管内容量。

2. 严格掌握血压控制标准一般认为，术前血压正常者，控制收缩血压不低于 80mmHg，或 MAP 在 50 ～ 65 mmHg 之间。或以降低基础血压的 30% 为标准，并根据手术野渗血情况进行适当调节。以手术野的渗血量有明显减少，但仍有微量渗血为好。如手术野呈现苍白干燥，表明血压过低。应在手术渗血最多或手术最主要步骤时施行降压，尽量缩短降压时间。MAP 降至 50mmHg 时，每次降压时间不宜超过 30 分钟。手术时间长者，若以降低基础收缩血压的 30% 为标准时，每次降压时间最长不宜超过 1.5 小时。

3. 重视体位调节注意体位对局部血压的影响，尽量让手术野位于最高位置，虽然全身血压降低较少，但局部渗血可显著减少。下肢降低 15° 可使血压降低 10 ～ 20 mmHg, 有利于血压的控制；而伏卧或侧卧位可使 CO 锐减，是控制性降压的风险体位。

4. 加强监测降压期间应监测 ECG, Sp02，尿量；动脉血压，最好是直接动脉测压；手术时间长者，应监测 CVP, HCT、体温及动脉血气分析。

（二）控制性降压的方法

1. 吸入麻醉药降压加深吸入麻醉可达到一定程度的降压效果。常用异氟烷或恩氟烷降压。异氟烷和恩氟烷对血管平滑肌有明显舒张作用，可明显降低外周血管阻力而降低动脉血压，对心肌力和 CO 的影响较小，有利于保证组织灌注。降压起效快，停药后血压恢复迅速，无反跳作用。适用于短时间的降压。如需长时间降压，多与其他降压药复合应用。

2. 血管扩张药降压常用药为①硝普钠（sodium nitroprusside）：静脉常用量为 0.5 ～ 5.0μg/(kg•min)，1 ～ 2 分钟起效，4 ～ 6 分钟可将血压降低到预定值，停药 2 ～ 5 分钟后血压即可恢复。最大用量不宜超过 10ug/(kg. min)，以免引起氰化物中毒。②硝酸甘油（nitroglycerin）：一般用量为 1 ～ 5 ug/(kg. min)，或单次静注 50 ～ 100ug。起效时间为 2 ～ 5 分钟，停药 5 ～ 10 分钟后血压即可恢复。③三磷酸腺苷（ATP）：适用于短时间降压，单次静注 0.4 ～ 3 mg/kg，持续滴注量为 1 ～ 1.5 mg/(kg•min)。起效时间约 5 分钟，单次静注维持约 2 ～ 5 分钟。持续滴注时停药后数分钟血压即可恢复正常。

（三）适应证、禁忌证和并发症

1. 适应证①降低血管张力，便于施行手术，如动脉导管未闭、颅内动脉瘤及脑膜血管瘤手术等。②减少手术野的渗血，方便手术操作，同时减少失血量。如血运非常丰富的组织和器官施行手术，包括髋关节和脊柱的手术、后颅窝及显微外科手术等。③麻醉期间控制血压过度升高，防止发生心血管并发症，如心肌缺血、急性肺水肿等。

2. 禁忌证有严重器官疾病者，如心脏病、高血压病、脑供血不足及肝、肾功能障碍等；酸碱平衡失调、低血容量、休克及严重贫血者。

3. 并发症可能发生全麻后苏醒延迟，反应性出血和术后视觉模糊；急性肾衰竭，表现为少尿或无尿；血栓形成，包括脑血管、冠状动脉及其他血管。

二、全身低温

全身低温（简称低温，hypothermia），也习称为低温麻醉。是将机体体温降低到一定程度，以求达到降低机体代谢、保持或延缓机体细胞活动，以适应治疗和手术的需要。将体温降至 32 ～ 35℃称为浅低温，26 ～ 31℃称为中低温，25℃以下称为深低温。

（一）对生理的影响当外界温度开始降低时，机体为保持恒温而发生应激反应，以交感神经兴奋为主，机体氧耗量剧增。临床表现为血压升高、心率增快，呼吸激动，肌肉战栗、肤毛竖立、毛孔收缩及瞳孔散大等。当外界温度持续保持在低水平时，机体温度才逐渐降低。低温可使各重要组织器官的代谢降低，氧耗量减少，耐受循环暂停的时间显著延长。

随着体温下降，脑电图表现为幅度降低、频率减慢直至脑电波消失。体温每降低 1℃，脑血流量降低 6% ～ 7%，颅内压降低 5%。体温为 25℃时，脑氧耗量仅为正常体温时的 1/3，脑血管阻力为正常的 2 ～ 3 倍，脑实质容积缩小约 400。心率随体温降低而减慢，体温降至 25℃时，心率可减慢 5000，心排出量和心脏做功也明显降低，并可出现各种心律失常。如果发生房室传导阻滞而难以纠正时，应立即停止降温。室颤为低温时的最严重心律失常，最易发生室颤的体温为 26 ～ 24℃。低温时全身氧耗量降低，体温在 30℃时，氧耗量可降低 50%； 23℃时的氧耗量仅为正常体温的 1600。低温可抑制肝的解毒功能，影响药物代谢速度。在低温时，吗啡和巴比妥类药物的作用增强；肌松药的作用时间延长；对血管收缩药不敏感，而复温后可引起血压急剧升高。低温可使肝血流量减少，抑制胆汁分泌和降低肝糖原含量；肾血流量及肾小球滤过率减少，肾小管的分泌和重吸收功能降低；血液粘稠度增加，血小板减少使凝血时间延长。

（二）适应证由于体内各器官在低温时的氧耗量并不相同，应根据临床的需要采用不同程度的低温。深低温常与体外循环配合进行复杂的心内手术。中低温适用于短小的心内手术，或大血管手术必须阻断动脉主干时以保护远心端的脏器功能。浅低温适用于脑复苏病人及神经外科手术，应用低温可以延长阻断脑循环的时间，降低颅内压，减轻脑水肿。以其他方法难以控制的高热也常采用浅低温。

（三）常用降温方法浅低温和中低温可采用体表降温法。冰袋降温法是将冰袋置于病人颈部、腋窝、腹股沟等大血管处，使体温逐渐降低。该法降温较慢，适合小儿的降温，成人常用于高热时的物理降温。变温毯的应用越来越多，将病人置子特制的变温毯内，即可使体温逐渐降低。该法操作简便易行，但降温速度较慢。为了防止降温时的应激反应，可酌情应用镇静药，如地西伴、咪达唑仑、氯丙嗪等。

深低温应在全身麻醉下，应用体外循环方法将体温降低到预计水平。该方法降温迅速、安全，为目前广泛采用的方法。当手术关键性操作完成后即可开始复温。降温过程中应监测病人的血压、心电图（心率和心律）、呼吸及 SPO_2，并连续监测食管和直肠内温度。为了预防在降温过程中的御寒反应，应及时调整麻醉深度和追加肌松药。

（王志杰）

第八节　体外循环

体外循环（extracorporeal circulation, EEC）是指使用特殊装置将人体静脉血引出体外，进行人工气体交换、温度调节和过滤等处理，再泵入人体动脉内的一项生命支持技术，又称心肺转流术（cardiopulmonary bypass, CPB）。其目的是暂时取代人体的心、肺功能，维持全身重要组织器官的血液供应和气体交换。体外循环技术是心脏外科和一些特殊手术的必要条件。

一、体外循环的基本装置与功能

体外循环的基本装置主要包括：血泵（人工心）、氧合器（人工肺）、变温器、滤器以及附属装置等五部分。

1. 血泵是用于暂时代替人体心脏泵血功能的装置。目前分非搏动泵和搏动泵两种。非搏动泵较常使用（离心泵为非搏动泵），它通过调节泵头转动，挤压泵管单向排出血液，泵出血液的方式为平流；而搏动泵排出血液方式具有搏动性，有利于微循环的灌注。

2. 氧合器是用于暂时代替人体肺在体外进行气体交换的装置。氧合器现有两种类型：①鼓泡式氧合器：将氧气与引出的静脉血直接接触，形成血气泡，直接进行氧合并排出二氧化碳，再经除泡滤过后成为氧合血。由于气、血直接接触，容易引起血液的蛋白变性和有形成分破坏。因此，安全使用时间受限。②膜式氧合器：将血液通过可透气的高分子薄膜或中空管壁进行气体交换。气、血不直接接触，明显减少了微气栓形成和血液成分的破坏。

3. 变温器将水箱内的水温调节至设定值，通过管道输入与氧合器为一体的冷热交换器，从而升高或降低氧合器内的血液温度。在变温尤其是复温过程中，变温器内水温与血温温差应小于10℃，否则容易产生微气栓。复温时水温不能超过42℃。以防溶血和血液蛋白变性。

4. 微栓过滤器一般为直径 20 ～ 40μm 微孔的高分子材料滤网装置，置于动脉端管路，滤除各种微栓子，如微气栓、血栓、脂肪栓、以及微小组织块等。

5. 附属装置包括各种血管插管、连接管道、贮血器以及监测系统等。

二、体外循环的实施

（一）体外循环的准备

1. 制定体外循环方案详细了解患者的病情，身高、体重、体表面积、血细胞比容导和血浆蛋白含量等情况，根据手术方案制定个体化的体外循环方案。选择合适的体外循环插管、连接管路与材料，确保人工心肺机的良好工作状态。

2. 体外循环的预充和血液稀释连接好静脉引流管、氧合器、血泵和动脉管道，转流前先充满液体，并充分排尽动脉管道内空气的过程称为预充。这部分液体称为预充液。预充液应根据患者情况选择晶体溶液、胶体溶液或血浆、清蛋白或血液等，维持水、电解质和酸碱平衡，并进行适当的血液稀释。例如成人多以晶体溶液预充；儿童则需按一定晶体，胶体比例甚至全血液预充；发绀型先心病患儿需以清蛋白或血浆替代库血预充。转流后预充液对血液有稀释作用，现多采用中度血液稀释：即转流后的血细胞比容为 20% ～ 25% 或血红蛋白为 70 ～ 80 g/L。这样不仅节省用血，更重要的是降低血液粘稠度，改善微循环，减少血液成分的破坏，减轻凝血功能的紊乱。如果用晶体溶液预充，需加肝素 1mg/dl；而用血液制品预充，应加肝素 4mg/dl.

（二）体外循环的实施

1. 建立体外循环　一般采用胸骨正中切口，显露心脏，套绕上下腔静脉阻断带和升主动脉牵引带。中心静脉注射肝素 300 ～ 400U/kg，维持全血活化凝血时间 (ACT)>480 ～ 600 秒或用抑肤酶后 >750 秒。转流后每隔 30 分钟重复监测 ACT，根据实测值追加肝素用量，并维持 ACT 在上述安全水平。顺序插入升主动脉导管一上、下腔静脉引流管（或腔静脉一右心房引流管），并与预充好的人工心肺机连接。

2. 体外循环与低温根据手术情况需要实施低温技术，以降低机体代谢率，减轻缺血、缺氧对重要组织器官的损伤，提高体外循环的安全性。临床上分为:①浅低温（又称次常温：32 ～ 35℃）；②中低温 (26 ～ 31℃）；③深低温 (20 ～ 5℃ ）；④超深低温 (15 ～ 20℃）。一般以浅低温常用。常温和次常温现较多应用于非停跳的体外循环。

3. 体外循环转流人工心肺机的灌注流量应根据患者体重或体表面积计算。成人常温灌注流量一般为 2.2 ～ 2.8L/(kg • min)。由于儿童基础代谢率高，如体重为 10 ～ 15 kg 的患儿灌注流量可为 2.6 ～ 3.2L/(kg • min) 或 100 ～ 150 ml/(kg • min)，低于 10kg 的患儿可高达 150 ～ 200 ml/(kg • min)。心肺转流开始，心内直视手术常需束紧腔静脉阻断带，钳闭升主动脉和在心停搏下进行。从转流开始到心内直视手术前，从开放升主动脉到停止转流这两段时间，由于主动脉血流来自心脏射血和血泵泵血，这种转流方式称为并体循环。在此期间通过体外循环装置调节血温与机体温度。转流结束后，需静脉注射适量鱼精蛋白中和肝素的抗凝作用。按序拔除下腔、上腔静脉引流管（或腔静脉一右心房引流管）和主动脉插管。

停止转流的指标：心电图基本恢复正常，心脏充盈适度，心肌收缩有力，平均动脉压 60 ～ 80 mmHg，直肠温度 35 ～ 36℃，鼻咽温度 36 ～ 37℃，血红蛋白浓度成人 >=80g/L，儿童 >=90g/L，婴幼儿 >=110 g/L，血气、电解质正常。

4. 体外循环监测为保证体外循环期间的安全性，应严密监测 ACT、温度、灌注流量、尿量；此外还要监测动脉压，维持体外循环中动脉压于 50 ～ 70 mmHg；而对中心静脉压的监测，可反映血容量高低和腔静脉引流的通畅程度。血泵的泵压可反映主动脉插管端的阻力和通常程度。另外，血气分析和电解质的监测对于体外循环和心脏功能的恢复都有很重要的意义。

三、心肌保护

在体外循环心内直视手术时，为了保证手术野安静、无血，必须暂时钳闭升主动脉，阻断冠状血液循环，造成了心肌缺血缺氧以及再灌注损伤。为了既能获得无血手术野的条件，又能提供良好的心肌保护，有利于手术后恢复良好功能，常采用的保护措施和方法称为心

肌保护 (myocardial protection)。

目前最常采用的是主动脉内灌注冷心脏停搏液法。即在钳闭升主动脉后，经主动脉根部灌注 4℃含钾心脏停搏液，使心肌迅速停止活动，减少心肌能量消耗。常用含钾浓度为 20mmol/L，每隔 20 ～ 30 分钟重复灌注。同时用冰水或冰泥在心脏表面降温至 15℃，最大限度地降低心肌代谢和能量需求，保存心肌的能量储备，提高心肌对缺血缺氧的耐受能力。

心脏停搏液根据溶酶不同，分为晶体液、含血液和全氟化合物三类。常用的晶体停搏液为 Thomas 医院停搏液。全氟化合物具有更好的携氧供氧的效果。

心脏停搏液的灌注方法有三种：①顺行灌注：经升主动脉前壁插入灌注针或灌注管间歇或持续灌注。它适用于主动脉瓣关闭良好，无需切开升主动脉的心内直视手术。首次灌注量 10 ～ 20 ml/kg，灌注速度 250 ～ 00 ml/min 为宜。每隔 20 ～ 30 分钟重复灌注，根据心脏情况和灌注效果适当酌情增减用量。近年有在开放升主动脉之前，灌注含钾温血停搏液，以期减轻缺血再灌注损伤。当有主动脉瓣关闭不全、佛氏窦瘤破裂或主 - 肺动脉窗病变时，需切开升主动脉，经冠状动脉直接插管行间歇性灌注。②逆行灌注：直视或闭式将特制带囊的冠状静脉灌注管置入冠状静脉窦，灌注停搏液时囊袋自动膨起，堵住管外窦口间隙，避免停搏液漏入右心房。它适用于不能顺行灌注，或冠状动脉狭窄和阻塞的心脏直视手术。灌注压不宜超过 50mmHgo 灌注量和灌注间隔基本与顺行灌注相同。③顺行一逆行联合灌注：多为先顺灌后逆灌的方法。可减少在冠状动脉反复插管，灌注时不中断手术操作，有助于缩短心肌缺血时间。

（王志杰）

第八章 重症监测治疗与复苏

第一节 重症监测治疗

一、概述

重症监测治疗室 (intensive care unit, ICU) 是集中各有关专业的知识和技术，先进的监测和治疗设备,对重症病例的生理功能进行严密监测和及时有效治疗的专门单位。感染、应激等多种病因都可引起病人发生器官或系统的功能不全或衰竭、代谢障碍、内环境紊乱等。在此阶段，病人的病理生理变化非常迅速，需要对病人的生理功能进行系统、实时和动态的监测，并进行及时或有预见性的治疗。ICU 现已发展为具有对重症病人进行监测、诊断、治疗和对生理功能的支持和调控等功能，并有培训专业人员和进行科研的能力，成为临床医学中的专门学科—危重病医学 (critical care medicine)，是现代化医院中不可缺少的医疗单位。

ICU 的设立应根据医院的规模、病种、技术力量和设备条件而定。一般认为，规模较小的医院可设综合性 ICU，为各专业服务。500 张床位以上的医院应设有专业 ICU。ICU 的专业化是近年来发展的趋势，如外科重症监测治疗病房 (SICU)、冠心病监测治疗病房 (CCU) 和呼吸监测治疗病房 (RICU) 等。也可将各专业 ICU 集中在一个区域，建立 ICU 中心或危重病医学科，可集中使用大型仪器和设备，有利于充分利用人力、物力和财力资源。ICU 床位在综合医院一般为总床位的 3 ～ 6%，在专科医院（如心脏外科）可增加到 10%15%。

ICU 是一个多专业协作的医疗单位，必须分工明确，组织有序。ICU 主任全面负责医疗、教学、科研及行政管理工作。主治医师 1 ～ 2 名，主要负责日常医疗工作，并与护士长共同负责日常病房管理工作。住院医师 2 ～ 4 名，实行 24 小时值班制，负责收治病人，基本监测的实施和常规治疗。病人人 ICU 后主要由 ICU 主治医师负责管理与治疗，但病人的原病情仍应由该专业的主管医师负责，原来的经管医师仍然是该病人的主管医师，并对治疗负责。ICU 医师还应与心脏病学、药理学、营养学、影像医学等专家密切联系。

二、ICU 的工作内容

ICU 的主要工作内容是对重症病人的生理功能进行严密监测，收集临床资料；对临床资料进行综合分析以作出正确诊断；及时发现和预测重症病人的病情变化和发展趋势；针对病情采取积极有效的治疗措施，防止严重病情的发展，改善和促进器官功能的恢复，或进行生命支持治疗以便争取时间治疗原发病；经过适当治疗后，应及时对病情进行分析和判断，衡量治疗效果及其预后。主要内容包括：

（一）循环系统

1. 循环监测心电图是危重病人的常规监测项目。监测心电图的临床意义主要是了解心率的快慢,心律失常类型的诊断,心肌缺血的判断等。血液动力学监测,尤其是有创伤性监测,可以实时反映病人的循环状态，并可根据测定的心排出量和其他参数计算出血流动力学的全套数据，为临床诊断、治疗和预后的评估提供可靠的依据。

2. 根据监测结果评估循环功能和决定治疗原则在 ICU 维持重症病人循环功能的稳定

是十分重要的，这有赖于对心率、心律、心脏前负荷、后负荷和心肌收缩性的正确评价和维持。连续监测循环功能有利于对循环状态的判断和治疗原则的确定。当肺毛细血管楔压（pulmonary capillary wedge pressure, PCWP）低于 10mmHg，表示心脏前负荷降低，有效循环血量不足。应参考血细胞比容（HCT）及血浆胶体渗透压，选择不同输液（晶体液、胶体液或全血）补充。当 PCWP 高于 18 mmHg 时，说明心脏前负荷升高，应用利尿药或血管扩张药降低前负荷，可使 PCWP 降低，保护心肌功能，心排出量（cardiac output, CO）增加或维持不变。当 TPR 低于 100 kPa·s/L 时，表示心脏后负荷降低，应首先补充血容量，并可辅以适量血管收缩药治疗。当 TPR 高于 200 kPa·s/L 时，表示心脏后负荷升高，应用血管扩张药可使心搏出量（stroke volume, SV）和 CO 增加，并降低心肌氧耗量。当心肌收缩性降低时，表现为心脏指数（cardiac index, CI）和左心室排血作功指数（left ventricular stroke work index, LVSWI）降低，可用正性心肌力药物治疗，必要时应用主动脉内球囊反搏辅助。当心肌收缩力增强，心率增快，血压升高，心肌氧耗量增加时，适当应用 α－肾上腺能受体阻滞剂或钙通道阻断剂，可降低心肌的氧耗量，起到心肌保护作用。

（二）呼吸系统

1. 呼吸功能监测急性肺通气功能衰竭在术后病人中并非少见，术后肺部并发症是引起死亡的主要原因之一。手术前肺功能异常者较易发生术后肺部并发症，术前肺功能正常者的术后肺部并发症的发生率约为 30%，而异常者为 70%。因此正确认识和监测术后肺功能改变，对于预防术后肺部并发症有着重要意义。主要监测肺通气功能、氧合功能和呼吸机械功能，以帮助判断肺功能的损害程度、治疗效果以及组织器官对氧的输送和利用状况。

2. 呼吸治疗

(1) 氧治疗（(oxygen therapy）：循环功能的好坏是输送氧的关键，而氧供（(oxygen delivery, DO_2）取决于血液在肺内氧合的程度，血液携带氧的能力及心排出量。动脉血氧分压（PaO_2）是决定氧供的重要因素，低氧血症（(hypoxemia）是指 PaO_2 低于正常。氧治疗是通过不同的供氧装置或技术，使病人的吸入氧浓度（FiO_2）高于大气的氧浓度以达到纠正低氧血症和提高氧供的目的。氧治疗可使 FiO_2 升高，当肺通气功能无障碍时，有利于氧由肺泡向血流方向弥散，升高 PaO_2。但当肺泡完全萎陷或肺泡的血液灌流完全停止，氧治疗的效果很差。轻度通气障碍、肺部感染等，对氧治疗较为敏感，疗效较好；对于贫血性缺氧或心排出量降低者，必须治疗病因，而氧治疗是必需的辅助治疗方法。供氧方法有：高流量系统：病人所吸入的气体都由该装置供给，气体流速高，FiO_2 可以稳定控制并能调节。常用的有文图里（Venturi）面罩。为维持 FiO_2 的稳定，应调节氧与空气的比例，并保持足够的氧流量。

低流量系统：所提供的气流量不能满足病人吸气总量，因而在吸入一定氧的同时还吸入一定量的空气。因此 FiO_2 不稳定，也不易控制，适用于不需要精确控制 FiO_2 的病人。常用方法有：鼻导管吸氧、面罩吸气、带贮气囊面罩吸氧。

(2) 机械通气的应用：机械通气是治疗呼吸衰竭的有效方法，也是危重医学中的基本内容。呼吸衰竭可因肺氧合功能或呼吸泵功能障碍而引起。前者是因肺病理改变引起肺泡气与血液之间的气体交换障碍，临床表现以低氧血症为主。呼吸泵功能衰竭又称通气功能衰竭，临床表现以 CO_2 排出障碍为主，也可继发低氧血症。引起呼吸泵功能衰竭的原因有：呼吸肌疲劳、胸廓运动障碍、神经肌肉接头病变、中枢神经功能抑制或丧失。一般来说，肺实质病变主要是引起氧合功能障碍或衰竭，也可继发 CO_2 排出障碍。因泵功能衰竭引起的低氧血症，机械通气使肺通气功能恢复后即可纠正。因肺实质病变引起的低氧血症，单纯依赖机械通气有时很难改善，应该采取氧治疗、胸部物理治疗 (Cpt)、呼气终末正压 (PEEP) 或循环支持治疗等综合治疗措施。任何机械通气模式都有治疗的一面，也存在潜在的合并症。机械通气本身也可引起或加重肺损伤，称为呼吸器引起的肺损伤 (ventilator-induced lung injury, VILI)，肺泡过度扩张或肺内压过高可导致肺组织及间质结构的破坏和肺泡膜损伤。表现为肺水肿、肺顺应性降低和氧合功能障碍，并可引起纵隔气肿、皮下气肿和气胸等。VILI 与肺吸气末容量、气道压及持续时间等因素相关，而肺泡吸气终末容量是影响 VILI 的主要因素。VILI 的主要病理改变是肺泡毛细血管膜的通透性增加，可能与肺表面活性物质减少或失活、肺表面张力升高、肺泡内皮通透性增加、炎性细胞和递质释放等因素有关。因此，正确认识机械通气对生理的影响，选择适当的通气模式、呼吸参数及辅助治疗措施，对于提高疗效和减少并发症具有重要意义。

(3) 胸部物理治疗 (chest physiotherapy, Cpt)、呼吸道加温和湿化治疗：胸部物理治疗是几种维护呼吸道卫生、辅助呼吸道内分泌物排出、预防或逆转肺萎陷方法的总称，包括体位引流、拍背、胸部震颤、辅助咳嗽和呼吸功能训练等。术后病人常继发肺不张或肺部感染，除了呼吸支持治疗和应用抗生素外，胸部物理治疗是非常有效的治疗方法。在生理情况下，吸入气的含水量约为 34mg/L，肺泡内的饱和水蒸气为 43.4 mg/L。但在病态时，尤其是呼吸窘迫、高流量吸氧、人工气道等情况下，吸入气的温度和湿度都难以达到生理要求。结果，可使肺表面活性物质减少或活性降低，呼吸道内分泌物变稠，气管粘膜纤毛运动发生障碍，导致肺不张和肺部感染等并发症。因此，呼吸道加温和湿化对于危重病人是十分必要的。

（三）肾功能的监测与保护目前常用的肾功能监测方法多为间断性，难以反映实时的生理状态。但监测肾功能的动态变化不仅能评价肾脏本身的功能状态，而且在评估全身的组织灌注、体液平衡状态及心血管功能等方面都有重要价值。尤其在重危病人中，肾功能的监测更为重要。因为监测肾功能的动态改变可以及时发现肾功能不全的早期征兆，以便采取治疗或预防措施，避免发生急性肾功能衰竭。比如，在 ICU 抗生素的应用与肾功能之间常常发生矛盾，如能及早发现某些抗生素的肾毒性，则可及时更换。从目前的医疗能力来讲，急性肾衰是可以治疗的，但在发生多器官功能障碍或衰竭时，肾功能衰竭可严重影响对其他器官功能的治疗，死亡率也明显增加。

（四）水、电解质和酸碱平衡的调控体液和酸碱的动态平衡是维持人体内环境稳定和正常生理功能的必要条件。正常人对体液和电解质的需求，或体内电解质含量及酸碱度的改变，具有很强的自身调节功能，可以根据正常生理功能的反应及时补充所需体液和排泄生理代谢所产生的酸性物质。故一般不易发生失衡。但在危重病人，因某种病因或病理生理改变，使其自身调控能力受到限制或完全丧失，这不仅可使原发病加重或恶化，而且可引起相应器官的功能障碍，严重者可危及病人的生命。酸碱失衡还涉及到多系统的相互交叉影响，不仅可使生理功能发生障碍，而且可影响机体对药物治疗的反应。如在电解质紊乱时容易发生心律失常，在严重酸中毒时对血管活性药物很不敏感。维持人体水、电解质和酸碱平衡的主要任务是：根据生理和病态对体液和电解质的需求，以及临床监测所获得的实际参数，维持体液和电解质出入量的平衡；维持血管内液晶体和胶体渗透压的正常和稳定；维持酸碱平衡稳定，避免发生呼吸性或代谢性酸碱失衡。

（五）营养支持各种创伤、感染、器官功能障碍等，使病人都处于应激状态，因修复创伤和恢复器官功能所需能量明显增加，结果引起代谢亢进。但危重病人往往不能正常地摄取营养，如果不给予营养支持，势必引起营养状态的恶化，这对病情的恢复是十分不利的。营养支持的目的是有效供给病人能量和营养物质，促进病人对能量的利用，而病人有效利用能量更为重要。因为，只有病人能利用和消耗能量，才有可能修复创伤和恢复器官功能。但首先要供给病人足够的营养物质和代谢所必需的氧，这需要根据病人对能量的储存情况、营养不良的程度、所处代谢状态及耐受能力等方面来判断病人对能量的需求，同时根据治疗后的反应（即营养状态的评定）来调整。

三、病情的评估

ICU主要收治那些经过严密监测和积极治疗后有可能恢复的各类危重病人。进一步说，所收病人是否需要ICU中的监测、治疗和护理；在ICU中是否能够获得普通病房所不能达到的疗效。在临床工作中，对病情严重程度的评估及其转归的预测难度很大，目前还没有统一的方法。

干预评分系统（therapeutic intervention scoring system, TISS）是根据病人所需要采取的监测、治疗、护理和诊断性措施进行评分的方法。病情越重，所采取的监测、治疗及检查的措施越多，TISS评分越高。TISS对于评价病情严重程度和治疗效果都具有一定价值。一般认为，积分为40分以上者都属高危病人。TISS简单易行，但未考虑到病人的年龄和既往健康状况，不同水平的医疗单位所采取的监测和治疗方法也不一致。

急性生理及慢性健康评估系统（acute physiology and chronic health evaluation, APACHE）是目前比较广泛采用的评估方法。APACHE由急性生理改变和慢性健康状况两部分组成，包括12项常规监测的生理指标，加上年龄和既往健康等状况，而每项评分是根据入住ICU第一个24小时测定值进行评定。生理指标正常者为0分，高于或低于正常值都要加分，异常的程度不同，分值也有区别。因此，积分越高病情越重，预后也越差。APACHE评分大于24者的死亡率在90%以上，而小于10者的死亡率几乎接近。。但APACHE并未能考虑入住ICU之前的治疗情况，有的病人可能因入住ICU之前的治疗而使病情改善，积分降低，则不能反映病人真正的危险性。

（孙秀海）

第二节 心肺脑复苏

一、概述

随着医学的发展，复苏的内容和概念已发生变化。现代医学将有关抢救各种重危病人所采取的措施都称为复苏。“复苏”主要是指“心肺复苏”（cardiopulmonary resuscitation, CPR），即针对呼吸和循环骤停所采取的抢救措施，以人工呼吸替代病人的自主呼吸，以心脏按压形成暂时的人工循环并诱发心脏的自主搏动。但是，心肺复苏成功的关键不仅是自主呼吸和心跳的恢复，更重要的是中枢神经系统功能的恢复。从心脏停搏到细胞坏死的时间以脑细胞最短，因此，维持脑组织的灌流是心肺复苏的重点，一开始就应积极防治脑细胞的损伤，力争脑功能的完全恢复。故将“心肺复苏”扩展为“心肺脑复苏”(cardiopulmonary cerebral resuscitation, CPCR)，并将其分为三个阶段：初期复苏(basic life support, BLS)、后期复苏(advanced life support, ALS)和复苏后治疗(post-resuscitation treatment, PRT)。

心肺脑复苏成功与否的关键是时间。2005年美国心脏学会和国际复苏联盟发布的心肺复苏指南对心肺复苏提出了一些新的观念和复苏措施。对循环骤停者的“生存链”提出4个重要环节：①早期识别和启动紧急医疗服务系统(EMS)；②早期进行CPR；③早期以除颤器进行电除颤；④早期由专业人员进行高级生命支持。临床和流行病学研究证实，在这4个环节中，早期电除颤是挽救病人生命最关键的环节。根据这一原则，对心肺复苏的程序及方法也进行了修改，主要包括：①提倡早期除颤。如果在室颤发生的最初5分钟内进行除颤，并在除颤前后进行有效的CPR，将使复苏成功率成倍提高。因此，对室颤(VT)和无脉室速(VF)引起的心跳停搏，应首先电话求助，然后开始CPR，目的是尽早得到并应用自动除颤器(AED) o ②有效、不间断的胸外心脏按压。CPR必须从意外发生的即刻就开始进行，按压应有力、迅速，每次按压后胸廓应充分复位，尽量保持按压的连续性。③有效人工呼吸。④建立紧急医疗服务系统(EMS)。因此，动员和组织全社会的力量进行互救，普及复苏基本知识和技术的教育，对于尽早建立复苏措施具有重要意义。基层医务人员、医疗辅助人员、消防队员、警察、司机及事故易发单位的工作人员等，都应接受培训。在医院内应建立由接受过特殊训练的医师、护士及相关人员组成的紧急医疗服务系统(EMS)，每个独立单元都应常备复苏设备，并经常检查，以便能高效率、高质量完成复苏急救任务。

二、初期复苏（心肺复苏）

初期复苏(basic life support, BLS)是呼吸、循环骤停时的现场急救措施，一般都缺乏复苏设备和技术条件。主要任务是迅速有效地恢复生命器官（特别是心和脑）的血液灌流和供氧。初期复苏的任务和步骤可归纳为ABC：A (airway)指保持呼吸道顺畅，B(breathing)指进行有效的人工呼吸，C (circulation)指建立有效的人工循环。人工呼吸和心脏按压是初期复苏时的主要措施。

（一）人工呼吸保持呼吸道通畅是进行人工呼吸(artificial respiration)的先决条件。因此，首先应保持呼吸道通畅，同时以耳靠近病人的口和鼻，以听或感觉是否有气流，并观察病人胸廓是否有起伏，以判断呼吸是否停止。如胸廓无起伏亦无气流，表示呼吸已经停止，应立即进行人工呼吸。昏迷病人很容易因各种原因而发生呼吸道梗阻，其中最常见原因是舌后坠和呼吸道内的分泌物、呕吐物或其他异物引起呼吸道梗阻。因此，在施行人工呼吸前必须清除呼吸道内的异物或分泌物，以仰头举颏的方法可消除由于舌后坠引起的呼吸道梗阻。有条件时（后期复苏）可通过放置口咽或鼻咽通气道、食管堵塞通气道或气管内插管等方法，以维持呼吸道通畅。

有效的人工呼吸，应该能保持病人的PaO_2和$PaCO_2$接近正常。人工呼吸方法可分为两类：一类是徒手人工呼吸法，其中以口对口（鼻）人工呼吸最适于现场复苏。另一类是利用器械或特制的呼吸器以求得最佳的人工呼吸，主要用于后期复苏和复苏后处理，应由专业人员使用。如果发现病人没有自主呼吸，应先进行2次人工呼吸，每次人工呼吸的吸气时间应大于1秒钟，并可看到胸廓起伏，成人潮气量约为500～600 ml。应避免过度通气而导致心输出量下降。如果吹气时阻力过口对口人工呼吸及胸外心脏按压大，应重新调整呼吸道的位置或清除呼吸道内的异物或分泌物。有心跳者，人工呼吸成人为 10 ～ 12 次 / 分。当人工气道建立后，2 人进行 CPR 时，通气频率为 8 ～ 10 次 / 分。施行口对口人工呼吸的要领是每次深吸气时必须尽量多吸气，吹出时必须用力。这样可使吹出的气体中氧浓度较高，可达 16% 以上；对于原来肺功能正常者，PaO_2 可达 10 kPa(75 mmHg)，SaO_2 高于 90%。

（二）心脏按压心脏按压是指间接或直接按压心脏以形成暂时的人工循环的方法。心脏停搏时丧失其排血能力，使全身血液循环处于停止状态。可表现为三种类型：①心室停顿 (ventricular standstill)，心脏完全处于静止状态；②心室纤颤 (ventricular fibrillation)，心室呈不规则蠕动而无排血功能；③电一机械分离 (electro-mechanical dissociation)，心电图显示有心电活动（心室复合波），但无机械收缩和排血功能。当病人的神志突然丧失，大动脉搏动消失（触诊颈总动脉或股动脉）及无自主呼吸，即可诊断为呼吸循环骤停。切忌反复测血压或听心音、等待心电图，势必延迟复苏时间。心脏停搏使全身组织细胞失去血液灌流和缺氧，而脑细胞经受 4 ～ 6 分钟的完全性缺血缺氧，即可引起不可逆性损伤。因此，尽早建立有效的人工循环对病人的预后产生显著影响。有效的心脏按压能维持心脏的充盈和搏出，诱发心脏的自律性搏动，并可能预防生命重要器官（如脑）因较长时间的缺血缺氧而导致的不可逆性改变。心脏按压分为胸外心脏按压和开胸心脏按压两种方法。

1. 胸外心脏按压 (external chest compression) 传统概念认为，胸外心脏按压之所以能使心脏排血，是由于心脏在胸骨和脊柱之间直接受压，使心室内压升高推动血液循环，即心泵机制。研究认为，压迫胸壁所致的胸内压改变起着主要作用。在胸外心脏按压时，胸内压力明显升高并传递到胸内的心脏和血管，液流动。当按压解除时，胸内压下降并低于大气压，静脉血又回流到心脏，称为胸泵机制。但无论其机制如何，只要正确操作，即能建立暂时的人工循环，动脉压可达 80 ～ 100 mmHg，足以防止脑细胞的不可逆损害。

施行胸外心脏按压时，病人必须平卧，背部垫一木板或平卧于地板上。术者立于或跪于病人一侧。胸外心脏按压的部位在胸骨下 1/2 处。将一手掌根部置于按压点，另一手掌根部覆于前者之上。手指向上方跷起，两臂伸直，凭自身重力通过双臂和双手掌，垂直向胸骨加压，使胸骨下陷 4 ～ 5 cm。心脏按压应有力而迅速，每次按压后应使胸廓完全恢复原位。如果胸廓不能完全复位可导致胸内压升高，减少冠状动脉和脑的灌注。如此反复操作，按压时心脏排血，松开时心脏再充盈，形成人工循环。按压与松开的时间比为 1：1 时心排血量最大，推荐胸外按压频率为 10 次 / 分，按压不应被人工呼吸打断。胸外按压与人工呼吸的比例，现场急救人员不管是成人还是儿童都为 30：2，专业人员急救时儿童为 15：2。如果已经气管内插管，人工呼吸频率为 8 ～ 10 次 / 分，可不考虑是否与心脏按压同步的问题。

心脏按压有效时可以触及颈动脉或股动脉的搏动。监测呼气末 CO_2 分压 ($ETCO_2$) 用于判断 CPR 的效果更为可靠，$ETCO_2$ 升高表明心排出量增加，肺和组织的灌注改善。心脏按压过程中如果瞳孔立即缩小并有对光反应者，预后较好。如无药物的影响而瞳孔始终完全散大且角膜呈灰暗色者，预后一般不良。但瞳孔的变化只能作为复苏效果的参考，不宜根据瞳孔的变化来决定是否继续复苏。

胸外心脏按压较常见的并发症是肋骨骨折。肋骨骨折可损伤内脏，引起内脏的穿孔、破裂及出血等。尤以心、肺、肝和脾较易遭受损伤，应尽量避免。老年人由于骨质较脆而胸廓又缺乏弹性，更易发生肋骨骨折，应倍加小心。

2. 开胸心脏按压（open chest compression）虽然胸外心脏按压可使主动脉压升高，但右房压、右室压及颅内压也升高。因此冠脉的灌注压和血流量并无明显改善，脑灌注压和脑血流量的改善也有限。而开胸直接心脏按压更容易刺激自主心跳的恢复，且对中心静脉压和颅内压的影响较小，因而增加心肌和脑组织的灌注压和血流量，有利于自主循环的恢复和脑细胞的保护。但开胸心脏按压在条件和技术上的要求都较高，且难以立即开始，可能会延迟复苏时间。因此，对于胸廓严重畸形，胸外伤引起的张力性气胸，多发性肋骨骨折，心包填塞，胸主动脉瘤破裂需要立即进行体外循环者，以及心脏停搏发生于已行开胸手术者，应该首选开胸心脏按压。胸外心脏按压效果不佳并超过 10 分钟者，只要具备开胸条件，应采用开胸心脏按压。尤其在手术室内，应于胸外心脏按压的同时，积极作开胸的准备，一旦准备就绪而胸外心脏按压仍未见效时，应立即行开胸心脏按压。

三、后期复苏

后期复苏（advanced life support, ALS）是初期复苏的继续，是借助于器械和设备、先进的复苏技术和知识以争取最佳疗效的复苏阶段。后期复苏的内容包括：继续 BLS；借助专用设备和专门技术建立和维持有效的肺泡通气和循环功能；监测心电图，识别和治疗心律失常;建立和维持静脉输液，调整体液、电解质和酸碱平衡失衡;采取一切必要措施（药物、电除颤等）维持病人的循环功能稳定。因此，承担后期复苏的单位必须具备复苏专用仪器设备和受过专门训练的专业人员。接诊时应首先检查病人的自主呼吸和循环是否已经恢复，否则应继续进行心肺复苏。然后进行必要的生理功能监测。根据监测结果进行更具有针对性的处理，包括药物治疗、电除颤、输液输血以及其他特殊治疗。

（一）呼吸道的管理需行心肺复苏的病人中，约有 90% 的病人呼吸道都有不同程度的梗阻。托下颌的方法虽可保持呼吸道的通畅，但往往难以持久。放置口咽或鼻咽通气道，对维持呼吸道通畅较为容易也较持久，但更适用于自主呼吸已恢复者。为了获得最佳肺泡通气和供氧，或需要行机械通气治疗者，应施行气管内插管。而对于不适宜气管内插管者，可施行气管切开术以保持呼吸道的通畅。

（二）呼吸器的应用利用呼吸器进行人工呼吸的效果较徒手人工呼吸更有效。凡便于携带于现场施行人工呼吸的呼吸器，都属简易呼吸器，

用简易呼吸器行人工呼吸或称便携式人工呼吸器。呼吸囊一活瓣一面罩装置为最简单且有效的人工呼吸器，已广泛应用于临床。便携式呼吸器种类较多，有的以高压氧作为动力，也有以蓄电池作为动力驱动呼吸器进行自动机械通气。其供氧和通气效果较好，也可节省人力，尤其适用于有气管内插管者和病人的转运。多功能呼吸器是性能完善、结构精细的自动机械装置。可按要求调节多项呼吸参数，并有监测和报警系统。使用这种呼吸器不仅能进行有效的机械通气，而且能纠正病人的某些病理生理状态，起到呼吸治疗的作用。主要在重症监测治疗室或手术室等固定场所使用。

（三）监测应尽快监测心电图。因为心脏停搏时的心律可能是心室停顿，也可能是心室纤颤，其临床表现虽然相同，但治疗却不相同。只有心电图（或开胸直视）才能对二者进行鉴别。在复苏过程中还可能出现其他心律失常，心电图监测可以明确其性质，为治疗提供极其重要的依据。在后期复苏期间，尤应重视呼吸、循环和肾功能的监测。在人工呼吸

或机械通气时，都应维持 PaO_2 在正常范围，至少不低于 8 kPa (60mmHg) ；PaCO2 在 4.8 ～ 5.3 kPa (36 ～ 40 mmHg) 之间。应密切监测血压并维持其稳定，在条件允许时应监测直接动脉压，也便于采取动脉血样行血气分析。留置导尿管监测尿量、尿比重及镜检，有助于判断肾的灌注和肾功能改变，也为输液提供参考。对于循环难以维持稳定者，应放置中心静脉导管监测 CVP，也便于给药和输液。

(四) 药物治疗复苏时用药的目的是为了激发心脏复跳并增强心肌收缩力，防治心律失常 (arrhythmia)，调整急性酸碱失衡，补充体液和电解质。复苏时的给药务必做到迅速准确。由于心内注射引起的并发症较多，如张力性气胸、心包填塞、心肌或冠状血管撕裂等，因而首选给药途径为静脉给药。如已有中心静脉置管则应由中心静脉给药；如果没有中心静脉置管应由肘静脉穿刺给药。如果已经气管内插管而开放静脉又困难时，应由气管内给药。肾上腺素、利多卡因和阿托品都可经气管内给药。一般先将以上药物的常规用量以注射用水稀释到 10ml，经气管内插管迅速注入。注药后立即行人工呼吸，使药物弥散到两侧支气管系。借助一细导管经气管内导管深入到支气管内注药的效果更好。只有当静脉或气管内注药途径仍未建立时，才采用心内注射肾上腺素。

1. 肾上腺素 (epinephrine) 是心肺复苏中的首选药物，具有。与俘肾上腺能受体兴奋作用，有助于自主心律的恢复；其 a 受体兴奋作用可使外周血管阻力增加，而不增加冠脉和脑血管的阻力，因而可增加心肌和脑的灌流量；能增强心肌收缩力，使心室纤颤由细颤转为粗颤，提高电除颤成功率。在心脏按压的同时用肾上腺素能使冠脉和心内、外膜的血流量明显增加，并增加脑血流量。每次静脉用量为 0.5 ～ 1.0 mg，或 0.01 ～ 0.02 mg/kg，必要时每 5 分钟可重复一次。

2. 血管加压素 (vasopressin) 为一种抗利尿激素，当大剂量应用或用量超过正常量时，可作用于血管平滑肌的 V1 受体，产生非肾上腺素样的血管收缩作用，使外周血管阻力增加。其半衰期为 10 ～ 20 分钟，比肾上腺素长。首次静脉注射量为 40U。实验研究表明，加压素在 CPR 期间维持生命器官的血液灌注比肾上腺素可能更为有效。而复苏后发生的心肌抑制和内脏血流减少比肾上腺素者明显，但可用小量多巴胺治疗。有研究认为，在长时间或困难复苏病人中，因维持血流动力学方面血管加压素可能优于肾上腺素，或先用血管加压素再用肾上腺素可能改善复苏的预后。因此，建议血管加压素与肾上腺素结合应用可能更好些。

3. 阿托品 (atropine) 能降低心肌迷走神经的张力，提高窦房结的兴奋性，促进房室传导，对窦性心动过缓有较好疗效，尤其适用于有严重窦性心动过缓合并低血压、低组织灌注或合并频发室性早搏者。严重窦性心动过缓时，异位心电活动亢进，可诱发室颤。如以阿托品使心率增快达 60 ～ 80 次 / 分左右，不仅可防止室颤的发生，而且可增加心排出量。心脏停搏时阿托品用量为 1.0 mg 静注，心动过缓时的首次用量为 0.5mg，每隔 5 分钟可重复注射，直到心率恢复达 60 次 / 分以上。

4. 氯化钙 (calcium chloride) 可使心肌收缩力增强，延长心脏收缩期，并可提高心肌的激惹性。交感神经兴奋药对心脏的作用也是通过钙离子起效的。如果使用肾上腺素和碳酸氢钠之后仍未能使心搏恢复时，可以静注氯化钙。尤其适用于因高血钾或低血钙引起的心脏停搏者。在电一机械分离时，氯化钙也有一定疗效。成人常用 100a 氯化钙 2.5 ～ 5ml，缓慢静脉注射。

5. 利多卡因((lidocaine)是治疗室性心律失常的有效药物，尤其适用于治疗室性早搏或阵发性室性心动过速。对于除颤后又复心室纤颤而需反复除颤的病例，利多卡因可使心肌的激惹性降低，或可缓解心室纤颤的复发。常用剂量为 1 ～ 1.5 mg/kg，缓慢静脉注射，必要时可重复应用，亦可以 2 ～ 4 mg/min 的速度静脉输注。

6. 碳酸氢钠(sodium bicarbonate)为复苏时纠正急性代谢性酸中毒的主要药物。呼吸心搏骤停后可引起呼吸性及代谢性酸中毒。当 pH 低于 7.20 时，容易发生顽固性室颤；使心肌收缩力减弱；使拟交感胺类药物的作用减弱，因而影响复苏效果。在复苏早期主要依靠过度通气来纠正呼吸性酸中毒。如果心脏停搏时间短暂，如 1 ～ 2 分钟，则不需要用碳酸氢钠。如果心脏停搏发生之前已证实存在代谢性酸中毒，以碱性药物纠正之对复苏是有利的。最好应根据血液 pH 及动脉血气分析结果来指导碱性药物的应用，当碱剩余(SBE)达到 10 mmol/L 以上时，才以碳酸氢钠来纠正。用量可按以下公式计算。

碳酸氢钠(mmol)=(SBE× 体重)/4

复苏期间若不能测知 pH 及血气分析，首次碳酸氢钠的剂量可按 1mmol/kg 给予，然后每 10 分钟给 0.5 mmol/kg。盲目大量使用碳酸氢钠对复苏十分不利：①可引起低血钾症和氧离解曲线左移，损害组织对氧的摄取；②引起高钠血症和血浆渗透压升高；③ CO_2 的产生增加不仅可导致高碳酸血症，并可弥散至小 b 肌和脑细胞内而引起功能抑制。只有当各种复苏措施已采用，如有效的人工呼吸和心脏按压等，才考虑应用碳酸氢钠。静脉注射碳酸氢钠的速度不宜过快，应匀速输注，成人注射 500 碳酸氢钠以 15ml/min 左右的速度为宜。在用碳酸氢钠的同时，应进行过度通气以免 CO_2 蓄积。

7. 其他在复苏时应用其他血管活性药物务必慎重，一般只宜视为暂时性提高血压的措施，不宜作为长时间维持血压的办法。多巴胺适用于低血压或(和)心功能不全者。多巴胺对心血管的作用与用量有关，用量为 1 ～ 3 u g/(kg • min)时主要兴奋多巴胺受体，对肾及内脏血管有扩张作用，而不增加心率和血压；4 ～ 10 u g/(kg • min)时主要兴奋 R-肾上腺能受体，可使心率增快，心肌收缩力增强和心排出量增加，外周及肺血管阻力增加不明显；10ttg/(kg • min)以上时可兴奋。一肾上腺能受体，明显增加外周和肺血管阻力，导致肾血管收缩、心动过速和心排出量降低。开始以 2 ～ 5 ug/(kg•min)的速度静脉输注，并根据血流动力学的改变进行调节。去甲肾上腺素适用于外周血管阻力降低合并明显低血压者，开始以 0. 04 tg/(kg • min)的速度静脉输注，并根据血压高低来调节。异丙肾上腺素主要用于治疗房室传导阻滞，以 2 ～ 20 tg/min 的速度静脉输注，维持心率为 60 次 / 分左右即可。严重窦性心动过缓且对阿托品治疗无反应者，也可以异丙肾上腺素治疗。

(五)体液治疗低血容量时可降低心脏充盈压，也严重影响心肌的收缩性。在心肺复苏过程中，低血容量对于自主心跳的恢复和维持循环稳定都是很不利的，对血管活性药也不敏感。由于血液循环停止而引起全身组织的缺血缺氧，无氧代谢增加和酸性代谢产物的蓄积。严重者可使血管平滑肌麻痹和血管扩张引起外周血管阻力降低；使毛细血管壁的通透性增加导致不同程度的血管内液外渗。结果引起相对或绝对的血容量不足。为了防治脑水肿而采取的脱水、利尿措施，则进一步加重低血容量。因此，积极恢复有效循环血容量是复苏工作中一项基本的、也是十分重要的任务。一般来说，心脏停搏后的病人适当扩容才能保持循环功能的稳定。监测 CVP 有一定指导意义。应适当输入胶体，但一般不主张输血，除非有明显的失血。实际上适当的血液稀释可降低血液粘稠度，有利于改善组织灌流。

（六）心室纤颤和电除颤心室纤颤或心室停顿，复苏的第一步都是进行人工呼吸和心脏按压。但在心脏停搏中以心室纤颤的发生率最高，在医院外发生心脏停搏者，85% 以上的病人开始都有室性心动过速，很快转为室颤，而电除颤是目前治疗室颤的唯一有效方法。对于室颤者，如果除颤延迟，除颤的成功率明显降低，室颤后 4 分钟内、CPR 8 分钟内除颤可使其预后明显改善。发生室颤后几分钟内即可发展为心室停顿，复苏也更加困难。因此，凡具备除颤条件者，应尽快施行电除颤。室颤有粗颤和细颤之分，如不能将细颤转变为粗颤，治疗效果不佳。初期复苏的各种措施再加注射肾上腺素，一般均能使细颤转变为粗颤。

电除颤（defibrillation）是以一定量的电流冲击心脏使室颤终止的方法。如果已开胸，可将电极板直接放在心室壁上进行电击，称胸内除颤。将电极板置于胸壁进行电击者为胸外除颤。

在现场救治多用自动体外除颤器（AEDs），具有心律自动分析和诊断功能。心肺复苏中推荐 CPR 与 AED 联合应用。一旦发现需要救治者，首先启动紧急医疗服务系统（EMS），并立即开始 CPR；先施行 5 个循环的 CPR （30 次胸外按压和 2 次人工呼吸为一个循环）后再进行电除颤，除颤后应立即开始 CPR。除颤器有单相和双相波形两种。单相波形除颤器首次电击能量多数人推荐为 360 J，重复除颤仍为 360)。双相波电除颤使用 150 ～ 200 J 即可有效终止院前发生的室颤。小儿胸外电除颤的能量一般为 2 ～ 4 J/kg。与单相波除颤器相比较，低能量的双相波电除颤在终止室颤的效果方面更为有效。

（七）起搏起搏器（pacemaker）是以电刺激波激发心肌收缩的装置。起搏已成为治疗严重心动过缓、房室传导阻滞的重要手段，既可放置临时起搏器，亦可放置永久性起搏器。起搏对于冲动形成或（和）传导障碍而循环功能仍存在者来说，具有重要治疗意义。心脏停搏后经过心肺复苏亦未能恢复自主心跳者，对人工起搏几乎没有反应。这时放置起搏器可造成不必要的心脏按压中断，因此起搏不应作为心肺复苏的常规治疗方法。如果知道病人发生心脏停搏前已存在完全性心脏传导阻滞，或心跳虽已恢复但必须以异丙肾上腺素方能勉强维持心率者，则可考虑使用起搏器。

四、复苏后治疗

心脏停搏使全身各组织器官立即缺血缺氧。但心、脑、肺、肾和肝脏缺氧损伤的程度对于复苏的转归起到决定性意义。心脏缺氧损害是否可逆，决定病人是否能存活；中枢神经功能的恢复取决于脑缺氧损伤的程度；而肺、肾和肝功能的损害程度，决定整个复苏和恢复过程是否平顺。对于病情较轻，初期复苏及时（(4 分钟内）和非常有效者，其预后较好，无需特殊治疗，但必须加强监测以防再发生呼吸循环骤停。病情较重或初期复苏延迟者，其循环功能即使基本稳定，神志可能仍未恢复，呼吸功能可能存在不同程度的障碍，脑、心、肾、肺等重要器官的病理生理改变不仅难以恢复，而且可能会继续恶化。其中尤以脑的病变最为复杂也最难处理。防治多器官功能衰竭和缺氧性脑损伤是复苏后治疗的主要内容。而在防治多器官功能衰竭时，首先应保持呼吸和循环功能的良好和稳定。

（一）维持良好的呼吸功能心肺复苏后应对呼吸系统进行详细检查并检查胸肺 X 线片，以判断气管内插管的位置、有无肋骨骨折、气胸及肺水肿。如果自主呼吸未恢复、有通气或氧合功能障碍者，应进行机械通气治疗，并根据血气分析结果调节呼吸器以维持良好的 PaO_2，$PaCO_2$ 及 pH 氧合功能对复苏后治疗尤其是对心、脑功能的恢复十分重要。如果发生低氧血症，可直接影响对心、脑的供氧，应对其原因进行判断，并作相应治疗。维持良好的通气功能有利于降低颅内压，可借助轻度过度通气，维持 PaCO2 在 3.3 ～ 4.7 kPa(25 ～ 35 mmHg) 之间，以减缓脑水肿的发展。

（二）确保循环功能的稳定循环功能的稳定是一切复苏措施之所以能奏效的先决条件，复苏后期必须严密监测循环功能。如循环功能不稳定，表现为低血压和组织器官灌流不足（如少尿、神经功能障碍），应对有效循环血容量及左心室功能进行评估，并及时纠正。血流动力学监测十分必要，重症病人应监测 ECG、动脉压、CVP 及尿量，必要时应放置 Swan-Ganz 漂浮导管监测 PCWP 和心排出量以指导临床治疗。应避免发生低血压，即使轻度低血压也可影响脑功能的恢复。维持血压在正常或稍高于正常水平为宜，有利于脑内微循环血流的重建。复苏后期可能仍需要应用某些药物来支持循环功能，其目的是为了给其他更重要的治疗措施创造条件，但不能完全依赖药物，并应及早脱离这些支持。只有在不需要任何药物的支持下仍能保持循环功能正常时，才能认为循环功能确已稳定。

（三）防治肾衰竭呼吸循环骤停可能损害肾功能，严重者可发生肾衰竭。复苏后肾衰竭常使整个复苏工作陷于徒劳，必须强调预防。最有效的预防方法是维持循环稳定，保证肾脏的灌注压。尽量避免应用使肾血管严重收缩及损害肾功能的药物，纠正酸中毒及使用肾血管扩张药物（如小剂量多巴胺）等都是保护肾功能的措施。复苏后应监测肾功能，包括每小时尿量、血尿素氮、血肌酔及血、尿电解质浓度等，以便早期发现肾功能的改变和及时进行治疗。

（四）脑复苏　为了防治心脏停搏后缺氧性脑损伤所采取的措施称为脑复苏 (cerebral resuscitation)。人脑组织按重量计算虽只占体重的 2%，而脑血流量却占心排出量的 15 ～ 20%，需氧量占全身的 20 ～ 25%，葡萄糖消耗占 65%。可见脑组织的代谢率高，氧耗量大，但能量储备很有限。当脑完全缺血 10 ～ 15 秒钟，脑的氧储备即完全消耗，病人意识丧失；20 秒钟后自发和诱发脑电活动停止，细胞膜离子泵功能开始衰竭；1 分钟后脑干的活动消失，呼吸几乎停止，瞳孔散大；4 ～ 5 分钟内脑的葡萄糖及糖原储备和三磷酸腺苷 (ATP) 即被耗竭。大脑完全缺血 5 ～ 7 分钟以上者，发现有多发性、局灶性脑组织缺血的形态学改变。当自主循环功能恢复，脑组织再灌注后，脑缺血性改变仍继续发展。脑细胞发生不可逆性损害是在再灌注后，相继发生脑充血、脑水肿及持续低灌流状态，使脑细胞继续缺血缺氧，导致细胞变性和坏死，称为脑再灌注损害 (reflow damage). 脑细胞从缺血到完全坏死的病理变化过程是非常复杂的。有人观察到，在心跳停止 5 分钟后，以正常压力恢复脑的灌流，可见到多灶性“无再灌流现象”(no reflow phenomenon), 可能与红细胞凝聚、血管痉挛、有害物质的释放等因素有关。因此，脑复苏的主要任务是防治脑水肿和颅内压升高，以减轻或避免脑组织的再灌注损伤，保护脑细胞功能。

脑复苏的适应证一方面取决于初期复苏是否及时和有效，另一方面更应参照复苏过程中神经系统的体征。心脏停搏距心肺复苏开始的时间一般常难估计准确，而神经系统的体征对于此段时间的推断更具有意义。体温升高及肌张力的亢进、痉挛、抽搐乃至惊厥，都是脑缺氧性损伤的体征，说明脑缺氧的时间较长。复苏过程中应对这些体征进行监测和观察。体温的上升常先于肌张力的改变，但如不连续监测，则未必能及时发现。对肌张力的改变也应反复检查。估计心肺复苏不够及时者，且已呈现明显的脑缺氧性损伤体征时，应立即进行脑复苏。对心脏停搏时间很短（4 分钟以内）的病人而盲目地进行脑复苏，很可能使本来能自然恢复的病程复杂化，甚至丧失恢复的机会。如果脑损伤的程度已使病人的肌张力完全丧失（即“软瘫”）时，病情往往已接近“脑死亡”的程度，目前的脑复苏措施还无法使其恢复。脑复苏的原则在于防止或缓解脑组织肿胀和水肿。脱水、降温和肾上腺皮质激素治疗是现今较为行之有效的防治急性脑水肿的措施。

脑复苏时的脱水应以减少细胞内液和血管外液为主，而血管内液不仅不应减少和浓缩，还应保持正常或高于正常并适当稀释。脱水应以增加排出量来完成，不应使入量低于代谢需要。脱水时应维持血浆胶体渗透压不低于 2.0 kPa(15 mmHg)，血浆清蛋白在 30 g/L 以上，维持血液渗透压在280～30 mmol/L。脱水治疗一般以渗透性利尿为主，快速利尿药（如速尿）为辅助措施。甘露醇是最常用的渗透性利尿药，用量为每次 20% 甘露醇 0.5～1.0 g/kg 静脉滴注，每日 4～6 次，必要时可加用速尿 20～30mg 以保持利尿有效。如发生颅内压突然剧增或疑有脑庙发生时，可一次快速注入 20% 甘露醇 50～60ml(1 ml/kg)。血浆清蛋白的利尿作用缓和且持续，可与甘露醇同时使用。而且清蛋白有利于维持血浆胶体渗透压和血容量，以缓解因脱水而使血容量紧缩的不利影响。高张葡萄糖也有渗透性利尿作用，但有加重脑水肿的可能，因而不作为脱水治疗的主要用药。一般于两次甘露醇用药之间，静注 50% 葡萄糖溶液 50ml，或可弥补甘露醇药效难以连续的不足。一般在第 3～4 天脑水肿达到高峰，因此脱水治疗应持续 5～7 日。

低温是脑复苏综合治疗的重要组成部分。低温可使脑细胞的氧需量降低，从而维持脑氧供需平衡，起到脑保护作用。体温每降低 1℃可使代谢率下降 5%～6%。低温是一较复杂的技术，不宜认为凡是心脏停搏者都必须降温。心脏停搏未超过 3～4 分钟或病人已呈软瘫状态时，不是低温的适应证。心脏停搏时间较久，或病人呈现体温升高或肌张力增高者，应予降温。如果心脏停搏的时间不明，应密切观察，若病人出现体温升高趋势或有肌紧张及痉挛表现时，应立即降温。如待体温升高达顶点或出现惊厥时才开始降温，疗效则难以满意。脑组织是降温的重点，头部以冰帽降温效果较好。将冰袋置于颈侧、腋窝、腹股沟和腘窝等大血管经过的部位，可达到全身降温的目的。开始降温时宜将体温迅速降到预期水平，一般为 36～33℃。但在降温时易发生寒战反应，因此在降温之前即应开始用丙嗪类、苯二氮草类或巴比妥类药，以防发生寒战反应。降温幅度可因病人而异，但以降温达足以使肌张力松弛、呼吸血压平稳为准。降温可持续到病人神志开始恢复或好转为止。复温时只需逐步减少冰袋使体温缓慢回升即可。降温所用的辅助药则宜于体温恢复 1～2 日后再行停药。

肾上腺皮质激素在脑复苏中的应用虽在理论上有很多优点，但临床应用仍有争议。实验研究中激素能缓解神经胶质细胞的水肿，临床经验认为激素对于神经组织水肿的预防作用似较明显，但对于已经形成的水肿，其作用则难以肯定。激素的应用宜尽早开始，心脏停搏的即时可静滴氢化可的松 100～200 mg，以后用地塞米松 20～30 mg/24 h。一般使用 3～4 日即可全部停药，以免发生并发症。

（孙秀海）

第九章 疼痛治疗

第一节 概述

国际疼痛研究协会把疼痛（pain）定义为：与实际的或潜在的组织损伤相关联、或者可以用组织损伤描述的一种不愉快的感觉和情绪上的体验。因此，疼痛是人对伤害性刺激的一种主观感受，是人的理性因素、情感因素和生理因素相互作用的结果。不同个体对疼痛的感受是不同的，同一个体在不同时期对疼痛的反应也不一样。疼痛是许多疾病常见或主要的症状，可引起机体发生一系列病理生理变化和严重后果。如手术后疼痛可影响病人术后的恢复，慢性疼痛可使人不能正常生活和工作等。由于疼痛生理学、镇痛药理学及疼痛治疗技术方面与麻醉学的关系非常密切，疼痛诊疗学已成为麻醉学科的重要组成部分。近年来，许多医院在疼痛治疗门诊和病房的基础上，已发展成为疼痛诊疗科或疼痛诊疗中心。

一、疼痛的临床分类

可简单地按疼痛的程度、起病的缓急和疼痛部位分类。

1. 按疼痛程度分类①轻微疼痛；②中度疼痛；③剧烈疼痛。

2. 按起病缓急分类①急性疼痛（(acute pain)：如发生于创伤、手术、急性炎症、心肌梗死等。②慢性疼痛（chronic pain)：如慢性腰腿痛、晚期癌症痛等。

3. 按疼痛部位分类①浅表痛：位于体表或粘膜，以角膜和牙髓最敏感。性质多为锐痛，比较局限，定位明确。主要由髓神经纤维传导。②深部痛：内脏、关节、韧带、骨膜等部位的疼痛。一般为钝痛，不局限，病人常只能笼统地说明疼痛部位。主要由C类无髓神经纤维传导。内脏痛是深部痛的一种，往往会在远离脏器的体表皮肤出现牵涉痛。

二、疼痛程度的评估常用方法

1. 视觉模拟评分法（visual analogue scales, VAS）是临床上最常用的疼痛程度的定量方法。即在纸上画一条10cm长的直线，两端分别标明“0”和“10”的字样。“0”代表无痛，”10”代表最剧烈的疼痛。让病人根据自己所感受的疼痛程度，在直线上标出相应位置，起点至记号点的距离（以cm表示），即为评分值。分值越高，表示疼痛程度越重。

2. 语言描述评分法（verbal rating scale, VRS）病人描述自身感受的疼痛状态，一般将疼痛分为四级：①无痛；②轻微疼痛；③中度疼痛；④剧烈疼痛。每级1分，如为“剧烈疼痛”，其评分为4分。此法很简单，病人容易理解，但不够精确。

（孙秀海）

第二节 疼痛对生理的影响

1. 精神情绪变化急性疼痛引起病人精神兴奋、焦虑烦躁，甚至哭闹不安。长期慢性疼痛可使人精神抑郁、表情淡漠。

2. 内分泌系统疼痛可引起应激反应，促使体内释放多种激素，如儿茶酚胺、皮质激素、血管紧张素且、抗利尿激素、促肾上腺皮质激素、醛固酮、生长激素和甲状腺素等。由于儿茶酚胺可抑制胰岛素的分泌和促进胰高血糖素分泌增加，后者又促进糖原异生和肝糖原分解，最后造成血糖升高和负氮平衡。

3. 循环系统剧痛可兴奋交感神经，血中儿茶酚胺和血管紧张素 f1 水平的升高可使病人血压升高、心动过速和心律失常，对伴有高血压、冠脉供血不足的病人极为不利。而醛固酮、皮质激素和抗利尿激素的增多，又可引起病人体内水钠储留，进一步加重心脏负荷。剧烈的深部疼痛有时可引起副交感神经兴奋，使血压下降，脉率减慢，甚至发生虚脱、休克。

4. 呼吸系统胸、腹部手术后的急性疼痛对呼吸系统影响很大。因疼痛引起的肌张力增加，使总顺应性下降；病人呼吸浅快，肺活量、潮气量和功能残气量均降低，肺泡通气 / 血流比值下降，易产生低氧血症。同时病人可因疼痛而不敢深呼吸和用力咳嗽，积聚于肺泡和支气管内的分泌物不能很好地咳出，易酿成肺炎或肺不张，这在老年人更易发生。故术后疼痛是术后肺部并发症的重要因素之一。

5. 消化系统慢性疼痛常引起食欲不振，消化功能障碍以及恶心、呕吐。

6. 凝血机制如手术后急性疼痛等应激反应可改变血液粘稠度，使血小板粘附功能增强，纤溶功能降低，使机体处于一种高凝状态，促进血栓形成，甚至可酿成致命的并发症。

7. 其他疼痛可引起免疫功能下降，不利于防治感染和控制肿瘤扩散。由于疼痛可引起肾血管反射性收缩，垂体抗利尿激素分泌增加，尿量减少。又可因手术后切口疼痛或因体位不适应，造成排尿困难，长时间排尿不畅可引起尿路感染。

（孙秀海）

第三节　慢性疼痛治疗

慢性疼痛是指疼痛持续超过一种急性疾病的一般病程或超过损伤愈合所需的一般时间，或疼痛复发持续超过 1 个月。它的形成与持续不仅给病人而且也给社会造成多方面的危害。故慢性疼痛治疗 (chronic pain relief) 不仅是医疗问题，也是社会问题。

一、慢性疼痛诊治范围

慢性疼痛诊治主要有：①头痛：偏头痛、紧张性头痛；②颈肩痛和腰腿痛：颈椎病、颈肌筋膜炎、肩周炎、腰椎间盘突出症、腰椎骨质增生症、腰背肌筋膜炎、腰肌劳损；③四肢慢性损伤性疾病：滑囊炎、狭窄性键鞘炎（如弹响指）、键鞘囊肿、舷骨外上裸炎（网球肘）；④神经痛：三叉神经痛、肋间神经痛、灼性神经痛、幻肢痛、带状疤疹和带状疤疹后遗神经痛；⑤周围血管疾病：血栓闭塞性脉管炎、雷诺综合征；⑥癌症疼痛；⑦心理性疼痛。

二、常用治疗方法

（一）药物治疗是疼痛治疗最基本、最常用的方法。一般慢性疼痛病人需较长时间用药，为了维持最低有效的血浆药物浓度，应采取定时定量用药。如待疼痛发作时使用，往往需要较大剂量而维持时间较短，效果不够理想。

1. 解热消炎镇痛药常用的有阿司匹林、对乙酰氨基酚、保泰松、羟布宗（羟保泰松）、吲哚美辛、萘普生、布洛芬、酮洛芬、双氯芬酸等。它们通过抑制体内前列腺素的生物合成，降低前列腺素使末梢感受器对缓激肽等致痛因子增敏作用，以及降低它本身具有的致痛作用。这些药物对头痛、牙痛、神经痛、肌肉痛或关节痛的效果较好，对创伤性剧痛和内脏痛无效。除了对乙酰氨基酚外，它们不但镇痛，还有较强的消炎和抗风湿作用。

2. 麻醉性镇痛药因这类药物很多有成瘾性，仅用于急性剧痛和晚期癌症疼痛。常用的有吗啡、哌替陡、芬太尼、美沙酮、可待因和喷他佐辛等。

3. 催眠镇静药以苯二氮草类最常用，如地西洋、硝西伴、艾司唑仑、咪达唑仑等，也用巴比妥类药物。但应注意此类药物反复使用后，可引起药物依赖性和耐药性。

4. 抗癫痫药苯妥英钠和卡马西平治疗三叉神经痛有效。

5. 抗抑郁药因长期受到疼痛的折磨，病人可出现精神忧郁，情绪低落，言语减少，行动迟缓等，需用抗忧郁药。常用的有丙米嗪、阿米替林、多塞平（多虑平）和马普替林等。

（二）神经阻滞是慢性疼痛的主要治疗手段。一般选用长效局麻药，对癌症疼痛、顽固性头痛如三叉神经痛可以采用无水乙醇或 5 ～ 10% 苯酚，以达到长期止痛目的。常用神经阻滞的方法见第八章第四节。许多疾病的疼痛与交感神经有关，可通过交感神经阻滞进行治疗，例如用交感神经阻滞治疗急性期带状疱疹，不但可解除疼痛，使皮疹迅速消退，而且还可减少后遗神经痛的发生率。常用的交感神经阻滞法有星状神经节阻滞和腰交感神经阻滞。

1. 星状神经节阻滞 (stellate ganglion block) 星状神经节由下颈交感神经节和第 1 胸交感神经节融合而成，位于第 7 颈椎和第 1 胸椎之间前外侧，支配头、颈和上肢。阻滞时于病人肩下垫一薄枕，取颈极度后仰卧位。在环状软骨平面摸清第 6 颈椎横突。术者用二手指将胸锁乳突肌拨向外侧，使附着于胸锁乳突肌后鞘的颈内动脉和静脉被一起推向外侧。用 3.5 ～ 4 cm 长的 7 号针，在环状软骨外侧垂直进针，触及第 6 颈椎横突，将针后退 0. 3 ～ 0.5 cm，回抽无血，注入 0.25% 布比卡因或 1% 利多卡因（均含肾上腺素）10ml，注药后同侧出现霍纳综合征和手指温度增高，即示阻滞有效。适用于偏头痛、灼性神经痛、患肢痛、雷诺综合征、血栓闭塞性脉管炎、带状疱疹等。

并发症：①局麻药的毒性反应；②药物意外注入椎管内，引起血压下降，呼吸停止；③气胸；④月两神经麻痹；⑤喉返神经麻痹。

2. 腰交感神经阻滞 (lumbar sympathetic ganglion block) 腰交感神经节位于腰椎椎体的前侧面，左右有 4 ～ 5 对神经节，支配下肢，其中从交感神经节尤为重要。侧卧位操作时，阻滞侧在上，而俯卧位时在下腹部垫一枕头，使背部突出。在 L: 棘突上缘旁开 4 cm 处作皮丘，取 22G 10 cm 长的穿刺针，经皮丘垂直进针直至针尖触及玩横突，测得皮肤至横突的距离。将针退至皮下，使针向内向头侧均呈 30° 倾斜，再刺入而触及椎体。然后调整针的方向，沿椎体旁滑过再进入 1 ～ 2 cm，抵达椎体前外侧缘，深度离横突不超过 4cm，回抽无血无脑脊液，注入。0 .25% 布比卡因或 1% 利多卡因（均含肾上腺素）10 ml，即可阻滞 Lz 交感神经节。阻滞后下肢温度升高，血管扩张。

并发症：①药液意外注入蛛网膜下腔事②局麻药毒性反应；③损伤引起局部血肿。

（三）椎管内注药

1. 蛛网膜下腔注药用无水乙醇或 5% ～ 10% 酚甘油注入以治疗晚期癌痛。

2. 硬脊膜外间隙注药

(1) 糖皮质激素：主要治疗颈椎病和腰椎间盘突出症。可减轻或消除因脊神经根受机械性压迫引起的炎症，或消除髓核突出后释放出糖蛋白和类组胺等物质引起神经根的化学性炎症，从而缓解症状。①颈椎病：选 Cs-7 或 C-Ti 间隙穿刺，成功后注入泼尼松龙 1.5 ml(37.5 mg)、地塞米松 1 ml(5 mg)，再加 0.5% ～ 1% 利多卡因 4 ～ 5 ml. ②腰椎间盘突出症：一般选椎间盘突出的上或下一个间隙进行穿刺，成功后注入泼尼松龙 2 ml(50 mg)、地塞米松 1 ml (5mg) 及 2% 利多卡因 4 ml 的混合药液。一般每周注射一次，3 ～ 4 次为一疗程。根据病情可间隔 1 ～ 2 个月后再治疗一个疗程。除常用泼尼松龙混悬液外，也可用氟美松棕榈酸酯、甲泼尼龙醋酸酯、醋酸曲安奈德等。

(2) 阿片类药物：常用吗啡。因其成瘾问题，多限于癌症疼痛治疗。

(3) 局麻药：可单独使用，但常与糖皮质激素或阿片类药物合用。

（四）痛点注射主要用于慢性疼痛疾病，如腿鞘炎、肩周炎、肪骨外上裸炎、紧张性头痛及腰肌劳损等。可在局部固定压痛点注药，每一痛点注射 1% 利多卡因或 0.25% 布比卡因 1 ～ 4 ml，加泼尼松龙混悬液 0.5 ml (12.5 mg)，每周 1 ～ 2 次，3 ～ 5 次为一疗程。

（五）针灸疗法针灸疗法在我国具有悠久的历史，针刺疗法止痛确切，较灸法常用。适用于各种急、慢性疼痛治疗。针刺方法分为体针和耳针两种，体针疗法较常用。体针穴位选择原则如下：①近取法：在疼痛部位及其附近取穴，如颈肌筋膜炎取阿是穴；②远取法：根据循经取穴原则，选取于痛处相距较远的偷穴，如腰背痛取委中穴;③远取与近取相结合：如偏头痛取合谷、印堂、攒竹等穴位；④随证取穴：根据某些瑜穴具有主治一些特殊病症的特点选穴，如阴郑、后溪治盗汗，内关、郑门治心区痛等。另可依据辨证施治原则进行诊断和治疗，如腰痛可分寒湿、湿热、痕血和肾虚等型。

（六）推拿疗法在治疗时医生根据病情在病人身体的特定部位或体表穴位，施用各种手法技巧，矫正骨与关节解剖位置异常，改善神经肌肉功能，调整脏器的功能状态，以达到治疗目的。常用于治疗颈椎病、肩周炎、肪骨外上骸炎、腰肌劳损等。

（七）物理疗法简称理疗。在疼痛治疗中应用很广，种类很多，常用的有电疗、光疗、磁疗和石蜡疗法等。电疗法有短波、超短波、微波等高频电疗，以及直流电离子导入、感应电、电兴奋和间动电疗法等。光疗法常用近红外线和远红外线两种。其主要作用是消炎、镇痛、解痉、改善局部血液循环、软化瘫痕和兴奋神经肌肉等。

（八）经皮神经电刺激疗法 (transcutaneous electrical nerve stimulation, TENS) 采用电脉冲刺激治疗仪，通过放置在身体相应部位皮肤上的电极板，将低压的低频和高频脉冲电流透过皮肤刺激神经，以提高痛 IA、缓解疼痛。电极板可直接放在疼痛部位或附近，或支配疼痛区域之神经部位，如带状疤疹引发的肋间神经痛可放置于该神经的起始部位。

（九）心理疗法心理因素在慢性疼痛治疗中起着重要作用。心理疗法中的支持疗法就是医务人员采用解释、鼓励、安慰和保证等手段，帮助病人消除焦虑、忧郁和恐惧等不良心理因素，从而调动病人主观能动性，增强机体抗病痛的能力，积极配合治疗。此外，还有催眠与暗示疗法、认知疗法以及生物反馈疗法等。

三、癌症疼痛治疗

癌症是多发病，约 70% 晚期癌症病人都有剧烈疼痛，有些病人可能绝望并产生轻生念头。这对病人、家庭和社会都带来很大影响。现在绝大多数癌性疼痛都能得到有效控制。但是，癌症病人常常有严重心理障碍，因此，在积极治疗癌痛的同时，要重视心理治疗，包括姑息保健 (palliative care)。

（一）癌痛的三阶梯疗法 (WHO 推荐）基本原则：①根据疼痛程度选择镇痛药物；②口

服给药，一般以口服药为主;③按时服药，根据药理特性有规律地按时给药;④个体化用药，应根据具体病人和疗效给药。

WHO 推荐的三阶梯疗法：

第一阶梯，轻度疼痛时，选用非阿片类镇痛药，代表药物是阿司匹林。也可选用胃肠道反应较轻的布洛芬和对乙酸氨基酚等。第二阶梯，在轻、中度疼痛时，单用非阿片类镇痛药不能控制疼痛，应加用弱阿片类药以提高镇痛效果。代表药物为可待因。第三阶梯，选用强阿片类药，代表药物是吗啡。其选用应根据疼痛的强度而不是根据癌症的预后或生命的时限。常用缓释或控释剂型。

在癌痛治疗中，常采取联合用药的方法，即加用一些辅助药以减少主药的用量和副作用。辅助药有:①弱安定药，如地西泮和艾司唑仑等;②强安定药，如氯丙嗪和氟哌啶醇等;③抗忧郁药，如阿米替林。

（二）椎管内注药

1. 硬膜外间隙注入吗啡可选择于疼痛部位相应的间隙进行穿刺，成功后置入导管以便反复注药。每次注入吗啡 1 ～ 2 mg，用生理盐水 10 ml 稀释，每日一次。

2. 蛛网膜下隙内注入神经破坏性药物常用苯酚或无水乙醇注入蛛网膜下隙，破坏后根神经，使其产生脱髓鞘作用而达到止痛目的。

(1) 苯酚:常用5～7%酚甘油,为重比重溶液。穿刺点应选择在拟麻痹脊神经根的中间点。病人痛侧向下卧位,穿刺针进入蛛网膜下隙后,将病人向背后倾斜 45°（即倒向操作者侧），然后缓慢注入酚甘油 0.5ml，最多不超过 1ml。这种体位可借助重比重药液下沉，使苯酚集中作用于痛侧神经。注药后保持原体位不变 20 分钟。

(2) 无水乙醇：是轻比重溶液，病人应采取痛侧向上并前倾 45° 体位，使拟被麻痹的后根神经处于最高点。穿刺点的确定同上，穿刺成功后注入药 0.5 ml，需要时酌情补加，总量不超过 2ml。注药后维持原体位 30 分钟。

（三）放疗、化疗和激素疗法都是治疗癌肿的方法，同时也可用作晚期癌症止痛。放疗或化疗用于对其敏感的癌瘤，可使肿块缩小，减少由于其压迫和侵犯神经组织引起的疼痛。对放疗敏感的癌瘤有精原细胞瘤、鼻咽癌、小细胞肺癌等。对于骨转移癌痛放疗效果显著。而化疗可用于乳癌、睾丸癌、卵巢癌等，肝动脉插管化疗对治疗肝癌有效。对于一些激素依赖性肿瘤可使用激素疗法，例如雄激素和孕激素用于晚期乳癌，雌激素用于前列腺癌，都能起到止痛的作用。

（孙秀海）

第四节　术后镇痛

术后疼痛是人体对手术伤害刺激后的一种反应，它所引起的病理生理改变能影响术后恢复，导致呼吸、泌尿及心血管系统的并发症。因而越来越引起人们的重视。

一、镇痛药物

术后镇痛最常用的药物有阿片类药，如吗啡、哌替啶和芬太尼;非阿片类药，如曲马多等。解热镇痛药因对锐痛和内脏痛效果较差，故较少使用。硬膜外镇痛时局麻药常选用布比卡因，其作用时间较长，如浓度低于 0.2% 则对运动神经的阻滞很弱，比较安全。

二、镇痛方法

传统的术后镇痛方法有口服药物，肌内、皮下、静脉注射药物和直肠给药等。由于这些方法:①不能及时止痛;②血药浓度波动大，有效镇痛时间有限，镇痛效果往往不够满意;③不能个体化用药，对于药物需求量很大的病人常镇痛不全，而对于需求量较小的病人又可能用药过量，抑制呼吸;④重复肌内注射造成注射部位疼痛，对病人产生不良的心理影响。现以硬膜外镇痛和病人自控镇痛法为好。

（一）硬膜外镇痛包括硬膜外单次和持续给药。常选用吗啡，吗啡可透过硬膜外间隙进入蛛网膜下隙，作用于脊髓后角的阿片受体。成人常用剂量为 2 ～ 3 mg/ 次，用生理盐水稀释至 10ml 注入，注药后约 30 分钟起效；持续 6 ～ 24 小时，平均为 12 小时。疼痛再度出现时，可重复给药。

不良反应：常有恶心、呕吐、皮肤瘙痒、尿储留和呼吸抑制。药液中加入氟哌利多 2.5 mg，既可增强镇痛，又可减少恶心呕吐的发生。由于注射吗啡可产生延迟性呼吸抑制，故应密切观察，最好控制一次剂量在 2 ～ 3 mg，对老年危重病人更应警惕。

（二）病人自控镇痛 (patient controlled analgesia, PCA) 即在病人感到疼痛时，可自行按压 PCA 装置的给药键，按设定的剂量注入镇痛药，从而达到止痛效果。它弥补了传统镇痛方法存在的镇痛不足和忽视病人个体差异，以及难以维持血药浓度稳定等问题。PCA 装置包括:注药泵;自动控制装置，一般用微电脑控制;输注管道和防止反流的单向活瓣等。

1. 分类　①病人自控静脉镇痛 (PCIA) ；②病人自控硬膜外镇痛 ((PCEA) 。

2. 常用术语　①负荷剂量 (loading dose)，指 PCA 迅速达到无痛所需血药浓度，即最低有效镇痛浓度 (MEAC) 所需药量；②单次剂量 (bolus dose)，是指病人因镇痛不全所追加的镇痛药剂量;③锁定时间 (lock out time)，是指设定的两个单次有效给药的间隔时间，在此期间 PCA 装置不执行单次剂量指令；④背景剂量 (basal infusion) 为设定的持续给药量。

3. 注意事项　PCA 的药物配方种类较多，PCIA 主要以麻醉性镇痛药为主，常用吗啡、芬太尼或曲马多等。PCEA 则以局麻药和麻醉性镇痛药复合应用，常用 0.1 ～ 0.2% 布比卡因加小量的芬太尼或吗啡。无论采用 PCIA 或 PCEA，医生都应事先向病人讲明使用的目的和正确的操作方法。PCA 开始时，常给一负荷剂量作为基础，再以背景剂量维梅遇镇痛不全时，病人可自主给予单次剂量，以获得满意的镇痛效果。在此期间，医生应根据病情及用药效果，合理调整单次剂量、锁定时间以及背景剂量，达到安全有效的个体化镇痛的目的。

（孙秀海）

第十章 围手术期处理

围手术期处理 (perioperative management) 就是为病人手术做准备和促进术后康复。围手术期从病人决定需要手术治疗开始。创伤病人术前期可能仅数分钟，复杂病人可能需数天，以查清病情，做好术前准备，使病人具有充分的思想准备和良好的机体条件。手术后，要采取综合治疗措施，防治可能发生的并发症，尽快地恢复生理功能，促使病人早日康复。术后期的长短可因不同疾病及术式而有所不同。

第一节 术前准备

病人的术前准备与疾病的轻重缓急、手术范围的大小有密切关系。按照手术的时限性，外科手术可分为三种：①急症手术：例如外伤性肠破裂，在最短时间内进行必要的准备后立即手术。在胸腹腔内大血管破裂等病情十分急迫的情况下，必须争分夺秒地进行紧急手术。②限期手术：例如各种恶性肿瘤根治术，手术时间虽可选择，但不宜延迟过久，应在尽可能短的时间内做好术前准备。③择期手术：例如一般的良性肿瘤切除术及腹股沟疝修补术等，可在充分的术前准备后选择合适时机进行手术。

手术前，要对病人的全身情况有足够的了解，查出可能影响整个病程的各种潜在因素，包括心理和营养状态，心、肺、肝、肾、内分泌、血液以及免疫系统功能等。因此，必须详细询问病史，全面地进行体格检查，除了常规的实验室检查外，还需要进行一些涉及重要器官功能的检查评估，以便发现问题。估计病人对手术的耐受力。

一、一般准备

1. 心理准备病人术前难免有恐惧、紧张及焦虑等情绪，或对手术及预后有多种顾虑。医务人员应从关怀、鼓励出发，就病情、施行手术的必要性及可能取得的效果，手术的危险性及可能发生的并发症，术后恢复过程和预后，以及清醒状态下施行手术因体位造成的不适等，以恰当的言语和安慰的口气对病人作适度的解释，使病人能以积极的心态配合手术和术后治疗。同时，也应就疾病的诊断，手术的必要性及手术方式，术中和术后可能出现的不良反应、并发症及意外情况，术后治疗及预后估计等方面，向病人家属或（和）单位负责人作详细介绍和解释，取得他们的信任和同意，协助做好病人的心理准备工作，配合整个治疗过程顺利进行。应履行书面知情同意手续，包括手术、麻醉的知情同意书、输血治疗同意书等，由病人本人或法律上有责任的亲属（或监护人）签署。为挽救生命而需紧急手术，若亲属未赶到，须在病史中记录清楚。

2. 生理准备是对病人生理状态的调整，使病人能在较好的状态下安全度过手术和术后的治疗过程。

(1) 为手术后变化的适应性锻炼：包括术前练习在床上大小便，教会病人正确的咳嗽和咳痰的方法。术前 2 周应停止吸烟。

(2) 输血和补液：施行大中手术者，术前应作好血型和交叉配合试验，备好一定数量的血制品。对有水、电解质及酸碱平衡失调和贫血的病人应在术前予以纠正。

(3) 预防感染：手术前，应采取多种措施提高病人的体质，预防感染。例如：及时处理龋齿或已发现的感染灶；病人在手术前不与催患感染者接触。严格遵循无菌技术原则，手术操作轻柔，减少组织损伤等是防止手术野感染的重要环节。下列情况需要预防性应用抗生素：①涉及感染病灶或切口接近感染区域的手术；②肠道手术；③操作时间长、创伤、大的手术；④开放性创伤，创面已污染或有广泛软组织损伤，创伤至实施清创的间隔时间较长，或清创所需时间较长以及难以彻底清创者；⑤癌肿手术；⑥涉及大血管的手术；⑦需要植入人工制品的手术；⑧脏器移植术。

(4) 热量、蛋白质和维生素：由于手术创伤和术前后的饮食限制，必然会使机体消耗增加，热量、蛋白质和维生素摄入不足，以致影响组织修复和创口愈合，削弱防御感染的能力。因此，病人术前应补充足够的热量、蛋白质和维生素。

(5) 胃肠道准备：从术前 8 ～ 12 小时开始禁食，术前 4 小时开始禁止饮水，以防因麻醉或手术过程中的呕吐而引起窒息或吸入性肺炎。必要时可用胃肠减压。涉及胃肠道手术者，术前 1 ～ 2 日开始进流质饮食，有幽门梗阻的病人，需在术前进行洗胃。对一般性手术，酌情在术前一日酌情作肥皂水灌肠。如果施行的是结肠或直肠手术，酌情在术前一日及手术当天清晨行清洁灌肠或结肠灌洗，并于术前 2 ～ 3 天开始口服肠道制菌药物，以减少术后并发感染的机会。

(6) 其他：手术前夜，可给予镇静剂，以保证良好的睡眠。如发现病人有与疾病无关的体温升高，或妇女月经来潮等情况，应延迟手术日期。进手术室前，应排尽尿液；估计手术时间长，或是盆腔手术，应留置导尿管，使膀胱处于空虚状态。由于疾病原因或手术需要，可在术前放置胃管。术前应取下病人的可活动义齿，以免麻醉或手术过程中脱落或造成误咽或误吸。

二、特殊准备

1. 营养不良营养不良的病人常伴有低蛋白血症，往往与贫血、血容量减少同时存在，使其耐受失血、低血容量的能力降低。低蛋白状况可引起组织水肿，影响愈合。因病致体重下降 >200o，不仅死亡率上升，术后感染率也会增加 3 倍。因此，术前应尽可能予以纠正。如果血浆白蛋白测定值低于 30g/L 或转铁蛋白 <0.15 g/L，则需术前行肠内或肠外营养支持。

2. 脑血管病围手术期脑卒中不常见 (一般为 <100，心脏手术约为 2 ～ 5%。80% 都发生在术后，多因低血压、心房纤颤的心源性栓塞所致。危险因素包括老年、高血压、冠状动脉疾病、糖尿病和吸烟等。对无症状的颈动脉杂音，近期有短暂脑缺血发作的病人，应进一步检查与治疗。近期有脑卒中史者，择期手术应至少推迟 2 周，最好 6 周。

3. 心血管病高血压者应继续服用降压药物，避免戒断综合征 (withdrawal syndrome)。血压在 160/100 mmHg VI 下，可不必作特殊准备。血压过高者 (X180/100mmHg)，术前应选用合适的降血压药物，使血压平稳在一定水平，但不要求降至正常后才作手术。对原有高血压病史，进入手术室血压急骤升高者，应与麻醉师共同处理，根据病情和手术性质，抉择实施或延期手术。

对伴有心脏疾病的病人，施行手术的死亡率明显高于非心脏病者。有时甚至需要外科医生、麻醉医生和内科医生共同对心脏危险因素进行评估和处理。常用 Goldman 指数量化心源性死亡的危险性和危及生命的并发症。对年龄 >40 岁，接受非心脏手术的病人，心源性死亡的危险性和危及生命的心脏并发症随总得分的增加而上升：0 ～ 5 分，<1%；6 ～ 12 分，7%；13 ～ 25 分，13% (2% 的死亡率)；>26 分，78% (56% 的死亡率)。Goldman 指数的优点是半数以上的积分是可以控制的，例如充血性心力衰竭得到纠正可减 11 分，心肌梗死延期手术减 10 分等。

4. 肺功能障碍术后肺部并发症和相关的死亡率仅次于心血管系统居第二位。有肺病史或预期行肺切除术、食管或纵隔肿瘤切除术者，术前尤应对肺功能进行评估。危险因素包括慢性阻塞性肺疾病、吸烟、年老、肥胖、急性呼吸系统感染。无效咳嗽和呼吸道反射减弱，会造成术后分泌物的贮留，增加细菌侵入和肺炎的易感性。胸部 X 线检查可以鉴别肺实质病变或胸膜腔异常；红细胞增多症可能提示慢性低氧血症；PaO_2<8.0kPa(60mmHg) 和 $PaCO_2$> 6.0kPa (45 mmHg)，围手术期肺并发症可能增加。对高危病人，术前肺功能检查具有重要意义，第 1 秒钟最大呼气量 (forced expiratory volume in1s, FEVI) <2 L 时，可能发生呼吸困难，FEV1 < 50，提示肺重度功能不全，可能需要术后机械通气和特殊监护。

如果病人每天吸烟超过 10 支，停止吸烟极为重要。戒烟 1 ～ 2 周，粘膜纤毛功能可恢复，痰量减少；戒烟 6 周，可以改善肺活量。术前鼓励病人呼吸训练，增加功能残气量，可以减少肺部并发症。急性呼吸系统感染者，择期手术应推迟至治愈后 1 ～ 2 周；如系急症手术，需加用抗生素，尽可能避免吸入麻醉。阻塞性呼吸道疾病者，围手术期应用支气管扩张药；喘息正在发作者，择期手术应推迟。

5. 肾疾病麻醉、手术创伤都会加重肾的负担。急性肾衰竭的危险因素包括术前血尿素氮和肌醉升高，充血性心力衰竭、老年、术中低血压、夹闭腹主动脉、脓毒症、使用肾毒性药物（如氨基糖甙类抗生素和放射性造影剂）等。实验室检查血钠、钾、钙、磷、血尿素氮、肌醉等，对评价肾功能很有帮助。术前准备应最大限度地改善肾功能，如果需要透析，应在计划手术 24 小时以内进行。若合并有其他肾衰竭的危险因素，选择对肾有毒性的药物如氨基糖甙类抗生素、非 91 体类抗炎药和麻醉剂时，都应特别慎重。与外科有关的急性肾衰的病因几乎都是肾前性的，如低血容量、低血压、脓毒症，或其他原因引起有效循环血容量减少，导致缺血性肾小管坏死。及时纠正肾前病因，恰当地补充钠与水，能预防或减轻急性肾小管坏死的严重程度。

6. 糖尿病　糖尿病病人在整个围手术期都处于应激状态，其并发症发生率和死亡率较无糖尿病者上升 5000。糖尿病影响伤口愈合，感染并发症增多，常伴发无症状的冠状动脉疾患。对糖尿病人的术前评估包括糖尿病慢性并发症（如心血管、肾疾病）和血糖控制情况，并作相应处理：①仅以饮食控制病情者，术前不需特殊准备。②口服降糖药的病人，应继续服用至手术的前一天晚上；如果服长效降糖药如氯磺丙脲 (chlorpropamide)，应在术前 2 ～ 3 日停服。禁食病人需静脉输注葡萄糖加胰岛素维持血糖轻度升高状态 (5.6 ～ 11.2　mmol/L) 较为适宜。③平时用胰岛素者，术前应以葡萄糖和胰岛素维持正常糖代谢。在手术日晨停用胰岛素。④伴有酮酸中毒的病人，需要接受急症手术，应当尽可能纠正酸中毒、血容量不足、电解质失衡（特别是低血钾）。对糖尿病病人在术中应根据血糖监测结果，静脉滴注胰岛素控制血糖。严重的、未被认识的低血糖危险性更大。

7. 凝血障碍常规凝血试验阳性的发现率低，靠凝血酶原时间 (prothrombin time,PT)，活化部分凝血活酶时间 (activated partial thromboplastin time, aPTT) 及血小板计数，识别严重凝血异常的也仅占 0.200。所以仔细询问病史和体格检查显得尤为重要。病史中询问病人及家族成员有无出血和血栓栓塞史；是否曾输血，有无出血倾向的表现，如手术和月经有无严重出血，是否易发生皮下瘀斑、鼻出血或牙龈出血等；是否同时存在肝、肾疾病；有无营养不良的饮食习惯，过量饮酒，服用阿司匹林、非街体抗炎药物或降血脂药（可能导致维生素 K 缺乏），抗凝治疗（如心房纤颤、静脉血栓栓塞、机械心瓣膜时服华法令）等。查体时应注意皮肤、粘膜出血点（紫癍），脾肿大或其他全身疾病征象。术前 7 天停用阿司匹林，术前 2 ～ 3 天停用非街醇类抗炎药，术前 10 天停用抗血小板药噻氯匹啶 (ticlopidine) 和氯吡格雷 (clopidogrel)。如果临床确定有凝血障碍，择期手术前应作相应的治疗处理。当血小板 $<5\times10^9/L$，建议输血小板；大手术或涉及血管部位的手术，应保持血小板达 $7.5\times10^9/L$；神经系统手术，血小板临界点不小于 $10\times10^9/L$。脾肿大和免疫引起的血小板破坏，输血小板难以奏效，不建议常规预防性输血小板。紧急情况下，药物引起的血小板功能障碍，可给弥凝 (DDAVP, 1 一脱氨－ 8 右旋一精氨酸加压素），输血小板。冷沉淀物 (cryoprecipitate) 能促成血小板聚集和粘附，可减少尿毒症患者的失血。对于需要抗凝治疗的病人，术前处理较为复杂，这涉及到权衡术中出血和术后血栓形成的利与弊。血友病病人的围手术期相关处理，常需请血液病医生协助。

8. 下肢深静脉血栓形成的预防由于静脉血栓形成有一定的并发症发生率和死亡率，所以凡是大手术时应预防这一并发症的发生。围手术期发生静脉血栓形成的危险因素包括年龄 >40 岁，肥胖，有血栓形成病史，静脉曲张，吸烟，大手术（特别是盆腔、泌尿外科、下肢和癌肿手术），长时间全身麻醉和血液学异常，如抗凝血酶班缺乏、血纤维蛋白原异常、C 蛋白缺乏、血小板增多症和超高粘度综合征 (hyperviscosity syndromes)。血栓形成常发生在下肢深静脉，一旦血栓脱落可发生致命的肺动脉栓塞。为此，有静脉血栓危险因素者，应预防性使用低分子量肝素，间断气袋加压下肢和口服华法令（近期曾接受神经外科手术或有胃肠道出血的病人慎用）。对于高危病人（如曾有深静脉血栓形成和肺栓塞者），可联合应用多种方法如抗凝，使用间断加压气袋等，对预防静脉血栓形成有积极意义。

（孙秀海）

第二节　术后处理

术后处理是围手术期处理的一个重要阶段，是连接术前准备、手术与术后康复之间的桥梁。术后处理得当，能使手术应激反应减轻到最小程度。

一、常规处理

1. 术后医嘱这一医疗文件的书写包括诊断、施行的手术、监测方法和治疗措施，例如止痛、抗生素应用、伤口护理及静脉输液，各种管道、插管、引流物、吸氧等处理。

2. 监测手术后多数病人可返回原病房，需要监护的病人可以送进外科重症监测治疗室 (intensive care unit, ICU)。常规监测生命体征，包括体温、脉率、血压、呼吸频率、每小时（或数小时）尿量，记录出人水量。有心、肺疾患或有心肌梗死危险的病人应予无创或有创监测中心静脉压 (central venous pressure, CVP)，肺动脉楔压（经 Swan-Ganz 导管）及心电监护，采用经皮氧饱和度监测仪动态观察动脉血氧饱和度。

3. 静脉输液长时间手术过程中，经手术野有很多不显性液体丢失，术中广泛解剖和组织创伤又使大量液体重新分布到第三间隙，因此病人术后应接受足够量的静脉输液直至恢复进食。术后输液的用量、成分和输注速度，取决于手术的大小、病人器官功能状态和疾病严重程度。肠梗阻、小肠坏死、肠穿孔病人，术后 24 小时内需补给较多的晶体。但输液过量又可以导致肺水肿和充血性心力衰竭；休克和脓毒症病人由于液体自血管外渗至组织间隙，会出现全身水肿，此时估计恰当的输液量显得十分重要。

4. 引流管引流的种类，吸引的压力，灌洗液及次数，引出的部位及护理也应写进医嘱。要经常检查放置的引流物有无阻塞、扭曲等情况，换药时要注意引流物的妥善固定，以防落人体内或脱出，并应记录、观察引流物的量和性质，它有可能提示有无出血或瘘等并发症发生。

二、卧位

手术后，应根据麻醉及病人的全身状况、术式、疾病的性质等选择卧式，使病人处于舒适和便于活动的体位。全身麻醉尚未清醒的病人除非有禁忌，均应平卧，头转向一侧，使口腔内分泌物或呕吐物易于流出，避免吸入气管，直到清醒。蛛网膜下腔阻滞的病人，亦应平卧或头低卧位 12 小时，以防止因脑脊液外渗致头痛。全身麻醉清醒后、蛛网膜下腔阻滞 12 小时后，以及硬脊膜外腔阻滞、局部麻醉等病人可根据手术需要安置卧式。

施行颅脑手术后，如无休克或昏迷，可取 15° ～ 30° 头高脚低斜坡卧位。施行颈、胸手术后，多采用高半坐位卧式，以便于呼吸及有效引流。腹部手术后，多取低半坐位卧式或斜坡卧位，以减少腹壁张力。脊柱或臀部手术后，可采用俯卧或仰卧位。腹腔内有污染的病人，在病情许可情况下，尽早改为半坐位或头高脚低位。休克病人，应取下肢抬高 15° ～ 20° ，头部和躯干抬高 20° ～ 30° 的特殊体位。肥胖病人可取侧卧位，有利于呼吸和静脉回流。

三、各种不适的处理

1. 疼痛麻醉作用消失后，切口受到刺激时会出现疼痛。术后疼痛可引起呼吸、循环、胃肠道和骨骼肌功能变化，甚至引起并发症。胸部和上腹部手术后疼痛，使患者自觉或不自觉固定胸肌、腹肌和隔肌，不愿深呼吸，促成肺膨胀不全。活动减少，引起静脉淤滞、血栓形成和栓塞。术后疼痛也会致儿茶酚胺和其他应激激素的释放，引起血管痉挛，高血压，严重的发生中风、心肌梗死和出血。有效的止痛会改善大手术的预后。常用的麻醉类镇痛药有吗啡、哌替啶和芬太尼 (fentanyl)。临床应用时，在达到有效镇痛作用的前提下，药物剂量宜小，用药间隔时间应逐渐延长，及早停用镇痛剂有利于胃肠动力的恢复。硬膜外阻滞可留置导管数日，连接镇痛泵以缓解疼痛，特别适合于下腹部手术和下肢手术的病人。

2. 呃逆手术后发生呃逆者并不少见，多为暂时性，但有时可为顽固性。呃逆的原因可能是神经中枢或隔肌直接受刺激引起。手术后早期发生者，可采用压迫眶上缘，短时间吸入二氧化碳，抽吸胃内积气、积液，给予镇静或解痉药物等措施。施行上腹部手术后，如果出现顽固性呃逆，要特别警惕吻合口或十二指肠残端漏，导致隔下感染之可能。此时，应作 CT，X 线摄片或 B 超检查，一旦明确有隔下积液或感染，需要及时处理。

四、胃肠道剖腹术后，胃肠道蠕动

麻醉、手术对小肠蠕动影响很小，胃蠕动恢复较慢，右结肠需 48 小时，左结肠 72 小时。胃和空肠手术后，上消化道推进功能的恢复需 2 ～ 3 天。在食管、胃和小肠手术后，有显著肠梗阻、神志欠清醒（防止吸入），以及急性胃扩张的患者，应插鼻胃管，连接低压、间断吸引装置，经常冲洗，确保鼻胃管通畅，留置 2 ～ 3 天，直到正常的胃肠蠕动恢复（可闻及肠鸣音或已排气）。婴粟碱类药物能影响胃肠蠕动。胃或肠造口导管应进行重力（体位）引流或低压、间断吸引。空肠造口的营养管可在术后第 2 天滴人营养液。造口的导管需待内脏与腹膜之间形成牢靠的粘连方可拔除（约术后 3 周）。

五、活动

手术后，如果镇痛效果良好，原则上应该早期床上活动，争取在短期内起床活动。早期活动有利于增加肺活量，减少肺部并发症，改善全身血液循环，促进切口愈合，减少因静脉血流缓慢并发深静脉血栓形成的发生率。此外，尚有利于肠道蠕动和膀胱收缩功能的恢复，从而减少腹胀和尿储留的发生。有休克、心力衰竭、严重感染、出血、极度衰弱等情况，以及施行过有特殊固定、制动要求的手术病人，则不宜早期活动。

早期起床活动，应根据病人的耐受程度，逐步增加活动量。在病人已清醒、麻醉作用消失后，就应鼓励在床上活动，如深呼吸，四肢主动活动及间歇翻身等。足趾和踝关节伸屈活动，下肢肌松弛和收缩的交替运动，有利于促进静脉回流。痰多者，应定时咳痰，病人可坐在床沿上，作深呼吸和咳嗽。

六、缝线拆除

缝线的拆除时间，可根据切口部位、局部血液供应情况、病人年龄来决定。一般头、面、颈部在术后 4 ～ 5 日拆线，下腹部、会阴部在术后 6 ～ 7 日拆线，胸部、上腹部、背部、臀部手术 7 ～ 9 日拆线，四肢手术 10 ～ 12 日拆线（近关节处可适当延长），减张缝线 14 日拆线。青少年病人可适当缩短拆线时间，年老、营养不良病人可延迟拆线时间，也可根据病人的实际情况采用间隔拆线。电刀切口，也应推迟 1 ～ 2 日拆线。

对于初期完全缝合的切口，拆线时应记录切口愈合情况，可分为三类：①清洁切口（I 类切口），指缝合的无菌切口，如甲状腺大部切除术等。②可能污染切口（Ⅱ类切口），指手术时可能带有污染的缝合切口，如胃大部切除术等。皮肤不容易彻底消毒的部位、6 小时内的伤口经过清创术缝合、新缝合的切口再度切开者，也属此类。③污染切口（III 类切口），指邻近感染区或组织直接暴露于污染或感染物的切口，如阑尾穿孔的阑尾切除术、肠梗阻坏死的手术等。切口的愈合也分为三级:①甲级愈合，用“甲”字代表，指愈合优良，无不良反应。②乙级愈合，用“乙”字代表，指愈合处有炎症反应，如红肿、硬结、血肿、积液等，但未化脓。③丙级愈合，用“丙”字代表，指切口化脓，需要作切开引流等处理。应用上述分类分级方法，观察切口愈合情况并作出记录。如甲状腺大部切除术后愈合优良，则记以“I/ 甲”；胃大部切除术切口血肿，则记以“Ⅱ / 乙”，余类推。

（孙秀海）

第三节　术后并发症的防治

手术后可能发生各种并发症，掌握其发生原因及临床表现，如何预防，一旦发生后应采取的治疗措施，是术后处理的一个重要组成部分。术后并发症可由原发病、手术或一些不相关的因素引起。有时候原已存在的并发症又可导致另一并发症（如术后大出血可能引起心肌梗死）。与手术方式相关的特殊并发症，如胃大部切除术后的倾倒综合征，将在有关章节内介绍。

一、术后出血

术中止血不完善，创面渗血未完全控制，原痉挛的小动脉断端舒张，结扎线脱落，凝血障碍等，都是造成术后出血的原因。

术后出血可以发生在手术切口、空腔器官及体腔内。腹腔手术后 24 小时之内出现休克，应考虑到有内出血。表现为心搏过速，血压下降，尿排出量减少，外周血管收缩。如果出血持续，腹围可能增加。血细胞比容在 4 ～ 6 小时内常无显著变化，对快速失血病例的诊断价值有限。B 超检查及腹腔穿刺，可以明确诊断。胸腔手术后从胸腔引流管内每小时引流出血液量持续超过 100 ml，就提示有内出血。摄胸部 X 线片，可显示胸腔积液。术后循环衰竭的鉴别诊断包括肺栓塞、心律失常、气胸、心肌梗死和严重过敏反应等。中心静脉压低于 0.49 kPa (5 cmH_2O)；每小时尿量少于 25ml；在输给足够的血液和液体后，休克征象和监测指标均无好转，或继续加重，或一度好转后又恶化等，都提示有术后出血，应当迅速再手术止血，清除血凝块，用盐水冲洗腹腔。

二、术后发热与低体温

1. 发热　发热是术后最常见的症状，约 72% 的病人体温超过 37℃ ,41% 高于 38℃。术后发热一般不一定表示伴发感染。非感染性发热通常比感染性发热来得早（分别平均在术后 1.4 日和 2.7 日）。

术后第一个 24 小时出现高热 (>39℃)，如果能排除输血反应，多考虑链球菌或梭菌感染，吸入性肺炎，或原已存在的感染。

非感染性发热的主要原因：手术时间长 (>2 小时)，广泛组织损伤，术中输血，药物过敏，麻醉剂（氟烷或安氟醚）引起的肝中毒等。如体温不超过 38℃，可不予处理。高于 38.5℃，病人感到不适时，可予以物理降温，对症处理，严密观察。感染性发热的危险因素包括病人体弱、高龄、营养状况差、糖尿病、吸烟、肥胖、使用免疫抑制药物或原已存在的感染病灶。手术因素有止血不严密、残留死腔、组织创伤等。拟用的预防性抗生素被忽视也是因素之一。感染性发热除伤口和其他深部组织感染外，其他常见发热病因包括肺膨胀不全、肺炎、尿路感染、化脓性或非化脓性静脉炎等。

2. 低体温 (hypothermia)　轻度低体温也是一个常见的术后并发症，多因麻醉药阻断了机体的调节过程，开腹或开胸手术热量散失，输注冷的液体和库存血液。病人对轻度低体温耐受良好，除使周围血管阻力轻微增加和全身耗氧减少之外，对机体无大妨碍。然而明显的低体温会引起一系列的并发症：周围血管阻力明显增加，心脏收缩力减弱，心排出量减少，神经系统受抑制，由于凝血系统酶功能失常可致凝血障碍。深度低体温通常与大手术，特别是多处创伤的手术，输注大量冷的液体和库存血液有关。

术中应监测体温。大量输注冷的液体和库存血液时，应通过加温装置，必要时用温盐水反复灌洗体腔，术后注意保暖，可以预防术后低体温。

三、呼吸系统并发症

术后死亡原因中，呼吸系统并发症占第二位。年龄超过 60 岁，呼吸系统顺应性差，残气容积和呼吸死腔增加，有慢性阻塞性肺疾患（慢性支气管炎、肺气肿、哮喘、肺纤维化），更易招致呼吸系统并发症。

1. 肺膨胀不全上腹部手术的患者，肺膨胀不全发生率为 25%，老年、肥胖，长期吸烟和有呼吸系统疾病的患者更常见，最常发生在术后 48 小时之内（90% 的发热可能与该并发症有关）。如果超过 72 小时，肺炎则不可避免。但多数患者都能自愈，且无大碍。

预防和治疗：叩击胸、背部，鼓励咳嗽和深呼吸，经鼻气管吸引分泌物。严重慢性阻塞性肺疾病患者，雾化吸入支气管扩张剂和溶粘蛋白药物有效。有气道阻塞时，应行支气管镜吸引。

2. 术后肺炎易患因素有肺膨胀不全，异物吸入和大量的分泌物。腹腔感染需要长期辅助呼吸者，酿成术后肺炎的危险性最高。气管插管损害粘膜纤毛转运功能，给氧，肺水肿，吸入异物和应用皮质激素，都影响肺泡巨噬细胞的活性。在术后死亡的患者中，约一半直接或间接与术后肺炎有关，50% 以上的术后肺炎，系革兰阴性杆菌引起。

3. 肺脂肪栓塞 90% 的长骨骨折和关节置换术者，肺血管床发现脂肪颗粒。肺脂肪栓塞常见，但很少引起症状。脂肪栓塞综合征（fat embolism syndrome）多发生在创伤或术后 12 ～ 72 小时。临床表现有神经系统功能异常，呼吸功能不全，腋窝、胸部和上臂出现瘀斑，痰和尿中可见脂肪微滴，血细胞比容下降，血小板减少，凝血参数改变等。一旦出现症状，应立即行呼气末正压通气和利尿治疗。预后与呼吸功能不全的严重程度相关。

四、术后感染

1. 腹腔脓肿和腹膜炎表现为发热、腹痛、腹部触痛及白细胞增加。如为弥漫性腹膜炎，应急诊剖腹探查。如感染局限，行腹部和盆腔 B 超或 CT 扫描常能明确诊断。腹腔脓肿定位后可在 B 超引导下作穿刺置管引流，必要时需开腹引流。选用抗生素应针对肠道菌丛和厌氧菌丛。

2. 真菌感染临床上多为假丝酵母菌（念珠菌）所致，常发生在长期应用广谱抗生素的病人，若有持续发热，又未找出确凿的病原菌，此时应想到真菌感染的可能性。应行一系列的真菌检查，包括血培养，拔除全部静脉插管，检查视网膜是否有假丝酵母菌眼内炎（candida endophthalmitis）。治疗可选用两性霉素 B （amphotericin B）或氟康唑（fluconazole）等。

五、切口并发症

1. 血肿、积血和血凝块是最常见的并发症，几乎都归咎于止血技术的缺陷。促成因素有服用阿司匹林，小剂量肝素，原已存在的凝血障碍，术后剧烈咳嗽，以及血压升高等。表现为切口部位不适感，肿胀和边缘隆起、变色，血液有时经皮肤缝线外渗。甲状腺、甲状旁腺或颈动脉术后引起的颈部血肿特别危险，因为血肿可迅速扩展，压迫呼吸道。小血肿能再吸收，但伤口感染几率增加。治疗方法：在无菌条件下排空凝血块，结扎出血血管，再次缝合伤口。

2. 血清肿（seroma）系伤口的液体积聚而非血或脓液，与手术切断较多的淋巴管（如乳房切除术、腹股沟区域手术等）有关。血清肿使伤口愈合延迟，增加感染的危险。皮下的血清肿可用空针抽吸，敷料压迫，以阻止淋巴液渗漏和再积聚。腹股沟区域的血清肿多在血管手术之后，空针抽吸有损伤血管和增加感染的危险，可让其自行吸收。如果血清肿继续存在，或通过伤口外渗，在手术室探查切口，结扎淋巴管。

3. 伤口裂开伤口裂开系指手术切口的任何一层或全层裂开。腹壁全层裂开常有腹腔内脏膨出。切口裂开可以发生在全身各处，但多见于腹部及肢体邻近关节的部位，主要原因有：①营养不良，组织愈合能力差；②切口缝合技术有缺陷，如缝线打结不紧，组织对合不全等；③腹腔内压力突然增高的动作，如剧烈咳嗽，或严重腹胀。切口裂开常发生于术后 1 周之内。往往在病人一次腹部突然用力时，自觉切口疼痛和突然松开，有淡红色液体自切口溢出。除皮肤缝线完整而未裂开外，深层组织全部裂开，称部分裂开；切口全层裂开，有肠或网膜脱出者，为完全裂开。

预防和治疗：缝线距伤口缘 2 ～ 3 cm，针距 1 cm，消灭死腔，引流物勿通过切口。除根据其原因采取适当措施外，对估计发生此并发症可能性很大的病人，可使用以下预防方法：①在依层缝合腹壁切口的基础上，加用全层腹壁减张缝线；②应在良好麻醉、腹壁松弛条件下缝合切口，避免强行缝合造成腹膜等组织撕裂；③及时处理腹胀；④病人咳嗽时，最好平卧，以减轻咳嗽时横隔突然大幅度下降，骤然增加的腹内压力；⑤适当的腹部加压包扎，也有一定的预防作用。

切口完全裂开时，要立刻用无菌敷料覆盖切口，在良好的麻醉条件下重予缝合，同时加用减张缝线。切口完全裂开再缝合后常有肠麻痹，术后应放置胃肠减压。切口部分裂开的处理，按具体情况而定。

4. 切口感染表现为伤口局部红、肿、热、疼痛和触痛，有分泌物（浅表伤口感染），伴有或不伴有发热和白细胞增加。处理原则：在伤口红肿处拆除伤口缝线，使脓液流出，同时行细菌培养。清洁手术，切口感染的常见病原菌为葡萄球菌和链球菌，会阴部或肠道手术切口感染的病原菌可能为肠道菌丛或厌氧菌丛，应选用相应的抗菌药治疗。累及筋膜和肌的严重感染，需要急诊切开清创、防治休克和静脉应用广谱抗生素（含抗厌氧菌）。

六、泌尿系统并发症

1. 尿储留手术后尿储留较为多见，尤其是老年病人、盆腔手术、会阴部手术或蛛网膜下隙麻醉后排尿反射受抑制，切口疼痛引起膀胱和后尿道括约肌反射性痉挛，以及病人不习惯床上排尿等，都是常见原因。凡是手术后 6 ～ 8 小时尚未排尿，或者虽有排尿，但尿量甚少，次数频繁，都应在下腹部耻骨上区作叩诊检查，如发现明显浊音区，即表明有尿储留，应及时处理。先可安定病人情绪，如无禁忌，可协助病人坐于床沿或立起排尿。如无效，可在无菌条件下进行导尿。尿储留时间过长，导尿时尿液量超过 500ml 者，应留置导尿管 1 ～ 2 日，有利于膀胱壁逼尿肌收缩力的恢复。有器质性病变，如骸前神经损伤、前列腺肥大等，也需要留置导尿管 4 ～ 5 天。

2. 泌尿道感染下泌尿道感染是最常见的获得性医院内感染。泌尿道原已存在的污染，尿储留和各种泌尿道的操作是主要原因。短时间（<48 小时）膀胱插管的患者，约 5% 出现细菌尿，然而有临床症状的仅为 1%。急性膀胱炎症状表现为尿频、尿急、尿痛和排尿困难，有轻度发热；急性肾盂肾炎则有高热、腰部疼痛及触痛。尿液检查有大量白细胞和脓细胞，细菌培养得以确诊。

预防和治疗：术前处理泌尿系统污染，预防和迅速处理尿储留，在无菌条件下进行泌尿系统操作。治疗包括给足量液体，膀胱彻底引流和针对性应用抗生素。

（孙秀海）

第十一章 外科病人的营养代谢

机体的正常代谢及良好的营养状态，是维护生命活动的重要保证。任何代谢紊乱或营养不良，都可影响组织、器官功能，进一步恶化可使器官功能衰竭。机体的营养状态与催病率及死亡率是密切相关的。外科领域不少危重病症都会存在不同程度的营养不良，如果不采取积极措施予以纠正，往往很难救治成功。在对机体代谢有足够认识的基础上，有效的输入途径的建立，以及各种符合生理、副反应小的营养制剂的相继生产及应用，使近代临床营养支持治疗获得了非常突出的效果，挽救了许多危重病人的生命。营养支持治疗是20世纪临床医学中的重大发展之一，已经成为危重病人治疗中不可缺少的重要内容。为能合理地实施营养支持治疗，首先应该充分了解机体的正常代谢及饥饿、创伤引起的代谢变化。使营养支持治疗措施能适应病人的代谢状态，既有效，又较少发生并发症。目前的营养支持方式，可分为肠内营养及肠外营养两种。

第一节 人体的基本营养代谢

机体代谢所涉及的面很广。从营养治疗角度，最重要的是蛋白质代谢及能量代谢两方面。

一、蛋白质及氨基酸代谢

氨基酸是蛋白质的基本单位，可分为必需氨基酸（essen-tial amino acids, EAA）和非必需氨基酸（nonessential amino acids, NEAA）两类。NEAA中的一些氨基酸在体内的合成率很低，当机体需要量增加时则需体外补充，称为条件必需氨基酸，例如精氨酸、谷氨酰胺、组氨酸、酪氨酸及半胱氨酸等。机体在患病时因摄入减少，EAA来源不足，体内NEAA的合成会受到影响。因此从临床营养角度，应把NEAA放在与EAA相同重要的地位。

谷氨酰胺（glutamine, Gln）在组织中含量丰富，它是小肠粘膜、淋巴细胞及胰腺腺泡细胞的主要能源物质，为合成代谢提供底物，促进细胞增殖。Gln还参与抗氧化剂谷胱甘肽的合成。机体缺乏Gln可导致小肠、胰腺萎缩，肠屏障功能减退及细菌移位等。骨骼肌中缺乏Gln可使蛋白质合成率下降。Gln缺乏还易导致脂肪肝。创伤、应激时很容易发生Gln缺乏。目前，不仅把Gln视作一种条件必需氨基酸，甚至把它看作为一种具有药理作用的物质。

精氨酸的特殊作用也受到重视。精氨酸可刺激胰岛素和生长激素的释放，从而促进蛋白质合成。精氨酸还是淋巴细胞、巨噬细胞以及参与伤口愈合的细胞等很好的能源。

支链氨基酸（branched-chain amino acids, BCAA）属 EAA范围，包括亮氨酸、异亮氨酸及撷氨酸三种。BCAA可以与芳香氨基酸竞争通过血脑屏障，在肝性脑病时有利于对脑内氨基酸谱失衡的纠正。机体在应激状态下，BCAA成为肌肉的能源物质，补充BCAA将有利于代谢。

正常机体的蛋白质（氨基酸）需要量为0.8～1.0 g/(kg . d)，相当于氮量0. 15 g/(kg . d)。应激、创伤时蛋白质需要量则增加，可达1.2～1.5 g/ (kg•d)（约为氮0.2～0.25 g/(kg•d)）。

二、能量储备及需要

机体的能量贮备包括糖原、蛋白质及脂肪。糖原的含量有限，供能仅约3765.6 kJ (900

kcal），只占一天正常需要量的 1/2 左右。体内无贮备的蛋白质，均是各器官、组织的组成成分，若蛋白质作为能源而被消耗（饥饿或应激状态下），必然会使器官功能受损。显然，蛋白质不能被作为能源来考虑。体脂则是体内最大的能源仓库，贮量约 15 kg。饥饿时消耗脂肪以供能，对组织器官的功能影响不大。但在消耗脂肪的同时，也有一定量的蛋白质被氧化供能。

机体的能量需要，可按 Harris-Benedict 公式计算出基础能量消耗 (basal energy expenditure, BEE)：

男性 BEE(kcal) = 66.5+13.7 × W+5.0 × H - 6.8 × A

女性 BEE(kcal) = 655.1+9.56 × W+1.85 × H - 4.68 × A

W—体重 (kg)

H—身高 (cm)

A—年龄（岁）

应用近代的代谢仪可测得病人的实际静息能量消耗 (resting energy expenditure, REE)。代谢仪检测的结果提示，REE 值比 H-B 公式的 BEE 值低 10% 左右。为此，在应用 H-B 公式时应作相应校正，即计算所得的 BEE 值扣去 1000，就是病人实际的 REE 值。通常正常机体每天所需热量为 7531 ～ 8368 kJ (1800 ～ 2000 kcal)。以公斤体重计，每天基本需要量为 104.6 kJ (25 kcal)。机体的热量来源：15% 来自氨基酸，85% 来自碳水化合物及脂肪。在营养支持时，所供氨基酸作为蛋白质合成原料，此时非蛋白质热量 (kcal) 与氮量 (g) 之比为 100：150，10 kcal=4.1868U)。

三、营养状态的评定

对病人营养状态的评定，既可判别其营养不良程度，又是营养支持治疗效果的客观指标。

1. 人体测量体重变化可反映营养状态，但应排除脱水或水肿等影响因素。体重低于标准体重的巧 %，提示存在营养不良。三头肌皮皱厚度是测定体脂贮备的指标，上臂周径测定可反映全身肌及脂肪的状况。上述测定值若低于标准值的 1000，则提示存在营养不良。

2. 内脏蛋白测定包括血清清蛋白（白蛋白）、转铁蛋白及前白蛋白浓度测定。是营养评定的重要指标。营养不良时该测定值均有不同程度下降。白蛋白的半寿期较长 (20 天)，转铁蛋白及前白蛋白的半寿期均较短，分别为 8 天及 2 天，后者常能反映短期内的营养状态变化。

3. 淋巴细胞计数　周围血淋巴细胞计数可反映机体免疫状态。计数 $<1.5\times10^9$/L 常提示营养不良。

氮平衡试验　在没有消化道及其他额外的体液丢失（如消化道凄或大面积烧伤等）的情况下，机体蛋白质分解后基本是以尿素形式从尿中排出。因此测定尿中尿素氮含量（注意要精确收集 24 小时尿液并计量），加常数 2 ～ 3 g（表示以非尿素氮形式排出的含氮物质和经粪便、皮肤排出的氮）即为出氮量。人氮量则是静脉输入氨基酸液的含氮量 (6.25 g 氨基酸 =1 g 氮)。由此，可测得病人是处于正氮或负氮平衡状态，指导营养支持治疗。

（孙茂坤）

第二节　饥饿、创伤后的代谢变化

机体在饥饿或创伤的情况下，受神经一内分泌的调控，可发生一系列病理生理变化，包括物质代谢及能量代谢的变化。营养支持治疗时，需适应这些变化。

一、饥饿时的代谢变化

机体对饥饿的代谢反应是调节机体的能量需要。减少活动和降低基础代谢率。减少能量消耗，从而减少机体组成的分解。单纯饥饿引起的代谢改变与严重创伤或疾病诱发的代谢反应虽有所不同，但其反应的唯一目的均是维持生存。

1. 内分泌及代谢变化为使机体更好地适应饥饿状态，许多内分泌物质参与了这一反应。其中主要有胰岛素、胰高糖素、生长激素、儿茶酚胺、甲状腺素、肾上腺皮质激素及抗利尿激素等。这些激素的变化直接影响机体的碳水化合物、蛋白质及脂肪等的代谢。

饥饿时，血糖下降。为维持糖代谢恒定，胰岛素分泌立即减少，胰高糖素、生长激素、儿茶酚胺分泌增加，以加速糖原分解，使糖生成增加。随着饥饿时间延长，上述激素的变化可促使氨基酸自肌肉动员，肝糖异生增加，糖的生成由此增加，但已同时消耗了机体蛋白质。饥饿时，受内分泌的支配，体内脂肪水解增加，逐步成为机体的最主要能源。充分利用脂肪能源，尽量减少糖异生，即减少蛋白质的分解，是饥饿后期机体为生存的自身保护措施。反映在尿氮排出量的变化，初期约8. 5 g/L，饥饿后期则减少至2～4 g/d。

2. 机体组成的改变饥饿可导致机体组成的显著变化，包括水分丢失，大量脂肪分解。蛋白质不可避免地被分解，使组织、器官重量减轻，功能下降。这种变化涉及所有器官，例如肾浓缩能力消失，肝蛋白丢失，胃肠排空运动延迟，消化酶分泌减少，肠上皮细胞萎缩等。长期饥饿可使肺的通气及换气能力减弱，心脏萎缩、功能减退。最终可导致死亡。

二、创伤、感染后的代谢变化

1. 神经、内分泌反应创伤等外周刺激传导至下丘脑，后者随即通过神经一内分泌发生一系列反应。此时交感神经系统兴奋，胰岛素分泌减少，肾上腺素、去甲肾上腺素、胰高糖素、促肾上腺皮质激素、肾上腺皮质激素及抗利尿激素分泌均增加。

2. 机体代谢变化在抗利尿激素及醛固酮的作用下，水钠醋留，以保存血容量。创伤、感染可致水、电解质及酸碱平衡失调。交感神经所致的高代谢状态，使机体的静息能量消耗（REE）增加。能量消耗增加幅度比想象低，创伤、感染时视其严重程度REE可增加20%～30%不等，只有大面积烧伤的REE才会增加50～100%。通常的择期性手术，REE仅增加约10%左右。适量的能源提供是创伤、感染时合成代谢的必备条件。创伤时机体对糖的利用率下降，容易发生高血糖、糖尿。蛋白质分解增加，尿氮排出增加，出现负氮平衡。糖异生过程活跃，脂肪分解明显增加。

（孙茂坤）

第三节　肠内营养

凡胃肠道功能正常，或存在部分功能者，营养支持时应首选肠内营养（enteral nutrition, EN）a肠内营养制剂经肠道吸收人肝，在肝内合成机体所需的各种成分，整个过程符合生理。肝可发挥解毒作用。食物的直接刺激有利于预防肠粘膜萎缩，保护肠屏障功能。食物中的某些营养素（谷氨酰胺）可直接被粘膜细胞利用，有利于其代谢及增生。肠内营养无严重并发症，也是明显的优点。

一、肠内营养制剂

为适合机体代谢的需要，EN 制剂的成分均很完整，包括碳水化合物、蛋白质、脂肪或其分解产物，也含有生理需要量的电解质、维生素和微量元素等。

制剂分粉剂及溶液两种，前者需加水后使用。两种溶液的最终浓度为 2400，可供能量 4.18 kJ (1 kcal) /ml。根据病情需要，EN 制剂大致可分成两类：

1. 以整蛋白为主的制剂其蛋白质源为酪蛋白或大豆蛋白，碳水化合物源为麦芽糖、糊精，脂肪源为玉米油或大豆油。不含乳糖。溶液的渗透量（压）较低（约 320 mmol/L)。适用于胃肠道功能正常者。

2. 以蛋白水解产物（或氨基酸）为主的制剂其蛋白质源为乳清蛋白水解产物、肽类或结晶氨基酸，碳水化合物源为低聚糖、糊精，脂肪源为大豆油及中链甘油三醋。也不含乳糖。渗透量（压）较高 (470850 mmol/L)。适用于胃肠道消化、吸收功能不良者。

有些制剂中还含有谷氨酰胺、膳食纤维等。后者是指可溶性果胶等，具有调整肠动力、刺激肠粘膜增生的作用。纤维素在结肠内被细菌分解为短链脂肪酸 (SCFA)，可被吸收供能。新产品还有适用于严重应激、糖尿病、癌症的制剂，以及增强免疫的制剂。

二、肠内营养的实施

病人常不能或不愿口服，或口服量不能达到治疗剂量，因此 EN 的实施基本上均需经导管输入。最常用的是鼻胃管，也有鼻十二指肠管和鼻空肠管，空肠造口管及内镜辅助的胃造口 (PEG)、空肠造口 (PEJ) 等也是常用的输入途径。

营养液的输入应缓慢、匀速，常需用输液泵控制输注速度。为使肠道适应，初用时可稀释成 12% 浓度，以 50 ml/h 速度输入，每 8 ～ 12 h 后逐次增加浓度及加快速度，约 3 ～ 4 天后达到全量，即 24% 100 ml/h，一天总液体量约 2000 ml。营养液宜加温至接近体温。

三、并发症的防治

肠内营养的并发症不多，也不严重，主要有：

1. 误吸　由于病人年老体弱，昏迷或存在胃储留，当通过鼻胃管输入营养液时，可因呢逆后误吸而导致吸入性肺炎。这是较严重的并发症。预防措施是病人取 300 半卧位，输营养液后停输 30 分钟，若回抽液量 >150 ml，则考虑有胃储留存在，应暂停鼻胃管灌注，可改用鼻空肠管输入。

2. 腹胀、腹泻　发生率 3% ～ 5%，与输入速度及溶液浓度有关，与溶液的渗透压也有关。输注太快是引起症状的主要原因，故应强调缓慢输入。因渗透压过高所致的症状，可酌情给予阿片配等药物以减慢肠蠕动。

四、肠内营养适应证

1. 胃肠功能正常、但营养物质摄入不足或不能摄入者。如昏迷病人（脑外伤等）、大面积烧伤、复杂大手术后及危重病症（非胃肠道疾病）等。

2. 胃肠道功能不良者。例如消化道屡、短肠综合征等。消化道屡者所用的EN制剂以肽类为主，可减轻对消化液分泌的刺激作用。营养液应输至屡口的远端肠道，或采取措施将肠外凄的屡口暂时封住。否则EN溶液输入后会使肠瘘引流大量增加，反而得不偿失，应调整措施，或改用PN。急性重症胰腺炎的病程很长，在病情稳定后，可经空肠造口管或鼻空肠管输入EN制剂。由于营养液不经过十二指肠，因此不会刺激胰液分泌而使病情加重。此时应用EN制剂有避免肠外营养并发症、保护肠屏障功能及防止细菌移位的作用。

（孙茂坤）

第四节 肠外营养

凡不能或不宜经口摄食超过5～7天的病人，都是肠外营养(parenteral nutrition,PN)的适应证。从外科角度,营养不良者的术前应用、消化道瘩、急性重症胰腺炎、短肠综合征、严重感染与脓毒症、大面积烧伤，以及肝肾衰竭等，都是应用PN的指征。复杂手术后应用PN有利于病人康复，特别是腹部大手术之后。肠道炎性疾病，如溃疡性结肠炎和Crohn病，应用PN可使肠道休息，有利于病情缓解。恶性肿瘤病人在营养支持后会使肿瘤细胞增殖、发展，因此需在营养支持的同时加用化疗药物。化疗期或放疗期应用PN可补充摄食之不足。

一、肠外营养制剂

1. 葡萄糖　葡萄糖是肠外营养的主要能源物质。机体所有器官、组织都能利用葡萄糖能量，补充葡萄糖100 g/24 h就有显著的节省蛋白质的作用。来源丰富、价格低廉也是其优点。通过血糖、尿糖的监测能了解其利用情况，相当方便。但葡萄糖的应用也有不少缺点。首先是用于PN的葡萄糖溶液往往是高浓度的，25%及5000葡萄糖液的渗透量（压）分别高达1262及2525 mmol/L，对静脉壁的刺激很大，不可能经周围静脉输注。其次是机体利用葡萄糖的能力有限，为5 mg/ (kg・min)，应激后普遍存在“胰岛素抵抗”，糖的利用率更差，过量或过快输入可能导致高血糖、糖尿，甚至高渗性非酮性昏迷。外科病人合并糖尿病者不少，糖代谢紊乱更易发生。另外，多余的糖将转化为脂肪而沉积在器官内，例如肝脂肪浸润，损害其功能。因此，目前PN时已基本不用单一的葡萄糖能源。

2. 脂肪乳剂　脂肪乳剂是PN的另一种重要能源。以大豆油或红花油为原料，磷脂为乳化剂，制成的乳剂有良好的理化稳定性，微粒直径与天然乳糜微粒相仿。乳剂的能量密度大，10%溶液含热量4.18U(1 kcal)/ml。还有20%及30%的产品。应激时其氧化率不变、甚至加快。脂肪乳剂安全无毒，但需注意使用方法，输注太快可致胸闷、心悸或发热等反应。脂肪乳剂的最大用量为2 g/(kg・d)。脂肪乳剂可按其脂肪酸碳链长度分为长链甘油三酯(LCT)及中链甘油三醋(MCT)两种。LCT内包含人体的必需脂肪酸(EFA)—亚油酸、亚麻酸及花生四烯酸，临床上应用很普遍。MCT的主要脂肪酸是辛酸及癸酸。MCT在体内代谢比LCT快，代谢过程不依赖肉毒碱，且极少沉积在器官组织内。但MCT内不含EFA，且大量输入后可致毒性反应。临床上对于特殊病人（例如肝功能不良）常选用兼含LCT及MCT的脂肪乳剂（两者重量比为1，1)。脂肪乳剂的新制剂还有：以橄榄油为原料的乳剂，其多不饱和脂肪酸(PUFA)较少，可减轻脂质过氧化所致的免疫抑制。另外，还有以鱼油为原料的乳剂也开始用于临床。

3. 复方氨基酸溶液　是按合理模式（人乳或鸡蛋白）配制的结晶、左旋氨基酸溶液。其配方符合人体合成代谢的需要，是肠外营养的唯一氮源。复方氨基酸有平衡型及特殊型两类。平衡氨基酸溶液含 EAA8 种，NEAA 8 ～ 12 种，其组成符合正常机体代谢的需要，适用于大多数病人。特殊氨基酸溶液专用于不同疾病，例如用于肝病的制剂中含 BCAA 较多，而含芳香氨基酸较少。用于肾病的制剂主要是含 8 种必需氨基酸，仅含少数非必需氨基酸（精氨酸、组氨酸等）。用于严重创伤或危重病人的制剂含更多的 BCAA，或含谷氨酰胺二肽等。关于谷氨酰胺，由于其水溶性差，目前用于肠外营养的制剂都是用其二肽物质（如甘氨酰一谷氨酰胺、丙氨酰一谷氨酰胺）。

4. 电解质　肠外营养时需补充钾、钠、氯、钙、镁及磷。其中不少是临床常用制剂，例如 10% 氯化钾、10% 氯化钠、10% 葡萄糖酸钙及 25% 硫酸镁等。磷在合成代谢及能量代谢中发挥重要作用，用于肠外营养时的有机磷制剂甘油磷酸钠含磷 10 mmol/10ml。

5. 维生素　用于肠外营养的维生素制剂有水溶性及脂溶性两种，均为复方制剂。每支注射液包含正常人各种维生素的每日基本需要量。

6. 微量元素　每支复方注射液含锌、铜、锰、铁、铬、碘等微量元素的每天需要量。

二、全营养混合液 (total nutrients administration, TNA)

肠外营养所供的营养素种类较多。从生理角度，将各种营养素在体外先混合在 3L 塑料袋内（称全营养混合液）再输入的方法最合理。同时进入体内的各种营养素，各司其职，对合成代谢有利。全营养混合液的配制过程要符合规定的程序，由专人负责，以保证混合液中的脂肪乳剂的理化性质仍保持在正常状态。

在基本溶液中，根据病情及血生化检查，酌情添加各种电解质溶液。由于机体无水溶性维生素的贮备，因此肠外营养液中均应补充复方水溶性维生素注射液。短期禁食者不会产生脂溶性维生素或微量元素缺乏，因此只需在禁食时间超过 2 ～ 3 周者才予以补充。溶液中需加正规胰岛素适量。

最近有将 TNA 液制成两腔或三腔袋的产品，腔内分装氨基酸、葡萄糖和脂肪乳剂，有隔膜将各成分分开，以防相互发生反应。临用前用手加压即可撕开隔膜，使各成分立即混合。这种产品符合 TNA 原则，做到各营养底物同时输入，而且节省了配制所需的设备，简化了步骤，有很好的应用价值。

三、肠外营养的输入途径

由于全营养混合液的渗透压不高，故经周围静脉输注并无困难，适宜于用量小、PN 支持不超过 2 周者。对于需长期 PN 支持者，则以经中心静脉导管输入为宜。该导管常经颈内静脉或锁骨下静脉穿刺置人至上腔静脉。

四、肠外营养的并发症

充分认识肠外营养的各种并发症，采取措施予以预防及积极治疗，是实行肠外营养的重要环节。并发症可分为技术性、代谢性及感染性三类。

1. 技术性并发症　这类并发症与中心静脉导管的放置或留置有关。包括穿刺致气胸、血管损伤，神经或胸导管损伤等。空气栓塞是最严重的并发症，一旦发生，后果严重，甚至导致死亡。

2. 代谢性并发症　代谢性并发症从其发生原因可归纳为三方面：补充不足、糖代谢异常，以及肠外营养本身所致。

补充不足所致的并发症主要是：①血清电解质紊乱：在没有额外丢失的情况下，肠外营养时每天约需补充钾 50 mmol，钠 40 mmol，钙及镁 20 ～ 30 mmol，磷 10 mmol。由于病情而丢失电解质（如胃肠减压、肠瘘），则应增加电解质的补充量。低钾血症及低磷血症在临床上很常见。②微量元素缺乏：长期肠外营养可能致锌、铜、铬等微量元素缺乏，应在肠外营养液中常规加入微量元素注射液。③必需脂肪酸缺乏 (EFAD)：长期肠外营养时若不补充脂肪乳剂，可发生必需脂肪酸缺乏症。临床表现有皮肤干燥、鳞状脱屑、脱发及伤口愈合迟缓等。只需每周补充脂肪乳剂一次，就可预防缺乏症的发生。

糖代谢紊乱所致的并发症是：①低血糖及高血糖：低血糖是由于外源性胰岛素用量过大或突然停止输注高浓度葡萄糖溶液（内含胰岛素）所致。因很少单独输注高浓度葡萄糖溶液，这种并发症已少见。高血糖则仍很常见，主要是由于葡萄糖溶液输注速度太快或机体的糖利用率下降所致。后者包括糖尿病人及严重创伤、感染者。一旦发生高糖血症，感染性并发症的发生率将显著升高，严重的高血糖（血糖浓度超过 40 mmol/L）可导致高渗性非酮性昏迷，有生命危险。应在肠外营养液中补充胰岛素，并随时监测血糖水平。②肝功能损害：影响因素很多，其中最主要的原因是葡萄糖的超负荷引起的肝脂肪变性。临床表现为血胆红素浓度升高及转氨酶升高。为减少这种并发症，应采用双能源，以脂肪乳剂替代部分能源，减少葡萄糖用量。

肠外营养本身引起的并发症有：①胆囊内胆泥和结石形成：因消化道缺乏食物刺激，胆囊收缩素等肠激素分泌减少，容易在胆囊中形成胆泥，进而结石形成。实施 TPN 3 个月者，胆石发生率可高达 23%。②胆汁淤积及肝酶谱升高：部分病人 PN 后会出现血清胆红素、ALT，AKP 及 r-GT 值的升高。引起这种胆汁淤积和酶值升高的原因是多方面的：葡萄糖超负荷、TPN 时肠道缺少食物刺激、体内的谷氨酰胺大量消耗，以及肠屏障功能受损使细菌及内毒素移位等均可影响肝功能。③肠屏障功能减退：肠道缺少食物刺激和体内谷氨酰胺缺乏是使肠屏障功能减退的主要原因。其严重后果是肠内细菌、内毒素移位，损害肝及其他器官功能，引起肠源性感染，最终导致多器官功能衰竭。

3. 感染性并发症　肠外营养的感染性并发症主要是导管性脓毒症。临床表现为突发的寒战、高热，重者可致感染性休克。在找不到其他感染灶可解释其寒战、高热时，应考虑导管性脓毒症已经存在。发生上述症状后，先作输液袋内液体的细菌培养及血培养，丢弃输液袋及输液管，更换新的输液。观察 8 小时，若发热仍不退，则需拔除中心静脉导管，并作导管头培养。若 24 小时后发热仍不退，则应选用抗生素。导管性脓毒症的预防措施有：放置导管应严格遵守无菌技术。

五、肠外营养的监测

1. 全身情况有无脱水、水肿，有无发热、黄疸等。

2. 血清电解质、血糖及血气分析每天测定，3 天后，视稳定情况每周测 1 ～ 2 次。

3. 肝肾功能测定每 1 ～ 2 周 1 次。

4. 营养指标包括体重、淋巴细胞计数、血清白蛋白、转铁蛋白、前白蛋白测定，每 1 ～ 2 周一次。有条件时测氮平衡。

（孙茂坤）

第十二章 外科感染

第一节 概论

外科感染 (surgical infection) 是指需要外科治疗的感染，包括创伤、烧伤、手术、器械检查等并发的感染。外科感染有以下特点：常为多种细菌的混合感染；局部症状明显；多为器质性病变，常有组织化脓坏死，而需外科处理。

分类外科感染的致病微生物（以下简称病菌）种类多，可能侵入人体不同部位的组织器官，引起多种病变。外科感染可按不同的角度予以分类：

（一）按病菌种类和病变性质归类

1. 非特异性感染 (nonspecific infection) 亦称化脓性感染或一般性感染，占外科感染的大多数。常见有疖、痈、丹毒、急性淋巴结炎、急性乳腺炎、急性阑尾炎、急性腹膜炎等。致病菌有金黄葡萄球菌、溶血性链球菌、大肠杆菌、变形杆菌、铜绿假单胞菌（俗称绿脓杆菌）等，可由单一病菌导致感染，也可由几种病菌共同致病形成混合感染。病变通常先有急性炎症反应，继而形成局部化脓。

2. 特异性感染 (specific infection) 特异性感染在致病菌、病程演变及治疗处置等方面与一般感染不同。结核、破伤风、气性坏疽、炭疽、念珠菌病等属特异性感染，引起感染的致病菌如结核杆菌、破伤风梭菌、产气荚膜梭菌、炭疽杆菌、白念珠菌等的致病作用不同于一般性感染的病菌，可以引起较为独特的病变。

（二）按病程区分外科感染可分为急性、亚急性与慢性感染三种。病变以急性炎症为主，病程在 3 周以内的外科感染为急性感染，大多数非特异性感染属于此类。病程超过 2 个月或更久的感染为慢性感染，部分急性感染迁延日久可转为慢性感染。病程介于急性与慢性感染之间的称亚急性感染。亚急性感染除由急性感染迁延形成外，形成原因常与致病菌的毒力虽弱、但有相当的耐药性，或是与宿主抵抗力较弱等有关，如变形杆菌的泌尿系感染、白念珠菌病等。

（三）按发生条件归类感染可按病原体的来源以及入侵时间区分。伤口直接污染造成的感染称原发性感染；在伤口愈合过程中出现的病菌感染称继发性感染。病原体由体表或外环境侵人体内造成的感染称外源性感染；由原存体内的病原体，经空腔脏器如肠道、胆道、肺或阑尾造成的感染称内源性感染。感染也可按照发生条件归类，如条件性（机会性）感染 (opportunistic infection)、二重感染（菌群交替症）(superinfection)、医院内感染 (nosocomial infection) 等。

一、病原体致病因素与宿主防御机制

（一）病菌的致病因素外科感染的发生与致病微生物的数量与毒力有关。所谓毒力是指病原体形成毒素或胞外酶的能力以及入侵、穿透和繁殖的能力。

1. 病菌有粘附因子能附着于人体组织细胞以利入侵；许多病菌有荚膜或微荚膜，能抗拒吞噬细胞的作用而在组织内生存繁殖；或在吞噬后抵御杀灭仍能在细胞内繁殖，导致组织细胞损伤、病变。

2. 侵入组织病菌的数量与增殖速率也是导致感染发生的重要因素之一。在健康个体，

伤口污染的细菌数如果超过 105 常引起感染，低于此数量则较少发生感染。

3. 致病菌的作用与其胞外酶、外毒素、内毒素等有关，常通称为病菌毒素。多种病菌可释出蛋白酶、磷脂酶、胶原酶等胞外酶，侵蚀组织细胞；玻璃质酸酶可分解组织，使感染更容易扩散。脓液的臭味、脓栓、气泡等，常与病菌胞外酶的作用相关。在菌体内产生后释出或在菌体崩解后生成的外毒素有很强的毒性作用。如溶血毒素可破坏血细胞、肠毒素可损害肠粘膜、破伤风毒素作用于神经而引起肌痉挛等。内毒素是革兰阴性菌细胞壁的脂多糖成分，可激活补体、凝血系统与释放细胞因子等，引起发热、代谢改变、休克、白细胞增多或减少等全身反应。

（二）宿主的抗感染免疫人体抗感染的防御机制有天然免疫与获得性免疫共同参与。机体对于不同类型病原体产生的免疫应答反应不尽相同，感染所引起的损伤不仅来自病原体本身，也可以来自机体的免疫应答不当。

1. 天然免疫

(1) 宿主屏障：完整的皮肤和粘膜以及所分泌的多种有抑菌作用的物质构成体表抵御病原体入侵的屏障。寄居口腔、肠道等处的正常菌群，能够阻止病原体在上皮表面的粘附和生长，发挥防卫作用。

(2) 吞噬细胞与自然杀伤 (NK) 细胞：吞噬细胞有单核一巨噬细胞与中性粒细胞两类。巨噬细胞能吞噬病原体与异物、清除体内凋亡的细胞，分泌细胞因子、介导炎症。中性粒细胞富含溶酶体酶、过氧化物及杀菌物质，能直接吞噬病原体和释放多种毒性物质杀灭化脓菌。吞噬细胞与 NK 细胞能够识别多种病原体的共同成分，吞噬、杀伤病原体或病原体感染的细胞，这类免疫也称为固有免疫。

(3) 补体：病原体进人体内首先遇到体液中的补体。在未形成抗体的感染早期，补体通过替代途径激活，形成膜攻击复合物，发挥溶细胞作用。补体激活时生成的活性片段有趋化作用吸引吞噬细胞，并通过调理作用提高吞噬细胞杀菌能力。一旦抗体存在时补体可增强抗体溶解靶细胞的作用。

(4) 细胞因子：病原体入侵促使免疫细胞活化，产生大量细胞因子，如白细胞介素、肿瘤坏死因子 (TNF)、干扰素 (IFN)、趋化性细胞因子以及生长因子等。内毒素、革兰阳性菌、真菌能够刺激巨噬细胞分泌细胞因子，TNF, IL-1, IL-6 和趋化性细胞因子是启动抗菌炎症反应的关键细胞因子，能招引更多的抗体、补体和免疫细胞集中于炎症部位；. 并能激活 NK 细胞，诱导获得性免疫等。这些促炎症细胞因子的活性有利于抑制和清除细菌。IFN, IL-12, IL-15 则是重要的抗病毒细胞因子。

2. 获得性免疫感染早期如病原体未被消灭，炎症促使淋巴细胞聚集，启动特异性免疫反应。巨噬细胞吞噬病原体后，病原体成分被水解成抗原分子。抗原分子释出胞外，直接活化 B 细胞;或经抗原提呈细胞 (APC) 传递给 T 细胞,使 T 细胞活化。经过特异 J 性克隆增殖，分化为效应细胞发挥作用。

(1) T 细胞免疫应答：T 细胞经抗原识别激活后成为效应细胞，T 细胞只能识别与 MHC 分子结合在一起的抗原肤，经由 APC 细胞和 T 细胞表面分子结合提供刺激信号，使 T 细胞激活。在细胞因子的作用下分化成熟为细胞毒性 T 细胞、Th1, Th2 等效应 T 细胞。细胞毒性 T 细胞对病原体感染细胞具有杀伤作用。Th1 诱发以单核一巨噬细胞浸润为主的局部炎症，介导抗病毒和抗胞内菌感染的细胞免疫。Th2 的功能是促进抗体形成，介导以体液免疫为主的抗胞外菌和寄生虫感染。

(2) B 细胞免疫应答：B 细胞表面受体可直接识别抗原与之结合，B 细胞活化后，经克隆扩增转变为浆细胞，分泌抗体与细胞因子。抗体能中和抗原使之失去毒性；抗体与抗原结合形成复合体，使补体活化杀伤病原体，或发挥调理作用，使病原体易被吞噬清除；粘膜下浆细胞生成的分泌型 IgA 可以阻止病原体在粘膜表面粘附与入侵，防止呼吸道与消化道感染发生。

(3) 免疫记忆：获得性免疫产生的记忆性 T，B 细胞可发挥远期保护作用，当相同病原体再次入侵时，免疫应答比初次感染更快速、强烈和持久。促进 T，B 细胞增殖和分泌抗体类型的转换，使细胞、体液免疫功能得到进一步提高。

（三）人体易感染的因素

1. 局部情况①皮肤粘膜的病变或缺损如开放性创伤、烧伤、胃肠穿孔、手术、穿刺等使屏障破坏，病菌易于入侵；②留置血管或体腔内的导管处理不当为病菌侵入开放了通道；③管腔阻塞内容物淤积，使细菌繁殖侵袭组织，例如：乳腺导管阻塞、乳汁淤积后发生急性乳腺炎；阑尾腔内有粪石后可发生急性阑尾炎；④异物与坏死组织的存在使得吞噬细胞不能有效发挥功能；⑤局部组织血流障碍或水肿、积液，使得吞噬细胞、抗体等不能到达病原体入侵部位，降低了组织防御和修复的能力；局部组织缺血缺氧不仅抑制吞噬细胞的功能还有助于致病菌的生长，例如褥疮、下肢静脉曲张发生溃疡均可继发感染。

2. 全身性抗感染能力降低①严重损伤、大面积烧伤或休克，可使机体抗感染能力降低。②糖尿病、尿毒症、肝硬化等慢性疾病，严重的营养不良、贫血、低蛋白血症、白血病或白细胞过少等，使病人易受感染。③使用免疫抑制剂、多量肾上腺皮质激素，接受抗癌药物或放射治疗，使免疫功能显著降低。④高龄老人与婴幼儿抵抗力差，属易感人群。⑤先天性或获得性免疫缺陷（艾滋病）因免疫障碍更易发生各种感染性疾病。

3. 条件性感染在人体局部或（和）全身的抗感染能力降低的条件下，本来栖居于人体但未致病的菌群可以变成致病微生物，所引起的感染称为条件性或机会性感染。如表皮葡萄球菌是人体的正常菌群之一，其毒性很弱，但在人体抵抗力降低时可引起泌尿系感染、心内手术后感染等。另一种条件性感染与病菌的抗（耐）药相关。在使用广谱抗生素或联合使用抗菌药物治疗感染过程中，原来的致病菌被抑制，但耐药菌株如金黄葡萄球菌、难辨梭菌或白念珠菌等大量繁殖，致使病情加重。这种情况称为二重感染或菌群交替症。

二、病理

（一）非特异性感染此类感染的病理变化是因致病菌入侵在局部引起急性炎症反应。致病菌侵入组织并繁殖，产生多种酶与毒素，可以激活凝血、补体、激肽系统以及血小板和巨噬细胞等，导致炎症介质的生成，引起血管扩张与通透性增加，白细胞和吞噬细胞进入感染部位发挥吞噬作用，单核一巨噬细胞通过释放促炎细胞因子协助炎症及吞噬过程。病灶内含活菌、游离血细胞及死菌、细胞组织的崩解产物，引发炎症反应的作用是使入侵微生物局限化并最终被清除，同时局部出现红、肿、热、痛等炎症的特征性表现。部分炎症介质、细胞因子和病菌毒素等还可进入血流，引起全身性反应。病变的演变与结局取决于病原菌的毒性、机体的抵抗力、感染的部位以及治疗措施是否得当，可能出现下列结果：

1. 炎症好转经有效药物的治疗，吞噬细胞和免疫成分能较快地制止病原体，清除组织细胞崩解产物与死菌，炎症消退，感染就可以治愈。

2. 局部化脓人体抵抗力占优势，感染局限化，组织细胞崩解物和渗液可形成脓性物质，积聚于创面或组织间，或形成脓肿（abscess）。在有效的治疗下，炎症病变或小的脓肿可以吸收消退；比较大的脓肿破溃或经手术引流脓液后感染好转。局部肉芽组织生长，形成瘢痕愈合。

3. 炎症扩展病菌毒性大、数量多或（和）宿主抵抗力明显不足，感染迅速扩展，病菌可定植于血液出现菌血症；机体对于感染的过度反应还可引起全身炎症反应综合征（SIRS）成为脓毒症，对宿主造成很大的损害。

4. 转为慢性炎症病菌大部分被消灭，但尚有少量残存；组织炎症持续存在，中性粒细胞浸润减少而成纤维细胞和纤维增加，变为慢性炎症。在人体抵抗力减低时，病菌可再次繁殖，感染可重新急性发作。

（二）特异性感染此类感染的病菌各有特别的致病作用，其病理变化不同于上述的非特异性感染，较常见者如：

1. 结核病的局部病变，由于致病因素是菌体的磷脂、糖脂、结核菌素等，不激发急性炎症而形成比较独特的浸润、结节、. 肉芽肿、干酪样坏死等。结核菌素可诱发变态反应。部分病变液化后可形成无局部疼痛、发热表现的冷脓肿；当有化脓性感染病菌混合感染时，则可呈一般性脓肿的表现。

2. 破伤风和气性坏疽都呈急性过程，但两者的病变完全不同。破伤风杆菌的致病因素主要是痉挛毒素，因此引起肌强直痉挛。此病菌不造成明显的局部炎症，甚至可能不影响伤口愈合。气性坏疽的产气荚膜杆菌则释出多种毒素，可使血细胞、肌细胞等迅速崩解，组织水肿并有气泡，病变迅速扩展，全身中毒严重。

3. 外科的真菌感染一般发生在病人的抵抗力低下时，常为二重感染，真菌侵及粘膜和深部组织。有局部炎症，可形成肉芽肿、溃疡、脓肿或空洞。严重时病变分布较广，并有全身性反应。

三、临床表现

1. 局部症状急性炎症有红、肿、热、痛和功能障碍的典型表现。体表与浅处的化脓性感染均有局部疼痛和触痛，皮肤肿胀、色红、温度增高，还可发现肿块或硬结；慢性感染也有局部肿胀或硬结肿块，但疼痛大多不明显；体表病变脓肿形成时，触诊可有波动感。如病变的位置深，则局部症状不明显。

2. 器官一系统功能障碍感染侵及某一器官时，该器官或系统可出现功能异常，例如泌尿系统感染时有尿频、尿急；肝脓肿时可有腹痛、黄疸；腹内脏器发生急性感染时常有恶心呕吐等。

3. 全身状态感染轻微可无全身症状，感染重时常有发热、呼吸心跳加快，头疼乏力、全身不适、食欲减退等表现。严重脓毒症时可有尿少、神志不清、乳酸血症等器官灌注不足的表现，甚至出现休克和多器官功能障碍。

4. 特殊表现某些感染可有特殊的临床表现，如破伤风有肌强直性痉挛；气性坏疽和其他产气菌蜂窝织炎可出现皮下捻发音（气泡）；皮肤炭疽有发痒性黑色脓疤等。

四、诊断

（一）临床检查首先应认真询问病史和作体格检查，依据临床表现和检查结果得出初步诊断，然后选择必要的辅助检查手段进一步确诊。根据典型的局部症状和体征，位置表浅的化脓性感染诊断并不困难。波动感是诊断脓肿的主要依据，但应注意与血肿、动脉瘤或动静脉瘘区别。深部脓肿波动感可不明显，但表面组织常有水肿，局部有压痛，可有发热与白细胞计数增加，穿刺有助诊断。

（二）实验室检查白细胞计数及分类是常用检测，总数大于 $12\times10^9/L$ 或小于 $4\times10^9/L$ 或发现未成熟的白细胞，提示重症感染。其他化验项目如：血常规、血浆蛋白、肝功能等，可根据初诊结果选择。泌尿系感染者需作尿常规与肾功能检查；疑有免疫功能缺陷者需检查淋巴细胞分类、免疫球蛋白等。

病原体的鉴定：①脓液或病灶渗液涂片行革兰染色后，在显微镜下观察，可以分辨病菌的革兰染色性和菌体形态。②取脓液、血、尿、痰或穿刺液作细菌培养（包括需氧菌、厌氧菌和真菌）以及药物敏感试验，必要时重复培养。③采用免疫学、分子生物学等特殊检测手段明确病因，如结核、包虫病、巨细胞病毒感染等。

（三）影像学检查主要用于内在感染的诊断。超声波检查可用以探测肝、胆、肾等的病变，还可发现胸腹腔、关节腔的积液。骨关节病变常需 X 线摄片；胸部病变可用 X 线透视或摄片；还可用以确定有无膈下游离气体，肠管内气液积存的情况。CT，MRI 等可用以发现体内脓肿、炎症等多种病变，诊断率较高。

五、预防

（一）防止病原微生物侵入

1. 加强卫生宣教，注意个人清洁和公共卫生，减少体表、体内病原微生物滞留。

2. 严格规范的无菌手术操作，及时地正确处理各种新鲜伤口清创，清除污染的细菌和异物，去除血块与无活力组织，减少组织创伤，正确使用引流有助于防止与减少创口感染。

（二）增强机体的抗感染能力

1. 改善病人的营养状态，纠正贫血与低蛋白血症等。

2. 积极治疗糖尿病、尿毒症等病症，增强机体抗感染的能力。使用皮质激素类药物应严格掌握指征，尽量缩短疗程，必要时加用抗菌药物或改用其他药物。在恶性肿瘤的化疗、放疗期间，辅用免疫增强剂，白细胞数过少时应暂停化、放疗，或输注白细胞。

3. 及时使用有效的特异性免疫疗法，例如：防破伤风可用类毒素和抗毒素（TAT），防狂犬病可接种疫苗（RVRV）与注射免疫球蛋白（RIG）。

4. 有明确指征时合理使用抗菌药物预防感染。

（三）切断病原菌传播环节对于预防医院内感染尤为重要。医院内感染包括医院内病人之间的交叉感染，以及诊疗工作不当所造成的医源性感染，院内感染的致病菌通常比医院外的同类菌有较强的毒性和耐药性。认真实施医院卫生管理，包括环境卫生、房舍和空间清洁、污物处理、饮食和用水卫生以及人员安全防护等。对诊疗器械、用品、药物等严格进行消毒灭菌，杜绝微生物沾染。在诊疗工作中，特别是施行手术、置管、注射和其他介入性操作时，严格贯彻无菌原则，防止病菌侵入，减少医院内感染的发生。

六、治疗

治疗原则是消除感染病因和毒性物质，制止病菌生长，增强人体抗感染能力以及促使组织修复。应从局部处理与全身性治疗两方面着手，对于轻度感染，有时仅需局部治疗即可治愈。

（一）局部处理

1. 保护感染部位避免受压，适当限制活动或加以固定，以免感染范围扩展。

2. 理疗与外用药物炎症早期可以局部热敷或是采用超短波或红外线辐射等物理疗法，可改善血液循环、促进炎症消退或局限成脓。浅部的急性病变，组织肿胀明显者用 50% 硫酸镁液湿热敷，未成脓阶段还可用鱼石脂软膏、金黄膏等敷贴;感染伤口创面则需换药处理。

3. 手术治疗脓肿形成后应及时切开引流使脓液排出。深部脓肿可以在超声、CT 引导下穿刺引流。脏器组织的炎症病变，应视所在的器官以及病变程度，参考全身情况，先用非手术疗法并密切观察病情变化，必要时手术处理。手术方式为切除或切开病变组织、排脓及留置引流物。

（二）抗感染药物的应用较轻或局限的感染可不用或口服抗菌药物，范围较大或有扩展趋势的感染，需全身用药。应根据细菌培养与药敏试验选用有效药物，在培养与药敏尚无明确结果时，可以根据感染部位、临床表现、脓液性状等估计病原菌种类，选用适当抗菌药物。有抗生素类、合成抗菌药类以及其他灭菌药。后者限用于部分体表病变的换药，例如对厌氧菌感染可用过氧化氢溶液、高锰酸钾溶液等。清热解毒药为主的中药有抗感染作用，常与活血化瘀药、益气药等合用。

（三）全身支持治疗外科感染对病人全身有不同程度的影响。对于有重要脏器感染、脓毒症、手术后或创伤合并感染、以及原先有较重的其他病症者，改善病人的全身状态、增强机体抵抗力尤显重要。

1. 保证病人有充分的休息与睡眠，维持良好的精神状态。

2. 维持体液平衡以免脱水、电解质紊乱与酸碱平衡失调；加强营养支持，补充足够的热量、维生素、蛋白质等，优先采用肠内营养方式；对于不能进食、高分解代谢的病人可采用肠外营养支持，以弥补体内的能量不足和蛋白质过多消耗。

3. 如有贫血、白细胞减少或低蛋白血症，需适当予以成分输血。

4. 体温过高时需用物理降温疗法或解热的中、西成药；体温过低时需保暖。

5. 同时治疗感染发生前的原有病症，如纠正糖尿病人的高糖血症与酮症、肾功能不全病人的氮质血症等。

6. 并发感染性休克或多器官功能障碍者应加强监护治疗，改善组织灌流与器官功能，争取康复。

7. 对于感染引起过度炎症反应的重症患者，可考虑短程使用皮质激素或炎症介质抑制剂。严重感染时免疫功能低下也可根据情况给予胸腺素、丙种球蛋白、干扰素等免疫制剂促进康复。

（孙茂坤）

第二节 浅部组织的化脓性感染

一、疖

疖（furuncle）是单个毛囊及其周围组织的急性化脓性感染。病菌以金黄葡萄球菌为主，偶可由表皮葡萄球菌或其他病菌致病。感染好发于颈项、头面、背部毛囊与皮脂腺丰富的部位，与皮肤不洁、擦伤、环境温度较高或机体抗感染能力降低有关。因金黄葡萄球菌的毒素含凝固酶，脓栓形成是其感染的一个特征。

（一）临床表现　初起时，局部皮肤有红、肿、痛的小硬结，范围仅 2 cm 左右。数日后结节中央组织坏死、软化，肿痛范围扩大，触之稍有波动，中心处出现黄白色的脓栓；继而脓栓脱落、破溃流脓。脓液流尽炎症逐步消退后，即可愈合。有的疖无脓栓，自溃稍迟，需设法促使脓液排出。

面疖特别是鼻、上唇及周围所谓“危险三角区”的疖症状常较重，病情加剧或被挤碰时，病菌可经内眦静脉、眼静脉进入颅内海绵状静脉窦，引起化脓性海绵状静脉窦炎，出现颜面部进行性肿胀，可有寒战、高热、头痛、呕吐、昏迷等，病情严重，死亡率很高。

不同部位同时发生几处疖，或者在一段时间内反复发生疖，称为疖病。与病人的抗感染能力较低（如有糖尿病），或皮肤不洁且常受擦伤相关。

（二）诊断与鉴别诊断　依据临床表现，本病易于诊断。如有发热等全身反应，应作白细胞计数或血常规检查；疖病病人还应检查血糖和尿糖，作脓液细菌培养及药物敏感试验。

需与疖病作鉴别诊断的有：皮脂囊肿（俗称粉瘤）并发感染；痤疮伴有轻度感染以及痈等。痤疮病变小并且顶端有点状凝脂；痈病变范围大，可有数个脓栓，除有红肿疼痛外，全身症状也较重。

（三）预防　保持皮肤清洁，暑天或在炎热环境中生活工作，应避免汗渍过多，勤洗澡和及时更换内衣，婴儿更应注意保护皮肤避免表皮受伤。

（四）治疗

1. 早期促使炎症消退红肿阶段可选用热敷、超短波、红外线等理疗措施，也可敷贴加油调成糊状的中药金黄散、玉露散或鱼石脂软膏。

2. 局部化脓时及早排脓疖顶见脓点或有波动感时用石炭酸点涂脓点或用针头将脓栓剔出，或作切开引流，禁忌挤压。出脓后敷以呋喃西林、湿纱条或以化腐生肌的中药膏，直至病变消退。

3. 抗菌治疗若有发热、头痛、全身不适等全身症状，面部疖或并发急性淋巴结炎、淋巴管炎时，可选用青霉素或复方磺胺甲哇（复方新诺明）等抗菌药物治疗，或用清热解毒中药方剂等。有糖尿病者应给予降糖药物或胰岛素等相应治疗措施。

二、痈

痈（carbuncle）指多个相邻毛囊及其周围组织的急性化脓性感染，也可由多个疖融合而成。致病菌以金黄葡萄球菌为主。感染与皮肤不洁、擦伤、机体抵抗力不足相关。中医称“疽”。

感染常从毛囊底部开始，沿阻力较小的皮下组织蔓延，再沿深筋膜向外周扩展，上传入毛囊群而形成多个脓头的痈。由于有多个毛囊同时发生感染，痈的急性炎症浸润范围大，病变可累及深层皮下结缔组织，使其表面皮肤血运障碍甚至坏死；自行破溃常较慢，全身反应较重。随着时间迁延，还可能有其他病菌进入病灶形成混合感染，甚至发展为脓毒症。

（一）临床表现　病人年龄一般在中年以上，老年居多；部分病人原有糖尿病。病变好发于皮肤较厚的部位，如项部和背部（俗称“对口疔”和“搭背”）。初起为小片皮肤硬肿、色暗红，其中可有数个凸出点或脓点，疼痛较轻，但有畏寒、发热、食欲减退和全身不适。随后皮肤硬肿范围增大，周围呈现浸润性水肿，引流区域淋巴结肿大，局部疼痛加剧，全身症状加重。随着病变部位脓点增大、增多，中心处可破溃出脓、坏死脱落，使疮口呈蜂窝状。其间皮肤可因组织坏死呈紫褐色，但肉芽增生比较少见，很难自行愈合。延误治疗病变继续扩大加重，出现严重的全身反应。唇痈容易引起颅内化脓性海绵状静脉窦炎，危险性更大。

（二）诊断　依据临床表现，本病诊断不难。血常规检查白细胞计数明显增加；可作脓液细菌培养与药物敏感试验，为选择抗菌药物提供依据。注意病人有无糖尿病、低蛋白血症、心脑血管病等全身性病症。

（三）预防　注意个人卫生，保持皮肤清洁。及时治疗疖，以防感染扩散。

（四）治疗　及时使用抗菌药物，可先选用青霉素或复方新诺明，以后根据细菌培养和药物敏感试验结果选药，或者使用一周后更换品种。中药应辨证处方，选用清热解毒方剂，以及其他对症药物。有糖尿病时应予胰岛素及控制饮食。

局部处理：初期仅有红肿时，可用 50% 硫酸镁湿敷，鱼石脂软膏、金黄散等敷贴，也可以碘附原液稀释 10 倍后每日涂布 3 次。同时静脉给予抗生素，争取病变范围缩小。已出现多个脓点、表面紫褐色或已破溃流脓时，需要及时切开改善引流。在静脉麻醉下作“十”或“++”形切口切开引流，切口线应超出病变边缘皮肤，清除已化脓和尚未成脓、但已失活的组织；然后填塞生理盐水纱条，外加干纱布绷带包扎。术后注意创面渗血情况，必要时更换填塞敷料重新包扎。术后 24 小时更换敷料，改呋喃西林纱条贴于创面或伤口内使用生肌散，促使肉芽组织生长。以后每日更换敷料，促进创面收缩愈合。较大的创面在肉芽组织长出后，可行植皮术以加快修复。

三、皮下急性蜂窝织炎

急性蜂窝织炎（acute cellulitis）是指疏松结缔组织的急性感染，可发生在皮下、筋膜下、肌间隙或是深部蜂窝组织。本病是皮下疏松结缔组织的急性细菌感染。致病菌多为溶血性链球菌、金黄葡萄球菌以及大肠杆菌或其他型链球菌等。由于受侵组织质地较疏松，病菌释放毒性强的溶血素、链激酶、透明质酸酶等，可使病变扩展较快。病变附近淋巴结常受侵及，可有明显的毒血症。

（一）临床表现　由于病菌的种类与毒性、病人的状况、感染原因和部位的不同，临床上可有以下几种不同类型。

1. 一般性皮下蜂窝织炎致病菌以溶血性链球菌、金黄葡萄球菌为多，病人可先有皮肤损伤，或手、足等处的化脓性感染。继之患处肿胀疼痛，表皮发红、指压后可稍褪色，红肿边缘界限不清楚。邻近病变部位的淋巴结常有肿痛。病变加重时，皮肤部分变成褐色，可起水疱，或破溃出脓。病人常有畏寒、发热和全身不适；严重时病人体温增高明显或过低，甚至有意识改变等表现。

2. 产气性皮下蜂窝织炎致病菌以厌氧菌为主，如肠球菌、兼性大肠杆菌、变形杆菌、拟杆菌或产气荚膜梭菌。下腹与会阴部比较多见，常在皮肤受损伤且污染较重的情况下发生。产气性皮下蜂窝织炎病变主要局限于皮下结缔组织，不侵及肌层。初期表现类似一般性蜂窝织炎，但病变进展快且可触感皮下捻发音，破溃后可有臭味，全身状态较快恶化。

3. 新生儿皮下坏疽新生儿皮肤柔嫩、抵抗力弱，护理疏忽导致皮肤擦伤、沾污，病菌可侵入皮下组织致病。病变多发生在背、臀部等经常受压处。初起时皮肤发红，触之稍硬。病变范围扩大时，中心部分变暗变软，皮肤与皮下组织分离，触诊时皮肤有浮动感，脓液多时也可出现有波动。皮肤坏死时肤色呈灰褐色或黑色；并可破溃。患儿发热、拒绝进乳、哭闹不安或昏睡，全身情况不良。

4. 颌下急性蜂窝织炎小儿多见，感染起源于口腔或面部。口腔起病者，因炎症迅速波及咽喉，局部肿胀而阻碍通气，病情甚为危急。患儿有高热，呼吸急迫、吞咽困难、不能正常进食;颌下肿胀明显，表皮仅有轻度红热，检视口底可见肿胀。蜂窝织炎起源于面部者，局部有红肿热痛，全身反应较重；感染常向下方蔓延，累及颈阔肌内结缔组织后，也可妨碍吞咽和通气。

（二）诊断　根据病史、体征，诊断多不困难。血常规检查白细胞计数增多。有浆液性或脓性分泌物时涂片检查病菌种类。病情较重时，应取血和脓作细菌培养和药物敏威试验。

鉴别诊断：①新生儿皮下坏疽初期有皮肤质地变硬时，应与硬皮病区别。后者皮肤不发红，体温不增高。②小儿颌下蜂窝织炎引起呼吸急促、不能进食时，应与急性咽峡炎区别。后者颌下肿胀稍轻，而口咽内红肿明显。③产气性皮下蜂窝织炎应与气性坏疽区别。后者发病前创伤常累及肌肉，病变以产气荚膜梭菌引起的坏死性肌炎为主，伤口常有某种腥味，X 线摄片肌肉间可见气体影;脓液涂片检查可大致区分病菌形态，细菌培养有助确认致病菌。

（三）预防　重视皮肤日常清洁卫生，防止损伤，受伤后要及早医治。婴儿和老年人的抗感染能力较弱，要重视生活护理。

（四）治疗　抗菌药物一般先用新青霉素或头抱类抗生素，疑有厌氧菌感染时加用甲硝唑。根据临床治疗效果或细菌培养与药敏报告调整用药。

局部处理：早期一般性蜂窝织炎，可以 50% 硫酸镁湿敷，或敷贴金黄散、鱼石脂膏等，若形成脓肿应切开引流；口底及颌下急性蜂窝织炎应及早切开减压，以防喉头水肿、压迫气管；其他各型皮下蜂窝织炎，为缓解皮下炎症扩展和 WE 皮肤坏死，也可在病变处作多个小的切口，以浸有药液的湿纱条引流。对产气性皮下蜂窝织炎，伤口应以 3% 过氧化氢液冲洗、湿敷处理，并采取隔离治疗措施。

注意改善病人全身状态，高热时可行物理降温；进食困难者输液维持营养和体液平衡；呼吸急促时给予吸氧或辅助通气等。

四、丹毒

丹毒 (erysipelas) 是皮肤淋巴管网的急性炎症感染，为乙型溶血性链球菌侵袭所致。好发部位是下肢与面部。病人常先有皮肤或粘膜的某种病损，如皮肤损伤、足癣、口腔溃疡、鼻窦炎等，发病后淋巴管网分布区域的皮肤出现炎症反应，常累及引流区淋巴结，病变蔓延较快，常有全身反应，但很少有组织坏死或化脓。治愈后容易复发。

（一）临床表现　起病急，开始即可有畏寒、发热、头痛、全身不适等。病变多见于下肢，表现为片状皮肤红疹、微隆起、色鲜红、中间稍淡、境界较清楚。局部有烧灼样疼痛，病变范围向外周扩展时，中央红肿消退而转变为棕黄。有的可起水疱，附近淋巴结常肿大、有触痛，但皮肤和淋巴结少见化脓破溃。病情加重时全身性脓毒症加重。此外，丹毒经治疗好转后，可因病变复发而导致淋巴管阻塞、淋巴淤滞。下肢丹毒反复发作导致淋巴水肿，在含高蛋白淋巴液刺激下局部皮肤粗厚，肢体肿胀，甚至发展成“象皮肿”。

（二）预防　注意皮肤清洁，及时处理小创口；在接触丹毒病人或是换药后，应当洗手消毒，防止医源传染；与丹毒相关的足癣、溃疡、鼻窦炎等应积极治疗以避免复发。

（三）治疗　卧床休息，抬高患肢。局部可以50%硫酸镁液湿热敷。全身应用抗菌药物，如青霉素、头孢类抗生素，静脉滴注等。局部及全身症状消失后，继续用药3～5天，以防复发。

五、浅部急性淋巴管炎和淋巴结炎

（一）病因和病理　病菌从皮肤、粘膜破损处或其他感染病灶侵入淋巴流，导致淋巴管与淋巴结的急性炎症。浅部急性淋巴管炎（acute lymphagitis）在皮下结缔组织层内，沿集合淋巴管蔓延。浅部的急性淋巴结炎（acute lymphadenitis）好发部位多在颈部、腋窝和腹股沟，或是肘内侧或腘窝。致病菌有乙型溶血性链球菌、金黄葡萄球菌等，可能来源于口咽炎症、足癣、皮肤损伤以及各种皮肤、皮下化脓性感染。

（二）临床表现　急性淋巴管炎分为网状淋巴管炎（丹毒）与管状淋巴管炎。管状淋巴管炎多见于四肢，下肢更常见。淋巴管炎使管内淋巴回流受阻，同时淋巴管周围组织有炎症变化。皮下浅层急性淋巴管炎在表皮下可见红色线条，中医称红丝疔。病变部位有触痛，扩展时红线向近心端延伸。皮下深层的淋巴管炎不出现红线，但有条形触痛区。两种淋巴管炎都可以引起全身性反应，如发热、畏寒、头痛、食欲减退和全身不适等症状，病情取决于病菌的毒性和感染程度，常与原发感染有密切关系。

急性淋巴结炎发病时先有局部淋巴结肿大、有疼痛和触痛，扣诊时肿大淋巴结可与周围软组织相分辨、表面皮肤正常。轻者常能自愈，炎症加重时肿大淋巴结可扩展形成肿块，疼痛加重，表面皮肤可发红发热，并可出现发热、白细胞增加等全身反应。淋巴结炎可发展为脓肿，少数可破溃出脓。

（三）诊断　本病诊断一般不难。深部淋巴管炎需与急性静脉炎相鉴别，后者也有皮肤下索条状触痛，沿静脉走行分布，常与血管内留置导管处理不当或输注刺激性药物有关。

（四）治疗　急性淋巴管炎应着重治疗原发感染。发现皮肤有红线条时，可用呋喃西林等湿温敷；如果红线条向近侧延长较快，可在皮肤消毒后用较粗的针头，在红线的几个点垂直刺入皮下，再以抗菌药液湿敷。

急性淋巴结炎未形成脓肿时，如有原发感染如疖、痈、急性蜂窝织炎、丹毒等，应治疗原发感染灶，淋巴结炎暂不作局部处理。若已形成脓肿，除应用抗菌药物外，还需切开引流。先试行穿刺吸脓；然后在局部麻醉下切开引流，注意防止损伤邻近的血管。如果忽视原发病的治疗，急性淋巴结炎常可转变为淋巴结的慢性炎症。

（孙茂坤）

第三节 手部急性化脓性感染

甲沟炎（paronychia）、脓性指头炎（felon）、手掌侧化脓性键鞘炎（suppurative tenosynovitis）、滑囊炎（bursitis）和掌深间隙感染，均为临床上常见的手部急性化脓性感染。病菌主要是金黄葡萄球菌。手部感染大多数由外伤引起，即使如针刺、剪指甲过深、逆剥新皮倒刺等轻微外伤后，也可发展为严重感染。因为解剖关系复杂，感染可向深部蔓延，并使引流困难；感染引起的肌腿与键鞘的缩窄或是瘫痕形成，将严重影响手的功能。

手动作灵活、感觉敏锐，有其独特精细的解剖结构。手部感染的病变和临床表现，与其解剖生理密切相关。有若干特点：

1. 掌面皮肤比手背皮肤的表皮层厚且角化明显，故掌面的皮下感染化脓后可穿透真皮在表皮角化层下形成“哑铃状脓肿”，治疗时仅切开表皮难以达到充分引流。手部淋巴回流均经手背淋巴管输送，手掌部感染时手背可能更显肿胀。

2. 手的掌面真皮与深层末节指骨骨膜，中、近指节处键鞘以及掌深筋膜之间，有垂直的纤维条索连接，将皮下组织分隔成若干相对封闭的腔隙，发生感染时不易向周围扩散，因组织内压力较高而致剧烈疼痛，出现明显全身症状。在局部化脓前感染就可侵及深层组织，如末节指骨、屈指肌键鞘以及掌部的滑液囊与掌深间隙，引起骨髓炎、键鞘炎、滑囊炎及掌深间隙感染。

3. 手掌面的键鞘、滑液囊、掌深间隙等解剖结构相互之间，以及与前臂肌间隙之间有关联，掌面感染可以一定的规律向深部、向近侧蔓延。

一、甲沟炎和脓性指头炎

指甲根部与皮肤连接紧密，皮肤沿指甲两侧形成甲沟，甲沟炎（paronychia）是甲沟及其周围组织的感染，常因微小创伤引起。脓性指头炎是手指末节掌面的皮下化脓性感染，致病菌多为金黄葡萄球菌。

（一）临床表现　甲沟炎常先发生在一侧甲沟皮下，出现红肿、疼痛。若病变发展，则疼痛加剧，红肿区内有波动感，出现白色脓点，但不易破溃出脓。炎症可蔓延至甲根或扩展到另一侧甲沟，因指甲阻碍排脓形成甲下脓肿，感染可向深层蔓延而形成指头炎。感染加重时常有疼痛加剧和发热等全身症状。

甲沟炎加重或是指尖、手指末节皮肤受伤后均可引起末节手指的皮下化脓感染，即指头炎。初起阶段，指头有针刺样痛，轻度肿胀。继而指头肿胀加重、有剧烈的跳痛，可有发热、全身不适、白细胞计数增高。感染更加重时，神经末梢因受压和营养障碍而麻痹，指头疼痛反而减轻；皮色由红转白，反映局部组织趋于坏死；因末节指骨常发生骨髓炎，手指皮肤破溃溢脓后，因指骨坏死或骨髓炎致创口愈合迟缓。

（二）治疗　甲沟炎初起未成脓时，局部可选用鱼石脂软膏、金黄散糊等敷贴或超短波、红外线等理疗，并口服头抱拉定等抗菌药物。已成脓时应行手术，沿甲沟旁纵行切开引流。甲根处的脓肿，需要分离拔除一部分指甲甚至全片指甲，手术时需注意避免甲床损伤，以利指甲再生。采用指神经阻滞麻醉，不可在病变邻近处行浸润麻醉，以免感染扩散。

指头炎初发时，应悬吊前臂平置患手，避免下垂以减轻疼痛。给予青霉素等抗菌药物，以金黄散糊剂敷贴患指。若患指剧烈疼痛、肿胀明显、伴有全身症状，应当及时切开引流，以免感染侵入指骨。通常采用指神经阻滞麻醉，选用末节指侧面作纵切口，切口远侧不超过甲沟的1/2，近侧不超过指节横纹，将皮下纤维索分离切断，剪去突出的脂肪使脓液引流通畅；脓腔较大则宜作对口引流，切口内放置橡皮片引流，有死骨片应当除去；切口不应做成鱼口形，以免术后瘢痕形成影响手指感觉。

二、急性化脓性键鞘炎和化脓性滑囊炎

手的5个屈指肌键，各被同名的键鞘所包绕。拇指与小指的腿鞘分别与挠侧、尺侧滑液囊相沟通，因此拇指和小指的腔鞘炎可蔓延到挠侧、尺侧滑液囊。两滑液囊在腕部有时经一小孔互相沟通，感染可能互相传播。示指、中指与无名指的腿鞘不与滑液囊相沟通，感染常局限在各自的键鞘内，但可扩散到手掌深部间隙。

（一）病因　手的掌面键鞘炎多因深部刺伤感染后引起，亦可由附近组织感染蔓延而发生。致病菌多为金黄色葡萄球菌。手背伸指肌键鞘的感染少见。

（二）临床表现　病情发展迅速，24小时后症状即很明显，病人都有发热、头痛、不适等全身症状，白细胞计数常增高。

1. 急性化脓性腿鞘炎典型的体征为：除末节外，患指中、近节呈均匀性肿胀，皮肤极度紧张。沿患指整个腿鞘均有压痛，各个指关节呈轻度弯曲，任何被动伸指运动，均能引起中、重度疼痛。键鞘内感染，如不及时切开引流或减压，鞘内脓液积聚，压力增高，致使肌键发生坏死，患指功能丧失。炎症亦可蔓延到手掌深部间隙或经滑液囊扩散到腕部和前臂。

根据临床表现和体征，一般可作出诊断。超声波检查手掌远端，将探头横置于手掌前部，可显露肿胀腿鞘和积存的液体有助于诊断。

2. 化脓性滑囊炎尺侧滑液囊和挠侧滑液囊的感染，分别由小指和拇指腿鞘炎引起。挠侧滑液囊感染时，拇指肿胀微屈、不能外展和伸直，压痛区在拇指及大鱼际处。尺侧滑液囊感染时小鱼际处和小指健鞘区压痛，以小鱼际隆起与掌侧横纹交界处最为明显。小指及无名指呈半屈位，如试行伸直可引起剧烈疼痛。

（三）治疗　早期使用抗菌药，如青霉素、复方新诺明等。休息、平置或抬高患侧前臂和手以减轻疼痛。发病初期可用红外线、超短波理疗。如经治疗仍无好转且局部肿痛明显时，需切开引流减压，可在肿胀腿鞘的远端与近端各作一纵形小切口，分别插入一根细塑料管作对口引流，切口应当避开手指、掌的横纹。术后将手抬高并固定在功能位置，从一根细塑料管持续滴注加有利多卡因的抗生素溶液，另一根作持续引流，伤口覆以湿敷料。脓性腿鞘炎也可切开引流，切口选在中、近两指节侧面，纵行打开整个键鞘。分离皮下时认清健鞘，避免伤及神经和血管。切口内置入乳胶片引流。不能在手指掌面正中作切口，以免损及肌腿，且以后所发生的粘连或皮肤瘢痕挛缩可影响患指伸直。

挠侧滑液囊感染时在拇指中节侧面以及大鱼际掌面各作约1 cm的切口，尺侧滑囊炎在小指侧面和小鱼际掌面各作两个小切口，排出脓液后，用两根细塑料分别插入腿鞘与滑囊，术后的引流与灌洗方法同前所述。病人痛苦小，疗效比较满意。

三、掌深间隙感染

手掌深部间隙位于手掌屈指肌健和滑液囊深面的疏松组织间隙。外侧与内侧分别为大、小鱼际肌。掌键膜与第三掌骨相连的纤维结构将此间隙分隔成挠侧的鱼际间隙与尺侧的掌中间隙。示指键鞘炎可蔓延至鱼际间隙感染;中指与无名指腿鞘感染，则可蔓延至掌中间隙。

（一）病因　掌深间隙感染可以由键鞘炎感染蔓延而引起，也可因直接刺伤而引发。致病菌多为金黄葡萄球菌。

（二）临床表现　掌深间隙感染均有发热、头痛、脉搏快、白细胞计数增加等全身症状。还可继发肘内或腋窝淋巴结肿大、触痛。

掌中间隙感染可见掌心隆起，正常凹陷消失，皮肤紧张、发白、压痛明显，手背部水肿严重；中指、无名指和小指处于半屈位，被动伸指可引起剧痛。

鱼际间隙感染时掌心凹陷仍在，大鱼际和拇指指蹼处肿胀并有压痛。示指半屈，拇指外展略屈，活动受限不能对掌。

（三）治疗　掌深间隙感染可用大剂量抗生素静脉滴注。局部早期处理同化脓性键鞘炎，如无好转应及时切开引流。掌中间隙感染时纵行切开中指与无名指间的指蹼掌面，切口不应超过手掌远侧横纹，以免损伤掌浅动脉弓。亦可在无名指相对位置的掌远侧横纹处作一小横切口，进入掌中间隙。

鱼际间隙感染引流的切口可直接作在大鱼际最肿胀和波动最明显处，皮肤切开后，使用钝头血管钳轻柔分离，避免损伤神经、血管、肌键。亦可在拇指、示指间指蹼处作切口，或在第二掌骨挠侧作纵切口。手掌部脓肿常表现为手背肿胀，切开引流应当在掌面进行，不可在手背部切开。

（孙茂坤）

第四节　全身性外科感染

随着分子生物学的发展，对感染病理生理的进一步认识，感染的用词已有变化，当前国际通用的是脓毒症（sepsis）和菌血症（bacteremia），不再沿用以往的“败血症”一词。

脓毒症是指因病原菌因素引起的全身性炎症反应，体温、循环、呼吸、神志有明显的改变者，用以区别一般非侵入性的局部感染。

菌血症是脓毒症中的一种，即血培养检出病原菌者。但其不限于以往多偏向于一过性菌血症的概念，如拔牙、内镜检查时，血液在短时间出现细菌，目前多指临床有明显感染症状的菌血症。

全身性感染不仅由手病原菌，还因其产物，如内毒素、外毒素等和它们介导的多种炎症介质对机体的损害。在感染过程中，细菌繁殖和裂解游离、释放毒素，毒素除其本身的毒性外，能刺激机体产生多种炎症介质，包括如肿瘤坏死因子、白介素 -1、白介素 -6、白介素 -8 等，以及氧自由基、一氧化氮等等，这些炎症介质适量时可起防御作用，过量时就可造成组织损害。如得不到控制，可因炎症介质失控，导致严重的全身性炎症反应综合征（SIRS），脏器受损和功能障碍，严重者可致感染性休克、多器官功能障碍综合征（MODS）。

一、病因

导致全身性外科感染的原因是致病菌数量多、毒力强和（或）机体抗感染能力低下。它常继发于严重创伤后的感染和各种化脓性感染，如大面积烧伤创面感染、开放性骨折合并感染、急性弥漫性腹膜炎、急性梗阻性化脓性胆管炎等等，但还有一些潜在的感染途径值得注意。

1. 静脉导管感染（catheter-related infection）：静脉留置导管、尤其是中心静脉置管，护理不慎或留置时间过长而污染，很易成为病原菌直接侵入血液的途径。如形成感染灶，可成为不断播散病菌或毒素的来源。

2. 肠源性感染（gut derived infection）：肠道是人体中最大的“储菌所”和“内毒素库”。健康情况下，肠粘膜有严密的屏障功能。在严重创伤等危重的病人，肠粘膜屏障功能受损或衰竭时，肠内致病菌和内毒素可经肠道移位而导致肠源性感染。

原有抗感染能力降低的病人，如糖尿病、尿毒症、长期或大量应用皮质激素或抗癌药等的病人，患化脓性感染后较易导致全身性感染。

二、全身性感染的常见致病菌

1. 革兰染色阴性杆菌当代外科感染中革兰阴性杆菌感染已超越革兰阳性球菌，常见为大肠杆菌、绿脓杆菌、变形杆菌，克雷伯菌、肠杆菌等，且不断因现代抗生素的筛选，出现一些此前临床医生较生疏的机会菌，如鲍曼不动杆菌、嗜麦芽窄色单胞菌等。此类细菌的主要毒性在于内毒素，多数抗生素虽能杀菌，但对内毒素及其介导的多种炎症介质是无能为力的，因此，由革兰阴性杆菌所致的脓毒症一般比较严重，可出现三低现象（低温、低白细胞、低血压），发生感染性休克者也较多。

2. 革兰染色阳性球菌较常见的有三种：①金黄葡萄球菌感染常年不减，是因出现多重耐药性的菌株。这类菌株还倾向于血液播散，可在体内形成转移性脓肿。有些菌株局部感染也可引起高热、皮疹，甚而休克。②表皮葡萄球菌由于易粘附在医用塑料制品如静脉导管、气管导管等，细菌包埋于粘质中，可逃避机体的防御与抗生素的作用。近年的感染率明显增加。③肠球菌是人体肠道中的常驻菌，有的肠球菌脓毒症不易找到原发灶，耐药性较强，可能来自肠道。

3. 无芽胞厌氧菌无芽胞厌氧菌在普通细菌培养基上无法检出，因此被忽略。近代由于厌氧培养技术的提高，发现腹腔脓肿、阑尾脓肿、肛旁脓肿、脓胸、脑脓肿、吸入性肺炎、口腔颌面部坏死性炎症、会阴部感染等多含有厌氧菌。厌氧菌感染有 2/3 同时有需氧菌。两类细菌有协同作用，能使坏死组织增多，易于形成脓肿。脓液可有粪臭样恶臭。常见的无芽胞厌氧菌是拟杆菌，梭状杆菌、厌氧葡萄球菌和厌氧链球菌。

4. 真菌外科真菌感染（fungal infection）中特别应注意白色念珠菌、曲霉菌、毛霉菌、新型隐球菌等，属于条件性感染：①在持续应用抗生素情况下，特别是应用广谱抗生素，真菌得以过度生长，成为一般细菌感染后的二重感染；②基础疾病重，加上应用免疫抑制剂、激素等，使免疫功能进一步削弱；③长期留置静脉导管。

真菌可经血行播散，一般血液培养不易发现，但在多个内脏可形成肉芽肿或坏死灶，特别是曲霉素、毛霉菌有嗜血管性，易导致血管栓塞，组织进行性坏死。深部血行播散性真菌病常继发于细菌感染之后，或与细菌感染混合存在，临床不易区别，容易漏诊、误诊。

三、临床表现

脓毒症主要表现为：①骤起寒战，继以高热可达 40 ～ 41℃，或低温，起病急，病情重，发展迅速；②头痛、头晕、恶心、呕吐、腹胀，面色苍白或潮红、出冷汗。神志淡漠或烦躁、澹妄和昏迷；③心率加快、脉搏细速，呼吸急促或困难；④肝脾可肿大，严重者出现黄疸或皮下出血瘀斑等。

实验室检查：①白细胞计数明显增高，一般常可达 (2030) $\times 10^6$/L 以上，或降低、左移、幼稚型增多，出现毒性颗粒；②可有不同程度的酸中毒、氮质血症、溶血、尿中出现蛋白、血细胞、酮体等，代谢失衡和肝、肾受损征象；③寒战发热时抽血进行细菌培养，较易发现细菌。

如病情发展，感染未能控制，可出现脓毒性休克及急剧发展为多器官功能不全乃至衰竭。

四、诊断

根据在原发感染灶的基础上出现典型脓毒症的临床表现，一般不难作出初步诊断。可根据原发感染灶的性质及其脓液性状，结合一些特征性的临床表现和实验室检查结果综合分析，可大致区分致病菌为革兰染色阳性或阴性杆菌。但对原发感染病灶比较隐蔽或临床表现不典型的病人，有时诊断可发生困难。另外，对临床表现如寒战、发热、脉搏细速、低血压、腹胀、粘膜皮肤瘀斑或神志改变，不能用原发感染病来解释时，也应提高警惕。对这类病人应密切观察和进一步检查，以免误诊和漏诊。

确定致病菌应作体液和分泌物的细菌培养，但由于在发生脓毒症前多数病人已经抗菌药物治疗，以至血液培养常得不到阳性结果，故应多次、最好在发生寒战、发热时抽血作细菌培养，可提高阳性率。对多次血液细菌培养阴性者，应考虑厌氧菌或真菌性脓毒症，可抽血作厌氧性培养，或作尿和血液真菌检查和培养。

五、治疗

全身性感染应用综合性治疗，关键是处理原发感染灶。

1. 原发感染灶的处理首要的是明确感染的原发灶，作及时、彻底的处理，包括清除坏死组织和异物、消灭死腔、脓肿引流等等，还要解除相关的病因，如血流障碍、梗阻等因素。如一时找不到原发灶，应进行全面的检查，特别应注意一些潜在的感染源和感染途径，并予以解决。如静脉导管感染时，拔除导管应属首要措施。危重病人疑为肠源性感染时，应及时纠正休克，尽快恢复肠粘膜的血流灌注；通过早期肠道营养促使肠粘膜的尽快修复；口服肠道生态制剂以维护肠道正常菌群等。

2. 抗菌药物的应用重症感染不能等待培养结果，可先根据原发感染灶的性质、部位，与当地细菌微生态情况，选用覆盖面广的抗生素，再根据细菌培养及抗生素敏感试验结果，调整用抗菌药物。对真菌性脓毒症，应尽量停用广谱抗生素，或改用必须的窄谱抗生素，并全身应用抗真菌药物。

3. 支持疗法补充血容量、输注新鲜血、纠正低蛋白血症等。

4. 对症治疗如控制高热、纠正电解质紊乱和维持酸碱平衡等。

还应对受累的心、肺、肝、肾等重要脏器，以及原有的糖尿病、肝硬化、尿毒症等同时给予相应的处理。

（孙茂坤）

第五节　有芽胞厌氧菌感染

一、破伤风

（一）病因

破伤风（tetanus）是常和创伤相关联的一种特异性感染。除了可能发生在各种创伤后，还可能发生于不洁条件下分娩的产妇和新生儿。病菌是破伤风梭菌，为专性厌氧，革兰染色阳性。平时存在于人畜的肠道，随粪便排出体外，以芽胞状态分布于自然界，尤以土壤中为常见。此菌对环境有很强的抗力，能耐煮沸。创伤伤口的污染率很高，战场中污染率可达 2500 ～ 8000。但破伤风发病率只占污染者的 1% ～ 2%，提示发病必须具有其他因素，主要因素就是缺氧环境。创伤时，破伤风梭菌可污染深部组织（如盲管外伤、深部刺伤等）。如果伤口外口较小，伤口内有坏死组织、血块充塞，或填塞过紧、局部缺血等，就形成了一个适合该菌生长繁殖的缺氧环境。如果同时存在需氧菌感染，后者将消耗伤口内残留的氧气，使本病更易于发生。

（二）病理生理

在缺氧环境中，破伤风梭菌的芽胞发育为增殖体，迅速繁殖并产生大量外毒素，主要是痉挛毒素引致病人一系列临床症状和体征。菌体及其外毒素，在局部并不引起明显的病理改变，伤口甚至无明显急性炎症或可能愈合。但痉挛毒素吸收至脊髓、脑干等处，与联络神经细胞的突触相结合，抑制突触释放抑制性传递介质。运动神经元因失去中枢抑制而兴奋性增强，致使随意肌紧张与痉挛。破伤风毒素还可阻断脊髓对交感神经的抑制，致使交感神经过度兴奋，引起血压升高、心率增快、体温升高、自汗等。

（三）临床表现

一般有潜伏期，通常是 7 天左右，个别病人可在伤后 1 ～ 2 日就发病。潜伏期越短者，预后越差。还有在伤后数月或数年因清除病灶或异物而发病的。前躯症状是全身乏力、头晕、头痛、咀嚼无力、局部肌肉发紧、扯痛、反射亢进等。典型症状是在肌紧张性收缩（肌强直、发硬）的基础上，阵发性强烈痉挛，通常最先受影响的肌群是咀嚼肌，随后顺序为面部表情肌、颈、背、腹、四肢肌，最后为膈肌。相应出现的征象为：张口困难（牙关紧闭）、整眉、口角下缩、咧嘴“苦笑”、颈部强直、头后仰；当背、腹肌同时收缩，因背部肌群较为有力，躯干因而扭曲成弓、结合颈、四肢的屈膝、弯肘、半握拳等痉挛姿态，形成“角弓反张”或“侧弓反张”；膈肌受影响后，发作时面唇青紫，通气困难，可出现呼吸暂停。上述发作可因轻微的刺激，如光、声、接触、饮水等而诱发。间隙期长短不一，发作频繁者，常示病情严重。发作时神志清楚，表情痛苦，每次发作时间由数秒至数分钟不等。强烈的肌痉挛，可使肌断裂，甚至发生骨折。膀胱括约肌痉挛可引起尿储留。持续的呼吸肌和膈肌痉挛，可造成呼吸骤停。病人死亡原因多为窒息、心力衰竭或肺部并发症。

病程一般为 3 ～ 4 周，如积极治疗、不发生特殊并发症者，发作的程度可逐步减轻，缓解期平均约 1 周。但肌紧张与反射亢进可继续一段时间；恢复期间还可出现一些精神症状，如幻觉，言语、行动错乱等，但多能自行恢复。少数病人可仅表现为受伤部位肌持续性强直，可持续数周或数月，预后较好。新生儿患此病时，因肌肉纤弱而症状不典型，表现为不能啼哭和吸乳，少活动，呼吸弱或困难。

（四）诊断和鉴别诊断

实验室检查很难诊断破伤风，因脑脊液检查可以正常，伤口厌氧菌培养也难发现该菌。但破伤风的症状比较典型，诊断主要根据临床表现。凡有外伤史，不论伤口大小、深浅，如果伤后出现肌紧张、扯痛，张口困难、颈部发硬、反射亢进等，均应考虑此病的可能性。需要与下列疾病鉴别：①化脓性脑膜炎：虽有“角弓反张”状和颈项强直等症状，但无阵发性痉挛；有剧烈头痛、高热、喷射性呕吐、神志有时不清；脑脊液检查有压力增高、白细胞计数增多等。②狂犬病：有被疯狗、猫咬伤史，以吞咽肌抽搐为主。喝水不能下咽，并流大量口涎，病人听见水声或看见水，咽肌立即发生痉挛。③其他：如颞下颌关节炎、子痈、癔病等。

（五）预防

破伤风是可以预防的疾患。由于破伤风梭菌是厌氧菌，其生长繁殖必需有缺氧的环境。因此，创伤后早期彻底清创，改善局部循环，是预防破伤风发生的关键；此外，还可通过人工免疫，产生较稳定的免疫力。人工免疫有自动和被动两种方法。自动免疫法目前尚难推广，临床常用被动免疫。

被动免疫法对伤前未接受自动免疫的伤员，尽早皮下注射破伤风抗毒素(TAT)1500～3000 U。因为破伤风的发病有一潜伏期，尽早注射有预防作用，但其作用短暂，有效期为10日左右，因此，对深部创伤，潜在厌氧菌感染可能的病人，可在1周后追加注射一次量。

抗毒素易发生过敏反应，注射前必须进行皮内敏感试验。如过敏，应按脱敏法注射。

（六）治疗

破伤风是一种极为严重的疾病，死亡率高，尤其是新生儿和吸毒者，为此要采取积极的综合治疗措施，包括清除毒素来源，中和游离毒素，控制和解除痉挛，保持呼吸道通畅和防治并发症等。

1. 凡能找到伤口，伤口内存留坏死组织、引流不畅者，应在抗毒血清治疗后，在良好麻醉、控制痉挛下进行伤口处理、充分引流，局部可用3%过氧化氢溶液冲洗。有的伤口看上去已愈合，应仔细检查痂下有无窦道或死腔。

2. 抗毒素的应用，目的是中和游离的毒素。所以只在早期有效，毒素已与神经组织结合，则难收效。一般用量是1万～6万U，分别由肌肉注射与静脉滴入。静脉滴入应稀释于5%葡萄糖溶液中，缓慢滴入。用药前应作皮内过敏试验。连续应用或加大剂量并无意义，且易致过敏反应和血清病。破伤风人体免疫球蛋白在早期应用有效，剂量为300～6000 U，一般只用一次。

3. 病人入院后，应住隔离病室，避免光、声等刺激；避免骚扰病人。据情可交替使用镇静、解痉药物，以减少病人的痉挛和痛苦。可供选用的药物有：10%水化氯醛，保留灌肠量每次20～40 ml，苯巴比妥钠肌肉注射，每次0.1～0.2 g，地西泮10～20 mg肌肉注射或静脉滴注，一般每日一次。病情较重者，可用冬眠1号合剂（由氯丙嗪、异丙嗪各50 mg，哌替啶100 mg及5%葡萄糖250 ml配成）静脉缓慢滴入，但低血容量时忌用。痉挛发作频繁不易控制者，可用2. 5%硫喷妥钠缓慢静注，每次0.25～0.5 g，但要警惕发生喉头痉挛和呼吸抑制。用于已作气管切开者比较安全。但新生儿破伤风要慎用镇静解痉药物，可酌情用洛贝林、可拉明等。

4. 注意防治并发症。主要并发症在呼吸道，如窒息、肺不张、肺部感染；防止发作时掉下床、骨折、咬伤舌等。对抽搐频繁、药物又不易控制的严重病人，应尽早进行气管切开，以便改善通气，清除呼吸道分泌物，必要时可进行人工辅助呼吸。还可利用高压氧舱辅助治疗。气管切开病人应注意作好呼吸道管理，包括气道雾化、湿化、冲洗等。要定时翻身、拍背，以利排痰，并预防褥疮。必要时专人护理，防止意外；严格无菌技术，防止交叉感染。已并发肺部感染者，根据菌种选用抗生素。

5. 由于病人不断阵发痉挛，出大汗等，故每日消耗热量和水分丢失较多。因此要十分注意营养（高热量、高蛋白、高维生素）补充和水与电解质平衡的调整。必要时可采用中心静脉肠外营养。

青霉素 80 万～ 100 万 U，肌内注射，每 4 ～ 6 小时 1 次，或大剂量静脉滴注，可抑制破伤风梭菌。也可给甲硝唑 2.5 g/d，分次口服或静脉滴注，持续 7 ～ 10 天。如伤口有混合感染，则相应选用抗菌药物。

二、气性坏疽

（一）病因

气性坏疽 (gas gangrene) 是厌氧菌感染的一种，即梭状芽胞杆菌所致的肌坏死或肌炎。此类感染因其发展急剧，预后严重。已知的梭状芽胞杆菌有多种，引起本病主要的有产气荚膜梭菌、水肿杆菌、腐败杆菌、溶组织杆菌等。感染发生时，往往不是单一细菌，而是几种细菌的混合。各种细菌又有其生物学的特性，根据细菌组合的主次，临床表现有所差别，有的以产气显著，有的以水肿显著。这类细菌在人畜粪便与周围环境中（特别是泥土中）广泛存在。故伤后污染此菌的机会很多，但发生感染者不多。因为这类细菌在人体内生长繁殖需具备缺氧环境。如开放性骨折伴有血管损伤，挤压伤伴有深部肌肉损伤、上止血带时间过长或石膏包扎过紧，邻近肛周、会阴部位的严重创伤，继发此类感染的几率较高。

（二）病理生理

这类细菌可产生多种有害于人体的外毒素与酶。有的酶是通过脱氮、脱氨、发酵的作用而产生大量不溶性气体如硫化氢、氮等，积聚在组织间；有的酶能溶组织蛋白，使组织细胞坏死、渗出、产生恶性水肿。由于气、水夹杂，急剧膨胀，局部张力迅速增加，皮肤表面可变得如“木板样”硬，筋膜下张力急剧增加，从而压迫微血管、进一步加重组织的缺血、缺氧与失活，更有利于细菌繁殖生长，形成恶性循环。这类细菌还可产生卵磷脂酶、透明质酸酶等，使细菌易于穿透组织间隙，快速扩散。病变一旦开始，可沿肌束或肌群向上下扩展，肌肉转为砖红色，外观如熟肉，失去弹性。如侵犯皮下组织，气肿、水肿与组织坏死可迅速沿筋膜扩散。活体组织检查可发现肌纤维间有大量气泡和大量革兰阳性粗短杆菌。

（三）临床表现

创伤后并发此症的时间最早为伤后 8 ～ 10 小时，最迟为 5 ～ 6 日，通常在伤后 1 ～ 4 日。临床特点是病情急剧恶化，烦躁不安，夹有恐惧或欣快感；皮肤、口唇变白，大量出汗、脉搏快速、体温逐步上升。随着病情的发展，可发生溶血性贫血、黄疸、血红蛋白尿、酸中毒，全身情况可在 1224 小时内全面迅速恶化。

病人常诉伤肢沉重或疼痛，持续加重，有如胀裂，程度常超过创伤伤口所能引起者，止痛剂不能奏效；局部肿胀与创伤所能引起的程度不成比例，并迅速向上下蔓延，每小时都可见到加重。伤口中有大量浆液性或浆液血性渗出物，可渗湿厚层敷料，当移除敷料时有时可见气泡从伤口中冒出。皮下如有积气，可触及捻发音。由于局部张力，皮肤受压而发白，浅部静脉回流发生障碍，故皮肤表面可出现如大理石样斑纹。因组织分解、液化、腐败和大量产气（硫化氢等），伤口可有恶臭。局部探查时，如属筋膜上型，可发现皮下脂肪变性、肿胀；如为筋膜下型，筋膜张力增高，肌肉切面不出血。渗出物涂片染色可发现革兰阳性粗大杆菌。X 线照片检查常显示软组织间有积气。

（四）诊断与鉴别诊断

因病情发展急剧，重在早期诊断。早期诊断的重要依据是局部表现。伤口内分泌物涂片检查有革兰阳性染色粗大杆菌和 X 线检查显示患处软组织间积气，有助于确诊。诊断时应予鉴别者：①组织间积气并不限于梭状芽胞杆菌的感染。某些脏器如食管、气管因手术、损伤或病变导致破裂溢气，体检也可出现皮下气肿，捻发音等，但不同之处是不伴有全身中毒症状；局部的水肿、疼痛、皮肤改变均不明显，而且随着时间的推移，气体常逐渐吸收。②一些兼性需氧菌感染如大肠杆菌、克雷白菌的感染也可产生一定的气体，但主要是 CO_2，属可溶性气体，不易在组织间大量积聚，而且无特殊臭味。③厌氧性链球菌也可产气，但其所造成的损害是链球菌蜂窝织炎、链球菌肌炎等，全身中毒症状较轻，发展较缓。处理及时，切开减张、充分引流，加用抗生素等治疗，预后较好。

（五）预防

对容易发生此类感染的创伤应特别注意。如开放性骨折合并大腿、臀部广泛肌肉损伤或挤压伤者、有重要血管损伤或继发血管栓塞者；用止血带时间过长、石膏包扎太紧者。预防的关键是尽早彻底清创，包括清除失活、缺血的组织、去除异物特别是非金属性异物、对深而不规则的伤口充分敞开引流（避免死腔存在）筋膜下张力增加者，应早期进行筋膜切开减张等。对疑有气性坏疽的伤口，可用 3% 过氧化氢或 1：1000 高锰酸钾等溶液冲洗、湿敷。挫伤、挤压伤的软组织在早期较难判定其活力，24 ～ 36 小时后界限才趋明显，这段时间内要密切观察。对腹腔穿透性损伤，特别是结肠、直肠、会阴部创伤，也应警惕此类感染的发生。上述病人均应早期使用大剂量的青霉素和甲硝哇。

（六）治疗

一经诊断，需立即开始积极治疗。越早越好，可以挽救病人的生命，减少组织的坏死或截肢率。主要措施有：

1. 急症清创术前准备应包括静脉滴注大剂量青霉素、输血等。准备时间应尽量缩短。深部病变往往超过表面显示的范围，故病变区应作广泛、多处切开，包括伤口周围水肿或皮下气肿区，术中应充分显露探查，彻底清除变色、不收缩、不出血的肌肉。因细菌扩散的范围常超过肉眼病变的范围，所以应整块切除肌肉，包括肌肉的起止点。如感染限于某一筋膜腔，应切除该筋膜腔的肌群。如整个肢体已广泛感染，应果断进行截肢以挽救生命。如感染已部分超过关节截肢平面，其上的筋膜腔应充分敞开，术后用氧化剂冲洗、湿敷，经常更换敷料，必要时还要再次清创。

2. 应用抗生素对这类感染，首选青霉素，常见产气荚膜梭菌中对青霉素大多敏感，但剂量需大，每天应在 1000 万 U 以上。大环内酯类（如唬乙红霉素、麦迪霉素等）和硝咪唑类（如甲硝哇、替硝哇）也有一定疗效。氨基糖苷类抗生素（如卡那霉素、庆大霉素等）对此类细菌已证实无效。

3. 高压氧治疗提高组织间的含氧量，造成不适合细菌生长繁殖的环境，可提高治愈率，减轻伤残率。

4. 全身支持疗法，包括输血、纠正水与电解质失调、营养支持与对症处理等不可或缺。

（孙茂坤）

第六节　外科应用抗菌药的原则

抗生素、磺胺药的发明与应用在医学史上曾有划时代意义。对防治感染起到不可磨灭的作用。但随着新抗菌药物的不断问世，滥用现象与招致的细菌耐药性和种种不良反应已相当严重。外科感染不同于内科感染，关键是外科处理，假如存在坏死组织不清除、脓肿不引流或梗阻未解除，一味依赖抗生素，不但感染无法控制，还将招致耐药菌群的产生、

微生物生态的失衡以及其他的毒副作用。抗菌药物不能取代外科处理，更不可依赖药物而忽视无菌操作，这是必须重视的一条外科原则。

一、适应证

不是所有的外科感染都需应用抗菌药物。化脓性感染中，有应用指征的是较严重的急性病变，如急性蜂窝织炎、丹毒、急性手部感染、急性骨髓炎、急性腹膜炎、急性胆道感染等等，至于一些表浅、局限的感染，如毛囊炎、疖、伤口表面感染等，则不需应用。对多种特异性感染如破伤风、气性坏疽等，则应选用有效抗菌药。

必须重视正确的预防性用药，借应用抗菌药物以增强临床的“安全感”是不可取的，反将导致医院感染中耐药菌的滋生和病人体内菌群失调（二重感染）。需要预防性用药者，包括潜在继发感染率高者，如严重污染的软组织创伤、开放性骨折、火器伤、腹腔脏器破裂、结肠手术、或一旦继发感染后果严重者，如风湿病或先天性心脏病手术前后、人工材料体内移植术等。手术的预防性抗菌药是否应用，应根据手术野的局部感染或污染的程度而定。有效及合理的用药只需在麻醉开始时自静脉滴入；如自肌肉注射，则始自术前 2 小时。如手术时间较长，术中还可追加一次剂量，一般均在术后 24 小时内停药。术前、术后漫长用药是没意义的。

二、药物的选择和使用

应用抗菌药物目的是抗菌，前提是选用的药物需针对病原菌。近代外科感染的病原菌日趋复杂，抗菌药的品种繁多。理想的方法是及时收集有关的体液、分泌物，进行微生物检查和药物敏感试验，据之选择或调整抗菌药品种。微生物检验需要一定的时间，而药物的最佳疗效在感染的早期。为此还需要“经验性用药”，特别对一些危重病人。经验来自对有关感染的认识，包括本地区、本单位常见菌和药敏的动态。下列情况可供参考：①结合感染部位分析：临床医生应熟悉身体不同部位和其邻近组织的常驻菌，例如皮肤、皮下组织的感染，常驻菌以革兰阳性球菌居多，如链球菌、葡萄球菌等；腹腔、会阴、大腿根部感染时，常见肠道菌群，包括厌氧菌。②局部情况也可供参考：如链球菌感染，炎症反应较明显，炎症扩散快，易形成创周蜂窝织炎、淋巴管炎等；葡萄球菌感染，化脓性反应较明显；脓液稠厚，易有灶性破坏；绿脓杆菌感染，敷料易见绿染，与坏死组织共存时有霉腥味；厌氧菌感染时因蛋白分解、发酵，常有硫化氢、氨等特殊粪臭味，有些厌氧菌有产气作用而致出现表皮下气肿。③结合病情分析：病情急剧，较快发展为低温，低白细胞、低血压、休克者以革兰阴性杆菌感染居多。病情发展相对较缓，以高热为主、有转移性脓肿者，以金黄色葡萄球菌为多；病程迁延，持续发热，口腔粘膜出现霉斑，对一般抗生素治疗反应差时，应考虑真菌感染。

除选用敏感抗生素外，还应根据药物在组织的分布能力进行选择。临床现用的药物敏感试验，都是以血清中有效的抑菌浓度为标准，并不反映不同组织中的药物有效浓度。例如由于“血脑屏障”，脑脊液中的药物浓度往往明显低于血清中的浓度。不同种类的抗菌药物穿透“血脑屏障”

的能力，更有明显的区别：庆大霉素、卡那霉素、多粘菌素B即使在体外试验中对颅内感染的致病菌高度敏感，但是药物基本不能穿透至脑脊液中。相对之下，氯霉素、四环素、磺胺嘧咤、氨基节青霉素、头孢菌素等则较好。

抗菌药物的剂量一般按体重计算，还要结合年龄和肾功能、感染部位而综合考虑。如未满月的婴儿，肾小管功能发育未臻完善，老年人肾功能趋向衰退，使用一般药物量，都有过量的危险。一名生长发育旺盛的儿童如注射30万～40万U青霉素，4小时后血中已测不出药物浓度；60～70岁老人，一次只注射10万U青霉素，8小时后血中仍可测出。对有肾功能障碍的病人，更要注意延长两次用药的间隔时间。浆膜腔、滑液囊等部位，抗生素浓度一般只为血清浓度的一半，亦应适当增量。至于尿路感染，因多数抗菌药物均自肾排泄，在尿液中的浓度常数倍于血中的浓度，以较小剂量就可满足需要，只在透析疗法期间，用药剂量可予加大。

对危重、暴发的全身性感染，给药途径应选静脉。因外科感染常为多数菌感染，危重情况下可联合用药，较好的组合是第三代头孢菌素加氨基糖昔抗生素，必要时加用抗厌氧菌的甲硝哩。一般情况下，可单用者不联合；可用窄谱者不用广谱。还应考虑药源充足，价格低廉有效者。抗菌药物一经使用，就应注意其毒副作用，如过敏性休克、剥脱性皮炎、造血系统和肝、肾功能的障碍，特别应注意长期应用抗生素可引起的菌群失调，避免“敢用，不敢停”的弊病。

（孙茂坤）

第十三章　创伤现场急救与运送

第一节　现场急救

现场急救是急诊医学的重要组成部分，是指从伤害发生到伤员进入医院前这段时间现场或转运中的救治，反映了现代医学进步和经济发展的必然需求。世界各地都建立了急救医疗体系，包括院前急救、医院急救和后续专科治疗三部分，现场急救就是指该体系中的院前急救。

一、现场急救预案实施

医疗救护系统根据现场事故的特点和本地区抢救能力制订出突发性医疗事故急救预案，事故一旦发生，在预案指导下实施急救有利于职责分工，达到忙而不乱，忙而有序。预案内容包括：目的和要求，人员结构和分工，急救必备器材、药品、物品等，先进通信和交通工具，灾害时检伤分类和救治原则，患者疏散后转送原则，灾后预防原则，信息收集、反馈和传递等。

二、事故现场检伤分类和救治原则

大批伤员的救治原则是在最适当时间和地点对尽可能多的伤员施行最好的救护。在事故的现场设置临时医疗指挥所，担负检伤分类、就地急救和分流任务。检伤分类应由具有专业知识和急救经验的主治医师以上人员担任。按伤情分为四类，可用绿、黄、红、黑不同颜色标识，绿色代表轻度损伤，生命体征正常；黄色代表中度损伤，介于轻伤和重伤之间；红色代表重度损伤，生命体征不稳定，休克、意识不清、呼吸困难等；黑色代表死亡。救治原则为先重后轻、先急后缓、先救命后酌情处理创伤。对心搏、呼吸骤停，大出血，脊椎骨折，重度休克等伤员应先进行现场急救，待病情许可时再转送，否则易导致转送途中病情加重或死亡。现场急救方式有自救、互救、群众性救护及专业性救护等。

三、现场急救疏散后送原则

经检伤分类和现场急救后伤员应尽快疏散后转送。原则是专科伤员如烧伤、颅脑外伤可直接送专科医院或特色医院；重伤员就近送往技术设备力量较强的市级医院或省级医院；中度伤员和轻伤员，可就近送往区级医院；死亡人员就地等待善后处理。疏散后送应根据伤员人数、伤情及当地各级医疗机构的救治能力，做到合理分流，把最急需进行急救的伤员首先送往最近的医院。

四、事故后预防原则

突发性重大灾难不仅给受灾人群造成重大身体创伤，而且常引起一部分人的精神创伤，使生命节律发生紊乱和退缩行为，如恐惧、颤抖、木僵或过度兴奋等现象，即所谓“灾难综合征”。据统计，占受灾人数 75% 左右。另外，“大灾之后必有大疫”，这要靠流行病、传染病、神经精神病及心理学等专家来研究和防治。

（徐斌）

第二节 现场急救技术实施

急性疾病和意外伤害，是人们随时可能发生和遇到的，但多发生在院前。现场急救是否及时、妥善，直接关系到患者的安危和预后。有的急危重患者，可以说时间就是生命，但是，长期以来，遇到急危重患者，传统的概念和做法就是未经任何必需的现场急救措施，就把患者送到医院治疗，有的甚至舍近求远。很显然，这将严重影响到许多急症患者的救治效果，甚至使许多患者失去抢救的宝贵时间，其关键问题是忽视了院前急救的重要性。近几十年来，在广大急诊工作者的不懈努力下，人们已经初步认识到现场急救的重要性，重视对所有急性疾病和创伤必须先“救”后“送”，而非先“送”后“救”，这是基本原则。认识到无论是危重病或一般急症患者，要求能在其发病时，及时将医疗措施送到身边，立即开始有效地处理，然后安全护送到最近的医院进一步诊断和处理。

接触与发现急性疾病和意外伤害的第一目击者，往往是患者的家属、同事和出事地点的过路群众，如果这些人员懂得现场急救技术，就能对患者进行必要的初步急救，否则就会束手无策。因此，对广大群众进行初步急救的普及训练就显得十分重要。所以，现场急救不再是医院里医生的专利，对医务人员本身也存在着普及急救知识的问题。当然方式不尽相同，但要求则应该是更高。因为现在的医务人员，特别是大医院的医务人员的知识结构，存在着分工过细、过于专业化的问题。例如，一位心内科医师，往往不知道骨折后应该如何急救，某一专业的外科医师往往不知道急性心肌梗死该如何初步急救。因此，从事急救医学的医务人员应该掌握比较全面的知识，做全科或通科医师，才能满足急救医学的需要，才能判别急症患者关键问题所在，分清轻重缓急，给予正确的现场急救。意外伤害往往造成身体各部位、各脏器的严重损害，有时会危及生命。如伤害后大出血、颅脑外伤、严重骨折及昏迷等,需要迅速进行现场急救。急救人员除熟练地不失时机地进行有效的通气、止血、包扎、固定和搬运外，还应立足于现场，开展以心肺复苏为主的挽救生命以及对严重创伤造成伤残等危急情况的紧急医疗救护。

一、现场急救注意事项

1．迅速判明需要紧急救护的地点、事件和人数。

2．立即采取现场行之有效的救护措施，努力做到早期呼救、早期心肺复苏和早期实施急救技术：解救、止血、包扎、固定和搬运。

3．在救护中要保护自己免受伤害。如在救护触电人员时，不能用手直接去拉尚未脱离电源的人；在毒气现场，应戴防毒面具才能进入现场救人。

4．在现场救护实施中不应该继续加重患者所受到的伤害。

5．现场急救应尽量徒手操作或尽量少借助于器械。

6．急救措施力求简单易行，以便容易掌握，但效果必须确实可靠。

7．救护人员应该快速掌握伤员的生命体征神志、瞳孔、呼吸、循环情况以及头、颈、胸、腹、骨盆和四肢伤情。

8．注意保护现场。

9．发现新情况及时通知有关部门。

10. 现场急救需紧张有序地进行工作，要推荐一位有经验的医师负责指挥、裁决和指导抢救工作。

二、早期呼救、合理解救、立即抢救

急性疾病、意外伤害、交通事故、突发事件发生后，第一目击者在现场发现危重患者，应立即向急救中心或就近医院呼救。通常呼救的依据是现场环境异常，如出现撞车、起火等异常现象，远处冒着浓烟，有爆炸声，闻到特殊气味，听到呼救声等；又如家中有患者陷于昏迷，或患者自诉心前区剧烈疼痛等。呼救内容包括：①呼救人（第一目击者）的姓名及身份。②伤病员的情况。③目前最危急的表现：如神志不清昏倒在地，既往有高血压病史；患者诉胸部剧烈疼痛，既往有冠心病病史；被汽车撞倒，多处损伤，血流不止，伤病员发病现场的地址、电话号码、等候救护车地点，最好有明显醒目的标志。意外伤害事故应该说明受伤大约人数、伤害性质。如一辆满载乘客的公共汽车在交叉路口与大货车相撞，大约有 30 人受伤等。

迅速、准确地呼救，为伤病员获得急救中心或医院及时、有效的院前急救提供了保障。受理呼救的部门，应根据报告的内容，立即派出就近的急救网点救护车赶赴现场，或者根据卫星定位系统（ global positioning system, GPS)，派出距离呼救现场最近的流动救护车。在救护车派出后，受理呼救人员应立即给呼救人反馈。呼救者要因地制宜，首先要将伤病员从危险的境地中解救出来。正确的解救可以避免进一步损伤，使伤员得到尽快的治疗。而不恰当的解救，则可能引发“二次创伤”，加重伤情，使原本较轻的伤情变得严重，甚至致残、致死。同时，不正确的解救方法还有可能将施救者自己卷入危险之中，既危及自己的生命，也使被救者失去了得到救治的希望。其次，立即采取急救措施，在救护人员到达前，使伤病员得到必要的抢救，维持基本生命支持。例如心搏、呼吸停止者，可进行徒手心肺复苏术（ cardiopulmona:nyresusicitation，CPR)；开水烫伤了腿部，用剪刀剪去裤腿，然后用自来水充分冲洗烫伤处，以达到降温的目的。

三、外伤止血

成年伤病员在短期内失血 1500 ml 而又没有给予急救则可危及生命。因此，及时而有效地止血对拯救伤病员的生命有重要意义。

（一）出血的种类

1. 动脉出血　血色鲜红，血液像喷泉一样射出，即短时间内出血量较大，因此其危险性大于静脉出血和毛细血管出血。

2. 静脉出血　血色暗红，血液较缓慢地从破损的血管流出。

3. 毛细血管出血　血色鲜红，血液从创面渗出。

（二）止血的方法

常用的方法有指压止血法、加压包扎止血法、加垫屈肢止血法和止血带止血法 4 种。

1. 指压止血法　适用于头部、颈部以及四肢较大动脉出血的临时止血，即用手指或手掌压在受伤部的近心端，以压闭血管，阻断血流。此法只适用于急救，压迫时间不宜过长。

(1) 颞浅动脉指压止血法：适用于头顶部和颞部的出血。用拇指或食指在患侧或两侧耳朵的前方、下颌关节附近触摸到动脉搏动后，用力压迫颞浅动脉即可。

(2) 面动脉指压止血法：适用于面部的出血。在下颌骨下缘的中后部、咬肌的前缘附近摸到该动脉搏动后，用力将其压于下颌骨上。

(3) 颈总动脉指压止血法：适用于头部和颈部大出血。把拇指或其他四指置于气管与胸锁乳突之间的沟内，在能摸到颈总动脉搏动后，用力将该动脉向后压于第 6 颈椎横突上。压迫颈总动脉有危险性，必须慎用，决不能同时压迫两侧的颈总动脉。

(4) 锁骨下动脉指压止血法：适用于腋窝、肩部和上肢的出血。把拇指置于锁骨上窝内的动脉搏动处，其他四指放在颈后，将拇指压向下、内、后方，也就是将锁骨下动脉压向第 1 肋骨。

(5) 肱动脉指压止血法：适用于上臂下段、前臂和手的出血。将拇指或其他四指置于上臂上 1/3 段、肱二头肌的内侧，触摸到动脉搏动后将动脉向外压于肱骨上。

(6) 股动脉指压止血法：适用于大腿、小腿和足部的出血，将两手的拇指重叠置于大腿前面上部最明显的搏动点，并使劲将股动脉向后压于股骨上。

2．加压包扎止血法　适用于小动脉、小静脉和毛细血管的出血。即采用棉花团或其他代用品折成垫子，放置于覆盖创面的消毒纱布的表面，随后用绷带或三角巾紧紧包扎起来。如伤处伴有骨折，则需另加夹板固定。如伤处有碎骨存在，则不宜采用此法。

3．加垫屈肢止血法　适用于四肢动脉外伤的临时止血。即采用棉花团、纱布垫或其他的代用品放在腋窝、肘窝或腘窝等部位，或股动脉的搏动点，而后屈曲相应的肢体，并把患肢固定于躯体或健肢。若伴有骨折或伴有关节受伤者，不宜用此法。

4．止血带止血法　适用于四肢动脉外伤出血的临时止血。先在伤口的上方，欲束缚止血带的部位用纱布、棉花或衣服垫好，而后用左手拇指、食指、中指夹持橡皮管止血带的头端，用另一手拉紧止血带缠绕肢体两圈，并将该止血带末端放人左手食指和中指之间，拉紧固定。如果现场没有橡皮管止血带，可用就便器材以绞紧止血法替代之。即将绷带或纱布卷放置于伤口上方，动脉压迫点的表面，随后绷带缠绕肢体、打结，并在结下穿一短棒，旋转此棒使绷带绞紧直到不再流血为止，而后把短棒固定在肢体上。使用止血带应注意：止血带应放在伤口的上方。上肢出血时，止血带应束缚在上臂的上 1/3 处，切不可束缚在中 1/3 处，以免损伤斜行于上臂后面中部的桡神经，导致上肢背侧肌肉的运动障碍和皮肤的感觉障碍。下肢的止血带应束缚在大腿中、下 1/3 交界处附近，因为这个部位的血管较邻近于骨骼，较易于达到止血的目的；止血带不可直接接触皮肤，其间必须垫以衣服、三角巾或毛巾等，垫物应平整，不可皱褶；止血带束缚的松紧要适度，束缚得过紧会引起皮肤和神经的损伤，束缚得过松不能达到止血的目的，有时由于束缚得不够紧，未能阻断动脉的血流，而破损静脉的近心端受压使血出得更多；在束缚止血带的附近应有明显的标志，标志上注明上止血带的时间；上止血带的持续时间一般不超过 2 ～ 3 小时，且每隔 40 分钟松解一次，每次历时 1 ～ 2 分钟；这是为了使受束缚远侧的组织暂时恢复血液供应，避免因长期缺血而坏死，也不至于因松解时间太长而失血过多。松解动作要轻、慢，松解时或松解后如有出血，可用指压止血法临时止血。松解后再上止血带时，应束缚在较高位的平面；如果出血停止，可改用加压包扎止血法，但仍应把止血带留置原处，并密切观察，再出血时立即束缚上。

四、包扎

包扎是创伤后急救技术中最常用的方法之一。它有保护创面、压迫止血、固定敷料和夹板以及扶托住受伤的肢体减轻伤员的痛苦等作用。最常用的包扎材料是绷带、三角巾和四头巾，也可就便用毛巾、手绢、被单、布块或衣服等物品。常用的包扎法有以下几种。

（一）绷带包扎法

1. 环形法　是最基本的绷带包扎法，将绷带作环形重叠缠绕，但第一圈的环绕应稍作斜状，第2～3圈作环形，并将第一圈斜出的一角压于环形圈内，最后用胶布将绷带尾部固定，也可将绷带尾　部剪成两头并打结。

2. 蛇形法　此法多用于夹板的固定。将绷带按环形法缠绕数圈后，以绷带的宽度作间隔斜向上缠或下缠。

3. 螺旋形法　先将绷带按环形法缠绕数圈，随后上缠的每圈均盖住其前一圈的1/3或2/3，即是螺旋形上缠。

4. 螺旋反折法　先将绷带按环形缠绕数圈后，再作螺旋形缠绕，待缠绕到肢体较粗的部位，将每圈绷带反折盖住前圈的1/3或2/3，依此由下而上地缠绕。

5.“8”字形法　此法用于关节部位。先将绷带由下而上缠绕，再由上而下成“8”字形来回缠绕。

（二）三角巾包扎法

1. 头部普通包扎法　先将三角巾底边折叠约两横指宽，把底　边的中部放在前额，两底角接到头的后方相互交叉，打平结，再绕至前额打结。

2. 头部风帽式包扎法　在三角巾顶角和底边中央各打一结形成风帽。把顶角结放在前额，底边结放在头部的后下方，包住头部，两底角往面部拉紧并折成3～4个横指宽后包绕下颌，交叉后拉至头部后方打结固定，或两底角直接在下颌处打结。

3. 面部面具式包扎法　在三角巾的顶角打一结，结头下垂套住下颌，左、右两底角从面侧部提起，形成面具样。拉紧左、右底角并压住底边，两底角交叉后绕至前额打结。包扎完成后可根据需要在眼、口和鼻孔处剪一小洞。

4. 单眼包扎法　将三角巾折叠成约四横指宽的带形，以其2/3斜放在伤侧眼睛的下方，三角巾的下端从耳下绕至枕部，经健侧耳的上方至前额，压另端绕行，随后将另一端于健侧眉上向外翻转拉向脑后，与对侧端相遇打结。

5. 头部毛巾包扎法　将毛巾横放在头顶上，前两角反折向后于枕部打结，后两角往下拉至下颌处打结。

6. 胸部包扎法　把三角巾底边横放在胸部创伤部位的下方，顶角越过伤侧肩的上方转到背部，使三角巾中央部盖住伤侧的胸部。左右底角在背部打结，顶角和左右底角打的结会合在一起并打结。

7. 背部包扎法　与胸部包扎法基本相同，所不同在于三角巾的大部分放在患者的背部，而打结是在胸部。

8. 腹部包扎法　把三角巾中底边横放在腹部受伤部位的上方，顶角向下。两底角向后绕到腰部打结。顶角由两腿间拉向后与左右两底角打结。此法也可用于包扎臀部，所不同的是顶角和左右底角在腹部打结。

9. 下腹部裤门重合包扎法　解开裤门，左右侧裤片重合并拉紧。平第一纽扣和扣眼各连一根小带，与对侧裤带袢襟打结。取一根小带穿过第5裤扣眼，绕右侧大腿上端后打结固定，再用腰带绕左侧小腿上端后固定于裤管。

10. 四肢包扎法　将三角巾折叠成适当宽度的带状，环绕包扎伤口所在部位的肢体。

打结部位应避开伤口。

11．肩部包扎法　用两条三角巾，将其中一条三角巾的中央部放在肩部，顶角朝向颈部，将底边折叠约两横指后横放在上臂的上部，两底角交叉、绕上臂后在上臂的外侧打结。用另一条三角巾将患侧前臂悬吊于颈部。将被盖肩部的三角巾的顶角折回，用别针固定于供悬吊前臂三角巾上。

12．手部包扎法　将手放在三角巾的中部，手掌或手背向上，手指对向三角巾的顶角，手的腕部横放在底边上。将顶角折回，左右底角在手掌或手背上方交叉并腕部一周。在手的掌面背面打结。

13．大腿根部包扎法　用两条三角巾。将其中一条三角巾的底边横放于下腹部，两底角一前一后拉到对侧髂骨上缘打结。将另一条三角巾的底边中部和顶角折叠起来，以折叠缘包扎大腿根部，在大腿的内侧打结。

14．膝部包扎法　根据伤情将三角巾折叠成适当宽度的带形，将带的中段斜放在伤部，其两端分别覆盖呈带形三角巾的上、下缘，包绕肢体一周后打结。

15．脚部包扎法　将脚平放在三角巾的中部，脚趾对向顶角，顶角折回盖住脚背，两底角在脚背交叉并绕脚跟部一周，在脚背的上方打结。

16．踝部裤袋包扎法　剪下裤袋，并将裤袋剪开使其成为四头带状。足尖套人袋内后节，上、下交叉打结。

（三）特殊的包扎方法

1．开放性颅脑损伤包扎法　颅脑外伤伴有脑组织膨出时，应该用等渗盐水浸湿了的大块无菌敷料覆盖后，再扣以无菌换药碗，以防止脑组织进一步脱出，然后再进行包扎固定，不应该随意还纳。同时将伤员侧卧位，并清除其口腔内的分泌物、黏液或血块等异物，保持呼吸道通畅。

2．开放性气胸包扎法　在开放性气胸、胸部贯通伤时，应该立即用大块无菌敷料堵塞封闭伤口，帮助止血，将开放性气胸变为闭合性气胸，防止纵隔摆动和血流动力学的严重改变危及生命。所以，及时准确识别张力性气胸是十分必要的，尤其是在院前救治，来不及行胸片检查，主要依靠患者的病史和临床表现来诊断。患者有外伤史或某些慢性肺部疾患，有呼吸极度困难、发绀甚至休克等症状，气管或纵隔向健侧移位，有广泛颈部及上胸部皮下气肿，患侧胸部叩诊鼓音等，即可诊断。判定张力性气胸后，立即作胸腔穿刺或闭式引流减压，待减压和症状缓解后，再根据情况行胸片等检查以明确病变和气胸情况。在转送医院的途中，伤员应该取半卧位。另外，应该掌握一种简单易行的气胸紧急减压方法，即在胸腔穿刺针的尾部扎上一个尖端剪一小洞的橡皮指套，这样穿刺针刺入胸腔后，吸气时手指套萎陷，空气不能进入胸膜腔；呼气时，空气从指套的小洞开口处排出，从而起到减压的作用。

3．腹部内脏脱出包扎法　腹部外伤有内脏脱出时，应该用等渗盐水浸湿了的大块无菌敷料覆盖后，再扣上无菌换药碗或无菌的盛物盆，以阻止肠管等内脏的进一步脱出，然后再进行包扎固定，不要立即还纳。如果脱出的肠管已破裂，则直接用肠钳将穿孔破裂处钳夹后一起包裹在敷料内。注意一定要将直接覆盖在内脏上的敷料用等渗盐水浸透，以免粘连，造成肠浆膜或其他内脏损伤，发生肠梗阻或其他远期并发症。

4．异物插入眼球包扎法　最好用一个纸杯或其他杯状物先固定异物，然后用无菌的敷料卷围住，再用绷带包扎，禁止将异物从眼球拔出。

5．异物插入体内的包扎法　刺人体内的刀或其他异物，首先 用大块敷料支撑异物，然后用绷带固定敷料以控制出血，不能立即拔除，以免引起大出血。在转运途中需小心保护，并避免移动。

五、固定

骨折的临时固定，可减轻患者的疼痛，避免骨折断端刺伤神经、血管和皮肤，而且便于患者的转送。

（一）骨折临时固定应注意的事项

1．伤员的全身情况，如发现呼吸和（或）心搏停止，应先进行通气和心肺复苏。

2．如有伤口和出血，应先行止血和包扎伤口，随后再固定骨折。

3．对开放性骨折伴骨折断端明显外露的患者，应尽可能把伤肢摆成正常位置，让骨折断端自然回缩（严禁人为地将断端送回组织内），随后再行包扎和固定。

4．上、下肢和脊柱骨折的患者应就地固定，固定时不应过地移动伤肢和躯干，以免增加患者的疼痛和神经、血管的损伤。原则上凡未经复位固定的骨折患者，不得予以转送。

5．为使骨折处能稳妥、牢靠地固定，应同时固定骨折部位的上方和下方两个关节。

6．在夹板或就便器材与皮肤之间，应填隔棉花、碎布或毛巾等软衬垫，从而使固定更加牢靠，并可减少皮肤损伤。

7. 绷带束缚的松紧要适度，过松不能达到固定的目的，过紧又会影响血液循环，甚至引起肢体的坏死。为了便于检查，必须裸露被固定肢体的手指或足趾末端，如发现苍白、青紫、冰冷和麻木等现象，说明束缚得太紧，应解开重新固定。

8．四肢骨折固定时，应先捆绑骨折断端的上端，随后捆绑其下端。若捆绑顺序颠倒，可导致断端的再度错位。

9. 上肢固定时，应呈屈肘位；下肢固定时，肢体要伸（拉）直。

10．夏天防中暑，冬天应保暖。

11．为防止疼痛引起休克，可在医生指导下，给予伤员镇静止痛剂。

（二）骨折临时固定的材料

1．固定用料　夹板或其代用品（如木板、竹棍、树皮等）。亦可将骨折的肢体固定在对侧健康的肢体或躯干上。

2. 敷料　在夹板与皮肤之间需用棉花、纱布、毛巾等软物垫，然后用三角巾、绷带或绳子绑缠夹板。

（三）骨折临时固定方法

1. 大悬臂带　前臂骨折和前臂损伤时，将前臂屈曲，用三角悬吊于胸前，称大悬臂带。顶角对着伤臂的肘部，伤臂放在三角巾中部，三角巾的两底角按在颈后或侧方打结，将顶角折回，用别针固定。

2．小悬臂带　适用于肩关节损伤及锁骨、肱骨骨折。将三角巾折叠成带状，悬吊于前臂前部（不要托住肘部），称小悬臂带。也可就便使用背包进行前臂包扎和悬吊。

（四）几种常用的固定方法

1．头部骨折固定法　一般无需固定，但必须保持头部稳定，常用的方法是把头部稍垫高，并在头的两侧安放沙袋或枕头。

2. 肱骨骨折夹板固定法　将患侧上肢呈屈肘位，通常再用两块夹板，分别放在上臂的内侧和外侧（如只有1块夹板，应放在上臂的外侧），无论双块或单块夹板，均需用绷带固定，并用三角巾悬吊患肢。

3. 前臂骨骨折夹板固定法　将患侧呈屈肘位后，再用两块夹板固定。夹板的上端应在肘关节的上方，下端应过手心。两块夹板应分别放在前臂的前方（腹侧）和后方（背侧）。绷带缠绕固定后，用三角巾悬吊伤肢。

4. 大腿骨折夹板固定法　将患腿呈伸直位后，用两块夹板，其中放在大腿外侧的夹板，上端应达腋窝，下端过足跟。放在大腿内侧的夹板，上端应达大腿根部，下端应过足跟，再用绷带或三角巾缠绕固定两夹板。

5. 小腿骨折夹板固定法　将伤侧下肢呈伸直位后，两夹板的上端均应置于膝关节的上方，下端均应过足跟。同时，两夹板应分别放在伤侧小腿的内侧和外侧，再用绷带或三角巾缠绕固定之。

6. 脊柱骨折固定法　为了避免骨折断端对神经的损伤，甚至伤及脊髓而导致截瘫和死亡，因此对脊柱骨折的患者，应在保证脊柱稳定的情况下，平稳地将患者俯伏移至硬板的担架上（严禁卧抬起，因这种姿势搬动易致伤员截瘫），再用绷带或三角巾固后争取及早转送。严禁乱加搬动，或扶持伤员走动，或让患者躺在软担架上。颈椎骨折伤员必须加颈托，以防发生高位截瘫。

（徐斌）

第三节　现场救护运送

危、重伤病员经现场急救后，要迅速而安全地运送到医院或急救中心，以接受更完善的诊治。由于每位伤员受伤部位、性质、病情不同，因此应明确搬运的要求，选用相应的搬运方法，以免因搬运不当给伤病员增添痛苦，甚至造成终生残疾乃至死亡。

一、小汽车运送法

伤员的身体方位应与汽车前进方向一致，为此患者躺卧的床位，应做相应的安放并固定；在转送过程中，应密切关注患者的意识状况及其呼吸、心搏，并做好心肺复苏的准备；输液和（或）输氧的器材要固定好；防止患者在运送途中摔伤。如系癫痫者，则需以衬垫纱布置其上、下牙列间，以保护舌头；上止血带的患者，应按要求松解；注意防暑和保暖；根据需要给患者止痛药、镇静药或其他药物。

二、单人徒手搬运法

单人背法和掮法，一般用于头部和（或）背部受伤的患者。抱法一般用于胸部和（或）腹部损伤的患者。

三、双人搬运法

椅托式是甲乙两个救护者在患者两侧对立，甲以右膝、乙以左膝跪地，各以一手伸入患者大腿之下而互相紧握，另一手彼此交替支持患者背部；拉车式是两个救护者，一个站在伤员的头部，两手插到腋下，将其抱在怀内，一个站在足部，跨在病员两腿中间，两人步调一致慢慢抬起，卧式前行；平抱法和平抬法是两人并排将患者平抱，亦可两人一前一后、一左一右将患者平抬；坐抬式是让病伤人员双臂环抱救治人员颈部，救治人员将各人的双手互相握紧，让病伤人员坐在臂上。

四、三人或多人搬运法

可以三人并排，将患者抱起齐步一致前进。多人可面对面站立把患者抱起。

五、担架搬运法

担架种类很多，常用帆布担架、绳络担架、被服担架和四轮担架。担架搬运一般由 3 ～ 4 人合成一组，患者头部向后，足部向前，这样后面抬担架的人可以随时观察患者的变化。抬担架人脚步、行动要一致，平稳前进。向高处抬时，前面的人要放低，后面要抬高，以使患者保持在水平状态；下台阶时相反。

六、搬运的注意事项

1．搬运过程中，动作要轻巧、敏捷、协调一致。

2．受伤部位应向上，头部和肩部不得着地。

3．搬运过程避免震动，以免增加伤病员痛苦。

4. 颈椎、腰椎损伤患者必须三人以上同时搬运，切忌一人报胸一人搬腿的双人搬运，否则可能造成继发脊髓伤。①颈椎的搬运：颈椎损伤应由专人牵引伤员头部，颈下须垫一小软垫，使头部与身体成一水平位置，颈部两侧用沙袋固定或使用颈托，肩部略垫高，防止头部左右扭转和前屈、后伸。②胸、腰椎骨折的搬运：急救人员分别托扶伤员头、肩、臀和下肢，动作一致把伤员抬到或翻到担架上，使伤员取俯卧位，胸上部稍垫高，注意取出伤员衣袋内的硬物品，将伤员固定在担架上。③开放性气胸搬运：首先用敷料严密地堵塞伤口，搬运时伤员应采取半卧位并斜向伤侧。④颅脑损伤搬运：保持呼吸道通畅，头部两侧应用沙袋或其他物品固定，防止摇动。⑤颌面伤搬运：伤员应采取健侧卧位或俯卧位，便于口内血液和分泌液向外流，保持呼吸道通畅，防止窒息。

5．严密观察伤者生命体征，维持呼吸通畅，防止窒息，注意保暖。

（徐斌）

第十四章 创伤综合征

第一节 创伤性窒息

创伤性窒息是闭合性胸部伤中一种较为少见的综合征，其发生率占胸部伤的 2% ～ 8%。

一、病因

常见的致伤原因有坑道塌方、房屋倒塌和车辆挤压等。当胸部和上腹部遭受强力挤压的瞬间，伤者声门突然紧闭，气管及肺内空气不能外溢，两种因素同时作用的结果，引起胸内压骤然升高，压迫心脏及大静脉。由于上腔静脉系统缺乏静脉瓣，这一突然高压使右心血液逆流而引起静脉过度充盈和血液淤滞，并发广泛的毛细血管破裂和点状出血，甚至小静脉破裂出血。

二、临床表现与诊断

创伤性窒息多见于胸廓弹性较好的青少年和儿童，多数不伴胸壁骨折。但当外力过强时，除可伴有胸骨和肋骨骨折以外，尚可伴有胸内或腹内脏器损伤，以及脊柱和四肢损伤，亦可发生呼吸困难或休克。表现为头、颈、胸及上肢范围的皮下组织、口腔粘膜及眼结膜均有出血性瘀点或瘀斑，严重时皮肤和眼结膜呈紫红色并且浮肿，故有人称之“外伤性发绀”或“挤压伤发绀综合征”。眼球深部组织内有出血时可致眼球外凸，视网膜血管破裂时可致视力障碍甚至失明。颅内轻微的点状出血和脑水肿产生缺氧。可引起一过性意识障碍、头昏、头胀、烦躁不安，少数有四肢抽搐、肌张力增高和腱反射亢进等现象，瞳孔可扩大或缩小。若发生颅内血肿则引起偏瘫和昏迷。

根据受伤史和特征性的临床表现，诊断并不困难，但应强调全面检查和处理。

三、急救处理

对单纯创伤性窒息者仅需在严密观察下给予对症治疗，半卧位休息、保持呼吸道通畅、吸氧、适当止痛和镇静、应用抗生素预防感染等。一般应限制静脉输液量和速度。对皮肤黏膜的出血点或淤血斑，无须特殊处理，2 ～ 3 周可自行吸收消退。对于合并损伤应采取相应的急救和治疗措施，包括防治休克、血气胸的处理、及时开颅或剖腹手术等。

四、预后

创伤性窒息本身并不引起严重后果，其预后取决于胸内、颅脑及其他脏器损伤的严重程度。

五、肺挫伤

肺挫伤为常见的肺实质损伤，多为迅猛钝性伤所致，例如车祸撞击、挤压和坠落等。发生率占胸部钝性伤的 30% ～ 75%，但常由于对其认识不足、检查技术不敏感或被其他胸部伤所掩盖而被忽视或漏诊。

肺挫伤的发病机理仍不完全清楚，多数认为与肺爆震伤类似，系由于强烈的高压波作用所致。当强大的暴力作用于胸壁，使胸腔容积缩小，增高的胸内压力压迫肺脏，引起肺实质出血及水肿；当外力消除，变形的胸廓弹回，在产生胸内负压的一瞬间又可导致原损伤区的附加损伤。主要病理改变为肺泡和毛细血管损伤，并有间质及肺泡内血液渗出及间质性肺水肿，使肺实质含气减少而血管外含水量增加，通气和换气功能障碍，肺动脉压和肺循环阻力增高。病理变化在伤后 12 ～ 24 小时呈进行性发展。肺挫伤往往合并其他损伤，如胸壁骨折、连枷胸、血胸、气胸及心脏和心包损伤。

由于肺挫伤的严重程度和范围大小不同，临床表现有很大的差异。轻者仅有胸痛、胸闷、气促、咳嗽和血痰等，肺部听诊有散在啰音；X 线胸片上有斑片状阴影（常报告为创伤性湿肺）、1 ～ 2 天 即可完全吸收；血气可正常；有人称之为肺震荡。严重者则有明显呼吸困难、发绀、血性泡沫痰、心动过速和血压下降等，肺部听诊有广泛啰音、呼吸音减弱至消失或管型呼吸音，动脉血气分析有低血症氧，在胸片尚未能显示之前具有参考价值。X 线胸片是诊断肺挫伤的重要手段。其改变约 70% 的病例在伤后 1 小时内出现，30% 病例可延迟到伤后 4 ～ 6 小时，范围可由小的局限区域到一侧或双侧，程度可由斑点状浸润、弥漫性或局部斑点融合浸润，以至弥漫性单肺或双肺大片浸润或实变阴影。经治疗后一般在伤后 2 ～ 3 天开始吸收，完全吸收需 2 周以上。近年来通过系列 CT 检查，对肺挫伤提出新的病理观点，X 线平片上所显示的挫伤表现在 CT 片上是肺实质裂伤和围绕裂伤周围的一片肺泡积血而无肺间质损伤。

轻型肺挫伤无需特殊治疗。重型肺挫伤是引起胸部伤后急性呼吸衰竭的最常见因素，治疗在于维护呼吸和循环功能以及适当处理合并伤。连枷胸常有不同程度的肺挫伤，病理生理改变在很大程度上取决于肺挫伤，当出现急性呼吸衰竭的先兆时即应及时给予机械通气治疗。目前治疗肺挫伤已不像以往那样强调皮质激素的应用，对伴有低血容量性休克者，仍要及时补充血容量，合理搭配晶体液与胶体液比例，保持正常的胶体渗透压和总渗透压，以后则保持液体负平衡，每日量 1600 ～ 1800ml。

（徐斌）

第二节　肌筋膜间隙综合征

一、病因及病理

在人体颈部、腰背部肌肉表面有一层致密而厚韧的肌筋膜，它和肌肉一起附着在骨骼和韧带上，如果这层肌筋膜因某种原因发生无菌性炎症，其中的纤维弹性降低，肌肉活动时不能直接地同步伸缩，这样，颈部、腰背活动时肌肉和筋膜两者就不断发生摩擦、牵扯，产生炎症，使局部水肿。发生炎症的肌筋膜，其中的感觉神经末梢受到刺激及水肿压迫，可引起疼痛症状。该病是颈腰部肌肉、筋膜、韧带及皮下组织最容易发生的疾病，是颈腰部慢性损伤性疾病，大多数患者有惊吓、受潮或过分劳累的病史。

二、临床表现

颈筋膜炎临床表现为颈部酸、痛、胀等不适，以颈后部为主，女性往往诉肩胛、肩部等不适，患者常诉说不知把头颈放在何处才合适，个别患者颈部活动受限。而腰肌筋膜炎临床表现为腰部酸痛，肌肉僵硬发板，有沉重感，常在天气变化时如阴雨天、夜间或潮湿地域疼痛加重，晨起腰部酸痛加重，稍加活动可缓解，劳累后又加重。腰部压痛广泛，除了腰背酸痛外，有的感到腰背部僵硬就像一天到晚背着一大口袋米，疼痛时也可放射到臀部。急性发作时，弯腰，转身困难，甚至不能翻身平卧，有的人不能久坐久睡；急性发作后少数患者症状消退，多数会遗留疼痛。

三、诊断

1．病史　有患肢受挤压等受伤史。

2．伤肢肿胀　伤肢普遍肿胀，并有剧烈疼痛。

3．疼痛　筋膜间隙触之张力增高，明显压痛；筋膜间隙内的肌肉被动牵拉疼痛，在前臂掌侧间隙，被动牵拉手指伸直时，明显疼痛，大都不能完全伸直手指。在小腿胫前间隙，被动牵拉足趾跖屈引起疼痛，而在胫后深间隙则被动牵拉足趾背屈引起疼痛。

4．肌肉活动障碍　在前臂表现为手指伸屈障碍，小腿表现为足趾背屈及跖屈障碍。

5．功能障碍　通道间隙神经干的功能障碍、感觉障碍早于运动障碍。

符合上述第 1 ～ 5 项可确诊。

四、急救处理

一经确诊，早期应立即手术切开筋膜减压。

（一）早期治疗的手术指征

1．肢体明显肿胀疼痛。

2．筋膜间隙张力大、压痛。

3．该组肌肉被动牵拉痛。

4．有或无神经功能障碍。

5．筋膜间隙测压在 4.0kPa 以上。

具有这些体征者应立即行筋膜间隙切开术。手术方法包括前臂掌侧减压术、小腿筋膜切开术、掌骨间隙减压术等。

（二）中晚期治疗

1．中期治疗　筋膜间隙综合征病例至伤后 3 ～ 4 周，肢体肿胀开始消退，疼痛消失，可视为中期，应尽快进行肌肉活动锻炼促其恢复，同时仔细检查受累神经的功能，如神经功能无进一步恢复者，应行手术探查，在手术显微镜下做神经松解。

2．晚期治疗　其目的有三，即矫正畸形、恢复肌肉活动力量及恢复神经功能。

（徐斌）

第三节　脂肪栓塞综合征

创伤后脂肪栓塞综合征是严重创伤（特别是长管状骨骨折）后，以意识障碍、皮肤淤斑、进行性低氧血症、呼吸窘迫为特征的综合征。创后脂肪栓塞是骨折引起的严重并发症，也可发生于其他手术、严重感染、脂肪代谢紊乱、减压病等。骨折死亡病理检查表明，发病率高达 90% ～ 100%，应引起高度重视。目前在各类骨折中，平均发生率为 7% 左右，死亡率为 8%。如与创伤性休克、感染等并发，死亡率高达 50% ～ 62%。

一、病因

（一）原发因素

1. 骨折　主要发生在脂肪含量丰富的长骨骨折，尤以股骨干为主的多发性骨折发病率最高。闭合性骨折为30%，开放性骨折仅为2%。

2. 骨科手术　在髋和膝的人工关节置换术中，由于髓内压骤升，可导致脂肪滴进入静脉。有报道发生率为6.8%～8%。

3. 软组织损伤　各类手术累及脂肪含量丰富的软组织时均可发生脂肪栓塞综合征，但远远低于骨折后的发生率。

4. 其他原因　烧伤、酒精中毒、感染及糖尿病合并高脂血症、胶原性疾病，但极为罕见。

（二）继发因素

1. 休克　低血容量和低血压提供了脂肪滴在微循环滞留并形成栓子的机会。

2. 弥散性血管内凝血（DIC）　常与脂肪栓塞并存。DIC必然加重脂肪栓塞的病理改变，但脂肪栓塞综合征是否一定会导致DIC尚不能肯定。

3. 感染　特别是革兰阴性杆菌败血症可加重或诱发脂肪栓塞综合征。

二、病理生理

（一）脂肪栓子的来源

1. 血管外源　这是创伤后脂肪栓塞综合征的主要来源。骨折后局部骨骼损伤破裂，脂肪细胞释出脂肪滴，通过静脉系统入肺，在肺毛细血管中不能滤过者，形成肺脂肪栓塞；在肺毛细血管能滤过者，经血液循环散布全身到脑、眼、肾、皮下等处。

2. 血管内源　创伤后机体的应激反应，使血内脂类的稳定性发生改变。在正常情况下，脂肪在血中成为0.5～1.25 μm直径的乳糜微粒，其中的中性三酰甘油酯与蛋白和磷脂结合，血内稳定的肝素成分使它们不产生聚集。在损伤情况下，乳糜微粒乳剂形态的稳定性消失，微粒可产生融合，形成直径10～20μm的大脂肪滴，足以阻塞肺毛细血管。

（二）脂肪栓塞形成时间及转移途径

1.形成时间　一般在创伤后24小时内发生明显的肺脂肪栓塞，1～2天后栓子数量减少，至第5天可以明显从肺内消失。这是由于机体在应激状态中动员体内脂肪，在局部脂酶的作用下，使含有脂肪的栓子水解产生甘油与游离脂肪酸，使栓子逐渐从肺中消失。

2. 循环途径　脂肪栓子转移可经以下四种途径：

(1) 栓子经右心到肺，未滤过者形成肺栓塞，滤过者进人大循环；部分栓子还可通过因肺循环受阻而开放的动、静脉交通支进入大循环，引起脑、心、肾、肝等的栓塞。

(2) 在胸腔、腹腔压力增高时，肺静脉栓子可不经心脏而经Batson。脊椎静脉从直接入脑致脑静脉栓塞，但较少发生。

(3) 先天性心脏畸形患者，因种种原因右心压力高于左心时，栓子可通过房室间隔缺损或未闭的动脉导管等异常通道，由右心直接进入大循环，或经肺一支气管前毛细血管的交通支进入体循环，引起脑及其他器官的栓塞。这种栓塞被命名为反常栓塞。

(4) 进入体循环的栓子，极少量可经肾小球滤过排出。

（三）关于脂肪栓塞的机械学说和化学学说

1. 机械学说　骨折后发生脂肪栓塞必须三种情况同时并存：

(1) 脊髓或软组织的脂肪细胞必须破裂。

(2) 静脉系统必须有裂口。

(3) 脊髓腔的压力必须暂时高于静脉压。

损伤后的脊髓或局部软组织的脂肪滴由破裂的静脉进入体循环，机械性地栓塞于小血管和毛细血管，形成脂肪栓塞。而肺栓塞主要表现为肺间质的“化学性”炎症反应和肺血管机械性梗阻，引起类似肺梗死的病变，低氧血症和急性肺心病致急性右心衰竭。

2. 化学学说　创伤后应激反应通过交感神经系统的神经 - 体液效应，释放大量儿茶酚胺，使肺及脂肪组织内的脂酶活性升高，作用于含中性脂肪的栓子并水解产生甘油及游离脂肪酸，造成过多的脂酸在肺内积累，其毒性作用会导致以水肿、出血、不张和纤维蛋白沉积为特点的肺病变——化学性肺炎。此时，由于栓子被水解，肺机械性梗死已降为次要矛盾，上升为主要矛盾的是肺通气 / 血流比例失调出现的气体弥散障碍，最终导致低氧血症、呼吸窘迫综合征。

（四）脂肪栓塞的器官分布因素

肪栓子进入主动脉后，其在各个器官的分布取决于两个因素：当时心排出血液的分布情况和各器官血流供应的生理特点，由此决定脂肪栓塞累及脏器的程度及发生几率，依次排列为肺、脑、心、肾、肝。肝由于门脉系统供血且血流丰富，故伤害机会大大减少。

三、临床分型

脂肪栓塞综合征的发病年龄自婴儿至 80 岁老人均有报道，但以青壮年居多。

（一）暴发型脂肪栓塞

伤后短时间清醒，很快进入昏迷，常伴有全身痉挛、四肢抽搐等症状。往往于伤后即刻或 12 ～ 24 小时突然死亡。有类似右心衰竭和肺梗死的表现。由于皮下点状出血及肺部 X 线病变表现尚未出现而极难诊断，常由尸检证实。

（二）非典型脂肪栓塞（或不完全脂肪栓塞症候群）

在创伤骨折后 1 ～ 6 天，出现低热、心动过速、呼吸加快等非特异症状，仅有轻度至中度的低氧血症，其他临床症状及实验室阳性指标均未出现，经妥善处理大多数自愈，仅有少数发展为脂肪栓塞综合征。由于患者缺乏明显症状而容易漏诊。

（三）典型脂肪栓塞（或完全脂肪栓塞症候群）

伤后潜伏期为 12 ～ 24 小时，多于 48 小时内出现高热、昏迷、心跳及呼吸加快、皮下点状出血等典型症状。

四、临床表现

（一）呼吸系统

胸闷、胸痛、咳嗽、气促等肺炎、肺不张、肺梗死症状，发绀、呼吸困难进行性加重等肺水肿、呼吸窘迫综合征症状。肺月旨肪栓塞具有典型的 x 线表现，胸片肺脏呈“云雾状”或“暴风雪状”影像。要注意再灌注损伤和肺栓塞损伤的区别：再灌注损伤导致的肺水肿和呼吸衰竭，常伴有两肺广布湿啰音和血性泡沫痰；而脂肪栓塞引起的呼吸困难是以肺小动脉痉挛引起的肺动脉高压为特点。

（二）神经系统

脑脂肪栓塞多呈弥漫性，因此极少出现定位体征，可有斜视、双侧瞳孔不等大、偏瘫体征及尿崩症出现。主要表现为烦躁不安、谵妄、朦胧、嗜睡、昏迷等进行性意识障碍，并伴有头痛、头晕、呕吐、尿失禁、抽搐、痉挛、去大脑强直、体温调节障碍（高热）等脑缺氧和自主神经功能紊乱症状。意识障碍持续时间可数小时至数天不等，清醒后遗留不同程度的失语、反应迟钝、痴呆、精神分裂或变态人格，重症者可于数日内死亡。要注意创伤性休克被纠正且神志清醒后，再次出现颅脑创伤以外的脑症状，常表明脑脂肪栓塞的存在，但应与颅内血肿鉴别诊断。脑脂肪栓塞可引起脑电图典型改变，表现为正常节律消失，代之以弥散性高波幅多形 θ 波和 δ 波，于额颞部更为明显。

（三）循环系统

常表现为脉搏突然增快（每分钟增加 20 ～ 100 次），继而心律不齐、心音遥远、血压骤降并伴有心绞痛，心电图表现为 Q—T 间期延长，S—T 段电压低，T 波低平、倒置，束支传导阻滞及心律失常等心肌缺血性改变。要注意肺动脉高压及冠状循环脂肪栓塞引起的心率、心律变化和低血容量性休克引起的变化的区别。

（四）泌尿系统

肾脂肪栓塞时可在尿内检出直径 10 ～ 20μm 的脂肪滴（在血液及痰液中也能检出）。由于脂肪比重小而具有悬浮性，故应留取终末尿提高阳性率。严重的肾脂肪栓塞可引起肾衰竭。

（五）发热和出血点

这是诊断脂肪栓塞综合征的两个重要依据。发热多在 38℃这是诊断脂肪栓塞综合征的两个重要依据。发热多在 38℃以上，发生在创伤后 48 小时内，并与脑症状同时出现。凡超出创伤应激和创伤后感染范围的难以解释的突发性高热，常提示有脂肪栓塞发生。出血点多在伤后 24 ～ 72 小时或 7 ～ 8 天发生。但出现率不一，最低 20%，最高 50% 以上。多出现于肩、颈、前胸、腋、腹、前大腿等部位皮肤，尤以下眼睑结膜和眼底明显。出血点呈针尖大小，形圆，色红，且逐渐变色。持续几小时或数天后消失，不融合成片，可呈一过性或分批出现。

五、诊断标准

（一）主要指标

1．点状出血。

2．呼吸道症状及胸片。

3．头部外伤以外的脑症状。

（二）次要指标

1．动脉血氧分压低于 8.0 kPa。

2．血红蛋白低于 100g/L。

（三）参考指标

1．脉搏 >120 次 / 分。

2．体温 >38℃。

3．血小板减少。

4．血中有脂肪滴并伴有血脂肪酸升高和血清脂酶升高。

5．血沉 >70mm/h。

6．尿中出现脂肪滴。

上述指标中，如主要指标超过 2 项或仅 1 项，而次要指标或参考指标超过 4 项即可确诊。如无主要指标成立，仅有次要指标 1 项或参考指标超过 4 项者应疑为非典型脂肪栓塞。

六、急救处理

（一）一般治疗

1．纠正休克　恢复呼吸、循环功能，有效地纠正微循环缺血缺氧以维护肺、脑、心、肾等的功能。有效地止血、包扎，防止、减少脂肪滴的入血机会。

2．履行正确的骨折处理原则　在骨折患者搬运和复位的过程中，强调有效的制动和轻柔的操作，以防止局部脂肪滴不断和再次入血的机会。骨折肢体肿胀期应抬高患肢、持续牵弓。股骨干骨折的早期血气分析大多偏于低值，7 天后逐渐稳定，因此不能急于手法复应，以免引起暴发型脂肪栓塞发作。骨折后切开复位及有效的内固定，可减少或杜绝脂肪栓塞的发生。

3．抑肽酶的预防使用　可降低创伤后的一过性高脂血症，防止创伤后血液的高凝状态，并能够稳定血压。

（二）脂肪栓塞的治疗

治疗重点应放在提高动脉血氧，使患者能安然渡过急性期。

1．纠正休克：在休克未纠正前应妥善固定骨折伤肢，切忌进行整复。扩容时应警惕再灌注损伤。

2．支持呼吸：每个病例均按轻、重两型治疗方案进行。

(1) 轻型：轻型为心动过速、发热与动脉血氧降低，但无意识障碍与肺水肿 X 线表现。治疗方案为经鼻导管或面罩给氧，维持动脉血氧在 9.31kPa 以上。每日做动脉血气分析 3 ～ 4 次，每日拍摄 X 线胸片 1 张，直至不需再吸氧为止。如鼻管或面罩给氧不能维持动脉血氧在 9.31kPa 以上，或出现肺水肿 X 线表现者则应再列入重型处理。

(2) 重型：列入重型的应有意识改变（往往为第一出现症状）与动脉血氧低于 6.65kPa。早期不一定有肺水肿 x 线表现，数小时后再发生。重型的病死率高。治疗原则为提高动脉血氧，维持在 7.98kPa 以上。可按下述要点使用机械性辅助呼吸：①镇静剂：地西泮 10 ～ 15mg 或吗啡 10 ～ 15mg 静脉注射，或合用。②插管：有气囊的气管内插管。③呼吸：用容量控制呼吸器，频率 12 次 / 分，潮气量 1L。④呼气末期正压：控制在 0.98 kPa。⑤给氧：吸入 40% 氧最为合适。⑥利尿剂：依他尼酸 50mg 或呋塞米 40mg 静脉注射。⑦目标：维持 PaO_2>7.98kPa。

Nurray 认为液体积聚于肺泡壁与肺泡内可以使肺泡、动脉氧递减度下降。容量控制辅助呼吸辅以呼气末期正压可以抑制肺水肿形成，还可使原已形成的肺水肿减轻，Ashbaugh 等的动物实验已证实了这一点。

如治疗后 4 日仍需控制呼吸，应做气管切开，插入有囊的气管插管以防损伤声带。动脉血氧已恢复正常而患者仍处于昏迷状态，提示有外伤后脑水肿或脑脂肪栓塞。Gossling 主张最先应试用 50% 氧气面罩给氧。如果能维持动脉血氧在 9.31kPa，而无 CO_2 滞留和明显呼吸率增加，单纯吸氧和间歇性正压呼吸已经足够。

已有呼吸衰竭者上法已不能奏效，应采用持续性机械性辅助呼吸。Gossling 认为，使用辅助呼吸时，肺泡内压力不可超过 0.34 kPa，高于此水平，气体即进入间质内，在此种情况下最好用容量循环呼吸器。如果动脉血氧低于 7.98 kPa，Gossling 亦主张于呼气末期时正压给氧，但如果肺内出现炎症过程时，正压终末呼吸辅助的压力应减少 0.196kPa。辅助呼吸时间应尽量缩短以防止出现肺部感染并发症。应该从呼吸器应用中寻找呼吸功能已恢复的指标。

3. 液体：为了减少肺内液体的堆积，最初 24 小时内入水量应限制在每日 20 ～ 25ml/kg 体重（即成人为 1000 ～ 1500ml/24h）。钠的进入量也应限制，可用 5% 葡萄糖注射液。

4. 利尿剂：用利尿剂处理肺水肿。依他尼酸与呋塞米可改变血管内渗透压，使肺水肿液回收。临床上应用利尿剂后亦常见到动脉血氧提高。使用利尿剂者必须维持收缩压在 10.64kPa 以上才有效。血容量不足病例在大量利尿后会突然产生低血压，这类病例应给氯化钙以增加心输出量，或给全血、血细胞以恢复血容量，晶体液宜少给，以防肺水肿复发。Murray 推荐首次剂量依他尼酸 50mg 或呋塞米 40mg 静脉注射，如无改变或仍有肺水肿可间隔 12 小时重复一次。

5. 皮质激素：Petey 和 Fischer 认为大量应用皮质激素可以改善对辅助呼吸的反应。使用的剂量可以与脓毒性休克的治疗相似，甲泼尼龙每日 30mg/kg。激素具有抗炎症性能，它还有抗血小板黏附作用。激素可以减轻脑水肿，但对肺水肿的改善不能起主要作用，控制肺水肿主要依赖控制呼吸与快速利尿。

6. 其他治疗方法：大多数作者不主张静脉内应用乙醇、肝素、右旋糖酐 40 治疗脂肪栓塞。

乙醇具有抑制脂蛋白——脂酶的作用，可以降低血中游离脂肪酸的含量。但动物实验和临床应用结果并不能说明其有效。肝素的作用比较复杂，它可以降低血中乳糜微粒的数量，但小剂量肝素反而可激活脂蛋白脂酶，使血中游离脂肪酸含量上升。脂肪栓子直径为 0 ～ 40μm，没有证据可以证实肝素能廓清如此大粒的脂肪。而游离脂肪酸的释放反可引起一系列连锁反应。由于临床上与药理学有冲突，故不宜用肝素来治疗脂肪栓塞综合征。右旋糖酐 40 可以减少红细胞凝集，降低血液黏度与降低血容量。在低血容量情况下使用右旋糖酐 40 可以引起急性肾衰竭，不宜用于治疗脂肪栓塞综合征。

7. 有肺部感染时，使用敏感抗生素。

8. 有充血性心力衰竭者使用洋地黄类药物，并治疗心律失常。

9. 支气管痉挛有呼吸道阻力时可用支气管扩张剂。

（徐斌）

第四节　深静脉栓塞综合征

静脉血栓形成多发生于下肢深静脉，临床比较常见，治疗效果不够理想，常遗留下肢深静脉阻塞或静脉瓣膜功能不全。

一、病因与病理

（一）病因

Virchow 提出静脉血栓形成的三大因素，即静脉血流滞缓、静脉壁损伤和血液高凝状态。近年来，通过大量临床与实验观察，不仅使各因素有了具体内容，而且可用检测方法予以证实。但在上述三种因素中，任何一个单一因素往往都不足以致病，必须是各种因素的组合，尤其是血流缓慢和高凝状态，才可能引起血栓形成。

（二）病理

静脉血栓形成的病理变化，主要是由于血液高凝状态和血液滞缓而发生血栓，血栓与管壁一般仅有轻度粘连，容易脱落，可引起肺栓塞。激发炎症反应后，血栓与血管壁粘连也可较紧密。按照血栓的组成，静脉血栓有 3 种类型：①红血栓：最为常见，组成比较均匀，血小板和白细胞散在性分布在红细胞和纤维素的胶状块内；②白血栓：基本由纤维素、白细胞和成层的血小板组成，只有极少量红细胞；③混合血栓：由白血栓组成头部，板层状的红血栓和白血栓构成体部、红血栓或板层状的血栓构成尾部。静脉血栓形成引起静脉回流障碍，其程度取决于受累血管的大小和部位，以及血栓的范围和性质。阻塞远端静脉压升高，毛细血管淤血，内皮细胞缺氧，使毛细血管渗透性增加，阻塞远端肢体出现肿胀；深静脉压升高及静脉回流障碍，使交通支静脉扩张开放，阻塞远端血流经交通支而入浅静脉，出现浅静脉扩张。血栓可沿静脉血流方向向近心端蔓延，小腿血栓可继续延伸到下腔静脉，甚至对侧。当血栓完全阻塞静脉主干后，血栓还可逆行向远端延伸。血栓可脱落，随血流经右心，栓塞于肺动脉，而并发肺栓塞。另一方面血栓可以机化、再管化和再内膜化，使静脉管腔能恢复一定程度的通畅。因管腔受纤维组织收缩作用影响，以及瓣膜本身的破坏，可致静脉瓣膜功能不全。

二、临床表现

下肢深静脉血栓形成，可发生在下肢深静脉的任何部位。临床常见的有两类：小腿肌肉静脉丛血栓形成和髂股静脉血栓形成。前者位于末梢，称为周围型；后者位于中心，称为中央型。无论周围或中央型，均可通过顺行繁衍或逆行扩展，而累及整个肢体者，称为混合型，临床最为常见。

小腿肌肉静脉丛血栓形成（周围型），为手术后深静脉血栓形成的好发部位。因病变范围较小，所激发的炎症反应程度较轻，临床症状并不明显，易被忽略。通常感觉小腿部疼痛或胀感，腓肠肌有压痛，足踝部轻度肿胀。若在膝关节伸直位，将足急剧背屈，使腓肠肌与比目鱼肌伸长，可以激发血栓所引起炎症性疼痛，而出现腓肠肌部疼痛，称为 Homans 征阳性。因不影响血液回流，浅静脉压一般并不升高。若血栓继续向近侧繁衍，临床表现则日益明显，小腿肿胀，浅静脉扩张，腘窝部沿腘静脉压痛。髂股静脉血栓形成（中央型)，左侧多见，可能与右髂总动脉跨越左髂总静脉，对左髂总静脉有一定压迫有关。起病骤急；局部疼痛，压痛；沟韧带以下患肢肿胀明显；浅静脉扩张，尤腹股沟部和下腹壁明显；在股三间区，可扪及股静脉充满血栓所形成的条索状物；伴有发热，但一般不超过 38.5℃。顺行扩展，可侵犯下腔静脉；如血栓脱落，可形成肺栓塞，出现咳嗽、胸痛、呼吸困难，严重时出现发绀、休克，甚至猝死。

无论髂股静脉血栓形成逆行扩散，或小腿肌肉静脉丛血栓形成顺行扩展，只要累及整个下肢深静脉系统，均称为混合型。临床表现为两者表现相加。但后者发病隐匿，症状开始时轻微，直到髂股静脉受累，才出现典型表现。凡发病急骤，无论髂股静脉血栓逆行扩展或小腿肌内静脉丛血栓顺行繁衍，只要血栓滋长，使患肢整个静脉系统几乎全部处于阻塞状态，同时引起动脉强烈痉挛者，特称为股青肿。疼痛剧烈，整个肢体广泛性明显肿胀，皮肤紧张、发亮，呈发绀色，有的可发生水疱，皮温明显降低，足背、胫后动脉搏动消失。全身反应明显，体温常达 39℃以上，可出现休克及肢体静脉性坏疽。

三、诊断

小腿肌肉静脉丛血栓形成，症状隐晦且不典型，常难以确诊。髂股静脉血栓形成、混合型及股青肿，具有较为典型的临床表现，一般诊断多无困难。但是为了确定诊断，明确病变范围，可选用下列辅助检查。

（一）放射性同位素检查

目前有同位素静脉造影和放射性纤维蛋白原试验两种方法。前者处于实验研究阶段，尚未在临床应用；后者是应用 125^{I} 标记人体纤维蛋白原，能被正在形成的血栓所摄取，每克血栓中含量要比等量血液高 5 倍以上，因而形成放射性浓聚现象，在下肢进行扫描，即能判断有无血栓形成。该法操作简便，无创伤，正确率高，可以发现较小静脉隐匿型血栓。

（二）超声波检查

利用多普勒效应，将探头置于较大静脉的体表，可闻及或描记静脉血流音，如该部无血流音，可说明静脉栓塞。应用新型显像仪，还可直接观察静脉直径及腔内情况，可了解栓塞的大小及其所在部位。

（三）电阻抗容积描记检查

采用各种容积描记仪，测定气囊带阻断股静脉回流后小腿容积增加程度，以及去除阻断后小腿容积减少速率，从而可判断下肢静脉通畅度，以确定有无静脉血栓形成。

（四）静脉测压

站立位足背静脉正常压力一般为 $130cmH_2O$，踝关节伸屈活动时，一般下降为 $60cmH_2O$，停止活动后，压力回升，回升时间超过 20 秒。主干静脉有血栓形成时，站立位无论静息或活动时，压力均明显升高，回升时间增快，一般为 10 秒左右。

（五）静脉造影

静脉造影为最准确的检查方法，能使静脉直接显像，可有效地判断有无血栓，能确定血栓的大小、位置、形态及侧支循环情况。后期行逆行造影，还可了解静脉瓣膜功能情况。

四、急救处理

（一）非手术疗法

适用于周围型及超过 3 日以上的中央型和混合型。

1. 卧床休息和抬高患肢　卧床休息 1 ～ 2 周，避免活动和用力排便，以免引起血栓脱落。垫高床脚 20 ～ 25cm，使下肢高于心脏平面，可改善静脉回流，减轻水肿和疼痛。开始下床活动时，需穿弹力袜或弹力绷带，使用时间因栓塞部位而异：小腿肌肉静脉丛血栓形成使用 1 ～ 2 周；腘静脉血栓形成，使用不超过 6 周；髂股静脉血栓形成，可用 3 ～ 6 个月。

2. 溶栓疗法　常用药物有尿激酶、链激酶和纤维蛋白溶酶。

（1）链激酶：从溶血性链球菌的培养液中提制。成人首次剂量为 50 万 U，溶于 5% 葡萄糖溶液中，在 30 分钟内静脉滴入，以后按 10 万 U/h 的维持剂量，连续静脉滴注，直到临床症状消失，再维持 3 ～ 4 小时，疗程一般 3 ～ 5 天。用药期间，应监测凝血酶时间和纤维蛋白原含量。凝血酶时间正常 15 秒左右，使其控制在正常值的 2 ～ 3 倍。纤维蛋白原正常 2 ～ 4g/L，不宜低于 0.5 ～ 1g/L。

(2) 尿激酶：从人尿中提取，副作用小，优于链激酶。国外用药剂量较大，首次剂量 3000 ～ 4000U/kg，在 10 ～ 30 分钟静脉滴入，维持量 2500 ～ 4000U/(kg. h)，疗程一般 12 ～ 72 小时。国内多用小剂量，一般 3 ～ 5 万 U/ 次，每日 2 ～ 3 次。上海中山医院用法：8 万 u/ 次，溶于 5% 葡萄糖溶液，静脉滴注，每日 2 次。以后根据监测纤维蛋白原及优球蛋白溶解时间，若纤维蛋白原低于 2g/L，或优球蛋白溶解时间小于 70 分钟，均需暂停用药一次，可延续应用 7 ～ 10 天。

(3) 纤维蛋白溶酶（纤维酶，血浆酶）：首次注射剂量为 5 ～ 15 万 U，静脉滴注，以后每隔 8 ～ 12 小时注射 5 万 U，共 7 天。

3．抗凝疗法　常作为溶栓疗法与手术取栓术的后续治疗。常用的抗凝药物有肝素和香豆素类衍生物。

(1) 肝素：为非常有效的抗凝药物，一般成人剂量 1 ～ 1.5mg/kg，每 4 ～ 6 小时静脉或肌内注射一次，并监测试管法凝血时间，以控制在 20 ～ 25 分钟为宜，若小于 15 分钟或大于 30 分钟，应增大或减少剂量。或用低分子肝素：一般成人剂量 0.4ml/ 次，每 12 小时一次，腹部深部皮下注射。

(2) 香豆素衍生物：常用的有华法林（Warfarin）、新抗凝和新双香豆素等，一般用药后 24 ～ 48 小时开始发生效用，故常与肝素联合应用。一般在联合用药 2 天后，停止应用肝素，而用本药维持近心端延伸达下腔静脉并发肺栓塞者。下腔静脉结扎，术后心脏排出量突然减少，可造成死亡，且并发下肢静脉回流障碍，现多不主张应用，而以各种滤网成形术代替。

（徐斌）

第五节　急性肾功能衰竭综合征

严重创伤后，在几小时至数日内出现肾脏功能急剧的进行性减退，表现为氮质血症以及水、电解质和酸碱平衡失调，发生少尿或无尿并伴有尿毒症时，称为急性肾功能衰竭（ARF）。

【病因】

可分肾前性、肾源性、肾后性和肾性 ARF。

1．肾前性 ARF：低血压，低血容量和肾灌注减少是常见原因，如各种休克。

2．肾源性 ARF：常见于肾脏血管和肾脏本身疾患，如肾血管损害，肾肿瘤等。

3．肾后性 ARF：多为尿路梗阻所致。

4．肾性 ARF：常见于肾中毒和肾缺血。

【诊断】

1．病史：广泛组织损伤，严重挤压伤，各种损伤引起的创伤性休克等。

2．临床表现：

(1) 少尿或无尿期：24 小时尿量不足 400ml 为少尿，在 50ml 以下即为无尿。此期一般 8 ～ 14 天，平均为 11 天。

临床上常表现为水、电解质、酸碱平衡紊乱：①水中毒：由于水潴留导致多组织器官水肿，如肺水肿、脑水肿，最终导致死亡。②高钾血症、高血磷和低血钠，以及低氯和低血钙。③氮质血症：主要表现为恶心、呕吐、腹胀、腹泻等消化道症状。④酸中毒：由于酸性物质在体内积聚，主要表现为代谢性酸中毒。⑤贫血及出血倾向。⑥感染：以呼吸道、泌尿系和伤口感染最多见。

(2) 多尿期：表现为：①多尿：病后 2 周左右开始多尿，此期开始的标志是每天尿量超过 400ml。有三种增加方式：第一种为突然增加，一日尿量超过 1500ml；第二种为逐渐增加，平均每天增加 200 ～ 300ml；第三种是缓慢增加，每天尿量达到 500ml 的时候停滞不前，如尿量不再增加，提示预后不良。②电解质紊乱：表现为缺钠性低钠血症、低钾血症，低钙血症和低镁血症。

(3) 恢复期：病后 2 ～ 3 个月进入恢复期，部分肾脏破坏严重患者，仍可遗留慢性肾功能不全症状。

3．实验室检查：

(1) 尿液检查：①常规检查：有蛋白、红细胞及管型。②比重：固定在 1．010 左右。③尿中尿素含量下降，尿尿素、血尿素的正常比值为 20：1；ARF 时比值变小，若比值为 5：1 时可确诊为 ARF。

(2) 血生化及电解质检查：

1）非蛋白氮：临床可依尿素氮升高值确定为轻、中、重三型，其标准为每天尿素氮升高值分别 <5．4mmol/L(15mg/dl)、5．4 ～ 10．8mmol/L(15 ～ 30mg/dl)、>10．8mmol/L(30mg/dl)。

2）血中电解质：血钾常≥ 6mmol/L，血钠在正常范围或略低，血镁增高 1 倍以上，血钙降低，磷酸盐比正常高 2 ～ 3 倍。

(3) 肾衰指数 (RFL)：RFI 一 [尿钠 (mmol/L) × 血肌酐 (μmol/L)]/ 尿肌酐 (μmol/24h)，RFI 正常值≤ 1，肾前性 >1，肾性及肾后性≥ 2。

【治疗】

1．少尿或无尿期的治疗：

(1) 控制入水量：原则是“量出为人，宁少勿多”。每日补液量一显性失水 + 非显性失水一内生水。

(2) 纠正电解质失衡：高血钾用钠和钙对抗。一般低钠不必急于纠正，当钠低于 120mmol/L 出现脑水肿症状时可补钠。缺钙发生抽搐时可补给 10%葡萄糖酸钙。

(3) 纠正酸中毒：可给予碱性药物，常用的有碳酸氢钠、乳酸钠、三羟甲基氨基甲烷 (THAM)。THAM 不含钠，适用于少尿期且限制钠盐者。

(4) 控制感染：应用抗生素，应避免使用肾毒性药物。

(5) 营养：采用低蛋白、高热量、高维生素饮食。

(6) 透析疗法：有血液透析和腹膜透析。透析指征为：①血尿素氮高于 35．7mmol/L(100mg/dl)、血肌酐高于 707μmol/L(8mg/dl)。②血钾高于 6．5mmol/L。③出现水中毒现象，经一般措施不能改善。

2．多尿期的治疗：包括补给水和电解质、防治感染、加强营养和纠正贫血等。

（徐斌）

第六节 多器官功能衰竭

多器官功能衰竭（MOF）是指严重创伤后短期内出现的一个以上器官的急性功能障碍。

【病因】

多器官功能衰竭其常见原因如下：

1．多发伤，广泛的软组织损伤。

2．范围广泛、复杂的手术，伴有休克，需大量输血。

3．创伤后的脓毒症。

4．诊断或处理上的失误：如未能适当补充循环血容量、未能及时发现呼吸衰竭、腹部创伤内出血手术不及时、手术中未曾清除的感染病灶。

【诊断指标】

MOF 的诊断指标，尚未达到统一。表 14-6-1 列出心、肺、肾、肝、胃、肠等的功能衰竭或病变表现，可供参考。

表 14-6-1　MOF 诊断指标

受累系统器官	功能衰竭或病变表现	病症
心血管	血压降低、心输出量减少、需用药物仪器支持循环	急性心力衰竭
肺	需用呼吸机 5 天以上，需增高吸入氧浓度维持血氧	ARDS
肾	血肌肝＞176.8μmol/L(2mg/dl)，24 小时尿量 400ml	急性肾功能衰竭
肝	血胆红素＞34.2μmol/L(2mg/dl) 达 5 天,AST 增高达正常值两倍	急性肝功能衰竭
胃肠	上消化道出血或穿孔	应急性溃疡
中枢神经	感觉迟钝（仅对疼痛刺激做出反应）或昏迷	
凝血系统	血小板减少，PT、KPTT 延长，FDP 增多等	弥漫性血管内凝血

【预防】

1．处理各种创伤时应有整体观念，尽可能达到全面的诊断和治疗。

2．重视病人的循环和呼吸，尽可能及早纠正低血容量、组织低灌流和缺氧。

3．预防感染是防止各个器官功能衰竭的共同途径。

4．及早治疗任何一个首先发生的器官衰竭，阻断病理的连锁反应。

【治疗】

1．病因治疗：积极、彻底处理原发病。

2．抗生素的应用：对严重创伤的病人，主张早期有效、足量、联用，必要时做培养和药敏。

3．对衰竭器官的支持：利用呼吸机支持呼吸功能，利用血液净化来治疗肾功能衰竭或肝功能衰竭，正确使用强心药物，补充凝血因子，输新鲜血及血浆等措施。

4．免疫调整治疗：可采用各种免疫调节剂或增强剂，包括新鲜冰冻血浆、冷沉淀物及各种特异性免疫血清。

5．营养代谢支持：采用静脉全营养疗法可基本满足热量的补充，热量需要量计算公式：

男性热量需要量（kcal/d）=66．7+13．75(kg)+5× 身高（cm）－ 6．76× 年龄（岁）

女性热量需要量 (kcal/d)=66．51+9：56× 体重 (kg)+1．85× 身高 (cm) － 4．68×年龄 (岁)

6．纠正水、电解质及酸碱平衡紊乱。

（徐斌）

第七节　弥散性血管内凝血

弥散性血管内凝血 (DIC) 是指在某些致病因子作用下，凝血因子或血小板被激活，使大量促凝因子引起血管内微血栓形成，同时或继发纤溶亢进，从而出现器官功能障碍，出血、贫血甚至休克的病理过程。其主要特征为凝血功能失常。

【病因】

引起DIC的原因众多，创伤引起DIC的原因，可分为局部因素、全身因素及治疗因素三类。

1．局部因素：

(1) 创伤局部释出组织凝血活素。

(2) 创伤时微循环血管断裂。

(3) 创伤后组织缺血。

(4) 缺血后再灌注损伤。

2．全身因素：

(1) 低氧血症。

(2) 休克为创伤的严重并发症。

(3) 细菌内毒素及蛇毒、虫毒等。

3．治疗因素：如输异型血、大量输血或输入革兰阴性杆菌污染的血液等。

【诊断】

DIC 论断主要是根据临床表现和有关化验检查，而且要动态地进行观察，这是做出早期诊断最有效方法。

1．临床表现：

(1) 突然发生多处栓塞或出血者。

(2) 休克进展快而难治性休克者。

(3) 静脉抽血很快凝固者。

(4) 出现急性呼吸困难及肾功能衰竭者。

(5) 原因不明的贫血并逐渐加重。

2．实验室检查：

(1) 筛选试验（表 14-7-1）。

表 14-7-1　DIC 筛选试验

	正常值	DIC
血小板计数 ($\times 10^9$/L)	100 ~ 300	≤ 100
凝血酶原时间 (s)	12±2	≥ 15
纤维蛋白原量 (g/L)	2 ~ 4	2
KPTT △ (s)	31.5 ~ 43.5	延长 10 秒以上

△为白陶土部分凝血活酶时间

(2) 纤溶活力试验（表 14-7-2）。

表 14-7-2　纤溶活力试验

	正常值	DIC
凝血酶时间（秒）	10 ~ 20	≥ 25
优球蛋白溶解时间（分钟）	＞120	12
FDP※(mg/L)	＜10	＞10
纤溶酶原 (mg/L)	68 ~ 128	减少
3P 试验 ※	阴性	阳性

※FDP 为纤维蛋白降解产物，3P 试验为血浆鱼精蛋白副凝试验。

筛选试验三项异常者即可确诊为 DIC。如两项异常而满足纤溶活力试验两项者，可诊断为 DIC；仅满足于筛选试验一项或完全不满足者，而满足于纤溶活力试验四项者应加上纤维蛋白血栓阳性者方可成立诊断。

【治疗】

1. 积极治疗原发病：迅速根除引起 DIC 的病因是治疗弥散性血管内凝血的根本措施。

2. 抗凝治疗：

(1) 肝素疗法：肝素是防治 DIC 的首选抗凝药物，适用于 DIC 的高凝血期、消耗性低凝血期以及消耗性低凝血期与继发性纤溶期同时存在者。对于有出血倾向，DIC 晚期已进入纤溶亢进阶段者则是禁忌证。

剂量与用法：肝素的应用宜早不宜晚。若 DIC 诊断肯定，则可用较大剂量，以 125U/kg 加入葡萄糖内静脉滴注，每 6 小时一次。急性 DIC 早期每天约需 30 000U，连用 3 天；急性晚期或亚急性、慢性 DIC 者剂量宜小，平均每天 10 000 ～ 15 000U。

(2) 抗凝血酶III：每次剂量为 1000 ～ 1725U 静脉滴注，第 2 ～ 3 天可再给 500U，同时加输肝素 500 ～ 1500U 激活。一般维持抗凝血酶III >80%时，有利于肝素充分发挥抗凝作用。

3. 抗血小板凝聚药物：宜早不宜晚。

(1) 低分子右旋糖酐：每次 500ml，每日 1 ～ 3 次，每日总量≤ 1500ml。

(2) 双嘧达莫：临床多与肝素联合应用，常用量为每次 200mg，每 4 ～ 6 小时一次，一日最大量为 600 ～ 1000mg，溶于 50%葡萄糖溶液或低分子右旋糖酐内静脉滴注至凝血时间正常后停用。

(3) 阿司匹林：常用量为 1．0 ～ 1．5g，分 2 ～ 3 次口服。

4. 补充凝血因子：输血或血液制品，如血小板浓缩液、血液冷沉淀物、纤维蛋白原等。

5. 纤维蛋白溶解药物：如急性 DIC 已过渡到继发性纤溶期，多不需溶栓治疗。溶栓疗法有助于微血栓溶解，从而改善微循环。常用的是链激酶、尿激酶。

6. 纤维蛋白溶酶抑制剂：常用的 6- 氨基己酸，氨甲苯酸 (PAMBA)、抑肽酶。

（徐斌）

第八节 挤压综合征

挤压综合征是指肢体、臀部等肌肉丰富部位受到压砸或长时间重力压迫后，受压肌肉组织大量变性、坏死，出现以肌红蛋白尿、高钾血症和急性肾功能衰竭为特征的一种病理过程。

【病因】

1．挤压与压砸：多见于地震、塌方、战争、车祸等因素。

2．急性骨筋膜间隔综合征。

【诊断】

1．病史：有严重的肢体挤压伤、压砸伤、四肢固定不恰当、止血带使用不当和筋膜间隔综合征处理失当等病史。

2．临床表现：

(1) 局部症状：创伤后肢体严重肿胀，呈进行性加重，伤肢坚硬，张力极大，并有水疱形成，皮肤逐渐由潮红一花斑状一暗褐色一坏死脱落，疼痛剧烈，感觉及运动障碍。

(2) 全身症状：

1) 休克。

2) 肌红蛋白尿：是诊断挤压综合征的重要诊断依据之一，也是区别挤压综合征与急性肾功能衰竭的标志。于伤肢解压后 12 小时达到最高峰，出现深褐色或酱油色尿，而后逐渐下降，经过 1 ～ 2 天后尿色可逐渐转清。

3) 高钾血症：大量肌肉损伤坏死，细胞内钾离子大量释放入血，兼之肾功能不全，排泄困难，血钾浓度迅速上升，几呈直线增高，每日升高可达 2mmol/L，严重者 24 小时可达致死量。

4) 酸中毒与氮质血症：临床出现酸中毒与氮质血症的一系列症状，如神志不清、呼吸深大、烦躁不安、口渴、恶心等。

3．实验室检查：

(1) 尿常规：尿液呈棕褐色或酱油色，内含红细胞、血红蛋白、肌红蛋白、色素颗粒等管型。

(2) 尿比重：连续监测，若 <1．018，是急性肾功能衰竭的重要诊断标志。

(3) 血生化：AST、可达 2000U 以上，CPK 高达 500 000U 以上，血钾呈显著、直线上升。

【治疗】

分局部处理和全身处理。

1．局部处理：主要是指对伤肢的处理。

(1) 一般处理：挤压肢体解压后均应暂时固定，减少活动，并严密观察有无筋膜间隔综合征发生。

(2) 切开减压：凡有明显病史，有明显肿胀、剧烈疼痛、功能障碍、尿潜血或肌红蛋白尿阳性，均应立即切开受累筋膜间隔，彻底减压，有坏死肌肉者一并切除。

(3) 伤肢灌洗：近年来有学者采用伤肢灌洗以降低血液内有害物质。方法是在伤肢高位扎止血带，动、静脉分别插管，自动脉管注入低分子右旋糖酐，静脉管排出。

(4) 截肢术指征：①肢体肌肉坏死，全身中毒反应明显、危及生命者。②伤肢合并特异感染，危及生命者。

2．全身治疗：

(1) 补充血容量。

(2) 碱化尿液。

(3) 利尿，解除肾血管痉挛。

(4) 抗感染，纠正水、电解质及酸碱平衡紊乱。

（徐斌）

第九节　血栓形成与肺栓塞

在活体的心脏或血管腔内，血液发生凝固或血液中的某些有形成分互相凝集，形成固体质块的过程，称为血栓形成。当血栓脱落，随着血液流动，阻塞肺部血管管腔时，引起肺栓塞。

【病因及发病机制】

1．心血管内膜的损伤。

2．血液状态的改变，如血流缓慢，特别是下肢骨折牵引、长期卧床患者。

3．血液的凝固性增加。

上述因素可因创伤、手术等应激而被增强。

【诊断】

1．有创伤史或创伤后长期卧床史。

2．临床表现：

(1) 患肢疼痛与肿胀：疼痛较轻。

(2) 压痛：常为血栓所在部位。

(3)Homans 征阳性：即将患足急剧背伸引起腓肠肌紧张时，可激发疼痛。

(4) 浅静脉曲张，压力升高。

(5) 全身症状：体温升高，可有轻度心动过速或倦怠不适。

(6) 肺动脉栓塞：起病急剧或隐匿，患者发生气促、发绀、休克，甚至因急性呼吸循环衰竭而猝死。其栓子约 90%以上来自下肢深部静脉。

3．特殊检查：

(1) 凝血学检查：主要是检测凝血、抗凝和血小板功能，有：①凝血因子活性增高。②抗凝物质减少。③ FDP 增多。④血小板黏附性和聚集性增高。

(2) 物理检查：①血管造影法：是诊断血管栓塞病的可靠方法。②血栓标记法：利用放射性核素标记的、可被血栓摄取的物质，作为检测血栓的指标。临床常用 125I 等。

(3) 超声检查。

(4)CT 检查。

【治疗】

1．抗凝疗法：

(1) 肝素；一般在新鲜血栓形成时或已有栓塞的患者每日给予 25000 ～ 40000U，也可分为 3 次行皮下注射。

(2) 口服抗凝剂：多数属于维生素 K 拮抗剂，临床上常用的有华法林、双香豆素和醋硝香豆素。首日常用剂量为华法林 20 ～ 40mg、双香豆素 200 ～ 300rag，醋硝香豆素 12 ～ 16mg, 次日约减少一半剂量，然后根据病情给维持量。

2．溶栓疗法：

(1) 尿激酶：每日常用剂量为 6 万～ 30 万 U，也可大至 100 万～ 300 万 U，静脉滴注或缓慢静脉注射 (15 分钟)。

(2) 链激酶:每日常用剂量为 100 万～ 200 万 U,或高达 300 万 U,静脉滴注或静脉注射。

3．外科手术：主要是预防肺栓塞，常用方法有髂、股静脉血栓摘除术，双侧股静脉结扎术等。

（徐斌）

第十节　筋膜间隔综合征

筋膜间隔综合征即由骨、骨间膜、肌间隔和深筋膜形成的筋膜间隔内的肌肉和神经因急性缺血而产生的一系列早期症状和体征；最常发生于前臂掌侧和小腿。

【病因】

筋膜间隔综合征是由于筋膜间隔内压力增高所致，因有：

1．筋膜间隔容积骤减：

(1) 敷料包扎过紧，如绷带、石膏、小夹板等包扎过紧。

(2) 严重的局部压迫，如地震时肢体长时间被重物挤压。

2．筋膜间隔内容物体积骤增：

(1) 缺血后水肿。

(2) 软组织严重挫伤、烧伤。

(3) 小腿的剧烈运动。

(4) 出血：发生于筋膜间隔内的出血。

【病理】

皮肤、肌肉与神经干对缺血的耐受性不同，肌肉耐受缺血时间最短，大约完全缺血 4 小时即可发生坏死，血运再通后也不能恢复，肌肉中心坏死严重，周围靠肌膜部可有肌细胞存活。神经干对缺血的耐受性虽较肌肉长，但比较敏感，缺血 30 分钟即可出现神经功能障碍,缺血 12 ～ 24 小时可致永久性功能丧失。皮肤对缺血耐受性最高,肢体皮肤部分缺血,但一般无坏死。约 1 个月后,坏死肌肉因纤维化而挛缩,于 3 ～ 4 个月间呈现挛缩畸形。同时,由于神经损害而出现麻痹。

【诊断】

1．临床表现：

(1) 症状：疼痛及活动障碍是主要症状。疼痛剧烈，呈持续性、进行性加剧，为本症最早期的症状。

(2) 体征：肿胀、压痛及肌肉被动牵拉痛是其重要体征，触诊可感到室内张力增高，远侧脉搏和毛细血管充盈时间正常。

以上症状、体征是早期表现。若不及时处理，缺血将继续加重，发展为缺血性肌挛缩和坏疽。缺血性肌挛缩的五个主要临床表现可归纳为五个“P”字：①由疼痛转为无痛

(painless)。②苍白 (pallor) 或发绀、大理石花纹等。③感觉异常 (paresthesia)。④肌肉瘫痪 (paralysis)。⑤无脉搏 (pulselessness)。

2．筋膜间隔内压力的测量：对明确诊断及手术指征有重要参考意义，较现代的测压装置设计有多种。目前公认 4kPa(30mmHg) 是确诊筋膜间隔综合征的临界点，超过此值，应立即切开减压。

【治疗】

筋膜间隔综合征应早诊断，早治疗，否则后果十分严重，轻则神经及肌肉坏死，导致肢体畸形及神经麻痹，而且恢复困难，严重者则发生肢体坏死。

1．非手术疗法：近年来有人应用非手术疗法治疗早期筋膜间隔综合征取得了一定疗效，但必须严格掌握适应证，并连续密切观察，一般在 3 ～ 4 小时无效即应立即放弃保守治疗而行切开减压术。

(1) 适应证：适于伤后早期，肢体严重肿胀，剧烈疼痛，肢体远端牵扯痛，感觉障碍，脉搏搏动减弱或不能触及，微循环充盈时间正常或稍慢者。

(2) 方法：20%甘露醇 250ml 快速静脉滴注，中间用液体维持，2 小时后再用 250ml 快速滴注。

2．手术治疗：手术切开是防止肌肉和神经发生缺血性坏死的最有效手段。切开要彻底，一般选择受累筋膜间隔的长轴肿胀最严重且肌肉丰富部位做纵行切口或“S”形切口，筋膜切口与皮肤切口一致或略大，肌膜也应切开。切口位置：

(1) 上臂前侧沿肱二头肌长轴，背侧沿肱三头肌长轴。

(2) 前臂掌侧或背侧均取正中切口。

(3) 大腿前侧于股四头肌上，后侧于股二头肌的内侧，内侧于内收肌上，也可沿外侧纵行切开。

(4) 小腿前侧沿胫前肌群，外侧在腓骨肌，后侧浅层经内侧切口于腓肠肌上，深层将腓肠肌与比目鱼肌向后牵开后做胫骨后内侧缘切开。

3．其他：切开减压后，大量坏死组织的毒素入血，应积极防治失水、酸中毒、高血钾症、肾功能衰竭、心律失常、休克等严重并发症。

（徐斌）

第十一节　急性呼吸窘迫综合征

急性呼吸窘迫综合征 (ARDS) 是见于创伤、休克、大手术后或严重感染患者的治疗过程中忽然发生的以急性进行性呼吸困难和低氧血症为特征的综合征。

【病因】

1．休克。

2．脂肪栓塞。

3．颅脑损伤。

4．大型手术后。

【诊断】

1．临床表现：

(1) 呼吸困难：在原有疾病的基础上患者突然出现呼吸困难和缺氧，呈进行性加重，呼吸次数可达 30 次 / 分以上，吸气时可见到肋间隙及胸骨上窝凹陷。

(2) 发绀：早期发绀较轻，随着病情的发展，晚期多数可有发绀，且一般吸氧疗法不能改善。

(3) 肺部检查：早期肺部体征往往不明显，病程后期或因肺部病变引起者，可听到支气管呼吸音及湿性啰音。

2．辅助检查：

(1) 肺部 X 线表现：早期多无异常表现；中期可呈粗网状阴影、毛玻璃样改变或弥漫性小片状浸润阴影，可见支气管相；重度时两肺大部分密度普遍增高，支气管相明显。

(2) 实验室检查：以顽固性低氧血症，动脉氧分压差高度增加为特点。

【治疗】

1．呼吸疗法：用定容、定压呼吸机辅助呼吸，以纠正低氧血症和低碳酸血症。

(1) 对 ARDS 初期病人，可用戴口罩的持续气道正压通气，必要时气管插管。

(2) 对 ARDS 进展期的病人，现多选用呼气末正压通气 (PEEP) 和间歇性强制通气。

2．维护循环：输液，以晶体溶液为主，适当予以白蛋白或血浆，再酌情应用利尿剂，应监测尿量、中心静脉压。酌情选用多巴胺、毛花苷 C、硝普钠、硝酸甘油等心血管药物及能量合剂。

3．治疗感染：脓毒症是 ARDS 的常见病因，且 ARDS 发生后又可并发肺部感染，因此抗感染疗法是必要的。

4．其他治疗：

(1) 肾上腺皮质激素的应用：早期应用，应用药理学剂量。

(2) 肝素：因 ARDS 病人 DIC 发生率很高，而 DIC 又能引起 ARDS，故对是否抗凝治疗，各家意见不一。

(3) 采用静脉营养，维持水、电解质和酸碱平衡。

(4) 兼顾其他器官（如肾、肝等）的功能，并采取相应的措施。

（徐斌）

第十五章 颅脑创伤

第一节 脑损伤的处理原则

脑损伤处理的重点是针对继发性脑损伤，着重于早期发现和预防脑疝，特别是颅内血肿的早期发现和处理，以争取良好的疗效。对原发性脑损伤的处理除了病情的观察外，主要是对已产生的昏迷、高热等病症的监护和对症治疗，预防并发症，以避免对脑组织和机体的进一步危害。

一、病情观察

（一）生命体征

生命体征观察有利于对患者的伤情做出正确的判断，亦可作为判断治疗是否有效的指标。伤后早期出现呼吸、循环改变提示原发性脑干损伤，而伤后与意识障碍和瞳孔变化同时出现的进行性心率减慢、血压升高等表现，常为小脑幕裂孔疝所致。枕骨大孔疝可未经明显的意识障碍和瞳孔变化阶段而突然发生呼吸停止。

（二）意识和瞳孔

意识障碍的原因包括脑干受损、皮质或轴索弥散性受损、丘脑及下丘脑受损等。意识障碍的程度与脑损伤的程度一致，其出现的早晚和有无继续加重，可作为区别原发性和继发性脑损伤的重要依据。瞳孔变化出现的早晚、有无继续加剧、有无伴随意识障碍等可用来区别原发性动眼神经损伤（颅底骨折）与脑疝。瞳孔扩大有无间接对光反应可区别视神经损伤与动眼神经损伤。

（三）神经系统体征

以偏瘫最为常见且最具指导意义。如果偏瘫在伤后即刻出现，且不再加重，则考虑由原发性脑损伤引起。继发性脑损伤所引起的偏瘫常在伤后逐渐出现，同时伴有意识障碍进行性加重，此征象常提示小脑幕切迹疝。

（四）特殊监测和其他

特殊监测包括 CT 检查、颅内压监测和脑诱发电位检查等。伤后观察期间出现剧烈头痛或烦躁不安，可能为颅内压增高或脑疝预兆；意识清楚的患者出现小便失禁，表示已出现意识障碍；意识障碍的患者自主活动减少或消失，提示病情加重。

二、脑水肿的治疗

脑水肿的治疗原则是以解除病因为基础，同时及时采用综合性的治疗方法包括脱水疗法、、早期短期使用激素和过度换气等。脱水疗法适用于病情较重的脑挫裂伤，有头痛、呕吐等颅内压增高表现，腰椎穿刺或颅内压监护压力偏高，CT 发现脑挫裂伤合并脑表现，腰椎穿刺或颅内压监护压力偏高，CT 发现脑挫裂伤合并脑水肿以及手术治疗前后脱水治疗。常用的药物为甘露醇、甘油果糖、呋塞米、白蛋白等。皮质激素常用于重型脑损伤患者，一般宜尽早、短期使用。常用的药物有地塞米松和 ACTH。用药期间应注意预防和及时发现消化道出血、感染等并发症。重型脑损伤早期可采取过度换气，宜行气管内插管或气管切开。其原理为借助呼吸机做控制性过度换气，使血中二氧化碳分压降低，促使脑血管收缩，从而降低颅内压，但要警惕使用过度引起脑缺血。

三、手术治疗

（一）开放性脑损伤

原则上须尽早行清创缝合术，使之成为闭合性脑损伤。清创缝合应争取在伤后 6 ～ 8 小时进行；在无明显的污染并使用抗生素的前提下，72 小时内尚可行清创缝合。

（二）闭合性脑损伤

闭合性脑损伤的手术治疗主要是针对颅内血肿或重度脑挫裂伤合并脑水肿引起的颅内压增高和脑疝，其次为颅内血肿引起的局灶性脑损害。颅内血肿的手术指征：①脑疝形成患者。② CT 估计幕上血肿超过 30 ～ 40ml，脑室系统受压和中线移位；幕下血肿小 10ml，脑室受压或脑积水征。③脑幕上血肿小于 20ml，幕下血肿小于 10ml，但脑室受压明显或中线结构移位或脑积水征明显，ICP 大于 2.67kPa(270 mmH_2O) 或临床症状脱水治疗无好转且恶化，CT 复查血肿扩大或迟发性。④广泛脑挫裂伤虽无颅内血肿，但是保守治疗情况下出现脑疝或 ICP 大于 4kPa、临床症状恶化者。

（三）常用的手术方式

1. 开颅血肿清除术　术前已经 CT 检查血肿部分明确者，可直接开颅清除血肿。对硬脑膜外血肿，骨瓣应大于血肿范围，以便于止血和清除血肿。遇到脑膜中动脉主干出血，止血有困难时，可向颅中凹底寻找棘孔，电灼脑膜中动脉根部，用小棉球将棘孔堵塞而止血。术毕，注意悬吊硬脑膜于骨缘。

2. 去骨瓣减压术　重度脑挫裂伤合并脑水肿有手术指征时，作大骨瓣开颅术，术中减张缝合硬脑膜并去骨瓣减压，同时还可消除挫裂糜烂及血液循环不良的脑组织，作为内减压术。对于病情较重的广泛性脑挫裂伤或脑疝晚期已有严重脑水肿存在者，可考虑行两侧去骨瓣减压。

3. 脑室引流术　脑室内出血或血肿如合并脑室扩大，应行脑室引流术。脑室内主要为未凝固的血液时，可行颅骨钻孔穿刺脑室置管引流；如主要为血凝块时，则行开颅术切开皮质进入脑室清除血肿后置管引流。

4. 钻孔引流术　对慢性硬脑膜下血肿，主要采取颅骨钻孔，切开脑膜达到血肿腔，置管冲洗清除血肿液。

（徐斌）

第二节　头皮损伤和颅骨骨折

一、头皮损伤

头皮是被覆在头颅穹隆部的软组织，由皮肤、皮下组织、帽状腱膜、帽状腱膜下层、骨膜 5 层组成。头皮表层毛发浓密、血运丰富、皮下组织结构致密，由短的纤维束隔将皮肤、皮下缓织和帽状腱膜层紧密地连接在一起，使三者连为一体不易分离，其间富含脂肪颗粒，有一定的保护作用。帽状腱膜与颅骨骨膜之间间富含脂肪颗粒，有一定的保护作用。帽状腱膜与颅骨骨膜之间有一疏松的结缔组织间隙，是头皮赖以滑动的解剖学基础，有缓冲外界暴力的作用。骨膜贴附于颅骨表面，在颅缝处贴附紧密，其余部分贴附疏松。

（一）头皮血肿

1. 临床表现及诊断　头皮血肿多因钝器伤或头部与钝性物体碰撞所致。按血肿出现于头皮内具体层次可分为皮下血肿，帽状腱膜下血肿和骨膜下血肿三种。

(1) 皮下血肿：由于血肿位于表面层和帽状腱膜之间，受皮下纤维隔限制，血肿一般体积小，张力高，对神经挤压较明显，故疼痛十分明显。有时因血肿周围组织肿胀隆起，触诊时中央反而深陷，易误认为凹陷性骨折，此时需行颅骨 X 线摄片或 CT 作鉴别。

(2) 帽状腱膜下血肿：因该层组织疏松易蔓延至全头部，故血肿张力低，波动明显，疼痛较轻。但由于出血较多，常有贫血外观，小儿及体弱者可导致休克。

(3) 骨膜下血肿：骨膜下血肿的出血来源多为板障出血或因骨膜剥离所致，血液积聚在骨膜与颅骨表面之间，一般血肿局限于某一颅骨范围之间；如骨折线跨越两块颅骨时，血肿也将止于另一块颅骨的骨缝。一般见于颅骨骨折之后如婴儿产伤。

2. 治疗

(1) 皮下血肿无需特别治疗，早期给予冷敷以减小出血和疼痛，24 ～ 48 小时之后改为热敷以促进其吸收，一般较小者在 1 ～ 2 周自行吸收，巨大的血肿可能需 4 ～ 6 周才吸收。

(2) 帽状腱膜下血肿较小者亦可采用早期冷敷，加压包扎，24 ～ 48 小时后改为热敷，待其自行吸收；若血肿巨大，则应在严格无菌条件下分次穿刺抽吸后加压包扎。因其出血量较大，穿刺抽吸常不能一次将所有积血完全抽尽，需多次抽吸，也可以采用套管针接无菌引流袋持续性引流。若血肿在腔内凝集呈块，穿刺和引流不能奏效，此时需切开头皮排出血凝块后再加压包扎，为防止感染，应根据情况给予抗生素，必要时需补充血容量。

(3) 骨膜下血肿早期仍以冷敷为宜，较小者可自行吸收，较大者在严格无菌下施行穿刺抽吸 1 ～ 2 次也能恢复。若反复积血则应及时行头颅 CT 扫描或其他检查，但忌用强力加压包扎，以防血液经骨折缝流向颅内，引起硬膜外血肿。

（二）头皮裂伤

1. 临床表现及诊断　头皮裂伤可由锐器或钝器伤所致，一般为单纯性裂伤、复杂性裂伤和撕裂伤三种。

(1) 单纯性头皮裂伤：常为锐器刺伤或切割伤，裂口较平直，整齐无缺损，切口的深浅随致伤因素而异，除少数锐器直接戳劈砍进入颅内，造成开放性颅脑损伤外，大多数单纯裂伤仅限皮，有时可深达骨膜，但颅骨常完整无损，也不伴有脑损伤。

(2) 头皮复杂裂伤：常为钝器损伤或因头部碰撞在外物上所致，裂口多不规则，创缘有挫伤痕迹，创内裂口间尚有纤维相连，没有完全断离。这类伤口往往伴有颅骨骨折或脑损伤，严重时亦可粉碎性凹陷性骨折或孔洞性骨折穿入颅内，故常有异物嵌入伤口，易致感染。

(3) 头皮撕裂伤：大多数为斜向或切线方向的暴力作用在头皮上所致，撕裂的头皮往往呈舌状或瓣状，常有一蒂部与头部相连，一般不伴有颅骨或脑损伤，偶尔有颅骨骨折或颅内出血。

2. 治疗　处理上对头皮裂伤本身除了按照压迫止血、清创缝合原则外，应注意：须着重检查有无骨折或骨碎片，检查伤口时慎勿移除嵌入颅内的异物，以免引起突发出血；对复杂性头皮裂伤进行清创时，应做好输血的准备，机械性清洁冲洗应在麻醉后进行，以免因剧烈疼痛刺引起不良反应;头撕裂伤原则上除小心保护残蒂之外，应尽量减少缝合的张力，张力过大，应首先保证皮瓣基部的缝合，而将皮瓣前端部分另行松弛切口或转移皮瓣加以修补；头皮血供丰富，其彻底清创一期缝合时限允许放宽至 24 小时。

（三）头皮撕脱伤

1. 临床表现及诊断　头皮撕脱伤多因发辫受机械力牵扯，使大块头皮自帽状腱膜下层或连同颅骨骨膜被撕脱所致，它可导致失血性疼痛性（神经源性）休克，但较少合并颅骨骨折或脑损伤。

2. 治疗　处理上应积极压迫止血、防治休克、彻底清创、抗感染，并根据患者就诊时间的早迟、撕脱头皮的存活条件、颅骨裸露与否及有无感染迹象采用不同的治疗方法，主要方法包括以下几种。

(1) 头皮复位再植：仅适用于伤后 2 ～ 3 小时，最长不超过 6 小时，头皮瓣完整，无明显感染和血管断端整齐的病例，术中的关键在于颞浅动静脉、枕动静脉等小血管的吻合。

(2) 清创后自体植皮术：适用于头皮撕脱后不超过 6 ～ 8 小时，创面尚无明显感染，骨膜亦较完整的病例，皮瓣可采用撕脱头皮制成的中厚皮瓣或自身其他部位。

(3) 晚期创面植皮：适用于头皮撕脱时间长，头皮创面已有感染存在或颅骨已裸露者。其中颅骨裸露者还需在颅骨外上多处钻孔至板障，使板障血管暴露，以利于肉芽生长，待肉芽覆盖露骨后再行植皮。

二、颅骨损伤

颅骨骨折是指颅骨受暴力作用所致颅骨结构改变。颅骨骨折的伤者，不一定都合并严重的脑损伤；没有颅骨骨折的伤者，也可能存在严重的脑损伤。颅骨骨折按骨折部位分为颅盖骨折于颅底骨折；按骨折形态分为线形骨折、凹陷性骨折和洞形骨折；按骨折与外界是否相通，分为开放性骨折和闭合性骨折，开放性颅骨骨折包括颅底骨折伴有硬脑膜破裂而引起外伤性气颅或脑脊液者。

（一）颅盖骨线形骨折

颅盖部的线形骨折发生率最高，主要靠颅骨 X 线摄片确诊。单纯线形骨折本身不需特殊处理，但应注意是否合并脑损伤和颅内出血，尤其是硬膜外血肿。常因骨折线穿越脑膜中动脉而致出血。因此，凡有骨折线通过上矢状窦、横窦等静脉窦及脑膜血管沟时，皆应警惕硬膜外血肿的发生，需密切观察或行 CT 检查。线形骨折常伴发局部骨膜下血肿，尤其以儿童较多见。当骨折线穿过颞肌或枕肌在颞骨或枕骨上的附着区时，可出现颞肌或枕肌肿胀而隆起，这一体征亦提示该处有骨折发生。

（二）颅盖骨凹陷性骨折

常见于额骨及顶骨，多呈全层凹陷，少数仅为内板凹陷。成人凹陷性骨折多为粉碎性骨折，多数为以着力点为中心的放射状骨折，硬脑膜多为骨碎片所刺破，偶尔亦有硬膜完整者，不过脑挫伤较严重，除局部有冲击伤外，常有对侧脑挫裂伤或颅内血肿。婴幼儿颅骨因弹性较好，当发生凹陷性骨折时可呈乒乓球样凹陷，一般为闭合性。骨折部位的切线位 X 线片，可显示骨折陷入颅内的深度。CT 扫描则不仅了解骨折情况，还可了解有无合并脑损伤。

凹陷性骨折的手术适应证包括：①合并脑损伤或大面积的骨折片陷入颅腔，导致颅内压增高，CT 示中线结构移位，有脑疝可能者，应急诊行开颅去骨瓣减压术。②因骨折片压迫脑重要部位引起神经功能障碍，如偏瘫、癫痫等，应行骨折片复位或取除术。③在非功能部位的小面积的凹陷骨折，无颅内压增高，深度超过 1cm 者，为相对适应证，可考虑择期手术。④位于大静脉窦处的凹陷性骨折，如未引起神经体征或颅内压增高，即使陷入较深，也不宜手术；必须手术时，术前和术中都需做好处理大出血的准备。⑤开放性骨折的碎骨片易感染，须全部去除；硬脑膜如果破裂或缺损应予缝合或修补。

（三）颅底骨折

1. 颅底骨折根据发生部位分类

(1) 颅前窝骨折：颅前窝即为眼眶顶板，十分薄弱，易发生骨折。两侧眶顶的中间是筛板，若骨折累及眶顶和筛骨，可有鼻出血、眶周广泛淤血斑（熊猫眼征）以及广泛球结膜下淤血斑等表现。若脑膜、骨膜则可合并脑脊液鼻漏，脑脊液经蝶窦由筛窦由鼻孔流出。若筛板或视神经管骨折，可合并嗅神经或视神经损伤，导致眼眶内出血和眼球突出。

(2) 颅中窝骨折：颅中窝底为颞骨岩部，前方有蝶骨翼，后方是岩骨上缘和鞍背，侧面是颞骨鳞部，中央是蝶鞍即垂体所在处。若骨折累及蝶窦，可有鼻出血或合并脑脊液鼻漏，脑脊液经蝶窦由鼻孔流出或咽后壁淤血肿胀。若累及颞骨岩部，脑膜、骨膜及鼓膜均破裂时，则合并脑脊液耳漏，脑脊液经中耳由外耳道流出；若鼓膜完整，脑脊液则经咽鼓管流经鼻咽部，常误诊为鼻漏；常合并第Ⅶ、Ⅷ对脑神经损伤。少数患者并发尿崩症，则与鞍区骨折波及下丘脑或垂体柄有关。若累及蝶骨和颞骨的内侧，可能损伤垂体或第Ⅱ、Ⅲ、Ⅳ、Ⅴ、Ⅵ对脑神经，若骨折伤及颈动脉海绵窦段，可因颈内动脉海棉窦瘘（CCF）的形成而出现搏动性突眼及颅内杂音；破裂孔或颈内动脉管处的破裂，可发生致命性的鼻出血或耳出血。

(3) 颅后窝骨折：颅后窝由颞骨岩部后面和枕骨内面组成，颅后窝骨折时，由于出血和渗漏的脑脊液无排出通道，易被忽视而更具危险性。枕骨大孔或岩尖部后缘附近的骨折，可合并后组脑神经（Ⅸ～Ⅻ对脑神经）损伤，而出现吞咽困难、饮水呛咳、声音嘶哑等症状。骨折若累及颞骨岩部后外侧和枕骨基底部时可在伤后 1 ～ 2 日出现耳后迟发性淤血斑（Battle 征）。

2. 颅底骨折的诊断及定位　主要是靠临床表现来确定。皮下淤血斑、脑脊液漏、脑神经损伤的表现和 x 线提示气颅均是诊断颅底骨折的重要线索。淤血斑的迟发性、特定部位以及不是暴力的直接作用点等，可区别于单纯软组织挫伤。对脑脊液漏有疑问时，可收集流出液作葡萄糖定量检测来确定。有脑脊液漏存在时，实际属于开放性脑损伤，普通 x 线片可显示颅内积气，但仅 30% ～ 50% 能显示骨折线；CT 检查不仅对眼眶及神经管骨折的诊断有帮助。还可了解有无脑挫伤。

3. 颅底骨折的治疗　颅底骨折本身无需特别处理，出血多几日内自行停止，但少数病例骨折出血凶猛，止血困难，严重威胁生命。合并脑脊液漏时，需预防颅内感染，不可堵塞或冲洗鼻道、耳道等脑脊液漏的通道。不做腰穿，取头高位卧床休息，避免用力咳嗽、打喷嚏，并给予抗生素。绝大多数漏口在伤后 1 ～ 2 周自行愈合。如超过 1 个月仍未愈者，可考虑行手术修补硬脑膜，以封闭漏口。对伤后视力减退、疑为碎骨片挫伤或血肿压迫视神经者，应争取尽早行神经管探查减压术。

（徐斌）

第三节　原发性脑损伤

脑损伤可分为原发性脑损伤和继发性脑损伤。原发性脑损伤是指暴力作用于头部时立即发生的脑损伤，原发性脑损伤按照脑组织与外界是否相通，又分为闭合性脑损伤和开放性脑损伤。闭合性脑损伤主要有脑震荡、脑挫裂伤及原发性脑干损伤等，开放性颅脑损伤包括火器性或非火器性致伤物所造成的颅脑损伤。继发性脑损伤是指受伤一定时间后出现的脑受损病变，主要有脑水肿和颅内血肿。

一、闭合性脑损伤

闭合性脑损伤可概括为由两种作用力所造成：①接触力（直接暴力）：头部与物体直接碰撞，由于冲击、凹陷骨折和颅骨的急速内凹和弹回，而导致的局部脑损伤；②惯性力（间接暴力）：来源于受伤瞬间头部的减速或加速运动，使脑在颅内急速移位，与颅壁相撞，与颅底摩擦以及受大脑镰、小脑幕牵扯，而导致多处或弥散性脑损伤。

由接触力造成的脑损伤其范围较为固定和局限，可无早期昏迷表现；而由惯性力引起的脑损伤则甚为分散和广泛，常有早期昏迷表现。受力侧的脑损伤称冲击伤，其对侧者称为对冲伤。由于颅前窝和颅中窝凹凸不平，故不同部位和方式的头部外伤，均易在额极、颞极及其底面发生惯性力的脑损伤。

（一）脑震荡

脑震荡是指头部遭受外力打击后，即刻发生的短暂的脑功能障碍，无明显病理学改变。临床表现为短暂性昏迷、逆行性遗忘以及头痛，恶心和呕吐等症状，神经系统检查无阳性体征发现，CT 或 MRI 检查阴性。可通过腰穿检查及 CT 或 MRI 检查与轻度脑挫伤相鉴别。脑震荡最轻的一种脑损伤，经治疗后大多可以治愈。伤后须留观 24 ～ 48 小时，以除外脑挫裂伤与颅内血肿；急性期最好卧床休息 1 ～ 2 周，减少脑力活动；给予改善神经代谢药物等对症治疗；同时予以心理治疗，增强康复信心；治疗后自觉症状持续 3 个月以上)，神经系统无阳性特征，检查无异常发现者，应诊断为“脑外伤后综合征”。

（二）弥散性轴索损伤

弥散性轴索损伤指由惯性力导致脑的扭曲，脑内产生剪切或牵拉作用引起的脑白质广泛性轴索损伤。主要表现为受伤当对立即出现的昏迷，时间较长。昏迷原因主要是广泛的轴索损害，使皮质与皮质下中枢失去联系。若累及脑干，患者可有一侧或双侧瞳孔散大，对光反射消失，或同向凝视等。神志好转后，可因继发脑水肿而再次昏迷，CT 扫描可见大脑皮质与髓质交界处、胼胝体、脑干、内囊区域或脑室周围多发出血灶。MRI 能提高小出血灶的检出率。

（三）脑挫裂伤

1. 概述　脑挫裂伤是脑挫伤和脑裂伤的统称，脑挫伤指脑组织遭受破坏较轻，软脑膜尚完整者；脑裂伤指软脑膜、血管和脑组织同时有破裂，伴有外伤性蛛网膜下隙出血。脑挫伤和脑裂伤常同时存在，不易区别，故临床上统称为脑挫裂伤。主要发生于大脑皮质，显微镜下显示病灶部位中央为血块，四周是坏死的皮质组织和星芒状出血。脑挫裂伤的继发性改变——脑水肿和脑血肿的形成具有更重要的意义。脑水肿于伤后 3 ～ 7 天发展到高峰，此时易发生脑疝。病情较轻者，脑水肿可逐渐消退，病灶日后可形成瘢痕，囊肿或与硬脑膜粘连，成为外伤性癫痫的原因之一。蛛网膜与软脑膜粘连，影响脑脊液吸收，可形成外伤性脑积水。

2．临床表现与诊断

(1) 意识障碍：其严重程度与脑损伤的严重程度相关，成为脑挫裂伤的突出表现，伤后即可发生，持续时间不等，绝大多数在半小时以上。

(2) 局灶症状与体征：即损伤部位的神经功能障碍或体征，如运动区受损可出现锥体束征、肢体抽搐或偏瘫。

(3) 头痛与恶心、呕吐：这也是脑挫裂伤的常见临床表现，头痛可为全头性，也可为局限于某一部位。可能与颅内压升高、自主神经功能紊乱和外伤性蛛网膜下隙出血等有关。

(4) 颅内压增高与脑疝：严重的脑挫裂伤因为出血和水肿而导致颅内压增高，甚至引发脑疝。主要表现为早期的意识障碍或瘫痪程度进一步加重，同时伴有血压升高、心率减慢等 Cushing 反应表现和瞳孔不等大等表现。

(5)CT 检查:能确定脑组织损伤部位及性质,分为低密度（多在白质）和高、低密度混杂。挫裂伤区呈点片状高密度区,严重者可伴有脑水肿和脑肿胀。CT 检查可明确脑挫裂伤的位置、程度和范围，是目前最有价值的检查。

(6) 腰穿：检查脑脊液呈血性，含血量与损伤程度有关；颅内压明显增高者应高度怀疑有颅内血肿或严重肿胀、脑水肿。已出现颅内压明显增高、颅内血肿征象或脑疝迹象时禁忌腰穿。

（四）脑干损伤

脑干损伤根据损害原因分为两种：一种为原发性脑干损伤，伤后立即出现脑干症状，可分为脑干震荡、脑干挫伤及出血等，不伴有颅内压增高表现。主要表现为受伤当时立即昏迷，昏迷程度较深，持续时间较长。另一种为继发性脑干损伤，指颅内血肿、水肿等所致颅内压增高，引起脑组织移位、脑疝压迫所致的脑干损伤，常与脑挫裂伤合并存在。本节主要讲解原发性脑干及下丘脑损伤。

临床上主要表现为意识障碍，昏迷程度深，持续时间长，恢复过程慢，数月至数年不等。未并发颅内血肿时，很少出现中间好转期或中间清醒期。若出现顽固性呃逆、呼吸　竭或消化道出血者，多提示预后较差。CT 扫描可见脑干呈点状高密度区，脑干肿胀，其周　围脑池受压或闭塞。此部位的损伤 MRI 较 CT 更易明确诊断。腰椎穿刺，颅内压力多不增高，脑脊液红细胞数可偏多或者正常。

二、开放性颅脑损伤

开放性颅脑损伤泛指火器性或非火器性致伤物所造成的头皮、颅骨、硬膜和脑组织均向外界开放的损伤。因开放性颅脑损伤有创口，可存在失血性休克，易导致颅内感染，须及早清创、修复硬脑膜使之成为闭合性脑损伤。

（一）非火器所致开放性脑损伤

由利器所致开放性脑损伤、脑挫裂伤或血肿主要由接触力所致，其脑挫裂伤和血肿常局限于着力点部分；由钝器伤所致者，除着力点的开放性脑损伤外，尚可有因惯性力所致的对冲性挫裂伤和血肿存在。

开放性脑损伤由于脑脊液及坏死液化脑组织从伤口溢出，或脑组织由硬脑膜和颅骨缺损处向外膨出，而减轻了颅内压增高；但大群分合并凹陷性骨折的开放性脑损伤，因骨折片彼此相嵌重叠和硬脑膜裂口较小，其颅内压增高与闭合性脑损伤者无异。开放性脑损伤若发生于皮质功能区或其邻近部位时，局灶症状和体征远较闭合性者明显，外伤性癫痫的发生率也较高。

创伤局部往往掺杂有大量异物如头发、布片、泥沙、玻璃碎片和碎骨片等，清创时如未能彻底清除，可继发颅骨或颅内感染，因而头部伤口清创一定要彻底。

（二）火器所致开放性脑损伤

1．临床表现与诊断　除具有非火器所致开放性脑损伤的特点外，尚有弹片或弹头形成的伤道特点，碎骨片通常位于伤道的近侧端，呈放射状分布，弹片或弹头如未穿出颅外，常在伤道德远端。根据损伤方式、创口位置、局灶症状和体征，以及颅骨 X 线摄片所见骨折碎片和异物分布情况，可大致推测伤道部位和类型。意识障碍的进行性加重提示脑疝出现，依其出现的早晚结合其他临床表现，可推测是否已有颅内血肿、脑水肿或颅内感染发生。CT 检查对诊断和治疗有很大的帮助，可了解伤道、脑挫裂伤的部分和范围，颅骨骨折、碎骨片和异物的分布以及有无颅内血肿和脑脓肿发生等。

2．治疗原则　火器性颅脑损伤均需要清创处理，清创术的早晚与彻底程度直接关系到伤员的安危与预后，故早期彻底清创术是治疗颅脑火器伤最重要的环节。

清创的目的是把伤道内污染物，如泥土、毛发、碎骨片、弹片等异物和破碎失活的脑组织与血凝块彻底清除，使污染的伤口成为干净、无菌、无异物、无出血、无坏死脑组织的伤口，由开放伤变为闭合伤。同时也应尽可能不损伤健康的脑组织，以保护脑功能，减少并发症。清创的要求是早期和彻底清创。早期清创应力争在伤后数小时至 24 小时进行，在应用抗生素的情况下，也可延长至 48 ～ 72 小时。彻底清创的时间越早，感染发生率越低。彻底清创是必须遵循的原则，应力争做到“首次清创也就是最后一次清创”。不彻底的清创给患者带来多次手术的痛苦，死亡率也较高。一般认为，伤道内存留的碎骨片比金属异物更易引起感染，碎骨片的清除程度是清创彻底与否的标志之一。

（徐斌）

第四节　继发性脑损伤

继发性脑损伤是指受伤一定时间后出现的脑部受损病变，包括脑水肿、颅内血肿、硬膜外积液等，其中颅内血肿按血肿的来源和部位分类，可分为硬脑膜外血肿、硬脑膜下血肿、脑内血肿和脑内出血与血肿；按血肿引起颅内压增高或早期脑疝症状的时间分为急性型，伤后 72 小时以内；亚急性型，伤后 3 日至 3 周；慢性型，伤后 3 周以上。

一、硬脑膜外血肿

（一）发病机理

与颅骨损伤密切相关。血肿来源主要是骨折或颅骨的短暂变可撕破位于骨沟内的硬脑膜动脉或静脉窦引起出血及骨折的板静脉出血。血液积聚于颅骨与硬脑膜之间，在硬脑膜与颅骨分过程中还可撕破一些小血管，使血肿进一步增大。硬脑膜外血多好发于颅盖部，尤以颞区最常发生，其次为额顶部和颞顶部。出血，以脑膜中动脉最常见，少数由静脉窦或板障静脉出血所致。

（二）临床表现与诊断

1．外伤史　头颅（尤其是颞部）的直接暴力伤，局部有头皮伤或血肿，颅骨 x 线平片可发现骨折线。若骨折线跨过脑膜中动沟或静脉窦，则应高度怀疑有发生硬脑膜外血肿的可能。

2．意识障碍　典型的急性硬脑膜外血肿多有伤后即刻昏迷 - 清醒 - 再昏迷，即“中间清醒期”。即刻昏迷多为原发性脑损伤（脑震荡或脑挫裂伤）所致，而再昏迷则与血肿本身引起的脑疝有关；“中间清醒期”是指在最初的昏迷与脑疝所致昏迷之间的一段意识清楚时间，大多为数小时或稍长，但超过 24 小时者甚少。部分患者伤后无中间清醒期，可有“意识好转期”，即意识未清醒却又加重；或表现为持续进行性加重的意识障碍；少数患者伤后早期无意识障碍，只在脑疝发生时才出现意识障碍。

3．头痛、呕吐　大多数患者在伤后即有头痛和呕吐表现，随着血肿增加，颅内进行性增高，头痛及呕吐可进行性加重，还可表现为烦躁不安或淡漠，定向力障碍，小便失禁，此时则已提示脑疝即将发生。

4. 瞳孔改变　多发生在患侧。早期因动眼神经受刺激可先缩小，对光反应迟钝，继之因动眼神经受压，瞳孔进行性扩大，对光反射消失，提示已发生小脑幕切迹疝。如病情进行性加重，则对侧瞳孔亦可随之扩大，发生枕骨大孔疝。

5. 锥体束征　早期出现的一侧肢体肌力减退，如无进行性加重表现，可能是脑挫伤的局灶体征；如果稍晚出现或早期出现而有进行性加重，则多为血肿引起脑疝或血肿压迫运动区所致。脑疝晚期脑干受压严重可表现为去大脑强直。

6. 生命体征　常为进行性的血压升高，心率减慢和体温升高。若发生枕骨大孔疝，则可出现严重的呼吸循环障碍。

7.CT 表现　CT 检查可明确血肿的部位、大小、脑室受压和中线结构移位，以及脑挫裂伤、脑水肿、多个或多种血肿并存等情况。典型的 CT 表现为颅骨内板与（脑表面）硬脑膜之间有梭形或弓形高密度影。

二、硬脑膜下血肿

硬脑膜下血肿是指出血积聚于硬脑膜下腔，是颅内血肿最常见的类型，且常呈多发性或与其他血肿合并发生，按照发病的缓急为急性硬脑膜下血肿和慢性硬脑膜下血肿。

（一）急性硬脑膜下血肿

根据是否伴有脑挫裂伤，急性硬脑膜下血肿分为复合性血肿和单纯性血肿。复合性血肿多由对冲性脑挫裂伤所致，好发于额极、颞极及其底面；单纯性血肿较少见，多为桥静脉或静脉窦本身伤所致，可不伴有脑挫裂伤，好发于大脑半球表面。急性硬脑膜下血肿多数有脑挫裂伤，与继发的脑水肿同时存在，临床表现多较严重。意识障碍多呈进行性加重，无中间清醒期意识好转期。颅内压增高与脑疝的其他征象多在 1 ～ 3 天进行性加重。若脑挫裂伤相对较轻，血肿形成速度较慢，则可有意识好转期存在，其颅内压增高与脑疝的征象可在受伤 72 小时后出现，属于亚急性型。少数不伴有脑挫裂伤的单纯性硬脑膜下血肿，其意识障碍过程可与硬脑膜外血肿相似，有中间清醒期，但因其为桥静脉出血，中间清醒期较长。

CT 检查表现为颅骨内板与脑表面之间出现高密度、等密度或混合密度的新月形或半月形影。

（二）慢性硬脑膜下血肿

慢性硬脑膜下血肿的发病机理尚不完全清楚，可能为相对独 立于颅脑损伤之外的疾病。但目前多认为可能是因为老年性脑萎缩所致颅内空间相对增大，遇到轻微惯性力作用时，脑与颅骨产生相对运动，使进入上矢状窦的桥静脉撕裂出血。血液积聚于硬脑膜下腔，引起硬脑膜内层炎性反应形成包膜，新生包膜又分泌抗凝血因子，使血肿失去凝血机理从而使血肿不断扩大。

临床上慢性硬脑膜下血肿多发于 50 岁以上的老人；没有明确的或仅有轻微的头部外伤史，有的患者本身患有血管性或出血性疾病；可发生于单侧或双侧，大多覆盖于额顶部大脑表面，介于硬脑膜和蛛网膜之间，有完整包膜；血肿增大缓慢，一般在 2 ～ 3 周后出现临床症状。

主要表现为：①慢性颅内压增高症状：如头痛、恶心、呕吐和视神经乳头水肿等。②血肿压迫所致的局灶症状和体征：如轻偏瘫、失语和局限性癫痫等。③脑萎缩、脑供血不足症状：如智力障碍、精神失常和记忆力减退等。④ CT 检查：多表现为颅骨内板下低密度的新月形、半月形或梭形影像；少数表现为高密度、等密度或混杂密度影。

脑内血肿分为浅部血肿和深部血肿。浅部血肿的出血来自脑挫裂伤灶，血肿位于伤灶的附近或伤灶裂口中，部位多数与脑挫裂伤的好发部位一致，少数与凹陷骨折的部位相应；深部血肿少见，血肿位于白质深部，脑表面可无挫伤灶，多见于老年人。脑内血肿临床表现以进行性意识障碍加重为主，与急性硬脑膜下血肿相似。其意识障碍过程受原发性脑损伤程度和血肿形成的速度影响，由凹陷骨折所致者，可能有中间清醒期。CT 检查表现在脑挫裂伤灶附近或脑深部白质内出现圆形或不规则高密度血肿影。同时可见血肿周围的低密度水肿区。

三、脑室内出血与血肿

脑室内出血与血肿多见于脑室邻近的脑内血肿破入脑室，或外伤时脑室室管膜下静脉破裂出血。病情常较复杂严重，除了有脑损伤、脑水肿和脑血肿的临床表现外，脑室内血肿可堵塞脑脊液循环而发生脑积水，引起急性颅内压增高，使意识障碍进一步更加严重，脑室受血液刺激可引起高热等反应，一般缺乏局灶症状或体征。CT 检查可发现脑室扩大，脑室内有高密度凝血块影或血液与脑脊液混合的中等密度影。

四、迟发性外伤性颅内血肿

迟发性外伤性颅内皿肿指伤后初期无颅内血肿，而在以后（多见于伤后 24 小时内）的 CT 检查中发现了血肿，或在原无血肿的部分发现了新的血肿，此种现象可见于各种外伤性颅内血肿。形成机理可能是外伤当时血管已受损但未全层破裂，而在伤后由于各种因素使得原已不健全的血管壁发生破裂而出血，形成迟发性血肿。临床表现为伤后初期病情稳定，突然出现进行性意识障碍加重等颅内压增高的表现，复查 CT 检查对比原片可确诊。

（徐斌）

第五节 开放性颅脑损伤

开放性颅脑损伤是颅脑各层组织开放伤的总称，它包括头皮裂伤、开放性颅骨骨折和开放性脑损伤，而不是单指开放性脑损伤。开放性颅脑损伤时，头皮、颅骨与脑损伤可同时存在，也可不同时存在。硬脑膜是保护脑组织的一层坚韧纤维膜屏障，此膜破损与否，是区分开放性脑损伤或闭合性脑损伤的分界线。开放性脑损伤时，硬硬膜已破，多有脑脊液或夹杂有组织碎屑流出。如果颅骨和硬脑膜缺损较大，且合并颅内压增高时，常有脑膨出。颅底骨折常引起颅底的硬脑膜撕裂，脑脊液漏，蛛网膜下腔与脑组织通过硬脑膜裂隙和骨折线，经副鼻窦或中耳腔与外界间接交通，这也属于开放性脑损伤范畴，称为内开放性脑损伤，不过这种脑脊液漏多能在数日内自然停止，逐渐愈合，故习惯地将其列入闭合性颅脑损伤章节。开放性颅骨骨折，颅腔虽已开放，但硬脑膜完整者，仍属闭合性脑损伤，而不能视为开放性脑损伤。开放性颅脑损伤根据损伤原因可分为火器伤和非火器伤两大类。本节介绍非火器性颅脑损伤，此类伤的致伤物为各种锐器或钝器，前者造成的创伤称为锐器伤，后者造成的创伤为钝器伤。锐器常有刀、斧、锥、针、钉、剪、匕首等，锐器伤的特点是创缘多较整齐，颅骨骨折分别呈沟状骨折、长孔骨折和穿刺骨折。头皮、头发和颅骨碎片带入脑内很少或完全没有。脑的创缘整齐，失活的脑组织很少，创伤感染发生率低。钝器常见的有铁棒、木棍、砖瓦、石块、榔头等。钝器伤的特点：头皮创缘多不整齐。损伤处颅骨发生凹陷性骨折、粉碎性骨折以及穿孔骨折或洞形骨折等。硬脑膜撕裂，脑损伤范围大，失活的组织多，脑组织内常有头皮、头发，帽子碎片和颅骨碎片存留，脑创伤的感染机会较大。

一、临床表现

（一）濒死状态

除了直接损伤脑干和丘脑下部外，多见于致伤物损伤颅内大血管，引起急剧大出血，继发脑疝所致。患者伤后可有短时间的清醒，很快出现头痛、呕吐、躁动、昏迷，先一侧瞳孔散大，不久两侧瞳孔散大，出现病理性呼吸，往往来不及救治而死亡。就地急速钻孔，扩大骨窗，排除积血，可有获救的可能。

（二）休克

休克表现为面色苍白，脉搏微弱，心率快，血压低或测不到，呈现严重休克状态。这是由于一方面头皮伤口失血过多；另一方面颅骨骨折缺损和硬脑膜破口较大时，血液、脑脊液及碎裂、液化、坏死的脑组织可由伤口溢出，或脑膨出，使颅内压力得到一定缓冲，以及脑室伤时，大量脑脊液流失，出现低颅压所致。因此，在开放性颅脑损伤时，休克较多见，而闭合性颅脑损伤休克则少见。无论那种颅脑损伤，发生休克时，都要想到可能有合并伤。迅速查明原因，就地急救。

（三）意识障碍

进行性加重伤后仍能说话和行动，经过数小时或 1 ～ 2 天，意识状态逐渐恶化，呈嗜睡或浅昏迷状态，伴有头痛、呕吐、躁动、血压升高等颅内高压表现。应及早作 CT 或脑血管造影检查，确定是否伴发颅内血肿。

（四）脑局灶症状

由于受伤部位多在额部和顶部，故偏瘫、轻偏瘫、偏身感觉障碍较多见，亦可有失语言和偏盲等病灶症状。

（五）并发症表现

开放性颅脑损伤，早期处理不当或延误治疗，易并发伤道感染，如颅骨骨髓炎、脑膜炎、脑膜脑炎与脑脓肿等。患者常出现高热、昏迷、抽搐，日久转为全身衰竭。

二、辅助检查

（一）伤口局部检查

为了解伤口的情况，特别是伤口的深度，应对伤口进行细致轻柔地检查，要仔细查看，但不允许用探针或镊子在伤口内探寻，以免将污物带人颅内或造成假伤道。头皮和颅骨的创伤均较表浅，易检查清楚。如在伤口发现脑脊液或脑组织时，即可确定为开放性脑损伤。鉴别是全血或血性脑脊液可将液体滴在纱布上，如为全血则将均匀扩散呈深红色斑点；如为血性脑脊液则中心呈红色斑点，向外周扩散呈浅红色晕圈。鉴别脂肪颗粒和脑组织可将黄白色颗粒放在纱布上，取一另块纱布轻轻搓拭脑组织，易碎，脂肪不易碎裂且有光泽，嵌入颅腔内的致伤物，应保留于原处不动，等待专科医师到手术室处理。

（二）颅骨 X 线平片检查

应常规摄颅骨正侧位片，必要时摄切线位片。 CT 扫描不能代替此检查，因颅骨平片可清楚地显示嵌入颅腔内的金属致伤物的深度和方向。了解颅骨骨折的类型及颅骨碎骨片的位置、数目和形状大小。但进入颅腔内的木质致伤物如木棍、树枝、竹筷等颅骨平片往往难以显示。

（三）CT 扫描

对了解脑伤道的位置和范围，颅内血肿的分布和位置很有帮助，亦可发现颅内的致伤物和颅骨碎片，但颅骨碎片的数目和形态的显示不如颅骨平片显示的确切。对颅内存留的木质致伤物，CT 常显示低密度，可误诊为脑水肿带或脑内气体，因而可延误手术治疗，应注意鉴别。

（四）脑血管造影检查

经眶穿透伤有损伤颈内动脉颅内段和海绵窦的征象时，脑血管造影可以证实血管损伤的性质，作为治疗的依据。

三、治疗

（一）急救

此种创伤患者就诊时，头部有一处或多处伤口处于活动性出血，引起休克，急救时应在立即给予输血、补液的同时，可用大弯针和丝线将伤口按出血多少的顺序一一行暂时性缝合，使活动性出血停止或减少；或用止血钳将出血的动脉断端夹闭。待休克被纠正后，剪开伤口缝线和去掉止血钳进行彻底清创止血，这样可以减小患者因失血过多所造成的危险。对伤口内留置的致伤物如钉、锥、钢针、钢钎等，一般急救人员切忌撼动和试行拔出，应保留致伤物于原位不动，防止拨出时创伤大出血，在缺乏充分准备的情况下抢救不及时，使患者失去获救机会。而应在患者休克纠正后，转到有神经外科单位或在准备好控制创伤大出血的情况下，术中由术者将留置的致伤物取出，可增加抢救的成功率。

（二）早期清创

尽早在伤后24小时内进行手术，但在应用抗生素防治感染的情况下可延长时限至伤后48小时，在这一时限内进行彻底清创，可一期缝合硬脑膜，将开放性脑损伤变为闭合性，从而减少脑脊液漏、脑膨出和颅内感染的机会，并减少脑瘢痕形成及日后发生癫痫的机会。

（三）清创技术

1．单纯的头皮伤与开放性颅骨骨折　按一般清创方法处理。头皮创缘略于切齐，但不应切除过多，通常切除1mm即可，以免头皮缝合紧张，以S形、梭形或弧形方法扩大。摘除游离的碎骨片，去尽异物。妥善止血后缝合伤口，皮下引流1～2天。术中发现硬脑膜发蓝，颅内压高疑有硬脑膜下血肿者，应切开硬脑膜探查处理。脑搏动正常时，不必切开脑组织探查，以免将感染带入脑部。

2．开放性脑损伤的清创　应在直视下进行：①逐层由外及里进行清创去除全部的污物、异物、碎骨片和血块等；②仔细、完善、彻底止血和吸除无生机的破碎、液化的脑组织；③保留一切可以保留的脑血管和脑组织，最大限度地保护脑功能；④脑挫裂伤严重、　脑压高经脱水治疗无缓解时，可行内减压或去骨瓣减压术。

3．清创彻底的标准　伤道内的异物、血块和碎骨片彻底清除及止血完善后，脑局部塌陷，脑搏动良好，而且取出的碎骨片等于或多于颅骨平片显示的数目。

（四）几种特殊伤的处理

1．头部嵌入致伤物　如穿人颅腔内被颅骨卡住的钢钎、钉、锥等损伤。急救时严禁撼动或就地拔出。应在全麻下，以头皮伤口为中心，做S形切口或以伤口为中心马蹄形皮瓣，绕颅骨，4个钻孔，连成方形骨瓣，术者将留置的致伤物连同骨瓣一纵轴方向缓慢拔出，当发现活动性出血时立即剪开硬脑膜，牵开脑伤道，彻底止血和清除碎骨片等异物，反复用生理盐水冲洗伤道，缝合硬脑膜，还原骨瓣，缝合头皮。

2．经眶穿透伤　致伤物经眼眶进入颅腔内，由于眶内容和颅腔内容同时损伤，故应由眼科和神经外科医师共同处理。如考虑到拔出致伤物后可能发生颅内出血时，应在拔出致伤物前，由神经外科医师做好前额部骨瓣开颅，一旦拔出致伤物后出现大出血，即可迅速从颅内止血。对于并发外伤性颅内动脉瘤或颈内动脉海绵窦瘘者，应分别视情况进行相应治疗。

3．经鼻、筛窦穿透伤　采用前额部骨瓣开颅，拔出致伤物后，彻底清除脑内异物和碎骨片，修补筛板处硬脑膜破口，以防由于发生脑膜炎和脑脓肿而引起不良后果。

4. 静脉窦损伤　上矢状窦损伤较多。术前做好输血准备。清创止血手术先在损伤周边扩大颅骨缺损制成骨窗，小心移出嵌于静脉窦破口上的小碎骨片，立即用手指压迫破口制止出血，再用肌筋膜片等覆盖于静脉窦破口，周边用针缝合固定，可达到完善止血。如发现静脉窦已完全断裂而在矢状窦的后2/3处时，可采用一段静脉或人造血管移植对端吻合。如无条件，在紧急情况下只有将两端结扎，可造成肢体瘫痪。

（五）一般治疗

支持和稳定患者的生命体征，保持呼吸道通畅，防治脯水肿与颅内感染，应用促进神经功能恢复的药物，加强护理和康复治疗。

（徐斌）

第十六章　胸部创伤

第一节　肋骨骨折

一、概述

肋骨骨折是最为常见的胸部创伤。胸部创伤的患者中 40% ～ 60% 伴有肋骨骨折。肋骨骨折可由于直接暴力或间接暴力所造成。直接暴力引起的肋骨骨折可使肋骨向内弯曲折断，断端可刺入胸腔，直接损伤肋间血管、胸膜及肺等，从而产生血胸、气胸或血气胸；间接暴力如胸部前后受挤压，骨折多发生于肋骨中段，常使肋骨腋段向外弯曲折断。在枪弹伤或炸伤而产生的骨折，常为粉碎性骨折。在青春期以前，肋骨富有弹性，不易骨折，有的甚至没有明显的胸壁软组织损伤，亦可伴有严重的胸内及腹内脏器损伤。成年人尤其是老年人，肋骨逐渐失去弹性，其肋软骨也常有钙化而脆弱，容易发生骨折。偶尔因胸部肌肉突然剧烈收缩，如咳嗽、喷嚏等亦可引起肋骨骨折。如因肋骨转移瘤造成的骨折，称病理性骨折。

二、肋骨骨折常见部位

第 1 ～ 3 肋骨本身短粗，又有锁骨及肩胛骨的保护而不易发生骨折。一旦骨折多为较严重的胸部创伤，除常常合并锁骨骨折外，还应密切注意有无胸腔内重要脏器损伤，如心脏、肺挫裂伤、气管、支气管损伤。第 4 ～ 7 肋骨长而薄，是最常见的肋骨骨折部分。第 8 ～ 10 肋骨前端连接于肋软骨形成肋弓，因具有弹性缓冲作用亦不易折断。第 11 ～ 12 肋骨为浮肋，前端是游离的，弹性较大，不易发生骨折，但若发生骨折应注意有无腹腔内和腹膜后脏器损伤，特别是肝、脾、肾破裂和腹膜后血肿。

三、肋骨骨折的病理生理变化

由于致伤暴力不同，可以产生单根或数根肋骨骨折。每条肋骨仅有一处折断者称为单处骨折，有两处以上者称为多处骨折。单处骨折如无严重的胸内损伤，多不严重。但多根多处骨折则造成胸壁软化，形成浮动胸壁，亦称为连枷胸，可严重影响呼吸及循环功能。此外，多根肋骨骨折又可合并肋骨、肋软骨交界分离或胸骨骨折，使受伤胸壁失去前端支持，均可加重胸壁浮动，引起反常呼吸，即吸气时软化区胸壁内陷，呼气时外凸。反常呼吸可产生摆动气，即吸气时由于伤侧胸壁塌陷，压力较对侧高，患侧一部分气体经主支气管吸入健肺，呼气时患侧浮动胸壁抬高，患侧胸膜腔压力较健侧低，健侧一部分呼出废气被吸人患侧肺。这样周而复始，严重影响肺的通气和换气功能，加之咳嗽无力，使肺活量及功能残气量（FRC）减少，肺顺应性和潮气量降低，常伴有严重的呼吸困难及低氧血症，再加上呼吸道感染，易导致成人呼吸窘迫综合征。双侧胸腔压力不平衡，纵隔随呼吸来回摆动，影响血液回流和气体交换，可造成循环功能紊乱，为导致和加深休克的重要因素之一。此外，胸部创伤后气管内分泌物增加，伤员因疼痛不敢深呼吸，不敢用力咳痰，甚至不会咳痰。故呼吸浅而快，呼吸道易为分泌物或血液所堵塞，引起严重呼吸功能障碍。

四、临床表现和诊断

（一）病史

有明显的外伤史，如车祸、摔伤、高处坠落伤，重物对胸壁的直接撞击，挤压伤及枪弹伤等。如老年人有胸痛但无外伤史，应仔细询问有无剧烈咳嗽、喷嚏或胸部剧烈活动等病史，并仔细查体，以免漏诊因骨质疏松或恶性肿瘤转移灶造成的病理性肋骨骨折。

（二）症状

1. 肋骨骨折折断端刺激肋间神经产生疼痛，这是肋骨骨折最显著的症状。深呼吸、咳嗽、旋转体位、活动双上肢等可使疼痛加重，伤员因疼痛不敢深呼吸及咳嗽，易使分泌物潴留，加重呼吸困难。

2. 浮动胸壁的伤员，伤情多较严重，可有反常呼吸运动，因前述摆动造成部分无效呼吸，出现呼吸困难、发绀，甚至休克。

（三）体征

1. 骨折断端处有明显压痛，局部软组织肿胀，或有皮下血肿，有时可以触到骨折的断端或局部凹陷，或感到骨擦音。以双手在患者前后或两侧对压胸廓，可引起骨折部位的疼痛，即间接压痛阳性。

2. 多发多处肋骨骨折引起连枷胸，可出现反常呼吸运动，表现为吸气时胸廓扩张，但浮动胸壁向内凹陷；呼气时胸廓缩小，但损伤的浮动胸壁凸出。后果如前述。

3. 由于疼痛及创伤性反应，呼吸道分泌增加，因患者咳嗽无力，可闻及痰鸣音或哕音。并发肺部感染、肺不张时呼吸音降低或消失。

4. 直接暴力导致肋骨粉碎或多发肋骨骨折，可见局部明显畸形。

5. 如胸部听诊听到胃肠蠕动音，应怀疑有无创伤性膈疝，并应进一步检查确诊。

（四）化验室检查

血常规检查可见白细胞计数升高，多与创伤应激反应有关。血红蛋白及红细胞计数等指标对判断是否有内出血有一定意义。对严重损伤出现呼吸困难的患者进行血气分析，可明确低氧血症及二氧化碳的潴留程度，有助于临床急救工作。

（五）X 线检查

X 线检查应重复进行，如条件允许应立即进行立位 X 线检查，如前所述，如受伤后 X 线片无血气胸，应根据病情，过数小时后再拍胸部正侧位片，才能确定有无血胸（有时大量血胸在伤后 10 余天才被查出）、气胸、肺不张及肺实变等；另外可显示主动脉破裂的纵隔增宽、因气管或食管小的损伤而出现的纵隔气肿、创伤性膈疝等。在肋骨骨折无明显移位或肋骨骨折位于与软骨交界处，或青枝骨折的情况下，X 线片上不易看出骨折线，但在伤后 3 ～ 6 周的胸部 X 线片上，可以发现骨折端的骨痂形成阴影，可以协助后期诊断。如普通胸片显示膈肌穹隆状边缘消失或在胸内见到胃肠脏器影，应立即服碘油（常用泛影葡胺代替）造影剂，证实是否有创伤性膈疝。

（六）并发症

单纯肋骨骨折诊断并不困难，但在处理胸部损伤患者时，要仔细全面检查，注意有无血胸、气胸、胸内脏器或身体其他部位的损伤。对第 1、2 肋骨骨折应注意有无血管神经损伤，对下胸部肋骨骨折应仔细检查腹部有无压痛、肌紧张，必要时行腹腔穿刺以排除肝、脾破裂的可能。尤其应注意创伤性血胸、腹腔内脏器出血等出现的低血容量性休克前期症状。伤情复杂而严重者应注意挤压综合征的发生及脂肪血栓的形成。

五、治疗

肋骨骨折的处理原则是镇痛、清理呼吸道分泌物、固定胸廓和防治并发症。

（一）闭合性单处肋骨骨折

1．应用口服止痛药物，必要时肌内注射镇静药及止痛药物。

2．如果疼痛剧烈，可考虑行肋间神经或痛点封闭，其止痛效果较理想，对伤员呼吸、咳嗽排痰等均有好处。肋间神经阻滞用利多卡因较为安全，注射于骨折部肋间神经处。应包括骨折的上下各一根肋骨的肋间神经；痛点封闭是把利多卡因（剂量均为2%利多卡因5～10ml）直接注射于骨折部位及其周围，必要时可以重复。

3．胶布固定法用宽5～7cm的胶布条，在伤员呼气末胸廓缩至最小时，自对侧肩胛线经脊柱向前贴于胸壁，其前端超越中线5cm，自上而下，相互重叠约2cm呈叠瓦状。固定范围应包括断肋上、下各2根肋骨。其目的在于限制呼吸运动，使骨折断端减少活动而达到止痛的目的，但对患有支气管炎、哮喘、肺气肿等肺功能不全的伤员应禁用此法，因其限制患者的呼吸运动。

4. 弹性胸束带固定法其原理与前者相同，具有固定切实，患者舒适，不影响胸廓运动，有利于保持正常的静息通气量的优点，目前临床应用较多。

（二）闭合性多根多处肋骨骨折伴反常呼吸

对出现浮动性胸壁及反常呼吸运动的患者必须进行紧急处理。

1．保持呼吸道通畅保持呼吸道通畅，必要时行纤维支气管镜气管内吸痰或气管切开术，进行气管切开术后可减少呼气时阻力，改善反常呼吸，减少呼吸道无效腔容量，便于进行呼吸道管理。缺点是除切开的创伤外，更易导致呼吸系感染。

2. 止痛充分止痛对保持呼吸道通畅及预防肺功能不全有重要作用，伤后早期宜使用持续硬脊膜外镇痛法间断注入适量特别配制的止痛药物，或采用肋间神经阻滞等治疗，以减轻因疼痛导致的患侧胸壁活动受限、潮气量降低、咳嗽抑制，从而避免出现肺不张、低氧血症及呼吸窘迫。

3．防治休克防治休克，尤其应注意全身其他部位的合并损伤。

4．防治感染应用抗生素防治感染，注意肺部并发症的预防及处理，限制输液量，尤其是生理盐水等晶体液的输入量及速度，应输以胶体液为主的溶液和平衡盐液。

5．消除反常呼吸运动，纠正呼吸及循环功能紊乱尽快消除反常呼吸运动，纠正呼吸及循环功能紊乱，对浮动胸壁所出现的反常呼吸运动，根据其范围及呼吸困难的程度可选用以下方法。

(1) 加压包扎及沙袋压迫：用于浮动胸壁范围小、反常呼吸较轻者，该方法简单、快速且较稳定。对稍大的浮动胸壁进行加压包扎，反常呼吸被抑制，但可造成胸壁塌陷畸形，对以后的呼吸循环功能可产生不利影响。

(2) 肋骨牵引固定法：于浮动胸壁的中央部，选择1～2根能持力的肋骨，于无菌操作条件并局麻下，在肋骨上、下缘各刺一小口，用巾钳将肋骨夹住，用牵引绳系于巾钳尾部，通过滑车用2～3kg重量牵引，牵引时间2周左右，本法效果确实可靠，骨折复位及肺膨胀良好，但患者须卧床，不能下地活动且不便搬迁。

（3）控制机械通气又称呼吸内固定法：系以气管插管或作气管切开后插入带气囊的导管连接于人工呼吸器上进行辅助通。近年，对此法应用争论较多，敝临床上多用于有呼吸窘迫及低氧血症者，PaO_2<8.0kPa(60mmHg)、$PaCO_2$>6.7kPa(50mmHg) 及肺分流 >25% 的患者。一旦血气分析基本恢复正常，即可停止使用。在采用此法之前，必须仔细了解胸内情况，如合并气胸，应先行胸腔闭式引流，以避免应用机械通气后出现的张力性气胸。且呼吸机通气影响肺裂伤漏气的愈合，故慎用。

(4) 手术内同定法：其优点是缓解胸痛，直接探查和治疗胸内损伤，通过手术迅速牢固恢复胸廓的完整性，且患者可早期下床，减少并发症，但由于患者伤势重，仅在胸内合并伤行剖胸手术时顺便进行。手术方法主要是将肋骨断端用不锈钢钢丝固定或以克氏针做肋骨骨髓内固定。

（5）经胸腔镜直视下放置钢丝固定连枷胸。

（三）开放性肋骨骨折

胸壁伤口须彻底清创，用不锈钢钢丝固定骨折端。如胸膜已破，还应放置胸腔闭式引流管。术后应用抗生素预防感染。

（徐斌）

第二节　胸骨骨折

胸骨骨折极为少见，通常是由外力直接作用于胸骨区或猛力挤压所致，最常见于交通事故中由于紧急制动，驾驶员胸部撞击方向盘。当今使用安全气囊后胸骨骨折已明显减少。大多数骨折发生在胸骨体与胸骨柄相连接的胸骨体部，为横断骨折。如出现移位，下胸骨断端通常向前方移动，其上端重叠在上胸骨断端的上面，但胸骨后骨膜常能保持完整。胸骨旁可有多根肋软骨骨折，可能发生胸骨浮动。胸骨骨折可合并心脏损伤，以及气管、支气管损伤。

一、临床表现

胸骨骨折患者常有明显胸前区疼痛，咳嗽、呼吸及变换体位时疼痛加剧，呼吸浅快、咳嗽无力，呼吸道分泌物增多。严重者可出现呼吸困难、发绀等症状。局部有压痛，有时有畸形及骨折端骨擦感。

二、诊断

有明确的致伤病史，特别是外力直接作用于胸骨区或猛力挤历史。有上述症状，侧位和斜位 x 线检查可发现骨折线。单纯胸骨骨折对患者无太大危害，但其常合并严重的胸内脏器损伤，故诊断中应注意以下情况：①浮动胸壁；②肺挫伤；③支气管断裂；④血气胸；⑤心包积血；⑥心脏及大血管损伤；⑦腹腔内脏伤；⑧脊椎及脊髓的损伤等。

三、治疗

（一）单纯胸骨骨折并无移位的治疗

主要为卧床休息及应用止痛药。可采用 2% 利多卡因进行局部封闭，或在肩胛间垫枕及骨折部加沙袋压迫，可限制骨折活动，亦有止痛效果，一般卧床 2 ～ 3 周即可。

（二）骨折有移位的治疗

待全身伤情稳定后应尽早行骨折复位，常用方法有以下几种。

1. 闭式复位法适用于胸骨完全横断并移位的骨折，在局麻下让患者双臂上举过头，使胸椎过伸、挺腰，借助手法将重叠在上方的骨折端向下加压使其复位。手法复位切忌用暴力，以免产生合并伤。复位后需卧床 2 ～ 3 周。

2. 手术固定法适用于骨折断端重叠明显，估计手法复位困难，或胸骨骨折伴有浮动胸壁者。全麻下于骨折处正中切开，用钝性骨膜剥离器或持骨器撬起骨折端，使之上下端对合，在骨折上下断端钻孔后应用不锈钢丝固定，缝合。手术固定者可早期下床活动。

3. 悬吊牵引法用司密斯针弯成钩，在骨折部胸骨边缘切一小口，将钩紧贴胸骨后面从另一侧穿出，注意避免损伤胸廓内血管，然后用 4 ～ 5kg 的重量做悬吊牵引，缺点是必须卧床，且搬运不便。

（徐斌）

第三节　创伤性血胸

胸部损伤所引起出血或血液积聚在胸膜腔内时称血胸。它属胸部创伤的严重并发症之一，常与胸部的其他部位伤或全身多发伤合并存在。

一、来源

血胸的来源主要有以下几个方面：

（一）心脏、大血管伤

例如心脏贯通伤、胸主动脉、上下腔静脉和肺动静脉干伤等，它多发生在胸腔和纵隔穿透伤。出血量多而流速快，如果不及时救治在短期内即可发生失血性休克死亡。

（二）胸壁血管损伤

例如肋间动、静脉，胸廓内动脉，这些血管属体循环血管，压力高、出血量大，流速快，自行停止较慢也难以自行止血。多数可引起大量血胸需手术止血。

（三）肺组织血管伤

由于属肺循环血管多为小口径肺动、静脉，因其血管壁薄、血压仅为体循环血压的 1/3 ～ 1/4，加之肺组织具有弹性回缩的力量，故出血量较小，速度也慢，多能在数小时内停止。

（四）膈肌和腹腔器官伤

主要见于胸腹联合伤，尤其是腹腔内的肝、脾损伤，其出血可通过破裂的膈肌进入胸腔。

二、病理生理

血液流入胸膜腔内，由于心、肺、膈肌的活动发生去纤维蛋白的作用，经数小时后胸内积血的纤维蛋白可自行逸出，因而使血液失去其自行凝固的作用。故当胸腔穿刺时抽出的血液不会凝固。如果血胸发生时间较久，胸膜渗出的纤维素会覆盖在胸膜上使肺呼吸活动受限，其去纤维蛋白作用也随之消失；这时胸膜腔内积血亦会发生逐渐凝固，如果在短时间内大量出血时呼吸运动不足以发挥其去纤维蛋白作用，也可出现血胸凝固现象，称为凝固性血胸，胸腔穿刺抽不出或不易抽出血液。

凝固性血胸 3 天以后，其附在胸膜上的纤维素和血块逐渐由于成纤维细胞和成血管细胞的侵入会发生机化形成纤维板，这种脏层胸膜纤维板可随时间逐渐增厚压迫肺脏，壁层胸膜纤维板的增厚可限制胸壁活动。如果胸膜间隙完全被纤维素所填塞称为纤维胸，其胸壁运动及呼吸功能严重受限，伤侧的肺功能显著降低。大量血胸可引起血容量的降低、伤侧肺的受压、肺不张会产生生理性右向左的分流、纵隔移位影响气体交换，甚至发生休克。血胸还可成为胸膜腔感染的条件，一旦受污染细菌的侵入还可形成脓胸。

三、临床表现

（一）血胸的分类

1．小量血胸血胸量不超过 500ml，一般无临床症状，在 X 线片上仅见膈肋角的消失。

2．中量血胸血量 500 ～ 1500ml，上界可达肺门平面。

3．大量血胸血量超过 1500ml，上界可达胸膜腔顶，严重地压缩肺脏。

（二）症状

小量血胸临床上可无明显症状，伤员仅有轻度吸收热。中等量以上血胸可引起两种不良结果。

1．内出血引起贫血有效血容量不足，表现为口渴、脉快、面色苍白、呼吸困难及血压下降等休克症状。

2．肺组织受压显著使通气量减少、气体交换不足，伤员还可有胸闷、气急、呼吸困难等。

（三）体征

小量血胸可无特殊症状，中等量以上血胸可发现伤侧胸廓呼吸运动减小。伤侧胸部饱满，肋间隙增宽。触诊发现气管移向健侧。听诊呼吸音减弱或消失。叩诊下胸部呈实音。如果并发血气胸时，上胸部呈鼓音，下胸部呈实音。

四、辅助检查

（一）胸部 X 线检查

可见胸膜腔内有片状不透光阴影，纵隔向健侧移位。血气胸可见到液平面。

（二）胸膜腔穿刺

这是简易可靠的确诊方法。可抽出血液（通常不凝固）。

（三）超声检查

可较早地提示有胸膜腔积液。

五、诊断

根据外伤史、临床表现、胸穿和胸部 X 线检查都可明确诊断，及时超声检查有较大的诊断价值。根据胸膜腔内出血的状况又可将血胸分为非进行性血胸和进行性血胸。

（一）非进行性血胸

胸部创伤后胸膜腔内出血不多，经数小时后可自行停止，其胸膜腔积血不再明显增多，称为非进行性血胸。特点为胸腔穿刺抽出不凝固的血块，做连续胸部 x 线检查，可见伤侧胸膜腔虽有片状不透光阴影，但无进行性增大。

（二）进行性血胸

胸膜腔内出血不止，血胸量继续增多称为进行性血胸。出血常来自严重的肺裂伤、胸廓内血管损伤和肋间血管裂损，心脏、主动脉、腔静脉、肺动脉、肺静脉损伤和胸腹联合伤（例如肝破裂、脾破裂等）。伤员呼吸和循环多不稳定，除具有上述非进行性血胸的症状、体征外，休克会逐渐加重和呼吸困难持续加剧是它的特征。诊断是否为进行性血胸须作严密观察，出现下列几种情况中任何一种即可确诊。

1．休克加深者伤员原有休克，经输血、补液后血压虽暂时回升，但随着输血、补液减慢或停止，短时间内再出现血压进行性下降，又陷入休克，检查血常规见血红蛋白、红细胞计数呈持续性降低者。

2．胸膜穿刺后血胸加重者如果抽出多量较新鲜的血液或抽除血胸后，经短时间后又出现血胸量增加者。

3．置放胸腔闭式引流血胸未见减轻者胸腔引流管内持续有血液流出，连续 3 小时 >200ml/h。

4．在胸膜腔内血液凝固者胸膜腔内积血不易抽出，伤员情况继续恶化、局部叩诊实音界继续升高，或 X 线胸片阴影范围继续加大，同时伤侧上腹部有疼痛感觉者。

（三）确定血胸感染的新指标

血胸若未及时处理易激发感染形成脓胸，其检查鉴别方法如下：

1．溶血法试管内留置血胸抽出液 1ml 加蒸馏水 5ml 稀释充分摇匀，放置 3 分钟后观察。

(1) 无感染者：上清液红色透明有溶血现象。

(2) 有感染者：上清液混浊。

2．涂片法用血胸抽出液进行细胞计数，红细胞与白细胞的比例一般常为 500:1，有感染时白细胞增多，可达 500:30。

3．细菌培养有条件时可做抽出液的细菌学培养和细菌对抗生素药物敏感试验。

六、治疗

（一）治疗原则

1．抗休克。

2. 彻底清除积血。

3．防治继发感染。

（二）具体处理措施

1. 补充血容量

(1) 对小量血胸：生命体征稳定可暂不需特殊处理。

(2) 对中、大量血胸：血压不稳定已出现休克者，应尽快补液、输血，维持血压和循环的稳定。

2. 胸腔穿刺术

(1) 对量少、非进行性血胸：可暂予观察不需特殊处理。

(2) 对中量以上血胸：在伤后即可进行胸腔穿刺术，同时予输液、输血。穿刺部位在腋中线或腋后线上第 5 肋间隙或第捌司隙，原则上应在伤后 8 ～ 12 小时尽快地排空血胸，解除对肺组织的压迫，使肺重新复张恢复功能。如果抽出血胸液量多于 1000ml，而伤员因失血处于濒危状态、输血来源困难者在鉴定引流液无感染时可考虑将血胸血施行自体回输。回输血要施行无菌的采血法和使用过滤输血装置回输，回输血中应加入适量有效的抗生素。应牢记一般在伤后 24 小时以上的血胸血不宜进行再回输。还要向胸腔内注射有效的抗菌药物。对于多次胸穿仍不易吸净的血胸应进行闭式引流术为佳。

3．胸腔闭式引流术对中、大量血胸应予置放闭式引流装置，有利于保证胸膜腔的负压，促进肺的膨胀，可减少血液对胸膜腔的刺激，减轻胸膜增厚和粘连以及对肺功能的影响，同时又可观察胸内出血情况，防止继发感染。

4．开胸探查止血术血胸开胸探查的适应证为：

(1) 进行性血胸。

(2) 伴有心脏及大血管损伤者。

(3) 伴有气管、支气管损伤或食管损伤者。

(4) 凝固性血胸伴有胸腔内异物存留者。

(5) 胸腹联合伤的存在且血胸液中有污染物（胆汁、胃液、食物、粪便等）。

5．防治感染全身应用有效的抗感染药物以预防继发感染。对于已发生感染的血胸尽早进行脓胸的处理。

（徐斌）

第四节 创伤性气胸

气胸在胸部伤中较为常见，多由于肺组织、气管、支气管、食管破裂，致使空气逸入胸膜腔，或因胸壁伤口穿破胸膜，胸膜腔与外界沟通，外界空气进入所致。按其病理生理变化不同可分为闭合性气胸、开放性气胸及张力性气胸。如果创伤性气胸合并出血称为创伤性血气胸。

一、闭合性气胸

闭合性气胸指胸部创伤后肺、支气管或食管的破裂，空气进入了胸膜腔，此时胸壁及皮肤仍保持着完整，胸膜腔不与外界直接相交通，其特点是胸膜腔内压力尚低于大气压。

（一）致伤原因

常见原因为胸部钝性伤合并肺破裂、肋骨骨折端刺破肺组织。当气体进入胸膜腔后局部破口已经闭合，气体不再继续进入。气体进入胸膜腔后会造成肺组织的受压萎陷，出现不同程度的呼吸和循环功能的紊乱。

（二）临床表现

单纯性气胸的临床症状是胸部疼痛、呼吸异常改变，呼吸困难的程度取决于肺压缩的程度。少量气体进入胸膜腔一般对纵隔和心脏无明显影响和移位，临床上仅有呼吸急促，极轻者可能毫无症状。较大量的气胸时，肺大部分压缩则可出现胸闷、气短，气管和纵隔可移向对侧，叩诊呈鼓音，听诊出现呼吸音减弱或消失。

（三）胸部 X 线检查

按肺被压缩的程度分为：

1．少量气胸肺压缩 15% 以下。

2. 中等量气胸肺压缩 15% ～ 60%。

3. 大量气胸肺压缩 60% 以上。

在胸部 X 片上如果显示伤侧胸部外 1/3 被气体占据者，则提示肺已被压缩约 50%；如果显示伤侧胸部的上部和中、下部的 1/2 被气体占据，则提示肺已被压缩约 75%。

（四）诊断

根据受伤病史、临床表现及 X 线检查易于确诊。

（五）治疗

1. 少量气胸通常患者临床症状不明显，应严密观察，让其卧床休息，给予口服镇静药、止痛药物等，通常 1 ～ 2 周后可自行吸收、不需特殊处理。

2. 中量气胸多有胸闷、气促不适症状，应作胸腔穿刺抽气，抽除气体后再严密观察伤情，如果数小时后气胸仍继续加重，则应施行胸腔闭式引流术。

3. 大量气胸大部分伤患都有呼吸困难症状，应尽早施行胸腔闭式引流术。

4. 血气胸尽早排除胸膜腔内气体和积血，减少伤后胸膜粘连或感染的并发症宜行胸腔闭式引流术。

二、开放性气胸

开放性气胸是指胸膜腔与外界相通，胸壁的完整性丧失，空气可自由进出胸膜腔，其特点是胸膜腔内压力与大气压相等。

（一）致伤原因

常见于火器伤，胸壁上有缺损者也会造成胸膜腔经胸壁创口直接与外界相通，空气随呼吸运动自由地出入胸膜腔。

（二）病理生理

在正常情况下，胸膜腔是一个具有负压的密闭体腔。在呼吸运动中吸气时（由于肌肉的协同作用膈肌下降、胸壁抬起因而胸膜腔的容积增大），负压值为 -0.98kPa（$-10cmH_2O$），使肺胀经由呼吸道获得空气。呼气时膈肌松弛后上升、胸壁回弹下落、肺脏弹性回缩，胸膜腔容积缩小，负压值下降 -0.39kPa($-4cmH_2O$)，使肺脏呼出气体。如果胸壁有缺损，胸膜腔密闭的完整性被破坏，空气可经创口随呼吸运动而自由地出入胸膜腔则使胸膜腔负压功能消失，导致伤侧肺萎陷。严重者在吸气时胸廓扩大，健侧肺随着吸人空气而膨胀，同时伤侧肺内的部分残余气体也被吸入到健侧，当呼气时健侧的气体虽能排出体外，却有部分含 C02 的残量反倒灌至伤侧肺内。如此反复一呼一吸，含氧量低的气体反复在健侧和伤侧肺内巡回，而形成“摆动呼吸”，从而加重缺氧。与此同时，在吸气时伤侧胸膜腔内因大量空气进入压力升高，健侧胸膜腔因呼气而负压升高，这样就使纵隔向健侧移位，健侧肺的膨胀明显受限制，减少了气体交换时间。呼气时伤侧胸膜腔内气体从伤口提前逸出，纵隔也随着摆向伤侧。如果在一呼一吸之中又会发生了纵隔扑动。纵隔的摆动会刺激纵隔及肺门部位的神经、大血管难以承受的摆动，上、下腔静脉会发生扭曲，影响回心血流，降低心脏输出量，造成循环功能损害。空气反复进出胸膜腔对胸膜也有明显的刺激，极易导致休克的发生和机体严重缺氧等。

（三）临床表现及诊断

当伤员有严重呼吸困难、面色苍白、发绀、休克等，结合胸部有开放性伤口，或听到了胸壁创口有空气进出胸腔的吸吮声；伤侧胸部叩诊为鼓音、呼吸音明显减弱或消失。根据外伤史，听到上述吸吮声和其他临床表现，再结合胸部 X 线检查即可确定诊断。

（四）治疗

1. 急救急救原则是紧急封闭创口，使开放性气胸尽快变成闭合性气胸。然后，再按闭合性气胸急救原则进行处理。如果创口的直径超过声门的内径（2.75cm），不及早封闭，伤员将在短时间内死亡。在战时可使用急救包敷料或其他代用品紧密封闭创口。缺损较大的胸壁可应用 3 ～ 4 层消毒的凡士林纱布封闭创口。封闭范围应超过创口缘 5cm 以上，在其上方再盖以比创口略大的纱布，最后用宽胶布作叠瓦式封闭固定。开放性气胸的急救中应强调现场的自救和互救。在战场上进行了妥善急救的包扎后应在短时间内施行后送，在转送途中要密切注意包扎是否严密，时刻警惕有无张力性气胸的发生。

2. 清创缝合和闭式引流通常在气管插管后行胸壁清创缝合术的同时探查和处理胸膜内器官伤，然后放置闭式引流。如果没有气管插管的条件时应先放置闭式引流，才能后送至能做清创术的医疗单位进行胸壁的清创缝合术。

3. 防治感染常规应用抗生素，鼓励伤者咳嗽、排痰及早期离床活动，以促进肺复张和防治肺部感染。

三、张力性气胸

张力性气胸是指胸壁、肺或支气管伤虽造成伤道与胸膜腔相通，通常只能向胸膜腔单方向开放呈活瓣状的气胸创口。其特点是胸膜腔内压力短期内高于大气压。

（一）致伤原因

胸部的闭合伤或开放伤均可能造成张力性气胸，例如肺裂伤、胸壁小的穿透伤或支气管、食管裂伤等。只要形成活瓣状创口，即可形成张力性气胸。

（二）病理生理

由于形成的活瓣状创口，活瓣只能向胸膜腔单向开放，无法向相反方向排气就会使得吸气时空气越来越多地进入伤侧胸膜腔（呼气时则不能排出），因而伤侧胸膜腔内的压力越来越高形成极高的张力。张力性气胸不但压缩伤侧肺使其丧失呼吸功能，而且随着胸膜腔内压力的增加，将纵隔逐渐向健侧移位使健侧肺也不能充分膨胀，这样会造成更为严重的缺氧。纵隔的移位又能使上、下腔静脉扭曲，加上胸膜腔负压消失，严重地阻碍了血液向心脏回流，导致心输出量减少，发生严重的循环障碍。如果高压的气体经创口进入纵隔或胸壁软组织内还会产生纵隔气肿和皮下气肿。如果不及时诊治，张力性气胸可造成伤员的迅速死亡。

（三）临床表现及诊断

伤员多半有进行性呼吸困难、发绀和休克，常表现为躁动不安、痛苦样呼吸窘迫、大汗淋漓等。气管向健侧偏移，有时并有纵膈和皮下气肿，伤侧胸廓膨隆、肋间隙饱满，叩诊呈鼓音和呼吸音消失。胸部 X 线检查可见到不同程度的气胸、肺不张、纵隔移位等。胸腔穿刺对于张力性气胸有特殊的诊断价值，如果经穿刺排气减压后短时间内又出现呼吸困难及张力性气胸的征象，则可确立诊断。

（四）治疗

张力性气胸是非常紧急、严重的胸部伤并发症，必须紧急救治。

1. 急救原则是将张力性气胸变为开放性气胸，然后再变为闭合性气胸，最后按闭合性气胸来处理。在紧急情况下可用粗针头在第 2 肋间的锁骨中线处刺入胸膜腔内排气，使用恰当可以挽救伤员的生命。在平时紧急穿刺后应立即在穿刺处放置胸腔闭式引流管。在战时，对这些伤员可先作胸腔闭式引流，需紧急后送时可使用顶端开口约为 1cm 裂口的橡皮指套系于一粗针头上，以利有张力的气体排出体外。这类伤员送至团卫生队或野战医院后改用闭式引流。有张刀阴气伶排出体外。这类伤员送至团卫生队或野战医院后改用闭式引流。

2. 闭式引流术一般在局麻下进行。气胸于锁骨中线第 2 肋间麻醉，然后放置引流管，血气胸则要求在腋中线第 5、6 肋间进行置入口径为 0.5 ～ 1.0cm 的胶管作闭式引流用，保持着连续减压，待肺完全膨胀后其漏气已停止 24 小时才考虑拔管问题，应持慎之又慎的态度。

3. 开胸手术如果置放闭式引流后，仍不断有大量漏气，有肺不张甚至不断出现皮下气肿增加，这些多属肺、气管、支气管或食管大范围严重损伤，则应考虑开胸探查术。

（徐斌）

第十七章 腹部创伤

第一节 肝损伤

肝脏虽然有胸廓保护，但因其体积大，重量大，质地脆弱，故无论在胸腹钝性伤或穿透伤中都容易受累；又因其血运丰富，结构和功能复杂，故伤情往往较重，易发生失血性休克和胆汁性腹膜炎，死亡率和并发症的发生率都较高。单纯性肝外伤的死亡率约为 9%，其中刺伤为 3%，火器伤为 18%，交通事故钝性伤为 30%；合并多个脏器损伤和复杂性肝外伤的死亡率可高达 50%。

肝脏损伤的原因，战时绝大多数为火器伤，平时则以刺伤和交通或工业事故造成的钝性伤为多。平时火器伤在我国过去少见，近年来则有增多趋势。复苏时粗暴的胸外按压，新生儿分娩时受狭窄的产道挤压，或助产、人工呼吸手法不当，也偶尔引起肝脏破裂。

一、分类和病理

分为开放性损伤和闭合性损伤两大类。无论是开放伤还是闭合伤，损伤的程度可有很大不同。刺伤的戳口一般整齐，深浅不等。低速投射物如小口径枪弹的贯通伤或盲管伤，损伤基本局限于伤道周围。高速枪弹或弹片则可造成广泛的损伤甚至毁损。钝性闭合伤有时仅引起肝包膜下血肿，表现为肝区胀痛和肝大，但多数引起肝实质挫裂伤，严重者可造成离断伤或毁损伤。表浅的裂伤，出血容易自行停止，深在的中央型挫裂伤则可造成广泛肝组织坏死，且往往伴有肝动脉、门静脉、肝静脉和肝内胆管大分支的损伤，引起严重出血和胆汁性腹膜炎。张力很大的肝包膜下血肿突然破裂，则出现迟发性（距受伤数小时、数天甚至更长时间）急性腹痛和内出血。

二、诊断

开放伤的诊断一般不难。值得注意的是胸部穿透伤常能贯通横膈引起肝脏损伤，因为深呼气时肝顶部可高达乳头的平面（第 4 前肋间）。闭合伤诊断有时不易，尤其当存在多处严重伤时，腹部情况可被忽略。右侧躯干遭受暴力，右上腹痛向右胸及右肩放射，有右下胸肋骨骨折，右横膈抬高，都应高度怀疑肝损伤。B 型超声检查对鉴别有无肝损伤及探明损伤的部位和程度很有价值。例如钝性伤引起的局限于肝裸区的实质破裂，主要表现为腹膜后（肝后及右肾上腺、下腔静脉旁）血肿，腹腔穿刺阴性，失血量不大，若不行 B 型超声或 CT 检查，临床上很难发现。

三、治疗

肝脏火器伤和累及空腔脏器的非火器伤都应手术治疗。其他的刺伤和钝性伤则主要根据伤员全身情况决定治疗方案。血流动力学指标一直稳定或经补充血容量后保持稳定的伤员，可在严密观察下行保守治疗，包括卧床休息、控制饮食、止痛、应用抗生素等。借助 B 超可对局部伤情进行动态观察，但不具备这些条件也不影响非手术治疗。非战时的肝脏损伤，约有 30% 可经非手术方法治愈。生命指征经液体复苏仍不稳定或需大量输血（>2000ml）才能维持血压者，说明继续有活动性出血，应尽早剖腹手术。手术的目的是彻底查明伤情、确切止血、防止胆瘘、清除失活的肝组织和充分引流。

已明确仅有肝脏损伤者，可采用右肋缘下切口，以便不开胸就能显露和处理肝脏各个部位的损伤。不能明确者，仍应经正中切口开腹，必要时改为右侧胸腹联合切口。开腹后发现肝脏破裂并有凶猛出血时，可用纱垫压迫创面暂时止血，同时用手指或橡皮管阻断肝十二指肠韧带控制出血，以利探查和处理。常温下每次阻断肝门的时间不宜超过 20 分钟。若需控制更长时间，应分次进行。探查中发现小的肝包膜下血肿可不处理；张力高的大血肿应将包膜打开，消除血肿，放置引流；肝表面有活动出血的，作“8”字缝合直接止血，伴有肝实质裂伤，应视情况进一步处理。出血已停止的整齐戳伤或表浅挫裂伤不必缝合，适当引流即可，有的甚至不需引流。锐器或低速子弹造成的隧道状贯通伤，出血已停止者，也只需在伤道入口和出口处放置引流。处理其他伤情，主要有以下方法：

（一）缝合

缝合是治疗肝脏裂伤最常用的方法，但并非所有裂伤都适于单纯缝合，必须区别对待。大多数边缘整齐的裂伤可作间断普通缝合或褥式缝合，并常规放置引流以防胆汁渗漏和感染。损伤严重的，应在缝合处和膈下分别放引流。深在的裂伤不能仅作创缘的表浅缝合，否则肝实质内将形成一个充满血液、胆汁和坏死组织的死腔，最终导致脓肿形成、继发出血或胆道出血。这样的创口必须认真探查，缝扎损伤的血管和胆管，然后穿过底部缝合、引流。必要时可将胶管置入创口深处，再疏松缝合。创缘有失活组织者，需行清除，再止血、缝合，但不必常规切除血运正常的创缘组织，以免伤及肝内重要管道。挫裂伤严重，尤其伤及肝内较大胆管或作了肝组织大块切除者，胆总管引流可以减少胆瘘或肝内淤胆引起血凝块溶解导致再出血的机会，还为术后造影提供一个通道。但一律常规 T 管引流弊多利少，它不仅不能降低死亡率和并发症的发生率，而且增加应激性溃疡的机会，部分患者日后还可能发生胆管狭窄。因此，胆总管直径小于 5mm 者，最好不做 T 管引流。

为了达到创口止血，有时将止血海绵等填人创面，再以长纱条进行填塞。此法虽然简单，常能控制出血，但由于是异物，又妨碍引流，反而促进感染和组织压迫性坏死，从而导致极难处理的继发性出血。因此，纱布填塞只能用于术中临时止血，不可作为决定性治疗手段。凡需填人大量纱布才能控制的出血，一般宜行肝动脉结扎或肝切除。若当时由于病情危重或某些条件不具备（如缺乏血源、技术力量不足），可以暂行填塞结束手术，积极创造条件后尽早再剖腹施行决定性手术。如果确实没有条件再次剖腹（如在边远地区），应在创面上衬以带蒂网膜，再将长纱条由深到浅有序地填入创口，或不填入创口面只填塞周边，造成能止血又不过大的均匀压力。纱布的另端通过就近的腹壁切口引出体外，术后 3 ～ 5 天分次轻柔地撤出。向创面填入明胶海绵等可吸收材料，虽然异物反应相对要小，但在某种程度上同样存在上述弊端，只宜在某些止血困难的场合配合缝合适量使用。作为填塞物大网膜虽然止血效果略差，但不产生异物反应，远优于人工材料，需要以填塞配合缝合时，可优先选用。

不整齐和创面大的挫裂伤，清除失活组织和缝扎创面上破裂的血管和胆管后，有时已不可能对拢缝合，可用网膜覆盖创面并加以固定，放置双套管负压引流。

（二）肝动脉结扎术

难以制止的猛烈出血大多来自动脉。深在而复杂的肝裂伤经缝扎创面血管仍不能控制出血时，宜行肝动脉结扎。结扎肝总动脉最安全，但止血效果有时不满意。结扎左肝或右肝动脉效果肯定，手术后虽然肝功能可能波动（可出现低血糖、低清蛋白和菌系变化），但由于通过膈腹动脉、肋间动脉和肝包膜动脉可以建立侧支循环，肝坏死的机会很小。结扎肝固有动脉危险最大。为了减轻肝脏的负担，动脉结扎术后1周内宜禁食，输注足量的糖和白蛋白。

（三）肝切除术

严重的肝裂伤，缝合加引流或动脉结扎效果都不满意，死亡率和并发症的发生率很高，而正确施行的肝切除术，却可使相当一部分伤员获救。这主要适用于：①肝组织严重碎裂；②伤及肝内主要血管和（或）胆管；③创伤造成大片失活组织；④无法控制的出血。肝脏有强大的再生能力。临床和实验证明，保存20%的正常肝组织便能存活。但规则性肝叶切除创伤大，本身就是对伤员的又一次沉重打击，在严重创伤条件下施行半肝或近半肝切除，死亡率可高达50%，因此不应轻易施行。外伤肝组织切除的原则应是在充分考虑肝脏解剖特点的基础上，彻底切除失活、坏死的组织。结扎损伤的血管和胆管，同时尽量保存正常的肝组织。因此，一般施行的是不规则性切除。腹腔引流要充分，最好使用双套管负压吸引以防发生膈下脓肿和胆汁性腹膜炎。

（四）肝脏损伤合并肝静脉主干或肝后段下腔静脉破裂的处理

这类损伤罕见，处理上最为棘手，死亡率高达80%。严重的威胁不但来自极难控制的大出血，而且来自可能发生的空气栓塞和肝碎片栓塞。由于部位深在和出血凶猛，探查时可能一时难以判明伤情，但根据阻断肝门后出血不减和搬动肝脏时出血加剧，应该想到本诊断。

查明损伤部位后，先于局部加压填塞，尽量控制出血，然后根据伤情采取对策。肝后段下腔静脉平均长度为7～8cm，其上端（即第二肝门处）的破裂常系肝静脉入口处撕裂所致。通过胸腹联合切口切开膈肌，有时可在直视下进行修补。肝后段下腔静脉下端的裂口，也多可以直接修补。中段的裂伤最难处理，只有游离、掀起甚至切除了肝右叶方能将其显露，修补的方法之一是先做下腔静脉右心房置管分流并阻断肝门血流，再显露（有时需切肝）、修补。为此需切开心包，经右心耳戳口插入导管（尖端及预定留置在心房处事先做好侧孔）到肾静脉平面以下。用止血带将心包内下腔静脉及肾静脉平面以上的下腔静脉勒紧，同时阻断肝门。或从肾静脉平面下方切开，向上插入Foley导尿管，使气囊位于横膈以上水平，注气的侧管从切口伸出。气囊注入盐水，同时用止血带勒紧肾静脉平面以上的下腔静脉，并阻断肝门。虽然这些方法提供了一种先控制出血（同时维持下腔静脉和肾静脉回流），后显露、修补的途径，但因其创伤性大，操作复杂，实际效果不够理想，伤员大多死于手术台上。近年来有些施术者根据该段静脉和肝静脉主干损伤往往是肝破裂的延续以及静脉压力不高的特点，试用带蒂大网膜填塞，粗针大线将肝裂伤靠拢、缝合，半数以上病例获得成功。填塞无效者，则实行全肝血流阻断，即相继阻断膈肌段主动脉、肝门和上下端下腔静脉，在无血情况下将右肝游离后掀起或切除，显露下腔静脉破口，以无损伤侧壁钳夹持，即可撤去上述几处阻断钳或阻断带，恢复肝脏及下腔静脉血流，然后缝补裂口，阻断时间不应超过30分钟。

四、术后并发症

与肝损伤的程度和治疗是否及时、得当相关。

（一）感染

最为常见，占并发症的半数左右。异物存留、失活组织和血凝块清除不彻底、创面胆管缝扎不完善、用纱布等人工材料填塞、引流不充分或过早拔除引流管是发生肝脓肿、膈下或肝下脓肿和胆汁性腹膜炎的主要原因。建立通畅引流、加强抗生素治疗和全身支持治疗是基本的处理措施。

（二）胆瘘

术中遗漏肝创面上较大的胆管分支，遗留的失活肝组织液化、感染、脱落，都能造成胆汁外漏，形成脓肿、胆汁性腹膜炎或外瘘。早期治疗是加强引流，长期不愈的外胆瘘可行瘘管空肠 Roux—Y 吻合术或肝部分切除术。

（三）出血

肝包膜下血肿迟发破裂引起的出血，过去主张一律手术。根据近年的经验，也应区别对待。原有血肿很大，出血猛烈引起血压波动的以手术为宜;原有血肿不大，出血比较缓和，经输液及少量输血能保持病情稳定的,还可行非手术治疗。后一类伤员占 50% ～ 60% 或更多。肝严重损伤，第 1 次手术时靠填塞止血，拔除纱布条时再发生出血者，应重新探查，视伤情作进一步治疗，如肝动脉结扎、肝切除等。因肝内血肿感染或创面感染引起的继发性出血颇为棘手，若破裂的血管较小，局部充分引流加缝扎或许能避免再出血。出血凶猛或反复出血者，应避开感染出血部位进行处理，如肝叶切除、肝动脉结扎、选择性血管造影栓塞等。

（四）胆道出血

发生在伤后数天至数周，出血多来源于损伤处的动脉，因局部坏死、液化或感染造成血管与胆管的沟通。临床表现为周期性上腹痛、黄疸及呕血、黑便，有时能吐出经胆管塑形的条索状血凝块。过去都主张手术，行肝动脉结扎或肝切除。近年开展数字减影血管造影发现此类患者大多存在肝内动脉某个分支的假性动脉瘤，选择性动脉栓塞效果确切。此法能准确定位，及时治疗，创伤轻微，在有条件的医院可作为首选方案。

（徐斌）

第二节 胃、十二指肠损伤

一、病因

（一）由外来暴力引起

1. 非穿透性损伤，多由钝性外伤所致，如拳打、脚踢、跌碰、撞击等外伤引起。

2. 穿透性损伤，如刀刺伤、枪伤等。

3. 手术损伤，手术时不慎所致。

（二）机械性损伤

如胃镜的插入或吞下的异物引起。

二、病理

（一）非穿透性损伤

1. 空腹时外来钝性力作用下胃的损伤较为少见。当胃内充满食物或气、液体时上腹部遭受钝性打击后，腹壁的损伤可不明显，而胃壁可呈现出不同程度的损伤。胃的浆膜或肌层裂伤时，可无明显的临床表现。胃壁挫伤形成壁内血肿者，当时也可没有症状，但血肿感染形成脓肿。胃壁可发生坏死穿破，引起继发性腹膜炎。严重损伤造成胃壁全层破裂时，常伴有肝、脾、胰、结肠或肋骨的损伤，危险性极大。

2．十二指肠位置较深，大部分位于腹膜后，严重损伤引起的十二指肠破裂常不易发现，即使开腹探查也容易被忽视而造成严重后果。

（二）穿透性损伤

胃或十二指肠的穿透性损伤常伴有邻近脏器的损伤，剖腹探查时易于辨认，不致造成诊断困难。

（三）手术损伤

1．腹部手术时胃的损伤常见于脾切除术，在切断胃脾韧带时，胃大弯侧的胃壁可被钳夹而切破。

2．反复多次的胆道手术，往往胃与十二指肠连同横结肠与大网膜严重粘连，甚至与腹壁也难于分离，因解剖关系不清，可造成胃与十二指肠的损伤。

3．右肾手术时可造成胃与十二指肠损伤。胆总管下端狭窄用胆道探子扩张时，过于粗暴也可穿破十二指肠。

三、临床表现

1．胃壁损伤无全层破裂时仅表现为上腹的轻度疼痛，经临床观察后逐渐好转。

2. 严重损伤胃破裂时可有内出血休克和弥散性腹膜炎的表现。

3．十二指肠破裂时肠内容物流入腹腔，症状同胃破裂。

4．腹膜后十二指肠破裂早期症状可不明显；随时间延长，右上腹及右腰部出现疼痛、呕吐、发热。个别患者可出现右侧睾丸疼痛。

四、诊断

（一）症状体征

1．胃破裂与十二指肠破裂肠内容物流入腹腔时表现为剧烈腹痛、呕吐、发热。

2．腹膜后十二指肠破裂出现右腰部痛及睾丸疼痛。

3．体征主要有腹肌紧张和压痛与反跳痛，肝浊音界缩小，腹部出现移动性浊音，肠鸣音消失。右肾区浮肿，叩击痛。以后脉搏逐渐加快，出现高热，合并邻近脏器损伤时早期即有内出血和休克的表现：十二指肠破裂时应注意与右肾周围脓肿相鉴别。

（二）实验室与特殊检查

1．红细胞、血红蛋白与血细胞比容下降表示有大量失血。

2. 白细胞总数及中性白细胞升高。

3．X 线检查发现腹腔内，特别是膈下有游离气体是胃与十二指肠破裂的确证，腹膜后积气出现花斑状阴影提示十二指肠破裂。

4．插入胃管行胃减压，胃内容物含有血液对胃损伤的诊断有帮助。

5．腹腔穿刺的准确率可达 90% 以上。

6．B 型超声检查能确定腹腔内积液的多少，同时对实质脏器损伤的诊断有帮助。

五、治疗

（一）非手术疗法

适用于胃壁损伤无破裂、腹膜后十二指肠破裂早期诊断不清、不伴有休克和弥散性腹膜炎的患者。

1．患者取半卧位。

2．有效地胃肠减压。

3．适量的液体补充。

4．抗生素的应用。

（二）手术疗法

1．胃破裂行修补术幽门部纵形裂伤可作横向缝合，以防术后狭窄。幽门部挫伤破裂严重或横断伤，可行胃部分切除术。注意探查胃后壁有无破裂。

2．十二指肠破裂

(1) 单纯修补术：适用于裂口不大、边缘整齐、血运好、无张力著。为防止术后肠瘘应行充分的胃肠减压。也可在修补处的近端翻远端经胃造瘘口放入一个多侧孔的减压管，另放一个空肠营养造瘘管。

(2) 损伤肠段切除、吻合术：十二指肠第三、四段损伤严重不宜缝合修补时，可行局部肠段切除对端吻合术，张力过大无法吻合时将两断端关闭行十二指肠空肠侧侧吻合术。

(3) 胰头十二指肠切除术：适用于十二指肠第一、二段严重碎裂殃及胰头无法修复者。

不管何种手术方式均应保证术后十二指肠通畅、吻合无张力，充分地腹膜后和腹腔引流。

（徐斌）

第三节　小肠损伤

一、病因

（一）小肠穿透性损伤

多为直接的锐器所致，如战时的刺刀伤或枪弹伤，平时的刀刺伤，竹木利器的刺伤。腹壁创口明显可见，常伴有腹内其他脏器损伤。

（二）小肠非穿透性损伤

多为钝性暴力直接或间接地作用于腹部引起，如腹部的撞击伤、挤压伤、跌伤、高空坠落伤。伤后腹壁完整而小肠已有明显的损伤。

（三）医源性损伤

如术中分离粘连时伤及肠壁，疝手法复位时的肠破裂。

二、病理

（一）小肠挫伤

局限而轻微的挫伤可自行愈合。严重的挫伤可引起肠壁的坏死和穿孔。

（二）小肠破裂

可以是不完全的或完全的破裂。

1．不完全的小肠破裂仅有小肠壁的一层或多层裂开，肠腔未与腹腔相通，如小肠的浆膜或肌层的裂开，而黏膜下层和黏膜无破裂。

2．完全的小肠破裂可以是一处或多处，裂伤口小至几毫米，大至数厘米乃至肠管的完全断裂。

三、临床表现

1．小肠的挫伤或小完全性破裂时仅表现为轻度腹痛，无腹膜炎的表现。

2．小肠损伤破裂伤口较小时可表现为腹部某一部位持续性腹痛，腹痛逐渐加重且范围亦逐渐扩大。

四、诊断

1．小肠壁的挫伤或为不完全性肠破裂时腹部损伤处有轻度压痛，无肌紧张和反跳痛。

2．肠破裂穿孔不大，肠内容物流入腹腔的量不多时，腹部有局限陛腹膜炎的体征，并逐渐转变成弥散性腹膜炎。

3．小肠挫伤广泛严重发展成为肠坏死穿孔或小肠多处破裂时，可出现典型的腹膜炎，全腹压痛明显，有腹肌紧张和反跳痛，肝浊音界缩小，出现移动性浊音，肠鸣音减弱或消失。

4．晚期出现腹胀，体温升高，脉搏快而弱，血压下降，面色苍白，四肢湿冷等休克体征。

5．实验室与特殊检查：①白细胞总数及中性粒细胞升高，合并内出血时红细胞和血红蛋白下降。②X线检查注意腹腔内有无游离气体。③腹腔穿刺吸出脓性渗出物或大便样肠内容物即可确诊。④B型超声检查对鉴别诊断有帮助。

五、治疗

（一）非手术疗法

局限轻微的小肠壁挫伤或不完全性的小肠破裂可行非手术治疗，观察治疗过程中腹痛加剧或出现腹膜炎体征应中转手术治疗。

（二）手术疗法

根据小肠损伤的程度决定手术方式。

1．小肠破裂修补术小肠单个穿孔或部分离断应予清创后行小肠破裂修补术。

2．小肠断裂行局部清创及端端吻合术。

3．小肠部分切除术一段小肠有多处破裂，肠管挫伤严重血运障碍，损伤过大过长缝合修补后预计会致肠腔狭窄，肠管系膜缘有大血肿或伴有肠系膜挫伤、撕裂者均应行小肠部分切除术。

4．腹腔引流腹腔污染严重者应置人有效的腹腔引流。

（徐斌）

第四节　结肠损伤

一、病因

与小肠损伤病因相同。

1．开放性结肠损伤，较多见。

2．闭合性结肠损伤，少见，常伴有其他脏器损伤。

3．医源性损伤，如手术时损伤和结肠镜检查时的误伤。

二、病理

1．单纯而局限的结肠壁挫伤常无典型表现。

2．结肠壁较薄血运较差，损伤后容易破裂。

3．结肠内粪便含有大量细菌，结肠损伤粪便流入腹腔可引起严重的腹腔感染。

三、临床表现

早期腹痛较轻，以后逐渐加重，腹痛范围扩大，出现弥散性腹膜炎，严重者发生中毒性休克。

四、诊断

（一）症状及体征

1．患者可出现发热，腹膜刺激征明显。

2．腹膜外结肠损伤破裂则发生严重的腹膜后蜂窝织炎。

3．发生休克时可见精神萎靡不振，反应迟钝，脉搏细快，血压下降，尿少，四肢湿冷等。

（二）实验室与特殊检查

1．白细胞总数及中性粒细胞升高。

2. X 线检查膈下有游离气体，腹膜后结肠损伤可出现腹膜后

3．腹腔穿刺抽出粪臭味浑浊液体。

五、治疗

（一）非手术治疗

单纯的结肠壁挫伤可行非手术治疗。

（二）手术治疗

根据损伤部位和程度决定以下手术方式。

1．一期缝合术患者一般情况较好，单纯的结肠裂伤，不伴其他脏器损伤，腹腔污染轻，手术距受伤时间在 8 小时以内者均可行一期缝合术，但在左半结肠损伤时应慎重。

2. 结肠造口术适用于横结肠或乙状结肠的损伤，如病情较重，腹腔污染明显，伤后时间长，可行损伤肠襻外置或暂时性结肠造口术，待一定时间后再二期手术，将外置或造口肠段放回腹腔。

3．损伤段缝合修补加近端结肠造口术固定段的结肠损伤缝合修补后，在近端结肠活动段或回肠末端造口，以使受伤部位得到休息愈合。常用的有降结肠损伤修补后横结肠造口术，升结肠或横结肠损伤修补后的盲肠或回肠末端造口术。

4．伤口缝合并外置术损伤肠段缝合修补后并置于腹壁外，1 周后修补处已愈合时再以简单的手术回纳入腹腔。

5．右半结肠切除术右半结肠损伤严重而污染不严重时可行此术式。

6．腹腔引流结肠损伤手术时应放置有效的腹腔引流。

（徐斌）

第五节 直肠损伤

一、病因

1. 外伤

如子弹片造成的穿通伤，跌倒或高处坠落时坐于尖锐的铁器或棍棒等物品上所致的刺伤。

2. 医源性损伤

如结肠镜检查、灌肠或肠壁肿瘤电灼时的损伤。

二、病理

1. 根据损伤的程度和范围病理变化有所不同。轻微损伤肠壁未穿破者后果多不严重。

2. 损伤后肠壁穿破部位在腹膜反折线以下者可引起直肠周围炎。

3. 穿破部位在腹膜返折线以上者可引起弥散性腹膜炎。

三、临床表现

1. 腹膜外直肠损伤表现为肛门或会阴部疼痛，肛门流血，膀胱损伤时肛门流尿。

2. 腹膜内直肠损伤表现为会阴部疼痛，剧烈腹痛，有肛门流血或血性大便。严重的骨盆骨折合并直肠损伤时可有休克的表现。

四、诊断

1. 出现血便。

2. 直肠指诊检查见有血迹。

3. 有血性尿液证明膀胱有损伤。

4. 位置较低时手指可触及肠壁破裂处。

5. 腹膜内直肠损伤破裂可有腹膜刺激征。

6. 实验室与特殊检查：①白细胞总数及中性粒细胞反应性升高，失血多时红细胞和血红蛋白下降。②膀胱损伤时导尿见有血尿，尿液内见大量红细胞。③直肠镜检查多有阳性发现。④X线检查可见腹内游离气体或骨盆骨折。X线检查无气腹时不能排除有直肠损伤之可能。

五、治疗

（一）非手术疗法

单纯或不完全性的直肠损伤，如黏膜或浆膜肌层的损伤无肠壁穿破者可行非手术治疗。

（二）手术治疗

根据损伤的部位和程度决定手术方式。

1. 腹膜外直肠损伤①黏膜损伤者冲洗干净消毒后凡士林纱布填塞数日后即可痊愈。②肠壁穿破时经会阴部尾骨前路进入，予以修补后充分引流，肛门括约肌损伤者应给予修复。③经腹加做乙状结肠转流性造口术后更安全，且会减少会阴直肠瘘的发生。

2. 腹膜内直肠损伤处理原则与结肠损伤相同。

（徐斌）

第六节　肠系膜血管损伤

一、病因

1．锐性损伤如刀刺伤或枪弹伤所致。

2．钝性损伤腹壁完整，系碰撞、跌落或拳击导致的肠系膜血管的损伤。

二、病理

1．小的血管损伤而系膜无裂伤时可形成系膜内血肿。

2．肠系膜裂伤合并大的血管损伤时可发生相应部位的肠管坏死或腹内大出血。

三、临床表现

1．肠系膜内的小血管损伤可无明显的症状。

2．大的血管损伤出血时有腹痛、眩晕、无力及内出血的表现。

3．合并空腔脏器破裂时有弥散性腹膜炎的表现。

四、诊断

（一）症状及体征

1．小的系膜内血管损伤出血不多时无明显阳性发现。

2．肠系膜裂伤合并血管损伤出血时腹部有触痛、腹肌紧张和反跳痛。

3．形成大的肠系膜血肿时腹部可触及包块，活动，界线清楚并有触痛。

4．出血量多时可见面色苍白、出汗、脉搏细而快、血压下降。腹部有移动性浊音和肠鸣音减弱或消失。

（二）实验室和特殊检查

1．出血不多时仅见白细胞总数和中性粒细胞呈反应性升高。出血多者红细胞和血红蛋白下降。

2．腹腔穿刺吸出不凝血液。

3．X 线检查有鉴别意义。

4．B 超检查如是系膜内大的血肿显示为圆形液性暗区，位置较固定，腹腔内有积血可显示液平段。

5．选择性血管造影检查常有重要意义。

五、治疗

（一）非手术疗法

小的系膜内血管损伤或形成小的血肿，不伴其他脏器损伤时可行非手术治疗。

（二）手术疗法

有以下几种术式：

1．肠系膜血管损伤形成系膜内血肿

(1) 血肿不大且靠近肠系膜根部，相应肠襻血运正常可不予处理。

(2) 血肿较大者应切开清除血肿并结扎损伤的血管。

(3) 系膜缘靠近肠管的血肿即使不大也应切开探查以免遗漏小的穿孔。

2．肠切除术肠系膜血管损伤合并局部肠襻血运障碍时应行肠切除术。

3．修复及重建肠系膜大血管损伤时应尽量修复或吻合重建，避免广泛肠切除造成短肠综合征。

（徐斌）

第七节 胰腺损伤

一、流行病学调查

胰腺损伤发生率较低，占腹部损伤的 10% ～ 20%，但近年来其发生率有逐渐上升的趋势。据国外资料显示，穿透伤占 2/3 左右，国内则相反，以钝性伤为主，占 3/4 以上，主要为交通事故所致。胰腺外伤术后处理的并发症率可高达 25%，病死率达 20% 左右。延误诊断或治疗不及时，会显著增加并发症率及病死率，如能早期确诊，治疗合理，预后多良好。

二、病因病理

胰腺位于上腹部腹膜后，部位较深，受伤机会较少。胰腺损伤常因上腹部遭受强力挤压暴力，以致将胰腺挤压于脊柱上，造成不同程度的损伤。暴力偏向脊柱右侧时，多伤及胰头及邻近的十二指肠、肝外胆管和肝脏；暴力正对脊柱时，多造成胰体或胰体和十二指肠裂伤或断裂；暴力偏向左侧时，可引起胰尾和脾破裂。胰腺损伤，无论是钝性伤还是火器伤，多数都合并其他脏器伤。病死率主要取决于合并伤的多少和程度，也与受伤机理和损伤部位有关。医源性损伤主要见于胃大部切除术、脾切除术和十二指肠憩室手，容易造成胰瘘。

临床上可以将胰腺损伤的程度简单地分为：单纯挫伤；胰被膜破裂，无胰管损伤；有主要胰管断裂；胰一十二指肠复合伤四类。此分类实用并可指导实践，但略显简单。美国创伤外科学会器官损伤评分委员会制定的分级法在当前最为常用：① I 级，胰腺轻度挫伤或裂伤，无胰管损伤；② II 级，重度胰腺挫伤或裂伤，但无胰管损伤；③III级，远端胰腺断裂伤或远端胰腺实质伤，并有胰管损伤；IV级，近端胰腺断裂或胰管及壶腹的近端胰腺损伤；⑤ V 级，胰头的严重撕拉伤。

三、临床表现

胰腺损伤的主要临床表现是内出血和胰液性腹膜炎。胰液可积聚于网膜囊内而表现为上腹明显压痛和肌紧张，还可因膈肌受刺激而出现肩部疼痛。外渗的胰液经网膜孔或破裂的小网膜进入腹腔后，可很快出现弥漫性腹膜炎。部分病例渗液局限在网膜囊内，可形成胰腺假性囊肿。胰腺损伤所致内出血数量一般不大，所致腹膜炎体征也无特异性。单纯胰腺钝性伤，缺乏典型的临床表现，常易延误。

四、辅助检查

血清及腹腔灌洗液淀粉酶测定、腹部 B 超检查、CT 检查、ER-CP 检查等均有助于胰腺损伤的诊断。

（一）淀粉酶测定

血清及腹腔灌洗液淀粉酶测定是腹部创伤时的常用检查项目，胰腺创伤及创伤性胰腺炎时，其测定值升高。但血清及腹腔灌洗液淀粉酶升高并非胰腺损伤所特有，上消化道穿孔时也可有类似表现，其升高幅度也与胰腺伤情不成比例，且约 30% 胰腺损伤无淀粉酶升高。重复测定，血清淀粉酶呈上升趋势，比单次测定更有助于诊断胰腺损伤。

（二）B 超检查

胰腺损伤时，B 超可见胰腺肿大、裂伤、回声不均、周围积血积液、腹腔内出血、伴发其他脏器损伤等。但 B 超检查易受空腔脏器内气体的干扰，对胰腺损伤及其范围难以确定。

（三）CT 及 ERCP 检查

CT 检查是当前公认的最有价值的诊断胰腺外伤的无创性检查，CT 可准确判断有无胰腺裂伤、胰腺血肿、胰腺周围积液、胰腺及周围组织水肿等。ERCP 可明确胰腺损伤时胰管的完整性，但因属侵人性检查，故病情不稳定时不宜施行。

五、诊断

穿透性腹部损伤中，胰腺外伤较容易及时发现。但闭合性腹部损伤中，因合并周围脏器损伤掩盖胰腺损伤症状而难以在术前作出诊断。单纯胰腺损伤，症状体征可能不重，常延误诊断，甚至直到形成假性囊肿时方被发现。血清及腹腔灌洗液中淀粉酶测定、B 超、CT 等辅助检查可为诊断胰腺损伤提供重要的参考价值。重要的是，凡上腹部创伤，都应考虑到胰腺损伤的可能。

尽管如此，大多数胰腺损伤不是在术前确诊，而是在剖腹探查术中发现的，故在术中注意发现胰腺损伤也十分重要。

六、治疗

高度怀疑或诊断为胰腺损伤者，应立即手术治疗。因腹部损伤行剖腹手术，怀疑有胰腺损伤可能者，应探明胰腺，进行全面探查，包括切断胃结肠韧带探查胰腺的腹侧，按 Kocher 方法掀起十二指肠探查胰头背面和十二指肠。胰腺严重挫裂伤或断裂者，较易确诊；但损伤范围不大者可能漏诊。凡术中探查时发现胰腺附近后腹膜有血肿者，都应将血肿切开，以查清胰腺损伤。

手术以止血、清创、控制胰腺外分泌及处理合并伤为目的。被膜完整的胰腺挫伤，可仅做局部引流；胰体部分破裂而主胰管未断者，可用丝线行褥式修补；胰颈、胰体、胰尾部的严重挫裂伤或横断伤，宜行胰腺近端缝合、远端切除（胰腺储备功能足够，不易发生内外分泌功能不足）；胰头严重挫裂或断裂，则宜行主胰管吻合或胰头断面缝闭和远段胰腺空肠 Roux—Y 吻合（因胰岛多分布于体尾部，头部较少）；胰头损伤合并十二指肠破裂者，若胰头部胆总管断裂而胰管完好，可缝闭胆总管两断端，修补十二指肠及胰腺裂口，另行胆总管空肠 Roux-Y 吻合，如胆总管与胰管同时断裂，且胰豫后壁完整，可以空肠 Roux-Y 襻覆盖胰腺后壁与胰腺和十二指肠裂口吻合，以上两种情况都应加作缝闭幽门的十二指肠旷置术；只有胰头严重毁损、无法修复时不得已行胰头十二指肠切除。

各类手术均需建立充分有效的腹腔引流，最好同时使用烟卷和双套管负压吸引，烟卷可数日后拔除，胶管则应维持 10 天以上。

（徐斌）

第十八章 创伤后全身反应

人体遭受严重创伤后出现一系列的全身反应，这种全身性反应，本质上是机体对创伤损害的防御功能，是企图恢复身体内环境恒定状态的病理生理过程。严重的创伤可能影响机体防御功能，导致代谢和营养失常或促进自体毁灭性的炎性反应，最终导致多系统、多器官衰竭，造成不可逆转变。只有借助于医疗措施，才可能使病情稳定，达到恢复和挽救生命的可能。近几十年来，对严重创伤的全身反应，从细胞水平，分子水平进行了大量研究，取得了较大的成果。还有许多根本问题，尚有待于进一步的研究。

全身性反应包括神经应激活动、内分秘、血循环、免疫、代谢和器官反应等整个机体的活动，相互之间有紧密的内在联系，而且互为因果，不应孤立看待，其综合效应的结果常表现为创伤性休克。

一、创伤性休克

休克是人体对有效循环血量锐减的反应，是组织血液灌注不足所引起的代谢障碍和细胞受损的病理过程。引起休克的原因众多，但都有一个共同点，即有效循环血量急剧减少。

创伤性休克是由于剧烈的暴力打击，重要器官损伤、大出血使有效循环血量锐减，以及剧烈疼痛、恐惧等多种因素综合形成的。

【病因】

创伤性休克的常见病因可分为四类：

1．交通事故：约占总数的65%。

2．机器损伤：约占总数的12%。

3．坠落伤：约占总数的12%。

4．其他：占总数的11%，如爆炸伤、挤压伤等。

【病理生理】

（一）循环系统的变化

1．血容量减少：在创伤伴有大出血或同时伴有血浆丢失时发生，如大血管破裂、脾破裂、大面积撕脱伤等。有效循环血容量急剧减少，引起神经内分泌系统的反应，发生一系列代偿性变化。

2．血管床容量扩大：正常毛细血管是交替开放的，大部分处于关闭状态，休克时由于组织长期缺血、缺氧、酸中毒和组胺及一氧化氮等活性物质的释放，造成血浆张力低下，加上白细胞、血小板在微静脉端黏附造成微循环血液淤滞，毛细血管开放数增加，导致有效循环血量锐减。

3．心泵功能障碍：心肌收缩力增强，心率增加，加之周围血管阻力增加，使心肌耗氧增大，缺氧亦相应加重，导致心脏功能障碍。胸廓损伤可发生心脏压塞、血气胸使胸膜腔内压增高、心肌原发损伤等，可直接导致心泵功能障碍。

4．微循环障碍：休克是一个以急性微循环障碍为主的综合征，分三期：

(1) 微循环收缩期，是休克代偿期。

(2) 微循环舒张期，是休克抑制期。

(3) 微循环衰竭期，是休克失代偿期。

（二）体液的改变

休克的发生、发展受到许多体液因子的作用，主要的体液因子如下：

1．儿茶酚胺：休克引起交感一肾上腺髓质系统兴奋，血中儿茶酚胺增多。它可增强心功能，增加外周阻力，改变血流的灌注分布，保证心、脑、肺、肾重要器官的血供等。

2．肾素一血管紧张素系统：休克时，这一系统因肾血量减少而被激活，引起肾素分泌。肾素引起血管紧张素Ⅰ、Ⅱ、Ⅲ的形成，血管紧张素Ⅱ有很强的血管收缩作用，可引起心、肾的严重缺血性损伤，但它可促使肾上腺产生醛固酮促进肾小管对钠离子的重吸收，有助于血容量恢复。

3．血管升压素：由下丘脑视上核或其周围区的渗透压感受器释放，创伤性休克时明显增加，通过抗利尿和缩血管作用在休克中起代偿作用。

4．组胺：休克时血浆组胺浓度增加，使小动脉、毛细血管扩张，微静脉收缩，毛细血管通透性增高。

5．其他体液因子：

(1) 激肽：休克时血管内壁受损产生，其作用是扩血管并增加毛细血管的通透性。

(2) 花生四烯酸产物：可使血管收缩和扩张，增加血管通透性和炎症反应，有使支气管平滑肌收缩的作用。

(3) 血小板活化因子：能增强血小板的聚集和释放，促进白细胞趋化和在后微静脉处黏附并增强毛细血管通透性，引起血浆外渗。

(4) 内啡肽：休克时内啡肽增多，会引起血压下降。

(5) 肿瘤坏死因子 (TNF)。

(6) 内皮源性舒张因子 (EDRF) 与内皮素。

(7) 氧自由基、激活的补体成分、心肌抑制因子等，均参与创伤性休克过程。

（三）代谢的改变

1．能源：休克时儿茶酚胺增多，血糖升高；供氧不足，无氧糖酵解增强，乳酸生成显著增多。

2．酸碱平衡失调：

(1) 酸中毒：休克时组织缺氧，无氧酵解加强，乳酸不能很好地在体内代谢，高乳酸血症是代谢性酸中毒的主要原因。严重的酸中毒（血 pH ＜ 7．2) 会影响心血管功能，不利于休克的逆转。

(2) 碱中毒：休克病人可有过度换气，造成呼吸性碱中毒；输血过多，枸橼酸盐代谢后形成碳酸氢钠；尿中钾过多引起低钾血症，均可引起代谢性碱中毒。严重的碱中毒（血 pH>7．6) 可促使脑血管发生痉挛，对病人极为不利。

3．细胞代谢的改变：有人提出“休克细胞”的概念，这种细胞代谢的变化有：①：Na^+ 进入细胞而 K^+ 从细胞内溢出，H^+ 在细胞内增多，细胞的跨膜电位降低。② ATP 的合成受到抑制，细胞内 ATP 含量减少。③线粒体、溶酶体受损或破坏。

（四）主要器官的改变

休克时可发生多器官功能障碍，如救治措施不及时，可发生不可逆性损伤，其发生机制主要是由于低灌流、缺氧和内毒素引起，死亡率很高。

1．肾脏：为最易受休克影响的主要器官之一。休克时低血压和体内儿茶酚胺的增加，使肾小球前微动脉痉挛，肾血流量减少。肾内血流发生重分布，近髓循环的短路大量开放，使肾皮质外层血流大减，结果是肾皮质内肾小管上皮变性坏死，引起急性肾功能衰竭。

2．肺脏：肺微循环功能紊乱，血管通透性增加，造成肺水肿、肺出血、肺泡萎缩和肺不张，使通气和血液灌注比例失调，低氧血症持续加重，呼吸困难，可进而发生成人型呼吸窘迫综合征（ARDS），亦称休克肺。

3．心脏：休克晚期，低血压、心肌内微循环灌流量不足，心肌因缺氧而受损害，可发生心力衰竭。

4．肝脏及胃肠：休克时内脏血管痉挛，肝血供减少，导致缺血、缺氧、血液淤滞，肝血管窦和中央静脉内微血栓形成，引起肝小叶中心坏死，肝脏代谢和解毒功能不全，导致肝功能衰竭。胃肠道缺血、缺氧，引起黏膜糜烂出血。

5．脑：对缺氧最敏感，缺氧5分钟即可发生不可逆损害。持续性低血压引起脑血液灌流不足，使毛细血管周围胶质细胞肿胀，毛细血管通透性增高，引起脑水肿，甚至发生脑疝。

【临床表现及诊断】

凡遇到严重创伤的伤员，均应想到休克发生的可能。切不可只注意外部伤而忽略内部伤。在观察过程中，如发现病人有精神兴奋、烦躁不安、出冷汗、心率加速、脉压缩小、尿量减少等，即应认为已有休克。如病人口渴不止、神志淡漠、反应迟钝、皮肤苍白、出冷汗、四肢发凉、呼吸浅而快、脉搏细速、收缩压降至12kPa(90mmHg) 以下和尿少等，则应认为已进入休克抑制期。耷临床工作中，采用“一看二摸”的方法判断早期休克，很有参考价值。

（一）望诊

1．看神志：休克早期，伤员兴奋、烦躁、焦虑或激动，随病情发展，脑组织缺氧加重，伤员表现淡漠，意识模糊，至晚期则昏迷。

2．看面颊、口唇和皮肤色泽：早期外周小血管收缩，色泽苍白；后期因缺氧、淤血，色泽青紫。

3．看表浅静脉：颈及四肢表浅静脉萎缩。

4．看毛细血管充盈时间：正常1秒内迅速充盈，微循环灌注不足时，则充盈时间延长。

（二）触诊

1．摸脉搏：休克代偿期，周围血管收缩，心率增快。收缩压下降前可以摸到脉搏增快，这是早期诊断的重要依据。

2．摸肢端温度：肢端温度降低，四肢冰冷。

（三）血压

临床上常将血压的高低作为诊断有无休克的依据。但在休克代偿期，由于周围血管阻力的增高，可使血压接近或保持正常。血压逐渐下降，收缩压低于12kPa(90mmHg)，脉压小于2．67kPa(20mmHg) 是休克存在的证据。临床上应将脉率与血压结合观察。

休克指数［脉率（次／分）/ 收缩压（mmHg)］可以帮助判定有无休克及其程度。正常为0．5左右，如指数一1，表示血容量丧失20%～30%；如果指数>1～2，提示血容量丧失30%～50%。

（四）尿量

正常人尿量约为50ml/h，尿量每小时少于25ml，比重增加，表明肾脏血管收缩仍存在或血容量仍不足；血压正常，但尿量仍少，比重降低，则可能已发生急性肾功能衰竭。尿量稳定在每小时 30ml 以上时，表示休克纠正。

（五）中心静脉压

中心静脉压正常值（CVP）为 0．49 ～ 0．98kPa（5 ～ 10cmH_2O），在低压情况下，中心静脉压低于 0．49kPa（5cmH_2O）时，表示血容量不足；高于 1．47kPa（15cmH_2O），则提示心功能不全、静脉血管床过度收缩或肺循环阻力增加；高于 1．96kPa（20cmH_2O）则表示有充血性心力衰竭。

（六）实验室检查

1．动脉血氧分压（PaO_2）：正常值为 10 ～ 13．3kPa（75 ～ 100mmHg），动脉血二氧化碳分压（$PaCO_2$）正常值为 5．33kPa（40mmHg），动脉血 pH 值正常为 7．35 ～ 7．45。$PaCO_2$ 超过 5．9 ～ 6．6kPa（45 ～ 50mmHg）而通气良好时，往往是严重的肺功能不全的征兆。PaO_2 低于 8．0kPa（60mmHg），吸入纯氧后仍无明显升高，常为 ARDS 的信号。

2．血乳酸盐测定：正常值为 1 ～ 2mmol/L，休克时间越长，动脉血乳酸盐浓度也越高。乳酸盐浓度持续升高，表示病情严重，预后不佳。乳酸盐浓度超过 8mmol/L 者，死亡率几达 100％。

3．弥散性血管内凝血的实验室检查：包括血小板和凝血因子消耗程度的检查以及反映纤维蛋白降解性的检查。血小板计数低于 8×10^9/L（8 万 /mm^3），纤维蛋白原少于 1．5g/L，凝血酶原时间较正常延长 3 秒钟以上，以及鱼精蛋白副凝试验阳性，即可确诊为弥散性血管内凝血。

（七）失血量的估计

失血量估计是休克早期诊断、治疗的参考，是计划扩容的主要依据之一。

表 18-1-1　据闭合性骨折部位估计失血量

部位	失血量（ml）
骨盆	500 ～ 5000
股骨	300 ～ 2000
胫骨	100 ～ 1000
肱骨	100 ～ 800
尺、桡骨	50 ～ 400

表 18-1-2　据脉率、收缩压估计失血量

脉率（次 / 分）	收缩压（kPa）	失血量（ml）
90 ～ 100	10.7 ～ 12.0	500±
100 ～ 120	8.0 ～ 1.7	500 ～ 1000
＞ 120	＜ 8.0	＞ 1000

【治疗】

（一）急救

1．保持呼吸道通畅，必要时行气管插管或气管切开。止住活动性外出血，做好伤肢外固定，便于运送及防止再损伤。

2．应用抗休克裤，但肺水肿、颅脑损伤、高血压等禁用。此项措施正在推广，用做人院前急救，我国已有生产。

3．体位一般采取头和躯干部抬高约 20° ～ 30° 下肢抬高 15° ～ 20° 的体位，以增加回心血量，减轻呼吸负担。

4．吸氧、镇痛、保暖、保持安静，吸氧速度一般为 6 ～ 8L/min。

（二）补充血容量

1．补充液体的选择：液体分晶体和胶体两大类，前者包括葡萄糖和电解质，后者包括血浆、血浆代用品和全血。

(1) 晶体溶液：常用的有平衡盐液、生理盐水和林格液等。

平衡盐液的电解质浓度、渗透压、缓冲碱浓度等与血浆相似，且对 H+ 有缓冲作用，输入后能使血液稀释，降低血液黏稠度，改善微循环。因此，近年来国内外均将平衡盐液作为抢救创伤与失血性休克的首选。0．9％氯化钠溶液应用过多，会导致严重的高氯血症和加重酸中毒。大量输入葡萄糖溶液可致细胞水肿、肺和脑水肿等水中毒症状，故一般不使用葡萄糖溶液大量输入扩容。

(2) 胶体溶液:这类物质分子大，胶体渗透压与血浆蛋白相似，能较长时间留于血管内，因此扩容疗效明显。抗休克时血浆增量剂与全血及血浆合用，可以减少用血量。

1) 羟乙基淀粉（706 代血浆）：相对分子质量 6000 ～ 7000，价低、性稳，无毒，无抗原性，对凝血无影响，扩容作用好，维持时间较右旋糖酐长。此外，尚有国产 403、404 代血浆，抗休克作用较好，不良反应较小，一般成人在 24 小时内以 1500 ～ 2000ml 为最大量。

2) 右旋糖酐：主要以低分子右旋糖酐为主，用于扩容，可维持 4 小时，用量过大易发生伤口渗血，一般 24 小时用量以 1000ml 为妥。

3) 全血：具有携糖能力，是失血性休克理想的扩容剂。创性休克时应尽量输入新鲜血，库存较久的血会有红细胞破坏、pH 值降低、血清钾上升、血小板减少等，不利于组织获氧和凝血。

4) 血浆：含有白蛋白、各种球蛋白和电解质。由于白蛋白为高分子结构，故有很高的胶体渗透压，能扩充血容量，而且含有多种抗体，可增强病人抵抗力。

2．扩容的原则与方法：早期、快速、足量扩容是抢救休克成功的关键。

(1) 静脉输液通道的建立：至少建立两条或两条以上的静脉通道，以便于快速、大量地输液。

(2) 输液速度及量：在 45 分钟内输入平衡盐溶液 1000 ～ 2000ml。病人的血压恢复正常，并能继续维持时，表明失血量较小，并已不再继续出血。如果检查病人的血细胞比容在 30％以上，则仍可继续输给上述溶液（补充量可达估计失血量的 3 倍），不必进行输血，如果失血量大或继续有失血，则这种快速输入平衡盐溶液所带来的血压回升和脉率减慢是暂时的，应接着输入已配好的血。

(3) 晶、胶体溶液的比例：一般先用晶体溶液输入，在血源紧张时，晶、胶体溶液的比例可以 4:1；有条件时应为 2:1 或 1．5:1；严重大出血时应该 1:1；以利于血红蛋白和血细胞比容的维持。

（三）病因治疗

及时找出发生休克的原因，积极处理，是抗休克的关键性措施。

创伤性休克最严重的原因是活动性大出血和重要器官伤所致的生理功能紊乱，有时只有手术才能使休克向好的方向转化。对处于休克状态的病人来说，手术虽是一个打击，使危险性增加，但是若不止血，则会使休克得不到纠正。因此，遇到这种情况时，应在快速输血、输液，在补充血容量的同时，做好手术准备，尽早施行手术止血。

（四）血管活性药物的应用

使用血管收缩剂以代替扩容在失血性休克时是绝对禁忌的。但在大出血、血压甚低或测不出，又不能及时补液、补血时，可以少量使用，以暂时升高血压，维持心、肺、脑的血供。

多巴胺是具有 α 和 β 受体双重作用的兴奋剂，可直接兴奋 β 受体，使心脏功能增强，心输出量增加；大剂量使用可使肾脏血管收缩、外周阻力增加，血压上升。用法：20 ～ 40ml 加入 5%葡萄糖溶液 250 ～ 500ml 内静脉滴注。

毛花苷 C 可增心肌收缩力，减慢心率。在中心静脉压监测下，输液量已足够，但动脉压仍低，而中心静脉压已超过 1．47kPa(15cmH20) 时，可注射毛花苷 C 进行快速洋地黄化，毛花苷 C 的第一次用量为 0．4mg，缓慢静脉注射。有效时可再给维持量。

（五）纠正酸碱失衡

轻度休克的代谢性酸中毒经输平衡盐溶液后多可恢复，重度休克必须应用碱性药物方能纠正，一般首次用 5%碳酸氢钠注射液 2 ～ 4ml/kg 静脉滴注，同时应连续进行血气分析。

（六）肾上腺皮质激素的应用

应用肾上腺皮质激素对休克伤员有一定的保护作用，但易引起感染扩散及体内水、电解质紊乱，所以必须严格掌握适应证，只有在补足血容量、纠正酸中毒后，病情仍不见明显改善时用，但用药时间宜短，病情控制后应及早撤除。一般用氢化可的松 10 ～ 40mg/kg 或地塞米松 1 ～ 3mg/kg 加入液体静脉滴注。

（七）抗生素的应用

遵循早期、有效、足量、联用的原则。

【休克完全纠正的指征】

1．神志完全清醒。

2．四肢温暖，唇、甲转红。

3．尿量 >30ml/h。

4．中心静脉压 0．588 ～ 1．18kPa(6．0 ～ 12．0cmH_2O)，颈外静脉饱满。

5．血压、脉搏正常，脉压差≥ 4kPa(30mmHg)。

上述体征持续 12 小时始告一段落。

二、神经系统反应

机体受到严重创伤后，由于创伤刺激，通过自主神经系统，促使中枢神经内的特定感受器做出迅速、广泛的反射性生理反应。除了可能通过高级神经活动以及神经反射导致和调节内分泌器官的功能外，单纯的恐惧、疼痛等强烈的神经冲动就可以产生原发性或神经源性“休克”，表现为苍白、出汗、呕吐、低血压和心动过缓等，通过神经反射并可促发心血管对少血的反应，从神经源性“休克”转变为低血容量休克，其主要特征为交感神经功能亢进，表现为面色苍白、心动过速、区域性血管收缩、出汗和表面血管舒缩反射的消失等。

三、内分泌系统反应

在创伤反应中，内分泌系统的作用是调节体内各器官与各种物质之间的相互关系，使机体能够适应创伤所致的环境变化，以维持和调整内环境的稳定。创伤后内分泌变化与调节功能主要受神经系统控制，也受体液成分变化的影响。神经、内分泌、体液成分三者密切相关，相互牵连又相互制约，是一个复杂的矛盾统一体，因而使内分泌腺功能在生理上达到动态平衡，对调节创伤后代谢反应等方面发挥重要作用。最主要的有以下三个系统：

1．下丘脑垂体系统：这一系统引起的反应在创伤后甚为重要。下丘脑通过神经内分泌方式释放出多种短链多肽，称之为“释放”或“抑制”因子，来控制腺垂体 6 种已确定的内分泌激素。其中，与创伤后反应关系最大的是腺垂体受到下丘脑的促皮质激素释放因子(CRF) 的作用而释出的促肾上腺皮质激素 (ACTH)。

2．交感神经一肾上腺髓质系统：外伤引起的疼痛、失血以及各种形式的精神刺激，均可激发交感神经一肾上腺髓质系统分泌儿茶酚胺（包括肾上腺素、去甲肾上腺素、多巴胺等），对调节心血管，糖、脂肪代谢，中枢神经与自主神经系统有重要生理作用。

3．肾素一血管紧张素一醛固酮系统：创伤时血容量及钠浓度的改变作用在一些感受器上（右心房及肾小球人球小动脉对血流压力变化很敏感，肾小管上皮则对肾小管中尿液的钠浓度改变敏感），可以调节醛固酮的分泌。受刺激后，由肾小球旁细胞释出肾素。肾素作用在血液内的血管紧张素原，使其形成具有活性的血管紧张素 I。这种物质又为血液中一种转化酶所分裂，形成血管紧张素 II，其是一种作用甚强的血管加压物质。

四、血循环系统反应

创伤后常伴有失血、失液，机体为保证生命器官的血供和维持血力学平衡，心血管、内分泌和神经系统之间可以互相调节，做到生理性适应，以保证身体内环境的稳定。在血容量减少 20%～30% 的情况下，通过血管收缩及心搏加速，仍能使血压保持在接近正常的水平。但这样的血管收缩是有选择性的：肝、肾以及皮肤的血管收缩，供应暂时减少，以保证脑和心脏得到足够的供血。与此同时，间质中的细胞外液经毛细血管壁进入血循环，保持一定的血容量。因此，如果失血量在 1000ml 以内，经过上述体内水分的重新分配，可在 24 ～ 36 小时内使血容量恢复正常。

在体内水分重新分布的同时，钾从尿和汗中排出，可由此造成肌肉衰弱，食欲减退，肠蠕动缓慢，使患者活动减少，内脏区域的血管收缩增加。如果得不到及时治疗，可以发生代偿失调，出现循环紊乱，发生创伤性休克，组织供氧不足甚至死亡。

五、免疫系统反应

严重创伤后可发生免疫功能抑制现象，削弱机体对细菌入侵的抵抗力。认识这一问题，并采取有效措施，能明显降低感染率和死亡率，创伤后免疫系统反应包括非特异性免疫系统和特异免疫系统。

1．特异免疫系统：创伤后 T 细胞功能受到的抑制甚于 B 细胞，而 T 细胞是周围血液中主要的淋巴细胞，因而在创伤后淋巴细胞计数减少，同时 T 细胞功能也减退。

创伤后发生免疫功能抑制的另一方面原因是血浆内存在多种“血清抑制因子”，如前列腺素类、干扰素、细菌内毒素、肾上腺皮质激素等。

2．非特异性防御功能的改变：主要表现为中性粒细胞趋化性受到抑制，调理素活性下降。有研究表明，中性粒细胞功能异常与败血症发生成正比。死亡病例其调理素活性处于抑制状态。

六、代谢反应

创伤后机体代谢显著加速，机体发生一系列复杂的生化变化。

1．蛋白质：分解代谢加速，尿氮排出高，呈现负氮平衡；另一方面，创伤后某些蛋白质（如血浆纤维蛋白、球蛋白）反而增加，说明创伤期间肝脏是合成代谢增加的源泉。

2．糖代谢：是创伤后主要的代谢改变，表现为血糖急剧升高，尿糖也随之升高形成所谓创伤性糖尿病；糖异生增强，其意义在于维持血糖在较高水平，为主要创面和器官提供营养和能源。

3．脂肪代谢：严重创伤后所需的脂肪氧化远远超过一般手术、禁食的氧化水平。这是因为，在创伤后动员体内脂肪储备，出现脂肪溶解，成为热量的主要来源，这时体内产生热量的80%来自脂类的氧化：

4．水、电解质与维生素代谢：创伤早期，由于排尿、出汗、呼吸加快、发热使部分水分丢失，同时神经垂体分泌血管升压素抑制水的排出，使血钙降低，骨骼脱钙，血钠下降，血钾升高，维生素C潴留（伤后5～10天内每天给予维生素C 0.5g，不出现排泄，说明创伤修复很需要维生素C)，血清锌降低。

七、器官反应

1．胃肠道：严重创伤患者胃、十二指肠可并发应激性溃疡。主要症状是胃肠道出血，发生部位多在胃部，而且常为多发性。

2．肝脏：肝脏是重要的代谢器官，具有多种功能，因此，严重创伤时对肝脏是沉重的负担，许多肝功能指标（如胆红素、尿胆原、脑磷脂絮状反应等）均可出现异常变化，严重影响代谢和凝血因子等物质的合成。

3．血液和骨髓：骨髓于创伤后早期多核巨细胞受到抑制，后期可释出大量血小板。血液的重要变化是凝血机制的改变，早期血小板急剧减少，常发生凝血障碍，血液内凝血酶原和第v因子减少。

（徐斌）

第十九章 骨折

第一节 骨折概论

骨的完整性破坏或连续性中断称为骨折。

【病因】

1．直接暴力：骨折发生在直接作用的部位。

2．间接暴力：暴力通过传导、杠杆或旋转作用使远处发生骨折。

3．肌肉牵拉力：肌肉突然猛烈收缩，可拉断肌肉附着处的骨质。

4．疲劳骨折：长期、反复、轻微的应力可集中在骨骼的某一点上发生的骨折。

5．骨病：有骨骼疾病（如肿瘤、骨髓炎等），受轻微外伤即骨折，又称病理性骨折。

【分类】

1．按骨折线形状分类:分为横形、斜形、螺旋形、粉碎形骨折以及嵌插骨折、压缩骨折、骨骺分离。

2．按骨折发生部位分类：分为骨干骨折、关节内骨折及骨骺分离等。

3．按骨折程度分类：分为完全性骨折及不完全性骨折，后者也称青枝骨折。

4．按骨折断端是否与外界相通分类：分为闭合性骨折与开放性骨折。

5．按伤后时间分类：分为新鲜骨折及陈旧性骨折。新鲜骨折为伤后 3 周以内的骨折，陈旧性骨折为伤后超过 3 周的骨折。

【骨折段的移位】

1．成角移位。

2．侧方移位。

3．缩短移位。

4．分离移位。

5．旋转移位。

【诊断】

（一）询问病史

1．受伤原因、机制、时间和外伤部位。

2．主要疼痛及畸形部位与功能障碍情况，有无伤口，出血量多少，有无意识障碍，胸腹疼痛等。

3．伤后如何急救，伤口经何种处理，止血带使用的种类、部位和时间。

4．既往有无重要器官疾病及药物过敏史。

（二）骨折专有体征及骨折其他表现

1．骨折的专有体征：①畸形。②反常活动。③骨擦音或骨擦感。

2．骨折后其他表现：

(1) 休克：多见于多发性骨折、骨盆骨折及合并其他复合伤，如大出血、剧烈疼痛或并发内脏损伤。

(2) 疼痛、压痛。

(3) 局部肿胀、瘀斑：由于骨折后，骨髓、骨膜及周围软组织内的血管破裂出血所致。

(4) 功能障碍：由于骨折后，使肢体内部支架断裂和疼痛所致。

（三）骨折 X 线检查

X 线检查不仅有助于对骨折的进一步诊断，而且对治疗也有具体的指导意义。

【治疗原则】

1．复位：将移位的骨折段恢复正常或接近于正常的解剖关系，重建骨骼的支架作用。

2．固定：骨折愈合需一定时间，用固定的方法将骨折维持于复位后的位置，待其坚固地愈合。

3．功能锻炼：在不影响固定的前提下应尽快恢复患肢肌、肌腱、关节囊、韧带等软组织的舒缩活动。

【骨折的急救】

1．一般处理：凡有骨折可疑病人均按骨折处理。注意全身情况，如有休克，应首先处理休克。一切动作应轻柔、谨慎、稳妥，尽量少搬动患肢，及时实行临时夹板固定。

2．创口包扎：创口出血用绷带压迫止血或上止血带止血，并记录上止血带的时间。如果没有条件，应就地用当时认为最清洁的布类包扎。

3．妥善固定：急救固定的目的有三：

(1) 避免骨折端搬运时因移动而更多地损伤软组织、血管、神经或内脏。

(2) 骨折固定后可止痛，有利于防止休克。

(3) 便于运输，若备有特殊的夹板最为妥善，否则，应就地取材，如树枝、木棍、木板、步枪等。若一无所有，也可将受伤的上肢绑在胸部，将受伤的下肢同健肢一同捆绑起来。

4．迅速运输：病人经妥善固定后，应迅速运往医院。

【并发症】

1．休克。

2．感染：开放性骨折有发生化脓性感染和厌氧性感染的可能。

3．内脏损伤：①肺损伤。②肝、脾破裂。③膀胱、尿道、直肠损伤。

4．重要动脉损伤。

5．脊髓损伤。

6．周围神经损伤。

7．脂肪栓塞。

8．坠积性肺炎。

9．压疮。

10. 损伤性骨化。

11．创伤性关节炎。

12．关节僵硬。

13．缺血性骨坏死。

14．缺血性肌挛缩。

（徐斌）

第二节 上肢骨折

一、锁骨骨折

锁骨骨折是常见的骨折之一，占全身骨折的6%左右，多见于青少年及儿童。

【病因及分类】

锁骨骨折好发于中1/3处，多由间接暴力引起，如跌倒时手部或者肘部着地，传导暴力冲击锁骨发生骨折，多为横形或短斜形骨折；直接暴力亦可从前方或上方作用于锁骨，发生横形或粉碎性骨折，幼儿多为青枝骨折。

完全性骨折后，近骨折段因受胸锁乳突肌的牵拉而向上、向后移位。远折段因肢体重量作用向下移位，又因胸大肌、胸小肌、斜方肌、背阔肌的作用向前、向内移位而致断端重叠。

【临床表现及诊断】

有外伤史，伤后肩锁部疼痛，肩关节活动受限。因锁骨全长譬于皮下，骨折后局部有明显肿胀、畸形、压痛，扪诊可摸到移位的骨折端。其典型体征是痛苦表情、头偏向患侧使胸锁乳突肌松驰而减轻疼痛，同时健侧手支托患肢肘部以减轻因上肢重量牟位所引起的疼痛。

婴幼儿不能诉说外伤经过和疼痛部位，多为青枝骨折。当局部畸形及肿胀不明显，但活动患肢及压迫锁骨患儿啼哭叫痛时，应考虑有锁骨骨折的可能，必要时可拍锁骨正位X线片以协助诊断。

诊断骨折的同时，应检查有无锁骨下动、静脉以及臂丛神经的损伤，是否合并有气胸。

【治疗】

1．幼儿青枝骨折可仅用三角巾悬吊3周。

2．有移位的锁骨骨折，可行手法复位后以“8”字形绷带固定4周。复位时，患者取坐位，双手插腰，挺胸，双肩后伸以使两骨折端接近，术者此时可复位骨折。然后，在双侧腋窝用棉垫保护后以宽绷带做“X”形固定双肩，经固定后要密切观察有无血管、神经压迫症状，卧床时应取仰卧位，在肩胛区垫枕使两肩后伸。

3．切开复位内固定，对开放性骨折或合并血管神经损伤者可行内固定。血管损伤者以及不愈合的病例，可行切开复位克氏针内固定。

锁骨骨折绝大多数皆可采用非手术治疗，虽然多数骨折复位并不理想，但一般都可达到骨折愈合。畸形愈合并不影响功能，儿童锁骨骨折日久后，甚至外观可不残留畸形，因此无必要为追求解剖复位而反复整复及行手术治疗。

二、肩胛骨骨折

肩胛骨前后均为肌肉包绕，骨折较少见，约占全身骨折的0．2%左右。肩胛骨骨折不同的发生部位有着不同的致伤机制，临床表现和治疗也不尽相同，以下按几个部位分别叙述。

（一）肩胛体骨折

【病因】

体部骨折是肩胛骨骨折中最常见的部位，主要由暴力引起，固肩胛骨前后均有肌肉保护，多无明显骨折移位。

【临床表现及诊断】

肩胛部疼痛、肿胀，患肩活动时疼痛加重，因而不能做充分外展活。因系直接暴力伤，致伤局部常有明显肿胀及皮肤的擦伤或挫伤，有明显压痛及肩部运动障碍。根据外伤史、体征及 X 线片检查结果，诊断不困难。

同时要注意检查有无肋骨骨折或胸腹脏器伤合并存在的可能。因肩胛骨体部骨折一般移位不大，且有肌肉保护，骨折多可检查肩部及腋窝部肿胀、压痛，被动旋转肱骨时疼痛加重，可试出骨擦音。移位型肩胛颈骨折可有肩峰突出、方肩等类似肩关节部位的临床表现，但患肢无弹性固定的表现，且肩关节可有轻柔的被动活动，X 线片可证实骨折而排除　　肩关节脱位。

（二）肩峰骨折

【病因】

由于肩峰突出于肩部，多为自上而下的直接暴力打击或由于肱骨强烈的杠杆作用引起肩峰骨折。如为肩峰底部骨折，由于三角肌的牵拉和肢体重力的作用，骨折远端可向前下移位。

【临床表现及诊断】

伤肩肿胀、压痛、外展时疼痛加重，X 线片可协助诊断。

【治疗】

无移位的肩峰骨折，可以三角巾悬吊。对有移位的骨折可试行行手法复位并以胶布固定，同时加用三角巾悬吊伤肢 3 ～ 4 周。

（三）喙突骨折

肩胛骨喙突骨折极为少见，多合并于肩锁关节脱位或肩关节脱位，仅需治疗脱位，喙突骨折本身不需特殊处理。

三、肱骨上端骨折

肱骨上端骨折包括肱骨大结节骨折、肱骨解剖颈骨折（肱骨上端骨骺分离）及肱骨外科颈骨折等。其中，以肱骨外科颈骨折最为多见。

（一）肱骨大结节骨折

【病因】

肱骨大结节骨折可单独发生，也可合并于肩关节脱位，暴力可为直接暴力也可为间接暴力。

【临床表现及诊断】

致伤病员伤后肩部外侧疼痛，活动上臂疼痛加重，局部肿胀、压痛、上臂外展受限，肩关节正位片可显示骨折。

1．对无移位的肱骨大结节骨折，可仅用三角巾悬吊，约 1 周后开始自主活动，4 周后伤肩可随意活动。有肩关节前脱位者，肩关节整复后大结节也多可自行复位，可按肩关节前脱位治疗。

2．对移位较多手法不能整复者，应考虑行开放复位内固定。不切开复位则肩袖失去止点，将严重影响肩部外展功能。术后外展架固定 3 周，并加强伤肢功能锻炼。

（二）肱骨上端骨骺分离或解剖颈骨折

肱骨上端有三个骨骺，即肱骨头、大结节及小结节。于 5 ～ 8 岁时三个骨骺融合成为肱骨上端一个骨骺，至 19 ～ 21 岁骨骺与肱骨干融合。因此，肱骨上端骨骺分离多见于 7 ～ 18 岁，此后成人则发生肱骨解剖颈骨折。

【病因及分类】

肱骨上端骨骺分离（或骨折）多因跌倒时上肢外展及前屈、旋转，暴力沿肱骨向上传导作用于骺板或解剖颈所致。依骨折端稳定情况可分为：

1. 稳定型：原始损伤前后移位少于干骺断面 1/4，前倾少于 20° 的内收型，外展型虽然极少发生，但由于整复及固定后肩关节易处于内收位，骨折容易得到稳定，故亦属于稳定型。

2. 不稳定型：骨骺分离前后移位超过干骺断面的 1/3，成角大于 20° 。

【治疗】

1. 无移位或稳定型骨骺分离可以三角巾悬吊 3 周，然后开始功能锻炼，在伤后 2 个月左右肩部功能可基本恢复正常。

2. 手法复位外固定，复位后常需肩外展、屈曲才能维持整复后的位置，可用外展架及右膏外固定。

3. 对移位明显的骨折可采用切开复位，缝合固定或用克氏针交叉固定。术后 3 周拨出钢针，开始练习活动。禁用螺钉固定，以免损伤骨骺。解剖颈骨折有可能发生肱骨头无菌性坏死，可采用肱骨头切除术，术后可保持肩部一定范围的活动。近年来有采用人工肱骨头置换术。

（三）肱骨外科颈骨折

肱骨外科颈位于解剖颈以下 2 ～ 3cm，为骨松质、骨密质相邻之部，常易发生骨折，各年龄段均可发生，老年人较多。

【病因及类型】

此骨折多为间接暴力所致，如跌倒时手着地时，暴力沿肱骨干向上传导冲击引起骨折。肱骨外科颈骨折可分为以下几类：

1. 裂纹型骨折：多由直接暴力引起。

2. 外展型骨折：跌倒时上肢处于外展位，并使骨折远端呈外展，形成骨折端向内成角移位，有时两骨折端可相互嵌插或交错重叠移位。

3. 内收型骨折：跌倒时上肢内收位，形成骨折端向外成角移位，两骨折端内侧常可嵌插。

【临床表现及诊断】

根据外伤史、肩部肿痛、肩部活动时疼痛加重、肱骨上端周围明显压痛及肩部正、侧位 X 线片即可确诊。且 X 线片可显示骨折的类型，以供治疗参考。

【治疗】

1. 对于无移位骨折、嵌插型骨折或轻度移位骨折不需整复，只用三角巾悬吊 3 周，早期开始功能锻炼。

2. 对有重叠移位，特别是青壮年应使骨折整复满意，复位后以外展架和超肩关节小夹板固定，外固定于 4 ～ 5 周后拆除。

3. 对移位严重、手法复位或固定治疗失败、治疗时间较晚不能手法整复者，可行切开整复内固定，术后外展架固定 4 ～ 6 周。

肱骨外科颈骨折邻近关节，易发生关节粘连，造成功能障碍。因此，治疗中应强调加强早期功能锻炼，老年患者尤应如此。

四、肱骨干骨折

肱骨干骨折指肱骨髁上与胸大肌止点之间的骨折。

【解剖概要】

肱骨干中段后外侧有桡神经沟，桡神经在其内紧贴。当肱骨中、下 1/3 交界处骨折时，易合并桡神经损伤。上臂有多个肌肉附着点，故不同平面骨折所致骨折移位也不同。

【病因及移位】

1．直接暴力多致中、上 1/3 骨折，多为横形或粉碎骨折。

2．传导暴力多见于中、下 1/3 段骨折，多为斜行或螺旋形。

3．旋转暴力多可引起肱骨中、下 1/3 交界处骨折，所引起的肱骨骨折多为典型螺旋形骨折。

如骨折平面在三角肌止点上者，近折端受胸大肌、大圆肌、背阔肌牵拉向内移位，远折端因三角肌、肱二头肌、肱三头肌作用向外上移位。如骨折平面在三角肌止点以下，近折端受三角肌和喙肱肌牵拉向外前移位，远折端受肱二头肌、肱三头肌作用向上重叠移位。

【临床表现及诊断】

此种骨折均有明显的外伤史，若有局部肿胀、压痛、畸形、反常活动及骨擦音，均可诊断骨折。X 线检查，不仅可确诊骨折，还可明确骨折部位、类型及移位情况，以供治疗参考。如合并桡神经损伤者，可出现典型垂腕、伸拇及伸掌指关节功能丧失以及手背桡侧皮肤有大小不等的感觉麻木区。

【治疗】

肱骨被丰厚的肌肉包绕，所以轻度的成角短缩畸形在外观上并不明显，对功能也无影响，因此无须为追求良好的复位而滥用手术治疗。

1．对横断、斜形或粉碎性骨折可于复位后用夹板或石膏固定，练习肩关节活动时应弯腰 90。，做钟摆样活动。因为直立位练习易引起骨折部位成角畸形。

2．对螺旋型或长斜型骨折可采用小夹板固定，亦可采用悬垂石膏固定，通过石膏重量牵引使骨折复位，但患者不能平卧，睡觉时需取半卧位。

3．对肱骨开放性骨折断端嵌入软组织或手法复位失败的闭合骨折，同一肢体多发骨折或合并神经血管损伤需手术探查者，可行切开复位内固定。

闭合性肱骨干骨折合并桡神经损伤时，一般采用非手术方法治疗。观察 2 ～ 3 个月后，若桡神经仍无神经功能恢复的表现，可再行手术探查。在观察期间将腕关节置于功能位，多做伤侧手指伸直活动以防畸形或僵硬。

五、肱骨髁上骨折

肱骨髁上骨折系指肱骨远端内外髁上方的骨折，多发年龄为 5 ～ 12 岁，有时可有血管、神经损伤等严重并发症。

【病因及分类】

肱骨髁上骨折多由间接暴力所致。根据骨折两端的关系，通常将其分为伸直型与屈曲型两种：

1．伸直型：此型多见，跌倒时肘关节半屈位手掌着地，暴力经前臂传导至肱骨下端，导致肱骨髁上部骨折，骨折线由上至下斜形经过。又可由骨折远端桡侧移位或尺侧移位分为桡偏型及尺偏型。

2．屈曲型：此型较少见，多系肘关节屈曲位肘后着地导致髁上骨折，骨折线自前上方斜向下方。

【临床表现及诊断】

肱骨髁上骨折的诊断较容易，伤后肘关节肿胀、疼痛，肘关节功能障碍，髁上部位压痛明显，并可触及骨擦感和反常活动。肘关节骨性标志肘后三角关系正常时，关节正、侧位片可显示骨折的类型和移位的程度。同时应常规检查有无肱动脉、正中神经、桡神经及尺神经损伤。

【治疗】

1．无移位的骨折，后侧石膏托固定肘关节于 90° 屈曲位 3 周。

2．有明显移位的骨折应尽早施行闭合复位，复位时应先纠正旋转移位再矫正侧方移位，最后矫正前后移位。对尺偏型矫正时，应保持轻度桡偏，以防肘内翻发生。

3．伸直型骨折复位满意后应用后侧石膏托固定于适当的屈肘位，一般采取 60° ～ 90° 左右的屈曲位，但以不致使桡动脉减弱为准。2 周后换石膏托固定肘于钝角位，3 周后拆除石膏练习活动。屈曲型骨折则于伸肘位牵引整复并固定于伸肘位 2 周，其后再屈曲伤肘至 90° ，并用石膏托继续固定 3 周。

4．对有前臂缺血表现者，应放松屈肘角度重新固定，以免发生缺血性肌挛缩。

5．手术治疗：对开放性骨折、断端间夹有软组织影响复位或合并有血管损伤时，可行切开复位克氏针内固定，术后长臂用石膏托固定 3 周。

肱骨髁上骨折处理不当引起 V01olkmann 缺血性肌挛缩和肘内翻畸形，神经损伤以正中神经为最多，但多为挫伤。3 个月内若无恢复可能为神经断裂，应行手术探查。肘内翻畸形轻度无须处理，畸形明显可于 14 岁后行髁上楔形截骨矫正术。

六、肱骨髁间骨折

肱骨髁间骨折好发于青壮年，常呈粉碎型，复位困难，治疗上有一定难度，其最终效果不满意。

【病因及分类】

多种暴力都可以引起肱骨髁间骨折，根据受伤机制及骨折线方向可分为伸展型、屈曲型或“T”、“Y”型。但从治疗角度，根据骨折移位大小可分为四度（Riseborough 分度）。

Ⅰ度：骨折无移位或轻度移位，关节面保持平整。

Ⅱ度：骨折有移位但两髁无分离及旋转，关节面也基本平整。

Ⅲ度：骨折块有分离并旋转移位，关节面破坏。

Ⅳ度：肱骨髁部粉碎成三块以上，关节面严重破坏。

【临床表现及诊断】

伤后肘关节疼痛剧烈、压痛广泛、肿胀明显可伴有畸形，并可触及骨擦感。肘后三角关系改变，肘关节呈半屈曲状，伸展、屈曲和旋转受限，前臂多处于旋前位，应注意检查有无血管、神经损伤。

肘部正、侧位 X 线片不但可明确诊断，而且对于骨折类型和移位程度的判断也有重要意义。

【治疗】

1．单纯石膏托或超关节夹板固定适用于Ⅰ、Ⅲ度骨折患者。有分离的骨折可自两侧挤压双髁使之复位，再整复髁上部位的移位，然后再以夹板或石膏固定，一般固定 4 ～ 6 周。

2．肘部肿胀明显不能闭合复位者，如整复后骨折不稳定，可行尺骨牵引。在牵引固定中即可早期行功能锻炼，6 周去除牵引。

3．切开复位内固定，对Ⅲ度和Ⅳ度骨折为准确复位和早期开始功能锻炼，均可采用手术治疗。内固定可选骨螺栓、“Y”形接骨板、交叉克氏针及螺钉等，手术后 2 周开始肘关节功能练习。

七、肱骨外上髁骨折

肱骨外上髁骨折多见于儿童，仅次于肱骨髁上骨折，好发于 10 岁以下儿童，尤以 5 ～ 6 岁多见。

【病因及分类】

肱骨外上髁骨折多系间接暴力所致。如跌倒时肘关节外展位受伤，则骨折远端常向外侧移位，伸肌收缩可使骨折块进一步移位及发生旋转，有时可达 180° 的翻转移位。肱骨外上髁骨折按骨折移位程度可分为四度：

Ⅰ度：外上髁骨折后无移位。

Ⅱ度：骨折块向外后移位，但不旋转。

Ⅲ度：骨折块向外侧同时向后下翻转。

Ⅳ度：骨折伴尺桡骨近端向后外侧脱位，但骨折块保留在桡骨头上面不旋转。

【临床表现及诊断】

肘外侧明显肿胀，肘关节呈半伸直位，外上髁处有明显压痛，并常可触及骨折块的活动及骨擦感，肘后三角关系亦有改变。X 线检查可以明确移位情况。在儿童期，X 线片仅是外上髁的骨化中心移位，不易判断，可与健侧 X 线片比较。

【治疗】

肱骨外上髁骨折属于肘关节内骨折。在小儿，外上髁是构成肱骨下端生长的重要解剖部位，因而获得解剖复位是治疗的基

Ⅰ度骨折可用上肢石膏托固定肘关节于 90° 屈曲位，4 周后拆除石膏练习活动；Ⅱ度骨折宜先给予手法复位，不能牵引以防发生骨块翻转；Ⅲ度骨折块翻转移位，先将骨折块推向肘后，再按骨折块上方使之消除旋转，然后再向肘关节间隙按压，使骨折块的骨折面对合近侧骨折面。

对 Ⅳ 度骨折及手法失败者可行手术。要求术中骨块对位准确，再用克氏针两根交叉固定，术后屈肘 90° 位，用石膏托固定，3 周后拔除钢针，练习活动。应注意的是，术中勿将与骨折块相连的伸肌腱切断，否则骨折块游离，血运断绝会造成缺血性坏死，甚至骨折块吸收。

八、肱骨内上髁骨折

肱骨内上髁骨折较少见，与肱骨外上髁骨折互为对称形成“镜像”损伤。骨折后，尺骨上端易随滑车向上、向内及向后移位，而桡骨亦随同尺骨移位，使肱桡关节半脱位，易合并尺神经损伤。临床症状与肱骨外上髁骨折相同，仅表现在肘内侧，治疗原则亦相似，但若采取切开复位，注意勿损伤尺神经。

九、桡骨小头骨折

桡骨小头骨折可见于儿童及成人，儿童表现为颈部或头骺分离，成人为桡骨头颈骨折。

【临床表现及诊断】

伤后肘外侧疼痛:前臂活动受限，体检可发现肘外侧肿胀、压痛，前臂旋转时疼痛加剧，骨折严重时可出现前臂旋转功能障碍。

X 线检查可以明确诊断，根据 X 线表现可将桡骨小头骨折分为以下类型：

Ⅰ型：裂纹骨折，骨折无移位或移位小于 1mm。

Ⅱ型：桡骨头纵行骨折，骨折块移位大于 1mm。

Ⅲ型：桡骨头粉碎，但骨折无明显移位，仍保留关节面外形者。

Ⅳ型：桡骨头粉碎，且有明显移位。

Ⅴ型：桡骨颈部骨折或桡骨头骨骺损伤，骨折线未通过关节。

【治疗】

Ⅰ型：用石膏托或石膏管形外固定 2 ～ 3 周。

Ⅱ型：可选用闭合复位外固定 3 周治疗，然后进行功能锻炼。如闭合复位失败，在老年病人，行桡骨小头切除，早期功能锻炼。青年病人应行开放复位内固定治疗。伴下尺桡关节分离病人，尽量保存桡骨小头，首先复位下尺桡关节及分离的尺桡骨，然后根据情况处理桡骨小头骨折。一般应行桡骨小头重建术，以保持肘关节的稳定性。

Ⅲ型:石膏固定 3 周，然后开始活动。如前臂旋前明显受限，老年人可行桡骨小头切除。如伴下尺桡关节脱位，可行桡骨小头切除，做硅胶桡骨小头置换，或先复位下尺桡关节脱位，固定 3 周以上后行桡骨小头切除。

Ⅳ型：早期行桡骨小头切除术。

Ⅴ型：单纯桡骨头颈部骨折、断端嵌插者，无须特殊处理，仅短期制动即可。骨折近端桡骨头关节面倾斜大于 30° 者，可试行闭合复位，或在透视下用克氏针经皮撬拔复位。闭合复位不成功者行切开复位，复位后骨折多较稳定，一般不需内固定，术后用石膏托保护 3 周。

对于儿童病人，一般不做桡骨小头切除。儿童有桡骨头生长过快、桡颈短缩、骺早闭合及缺血性坏死、继发性下尺桡关节脱位等并发症。

十、尺骨鹰嘴骨折

尺骨鹰嘴骨折可由直接暴力（粉碎性骨折）或间接外力（撕脱骨折）引起。

【临床表现及诊断】

肘关节外伤后肘后肿胀、疼痛，伸肘无力，肘关节活动障碍。临床检查可见肘后肿胀、尺骨鹰嘴部压痛。侧位 X 线片可以明确诊断，按骨折线形状及移位程度可分为三型：

Ⅰ型：无移位及移位程度 <2mm。

1I 型：有移位，撕脱骨折、斜形骨折。

III型：有移位，骨折脱位，鹰嘴骨折肘关节前脱位。

【治疗】

I 型：无移位骨折，于肘关节功能位或半伸直位（120° ～ 135° ）固定，2 ～ 3 周后积极进行功能锻炼。

II 型：骨折采用切开复位，张力带钢丝固定。

III型：骨折行切开复位后张力带内固定。

发生于老年人的严重粉碎性骨折，粉碎部分不超过半月切迹 1/3 者（小于 80%鹰嘴），可切除粉碎骨片后重建伸肘装置。术后可能出现骨折不愈合、肘关节活动障碍、创伤性关节炎、尺神经损伤等并发症。

十一、尺桡骨干双骨折

尺桡骨干骨折是常见的创伤，直接暴力造成的骨折多在同一平面，可为横形、粉碎的或多段骨折。间接暴力所致骨折常不在同一平面，常呈斜形。

【临床表现及诊断】

前臂外伤后肿胀、畸形、疼痛，伤肢活动障碍，检查时见前臂压痛有假关节活动及骨擦音、骨擦感。X 线片能确定诊断及骨折类型，投照范围应包括上、下尺桡关节，以判断骨折移位的程度及是否存在上、下尺桡关节损伤。

【治疗】

1．闭合复位外固定：多数闭合性尺桡骨骨折均可采用闭合复位外固定治疗。在充分麻醉状态下，据桡骨近端的旋转位置，将前臂远端置于相应的旋转位置，然后采用牵引、分骨及回旋等手法纠正重叠、侧方移位及旋转移位，使骨折端变为单一的掌、背方向的移位。如为横断型骨折，可用折顶及提按等手法加以纠正。

双骨折不能同时复位，一般可先复位桡骨，再复位尺骨，也可先复位稳定骨，再复位另一骨。

儿童青枝骨折前臂有向掌侧成角畸形时，常同时伴有旋后畸形。闭合复位时，不应单纯纠正成角应力，需同时将骨折远端旋前才可达到良好效果。

骨折复位后，常采用夹板或石膏外固定。应用分骨垫时，要注意防止局部压疮。固定过程中，要注意调整固定的松紧及伤肢的血运，以防止筋膜间隔综合征出现，给病人带来巨大痛苦。外固定时间一般为 6 ～ 10 周，可根据 X 线及临床表现，来确定去除外固定的时间。

2．开放复位内固定：以下情况可考虑行开放复位内固定：①开放性骨折。②多段骨折或不稳定性骨折，不能满意复位或不能维持复位时。③多发性骨折，尤其是同一肢体多发骨折，手术复位加简化外固定并可早期开始功能锻炼。④对位不良的陈旧性骨折或影响功能的畸形愈合者。⑤骨折断端间软组织嵌入，影响复位。

骨折行开放复位后，可采用钢板螺丝钉或加压钢板螺钉内固定，亦可采用髓内钉内固定。术后适当采用外固定。

尺桡骨骨折后如处理不当，可出现畸形愈合、不愈合、筋膜间隔综合征、骨间膜挛缩、桡神经深支损伤等并发症。

十二、尺桡骨干单骨折

单纯的尺骨骨折多由直接暴力所致，因桡骨及骨间膜完整，骨折移位不大，诊断时应注意有无上、下尺桡关节脱位。

尺骨骨折的处理一般采用闭合复位外固定，如复位困难或复位后不稳定，也可手术开放复位、钢板或髓内针内固定。

单纯的桡骨骨折可由直接或间接暴力造成。据骨折端与旋前圆肌的位置不同、可产生不同方向的移位。旋前圆肌止点以上的骨折，桡骨近端受肱二头肌和旋后肌牵拉，骨折近端处于旋后位并向桡侧倾斜。故在复位时，应将骨折远端置于相应旋后位。若复位困难，常需手术治疗。旋前圆肌止点以下的桡骨骨折，桡骨近侧骨折段处于中立位或轻度旋后位，复位比较容易。

十三、尺骨上 1/3 骨折合并桡骨小头脱位

尺骨上 1/3 骨折合并桡骨小头脱位亦称为孟氏骨折，由 Monteggia 首先报道而得各。

【临床表现及诊断】

伤后前臂及肘关节肿胀、疼痛，压痛局限于尺骨上 1/3 或尺骨鹰嘴及桡骨头，可触到脱位的桡骨小头。伤肢有畸形及假关节活动时，关节活动受限。10％的病人合并桡神经深支损伤。

前臂正、侧位 X 线片可以确定诊断。有时在伤后的活动及检查过程中，桡骨小头已自动复位，X 线片只表现有尺骨上 1/3 骨折，而无桡骨头脱位。此时，应结合外伤机制及桡骨头处有无压痛来判定是否为 Monteggia 骨折，否则按尺骨骨折处理后，可发生桡骨小头再次脱位。

Bado 将该骨折分为四种类型：I 型（伸直型，占 60％）：桡骨小头向前脱位。II 型（屈曲型，占 15%）：桡骨小头向后侧或后外侧脱位。III型（内收型，占 20％）：多见于幼儿，桡骨小头向外侧或前外侧脱位。Ⅳ型（占 5％）：多见于成人，为尺桡骨双骨折合并桡骨小头向前脱位。

【治疗】

I 型：大多数骨折，可采用闭合复位外固定。方法：旋后位牵引，用拇指按压桡骨头，屈肘使桡骨头复位后再复位尺骨，然后用小夹板或石膏固定 4 周。对不能复位或复位后骨折脱位不稳定者，行尺骨骨折开放复位固定，再复位桡骨小头。如桡骨小头仍复位困难，可行开放复位加环状韧带重建术。

II 型：可行闭合复位。在伸肘位牵引下，自后外向前内侧推按桡骨头，并矫正尺骨背侧成角，然后于伸肘、前臂旋前位固定。2 ～ 3 周后换前臂小夹板固定，并开始行肘关节功能锻炼。

III型：伸肘位牵引。术者以双手拇指抵住桡骨外侧，施以肘外翻的应力，纠正尺骨向桡侧成角畸形，使桡骨头复位。复位后以上臂石膏托固定在屈肘 90°、前臂轻度旋后位，3 ～ 4 周后去除外固定。

Ⅳ型：闭合复位不易成功，多需切开复位内固定。陈旧性 Monteggia 骨折，需行手术治疗，可行切开复位内固定。成人可行桡骨小头切除，儿童行桡骨小头复位，环状韧带重建。

Monteggia 骨折合并的桡神经深支损伤多为神经牵拉伤，多能自行恢复。

十四、桡骨下 1/3 骨折合并下尺桡关节脱位

桡骨下 1/3 骨折合并下尺桡关节脱位亦称为 Galeazzi 骨折，由 Galeazzi 首先报道而得名。

【临床表现及诊断】

伤后腕部及前臂下段肿胀、疼痛、畸形、关节活动障碍，检查见桡骨下段及尺骨头有压痛，桡骨下段假关节活动。X 线检查可明确诊断。

【治疗】

1．闭合复位外固定：在牵引及分骨手法下使桡骨复位，使下尺桡关节复位。复位后应用石膏或夹板固定伤肢于尺偏位。

2．不稳定型：桡骨骨折应行切开复位内固定。

3．陈旧性 Galeazzi 骨折：如桡骨骨折已愈合且畸形愈合后畸形明显，需同时行截骨矫形及尺骨小头切除。

十五、桡骨远端骨折

桡骨远端骨折为临床上常见的损伤，据其损伤机制可分为伸直型损伤与屈曲型损伤。

伸直型损伤：包括 Colles 骨折、桡骨远端骨骺分离、桡骨远端背缘骨折合并腕关节脱位（Barton 骨折背侧型）等。

屈曲型损伤：包括 Smith 骨折、桡骨远端掌侧缘骨折并腕关节掌侧脱位（Barton 骨折掌侧型）等。

十六、Colles 骨折

由 Colles 首先描述而得名。

【临床表现及诊断】

多见于老年人跌倒时手掌着地引起。伤后局部肿痛、活动障碍，出现典型的餐叉样或“枪刺”样畸形，桡骨远端明显压痛。X 线检查可显示骨折的移位：①骨折多发生于桡骨远端 2 ～ 3cm。②骨折远端向背侧移位，掌倾角变小，同时有向桡侧偏移及旋后移位。③骨折端间相互嵌插。④可合并下尺桡关节脱位，或尺骨茎突撕脱性骨折。

【治疗】

1．无移位骨折，可用石膏夹板固定 4 周。

2．有移位的骨折可行闭合复位。腕部抽出骨折断端血液后于血肿内注入局麻药，然后顺原畸形牵引解除骨折端嵌插后，掌屈骨折远端、旋前尺偏，使骨折复位。经拍片或透视证实骨折复位后，应用石膏夹板或小夹板外固定，维持骨折远端于掌屈尺偏位 4 周，同时积极行伤肢功能锻炼。

3．手法复位困难或复位后骨折不能维持复位后位置，可行切开复位克氏针内固定或行外固定穿针外固定。

4．对功能影响不大的畸形愈合，可不予治疗。如影响前臂旋转功能，可考虑行手术治疗。单纯的旋转功能障碍，可行尺骨小头切除术。畸形明显的病人，可行 Campbell 手术矫正畸形。根据不同情况，也可行尺骨头全切除及桡骨截骨术，或保留尺骨头，而截除部分尺骨。

十七、Smith 骨折

Smith 骨折为桡骨远端屈曲型损伤。骨折部位与 Colles 骨折相同，但其移位方向与

Colles 相反，据病史、临床症状及 X 线片可做出诊断。

【治疗】

1．无移位的骨折，可用石膏托或小夹板维护腕关节于背伸位 4 周。

2．有移位的骨折，可行闭合复位。复位手法与 Colles 相反，牵引牵开骨折嵌插后，将骨折远端推向背侧及尺侧，并旋后使骨折复位，然后用石膏托或小夹板将骨折固定，维持腕关节于轻度背伸尺偏位 3 ～ 4 周。

3．对不稳定骨折，可行切开复位克氏针内固定或行钢板螺钉固定或行外固定器固定骨折。

十八、Barton 骨折

Barton 骨折系指桡骨远端斜形骨折。骨折线通过关节面，为关节内骨折。据其骨折的位置及移位的方向，分为掌侧缘骨折及背侧缘骨折两类。

【治疗】

1．无移位的骨折，可用石膏托制动 3 周。

2．有移位的骨折，可行手法复位。复位后固定腕于中立位或轻度背伸位，然后用石膏夹板或小夹板固定，持续 3 ～ 4 周。

3．如骨折复位后不稳定，可行切开复位克氏针或钢板螺钉固定。

4．骨折畸形愈合后因背侧骨片不平整，拇长伸肌腱在其表面摩擦发生断裂，需手术修复。

桡骨远端骨骺分离

桡骨下段骨骺分离在所有骺损伤丰发病率最高，几乎全为Ⅱ型损伤。受伤机制和伤后畸形与 Colles 骨折相同，多发生在 10 ～ 16 岁骨骺尚未闭合的青少年中。

【临床表现及诊断】

与 Colles 骨折的临床表现相同，根据 X 线检查一般可确定诊断。当 X 线片无明显异常，而临床高度怀疑有骨骺损伤时应仔细检查。在 X 线片上如发现桡骨远端干骺端背侧有三角形骨折块，则表明存在骨骺分离。

【治疗】

1．无移位的骨骺分离，行小夹板或石膏夹板外固定 3 周。

2．骨折有移位，可行手法复位后用小夹板固定。但在复位时手法要轻柔，防止骨骺板损伤，影响生长发育。

3．对损伤超过 10 天以上的陈旧性病例，无论移位情况如何，均不宜再复位。如施以暴力强行复位，会伤及静止细胞层，影响生长。移位小的畸形愈合，一般在生长过程中均能自行塑形矫正。严重的畸形愈合病例，影响功能者可在生长停止后行手术矫正。

4．开放性桡骨远端骨骺分离的治疗，按常规清创闭合伤口后，对骨骺分离仍以闭合复位外固定治疗，而不宜采用内固定。

十九、桡骨、尺骨茎突骨折

桡骨茎突骨折后，局部出现肿胀及疼痛，X 线片检查可以明确诊断。无移位的桡骨茎突骨折，可行石膏外固定。有移位时，行手法复位后尺偏位石膏外固定 4 周或行切开复位克氏针内固定。

尺骨茎突骨折常与 Colles 骨折合并出现，可用尺偏位石膏外固定 4 周。晚期如局部疼痛明显，可行尺骨茎突切除术。

二十、腕部骨折

（一）舟骨骨折

舟骨骨折为腕部较常见的骨折，多发于年轻的男性病人，因其在腕部的特殊解剖位置及血液供应特点，易产生骨折的不愈合及延迟愈合，影响腕关节的功能。

【临床表现及诊断】

跌倒时手呈支撑位，伤后腕桡侧疼痛和不同程度的腕关节活动障碍。解剖“鼻烟窝”处肿胀及压痛，沿第 1、2 掌骨纵向叩击痛，腕关节 45。斜位，X 线片可清楚显示骨折及移位情况。有时伤后 X 线片检查未发现明显的骨折，但临床表现高度怀疑舟骨骨折时，应在伤后 2 周左右再次拍片检查，多可发现阳性结果。

据舟骨骨折的解剖部位可分为以下三种类型：

1．舟骨结节骨折：不论血管分布属于哪一类，都不影响骨折端的血运。

2．舟骨腰部骨折：大部分骨折病人经适当的固定后 10 周左右愈合，少数病可出现延迟愈合及不愈合。

3．舟骨近端骨折：因近端骨折血运受损，可发生骨折不愈合及骨缺血坏死。

【治疗】

1．无移位的骨折或有移位、手法复位后位置满意的骨折可行短臂石膏管型外固定，直至骨折愈合。一般舟骨结节固定 6 周左右，腰部及近端骨折需固定 10 周左右。如到达固定期限后骨折仍未愈合，出现骨折线增宽、断端吸收及囊性变但无硬化及骨折块坏死征象时，可继续延长固定时间。有些病例需延长固定半年甚至 1 年以上，骨折始愈合。

2．若骨折明显移位，手法难以复位时，可考虑早期切除近端骨折块。

3．经长时间固定骨折仍无愈合征象，且骨折断端出现硬化，可去除外固定后积极功能锻炼。若无症状，无须行其他处理。年轻患者，无明显创伤性关节炎，可行切开复位，钻孔植骨术。

4．舟骨骨折不愈合，其近侧骨折块仅占舟骨的 1/4 或更小，舟骨近侧 1/4 骨折或更小的骨片经植骨术后失败的病例以及舟状骨近侧 1/4 已硬化或粉碎性骨折或有明显移位的病人，可行舟骨部分切除术，但应注意切除仅为近端舟骨。舟骨全切后虽然近期满意，但远期可发生腕关节紊乱。

5．舟骨骨折不愈合、舟骨缺血性坏死、明显创伤性关节炎及腕关节紊乱时，可于舟骨切除后，用硅橡胶或其他材料制成的人工舟骨假体置换。

6．晚期舟骨骨折不愈合、发生严重的创伤性关节炎、症状严重、影响患者日常生活及工作时，可考虑行近侧腕骨切除及桡腕关节融合术。

（二）月骨骨折

月骨骨折为腕部少见的骨折，易并发月骨缺血性坏死。

【临床表现及诊断】

常见于摔倒时手掌撑地或强力推重物时受伤所致，伤后腕部疼痛、无力，腕背部肿胀，腕关节活动受限，月骨部位压痛明显，沿第三掌骨有明显叩击痛。X 线拍片可以显示骨折。

【治疗】

1．新鲜月骨骨折可用短臂石膏管型外固定 12 周。

2．陈旧性月骨骨折并发缺血性坏死，可采用月骨切除硅橡胶人工关节置换、尺骨延长或桡骨缩短手术来治疗。晚期并发严重骨关节炎，亦可采用近排腕骨切除。

（三）钩骨骨折

钩骨骨折多为撕脱性骨折，常见于钩骨钩部，损伤后局部肿胀、疼痛、压痛明显。腕管位 X 线片大多能显示骨折部位，少数临床症状明显。X 线片表现阴性的病人，可行腕部 CT 检查，检查时双手成祈祷状，有助诊断。

治疗需以石膏管型固定 4 ～ 6 周。

大多角骨骨折

大多角骨骨折多为腕背伸导致的撕脱性骨折，伤后局部肿胀及疼痛，X 线检查能确定诊断。Palmer 据骨折部位将其分为两型：

I 型：大多角骨骨嵴基底部骨折，经石膏外固定后易愈合。

II 型：大多角骨骨嵴尖部撕脱性骨折，经外固定后不易愈合。

（四）其他腕骨骨折

其他腕骨骨折多为撕脱性骨折，临床一般没有重要意义，对腕关节功能影响不大，只需前臂管形石膏外固定 4 ～ 6 周。对某些腕骨骨折，如头状骨颈部骨折，应严格固定。少数骨折复位困难者，可考虑切开复位内固定。晚期并发骨性关节炎，影响关节功能者，考虑行腕骨间融合术。

二十一、掌骨骨折

按骨折部位分为掌骨头骨折、掌骨颈骨折、掌骨干骨折及掌骨基底部骨折。

（一）掌骨头骨折

掌骨头骨折位于侧副韧带附着点的远端，多因直接暴力损伤所致，常为开放性。对于开放性损伤，应彻底清创及应用大量抗生素。有移位的骨折，应行切开复位克氏针内固定或 AO 微型螺钉内固定。粉碎性骨折难以复位内固定者，行外固定牵引，术后早期功能锻炼。偶可并发掌骨头坏死。

（二）掌骨颈骨折

掌骨颈骨折多因直接暴力或传导外力所致，以第五掌骨最为多见，其次为第二掌骨。骨折端因骨间肌牵拉常向背侧成角，复位时易将掌指关节屈曲 90° 使掌指关节侧副韧带处于紧张状态。沿近节指骨纵轴推顶，骨折近端向下按压复位。骨折复位后用石膏托维持固定掌指关节屈曲 90° 位 3 周。骨折复位及固定困难者可行经皮穿针复位内固定或切开复位克氏针内固定。

（三）掌骨干骨折

掌骨干骨折掌单发及多发，骨折愈合后易发生缩短、成角及旋转畸形，治疗方法有以下几种：

1．无移位的掌骨骨折或横形、斜形及螺旋形骨折复位后稳定者，可行前臂石膏托外固定 4 ～ 6 周。

2．复位固定困难及多发性骨折，可行闭合复位克氏针经皮内固定或开放复位固定。

3．移位严重的粉碎性骨折，行经皮穿针内固定，固定于邻近掌骨或切开复位内固定，或行石膏固定末节指骨牵引，待骨折稳定后改用石膏托外固定。

（四）掌骨基底部骨折

第二、三、四、五掌骨基底部骨折常因直接暴力引起。因腕掌关节活动小，第二、三掌骨是不活动的，故骨折后无明显移位，对功能影响小，可行石膏外固定。如骨折移位严重，可行闭合复位及外固定或经皮穿针内固定。骨折复位困难者可行开放复位内固定。第五掌骨基底部骨折因其与钩骨及第四掌骨形成关节，尺侧伸腕肌附着于第五掌骨基底部背侧，一旦复位不满意造成畸形愈合，则产生关节疼痛及握力差。如为稳定型骨折，可行外固定，否则复位后行经皮穿针内固定于邻近掌骨。如早期有畸形愈合，可做截骨术或切除关节成形术。

（五）第一掌骨基底部骨折

第一掌骨基底部骨折多因直接暴力所致，据其骨折部位及形态分为关节内掌唇骨折(Bennett 骨折)、关节内第一掌骨基底部粉碎性骨折(Rolando 骨折)及关节外骨折，前两者属于关节内骨折。

【治疗】

1．Bennett 骨折：此种骨折复位容易，但固定后维持位置困难。一般采用闭合复位经皮穿针内固定术，将第一掌骨固定于大多角骨上，行石膏外固定。如复位困难，可行切开复位内面定。陈旧性骨折畸形愈合术或行人工假体置换掌骨基底部。

2．Rolando 骨折：可以应用牵引复位及闭合复位经皮克氏针内固定或切开复位后克氏针内固定。术后早期活动，如产生创伤性关节炎可行腕掌关节固定术。

3．关节外基底部骨折：可行手法复位，石膏或外层位夹板外固定。如骨折复位固定困难或斜形骨折外固定不能维持其位置，可行经皮克氏针内固定或切开复位内固定。

二十二、指骨骨折

指骨骨折较手部其他骨折多见，常因直接暴力所致。在治疗过程中，易发生畸形愈合及关节僵直，严重影响手功能。分为近节、中节及远节指骨骨折。

（一）近节指骨骨折

由于手内肌的作用，骨折近段呈屈曲位，加之指伸肌腱的作用，使骨折向掌侧成角，畸形愈合后限制屈肌腱活动，并易发生粘连。

【治疗】

1．关节外骨折：手法复位后用石膏夹板固定伤肢于掌指关节屈曲 45°，近侧指间关节屈曲 90°或行绷带卷固定。固定过程中注意防止成角或旋转畸形。

2．手法复位失败或固定困难者，可行外固定器治疗或行切开复位内固定治疗，亦可行经皮穿针内固定。

3．关节内骨折无移位可行石膏或绷带固定，复位困难可行克氏针经皮内固定或行切开复位内固定。如为粉碎性骨折，可行指骨牵引术。

4．陈旧性骨折发生畸形愈合可行截骨矫形，关节内畸形愈合可行关节置换或关节融合术。

（二）中节指骨骨折

向掌侧成角的中节指骨骨折在复位后于屈曲位固定，向背侧成角者复位后固定于伸直位，骨折复位固定困难者可行克氏针内固定或行切开复位内固定。

（三）末节指骨骨折

可由直接暴力及间接暴力所致，直接暴力常致粉碎性骨折，间接暴力可引起指骨基底肌腱附着处撕脱骨折。

肌腱附着处的撕脱性骨折在伸肌腱附着处可产生锤状指（Mallet 指），在指深屈肌腱处撕脱叫 Jersey 指。Mallet 指伤后 4 周内的新鲜性损伤，可用石膏或金属夹板固定远侧指间关节于过伸位，同时近侧指间关节 90° 屈曲位 6 周。如骨折复位及固定困难，骨折块较大或伴有远侧指间关节掌侧脱位，可采用切开复位内固定。

Jersey 指，即指深屈肌腱附着部撕脱性骨折，应采用开放复位、钢丝抽出法复位固定撕脱骨及屈肌腱。术后手指屈曲位固定，4 周后抽出钢丝，进行功能锻炼。

（徐斌）

第三节　下肢骨折

一、股骨颈骨折

股骨颈骨折常见于老年人，女性为多。

【临床表现及诊断】

股骨颈骨折分类方法很多，常见的分类法如下：

1. 按骨折线的部位可分为：①头下型。②经颈型。③基底型。其中，头下骨折因旋股内、外侧动脉的分支受伤重，易致股骨头血供受损，导致股骨头缺血性坏死。

2. 按 X 线表现可分为：①内收型。②外展型。内收型指两髂嵴连线与骨折线所成角（Pauwels 角）大于 50°，而外展型则指此角小于 50°。后者颈干角增大，骨端嵌插稳定，属稳定型骨折，骨折愈合率高。

股骨颈骨折患者有受伤病史，伤足呈 45°～60° 外旋畸形，患髋内收、轻度屈曲、短缩。大粗隆上移并有叩痛，Bryant 三角底边缩短，股骨大转子顶端在 Nelaton 线之上。嵌插型骨折和疲劳骨折的临床症状不典型，有时患者尚可步行或骑车。

【治疗】

1. 对外展型或无明显移位的嵌插型骨折，可持续皮牵引 6～8 周。去牵引后可逐渐练习扶双拐下地，患肢不负重，直至骨折愈合。在牵引及行走时，患髋忌做外旋活动。

2. 内收型骨折或有移位的股骨颈骨折，在牵引患肢于外展内旋位，进行内固定。内固定的方法有：

(1) 闭合复位三翼钉内固定：对年龄在 60 岁以下患者适用，但有造成股骨头缺血性坏死之疑。

(2) 滑槽加压螺钉加接骨板：有加压作用，使骨折线紧密对合，加快骨愈合。

(3) 骨圆针内固定：此法更适合于青少年病例，有时还须辅以髋“人”字石膏外固定或牵引。

(4) 人工股骨头置换术：对年龄大于 65 岁、头下型骨折不稳定的患者，或骨折不愈合和股骨头缺血性坏死的患者，如全身情况容许，可做人工股骨头置换。

(5) 姑息疗法：对年龄较大，体质较差可使患肢于中立位皮牵引 3 个月。

3. 陈旧性股骨颈骨折不愈合：

(1) 闭合复位内固定：对年龄较大患者仍可采用闭合复位加压螺钉固定。对年轻患者，可同时行带血管蒂的骨瓣植骨。

(2) 截骨术：可行转子间截骨术，改变负重力线，增宽负重面。

(3) 人工股骨头置换术。

【合并症】

(1) 骨折不愈合。

(2) 股骨头缺血性坏死：是股骨颈骨折十分常见的晚期并发症，发生率为 20%～45%。当患者已恢复正常活动后患髋又出现疼痛时应复查，若 X 线片显示股骨变白、囊性变或股骨头塌陷，可认为是股骨头缺血性坏死的表现，但往往难以预测其发生趋势。

迄今为止仍无有效的方法预测和治疗股骨头缺血性坏死。在股骨头未塌陷前，行保护治疗，避免负重，但往往很难逃脱股骨头塌陷。当塌陷后，可通过截骨术改变其承重面，如 McMurray 截骨、旋前截骨。

髋臼条件好者，可行人工股骨头置换，否则行全髋置换。如无置换条件可采用髋关节融合术。

二、股骨粗隆间骨折

股骨粗隆间骨折多见于老年，属关节外骨折。因转子部位血运丰富，较少有不愈合。

【临床表现及诊断】

按股骨距的完整性可分为稳定型及不稳定型。

（一）稳定型

1. 凡股骨距无粉碎，不影响骨折端皮质对位者。

2. 根据骨折线方向，凡骨折线从大粗隆斜向小粗隆者。

3. 损伤时无髋内翻畸形者。

（二）不稳定型

1. 股骨距粉碎者。

2. 骨折线自大粗隆以下斜向内上至小粗隆者。

3. 损伤当时 X 线显示有髋内翻畸形者。

股骨粗隆间骨折的症状与股骨颈骨折相似，但局部疼痛、肿胀、功能丧失、患肢缩短等症状较后者更明显，远侧骨折段处于 90° 外旋位。

【治疗】

（一）非手术治疗

1. 皮肤牵引：适用于稳定型骨折，牵引重量 5kg 左右，牵引 6～8 周。

2. 骨牵引：适用于各型骨折，对不稳定型骨折可于手法复位后牵引 8～10 周，牵引重量为全身重量的 1/8～1/7。

（二）手术治疗

对手法复位不理想、骨折不稳定、不能耐受长期牵引者，可用滑槽加压拧紧螺钉加接骨板或自股内侧髁向上插入 2～3 根弧形能屈性 Ender 针。

三、股骨干骨折

股骨干骨折多发于青壮年，系由于强大暴力所致。

【临床表现及诊断】

股骨干骨折可分为上 1/3 骨折、中 1/3 骨折、下 1/3 骨折。上 1/3 骨折后，近端受髂腰肌、臀中肌、臀小肌及其他外旋肌群的牵引而有屈曲、外旋、外展移位，远端因受内收肌群牵拉而向上、内移位，造成成角、短缩畸形。中 1/3 骨折常随暴力作用方向而变化。下 1/3 骨折因远端受腓肠肌牵拉而向后倾斜，可压迫或刺激腘窝部的神经血管。患者有外伤史，患肢有剧烈疼痛、肿胀、缩短、畸形，完全骨折时出现骨擦音、假关节活动。X 线片可显示骨折类型。

【治疗】

大多数人可用非手术疗法，应注意防治失血性或创伤性休克。

（一）非手术疗法

产伤引起者，可将伤肢用绷带固定于胸部或做垂直悬吊牵引 2 周。3 岁以内儿童一般采用垂直悬吊牵引 3 ～ 4 周。对成人股骨干骨折，可用固定持续牵引或平衡持续牵引治疗，一般牵引 8 ～ 10 周，牵引期间应加强大腿肌肉特别是股四头肌的锻炼。

（二）手术治疗

股骨干上、中 1/3 横骨折，可用髓内钉内固定。但应严格掌握手术指征，现多主张采用闭合插针。手术指征参考如下：

1．非手术治疗失败。

2．伴多发性损伤者或多发骨折者。

3．骨折不愈合或畸形愈合，影响功能者。

4．伴股部血管、神经损伤者。

5．老年病人不宜长久卧床者。

四、股骨下端骨折

股骨下端骨折包括髁上骨折及髁间骨折。髁上骨折临床表现、治疗原则与股骨干下 1/3 骨折相似，但更注意腘动脉、腘静脉的损伤，加强伸腿锻炼。

髁间骨折属关节内骨折，伤后膝关节肿胀、疼痛、活动障碍，X 线可确定诊断及分型。

【治疗】

1．无移位或轻度移位的髁间或单髁骨折：可吸出关节积血（加压包扎），然后采用胫骨结节牵引或石膏托固定 4 ～ 6 周。

2．有移位的单髁骨折：可使用加压螺钉及支撑接骨板固足。

3．移位髁间骨折：需兼顾两髁以及髁与骨干之间的关系，可用“L”形钢板，必要时用加压螺钉。

在髁部骨折为防止关节内或关节周围粘连，应在术后早期练习股四头肌收缩及关节活动。

五、髌骨骨折

髌骨是人体最大的籽骨，对膝关节、股四头肌的伸膝起重要作用。间接暴力多引起横形骨折，而直接暴力往往引起粉碎性骨折。

【临床表现】

外伤后膝部疼痛、肿胀、血肿及功能障碍，横形骨折在受伤后不久有明显的横形凹陷。X 线检查可以明确骨折类型和移位程度。

【治疗】

1. 非手术疗法：抽尽膝关节内积血，保持于伸直位，加压包扎 3 ～ 4 周。

2. 手术疗法：

(1) 切开复位髌骨周围缝合固定（髌骨环扎术）：适合于粉碎性骨折或横形骨折移位较大且后关节面平整者。

(2) 张力带钢丝固定术：适用于横断移位超过 1cm 以上的横形骨折。

(3) 髌骨部分切除：对髌骨上半或下半粉碎性骨折，予以复位固定完整部分大于髌骨一半者，注意缝合股四头肌扩张部筋膜。

(4) 髌骨全切术：严重粉碎性骨折、年龄较大者，可做髌骨全切除术，同时修补股四头肌扩张部分和关节囊。重叠缝合伸膝装置，防止软组织松弛。

六、胫腓骨双骨折

【病因】

1. 直接暴力：胫骨、腓骨骨折线多在同一水平面上。

2. 间接暴力：骨折线为长斜形、螺旋形，骨折线不在同一水平面上。

【诊断】

1. 局部肿胀、疼痛，可致成角畸形、患肢短缩及异常活动，常伴有皮肤损伤。

2. X 线可确定骨折的类型。

此外，应注意有无动脉及腓总神经损伤。

【治疗】

1. 无移位骨折或青枝骨折：可用石膏托固定 4 ～ 6 周。

2. 移位骨折：

(1) 稳定性骨折：手法复位，石膏外固定。

(2) 不稳定骨折：可行跟骨牵引、石膏外固定或加压钢板、髓内针内固定，也可采用外固定架。切开复位内固定术应慎重，尽量减少软组织剥离范围。

开放性骨折应尽早清创一期缝合创口，对于软组织挫伤严重、伤口污染严重的患者，应严格按开放性骨折治疗原则进行处理。

七、单纯腓骨骨折

单纯腓骨骨折较少见，多为直接暴力引起。

【诊断】

骨折线横断或为粉碎性，很少移位，应注意有无上、下胫腓关节分离及腓总神经损伤。

【治疗】

骨折如不影响踝关节和稳定性，可石膏固定 4 ～ 6 周。如骨折轻微，只要用弹力绷带缠紧，手杖保护行走，骨折即可愈合。

八、单纯胫骨骨折

单纯胫骨骨折少见，较稳定，可手法复位，石膏外固定。

腓骨疲劳性骨折

腓骨疲劳性骨折多见于战士、运动员，位于踝关节上部。

【诊断】

运动后踝部酸痛感，局部有肿胀、压痛，有时可有硬性隆起，X 线片改变出现较晚。

【治疗】

患肢休息，必要时石膏外固定。

九、踝部骨折

踝部骨折多由间接暴力引起。

【分类】

1．外翻骨折：受伤时踝部极度外翻。分为三度：

Ⅰ度：内踝横断骨折。

Ⅱ度：双踝、内踝横形，外踝斜形骨折，伴踝关节向外半脱位。

Ⅲ度：双踝骨折，下胫腓韧带断裂，距骨脱位更明显。

2．内翻骨折：受伤时踝部极度内翻。分为三度：

Ⅰ度：腓骨下端横形骨折。

Ⅱ度：腓骨横形骨折，胫骨内踝斜形骨折或垂直骨折，伴距骨向内半脱位。

Ⅲ度：在Ⅱ度损伤基础上，伴胫骨平台塌陷骨折。

3．外翻外旋形骨折：足外旋时暴力作用于外踝。分为三度：

Ⅰ度：单纯内踝横形骨折或单纯腓骨下端螺旋形骨折或斜形骨折。

Ⅱ度：双踝、内踝横形骨折，腓骨下端或中、上端段为螺旋形骨折，伴踝关节向外半脱位。

Ⅲ度：三踝骨折，伴距骨向外、向后移位。

4．内翻内旋骨折：受伤时踝部极度内翻内旋位，距骨挤压内踝，踝侧副韧带牵拉外踝形或骨折。分为三度：

Ⅰ度：单纯内踝斜形骨折。

Ⅱ度：内踝斜形骨折、外踝横形骨折，伴距骨向内半脱位。

Ⅲ度：双踝骨折，伴距骨向后方脱位。

5．垂直压缩骨折：以垂直压缩暴力为主，造成胫骨前后关节面或整个关节面压缩骨折。

【诊断】

有外伤史，踝部肿胀、压痛、功能障碍，X 线片显示骨折类型。

【治疗】

1．无移位骨折：小腿“U”形石膏固定 3 ～ 4 周。

2．闭合复位外固定：一般稳定形骨折可行此法。复位时距骨要求完全复位，石膏前后托或“U”形石膏固定，一般持续固定牵引治疗：对垂直压缩骨折行趾骨牵引，维持 3 ～ 4 周。

3．手术治疗：手术指征如下：

(1) 闭合复位不成功、不能达到功能复位要求。

(2) 骨折不稳定，如损伤有距骨脱位，且前唇或后唇骨折块大于 1/4 关节面者。

(3) 关节内有游离骨片，应取出小骨片。

(4) 开放性骨折：清创后可同时做内固定。

(5) 对踝关节骨折而骨连接不良形成骨关节突出者，可行踝关节骨融合术。

【并发症】

1. 骨折不愈合：造成踝关节不稳定者，可手术治疗。

2. 畸形愈合：距骨有移位者，应早行手术矫正骨折畸形。

3. 创伤性关节炎：可行保守治疗，症状严重时，行踝关节融合术。

4. 下肢腓骨骨性融合：一般功能影响不大，无须手术治疗。

5. 腓骨肌腱滑脱：行手术治疗。

6. 距骨不稳：多由外踝韧带损伤治疗不当引起，需重建外踝韧带。

7. Sudeck 骨萎缩：一般经数周或数月后症状缓解。

十、距骨骨折

【分类】

1. 距骨颈骨折，分为三型：

I 型：距骨颈骨折，骨折线垂直，断端无移位。

II 型：距骨颈移位，距下关节脱位。

III 型：距骨于踝穴及距下关节脱位。

2. 距骨体骨折：多由暴力直接冲击所致，根据骨折类型可进一步分为：

(1) 无移位的距骨体骨折。

(2) 距骨体骨折伴移位。

(3) 距骨体粉碎性骨折。

3. 距骨头骨折：常为粉碎性。

4. 距骨后突骨折：多为小块骨折。

5. 距骨骨软骨骨折：由扭转或撞击暴力造成，多为小片状骨折。

【诊断】

足部肿胀、疼痛，足不能负重，X 线片可见骨折和脱位情况。

【治疗】

1. 对无移位的骨折，可用小腿石膏固定。

2. 骨折伴脱位，可先试行闭合复位、石膏外固定。若徒手复位不成功，可行跟骨牵引。

3. 距骨体粉碎性骨折很难复位和取得满意疗效。早期可加压包扎，石膏固定 4 周，然后根据不同情况选择手术治疗。

4. 距骨骨软骨片状骨折：如骨折片小且无移位，可用小腿石膏固定；如骨折片大且有移位，可切除或复位以细克氏针固定。

5. 距骨体缺血性坏死易形成骨关节炎，不能负重，可行足三关节或四关节融合术。

十一、跟骨骨折

【诊断】

患者有足跟着地外伤史，足跟肿胀、压痛，可通过 X 线正、侧位片及轴位片来确定损伤类型。

【分类及治疗】

（一）不波及跟距关节面的骨折

1. 跟骨结节纵行骨折：很少移位，一般不必处理。如骨折移位较大，可行跟骨结节牵引复位、石膏固定或手术复位或克氏针固定，外用石膏固定 4 周。

2. 跟骨结节横行骨折：亦称“鸟嘴”形骨折。移位不多，可用小腿石膏固定。如骨折移位且有旋转及严重倾斜应手术复位。

3. 跟骨前结节骨折：骨折移位少，短腿石膏固定 4 ～ 6 周即可。

4. 载距突骨折：一般移位不多，用短石膏固定 4 ～ 6 周。

5. 接近跟距关节的骨折：如骨折明显移位，可行手法复位。如手法整复不满意，可行牵引复位。

（二）波及跟距关节的跟骨骨折

1. 外侧跟距关节塌陷骨折：移位不明显，可用石膏固定 4 ～ 6 周。如关节面塌陷严重，需切开复位。

2. 全部跟距关节塌陷骨折：对年龄较大，骨折移位不多，可采用加压包扎。对移位明显者，可行跟骨牵引，同时纠正跟骨侧方移位。

【跟骨骨折的后遗症】

1. 距下关节痛：可行跟距关节固定术或三关节融合术。

2. 腓骨长肌腱鞘炎：可行局部封闭，症状严重可切除骨刺。

3. 跟骰关节炎：局部封闭，严重行三关节固定术。

4. 神经卡压：应手术松解。

十二、跗舟骨骨折

跗舟骨骨折较少见，分三类：

1. 舟骨结节骨折：根据伤后舟骨处肿胀、压痛及舟骨正位 X 线片可诊断，此病需与跗舟骨相鉴别。无移位的骨折，小腿石膏固定，患足跖屈内收内翻位 6 ～ 8 周。移位过大可行开复位，行克氏针内固定。

2. 舟骨背侧缘撕脱骨折：一般小腿石膏托制动 3 ～ 4 周即可，如持续疼痛，可切除碎片。

3. 舟骨体节折：多由直接暴力和挤压暴力所致，通过正、侧位片显示骨折类型。

对无移位骨折，可小腿石膏固定。对移位骨折，需切开复位、克氏针固定。如关节面损伤严重，应行关节融合术，最好融合舟楔关节，以免距舟关节融合后，影响跟距关节活动。舟骨体骨折后，可能发生舟骨缺血性坏死，症状明显可行关节融合术。

十三、跖骨骨折

跖骨骨折多由直接暴力引起。

1. 跖骨干骨折：根据外伤史、体征、症状及 X 线表现即可诊断。对无移位骨折，小腿石膏固定 4 ～ 6 周；对移位骨折，可行手法复位。如失败，可考虑切开复位克氏针内固定术。

2. 跖骨颈骨折：可行闭合复位，石膏外固定。严重者行切开复位克氏针内固定。陈旧骨折或骨折畸形愈合，可切除跖骨头。

3. 第五跖骨基底部骨折：又称Jones骨折，足斜位X线片可显示骨折。无移位Jones骨折，只需包扎固定2～3周。有移位骨折可手法复位，石膏固定，很少发生骨折不愈合。

4. 疲劳骨折：多见于第二、三跖骨干与颈相接部位。主诉前足疼痛，1～2周后疼痛加重。早期X线不易发现骨折线，2～3周后骨折线明显。症状不重时，无须特殊治疗。若症状明显，可用石膏托固定3～4厨。

十四、趾骨骨折

趾骨骨折多因重物砸伤或轧伤引起，第一趾近端骨折较常见，远端骨折为粉碎性。

趾骨骨折一般无须特殊治疗，移动大者，手法复位，必要时开放复位，克氏针内固定。

（徐斌）

第四节　开放性骨折

一、开放性骨折的分类

根据开放性骨折开放伤口形成的原因，将其分为三类：

1. 自内而外的开放性骨折：骨折断端移位或是异常活动时，其一端自内而外穿破皮肤或黏膜而形成，多为间接暴力所致。

2. 自外而内的开放性骨折：暴力直接作用于局部，同时损伤软组织及骨骼，如弹片穿入伤、尖刀刺入伤、机器绞轧伤等。

3. 潜在的开放性骨折：由于重力碾压或机器绞轧，使皮肤呈广泛的皮下剥离、皮肤挫伤，但无伤口，同时造成骨折。皮下剥离的皮肤有可能部分或全部坏死，因此是潜在性的开放骨折。但如骨折周围包裹较厚的完整肌肉，则即使皮肤坏死也不会成为开放性骨折。部分移位的骨端，自内而外压迫皮肤，若未能及时解除其压迫，也可能形成局部皮肤坏死，转化为开放性骨折，这类情况也属于潜在性开放性骨折。

按软组织损伤的轻重和程度又或分为三型：

1. Ⅰ型：皮肤或黏膜被自内向外的骨折端刺破，伤口在2cm以下者。

2. Ⅱ型：皮肤被割裂或压碎，皮下组织与肌肉有中等度损伤，伤口大于2cm者。

3. Ⅲ型：多段骨折合并严重软组织撕脱或碾挫伤者，或创性断肢者。

二、开放性骨折的病理变化

开放性骨折共同的病理特点是以创口为中心，向外出现不同的三个创伤反应区。第一区为创口中心区，组织直接遭受损伤，可有多种异物或污物存留，也必然有大量细菌进入创口内；第二区为损伤组织的边缘区，各种组织（如肌肉、肌腱被挫伤，可发生缺血甚至坏死，有利于细菌的存留、繁殖和扩散；第三区为创口周围组织的振荡反应区，此区内的受累组织可出现水肿、渗出、变性以及血管痉挛缺血，因此活力降低，容易发生感染或感染扩散。细菌繁殖的潜伏期是6～8小时，因此超过了细菌繁殖的潜伏期，创口内就有大量细菌增长，创口感染的可能性增大，并出现组织水肿、渗出、变性甚至化脓坏死等改变，进一步发展可出现感染扩散而导致菌血症、败血症、骨髓炎等。

三、开放性骨折的处理原则

开放性骨折必须及时正确地处理伤口、防止感染，力争创口迅速愈合，从而将开放性骨折转化为闭合性骨折。其治疗原则是：

1．正确辨认开放性骨折的皮肤损伤情况。

2．及时彻底清创。

3．采取可靠的手段稳定骨折断端。

4．采取有效的方法闭合创口，消灭创面。

5．合理使用抗生素。

开放性骨折选用的固定方法，应针对不同伤情认真考虑。若污染严重或单纯外固定可以达到治疗目的，应首先选用外固定。若伤口干净、清创彻底或有血管神经损伤、骨折端不稳、多处多段骨折，可考虑选用内固定。

四、清创术的时间和要点

任何开放性骨折，均应尽早行清创手术。通常伤后 6 ～ 8 小时以内，细菌尚未侵入深部组织，此时是做清创手术的黄金时间。此时经过彻底清创后，绝大多数伤口可一期愈合。在 8 ～ 24 小时之间的创口仍可行清创手术，但一期愈合与否应根据创口情况而定。若已有严重炎症，则不应做清创手术。超过 24 小时的创口，通常不宜行清创手术。但在少数情况下，如冬季、气温低、创口污染轻微，虽已超过 24 小时仍可行清创手术。对于已有明显坏死的组织和异物，可以简单清除，通畅引流，留待二期处理。

开放性骨折清创手术的特点分述如下。

【清创前准备】

在决定行清创术后，于摄 X 线片时即应做手术准备，争取尽早进行手术。术前给予足量的抗生素，必要时准备输血。

【麻醉选择】

可选用臂丛麻醉、硬膜外阻滞和局部麻醉等，应尽量避免选用全身麻醉及蛛网膜下腔阻滞，因其有加深休克的危险。采用局部麻醉时，应自创口周围健康皮肤上刺入注射。

【清创术要点】

1．清洗伤肢：先从创口周围开始，逐步超越上、下关节，用无菌毛刷及肥皂液刷洗 2 ～ 3 次，每次都用大量温开水或无菌生理盐水冲洗，每次冲洗后要更换毛刷。刷洗时用无菌纱布覆盖创面，勿使冲洗液流入创口内。创口内部一般不用刷洗，如污染较重，可用无菌棉花、纱布或软毛刷轻柔地进行清洗。最后用无菌生理盐水将创口彻底冲洗干净（最好用喷射脉冲冲洗法）。然后，用无菌纱布擦干，再用碘酒、酒精消毒皮肤，注意勿流入创口内，最后铺巾。

2．止血带的应用：最好不用止血带（大血管破裂时除外），因为用止血带有下列缺点：

(1) 创口缺血后无法辨别有血液供应的健康组织和失去血液供应的组织。

(2) 创口内的组织因血液供应阻断，存活率降低。

(3) 因创口缺血，促使厌氧性细菌生长。

3．切除创口边缘：用有齿镊子夹住皮肤边缘，沿一定方向依次切除已撕裂的、挫伤的皮肤边缘。对仍有血液供应者，只切除 1 ～ 2mm 的污染区域，切除后用无菌纱布将皮肤边缘盖妥。

4. 清除创腔或创袋：从浅层到深层、从近处到远处进行清创，要彻底，勿遗漏。若皮肤剥离甚广，皮下创腔或创袋有隧道深入远处，应将其表面皮肤切开，仔细检查创腔、创袋，清除存留的异物。切开皮肤时要注意皮瓣的血供及日后的肢体功能。

5. 皮下组织与皮下脂肪的处理：已污染的及失去活力的组织应切除。脂肪组织的血液供应较差，容易引起感染，可多切除。

6. 深筋膜：沿肢体纵轴切开深筋膜，以防组织肿胀，造成内压增加而导致组织缺血。肘部、膝部远端有严重外伤或大血管重建术后，筋膜切开术对防止筋膜间隔综合征的发生尤为重要。一切已撕碎、压烂的筋膜都要彻底清除。

7. 肌肉：失去活力的肌肉如不彻底清除，极易发生感染。色泽鲜红、切割时切面渗血、钳夹时有收缩力、有一定韧性是肌肉保持活力的良好标志。如色泽暗红无张力、切时不出血、钳夹时不收缩，表明肌肉已无生机，应予切除。对于撕裂的肌肉，因其多已丧失功能，愈合后多形成瘢痕组织，清创时不应忽略。

8. 肌腱：已污染和挫压的肌腱，不可随意切除，如仅沾染一些异物，可切除肌腱周围一薄层被污染的腱周组织，注意保留肌腱功能，尽可能争取一期缝合。污染严重失去生机的肌腱，可以切除。

9. 血管：未断裂而仅受污染的血管不要随便切除，可将血管的外膜小心剥离，清除污物。如果不影响患肢血供，清除时可以结扎而不必吻合。如为主要血管损伤，清除后应在无张力下一期吻合，必要时应行自体血管移植。

10. 神经：神经断裂如无功能影响，清创后可不吻合；如为神经干损伤，清创彻底可一期修复。但当有缺损或断端回缩不易吻合时，清创时不必单纯为了探查神经进行广泛暴露，可以留待二期处理。

11. 关节周围韧带与关节囊的处理：已被污染与损伤的韧带及关节囊应尽可能修复。

12. 骨外膜：骨外膜为骨折愈合的重要组织，应尽量保留。

13. 骨折端：骨折端已污染的表层可用骨凿凿去或用咬骨钳咬除。用毛刷洗刷污染骨是不适宜的，因为可能将污物或细菌挤入深处。已暴露而又污染的骨髓，应注意彻底清除干净，必要时可用小刮匙伸入骨髓腔刮除。粉碎性骨折与周围组织尚有联系的小碎片不可除去。大块游离骨片在清洁后，用1%苯扎溴铵或5%碘附浸泡，再用生理盐水清洗后放回原处。

14. 异物及组织碎片：创口中的异物、组织碎片、血凝块等，均应彻底清除。但异物如铁片、弹丸等无机物质投射部位深，亦可暂不取出，留待二期处理。

15. 最后情况：彻底清理后，用无菌盐水再次清洗创口及其周围，然后用1%苯扎溴铵或3%过氧化氢溶液清洗创口，再用生理盐水冲洗。在创口周围再铺无菌治疗巾，以便下一步修复手术。

(1) 骨折复位固定：若复位后较为稳定，可用石膏托、小夹板或持续骨牵引外固定。需用内固定时可选用螺钉、骨圆针、锣钢针或钢板固定，必要时再加用外固定。Ⅲ型开放性骨折及超芒6小时才清创的，Ⅱ型开放性骨折，不宜选用内固定，可选用外固定器做固定。

(2) 血管的修复：重要的动脉或静脉断裂，应迅速进行吻合，使患肢能尽快恢复血液循环，若缺损过多，可用自体静脉倒转移植修补。

(3) 神经的修复：神经断裂后，在条件许可时应争取缝合。

缝合前将两断端用锋利的刀片切成平整的新创面，再做神经外膜或做囊膜对端吻合。若神经有部分缺撮，可将邻近关节屈曲或将骨折端截除一些。条件不许可时，将神经两端用丝线结扎，缝于附近软组织，作为标记，以利二期修复。

(4) 肌腱的修复：断裂的肌腱，如系刀伤或利器切断（断端平整，无组织挫伤），可在清创后将肌腱缝合。若被钝器拉断或严重挫伤，则不宜缝合，待二期修复。

(5) 创口引流：可用硅胶管引流。在创口所属骨筋膜室的最深处向外刺穿皮肤，将引流物从此处引出，并连接负压吸引瓶，24 ～ 48 小时后拔除引流物。

(6) 创口内放置抗生素缓释剂：如在创口内可放置庆大霉素明胶微粒等。

(7) 创口的闭合：①直接缝合：若皮肤缺损较少，缝合时无张力，可直接缝合。为了减轻创口内的张力，可仅缝合皮肤。对关节部位的创口，应采用“Z”字成形术的原则缝合，以防止因瘢痕挛缩或与肌腱粘连而影响关节活动。②减张缝合或植皮术：I 型开放性骨折、皮肤缺损较多的伤口，不可勉强直接缝合，否则创口内部张力增大，血液供应受影响而使皮肤边缘及深部组织坏死，发生感染的危险增加。应根据不同情况，分别采用减张切口缝合，在减张切口处植皮或做网状减张小切口后缝合，或在创面植人中厚皮片闭合创口。大块脱套伤的皮肤，已失去原有的血液供应，必须将脱套的皮肤全部切下来，用切皮机切成中厚游离皮片做游离植皮。③延迟闭合：Ⅲ型开放性骨折的创口难于闭合时，可延迟闭合创口。用邻近软组织覆盖血管、神经、肌腱、关节囊、韧带、骨骼后，敞开创口，用无菌湿敷料覆盖创面，2 天后在手术室严格无菌操作换药。若有部分坏死组织，可再次清创。以后换药每 2 日一次。1 周内必须闭合创口，以防止发生交叉感染。

（徐斌）

第二十章 骨折内固定术

一、内固定的发展

早在 16 世纪就有人陆续用金、铁、铜、银、铂等金属材料和硬质玻璃、象牙、牛骨等非金属材料来植人体内，用以固定或填补骨缺损。19 世纪，ThomasGluck 用象牙设计了各种骨折内固定物、关节和骨的替代物。后来虽然失败了，但他提出的一些应用植入物固定的原则至今仍有实用价值。1886 年，Hansmann 报道了应用接骨板治疗骨折的方法，以后 Lambotte(1909)、Sherman(1912) 及 Inane(1914) 陆续进行了报道，但多不成功。这些学者对内固定用具的形状、强度和组织相容性做了一些改进，这可称为第一代接骨板，现今很少使用。在此基础上，Tounsend 和 Gilfillan(1943)、Eggers(1948) 以及 Collison(1952) 设计了槽式钢板，他们认识到骨折断端的接触及加压对骨折愈合有利，利用肌肉的强力和收缩力来消除因骨折断端骨折坏死、吸收形成的间隙以保持骨折端持续接触，以利于骨愈合。但由于接骨板不够牢固，未能推广使用。这是第二代接骨板。

第三代接骨板，即加压接骨板，是受到 Key(1932) 和 Charnley(1948) 膝关节加压融合术的影响而设计的。Danis 是真正加压接骨板的先驱，他所设计的接骨板，是利用接骨板内的一个附件装置，形成骨折端的互相压缩。其后，Venable(1951)、Boreau(1952) 和 Bagby(1956) 对其提出了一些改进，到 1961 年 Muller 骨板的应用，使 Danis 接骨板发生显著变化。其压缩力足而可靠，至今仍在应用。又有不少学者对：Bagby 设计的自动加压型或自身加压型接骨板进行了改进，如：Denham 自身加压接骨板，

Kendo 和 Marumo 加压板和动力加压型接骨板 (D. C. P)。

内固定的发展还包括髓内钉和加压螺钉的应用。1932 年，Smith—Petersen 用三翼针治疗股骨颈骨折，近年来有不少学者报道应用加压骨松质螺钉或滑行钉板治疗股骨颈骨折取得了较满意的结果，有取代三翼钉之势。髓内钉的应用是从 1940 年 Kuntscher 用它治疗股骨干骨折开始的，随后有许多形式的髓内针出现，近年又有加压髓内针的设计。

20 多年前，以瑞士 Muller 为首的 AO 学派在不断改进中研制出一套完整的内固定原则、方法和设备，取得了良好效果，使骨折的内固定术趋于完善，已在欧美各地广泛使用。

二、内固定原则

AO 学派制定了四项手术原则：①骨折特别是关节内骨折的解剖复位。②用无创性技术保留骨折块和软组织的血液循环。③设计牢固的内固定，使之能满足局部生物力学的要求。④骨折附近的肌肉和关节早期主动和无痛地活动，以预防“骨折病”。这四点中，良好的内固定最重要。AO 派认为只有骨折达到解剖复位和加压内固定后，骨折处间隙很小，中央管才可以直接增生、塑型，经由活的骨皮质跨过死的皮质骨在骨折处直接架桥，形成“Ⅰ期愈合”。若固定物与骨之间有活动，则骨被吸收而致内固定松动不利于骨折愈合。

三、内固定的适应证和禁忌证

1. 骨折治疗是手法复位还是切开复位内固定，需结合病人全身情况、局部病变以及技术力量、物质条件、经验教训等综合因素考虑，以下内固定的适应证可供参考：

(1) 凡是手法难以复位或复位后难以固定的骨折，最终难达到功能复位的标准而严重影响功能者。

(2) 骨折端有肌肉、肌腱、骨膜或神经等软组织嵌入，手法难以复位者。

(3) 有移位的关节内骨折，手法复位很少能达到解剖复位，如不行内固定，日后必将严重影响关节功能。

(4) 有严重移位的撕脱骨折，一般因有肌肉、韧带、关节囊等软组织牵拉，复位较困难，如髌骨、鹰嘴、肱骨大结节等处骨折。

(5) 有严重移位的骨骺分离或骨折，必须正确复位、紧密接触、牢固固定，否则易发生不愈合，畸形愈合及骨骺发育停止。某些骨折甚至进行内固定也不愈合，应事先解释清楚。

(6) 骨折并发主要的血管或神经损伤（包括断肢再植），需先内固定骨折部，而后吻合血管、神经。但 Conndly 和一学者认为，开放复位内固定不但费时，且增加了手术创伤、术后感染的几率，应先集中精力修复血管损伤。如有可能应用牵引、外固定架、石膏托等处理，这种意见恐怕只能提供参考，再根据具体情况酌情使用。

(7) 一骨多折或多处骨折为便于护理和治疗，防止并发症，可选择适当部位切开复位内固定。此外，骨折合并身体其他部位或器官的损伤特别是严重的颅脑损伤，为了治疗和护理的方便，也需行内固定。

(8) 无论是开放还是闭合方法治疗后发生的骨不连接或骨延迟愈合者。

(9) 病理性骨折：特别是大肢体的长骨病理性骨折，切开复位即可治疗骨折又可清除病灶。

(10) 开放性骨折：在内固定处理上意见不一致，一般不超过 6 ～ 8 小时。损伤部位轻、技术设备条件好，可以施行内固定，否则延期固定，但火器伤和电击伤禁忌内固定。

2. 禁忌证：

(1) 手法复位即可达到功能复位或解剖复位而无需切开内固定者，如无移位骨折或对位好的嵌入骨折等。

(2) 难以应用内固定或内固定不牢固者，如骨折片太小或骨质弱、软等。

(3) 伴有活动性感染或骨髓炎者。

(4) 局部软组织条件不佳，如严重烧伤、瘢痕和软组织感染者。

(5) 全身一般情况差，不能耐受麻醉或手术者。

四、骨固定的时机选择

切开复位内固定的时机视病情和局部骨折情况而定。某些骨折病人常伴有颅脑损伤或胸腹伤，合并严重休克，应优先处理危急生命的损伤，然后再处理骨折。开放性骨折或脱位或伴有血管损伤的骨折均应紧急手术。对一般的闭合性骨折则可择期手术。因骨折早期一般伴有皮肤水疱、水肿、青紫、瘀斑，甚至裂伤，应待皮肤创面愈合，水疱、水肿、瘀斑消退后再行手术，可延迟 3 ～ 4 天甚至 2 ～ 3 周。不少学者认为，延迟 1 ～ 2 周实行内固定，不但可增加愈合的机会，而且可增加愈合的速度，但有时延迟过久、卧床时间过长会使全身一般情况很快变差。如髋部骨折的老年病人，应争取在 24 ～ 48 小时内手术。一般的骨折，如延迟至 4 ～ 6 周手术，则骨折已初步愈合，已有部分骨痂形成，局部损伤的肌肉发生纤维化，使复位更为困难，同时晚期手术对骨折愈合干扰很大，应当尽量避免。

五、内固定的选择与使用方法

1．螺钉：有普通螺钉和加压螺钉之分。

(1) 普通螺钉：普通螺钉螺纹致密，其前端多有一纵形沟槽，使用时一般需先用钻头在骨面钻孔，然后再施入螺钉。骨内螺纹是自行攻出的，因而也称“自攻螺钉”。使用普通螺钉时应注意所选钻头应稍小于螺钉，在骨皮质太大则不起固定作用，太小则难以旋入或使螺帽破碎；在骨松质可更小或不钻孔以便增加螺钉的固定作用。此外，普通螺钉也可作为加压螺钉应用，只是近侧骨皮质扩孔要够大，使螺钉在近侧骨皮质无作用，只抓住远侧骨皮质而起到加压固定作用。

(2) 加压螺钉：又称 AO 螺钉或 ASIF 螺钉。标准加压螺钉一般较粗，螺纹比普通螺钉更水平、更深，其前端无沟槽，螺纹不能自行攻出，因而又称“非自攻螺钉”。在放入螺钉前，必须用螺丝攻旋出阴螺纹，然后才能旋入螺钉。加压螺钉钉帽呈六角形凹槽，需用六角形螺丝锥。加压螺钉一般又分为：①骨皮质螺钉：全长螺纹可做一般内固定用，如近侧皮质扩孔过大，则可起加压螺钉作用，用于断端间的加压固定。②骨松质螺钉：半螺纹，能牢固抓住骨松质，常用于干骺端。钉尾需有一宽垫圈，否则钉尾将陷入骨质。③踝部螺钉：主要为内踝骨折而设计，其尖端锐利，不用预先钻孔即能旋入，也可应用于干骺端。

螺钉必须穿过双侧骨皮质，钉头露出 2 ～ 3mm 为好，上钉前需用探测器测量深度，选用长短合适的螺钉。螺钉旋入时，螺丝刀需紧压钉尾，与钉成一直线，然后旋入。与接骨板一起使用时，螺钉先不完全拧紧，待全部螺钉拧人后，再逐一拧紧，但不可拧过头以免滑丝，反而失去了固定作用。使用骨松质螺钉时，远端螺纹全穿过骨折线方能起到加压作用。

2．接骨板：分为普通接骨板、带槽接骨板和加压接骨板。

(1) 普通接骨板：多由铬镍不锈钢制成，包括 Lane 板。Sherman 板和一般直形板，而以直形板最常用。直形板其横断面略有弧度，强度较高，骨板长度需为所固定骨干直径的 4 ～ 5 倍。目前国产钢板规格基本为五种，即 8 孔、长 6 孔、短 6 孔、长 4 孔和短 4 孔，分别用于股骨、胫骨、肱骨及尺骨、桡骨。对掌指骨骨折还有特制的小型 2 孔钢板及螺钉。

(2) 滑槽接骨板：其上、下段各有一沟槽，特别设计的螺钉经沟槽固定于骨折两段，由于肌肉的收缩和张力，使断端不断接触和压缩，消灭间隙，促进愈合。但固定不牢靠，可造成螺钉和钢板松动，滑脱或折断。现已为加压钢板所代替。

(3) 加压接骨板：多选用强度较高的植人材料，较一般钢板宽、厚、短，根据其使用的加压机制，可分为两型：①加压器型：骨折复位后钢板一端先以螺钉固定，然后在另一端使用加压器使两骨折端加压，然后用螺钉固定钢板。②自动加压型：将钢板钉孔做成一定形状的斜面，随着拧紧螺钉的过程，钉帽檐钉孔的斜面向骨折端方向滑动，在断端产生加压作用。

3．髓内针：种类较多，而应用较广的是“V”形和梅花形两种，皆是根据其横断面不同而分的。髓内针有三个角，可打入髓腔内，有三个点卡在髓腔内壁，骨折断端不易发生旋转，固定牢靠。其最好的适应证是发生于髓腔峡部的横形、短斜形或短螺旋形以及一骨多处骨折，还可用于骨折延迟愈合、畸形愈合、不愈合以及病理性骨折。长骨畸形截骨术后、长管状骨良性肿瘤切除术后或骨折后需大量植骨者。选择使用髓内针时还应考虑病人的年龄，年老或年幼均不宜使用。年老骨质疏松，髓内针固定后易松动，不易达到牢固固定之目的，且在操作过程中易发生劈裂。年幼患者骨骺生长快，一旦未及时拔针，髓内针相对短缩，针缩至骨内会造成拔针困难，且操作时有可能伤及骨骺。髓内针的使用方法有闭合性和开放性两种：

(1) 闭合性髓内针固定：需在电视 X 线机监视下进行，髓内针经骨折端的小切口进入髓腔，经骨折处直达远折端足够深度固定骨折。此法无须切开骨折部，不剥离骨膜，对骨折愈合有利，但技术难度大。

(2) 开放性髓内针固定:在骨折部做切口,暴露骨折端,直视下复位。分逆行法和顺行法:①逆行法开放髓内针固定：暴露骨折端后，将针尾插入上折段髓腔，针尖套上嵌插器，将髓内针打入上折段至针尾穿出近折端骨质至皮下，切开皮肤把髓内针向上打出至针尖露出骨折端外仅 0．5cm 左右，将下折端套在髓针尖上，复位后将嵌插器套在针尾将髓内针打入下折段，针尾留 1cm 左右有孔部于骨外。②顺行法开放髓内针固定：与逆法不同的是，针尖从骨折近端上端打入越过骨折线进入下折段。

使用髓内针时应注意：①髓内针的长度和粗细：使用前应精确测量长骨骨髓腔的长度及峡部的宽度，选择合适的髓内针，太细固定不牢靠，太粗往往“卡壳”，进退两难。②针的方向：“V”形针和梅花针都应开口向内，背嵴向外，便于以后拔针。③针尾：原则上在不影响拔出时越短越好，一般留置 1cm 左右。④注意打入时发生骨质劈裂、骨折端分离。

4．不锈钢丝：不锈钢丝可用于以下各种情况：

(1) 髌骨、尺骨鹰嘴、股骨大转子等处骨折,可用不锈钢丝环扎固定或与克氏针联合应用。

(2) 粉碎性长骨干骨折，在髓内针固定后，也可用钢丝环绑大的碎片。

(3) 某些短管状骨如指骨、掌骨、跖骨，可用不锈钢丝缠绕骨折部。

(4)C1、C2 脱位行切开复位，可用钢丝将环椎后弓与 C2 或 C3 棘突固定。

使用不锈钢丝时应将其拉直，不应扭曲、打褶。为增强张力可绞成双股或多股。钢丝环扎时要有张力，将其拧紧，剪去多余部分，将残端弯成圆圈使其紧贴骨面，埋入软组织内，以免损伤组织，产生疼痛。

5．骨针以骨圆针多见，少有呈三棱形。有粗细长短不同的规格，细的用于固定掌指骨，粗的可用于做骨牵引，小于 1．5mm 直径的称为克氏针，粗于 1．5mm 的称斯氏针。骨针在骨科应用很广，除可用做骨牵引外，尚可单独使用固定骨折，如指骨、掌骨、距骨、尺骨、桡骨、肱骨颈与股骨颈等的骨折。

（徐斌）

第二十一章 骨折愈合

一、骨折愈合的概念

骨折愈合是指骨折断端间的组织修复反应，这种反应表现为愈合过程；最终结局是恢复骨的正常结构与功能。这一过程与软组织愈合不同，软组织主要通过纤维组织完成愈合过程，而骨折愈合还需要使纤维组织继续转变为骨来完成骨愈合过程。

二、骨折延迟愈合

骨折经过治疗后，在正常愈合所需的时间内，仍未达到骨折完全愈合的标准，即称为骨折延迟愈合。这里指的所需时间为 4 个月。但是 4 个月未能达到愈合标准的骨折，有些到 8 个月也未能愈合，这些应当属于骨折不愈合，不应视为骨折延迟愈合。在另 _ 种情况下，骨折虽经 4 个月的治疗，由于有害应力未消除或固定不合理等，X 线片未显示骨痂，但只要在以后的 4 个月找出以前的不合理治疗，改变治疗方法，纠正不合理因素，骨折还是可以愈合的，因而不能看成是骨折不愈合，而应视为骨折延迟愈合。因血液循环供应不足，外伤破坏程度较大，4 个月显示极少量骨痂或仍有骨折断异常活动，都可以认为是真正的骨折延迟愈合。

【骨折延迟愈合的处理】

1. 及时检查发现固定上的问题：石膏固定在治疗期间可以松动，在骨折端产生对骨愈合有害的应力，所以必须更换石膏，使其能达到较完善的固定；小夹板需经常调整松紧度。牵引力量是否过大，要经常测量肢体长度，及时调整重量及牵引力线。若有骨折延迟愈合，应延长固定时间。

2. 加强全身营养，补足钙、维生素及蛋白质等。必要时辅以中成药治疗。

3. 加用电磁刺激。

4. 加外压固定架的应用。

5. 若有感染，要改善局部引流，迅速控制感染，力争伤口早日愈合。

6. 骨折愈合刺激素的应用，如金葡液局部注射等。

三、骨折不愈合

凡骨折 8 个月后，骨折两端仍未达到骨性连接的骨折，称为骨折不愈合。有很多骨折两端仅以软骨或纤维组织相连，只要他们不进一步骨化，且无骨小梁通过时，都称为骨折不愈合。

【骨折不愈合的处理】

1. 植骨术：应注意骨折部位的情况，如感染、瘢痕、骨折端硬化、脱钙等。只有当骨折局部情况良好时，植骨成功率才高，一般多采用自体骨移植。

2. 骨折端加压治疗：可分为骨外穿针固定架加压治疗，加压螺纹钉治疗和加压钢板治疗。

3. 电刺激治疗：可分为直流电针刺激治疗和脉冲电磁场治疗法。

4. 诱导成骨。

5. 人造骨移植。

四、骨折畸形愈合

从功能意义上讲，骨折在非正常解剖位置上愈合并影响或潜在影响功能者，即为骨折畸形愈合。

骨折畸形愈合，若畸形较轻，不影响功能时，毋需治疗。畸形较重，影响功能，可行人为外力骨折，将畸形愈合处折断后，重新复位、固定。若畸形愈合处已无法折断，可行截骨矫形术。

（徐斌）

第二十二章 烧伤、冷伤、咬螯伤

第一节 热力烧伤

由热力所引起的组织损伤统称烧伤（burn)，如火焰、热液、热蒸气、热金属等等。由电、化学物质所致的损伤，也属烧伤范畴，因有某些特性，将另节论述。

一、伤情判断

伤情判断最基本的要求是烧伤面积和深度，还应兼顾呼吸道损伤的程度。

（一）烧伤面积的估算为便于记忆，按体表面积划分为 11 个 9% 的等份，另加 1%，构成 100% 的体表面积，即头颈部 =1×9%；躯干 =3×9%；两上肢 =2×9%；双下肢 =5×9%+1%，共为 11×9%+1%。

儿童头大，下肢小，可按下法计算：头颈部面积 =[9+(12- 年龄）]%，双下肢面积 =[46-(12- 年龄）]%。此外，不论性别、年龄，病人并指的掌面约占体表面积 1%，如医者的手掌大小与病人相近，可用医者手掌估算，此法可辅助九分法，测算小面积烧伤也较便捷。

（二）烧伤深度的识别采用三度四分法，即分为 I 度、浅 II 度、深 II 度，III度。 I 度、浅 II 度烧伤一般称浅度烧伤；深 II 度和III度烧伤则属深度烧伤。

I 度烧伤：仅伤及表皮浅层，生发层健在，再生能力强。表面红斑状、干燥，烧灼感，3 ～ 7 天脱屑痊愈，短期内有色素沉着。

浅 II 度烧伤：伤及表皮的生发层、真皮乳头层。局部红肿明显，大小不一的水疱形成，内含淡黄色澄清液体，水疙皮如剥脱，创面红润、潮湿、疼痛明显。上皮再生靠残存的表皮生发层和皮肤附件（汗腺、毛囊）的上皮增生，如不感染，1 ～ 2 周内愈合，一般不留瘢痕，多数有色素沉着。

深 II 度烧伤：伤及皮肤的真皮层，介于浅 II 度和III度之间，深浅不尽一致，也可有水疱，但去疱皮后，创面微湿，红白相间，痛觉较迟钝。由于真皮层内有残存的皮肤附件，可赖其上皮增殖形成上皮小岛，如不感染，可融合修复，需时 3 ～ 4 周。但常有瘫痕增生。

III度烧伤：是全皮层烧伤甚至达到皮下、肌或骨骼。创面无水疱，呈蜡白或焦黄色甚至炭化，痛觉消失，局部温度低，皮层凝固性坏死后形成焦痂，触之如皮革，痂下可显树枝状栓塞的血管。因皮肤及其附件已全部烧毁，无上皮再生的来源，必须靠植皮而愈合。只有很局限的小面积III度烧伤，才有可能靠周围健康皮肤的上皮爬行而收缩愈合。

（三）烧伤严重性分度为了对烧伤严重程度有一基本估计，作为设计治疗方案的参考，我国常用下列分度法：

轻度烧伤：II 度烧伤面积 10% 以下。

中度烧伤：II 度烧伤面积 11 ～ 30%，或III度烧伤面积不足 10%。

重度烧伤：烧伤总面积 31 ～ 50%；或III度烧伤面积 11% ～ 20%；或 II 度、III度“烧伤面积虽不到上述百分比，但已发生休克等并发症、呼吸道烧伤或有较重的复合伤。

特重烧伤：烧伤总面积 50% 以上；或III度烧伤 20% 以上；或存在较重的吸人性损伤、复合伤等。

（四）吸入性损伤吸入性损伤习惯称“呼吸道烧伤”，是较危重的部位烧伤。之所以改称为“吸入性损伤”是因其致伤因素不单纯由于热力。燃烧时的烟雾含有大量的化学物质，可被吸人至下呼吸道，这些化学物质有局部腐蚀和全身中毒的作用，如 CO 中毒、氰化物等等，所以在相对封闭的火灾现场，死于吸入性窒息者多于烧伤，合并严重吸人性损伤者仍为烧伤救治中的突出难题。曾有学者将呼吸道烧伤者按体表面积烧伤 6% 增加，实际上不足以反映其严重程度。

吸人性损伤的诊断：①燃烧现场相对密闭；②呼吸道刺激，咳出炭末痰，呼吸困难，肺部可能有哮鸣音；③面、颈、口鼻周常有深度烧伤，鼻毛烧伤，声音嘶哑。

二、烧伤病理生理和临床分期

根据烧伤病理生理的特点，病程大致分为三期，但这是人为的分期，各期之间往往互相重叠，分期的目的是为了突出各阶段临床处理的重点。

（一）急性体液渗出期（休克期）组织烧伤后的立即反应是体液渗出，一般要持续 36 ～ 48 小时。小面积浅度烧伤，体液的渗出量有限，通过人体的代偿，不致影响全身的有效循环血量。烧伤面积大而深者，由于体液的大量渗出和其他血液动力学的变化，可急剧发生休克。烧伤早期的休克基本属于低血容量休克，但与一般急性失血不同之处在于体液的渗出是逐步的，伤后 2 ～ 3 小时最为急剧，8 小时达高峰，随后逐渐减缓至 48 小时渐趋恢复，渗出于组织间的水肿液开始回收，临床表现为血压趋向稳定，尿液开始增多。正是根据上述规律，烧伤早期的补液速度应掌握先快后慢的原则。

（二）感染期烧伤水肿回收期一开始，感染就上升为主要矛盾。浅度烧伤如早期创面处理不当，此时可出现创周炎症（如蜂窝织炎）。严重烧伤由于经历休克的打击，全身免疫功能处于低迷状态，对病原菌的易感性很高，早期暴发全身性感染的几率也高，且预后也最严重。我国救治烧伤的一条重要经验，即及时纠正休克，就有抗感染的含义。

感染的威胁将持续到创面愈合。烧伤的特点是广泛的生理屏障损害，又有广泛的坏死组织和渗出，是微生物良好的培养基。热力损伤组织，先是凝固性坏死，随之为组织溶解，伤后 2 ～ 3 周，组织广泛溶解阶段，又是全身性感染的另一峰期。与此同时，与健康组织交界处的肉芽组织也逐渐形成，坏死组织如能及时清除或引流，肉芽组织屏障多数在 2 周左右形成，可限制病原菌的侵人。如处理不当，病原菌可侵人邻近的非烧伤组织。大面积的侵人性感染，痂下组织菌量常超过 105 /g，菌量继续增多，可形成烧伤创面脓毒症。创面表现晦暗、糟烂、凹陷，出现坏死斑，即使细菌未侵人血液，也可致死。为此，近年多采用早期切痂或削痂手术，及时皮肤移植以消灭创面。当创面基本修复后，并发症明显减少。

（三）修复期组织烧伤后，炎症反应的同时，组织修复也已开始。浅度烧伤多能自行修复，深Ⅱ“靠残存的上皮岛融合修复；Ⅲ“烧伤靠皮肤移植修复。

切除烧伤坏死组织和皮肤移植的工作，目前多数已在感染期进行，修复期实际只对一些残余、零星小创面的补遗性的修复，并对一些关节、功能部位进行防挛缩、畸形的措施与锻炼。大面积深度烧伤的康复过程需要较长的时间，有的还需要作整形手术。

三、治疗原则

小面积浅表烧伤按外科原则，清创、保护创面，能自然愈合。大面积深度烧伤的全身性反应重，治疗原则是：

1. 早期及时补液，维持呼吸道通畅，纠正低血容量休克。

2. 深度烧伤组织是全身性感染的主要来源，应早期切除，自、异体皮移植覆盖。

3. 及时纠正休克，控制感染是防治多内脏功能障碍的关键。

4. 重视形态、功能的恢复。

四、现场急救、转送与初期处理

现场抢救的目标是尽快消除致伤原因，脱离现场和进行危及生命的救治措施。

1. 迅速脱离热源如火焰烧伤应尽快脱离火场，脱去燃烧衣物，就地翻滚或是跳人水池，熄灭火焰。互救者可就近用非易燃物品（如棉被、毛毯）覆盖，隔绝灭火。忌奔跑呼叫，以免风助火势，烧伤头面部和呼吸道。也要避免双手扑打火焰，造成重要功能的双手烧伤。热液浸渍的衣裤，可以冷水冲淋后剪开取下，强力剥脱易撕脱水疱皮。小面积烧伤立即用清水连续冲洗或浸泡，既可减痛，又可带走余热。

2. 保护受伤部位在现场附近，创面只求不再污染、不再损伤，可用干净敷料或布类保护，或行简单包扎后送医院处理。避免用有色药物涂抹，增加随后深度判定的困难。

3. 维护呼吸道通畅火焰烧伤常伴呼吸道受烟雾、热力等损伤，特别应注意保持呼吸道通畅。合并 CO 中毒者应移至通风处，必要时应吸人氧气。

4. 其他救治措施①大面积严重烧伤早期应避免长途转送，休克期最好就近输液抗休克或加作气管切开，必须转送者应建立静脉输液通道，途中继续输液，保证呼吸道通畅。高度口渴、烦躁不安者常示休克严重，应加快输液，只可少量口服盐水。转送路程较远者，应留置导尿管，观察尿量。②安慰和鼓励受伤者，使其情绪稳定。疼痛剧烈可酌情使用地西伴、哌替啶（度冷丁）等。已有休克者，需经静脉用药，但应注意避免抑制呼吸中枢。

此外，注意有无复合伤，对大出血、开放性气胸、骨折等应先施行相应的急救处理。

人院后的初步处理：轻重有别。

(1) 轻度烧伤主要为创面处理，包括清洁创周健康皮肤，创面可用 1:1000 苯扎溴铵或 1:2000 氯己定轻洗、移除异物，浅 II 度水疱皮应予保留，水疱大者，可用消毒空针抽去水疱液。深度烧伤的水疱皮应予清除。如果用包扎疗法，内层用油质纱布，外层用吸水敷料均匀包扎，包扎范围应超过创周 5 cm。面、颈与会阴部烧伤不适合包扎处，则予暴露。一般可不用抗生素。

(2) 中、重度烧伤应按下列程序处理：①简要了解受伤史后，记录血压、脉搏、呼吸，注意有无呼吸道烧伤及其他合并伤，严重呼吸道烧伤需及早行气管切开。②立即建立静脉输液通道，开始输液。③留置导尿管，观察每小时尿量、比重、pH，并注意有无血红蛋白尿。④清创，估算烧伤面积、深度（应绘图示意）。特别应注意有无 III 度环状焦痂的压迫，其在肢体部位可影响血液循环，躯干部可影响呼吸，应切开焦痂减压。⑤按烧伤面积、深度制定第一个 24 小时的输液计划（参后）。⑥广泛大面积烧伤一般采用暴露疗法。

(3) 创面污染重或有深度烧伤者，均应注射破伤风抗毒血清，并用抗生素治疗。

五、烧伤休克

烧伤休克可危及生命。液体治疗重在及时，而休克期是否以平稳状态渡过至关重要。烧伤休克的发生时间与烧伤严重程度关系密切，面积越大，深度越深者，休克发生越早越重。休克期渡过不平稳者常由于补液延迟、长途转送或因气道通畅问题未予解决等。较长时间的组织缺血缺氧，既容易引发感染，又广泛损害了多个内脏，从而影响全病程的平稳以及能否成功救治。

主要表现为①心率增快、脉搏细弱，听诊心音低弱。②血压的变化：早期往往表现为脉压变小，随后为血压下降。③呼吸浅、快。④尿量减少是低血容量休克的一个重要标志，成人每小时尿量低于 20 ml 常示血容量不足。⑤口渴难忍，在小儿特别明显。⑥烦躁不安，是脑组织缺血、缺氧的一种表现。⑦周边静脉充盈不良、肢端凉，病人诉畏冷。⑧血液化验，常出现血液浓缩（血细胞比容升高）、低血钠、低蛋白、酸中毒。

液体疗法是防治烧伤休克的主要措施。病人人院后，应即寻找一较粗且易于固定的静脉行穿刺或切开，以保持一通畅的静脉输液通道，这对严重烧伤病人早期救治十分重要。

1. 早期补液方案根据国内多年的临床实践，常用下列输液公式：按照病人的烧伤面积和体重计算，伤后第一个 24 小时，每 1% 烧伤面积每公斤体重应补胶体和电解质液共 1.5 ml（小儿 2.0 ml）。胶体（血浆）和电解质液（平衡盐液）的比例为 0.5：1，广泛深度烧伤者与小儿烧伤其比例可改为 0.75：0.75。另加以 5% 葡萄糖溶液补充水分 2000 ml（小儿另按年龄、体重计算），总量的一半应于伤后 8 小时内输人。第二个 24 小时，胶体和电解质液为第一个 24 小时的一半，水分补充仍为 2000ml。举例：一烧伤面积 60%、体重 50kg 病人，第一 24 小时补液总量为 60×50×1.5 十 2000=6500ml，其中胶体为 60×50×0.5=1500 ml，电解质液为 60×50×1=3000 ml，水分为 2000 ml，输人速度先快后慢。第二个 24 小时，胶体减半为 750 ml，电解质液减半为 1500 ml，水分仍为 2000 ml。紧急抢救一时无法获得血浆时，可以使用低分子量的血浆代用品，利用其暂时扩张血容量和溶质性利尿，但用量不宜超过 1000 ml，并尽快以血浆取代。电解质液、胶体和水分应交叉输人。鉴于严重烧伤后因炎症介质的大量释放，导致毛细血管通透性的广泛增高，包括远离烧伤部位的组织器官，在大量补液的同时，可因血液高度稀释，血管内胶体压下降，静水压上升，而加剧渗出。细胞间隙积液将影响氧的弥散；体腔内组织水肿和积液可导致多个器官的功能障碍乃至衰竭，近年来已屡见报道。故快速补液时，不得不慎重，特别是幼儿。

此外，广泛深度烧伤者，常伴有较严重的酸中毒和血红蛋白尿，为纠正酸中毒和避免血红蛋白降解产物在肾小管的沉积，在输液成分中可增配 1.25% 碳酸氢钠。

2. 由于病人伤情和个体的差异，抗休克期更应强调严密观察，根据病人的反应，随时调整输液的速度和成分。简便的几项观察指标是：①成人每小时尿量以 30 ～ 50 ml 为宜，小儿每公斤体重每小时不低于 1ml。②病人安静，无烦躁不安。③无明显口渴。④脉搏、心跳有力，脉率在 120 次 / 分以下。⑤收缩压维持在 90mmHg、脉压在 20mmHg 以上。⑥呼吸平稳。如出现血压低、尿量少、烦躁不安等现象，则应加快输液速度。在注意输液的同时，特别应注意呼吸道的通畅。否则，只靠输液，休克期是不可能平稳的。

六、烧伤全身性感染

感染是救治烧伤中突出的问题。据我国几所军医大学 9329 例烧伤病例的分析，烧伤死亡原因中，感染居首位（占 51.8%）；国外一烧伤中心的分析：大面积烧伤死亡病例中，死于感染者占 75%。感染如未能控制，其结果是内脏并发症接二连三，终因脓毒性休克、多器官功能衰竭而死亡。

烧伤感染所以突出，除由于有广泛的皮肤屏障的破坏、大量坏死组织和渗出形成了微生物良好的培养基外，我国烧伤工作者早在 60 年代初即观察到并提出肠源性感染的概念。实验证明，严重烧伤虽伤在体表，肠粘膜屏障有明显的应激性损害，肠道微生物、内毒素等均可移位，肠道可成为一个重要的内源性感染的来源。对严重烧伤伴有严重休克、未能及时液体复苏的病人，尤应注意。吸人性损伤后，继发肺部感染的几率高。长时间静脉输液，静脉导管感染是最常见的医源性感染。

诊断烧伤全身性感染发生时，临床总有一些骤然变化的迹象，凡床旁有连续观察的基础，不难发现。如：①性格的改变，初始时仅有些兴奋、多语、定向障碍，继而可出现幻觉、迫害妄想，甚至大喊大叫；也有表现对周围淡漠。②体温的骤升或骤降，波动幅度较大（1～2 ℃）。体温骤升者，起病时常伴有寒战；体温不升者常示为革兰阴性杆菌感染。③心率加快（成人常在 140 次 / 分以上）。④呼吸急促。⑤创面骤变。常可一夜之间出现创面生长停滞、创缘变锐、干枯、出血坏死斑等。⑥白细胞计数骤升或骤降。其他如尿素氮、肌配清除率、血糖、血气分析都可能变化。

烧伤全身性感染的预后严重，关键在早期诊断和治疗。

防治烧伤全身性感染的成功防治，关键在于对其感染发生和发展的规律性认识。应理解烧伤休克和感染的内在联系，及时积极地纠正休克，维护机体的防御功能的重要性。

应认识烧伤感染途径是多渠道的，包括外源性与内源性以及静脉导管感染等，才能全面予以防治。

1. 及时积极地纠正休克，维护机体的防御功能，保护肠粘膜的组织屏障，对防止感染有重要意义。

2. 正确处理创面烧伤创面特别是深度烧伤创面是主要感染源，对深度烧伤的进行早期切痂、削痂植皮，是防治全身性感染的关键措施。

3. 抗生素的应用和选择抗生素的选择应针对致病菌，又贵在病菌侵人伊始，及时用药。因此，平时应反复作细菌培养以掌握创面的菌群动态和其药敏情况，一旦发生感染，及早用药。一般烧伤创面的病菌多为多菌种，耐药性较其他病区为高，病区内应避免交叉感染。对严重病人并发全身性感染时，可联合应用一种第三代头抱菌素和一种氨基糖昔类抗生素，从静脉滴注，待细菌学复查报告后，再予调整。需要注意的是，感染症状控制后，应及时停药，不能留待体温完全正常，因烧伤创面未修复前，一定程度的体温升高是不可避免的，敢于应用抗生素而不敢及时停用抗生素，反而导致体内菌群失调或二重感染（如真菌感染）。

4. 营养的支持、水、电解质紊乱的纠正、脏器功能的维护等综合措施均属重要。营养支持可经肠内或肠外营养，尽可能用肠内营养法，因其接近生理、可促使肠粘膜屏障的修复，且并发症较少。

近代，烧伤感染的主要致病菌是革兰阴性杆菌，抗生素在杀灭细菌的同时，该类细菌外膜中的内毒素大量释放，其致病作用除对细胞有直接损害外，更主要的是介导多种炎症介质的释放，导致脓毒性休克和多器官功能损害。这是当前抗感染的另一焦点。

七、创面处理

I° 烧伤属红斑性炎症反应，无需特殊处理，能自行消退。如烧灼感重，可涂薄层油脂。

小面积浅 II° 烧伤清创后，如水疱皮完整，应予保存，只需抽去水疱液，消毒包扎，水疱皮可充当生物敷料，保护创面、减痛，且可加速创面愈合。如水疱皮已撕脱，可以无菌油性敷料包扎。除非敷料浸湿、有异味或有其他感染迹象，不必经常换药，以免损伤新生上皮。如创面已感染，应勤换敷料，清除脓性分泌物，保持创面清洁，多能自行愈合。

深度烧伤由于坏死组织多，组织液化、细菌定植几难避免，应正确选择外用抗菌药物。目前证实有效的外用药有1%磺胺嗜陡银霜剂、碘伏等。外用抗菌药物只能一定程度抑制细菌生长。烧伤组织由开始的凝固性坏死经液化到与健康组织分离，需要2～3周，在这一过程中，随时都有侵人性感染的威胁，为此近年的治疗多采用积极的手术治疗，包括早期切痂（切除深度烧伤组织达深筋膜平面）或削痂（削除坏死组织至健康平面），并立即皮肤移植。早期外科手术能减少全身性感染发病率，提高大面积烧伤的治愈率，并缩短住院日。

大面积深度烧伤病人健康皮肤所剩无几，需要皮肤移植的创面大，手术治疗中最大的难题是自体皮“供”与“求”的矛盾。我国学者创用大张异体皮开洞嵌植小块自体皮；异体皮下移植微粒自体皮（见后），以及充分利用头皮为自体皮来源（头皮厚，血运好，取薄断层皮片5～7天可愈合，可反复切取，不形成瘫痕也不影响头发的生长）。如仍遇自体皮供应不足的困难，则大面积Ⅲ°烧伤的创面可分期分批进行手术。

附：植皮术

皮肤移植是临床应用最多的组织移植，主要用于修复皮肤与其下的组织缺损，以及矫正外部畸形等。

自体皮肤移植常用的两类方法：游离皮片移植和皮瓣移植。

（一）游离皮片移植根据切取皮片的厚度可区分为：

1. 刃厚皮片含表皮和部分真皮乳头层。是最薄的一种皮片，在成人厚度约为0.15～0.25 mm。移植容易存活，但存活后易收缩，耐磨性差。取皮方法可用滚轴刀或剃须刀片。

(1) 滚轴式切皮刀取皮法

(2) 鼓式切皮器取皮法

2. 中厚皮片包括表皮和真皮的1/2～1/3，在成人厚度为0.3～0.6 mm不等，弹性与耐磨性均较刃厚皮片为佳，适用于关节、手背等功能部位。取皮用鼓式取皮机，调节至要求的厚度，整张取下。

3. 全厚皮片包括皮肤的全层。存活后色泽、弹性、功能接近正常皮肤、耐磨性好。适用于手掌、足底与面颈部的创面修复。

游离皮片的存活有赖于皮片与创面建立血液循环，所以移植的皮片需紧贴创面。开始时藉渗出的血浆物质粘附并提供营养，6～12小时后皮片和创底的毛细血管芽开始生长，24小时受区的毛细血管芽可能长人皮片，48小时血液循环逐步形成；一周左右多能建立较好的循环。为此，游离植皮时，应保证创底无坏死组织、无积血，并均匀加压包扎，不留死腔。术后注意局部制动，启视时间刃厚皮片需2～3天，中厚与全厚皮片延长至7～10天。

（二）皮瓣移植适用于修复软组织严重缺损，肌腿、神经、血管裸露，创底血液循环差的深度创面，特别是功能部位。可概括为带蒂皮瓣移植与游离皮瓣移植两类：

1. 带蒂皮瓣由一带有血液供应的皮肤与皮下组织所形成，除蒂部与供皮区相连接外，其他三面均与供处分离。此皮瓣可用于修复邻近或较远处的组织缺损。皮瓣缝合固定于缺损处后，蒂部仍与供处连接，暂时保证皮瓣的血液供应，待皮瓣与创底确实建立血液循环后（一般需要3～4周），再予断蒂。皮瓣移植需精心设计，皮瓣的长宽比例最好为1:1，不宜超过1.5:1，除非皮瓣内含有解剖学命名的动脉。

2. 游离皮瓣移植是将一块完全游离的自体皮瓣，通过显微外科手术，将皮瓣的静脉、动脉吻合于缺损区的静、动脉，以保证该皮瓣的血液供应与静脉回流。皮瓣的设计与应用有不少新的进展，值得关注。

（三）大面积III°烧伤的植皮术当大面积创面植皮自体供皮区不足时，可采用自体皮与异体皮混植的方法。异体皮分为同种异体皮和异种皮。同种异体皮来自志愿提供皮肤的人体或新鲜的尸体；异种皮多取自小猪皮。异体或异种皮虽最终将被排斥，但可起到过渡性覆盖作用。同种异体皮临时覆盖的作用在3周左右，异种皮2周左右，在过渡期，自体

皮片可赢得增生、扩散的时间。常用方法有：

1. 大张异体皮开洞嵌植自体皮取整张中厚异体皮均匀开洞，洞的大小与洞距约0.5 cm，张力缝合于创缘，异体皮紧贴创面，使异体皮与创底建立暂时性的循环，2天后启视，如异体皮颜色良好，则可在洞中嵌植自体小皮片，随着异体皮逐渐被排斥，自体皮逐渐扩增融合，一般可扩大至6倍或更多倍。

2. 自体微粒植皮皮片的扩展主要依靠皮缘的细胞，同一面积的皮片如分割成小片，小片愈多，周边愈大，其向四周扩展率也愈高。微粒植皮即将有限的自体刃厚皮片剪成很小的微粒，将微粒皮均匀怖散在切痂创面，其上覆盖以同种异体皮，微粒皮与创面之比可达1:10～20。这是自体皮奇缺时可采用的移植术。

在解决大面积III°烧伤自体皮严重不足的方面，研究如何延长异体皮的存活时间，还有体外培养人表皮细胞与含表皮细胞与真皮组织的复合皮，以及现代的组织工程技术，均值得关注。

（孙茂坤）

第二节 电烧伤和化学烧伤

一、电烧伤

因电引起的烧伤有两类，由电火花引起的烧伤其性质和处理类同火焰烧伤，本处着重介绍与电源直接接触所致的电烧伤(electric burn)。

损害机制电接触烧伤有较多特性。因电流一电压/电阻，电压越高，电流强度越大；电流导人人体后，因不同组织的电阻不同（依大小顺序为骨、脂肪、皮肤、肌键、肌肉、血管和神经），局部损害程度有所不同。如骨骼的电阻大，局部产生的热能也大，所以在骨骼周围可出现“套袖式”坏死。体表的电阻又因皮肤的厚薄和干湿情况而异。如手掌、足掌因角质层厚，电阻也高；皮肤潮湿、出汗时，因电阻低，电流易通过，迅速沿电阻低的血管运行，全身性损害重；反之皮肤干燥者，局部因电阻高，损害也较重，但全身性损害相对减轻。“人口”处邻近的血管易受损害，血管进行性栓塞常引起相关组织的进行性坏死和继发性血管破裂出血。电流通过肢体时，可引发强烈挛缩，关节屈面常形成电流短路，所以在肘、腋、膝、股等处可出现“跳跃式”深度烧伤。此外，交流电对心脏损害较大，电流通过脑、心等重要器官，后果较重。

（一）临床表现

1. 全身性损害轻者有恶心、心悸、头晕或短暂的意识障碍;重者昏迷，呼吸、心跳骤停，但如及时抢救多可恢复。

2. 局部损害电流通过人体有“人口”和“出口”，人口处较出口处重。人口处常炭化，

形成裂口或洞穴，烧伤常深达肌肉、肌腱、骨周，损伤范围常外小内大；没有明显的坏死层面；局部渗出较一般烧伤重，包括筋膜腔内水肿；由于邻近血管的损害，经常出现进行性坏死，伤后坏死范围可扩大数倍。

（二）治疗

1. 现场急救立即切断电源，或用不导电的物体拨离电源；呼吸心跳骤停者，立即进行心肺复苏；复苏后还应注意心电监护。

2. 液体复苏补液量不能根据其表面烧伤面积计算，对深部组织损伤应充分估计。由于肌肉和红细胞的广泛损害，必将释放大量的血红蛋白和肌红蛋白，在酸血症的情况下，很易沉积于肾小管，导致急性肾衰。为此，早期补液量应高于一般烧伤；补充碳酸氢钠以碱化尿液；还可用甘露醇利尿，每小时尿量应高于一般烧伤的标准。

3. 清创时特应注意切开减张，包括筋膜切开减压。尽管高压电烧伤早期坏死范围不易确定，仍应尽早作较彻底的探查，切除坏死组织，包括可疑的间生态组织（肌肉颜色改变，切割时收缩性减弱），当组织缺损多，肌键、神经、血管、骨骼已暴露者，在彻底清创后，应用皮瓣修复。对坏死范围难以确定，可以异体皮或异种皮暂时覆盖，2 ～ 3 天后，再行探查，继续清创，创造条件植皮。在观察过程中，应密切注意继发性出血。床旁常备止血带与止血包，因这类病人可在静卧或熟睡时，血管悄然破裂，大量出血而致休克，遇此情况，应找到破裂血管，在其近心端高位健康血管处结扎。

4. 早期全身应用较大剂量的抗生素（可选青霉素）。因深部组织坏死，局部供血、供氧障碍，应特别警惕厌氧菌感染，局部应暴露，过氧化氢溶液冲洗、湿敷。注射破伤风抗毒素是绝对指征。

二、化学烧伤

当前，可导致烧伤的化学物质不下数千种。化学烧伤 (chemical burn) 的特点是有些化学物质在接触人体后，除立即损伤外，还可继续侵入或被吸收，导致进行性局部损害或全身性中毒。损害程度除与化学物质的性质有关外，还取决于剂量、浓度和接触时间的长短。处理时应了解致伤物质的性质，方能采取相应的措施。本节介绍一般的处理原则与常见的酸、碱烧伤及磷烧伤。

（一）一般处理原则立即解脱被化学物质浸渍的衣物，连续大量清水冲洗，时间应较长。特应注意眼部与五官的冲洗，因损伤后可因而致盲或其他后果。急救时使用中和剂并非上策，除耽误时间外，还可因匆忙中浓度选择不当或中和反应中产热而加重损害。早期输液量可稍多，加用利尿剂以排出毒性物质。已明确为化学毒物致伤者，应选用相应的解毒剂或对抗剂。

（二）酸烧伤较常见的酸烧伤为强酸（硫酸、盐酸、硝酸）。其共同特点是使组织蛋白凝固而坏死，能使组织脱水；不形成水泡，皮革样成痂，一般不向深部侵蚀，但脱痂时间延缓。急救时用大量清水冲洗伤处，随后按一般烧伤处理。

此外，有些腐蚀性酸烧伤：如氢氟酸，其穿透性很强，能溶解脂质，继续向周围和深处侵人，扩大与加深的损害作用特重。立即处理仍为大量清水冲洗，随后用 5% 一 10% 葡萄糖酸钙（(0.5 ml/cm^2) 加人 1% 普鲁卡因创周浸润注射，使残存的氢氟酸化合成氟化钙，可限制其继续扩散与侵人。

（三）碱烧伤强碱如氢氧化钠、氢氧化钾等可与组织蛋白结合成复合物后，能皂化脂肪组织，皂化时可产热，继续损伤组织，碱离子能向深处穿透。疼痛较剧，创面可扩大、加深，愈合慢。急救时应大量清水冲洗，冲洗时间更应延长。深度碱烧伤适合早期切痂与植皮。碱烧伤中的生石灰（氢氧化钙）和电石（CZ Ca）的烧伤必须在清水冲洗前，先去除伤处的颗粒或粉末，以免加水后产热。

（四）磷烧伤有其特点。磷与空气接触即自燃，磷是细胞浆毒物，吸收后能引起肝、肾、心、肺等脏器损害。急救时应将伤处浸人水中，以隔绝氧气，切忌暴露于空气中，以免继续燃烧。应在水下移除磷粒，用 1% 硫酸铜涂布，可形成无毒性的磷化铜，便于识别和移除。但必须控制硫酸铜的浓度不超过 100，如浓度过高，反可招致铜中毒。忌用油质敷料，因磷易溶于油脂，而更易吸收；适用于 5% 碳酸氢钠湿敷包扎。深度创面尽早切除与植皮。

（孙茂坤）

第三节 冷伤

冷伤（cold injury）是机体遭受低温侵袭所引起的局部或全身性损伤，分为非冻结性冷伤和冻结性冷伤（frost cold injury）两类。

一、非冻结性冷伤

非冻结性冷伤是人体接触 10℃以下、冰点以上的低温，加上潮湿条件所造成的损伤，包括冻疮、战壕足、水浸足（手）等。

（一）冻疮（chilblain）冻疮多见于冬季气温低且较为潮湿的地区；好发于手、足、耳廓及鼻尖等处。主要与病损部位反复暴露于冰点以上的低温环境，且保护较差有关。表现为局部有痒感或胀痛的皮肤紫红色斑、丘疹或结节病变，可伴水肿与水疱。病程中表皮可脱落，出血、糜烂或出现溃疡，最终形成瘢痕或纤维化。冻疮易复发，与患病后局部皮肤的慢性血管炎以及皮肤抵抗力降低有关。

（二）战壕足和水浸足（手）是手足的非冻结性损伤。战壕足过去多发生于战时，是长时间站立在 1 ～ 10℃的壕沟所引起，水浸足（手）是长时间暴露于湿冷环境中所致，较多见于海员、渔民、水田劳作以及施工人员。

1. 临床表现

机体局部长时间暴露于湿冷环境中，动脉痉挛、皮肤血管发生强烈收缩，血流滞缓、影响细胞代谢。受影响的部位最初感觉缺失，经 24 ～ 48 小时暴露，待局部复温后，血管扩张、组织反应性充血。随之出现感觉异常与烧灼样疼痛。局部出现水肿、起疱，可形成溃疡，常伴发蜂窝织炎、淋巴结炎甚至组织坏死。治愈后组织对寒冷特别敏感，受冷刺激肢端常发紫。

2. 预防和治疗

冬季及高寒地区外出，应有防寒、防水服装。寒冷环境中工作时应注意防寒保暖，手、足、耳处可外涂防冻疮霜剂。冻疮发生后局部摩擦与按摩并无益处，反可加重损伤并导致继发感染。局部可外用冻疮膏，已破溃者也可涂抹含抗菌药物的软膏。使用钙通道阻滞剂有改善症状的作用。战壕足的治疗应在反应性充血期或之前即开始，肢体应当尽早脱离湿冷，置于温暖、干燥的环境中。抬高肢体、减轻水肿、避免压迫，采取改善局部与全身循环以及抗感染措施。病变严重者后期可以出现神经、肌萎缩，足弓下降等并发症。

二、冻结性冷伤

冻结性冷伤(frost cold injury)是由冰点以下低温所造成，包括局部冻伤(frostbite)和全身冷伤（又称冻僵）。局部冻伤在细胞水平上有冰晶形成，且有细胞脱水及微血管闭塞等改变。气候、海拔、衣着保暖、暴露时间以及组织湿化程度对冻伤的发展均有影响。全身冷伤常发生在严寒季节、高海拔地区，或是在雪崩、暴风雪等灾害状况下发生。

1. 病理生理

全身受低温侵袭时，首先发生外周血管收缩和寒战反应，继而体温由表及里逐渐降低，当核心体温下降至32℃以下，则心、脑、肾、血管等脏器功能均受损；降至28℃以下，则危险加大，如不及时抢救，可直接致死。局部接触冰点以下的低温时形成冻结伤，冻结伤分为两个时相，最初是冻伤，继之是复温后的再灌注损伤。组织温度降至 -2℃时，细胞外冰晶形成。随冰晶加大，间质液渗透压增高，导致细胞内脱水，蛋白变性、酶活性下降、细胞功能障碍。如果快速冷冻则细胞内出现冰晶、导致细胞死亡。毛细血管内皮破坏、红细胞淤积，导致循环停顿。复温冻融后局部血管扩张，微循环中血栓形成，释放的氧自由基、血栓素等介质，可以进一步加剧毛细血管与组织损伤。

2. 临床表现

局部冻伤后皮肤苍白发凉、麻木或丧失知觉，不易区分其深度。复温冻融后可按其损伤的不同程度分为四级。

I° 冻伤（红斑性冻伤）：伤及表皮层。局部红肿、充血；有热、痒、刺痛的感觉。症状数日后消退，表皮脱落、水肿消退，不留瘢痕。

Ⅱ° 冻伤（水疤性冻伤）：伤及真皮。局部明显充血、水肿，12 ～ 24 小时内形成水疮，疤液呈血清样。水疤在 2 ～ 3 周内干燥结痂，以后脱痂愈合。痂下皮肤嫩容易损伤，可有轻度瘫痕形成。

Ⅲ° 冻伤（腐蚀性冻伤）：伤及全层皮肤或皮下组织。创面由苍白变为黑褐色，感觉消失，创面周围红、肿、痛并有水疤形成。若无感染，坏死组织干燥成痂，4 ～ 6 周后坏死组织脱落，形成肉芽创面，愈合甚慢且留有瘫痕。

Ⅳ° 冻伤（血栓形成与血管闭塞）：损伤深达肌肉、骨骼，甚至肢体坏死，表面呈死灰色、无水疤；坏死组织与健康组织的分界在20日左右明显，通常呈干性坏死，也可并发感染而成湿性坏疽。局部表现类似Ⅲ° 冻伤，治愈后多留有功能障碍或致残。

全身冻伤时先有寒战、皮肤苍白或发给，有疲乏、无力等表现，继而肢体僵硬，意识障碍，呼吸抑制、心跳减弱、心律失常，最后呼吸、心跳停止。如能得到及时救治，病人复温复苏后常出现心室纤维颤动、低血压、休克，可发生肺水肿、肾衰竭等严重并发症。

3. 治疗

（1）急救尽快使伤员脱离寒冷环境，快速复温。衣服、鞋袜等连同肢体冻结者，不可勉强卸脱，应用温水（(40℃左右）使冰冻融化后脱下或剪开。立即施行局部或全身的快速复温，但勿用火炉烘烤。以冰雪拭冻伤部位不仅延误复温并会加重组织损伤。伤员应置于 15 ～ 30℃温室中，将伤肢或冻僵的全身浸浴于足量的 40 ～ 42℃温水中，保持水温恒定，使受冻局部在20分钟内，全身在30分钟内复温。复温以肢体红润、循环恢复良好、皮温达到36℃左右为妥。体温恢复10分钟后神志可转为清醒，如果病人感觉疼痛可使用止痛剂。若无温水，可将伤员伤肢置于救护者怀中复温。对呼吸、心跳骤停者要施行胸外心脏按压和人工呼吸、吸氧等急救措施。复温过程中肢体可出现肌筋膜综合征，严重时可能需行肌筋膜切开术。多数冻伤者有脱水，复苏过程中输注的液体可适当加温。

（2）局部冻伤的治疗复温后冻伤的皮肤应小自清洁、维持干燥，抬高病变部位、减轻水肿；I°冻伤保持创面干燥清洁，数日后可自愈。II°冻伤复温后，创面干燥清洁者，可用软干纱布包扎，避免擦破皮肤、防止压迫。有较大水疱时，应在无菌条件下吸尽水疱内液体，用无菌纱布包扎；创面感染时，先用浸有抗菌药湿纱布敷，再用冻伤膏，采用包扎或半暴露疗法。III°、IV°冻伤多用暴露法治疗，保持创面清洁，且受冻部位每天在药液中清洗1～2次。对分界明确的坏死组织予以切除，视创面情况可植皮。对清创、抗生素治疗无效者且并发湿性坏疽，或有脓毒症，则需截肢。由于发病早期很难区分冷伤组织的破坏程度，手术宜在较晚时间进行。

其他治疗措施：①应用低分子右旋糖醉静脉滴注进行抗凝；口服妥拉苏林、婴粟碱等扩血管药物；局部外用血栓素酶抑制剂以及全身使用布洛芬可以改善微循环，减轻血栓形成与组织损伤，但要注意避免出血倾向。②根据冻伤部位可选用封闭疗法，或行交感神经阻滞术，以解除血管痉挛和止痛。III°以上冻伤给予破伤风抗毒素1500～3000 U肌肉注射，根据病情全身应用抗生素预防感染。④加强营养支持，给予高热量、高蛋白、富含多种维生素饮食。

（3）全身冻伤的治疗①复苏过程中首先要维持呼吸道通畅，吸氧，必要时给予辅助呼吸。②体温低时极易出现室颤或心跳骤停，应施行心电图监护，注意纠正异常心律，必要时采取除颤复苏措施；③胃管内热灌洗或温液灌肠有助复温；④扩充血容量防治休克，选用适当血管活性药物。静脉输注的葡萄糖盐液应加温至38℃；有酸中毒时给予5%$NaHCO_3$纠正。⑤有肾功能不全、脑水肿时，可使用利尿剂并采取相应的治疗措施。

预防在寒冷条件下工作的人员应注意防寒、防湿。衣着宜保暖不透风，保持干燥，减少体表外露，外露部位适当涂抹油脂；寒冷环境下应避免久站或静止不动。进人高寒地区工作的人员，平时应进行适应性训练，提供高热量饮食，酒后不宜野外工作。

（孙茂坤）

第四节　咬蜇伤

自然界中能够攻击人类造成损伤的动物数以万计，动物利用其牙、爪、角、刺等袭击人类，咬、抓、刺、撕造成机体不同程度的咬伤、蜇伤和其他损伤。咬、蜇伤造成人体软组织撕裂、挫压、毁损，甚至伤及骨、关节、内脏；创口有较多的损伤组织以及异物存留，加上动物口腔、唾液、爪甲以及环境中病菌的污染，可引发各种感染。除了一般化脓性感染外，‘还可引起破伤风、气性坏疽等特殊感染，狂犬病、黄热病等传染病也经由咬蜇伤传播。此外，毒蛇咬伤、足节动物蜇刺的同时常注入毒素，可引起中毒甚至死亡，因此应当高度重视。

一、兽咬伤

兽咬伤（animal bite）较为常见，宠物、家畜、野兽均可以咬伤人体，以犬、猪、马、猫、鼠咬伤多见。利齿咬伤伤口深细，周围组织常有不同程度的挫裂损伤；动物口腔内菌种多、菌量大，常见有放线菌、类杆菌、肠杆菌、破伤风杆菌、消化道球菌等，伤口污染严重;异物也常被带人伤口，容易继发感染。咬伤后伤口应立即清创，清除异物与坏死组织，以生理盐水或稀释的碘伏液冲洗伤口，再用3%过氧化氢液淋洗；伤口应开放引流，不宜作一期缝合。注射破伤风抗毒素1500 U，并给予青霉素、甲硝唑或二代头孢菌素等抗生素预防感染。

（一）狂犬病被患病动物咬伤后，患病动物唾液中携有的致病病毒，可以引发狂犬病。全世界每年有近3万人死于狂犬病，犬咬伤是主要原因。自狂犬咬伤后到发病可有10天到数月的潜伏期，一般为30～60天。发病初起时伤口周围麻木、疼痛，渐渐扩散到整个肢体；继之出现发热、烦躁、易兴奋，乏力、吞咽困难、恐水以及咽喉痉挛、伴流涎、多汗、心率快；最后出现肌瘫痪、昏迷、循环衰竭而死亡。

密切观察伤人的犬兽，并加以隔离，若动物存活10日以上，可以排除狂犬病。受疯犬、疯猫伤害的病人应当接受免疫治疗。伤后应以狂犬病免疫球蛋白（RIG, 20 U/kg体重）作伤口周围浸润注射。使用动物源性RIG，用药前应作过敏试验；如试验阳性，应在注射肾上腺素后再给予RIG。人源制剂的RIG，则不必使用抗过敏药物。采用狂犬病疫苗主动免疫在伤后第1, 3, 7, 14, 28日各注射一剂，共5剂。如曾经接受过全程主动免疫，则咬伤后不需被动免疫治疗，仅在伤后当天与第3天强化主动免疫各一次。狂犬病预后差、死亡率高，应当加强预防。婴儿可以接种含针对狂犬病的联合疫苗，对犬猫应严加管理并施行免疫注射。

（二）猫抓病猫抓病（cat-scratch disease）常在猫抓咬后发生，主要表现为发热、皮肤病损与淋巴结肿痛。该病为巴尔通体（Bartonella henselae）感染，病原菌为革兰阴性小棒杆菌，猫为主要储存宿主。猫抓病可发生在各种年龄，以儿童、青少年多见，秋冬季好发。临床表现为皮肤丘疤疹、发热、不适以及局部淋巴结肿大，后者最常见，肿大范

围在1～8 cm不等，时间可持续数月；半数病人有一周左右的发热，也可表现为长时间发热。病程常为自限性，但在免疫低下或有心脏瓣膜病的病人，可引发心内膜炎等严重后果，少数病人可有脑病、眼病、肺炎等其他表现。临床检测有血沉加快，血中IgG水平增高。淋巴结活检示肉芽肿样增生、有多数微小脓肿形成，抹片银染色可见多形性棒杆菌。血清学检查抗巴尔通体抗体滴度显著增高可明确诊断。治疗可用强力霉素或利福平口服，庆大霉素静脉滴注可用于治疗有全身反应的猫抓病。

二、蛇咬伤

蛇分为毒蛇与无毒蛇两大类,我国大约有50余种毒蛇,剧毒者10余种。蛇咬伤（snake-bite）以南方为多。无毒蛇咬伤时，皮肤留下细小齿痕，局部稍痛，可起水疱，无全身反应。毒蛇咬伤，留下一对较深齿痕，蛇毒注人体内，引起严重中毒。蛇毒是含有多种毒蛋白、溶组织酶以及多肽的复合物。可分为神经毒与血液毒素两种。神经毒对中枢神经和神经肌肉节点有选择性毒性作用，常见于金环蛇、银环蛇咬伤。血液毒对血细胞、血管内皮及组织有破坏作用，可引起出血、溶血、休克、心衰等，见于竹叶青、五步蛇咬伤。混合毒素兼有神经、血液毒素特点，如腹蛇、眼镜蛇的毒素。

临床表现

毒蛇咬伤后，局部伤处疼痛，肿胀蔓延迅速，淋巴结肿大，皮肤出现血疤、瘀斑、甚

至局部组织坏死。全身虚弱、口周感觉异常、肌肉震颤，或是发热恶寒、烦躁不安，头晕目眩、言语不清，恶心呕吐、吞咽困难，肢体软瘫、键反射消失、呼吸抑制，最后导致循环呼吸衰竭。部分病人伤后可因广泛的毛细血管渗漏引起肺水肿、低血压、心律失常；皮肤粘膜及伤口出血，血尿、尿少，出现肾功能不全以及多器官衰竭；化验检查可见血小板、纤维蛋白原减少，凝血酶原时间延长，血肌酐、非蛋白氮增高，肌酐磷酸激酶增加，肌红蛋白尿等异常改变。

治疗

1. 急救措施　蛇咬伤后应当避免奔跑，现场立即以布带等物绑扎伤肢的近心端，松紧以能阻断淋巴、静脉回流为度。用 3% 过氧化氢或 0.05% 高锰酸钾液清洗伤口，去除毒牙及污物。伤口深者，可切开真皮或以三棱针扎刺肿胀皮肤，再以拔火罐、吸乳器等抽吸促使毒液流出。将胰蛋白酶 2000 U 加人 0.05% 普鲁卡因 20 ml 作伤口周围皮肤封闭，能够降解蛇毒，减少毒素吸收。

2. 解毒药物

(1) 解蛇毒中成药，用广州蛇药、上海蛇药、南通（季德胜）蛇药等，可以内服或以蛇药外敷伤口周围。一些新鲜草药，如白花蛇舌草、半边莲、七叶一枝花等也有解毒作用。

(2) 抗蛇毒血清有单价和多价两种，对于已知蛇类咬伤可用针对性强的单价血清，否则使用多价血清。用前需作过敏试验，阳性者采用脱敏注射法。

3. 其他治疗　针对出血倾向、休克、肾功能不全、，呼吸麻痹等器官功能不全，采取相应积极治疗措施。临床检查应重视神经、心血管与血液系统改变，区分神经毒与血液毒；对于治疗有指导意义。此外，治疗中应避免使用中枢神经抑制剂、肌松弛剂、肾上腺素和）抗凝剂。常规使用破伤风抗毒素及抗菌药物防治感染。

三、虫螫伤

（一）蜂螫伤 (bee sting) 蜜蜂和黄蜂的尾刺连有毒腺，螫人时可将蜂毒注人皮内，引起局部与全身症状。蜜蜂螫后，局部出现红肿、疼痛，数小时后可自行消退。如蜂刺留在伤口内，可引起局部化脓。黄蜂蜂毒的毒性较剧烈，螫伤后局部肿痛明显，可出现全身症状，伤口一般不留蜂刺。群蜂螫伤后症状严重，除皮肤红肿外，还有头晕目眩、恶心呕吐，面部浮肿、呼吸困难、烦躁不安，出现昏迷、休克甚至死亡。对蜂毒过敏者，即使单一蜂螫也可引发严重的全身反应。

蜜蜂螫伤后尽量拔除蜂刺，局部以弱碱液洗敷，再以南通蛇药糊剂敷于伤口，并口服蛇药片。黄蜂螫伤处局部以弱酸液冲洗或以食醋纱条敷贴，以 3% 依米丁（吐根碱）1 ml 溶于 5 ml 注射用水后作伤处注射。蜂螫后有全身症状严重者，应采取相应急救措施，有过敏反应时给予肾上腺皮质素等抗过敏药的；有呼吸困难时，应维持呼吸道通畅并给氧；出现休克时，则应积极抗休克治疗。

（二）蝎螫伤与娱蚣咬伤蝎的尾部有尖锐的钩刺，蝎螫人时尾部刺人人体，并释出毒液。蝎毒是一种神经毒，可以引起局部与全身反应。被蝎螫后局部红肿、疼痛，螫伤部位出现水疱，甚至局部组织坏死。有烦躁不安、头痛、头晕、发热、流涎、腹痛等全身症状。重者有呼吸急促、肺水肿、消化道出血等表现。儿童被螫严重时可以因呼吸、循环衰竭而死亡。

蝎螫伤后应局部冷敷，螫伤处近心端绑扎，口服及局部应用蛇药片。螫伤处消毒后，在局部麻醉下切开伤口，取出残留的钩刺。伤口以弱碱性液体或高锰酸钾液清洗。以 3% 依米丁 1 ml 溶于 5 ml 注射用水后作伤处注射。全身症状重时，应补液、地塞米松静脉注射、肌注抗蝎毒血清，并给予对症支持治疗。局部组织坏死或有感染时可使用抗生素。

蜈蚣头部第一对钳足有毒腺开口，咬人时释放出毒液，引起局部红肿、淋巴结炎、淋巴管炎。大蜈蚣释出毒液多，小儿被咬中毒症状重时，可有畏寒、发热、恶心、呕吐，谵妄、昏迷，甚至可以致命。被蜈蚣咬后，伤口应以碱性液洗涤，伤口周围组织以 0.25% 普鲁卡因封闭。口服及局部敷用南通蛇药。有淋巴管炎时，加用抗生素。

（孙茂坤）

第二十三章 显微外科

一、概述

显微外科 (microsurgery) 是利用光学放大，即在放大镜或手术显微镜下，使用显微器材，对细小组织进行精细手术的学科。它是一种专门的外科技术，现已广泛地应用于手术学科的各个专业，如骨科、手外科、整形外科、神经外科、妇科、泌尿外科、耳鼻喉科和眼科，成为多学科的交叉和边缘学科。

1921 年 Nylen 首次使用手术显微镜为耳硬化的病人进行内耳手术，1950 年 Perritt 将手术显微镜应用于角膜缝合，使显微外科手术由单纯扩大视野进人了缝合操作。1960 年 Jacobson 在手术显微镜下对直径 1.6 ～ 3.2 mm 的小血管进行吻合获得了较高的通畅率。继 1963 年我国在世界上首次报告断肢再植成功，1965 年又取得断指再植成功，使再植外科得到了突破性进展。

1966 年杨东岳应用显微外科技术成功地进行了世界首例第二足趾移植再造拇指，使显微外科进人了重建外科的阶段。特别是 1972 年以来，吻合血管的游离皮瓣、肌肉、骨或骨膜和神经移植相继成功，使吻合血管的组织移植迅速得到全面发展。随着显微外科解剖学研究的进展，各种组织移植的供区不断发现，显微外科技术的临床应用范围日趋扩大。我国学者在显微外科解剖学和基础理论研究以及手术方法的不断创新，使我国的显微外科在国际上一直处于领先水平。

二、显微外科的设备和器材

（一）手术显微镜或放大镜手术显微镜种类很多，不同的专科，如眼科、耳鼻喉科、脑外科对手术显微镜有不同的要求。适用于手外科、整形外科、骨科的手术显微镜，应具备以下要求：

1. 放大倍数在 6 ～ 30 倍之间自动变化，变倍时保持视野清晰，无需调整焦距。
2. 工作距离 200 ～ 300 mm，可根据需要进行调整。
3. 具有手术者和助手主、副两套双筒目镜，能各自调节屈光度和瞳孔距离，且视场直径较大。两套双筒目镜处于 180° 对立位，其视场合一，放大后的影像呈正立体像。
4. 具有同轴照明的冷光源，有足够的亮度，且可予调节。
5. 显微镜安装在合适的支架上，操作灵活，轻便。
6. 具有连接参观镜、照相机和摄像系统的接口，以便教学和参观。

常用的放大镜为望远镜筒式，又称镜组式放大镜。放大倍数为 2.5 ～ 6 倍，工作距离 200～300 mm,视野直径20～40 mm,瞳孔距离调节范围为50～80 mm。这种放大镜使用灵活、方便，适用于缝合直径 2 mm 以上的血管、神经。

（二）显微手术器械显微手术器械应符合以下要求：①小型、轻巧，一般长度为 14 ～ 16 cm，大部分采用弹簧式把柄，操作轻便、灵活；②纤细，特别是器械的尖端；并能紧密接触，夹持细小组织；③不反光；④无磁性。

常用的显微手术器械有:微血管钳、镊子、剪刀、持针器、血管夹、合拢器、血管扩张器、对抗器、微型冲洗平针头等。其中最重要的是：①镊子：其尖端应尖而不锐，边缘无棱角，对合好，能牢固地夹住汗毛。可用来提取、分离微细组织和夹提缝线打结。②持针器：咬合面宜光滑无齿，宽窄适宜，对合紧密，能稳固地夹持 7 ～ 11° 显微缝合针线。③剪刀：有弯、直两种，弯剪用来分离组织，直剪用来修剪血管。④血管夹：各种不同大小适用于不同口径的血管，要求既能阻断血流，又不损伤血管壁。

（三）显微缝合针线各种不同规格的显微缝合针线，适用于缝合不同口径的血管。

三、显微外科基本手术技术

显微外科手术有两个特点：①光学放大可使肉眼看不清的细小组织清晰可见，提高手术准确性。但手术者手和眼的配合，手术者与助手的配合需要一个适应过程。②视野小，操作时手的活动幅度稍大，器械就会超出视野，偏离焦距，则会模糊不清。初在显微镜下手术会不习惯，需要经过一段时间的训练。手术者要坐在舒适的座位，从肘部至小指均放在手术台上，以保持手的稳定性，防止抖动。首先练习在显微镜下使用各种显微手术器械，逐渐习惯在放大和小视野下操作。然后进行各种基本手术操作的训练，如用一橡皮手套片钉于木板上，进行切开、缝合、引线、打结和剪线等。再在离体血管上进行血管外膜剥离、残端修整和吻合。最后在大白鼠等活体动物上进行血管吻合。一般经过 1 ～ 2 个月的正规训练，有一定手术基础的外科医师均能较熟练地掌握显微外科操作。显微外科基本手术技术包括显微血管、神经、淋巴管和肌腔等的吻合或缝合。其中，显微血管吻合最为常用，要求也最高。

（一）显微血管吻合显微血管吻合（microvascular anastomosis）有端端吻合和端侧吻合，以端端吻合最为常用。血管端端吻合的基本原则和方法如下：

1. 严守无创技术严禁将锐器进入血管腔，不允许用镊子夹持血管壁，以免损伤血管内膜，导致血栓形成。应不断用肝素普鲁卡因或肝素生理盐水（每 100 ml 0.5 ～ 2% 普鲁卡因溶液或生理盐水中加人肝素 50 mg）滴于血管表面，保持血管湿润。

2. 彻底清创血管距血管断端 5 ～ 10 mm 用血管夹阻断血流，彻底切除损

伤的血管残端，使其达到完全正常为止。用合拢器使两断端靠拢，使血管处于无张力状态。

3. 切除血管外膜切除血管断端的血管外膜，以免缝合时将其带人管腔，引起血栓形成。方法是用镊子夹住外膜血管清创和外膜切除边缘，向血管断端拉出，于平血管口处将其切除，外膜自然回缩后可见光滑的血管断端。

4. 血管冲洗扩张肝素生理盐水冲洗吻合口，用血管镊或血管扩张器准确插人血管腔，作轻柔扩张，边扩张边冲洗。

5. 缝合血管

(1) 缝合针数：采用两定点或三定点间断缝合法，要求在达到不漏血的情况下，尽量减少缝合针数。一般直径大于 3 mm 的血管缝 10 ～ 14 针，直径 2 ～ 3 mm 的血管缝 8 ～ 10 针；直径 1 ～ 2 mm 的血管缝 6 ～ 8 针；直径在 1 mm 以下的血管缝 4 ～ 6 针。

(2) 边距与针距：针距与边距应根据血管的口径、管壁的厚度与管腔的血压而定。一般动脉缝合的边距相当于该血管壁厚度的 2 倍，针距为边距的 2 倍。静脉血管由于管壁较薄，边距的比例可比动脉稍大。

(3) 进针与出针：进针应尽量与血管壁垂直，使管壁内、外的厚度相等，以便断端间边缘良好对合。出针时应顺缝针的弧度拉出。

(4) 打结：打结时应将缝线轻轻上提，使管壁轻度外翻，血管内膜达到良好对合。第一个结应松紧适度，打第二、三个结时应紧，以免结扣松脱。

(5) 缝合顺序：常用 180° 两定点法，即在血管的上、下方各缝一针，打结作为牵引，根据缝合针数在其前壁顺序均匀加缝 2 ～针。然后把血管翻转 180°，用同样方法缝合后壁。

(6) 缝合完毕，放松血管夹，血流通过吻合口。如吻合口漏血不多，用小块湿纱布轻轻压迫片刻，即能自行停止。如吻合口有喷射状出血，不易制止时，应补加缝针。

显微血管吻合除缝合法外，还有套接法，即用金属或可吸收材料制成的套管，套接于血管两端之间。由于目前直径。3 mm 的小血管吻合即时通畅率可达 95% 以上，套接法在临床已不再使用。近年来，有不少人试用非缝合法进行小血管吻合，如激光焊接、电凝、粘合等，尚处于实验研究阶段，未能用于临床。

（二）显微神经缝合显微神经缝合有神经外膜缝合法和神经束膜（束组）缝合法。可根据神经损伤的性质和部位予以选用。

四、显微外科的应用范围

显微外科在再植、移植和修复重建外科方面主要应用于以下几方面：

（一）断肢（指）再植断肢（指）再植是显微外科临床应用的重要内容，显微血管吻合技术的提高，使我国断肢（指）再植一直处于国际领先水平。

（二）吻合血管的组织移植吻合血管的组织移植 (tissue microvascular transfer) 是显微外科应用最多、最广的领域。

1. 吻合血管的皮瓣和肌皮瓣移植皮瓣即皮肤及其附着的皮下组织块，肌皮瓣即肌及覆盖其上的皮瓣的复合组织块。两者均包含有完整的动、静脉血管系统，当其移植于受区时，与受区的接受动、静脉血管吻合、可立即恢复皮瓣或肌皮瓣的血液供应。

皮瓣移植用于修复创伤、烧伤、放射性损伤及肿瘤切除后的皮肤缺损伴有重要深部组织（如肌键、骨、关节）外露者；严重瘫痕挛缩畸形，疲痕切除，矫正畸形后，深部组织外露或需行深部组织修复者；经久不愈的慢性溃疡以及用于某些器官再造，如拇指、阴茎再造等。肌皮瓣除用于修复软组织缺损，特别是较深层的大块组织缺损而需较多组织填充较大的腔隙者；还可用于肌缺损、坏死或无法修复的肌失神经支配，将其肌的神经与受区相应神经缝合，可达到恢复和重建肌肉功能之目的。

目前皮瓣的供区已遍及全身，肌皮瓣的供区也十分广泛，可根据组织缺损的部位、性质和面积大小，以及某些特殊要求加以适当选择。如常用的肩脚皮瓣、前臂背侧皮瓣、股前外侧皮瓣以及胸大肌皮瓣、背阔肌皮瓣等。

2. 吻合血管神经的肌移植带有完整动、静脉血管系统和神经支配的肌瓣，移植于受区，分别与受区动、静脉和神经吻合，恢复其血液供应和重建神经支配，可为受区提供一定的肌肉动力，用于修复肌缺损、坏死和失神经支配。肌瓣的供区很多，根据其需要选用，如胸大肌或背阔肌移植治疗前臂缺血性肌挛缩，以重建前臂屈肌功能；股薄肌或趾短伸肌移植治疗面瘫等。

3. 吻合血管的骨和骨膜移植吻合血管的骨移植，即将带有完整动、静脉系统的骨块，移植于受区，与受区的动、静脉相吻合，重建移植骨的血液供应。采用具有血液供应的骨移植修复大段骨缺损，使传统骨移植爬行替代生长过程转变为骨折的直接愈合过程，大大缩短了愈合时间。常用的骨移植供区有：排动、静脉蒂的排骨；旋骼深动、静脉蒂的骼骨以及旋肩胛动、静脉蒂的肩脚骨等。带完整动、静脉系统的骨膜移植，治疗骨不连接和小范围骨缺损亦有良好效果。

4. 吻合血管的大网膜移植可用来修复创伤或肿瘤切除后皮肤软组织缺损，有深部肌键、骨与关节外露，不适于应用游离皮片、邻近皮瓣或其他吻合血管的皮瓣修复者。移植大网膜覆盖创面，并于其上行游离皮片移植。移植的大网膜有良好的血液循环，还可用来治疗血栓闭塞性脉管炎和慢性骨髓炎等。

（三）吻合血管的足趾移植再造拇指或手指目前足趾移植已成为再造拇指的首选方法。其再造的拇指不仅外形比其他方法好，感觉和运动功能亦十分良好。采用足趾移植可以再造不同程度的拇指或手指缺损，可以再造部分手指或一个手指，亦可再造多个手指，已有采用一侧足姆趾和 2，3 趾及另一足 2，3 趾同时移植一次再造全手 5 个手指者。目前，我国足趾移植再造拇指和手指，无论在手术种类、数量和普及程度均处于国际领先水平。

（四）吻合血管的空肠移植重建食管即利用肠系膜上动脉供应空肠的直支及其之间的吻合，切断 2 ～ 4 直支，保留第 5 直支作为近端的血管蒂，切取一段空肠，移至颈部，将其第 2 直支在颈部与颈横动、静脉吻合。利用此段空肠修复胸段及颈段食管瘫痕性狭窄、先天性食管缺损或闭锁和上、中段食管癌切除术后的食管重建等。

（五）周围神经显微修复显微外科技术使神经外膜缝合或神经束（束组）膜缝合更加准确地对合，提高手术效果。近年来吻合血管的神经移植术，即移植的神经带有供给该神经的动、静脉，对长段神经缺损的修复，特别是软组织床血液供应不良者更具优越性。常用的供区有挠动脉蒂挠神经浅支、排肠动脉蒂排肠神经和小隐静脉动脉化胖肠神经等。

（六）显微淋巴管外科淋巴管细小、壁薄、透明无色，肉眼难见。淋巴管病变，可引起肢体慢性淋巴水肿、象皮肿和乳糜尿等。显微外科使临床上进行淋巴管外科成为可能。将淋巴管远侧端与邻近小静脉近侧端行端端吻合，使淋巴液直接引流人静脉，对消除肢体肿胀、控制感染和改善乳糜尿有较好效果，可用于乳房癌根治术后上肢淋巴水肿的治疗。亦有将淋巴结与邻近的小静脉近侧端吻合者。

（七）小管道显微外科显微外科技术用于人体小管道的吻合，可以明显提高术后通畅率。目前最常用于①输精管吻合，应用于输精管结扎术后，因各种原因需行输精管再通者或其他手术时误伤输精管者；②输卵管吻合，即输卵管结扎术后或其炎症阻塞而需行再通手术者；③鼻泪管外伤的修复等。

（八）吻合血管的小器官移植显微外科实验性小动物器官移植能为异体器官移植的研究提供更多的动物模型。目前常用的有心、肝、肾、小肠、胰和肢体等大鼠或小鼠移植模型。

自体小器官移植临床上已得到应用，如吻合血管的翠丸移植治疗高位隐梁；患子宫恶性肿瘤的青年妇女，放疗前将卵巢带血管蒂移至腹膜后较高位置，可避免放射线对卵巢的损害，保存卵巢的内分泌功能。

吻合血管的异体小器官移植临床上也有成功的报道，如异体梁丸移植治疗外伤性双侧聚丸缺如；胎儿甲状腺和甲状旁腺移植治疗甲状腺切除后甲状旁腺功能不全；异体卵巢移植治疗恶性肿瘤患者双侧卵巢切除后严重性腺分泌障碍和异体肾上腺移植治疗肾上腺功能减退等。

（徐兴玉）

第二十四章　肿瘤

第一节　概论

肿瘤 (tumor) 是机体中正常细胞在不同的始动与促进因素长期作用下，所产生的增生与异常分化所形成的新生物。新生物一旦形成后，不因病因消除而停止增生。它不受生理调节，而是破坏正常组织与器官。根据肿瘤对人体的影响，可分为良性与恶性，恶性者可转移到其他部位，治疗困难，常危及生命。

人类平均寿命延长，恶性肿瘤对人类的威胁日益显得突出，随着疾病谱的改变，肿瘤已成为目前死亡常见原因之一。全世界每年约760万人死于癌症，有1010余万人患恶性肿瘤。恶性肿瘤为男性第二位死因，女性第三位主要死因。我国每年约新发病例200万，死亡约150余万人，其中60%以上为消化系统癌症。我国最常见的恶性肿瘤，在城市依次为肺癌、胃癌、肝癌、肠癌与乳癌。在农村为胃癌、肝癌、肺癌、食管癌、肠癌。

一、分类

分类的目的在于明确肿瘤性质、组织来源，有助于选择治疗方案并能提示预后。根据肿瘤的形态学及肿瘤对机体的影响即肿瘤的生物学行为，肿瘤可分为良胜与恶性两大类。良胜肿瘤，一般称为“瘤”。恶性肿瘤来自上皮组织者称为“癌”;来源于间叶组织者称为“肉瘤”；胚胎性肿瘤常称母细胞瘤，如神经母细胞瘤、肾母细胞瘤等。但某些恶性肿瘤仍沿用传统名称“瘤”或“病”，如恶性淋巴瘤、精原细胞瘤、白血病、霍奇金病等。

各种良性或恶性肿瘤，根据其组织及器官来源部位而冠以不同的名称，如乳癌、肺癌、结肠癌、背部脂肪瘤、股骨骨肉瘤等。相同器官或组织可发生不同细胞形态的肿瘤，如肺鳞状细胞癌与肺腺癌、子宫颈鳞状细胞癌与子宫颈腺角化癌、胃腺癌与胃类癌等。根据细胞分化程度，又分为高分化、中分化及低（未）分化癌。

在临床上除良性与恶性肿瘤两大类以外，少数肿瘤，形态上属良性，但常浸润性生长，切除后易复发，甚至可出现转移，从生物行为上显示良性与恶性之间的类型，故称交界性或临界性肿瘤。诸如包膜不完整的纤维瘤、粘膜乳头状瘤、唾液腺混合瘤等。有的肿瘤虽为良性，但由于部位与器官特性所致的恶性后果，显示生物行为恶性的肿瘤如颅内良性肿瘤伴颅内高压、肾上腺髓质肿瘤伴恶性高血压及胰岛素瘤伴低血糖。

二、病因

恶性肿瘤的病因尚未完全了解。目前认为肿瘤是环境与宿主内外因素交互作用的结果。据估计约80%以上的恶性肿瘤与环境因素有关。所有各种影响不外乎致癌因素与促癌因素，同时机体的内在因素在肿瘤的发生、发展中也起着重要的作用，如遗传（遗传易感性）、内分泌与免疫机制等。体细胞中多基因改变并积累的结果使肿瘤形成。

（一）环境因素

1. 化学因素

(1) 烷化剂：其生物学作用类似X射线，可致癌变、突变和畸形，如有机农药、硫芥、乙酯杂螨醇等，可致肺癌及造血器官肿瘤等。

(2) 多环芳香烃类化合物：如煤焦油中的3,4-苯并芘。与煤烟垢、煤焦油、沥青等经常接触的工人易患皮肤癌与肺癌。

(3) 氨基偶氮类：为染料类，易诱发膀胱癌、肝癌。

(4) 亚硝胺类：与食管癌、胃癌和肝癌的发生有关。

(5) 真菌毒素和植物毒素：如黄曲霉素易污染的粮食可致肝癌，也可致肾、胃与结肠的腺癌。

(6) 其他:金属（镍、铬、砷）可致肺癌等。氯乙烯能诱发人肝血管肉瘤。二氯二苯基、三氮乙烷 (DDT)、苯均可致肝癌。

2. 物理因素

(1) 电离辐射：由于X线防护不当所致的皮肤癌、白血病等。吸人放射污染粉尘可致骨肉瘤和甲状腺肿瘤等，也属医源性致癌的原因之一。

(2) 紫外线：可引起皮肤癌，尤对易感性个体（着色性干皮病）作用明显。

(3) 其他：烧伤深瘢痕的长期存在易致癌变，如幼儿皮肤深瘢痕，皮肤慢性溃疡可能致皮肤鳞癌。石棉纤维与肺癌有关。滑石粉与胃癌有关。

3. 生物因素主要为病毒病因，如EB病毒与鼻咽癌、伯基特淋巴瘤相关，单纯疱疹病毒、乳头瘤病毒反复感染与宫颈癌有关，致癌病毒可分为DNA肿瘤病毒与RNA肿瘤病毒两大类。C型RNA病毒主要与白血病、霍奇金病有关；乙型肝炎病毒与肝癌有关；幽门螺杆菌与胃癌相关。

此外，寄生虫与肿瘤有关，如埃及血吸虫可致膀胱癌、华枝皋吸虫与肝癌有关，日本血吸虫病对大肠癌有促癌作用。

（二）机体因素

1. 遗传因素癌症具有遗传倾向性，即遗传易感性 (hereditary susceptibility)，如结肠息肉病综合征、乳腺癌、胃癌等。相当数量的食管癌、肝癌、鼻咽癌者有家族史。故遗传易感性不可忽视，如携带缺陷基因BRCA-1者易患乳腺癌；带有突变APC基因者易患肠道腺瘤病。代谢酶多态性也可构成易感性。

2. 内分泌因素某些激素与肿瘤发生有关，例如雌激素和催乳素与乳癌有关，子宫内膜癌与雌激素也有关。生长激素可以刺激癌的发展。

3. 免疫因素先天或后天免疫缺陷者易发生恶性肿瘤，如获得性自身免疫性疾病 (HIV，艾滋病）易患恶性肿瘤。丙种球蛋白缺乏症病人易患白血病和淋巴造血系统肿瘤，器官移植长期使用免疫抑制剂的病人，肿瘤发生率较高。

关于肿瘤发生还有其他方面因素，如营养、微量元素、精神因素等。内外因交互作用，综合病因的概念，更符合临床和实验的实际情况。

三、病理及分子事件

肿瘤的恶变过程包括了细胞增生、DNA复制过度、细胞周期功能紊乱、细胞永生化、逃逸凋亡、血管增生及转移浸润等一系列过程。相应的分子机制为癌基因的激活、抑癌基因失活、修复相关基因的功能缺失以及凋亡机制丢失、端粒酶过度表达、信号转导调控机制紊乱及浸润转移相关分子事件等，构成了恶变分子机制的基础。在细胞学上可见到去分化或不典型增生（间变），表现浸润生长与转移。在分子水平上可形成不同的分子事件。

1. 恶性肿瘤的发生发展过程包括癌前期、原位癌及浸润癌三个阶段。一般情况下，致癌因素作用约 30 ～ 40 年，经 10 年左右的癌前期阶段恶变为原位癌。原位癌可历时 3 ～ 5 年，在促癌因素作用下发展成浸润癌。浸润癌的病程一般 1 年左右，但低度恶性者可达 10 年左右。从病理形态上看癌前期为上皮增生明显，并伴有不典型增生。如萎缩性胃炎或慢性胃溃疡，伴有不典型增生的病变；乳腺增生症伴上皮或腺增生；皮肤或粘膜的乳头状瘤、粘膜白斑、交界痣等等。

大肠癌发生发展的形态表型与分子表型诸如：其分子事件包括高甲基化，APC 基因及错配修复基因突变，及其随后相应于形态上增生、腺瘤及癌变等变化的分子表型，即癌基因、抑癌基因突变，转移浸润相关基因等相继出现。尽管目前对突变发展为癌变的分子机制未全阐明，多基因多步骤的发生发展分子事件的基因表型并未完全了解，但该分子事件其普遍性及阶段的特异性等现象与规律性是相应存在的。

2. 肿瘤细胞增殖周期细胞增殖分裂依次经 G1，S，G：和 M 期，细胞增殖或静息后（Go）再次进人周期或细胞凋亡。在各期间存在周期素（cyclin）的作用及细胞周期依赖性蛋白激酶（CDK）的调节，从而保持细胞周期运行。肿瘤是细胞失控性生长所致的疾病，几乎所有的癌基因、抑癌基因，可参与细胞周期调控，细胞周期的核心是 CDK 的调控机制，cyclin 是调控 CDK 活性的主要成分，驱动细胞分裂周期。周期中有多个检测点，分布在 GI-S- 吼间期，如发现 DNA 损伤则修复后恢复运转，如修复不能纠正则 P53 基因启动凋亡机制，从而保持了细胞增殖分裂与凋亡两大功能。P53-P21-CDK-cyclin 途径是 DNA 修复的经典途径，若癌基因激活，生长因子过度表达易发展成肿瘤。P53 基因突变，监控机制破坏，P53 控制细胞凋亡的程序性死亡功能丢失，细胞无序增殖，而 Bcl-2,Bcl-XL，LMP1 等抑制细胞凋亡，增生成瘤，有些基因如 Bax，P53 等促进凋亡，有助于控制恶性肿瘤生长。

3. 肿瘤细胞的分化恶性肿瘤的分化与去分化的程度不同，其恶性程度亦不一，可分为高分化、中分化与低分化（或未分化）三类，或称 I，且、III级。高分化或工级分化细胞接近正常分化程度，显示恶性程度低。未分化或III级分化显示高度恶性，核分裂较多。分化不仅表现在形态上的程度不一，同时表现其功能上的不同，如鳞状细胞 I 级可见大量角化珠，而未分化者则无。细胞排列紊乱，核分裂多，细胞大小不一，染色不均，不规则巨核等形态，与肿瘤恶性程度相关。表现在组织化学方面其相应的变化为：①核酸增多：去氧核糖核酸（DNA）及核糖核酸（RNA）含量均增多。②酶的改变：有的酶活性增高，有的酶因分化不良而减少活性，如骨肉瘤的碱性磷酸酶活性强，而酸性磷酸酶活性减弱；肝癌和胃肠癌等的脱氢酶活性增高；肺鳞状细胞癌的脂酶活性随分化程度降低而减弱；消化道肿瘤由于出现环氧化酶（COX-2 ）增高，胸苷磷酸化酶（TP）及酪氨酸激酶（TPK）等增高。③糖原减少：由于肿瘤内糖酵解过程加强，能量消耗快。可根据组织化学上的特点，检测酶的表达有助于肿瘤的诊断与鉴别诊断。

4. 转移恶性肿瘤的转移方式为直接蔓延、淋巴或血行转移以及种植三大类。①直接蔓延为肿瘤细胞向与原发灶相连续的组织扩散生长，如直肠癌、子宫颈癌侵及骨盆壁。②淋巴道转移：多数情况为区域淋巴结转移。但也可出现“跳跃式”，不经区域淋巴结而转移至“第二、第三站”淋巴结。肿瘤细胞可以穿过淋巴结，或绕过淋巴结。皮肤真皮层淋巴管的转移可出现皮肤水肿，如乳腺癌可呈猪皮（橘皮）样改变。毛细淋巴管内的癌栓致相邻毛细血管扩张充血，可呈炎症表现如炎性乳癌。皮肤淋巴管转移还可使局部呈卫星结节。总之，淋巴道转移可有多种临床表现。③种植性转移：为肿瘤细胞脱落后在体腔或空腔脏器内的转移，最多见的为胃癌种植到盆腔。④血道转移：腹内肿瘤可经门脉系统转移到肝；四肢肉瘤可经体循环静脉系统转移到肺;肺癌可随动脉系统而致全身性播散到骨、脑。除此之外，常见的途径尚有经椎旁静脉系统的转移。椎旁静脉系统位于脊柱周围，且与体壁、四肢近心端相交通，因而与颈根部和盆腔腹膜后脏器的血流密切相连。静脉内压力低且无静脉瓣，故脱落的肿瘤细胞极易进人该静脉系统，随体腔压力与血流压力的改变而流动。在临床可见到肺部无转移的骨骼转移灶，如乳癌的椎体转移、甲状腺癌的颅骨转移，前列腺癌的骨盆骨转移等。肿瘤浸润是肿瘤细胞与细胞外基质相互作用的过程，有粘附、降解和移动等步骤。包括粘附分子、降解酶类、瘤细胞运动相应的酶等一系列分子事件。研究得较多的有：①改变肿瘤细胞粘附性的有 CD44，整合素 (integrin) 及 E- 钙粘合素 (E-cadherin) ；②降解酶类，如基质金属蛋白酶 (MMPs) 降解基质形成瘤细胞移动通道；③运动因子 IGF- Ⅰ，IGF- B 使瘤细胞移动人基质，通过脉管壁侵人循环，使肿瘤细胞游走转移；④细胞粘着于继发部位，继续生长，经血管内皮生成因子 / 血管渗透因子 (VEGF/VPF) 作用继续增殖而形成转移肿瘤。肿瘤浸润转移过程中同时存在相关的调控分子事件，如基因 nm23, TIMP(金属蛋白抑制物) 及血管生成抑素 (endosta-tin) 等均具有抑制转移作用。

5. 肿瘤机体的免疫学特征肿瘤免疫是指具有间接或直接消溶肿瘤细胞的免疫效应功能。该功能分为固有的或获得性的两类，前者为巨噬细胞、自然杀伤细胞 (NK) 及中性白细胞分泌的肿瘤坏死因子，为特异效应细胞的介导，是一组抗体依赖性细胞毒，以杀灭肿瘤。后者为 T 细胞、B 细胞，为非特异效应细胞介导，T 细胞通过其表面受体 (TCR) 识别肿瘤抗原，消溶肿瘤细胞，其中 CD8 T 细胞与所有有核细胞表达的 MHC Ⅰ类分子结合，CD4 T 细胞与免疫系统细胞表达的 MHC Ⅱ类分子相结合，形成相应特异的 MHC 或肿瘤抗原复合物，提高抗原性而通过机体免疫效能而消灭肿瘤细胞。但尽管如此，机体仍存在有免疫逃逸机制，如：肿瘤无特异抗原表达，缺乏 MHC 分子，缺乏共刺激分子或存在免疫抑制因子，甚至发生 T 细胞凋亡。宿主本身的免疫缺陷；免疫抑制相关治疗；缺乏免疫提呈抗原细胞等均为肿瘤免疫效应功能匾缺的原因或免疫逃逸的基础。肿瘤免疫学的特征对临床治疗确实提供了机遇与挑战，显示了免疫治疗的可能与希望。

四、临床表现

肿瘤的临床表现决定于肿瘤性质、组织、所在部位以及发展程度。一般早期多无明显症状。但来自有特定功能的器官或组织可有明显的症状，如肾上腺髓质的嗜铬细胞瘤早期可出现高血压，胰岛细胞肿瘤伴存的低糖血症。尽管表现不一，但有其共同的特点。

（一）局部表现

肿块：位于体表或浅在的肿瘤，肿块常是第一症状，相应的可见扩张或增大增粗的静脉。因肿瘤性质而具不同硬度、移动度及有无包膜。位于深在或内脏者，肿块不易触及，但可出现脏器受压或空腔器官梗阻症状。良性者多生长慢，恶性者则快，且可出现相应的转移灶，如肿大淋巴结、骨和内脏的结节与肿块等表现。

疼痛：肿块的膨胀性生长、破溃或感染等使末梢神经或神经干受刺激或压迫，可出现局部刺痛、跳痛、灼热痛、隐痛或放射痛，常难以忍受，尤以夜间更明显。空腔脏器肿瘤可致痉挛，产生绞痛，例如肿瘤致肠梗阻的肠绞痛。

溃疡：体表或胃肠道的肿瘤，若生长过快，血供不足而继发坏死，或因继发感染可致溃烂。恶性者常呈菜花状，或肿块表面有溃疡，可有恶臭及血性分泌物。

出血：体表及与体外相交通的肿瘤，发生破溃、血管破裂可致出血。在上消化道者可有呕血或黑便；在下消化道者可有血便或粘液血便；在胆道与泌尿道者，除见血便和血尿外，常伴局部绞痛；肺癌可并发咯血或血痰；子宫颈癌可有血性白带或阴道出血；肝癌破裂可致腹腔内出血。

梗阻：肿瘤可导致空腔器官阻塞，而随部位不同可出现不同症状。如胰头癌、胆管癌可合并黄疸，胃癌伴幽门梗阻可致呕吐，肠肿瘤可致肠梗阻。支气管癌可致肺不张。

浸润与转移：良性肿瘤多为外生性或膨胀生长，挤压周围纤维组织，形成纤维包绕，呈假包膜，需彻底切除。恶性肿瘤主要呈浸润性生长。肿瘤沿组织间隙、神经纤维间隙或毛细淋巴管、血管扩展，界限不分明。实际扩展范围较肉眼所见为大，局部切除后易复发。交界性肿瘤，如隆突性皮纤维肉瘤，组织形态恶性不明显，仅根据肉眼所见行局部切除，易复发，故应扩大切除范围，包括基底部筋膜。区域淋巴结转移肿大，压迫相应部位静脉，使其回流受阻，致肢体水肿或静脉曲张。骨转移可有疼痛或触及硬结、甚至发生病理性骨折。肺癌、肝癌、胃癌可致癌性或血性胸、腹水等。

（二）全身症状

良性及早期恶性肿瘤，多无明显的全身症状，或仅有非特异性的全身症状，如贫血、低热、消瘦、乏力等。如肿瘤影响营养摄人（如消化道梗阻）或并发感染出血等，则可出现明显的全身症状。恶病质常是恶性肿瘤晚期全身衰竭的表现；不同部位肿瘤，恶液质出现迟早不一，消化道者可较早。

某些部位的肿瘤可呈现相应的功能亢进或低下，继发全身性改变。例如：肾上腺嗜铬细胞瘤引起高血压、甲状旁腺瘤引起骨质改变、颅内肿瘤引起颅内压增高和定位症状等等。

一部分肿瘤病人是以全身症状为主诉就医的。因此，对原因一时不明的有全身症状病人，必须重视和深人检查。

五、诊断

诊断的目的在于确定有无肿瘤及明确其性质，恶性者应进一步了解其范围与程度，以便拟定治疗方案及估计预后。在诊断方法与步骤方面除一般病史与体检、实验室诊断外，对不同肿瘤尚有不同的特殊方法，包括各种影像诊断的方法及肿瘤标记的测定等。总的看目前仍缺乏理想的特异性强的早期诊断方法，尤其对深部肿瘤的早期诊断更为困难。结合病史与体检及各种检查的综合诊断是当前早期诊断的有效方法。如何从无症状阶段的早期诊断及以无创或微创方法诊断是临床应努力的方向：

（一）病史

1. 年龄儿童肿瘤多为胚胎性肿瘤或白血病；青少年肿瘤多为肉瘤，如骨、软组织及淋巴造血系统肉瘤。癌多发生于中年以上，但青年癌肿病人往往发展迅速，常以转移灶或继发症状为主诉，应加以注意，以免误诊。

2. 病程良胜者病程较长，恶性者较短。但良性者伴出血或感染时可突然增大，如有恶变可表现增长迅速。低度恶性肿瘤发展较慢，如皮肤基底细胞癌及甲状腺乳头状癌。老年病人的恶性肿瘤发展速度相对较慢。儿童者发展迅速，如神经、肾或肝母细胞瘤。

3. 个人史及过去史应注意以下几方面作为诊断参考：

(1) 有的癌有明显的癌前期病变或相关疾患的病史。如乙型肝炎与肝癌相关，鼻咽癌与 EB 病毒反复感染有关，乳头瘤病毒与子宫颈癌有关，萎缩性胃炎、慢性胃溃疡、胃息肉与胃癌有关，粘膜白斑与乳头状瘤或癌有关，肠道腺瘤性息肉与大肠癌有关等。

(2) 在个人史中，行为与环境相关的情况，如吸烟、长期饮酒、饮食习惯或职业因素有关的接触与暴露史，均应引起注意。

(3) 有些肿瘤是有家族多发史或遗传史。如对胃癌、大肠癌、食管癌、乳癌、鼻咽癌，需注意家族史。

淋巴造血系统恶性肿瘤有时伴有周期性发热，或原因不明的较长期低热史。

（二）体格检查

全身体检：除肿瘤局部及全身一般常规体检外，对于肿瘤转移多见部位如颈、腹股沟淋巴结，以及对腹内肿瘤者肝及直肠指诊等均不可疏漏。

局部检查：

1. 肿块的部位炎症、增生、畸形或肿瘤等均可致肿块，故应加以鉴别。不同组织好发肿瘤不一，明确肿块所在解剖部位，有助于分析肿块的组织来源与性质，较大肿块需结合病史判断其始发部位。

2. 肿瘤的性状有助于分析诊断的体征如：肿瘤大小、外形、软硬度、表面温度、血管分布、有无包膜及活动度。良性者大多有包膜，质地同相应的组织，如骨瘤质硬、脂肪瘤软可呈假囊性感。恶性者多无包膜，表面血管丰富或表面温度较相应部位高，生长迅速扩展快，局部紧张而感质硬，浸润生长者边界不清且肿块固定。恶性肿瘤可有坏死、液化、溃疡、出血等继发症状，少数巨大良胜肿瘤，亦可出现浅表溃疡与出血。

3. 区域淋巴结或转移灶的检查如乳癌检查腋下与锁骨上淋巴结；咽部肿瘤，需自上而下检查颈部深群淋巴结；肛管或阴道癌检查腹股沟淋巴结。

（三）实验室检查

1. 常规检查常规化验包括血、尿及粪便常规必须检查。胃癌病人可伴贫血及大便隐血；白血病血象明显改变。大肠肿瘤可有粘液血便或大便隐血阳性；泌尿系统肿瘤可见血尿。多发性骨髓瘤可见尿中出现 Bence-Jones 蛋白。恶性肿瘤患者常可伴血沉加快。常规化验的异常发现并不一定是恶性肿瘤特异的标志，但该类阳性结果常可提供诊断的线索。

2. 肿瘤标志物检测肿瘤标志物是指表达或表达水平与肿瘤相关的分子。肿瘤在发生发展中出现的与各阶段相关的分子，包括在癌症前期、早期以及浸润转移中肿瘤组织诱发的或机体免疫功能与代谢异常而产生的生物活性物质与因子，产生异常的酶和同工酶，胚胎性抗原的异位性蛋白、激素等。该类物质可出现在肿瘤组织 / 细胞内，亦可分泌外排存在于体液或排泄物中，体现了肿瘤不同阶段的生物特征。对该类物质的检测结果可对肿瘤‘的判断提供参考，具有辅助或提示诊断作用。尤其是体液中检测较获取组织细胞更为便捷，而较易在临床应用该“血液窗口”。这类反映肿瘤特征且能被临床检测的物质称为肿瘤标志物。肿瘤标志物包括蛋白质、酶、激素、免疫球蛋白、糖蛋白、DNA, RNA 等。

理想的肿瘤标志物应灵敏度及特异度高，而假阴性与假阳性低，且标志物的水平能体现疾病程度。但目前只有少数能接近以上要求，如甲胎蛋白 (AFP) 对肝癌，前列腺特异抗原 (PSA) 对前列腺癌，绒毛膜促性腺激素 (CGH) 对滋养层肿瘤的诊断均有较高的特异性及敏感性，但仍存在其相对的意义。其体现在：①标志物在正常组织或增生等良性病变亦存在，如前列腺增生，PSA水平亦可增高，与癌只存在量的差异。②有的标志物在非肿瘤中，如急性肝炎，妊娠早期均可出现表达且一过性增高。同样CGH在妊娠及良恶性葡萄胎及绒毛膜癌均可出现，但癌肿者可持续增高，一旦治疗后降低，而复发时又可出现该标志物。③大多数情况下，一个肿瘤中可有多种标志物，一个标志物可在多种肿瘤中表达，如癌胚抗原（CEA）在腺癌中的表达以肠癌、胃癌为主，但乳腺癌等亦可测及。

3. 肿瘤标志物的临床意义肿瘤标志的生物学基础是基因异常改变的表型，又称肿瘤基因表型标志。其应用意义在对原发肿瘤的发现及探测、肿瘤高危人群的筛查、肿瘤复发与转移的监测、肿瘤的鉴别诊断，肿瘤治疗疗效观察、预后判断以及用于分子显像等各方面。

(1) 对无症状人群筛查或发现可疑病例：如检测AFP筛查肝癌，PSA筛查前列腺癌，检测HPV，HBV，HSV，EB病毒等筛查子宫颈癌、肝癌、鼻咽癌等高危人群。

(2) 对原发灶不明的转移灶病例：血液、尿液的标记物检测，病理组织的免疫组化检测不同标志物均有助于提示原发病灶，以助于鉴别诊断。

(3) 肿瘤临床分期，通过肿瘤标志物检测少量或微量的肿瘤标志，进而有助于明确有无转移扩散。如乳癌患者检测骨髓有无表皮角蛋白，免疫组织检测区域淋巴组织内有无CEA，或表皮角蛋白，可能发现微小转移，对正确分期提示预后及指导治疗均有意义。

(4) 根据肿瘤组织或体液中的标志物有助判断肿瘤恶性程度，估计预后及随访。

（四）基因诊断

核酸中碱基排列具有严格的特异序列，基因诊断即利用此特征，根据有无特定序列以确定是否有肿瘤或癌变的特定基因存在，从而得出诊断。

肿瘤的发生是由于体细胞中基因改变累计的结果，癌症是多基因、多步骤发展的疾病，包括：1）癌基因的激活、过度表达；2）抑癌基因的突变、丢失；3）微卫星的不稳定，出现核苷酸异常的串联重复（1～6个碱基重复序列）分布于基因组；4）错配修复基因突变，该组修复DNA损伤的基因，一旦发生突变，导致细胞遗传不稳定或肿瘤易感性。这些基因的突变或缺失常表现DNA序列的变异，故需了解基因的序列及突变的特异性改变，以此特异的序列制备成可以识别的探针，应用聚合酶链反应-PCR技术（包括定量PCR）、凝胶电泳、核酸杂交技术以至应用序列测定做出判断。PCR技术敏感且特异，故可从尿、体液、唾液、痰、粪便、血样本中查找该特异改变的细胞，作出诊断。目前，已知的癌基因较多，抑癌基因也有十余个，错配修复基因有关的已达6个（hMSH2、hMLH1、hPMS1、hPMS2、MST3、MST6）。

分子检测敏感而特异，常早于临床症状出现之前，有报道如早期发现尿液中存在突变的P53基因，数年后始发现癌症。由于敏感可对手术切缘组织进行检测，如阳性者，易局部复发，用以估计预后。对结肠或乳腺癌淋巴结检测有无突变的P53或角蛋白基因则有助于发现有无淋巴结或血液的微转移，以判断分期。

（五）影像学检查

应用X线、超声波、各种造影、核素、X线计算机断层扫描（computer tomograph，CT）、磁共振（magnetic resonance image，MRI）等各种方法等得成像、检查有无肿块及其部位、阴影的形态与大小、以判断有无肿瘤及其性质。

1. X线检查

（1）透视与平片：肺肿瘤、骨肿瘤可见特定的阴影，钼靶 X 线可检查软组织如乳癌及软组织肿瘤。

（2）造影检查：①应用对比剂，如钡剂作钡餐或钡灌肠、碘剂（泛影葡胺、碘化油、碘苯酯等）作造影，根据显示的充盈缺损、组织破坏、有无狭窄等形态，可得对比清晰的图像，再加用发泡剂、气钡双重造影，并运用山莨菪碱使平滑肌驰张（低张）以观察较细小病变。②器官造影：可经口服或静脉注射对比剂（碘剂）或经内镜下插管如肾盂静脉造影，口服胆囊造影、逆行输尿管插管肾盂造影、十二指肠纤维内镜下作胆道与胰管逆行造影等‘③血管造影：选择性动脉造影为经周围动脉插管，如肝动脉，颈动脉，腹腔动脉，肠系膜上、下动脉造影，可显示患瘤器官或肿瘤的血管图像以帮助诊断。近年来应用 X 线减数造影技术，可避免动脉插管而经静脉注人，对跳动中的心脏可显示清晰的血管图像。④空气造影：对脑室、纵隔、腹膜后（观察肾及肾上腺的肿瘤）、腹腔等肿瘤以空气为对比，间接观察其图像，但已应用不多。

(3) 特殊 X 线显影术：硒静电 X 线（干板摄影）和钼靶 X 线球管的摄影，应用于软组织及乳腺组织，对不同软组织显示不同对比的影像，图像清晰。

断层摄影用于胸部，对平片所见阴影经连续断层摄片了解其不同层次影像，有助于鉴别炎症所致片状阴影及肿瘤团块实体阴影。

2. 电子计算机断层扫描 (CT)　应用计算机图像处理技术，显示某部位横切面影像，根据显示的密度及 CT 值，以判断肿块性质，用于颅内肿瘤、实质性脏器肿瘤、实质性肿块及淋巴结等的鉴别诊断。

螺旋 CT 为 90 年代研制的新型 X 线摄影设备，X 线管作同一方向快速不断旋转扫描，得到螺旋形的断面，一次屏气可完成全胸或全腹部扫描，经电脑工作站，可形成三维图像、CT 血管造影、仿真内镜检查等。

3. 超声显像　为安全简便无损伤的方法，利用正常组织与病变组织对声抗阻的不同所产生超声反射波的显像作诊断，有助于了解肿瘤所在部位、范围及判断阴影性质。目前广泛应用于肝、胆、胰、脾、颅脑、子宫及卵巢等，对判断囊性与实质性肿块很有价值。在超声引导下，进行穿刺活检，成功率可达 80 ～ 90%。目前常应用计算机辅助的 B 型超声诊断仪及多普勒彩色血流显像仪的声像图以助诊断。

4. 放射性核素显像　对某些组织亲和的核素进入体内，显示该正常组织，而肿瘤部位不吸收核素形成缺损（冷区图像），呈占位性病变。另一些放射性核素在肿瘤部位放射性较其周围正常组织高，形成热区图像。通过扫描或 Y 照相机追踪其分布并记录图像以作诊断，常用的放射性核素有 ^{99m}锝、^{131}碘、^{198}金、^{32}磷、^{133}氙、^{67}镓、^{169}镱、^{113m}铟等十余种。临床上甲状腺肿瘤、肝肿瘤、骨肿瘤、脑肿瘤及大肠癌等常用放射性核素检查。一般可显示直径在 2　cm 以上的病灶。骨肿瘤诊断阳性率较高，且可早于 X 线显影，可较早地发现骨转移肿瘤，但易有假阳性。胃肠道肿瘤阳性率低。

正电子发射型计算机断层 (positron emission tomography, PET)，以正电子核素标记为示踪剂，通过正电子产生的 y 光子，重建出示踪剂在体内的断层图像。其示踪剂为人体组织基本元素，在肿瘤学诊断应用最多为氟化脱氧葡萄糖 (18 F-FDG)，能反映组织对葡萄糖利用率的变化和差异，为一项无创、动态、定量、分子水平三维活体生化显像技术，对脑肿瘤、结肠癌、肺癌、黑色素瘤、乳腺癌、卵巢癌等诊断率可高达 90% 左右。CT-PET 则具有定位定性诊断结合的功能。

5. 磁共振成像（MRI）是利用人体内大量存在的氢原子核中的质子在强磁场下，激发氢质子共振，产生的电磁波被接收线圈接收并作空间定位，形成 MRI 图像，显示人体组织的生理或病理状态下图像，以供临床诊断，对神经系统及软组织图像更为清晰。

（六）内镜检查

应用金属（硬管）或纤维光导（软管）的内镜直接观察空腔器官、胸、腹腔以及纵隔的肿瘤或其他病变的改变，并可取细胞或组织行病理学检查诊断，还能对小的病变如息肉作摘除治疗；又可向输尿管、胆总管或胰管插人导管作 X 线造影检查。常用的有食管镜、胃镜、纤维肠镜、直肠镜、乙状结肠镜、气管镜、腹腔镜、纵隔镜、膀胱镜及阴道镜、子宫镜等。

（七）病理形态学检查

为目前确定肿瘤的直接而可靠依据，包括细胞学与组织学两部分。

1. 临床细胞学检查此法取材方便、易被接受，被临床广泛应用。①体液自然脱落细胞：肿瘤细胞易于脱落，取胸水、腹水、尿液沉渣及痰液与阴道涂片。②粘膜细胞：食管拉网、胃粘膜洗脱液、宫颈刮片及内镜下肿瘤表面刷脱细胞。③细针穿刺涂片或超声导向穿刺涂片。细胞学检查自然脱落的细胞易退变，分化较高的单个或少数肿瘤细胞，有时诊断较困难、诊断标准不易统一。

2. 病理组织学检查根据肿瘤所在部位、大小及性质等，应用不同的取材方法。凡经小手术能完整切除者则行切除送检。位于深部或体表较大而完整者宜行超声或 CT 导向下穿刺活检，或于手术中切取组织送作快速（冷冻）切片诊断。对色素性结节或痣，尤其疑有黑色素瘤者，一般不作切取或穿刺取材，应完整切除检查。此类检查理论上有可能促使恶性肿瘤扩散，因此应在治疗前短期内或术中施行。

肿瘤分期为了合理制定治疗方案，正确地评价治疗效果，判断预后，国际抗癌联盟提出了 TNM 分期法。T 是指原发肿瘤（(tumor)，N 为淋巴结（(node)，M 为远处转移(metastasis)。再根据肿块程度在字母后标以 0 至 4 的数字，表示肿瘤发展程度。1 代表小，4 代表大，0 为无。以此三项决定其分期，不同 TNM 的组合，诊断为不同的期别。在临床无法判断肿瘤体积时则以 Tx 表达。肿瘤分期有临床分期（CTNM）及术后的临床病理分期（PTNM）。各种肿瘤的 TNM 分类具体标准，是由各专业会议协定的。

六、预防

癌症是由环境、营养和饮食、遗传、病毒感染和生活方式的选择等多种不同的因素相互作用而引起的。40% 癌症是可以预防的，33% 癌症如能早期诊断是可以治疗的，27% 癌症可以减轻痛苦、延长寿命。癌症的预防分为一级预防，二级预防及三级预防。一级预防是消除或减少可能致癌的因素，防止癌症的发生。二级预防是指癌症一旦发生，如何在其早期阶段发现它，予以及时治疗。一级预防的目的是减少癌症的发病率；二级预防的目的则是降低癌症的死亡率；三级预防即诊断与治疗后的康复，提高生存质量及减轻痛苦、延长生命。

一级预防：约 80% 以上的人类癌症由环境因素所引起。从目前已明确的因素看，改善生活习惯如戒烟，注意环境保护如大气、水源与土壤等环境防污染，以及职业性、医源性、天然性与内源性等因素，其中影响最大的因素为烟草及不良的饮食成分。与烟草有关的除肺癌、口腔癌外，食管、胃、膀胱、胰、肝的癌症也与之有关。故应加强宣传教育及改进烟草质量使之无害化。约 25% ～ 35% 癌症与饮食有关，应多食纤维素、新鲜蔬菜水果，忌食高盐、霉变食物。此外减少职业性暴露于致癌物，如石棉、苯及某些重金属等。

二级预防：早期发现、早期诊断与早期治疗，对高发区及高危人群定期检查是较确切可行的方法，从中发现癌前期病变及时治疗，是二级预防中的一级预防效应。如切除胃肠道腺瘤或息肉，及时治疗子宫颈慢性炎症伴不典型增生病变，治疗慢性胃溃疡或经久不愈的下肢溃疡。

三级预防：改善生存质量，对症性治疗，如对癌症的治疗，世界卫生组织提出癌症三级止痛阶梯治疗方案，其基本原则为：①最初用非吗啡类药，效果不明显时追用吗啡类药，仍不明显换为强吗啡类药，如仍不明显，考虑药物以外的治疗。②从小剂量开始，视止痛效果渐增量。③口服为主，无效时直肠给药，最后注射给药。④定期给药。

近几年正开展化学预防及免疫预防，对高危人群针对性干预阻断，如口服舒宁酸钠或环氧化酶 -2 抑制剂阻断腺瘤发生发展；如用维胺酯和抗癌乙丸等中西药物对 5000 例食管上皮重度增生病人进行阻断癌变的治疗；乙型肝炎疫苗实施大规模人群肝癌“免疫预防战略”，为癌症预防开拓了新的领域。

七、治疗

治疗肿瘤有手术、放射线、抗癌药、生物治疗及物理治疗等各种疗法，根据肿瘤性质、发展程度和全身状态而选择。

良性肿瘤及临界性肿瘤以手术切除为主。尤其临界性肿瘤必须彻底切除，否则极易复发或恶性变。

恶性肿瘤为一全身性疾病，常伴浸润与转移。仅局部治疗不易根治，必须从整体考虑，拟订综合治疗方案，在控制原发病灶后进行转移灶的治疗。恶性肿瘤第一次治疗的正确与否对预后有密切关系。工期者以手术治疗为主。且期以局部治疗为主，原发肿瘤切除或放疗，必须包括转移灶的治疗，辅以有效的全身化疗。血期者采取综合治疗，手术前、后及术中放疗或化疗。N 期以全身治疗为主，辅以局部对症治疗。

（一）手术治疗

手术切除恶性肿瘤，仍然是最有效的治疗方法。

根治手术：包括原发癌所在器官的部分或全部，连同周围正常组织和区域淋巴结整块切除；并应用不接触技术阻隔肿瘤细胞沾污或扩散，结扎回流静脉血流等措施。例如：典型的乳癌根治术应切除全乳腺、腋下、锁骨下淋巴结、胸大肌和胸小肌及乳房邻近的软组织。皮肤恶性肿瘤则切除肿瘤的边缘 3 ～ 5 cm，深达肌膜一并切除。肿瘤来自肌肉，则将涉及的肌肉自起点达止点全部肌群切除，恶性程度高的则行截肢或关节离断术。

扩大根治术：在原根治范围基础上适当切除附近器官及区域淋巴结。例如：乳癌扩大根治包括内乳区淋巴清扫；直肠癌扩大根治术为原根治术一腹会阴联合切除加以两侧闭孔窝淋巴清扫。

对症手术或姑息手术：以手术解除或减轻症状，例如：晚期胃癌伴幽门梗阻者行胃空肠吻合术，大肠癌伴肠梗阻行肠造口术。对症手术后可减轻痛苦，延长生命，进而可争取综合治疗机会，改进生存质量。

其他：激光手术切割或激光气化治疗，快速简便，出血少，对正常组织损伤少。激光切割多应用于头面部。超声手术切割亦有出血少，损伤少的特点，现已较成功地应用于颅内肿瘤及肝叶切除等手术。冷冻手术为应用液氮汽化后降温原理，有刺人冷冻及接触冷冻等方式，应用于脑肿瘤、血管瘤，具有出血少、安全、组织反应较轻的特点。

（二）抗癌药物疗法（简称化疗）

半个世纪来肿瘤化疗有了迅速发展，目前已能单独应用化疗治愈绒毛膜上皮癌、睾丸精原细胞瘤、Burkitt 淋巴瘤、急性淋巴细胞白血病等。对某些肿瘤可获得长期缓解，如颗粒细胞白血病、霍奇金病、肾母细胞瘤、乳癌等。化疗药物只能杀灭一定百分比的肿瘤细胞，如晚期白血病有 10^{12} 或 1 kg 的癌细胞，即使某一种药物能杀灭肿瘤细胞的 99. 99 %，则尚存留 10^{8} 肿瘤细胞，仍可出现临床复发。多类药物的合理应用是控制复发的可能途径。

1. 药物分类按作用原理分为：

(1) 细胞毒素类药物：烷化剂类，由其氮芥基团作用于 DNA 和 RNA、酶、蛋白质，导致细胞死亡。如环磷酰胺、氮芥、卡莫司汀（卡氮芥）、白消安（马利兰）、洛莫司汀（环己亚硝脲）等。

(2) 抗代谢类药：此类药物对核酸代谢物与酶结合反应有相互竞争作用，影响与阻断了核酸的合成。如氟尿嘧啶、甲氨蝶呤、巯嘌呤、替加氟（呋喃氟尿嘧啶）、阿糖胞苷等。

(3) 抗生素类：有抗肿瘤作用的如放线菌素 D（更生霉素）、丝裂霉素、阿霉素、平阳霉素、博莱霉素等。

(4) 生物碱类：主要为干扰细胞内纺锤体的形成，使细胞停留在有丝分裂中期。常用的有长春新碱、长春碱、羟喜树碱及鬼臼毒素类依托泊苷 (VP-16)、替尼泊苷 (VM-26)。

(5) 激素类：能改变内环境进而影响肿瘤生长，有的能增强机体对肿瘤侵害的抵抗力。常用的有他莫昔芬（三苯氧胺）、乙烯雌酚、黄体酮、丙酸睾丸酮、甲状腺素、泼尼松及地塞米松等。

(6) 其他：不属于以上诸类如甲基苄肼、羟基脲、L- 门冬酰胺酶、顺铂、卡铂、抗癌锑、三嗪咪唑胺等。脂质体包裹 5- 氟尿嘧啶为导向性剂型。

根据药物对细胞周期作用分类：细胞增殖周期包含 DNA 合成的各时相 (G_1, G_2, S, M, G_0 期）。药物对细胞增殖周期作用的不同可分为：①细胞周期非特异性药物，该类药物对增殖或非增殖细胞均有作用，如氮芥类及抗生素类；②细胞周期特异性药物：作用于细胞增殖的整个或大部分周期时相者，如氟尿嘧啶等抗代谢类药物；③细胞周期时相特异药物：药物选择性作用于某一时相，如阿糖胞苷、羟基脲抑制 S 期，长春新碱对 M 期的抑制作用。

2. 给药方式抗癌药的用法一般是静脉点滴或注射、口服、肌肉注射（全身性用药）。为了增高药物在肿瘤局部的浓度，有些药物可作肿瘤内注射、腔内注射、局部涂抹、动脉内注人或者局部灌注。

静脉给药的剂量与时间可有不同方法。大剂量冲击治疗量大，间隔时间长（如 3 ～ 4 周 1 次），毒性较著。中剂量间断治疗为目前较常用者，每周 1 ～ 2 次，4 ～ 5 周为一疗程。小剂量维持每日或间日 1 次。联合用药为应用不同作用的类别药物，以提高疗效，减轻副反应，可同时投药或序贯投药。

3. 化疗副反应因为抗癌药对正常细胞也有一定的影响，尤其是生长增殖的正常细胞，所以用药后可能出现各种不良反应。常见的有：①白细胞、血小板减少；②消化道反应，如恶心、呕吐、腹泻、口腔溃疡等；③毛发脱落；④血尿；⑤免疫功能降低，容易并发细菌或真菌感染。

近年来开展的介人治疗为经动脉定位插管单纯灌注（transcatheter arterial infusion,TAI）或栓塞加化疗（transcatheter arterial chemoembolization, TAE），亦可同时于皮下留置微泵。在肝癌、肺癌应用较多，在介人治疗肿瘤缩小后可采取手术切除，或多次治疗使肿瘤得以控制或缓解。

4. 分子靶向治疗根据恶性肿瘤演进的相应机制进行针对分子事件的干预阻断与治疗，近年来发展迅速，是新的分子靶向治疗，如 CD20 阳性的 B 淋巴细胞淋巴瘤抗体美罗华、针对上皮生长因子受体（EGFR）制备对应抗体（Hercptin）用以治疗 Her2 基因阳性表达的乳腺癌，目前已在临床应用。COX-2 酶在大肠腺瘤及腺癌中表达明显，抗 COX-2 酶的药物用以防治大肠肿瘤已在临床应用。抗血管生成的 angiostatin 为分子靶向治疗，正进行应用性研究。分子靶向药物治疗’与化疗联合应用效果必将更为明显。

（三）放射疗法（简称放疗）

放射治疗原有两大类，①光子类：包括深度 X 线、y 射线，各种同位素、如镭、^{187}钴、^{187}艳等。②粒子类：包括粒子加速器（电子束、中子束等），如直线加速器可治疗中等深度肿瘤，感应加速器可产生 X 线及电子束，中子加速器对乏氧细胞有杀灭作用。

应用的方法有外照射（用各种治疗机）与内照射（如组织内插植镭针）。

各种肿瘤对放射线的敏感性不一，可归纳为三类：①高度敏感：淋巴造血系统肿瘤、性腺肿瘤、多发性骨髓瘤、肾母细胞瘤等低分化肿瘤。②中度敏感：鳞状上皮癌及一部分未分化癌，如基底细胞癌、宫颈鳞癌、鼻咽癌（未分化癌，淋巴上皮癌）、乳癌、食管癌、肺癌等。③低度敏感：胃肠道腺癌、软组织及骨肉瘤等。

放射治疗的副反应为抑制骨髓（白细胞减少、血小板减少）、皮肤粘膜改变及胃肠反应等。治疗中必须常规检测白细胞和血小板。发现白细胞降至 3×10^9/L，血小板降至 80×10^9/L 时须暂停治疗。为了减轻放疗的不良反应，可用鳖肝醇、利血生、单核苷酸钠混合针剂等，以及养阴补肾，益气健脾的中药。

（四）生物治疗

肿瘤生物治疗是应用生物学方法治疗肿瘤病人，改善宿主个体对肿瘤的应答反应及直接效应的治疗。生物治疗包括免疫治疗与基因治疗两大类。

1. 免疫治疗肿瘤的非特异性免疫疗法，如接种卡介苗、短棒状杆菌、麻疹疫苗等（主动免疫），还可用白介素一 2、干扰素等。特异性免疫疗法有接种自身或异体的瘤苗、肿瘤免疫核糖核酸等。免疫是抗肿瘤的一种合理的方法，但需继续研究以提高疗效及安全性。

2. 基因治疗肿瘤基因治疗是应用基因工程技术，干预存在于靶细胞的相关基因的表达水平以达到治疗目的，包括直接或间接地抑制或杀伤肿瘤细胞为目的的肿瘤治疗。归纳为细胞因子、肿瘤疫苗、肿瘤药物基因疗法及调整细胞遗传系统的基因疗法，但大部分仍处于临床及实验研究阶段。

（五）中医中药治疗

中医药治疗恶性肿瘤患者，应用祛邪、扶正、化瘀、软坚、散结、清热解毒、化痰、祛湿及通经活络、以毒攻毒等原理。以中药补益气血、调理脏腑，配合化学治疗、放射治疗或手术后治疗，还可减轻毒副作用。

对肿瘤病人应定期随诊。通常用 3 年、5 年、10 年的生存率来表示某组病例的治疗效果（即在同时治疗的病例，生存者的百分率，包括带瘤生存者；而无瘤生存的百分率是为治愈率）。影响转归和预后的主要因素是肿瘤的性质和治疗的彻底性。良性肿瘤和早期恶性肿瘤的转归一般是良好或较好的。但至今临床所见的恶性肿瘤大多数已非早期，上述各种治疗方法又各有不足之处（非适应证、副作用、并发症、经验或技术尚未成熟等），因此多数临床病例需要综合治疗。施行综合疗法时，要根据肿瘤的性质和发展程度选用最有效的疗法；同时须考虑此种疗法对整个机体有何影响，选用其他疗法辅助，包括手术前、后化疗及放疗，取长补短和扬长避短，以提高治疗效果。

（徐兴玉）

第二节　常见体表肿瘤与肿块

体表肿瘤是指来源于皮肤、皮肤附件、皮下组织等浅表软组织的肿瘤。在临床上尚需）与非真性肿瘤的肿瘤样肿块鉴别。

一、皮肤乳头状瘤

皮肤乳头状瘤 (skin papilloma) 系表皮乳头样结构的上皮增生所致，同时向表皮下乳头状伸延，易恶变为皮肤癌，如阴茎乳头状瘤极易癌变为乳头状鳞状细胞癌。

乳头状统非真性肿瘤，多由病毒所致。表面是乳头向外突出，见多根细柱状突出）物，基底平整不向表皮下伸延。有时可自行脱落。

老年性色素统 (senile pigmental wart) 多见于头额部、暴露部位或躯干，高出皮面，黑色，斑块样，表面干燥、光滑或呈粗糙感。基底平整，不向表皮下伸延。局部扩大增高、出血破溃则有癌变可能。

二、皮肤癌

皮肤癌 (skin carcinoma) 常见为基底细胞癌与鳞状细胞癌，多见于头面部及下肢。

（一）皮肤基底细胞癌 (skin basal cell carcinoma) 来源于皮肤或附件基底细胞，发展缓慢，呈浸润性生长，很少有血道或淋巴道转移。亦可同时伴色素增多，呈黑色，称色素性基底细胞癌，临床上易误诊为恶性黑色素瘤，但质较硬；破溃者呈鼠咬状溃疡边缘。好发于头面，如鼻梁旁、眼睫等处。对放射线敏感，故可行放疗；早期也可手术切除。

（二）鳞状细胞癌 (squamous cell carcinoma) 早期即可呈溃疡，常继发于慢性溃疡或慢性窦道开口，或疲痕部的溃疡经久不愈而癌变。表面呈菜花状，边缘隆起不规则，底部不平，易出血，常伴感染致恶臭。可局部浸润及淋巴结转移。手术治疗为主，区域淋巴结应清扫。放疗亦敏感，但不易根治。在下肢者严重时伴骨髓浸润，常需截肢。

三、痣与黑色素瘤

黑痣 (pigment nevus) 为色素斑块。可分为①皮内痣：痣细胞位于表皮下，真皮层，常高出皮面。表面光滑，可存有汗毛（称毛痣）。少见恶变。②交界痣：痣细胞位于基底细胞层，向表皮下延伸。局部扁平，色素较深。该痣细胞易受激惹，局部受外伤或感染后易恶变。多位于手和足，易受外伤处。较少见的位于眼睑（闭合痣）。③混合痣：皮内痣与交界痣同时存在。当黑痣色素加深、变大，或有瘆痒、疼痛时，为恶变可能，应及时作完整切除，送作病理检查。如有破溃及出血，更应提高警惕。切忌作不完整的切除或化学烧灼。冷冻、电灼虽可消除，但无病理诊断难以明确有无恶变，不宜推广。

黑色素瘤（melanoma）为高度恶性肿瘤，发展迅速，当妊娠时发展更快。若受外伤，例如作不彻底切除或切取活检，可迅即出现卫星结节及转移，故应作广泛切除治疗。手术治疗为局部扩大切除，如截趾（指）或小截肢，4～6 周后行区域淋巴结清扫。对较晚期或估计切除难达根治者，可进行免疫治疗或冷冻治疗，争取局部控制后再作手术治疗。免疫治疗为卡介苗或白介素及干扰素治疗。

四、脂肪瘤

脂肪瘤（(lipoma）为正常脂肪样组织的瘤状物，好发于四肢、躯干。境界清楚，呈分叶状，质软可有假囊性感、无痛。生长缓慢，但可达巨大体积。深部者可恶变，应及时切除。多发者瘤体常较小，常呈对称性，有家族史，可伴疼痛（称痛性脂肪瘤）。

五、纤维瘤及纤维瘤样病变

位于皮肤及皮下纤维组织肿瘤，瘤体不大，质硬，生长缓慢，常见有以下几类：

（一）纤维黄色瘤（fibroxanthoma）位于真皮层及皮下，多见于躯干、上臂近端。常由不明的外伤或瘆痒后小丘疹发展所致。因伴有内出血、含铁血黄素，故可见褐色素，呈咖啡色。质硬，边界不清呈浸润感，易误为恶性。直径一般在 1 cm 以内，如增大应疑有纤维肉瘤变。

（二）隆突性皮纤维肉瘤（dermatofibrosarcoma protuberans）多见于躯干。来源于皮肤真皮层，故表面皮肤光薄，似菲薄的瘢痕疙瘩样隆突于表面。低度恶性，具假包膜。切除后局部极易复发，多次复发恶性度增高，并可出现血道转移。故对该类肿瘤手术切除应包括足够的正常皮肤及足够的深部相应筋膜。

（三）带状纤维瘤（desmoid fibromatosis）位于腹壁，为腹肌外伤或产后修复性纤维瘤，常夹有增生的横纹肌纤维。虽非真性肿瘤，但无明显包膜，应完整切除。

六、神经纤维瘤

神经纤维包括神经纤维束内的神经轴及轴外的神经鞘细胞与纤维细胞。故神经纤维瘤包括神经鞘瘤与神经纤维瘤。前者由鞘细胞组成，后者为特殊软纤维，具有折光的神经纤维细胞并伴有少量神经索。

（一）神经鞘瘤（schwannoma）位体表者，可见于四肢神经干的分布部位。

中央型：源于神经干中央，故其包膜即为神经纤维。肿瘤呈梭形。手术不慎易切断神经，故应沿神经纵行方向切开，包膜内剥离出肿瘤。

边缘型：源于神经边缘，神经索沿肿瘤侧面而行。易手术摘除，较少损伤神经干。

（二）神经纤维瘤（neurof ibroma）可夹杂有脂肪、毛细血管等。为多发性，且常对称。大多无症状，但也可伴明显疼痛、皮肤常伴咖啡样色素斑，肿块可如乳房状悬垂。本病可伴有智力低下，或原因不明头痛、头晕，可有家族聚集倾向。

神经纤维瘤呈象皮样肿型者为另一类型，好发于头顶或臀部。临床似法兰西帽或狮臀，肿瘤由致密的纤维成分组成。其中为血管窦，在手术切面因血窦开放，渗血不易控制。故手术时应从正常组织切人。创面较大常需植皮修复。

七、血管瘤

血管瘤按其结构分为三类，临床过程和预后各不相同。

（一）毛细血管瘤（hemangioma capillanisum）多见于婴儿，大多数是女性。出生时或生后早期见皮肤有红点或小红斑，逐渐增大、红色加深并可隆起。如增大速度比婴儿发育更快，则为真性肿瘤。瘤体境界分明，压之可稍退色，释手后恢复红色。大多数为错构瘤，1 年内可停止生长或消退。

早期瘤体较小时容易治疗，施行手术切除或以液氮冷冻治疗，效果均良好。瘤体增大时仍可用手术或冷冻治疗，但易留有瘫痕。亦可用 32 磷敷贴或 X 线照射，使毛细血管栓塞，瘤体萎缩。个别生长范围较广的毛细血管瘤，可试用泼尼松口服治疗。

（二）海绵状血管瘤（hemangioma cavernosum）一般由小静脉和脂肪组织构成。多数生长在皮下组织内，也可在肌，少数可在骨或内脏等部位。皮下海绵状血管瘤可使局部轻微隆起。皮肤正常，或有毛细血管扩张，或呈青紫色。肿块质地软而境界不太清，有的稍有压缩性，可有钙化结节，可触痛。肌海绵状血管瘤常使肌肥大、局部下垂，在下肢者久站或多走时有发胀感。

治疗应及早施行血管瘤切除术，以免增长过大，影响功能且增加治疗困难。术前需充分估计病变范围，必要时可行血管造影。术中要注意控制出血和尽量彻底切除血管瘤组织。辅助治疗可在局部注射血管硬化剂（如 5% 鱼肝油酸钠或 40% 尿素等）。

（三）蔓状血管瘤（hemangioma racemosum）由较粗的迂曲血管构成，大多数为静脉，也可有动脉或动静脉瘘。除了发生在皮下和肌肉，还常侵人骨组织，范围较大，甚至可超过一个肢体。血管瘤外观常见蜿蜒的血管，有明显的压缩性和膨胀性。或可听到血管杂音，或可触到硬结。在下肢者皮肤可因营养障碍而变薄、着色、甚至破溃出血。累及较多的肌群者影响运动能力。累及骨组织的青少年，肢体可增长、增粗。

治疗应争取手术切除。术前作血管造影检查，详细了解血管瘤范围，设计好手术方案。必须充分作好准备，包括准备术中控制失血及大量输血等。

八、囊性肿瘤及囊肿

皮样囊肿（dermoid cyst）为囊性畸胎瘤，浅表者好发于眉梢或颅骨骨缝处，可与颅内交通呈哑铃状。手术摘除前应有充分估计和准备。

皮脂囊肿（sebaceous cyst）非真性肿瘤，为皮脂腺排泄受阻所致储留性囊肿。多见于皮脂腺分布密集部位如头面及背部。表面可见皮脂腺开口的小黑点。囊内为皮脂与表皮角化物集聚的油脂样“豆渣物”，易继发感染伴奇臭，感染控制后手术切除治疗。

表皮样囊肿（epidermoid cyst）为明显或不明显的外伤致表皮基底细胞层进人皮下生长而成的囊肿。囊肿壁由表皮所组成，囊内为角化鳞屑。多见于易受外伤或磨损部位，如臀部、肘部，间或发现于注射部位。手术切除治疗。

腱鞘或滑液囊肿（synovial cyst） 非真性肿瘤，由浅表滑囊经慢性劳损诱致。多见于手腕、足背肌键或关节附近，坚硬感。可加压击破或抽出囊液注人醋酸氢化可的松或手术切除治疗，但治疗后易复发。

（徐兴玉）

第二十五章 移植

第一节 概述

移植 (transplantation) 是指将一个个体的细胞、组织或器官（移植物）用手术或其他方法，导人到自体或另一个体的某一部位，以替代原已丧失功能的一门技术。根据导人移植物 (graft) 不同，分为细胞、组织和器官移植。骨髓移植、肝细胞移植和胰岛细胞移植等属于细胞移植；皮肤、皮瓣、肌腱、神经和骨移植等属于组织移植；心、肺、肝、肾、胰腺、小肠等，以及多器官联合移植属于实体器官移植。提供移植物的个体被称为供体或供者 (donor)，而接受移植物的个体被称为受体或受者 (recipient) 。

临床移植简史人类移植学的发展是 20 世纪医学中最杰出的成就之一。1900 年开展的输血技术就属于最早的细胞移植。1905 年世界第一例角膜移植获得成功，次年法国开始尝试临床肾移植。在第二次世界大战期间，曾将异体皮肤移植到烧伤病人的创面，但因发生排斥而失败。随后 Medawar 对小鼠同种异体皮肤移植作了深人研究，阐明的并获得移植免疫耐受理论，为现代移植生物学奠定了基础。1954 年 Murray 等在同卵孪生兄弟之间进行了活体供肾的肾移植获得成功，标志着器官移植进人了临床应用阶段。60 年代第一代免疫抑制药物（硫硫唑嘌呤、泼尼松和抗淋巴细胞血清）的问世，以及器官保存技术与外科血管吻合技术的改进，使器官移植获得稳步发展。此后，相继开展了原位肝移植 (Starzl, 1963)、肺移植 (Hardy, 1963)、胰腺移植 (Kelly 等，1966)、心移植 (Barnard, 1967)、心肺联合移植 (Cooley, 1968) 和小肠移植 (Detterling, 1968)。尤其是 70 年代末至 80 年代初，新的免疫抑制剂环孢素 A 问世，使移植物的存活率和器官移植的临床疗效大为提高。近年来由于临床移植病例大量增加，供体的短缺显得非常突出。为此，以亲属作为活体供体，部分弥补了人类器官和组织的短缺，成为临床器官移植的又一伟大创举。此外，人们还在不断地进行异种器官移植的临床探索，以克服器官的短缺。1905 年实施了世界上首例异种肾移植术，60 至 80 年代又相继报道以猩猩、猴、狒狒作为供体的 8 例异种肾移植（(3 例肝移植和 2 例心移植）。尽管术后采取了强有力的免疫抑制方案，受体仍因发生严重的排斥反应和巨细胞病毒 (CMV) 感染而死亡。进人 21 世纪，临床移植术的研究和应用又被再次推向高潮，细胞移植如骨髓移植和同种胰岛移植均取得了显著的疗效，多数实体器官移植如肾、肝、胰、心移植和多器官移植已被公认为是一种治疗器官终末期病变的有效手段。

分类按供、受体是否为同一个体可分为自体移植和异体移植。按植人部位不同分为原位移植和异位移植。按供、受体种系和基因关系分类，两者基因完全相同如同卵双生间的异体移植，称为同系移植或同基因移植，移植后不会发生排斥反应。种系相同而基因不同，如人与人之间的移植，称同种异体移植，移植后会发生排斥反应。不同种之间的移植，如人与拂拂之间的移植，称异种移植，移植后会引发强烈的排斥反应。根据供体是否存活，分尸体供体移植和活体供体移植。前者移植物来自脑死亡供体，后者为依法自愿捐献自身器官的自然人。当活体供体与受体之间有血缘关系时称之为亲属活体供体移植，无血缘关系的称之为非亲属活体供体移植。

细胞移植是指将适量游离的具有某种功能的活细胞输注到受体的血管、体腔或组织器官内的技术。其主要适应证是补充受体体内该种细胞数量的缺少或功能的降低。细胞移植的临床应用日益广泛，其中骨髓与造血干细胞移植备受瞩目，可用于治疗遗传性联合免疫缺陷病、重症地中海贫血等遗传性疾病、重症再生障碍性贫血，以及包括各种白血病在内的血液系统恶性肿瘤等疾病。此外，还有胰岛细胞移植治疗 1 型糖尿病，肝细胞移植治疗重症肝炎肝昏迷，脾细胞移植治疗重症血友病甲，以及票丸 Leydig 细胞移植治疗男性性功能低下（低睾酮血症）等。

组织移植是指某一种组织如皮肤、筋膜、肌腿、软骨、骨、血管等，或整体联合几种组织如皮肌瓣等的移植术。一般采用自体或异体组织行游离移植或血管吻合移植以修复某种组织的缺损。活体移植以自体移植为主，通过显微外科技术吻合血管或神经血管，施行自体皮瓣、肌、肌皮瓣、神经、骨及大网膜等移植，其中自体皮肤移植修补创面皮肤缺损最为常用。

（徐兴玉）

第二节 移植免疫

目前的临床移植多属同种异体移植，移植排斥是成功移植的最大障碍，其本质是一种受体对供体特异性的免疫反应。若供、受体之间抗原无差异或无不相符，则供、受体双方能相互接受而无排斥。相反，则供、受双方互不接受。在细胞免疫、体液免疫和其他天然免疫因素的参与下，发生受体免疫系统对供体异质抗原进行“自我”和“非我”的识别过程，这种免疫系统的识别、激活与效应直接关系到移植物能否存活。这是移植免疫 (transplant immunity) 的基本原理。

一、临床移植免疫

1. 移植抗原包括①主要组织相容性复合物 (major histocompatibility complex, MHC 抗原）；②次要组织相容性抗原 (minor histocompatibility antigen, mH 抗原）；③内皮糖蛋白 (endothelial glycoproteins)，如 ABO 血型抗原 (blood-group antigens).

(1) MHC 抗原：临床移植中最重要的抗原是 MHC 分子，定位于人第 6 号染色体的短臂上，其分子基因产物称为人类白细胞抗原 (human leucocyte antigen, HLA)，分为 I 类、H 类和 111 类分子。I 类分子 (HLA-A, B, C) 存在于体内几乎所有有核细胞的表面；且类分子 (HLA-DR, DQ, DP) 通常仅表达于抗原提呈细胞 (antigen presenting cell, APC) 表面，主要是树突状细胞、巨噬细胞、B 细胞和其他有抗原提呈功能的细胞。班类分子的多态性与移植免疫关系并不密切。MHC 具有广泛的多态性，引起同种移植免疫反应。HLA 配型 (HLA typing) 的目的就是测定供体与受体抗原相容程度，力求使排斥反应减小到最低程度。

(2) mH 抗原：mH 抗原由等位基因变异的蛋白肽构成，可引起细胞免疫介导的移植物排斥反应，但不具有 MHC 抗原结构。这类抗原单独刺激可引起较弱的排斥反应。

(3) ABO 血型抗原：ABO 抗原亦可表达于血管内皮，违反血型配伍原则时，可以与受体血液中原已存在的血型抗体结合，从而损伤植人的器官。因此，器官移植要求符合交叉血型配伍原则。在临床实践中，有三种情况例外：①并非所有植人的器官都对血型抗体介导的排斥反应敏感，如肝移植有时在交叉血型不符时也可进行；OOA 型血有两个亚型：A1 和 A2, O 型和 B 型血的个体可能不形成对 A2 遗传因子起反应的抗体，因此即使交叉血型不符偶尔也可进行移植；③移植前通过血浆置换法（plasmapheresis）清除受体的血型抗体，有时能使交叉血型不符者移植成功。

2. 免疫排斥参与移植免疫排斥反应主要有B细胞和T细胞，其他各种非特异性细胞群体有自然杀伤细胞（natural killer cells，NK细胞）和巨噬细胞等。

(1) B细胞：B细胞产生的特异性抗供体抗体在移植排斥反应中起重要作用，它直接针对供体的血型抗原或MHC抗原。ABO血型抗体产生在生命的早期阶段，而抗MHC抗体的产生则需要另一个体的抗原暴露，可发生在妊娠期间、输血或器官移植后。不管是IgM型的血型抗体，还是IgG型的抗供体HLA抗体，均可通过激活补体导致移植物的损伤。B细胞介导的体液免疫在移植排斥反应中表现出的主要特征取决于抗供体抗体出现的时间：①如果抗体在移植前就以高浓度存在，会引起超急性排斥反应；②如果抗体在移植后迅速出现，可引起急性排斥反应；③如果抗体在移植之后数周或数月逐渐出现，可引起慢性排斥反应。

(2) T细胞：参与移植物排斥反应有两类主要的T细胞，而缺乏T细胞将不会发生移植物排斥。$CD4^+$ T细胞直接对异基因MHC Ⅱ类分子起反应，或对自体Ⅱ类分子的修饰型起反应。$CD8^+$ T细胞能直接对异基因的MHC Ⅰ类分子起反应，或对自身Ⅰ类分子修饰型起反应。$CD4^+$T细胞是启动移植物排斥反应的主要细胞。$CD8^+$ T细胞绝大多数为细胞毒性T细胞，在移植物排斥反应的主要作用是直接溶解供体细胞。

T细胞的完全激活需要两个独立且有协同作用的信号：第一信号由抗原提供，第二信号即共刺激信号，由APC的共刺激分子提供。专职APC包括巨噬细胞和树突状细胞。树突状细胞在不同的器官有特殊的名称，如在皮肤，称朗格汉斯细胞（Langerhans cells），在肝则称库普弗细胞（Kupffer cells）。其他非专职APC细胞、B细胞和内皮细胞，在某些情况下也具有抗原提呈功能。

移植物表达的同种异体MHC分子引起两种抗原识别，即直接识别和间接识别。直接识别时，受体T细胞直接识别高表达于供体细胞表面的同种异体MHC分子，无需抗原提呈过程的参与。结合在供体MHC分子上的同源肽，在同种异体免疫反应中起主要作用。间接识别时，供体MHC的降解肽段被受体APC上的自身MHC以提呈外源性抗原或病毒抗原的方式进行提呈。急性排斥时，强烈的免疫反应主要由直接识别引起，而间接识别主要在慢性排斥反应中起作用。

3. 异种移植（xenotransplantation）异种移植的排斥反应极为强烈，其机制不同于同种异基因移植。主要原因是受体血液中存在高浓度抗供体的天然抗体，类似抗ABO血型的抗体。异种移植的超急性排斥反应与违反ABO血型交叉配型原则的超急性排斥反应有许多相似之处，即激活补体以及相关的凝血途径。与同种异基因移植不同，异种移植物缺乏相应的补体调节分子，故异种移植没有限制和控制补体级联的能力。异种移植还存在另一问题—延迟异种移植排斥反应。参与这类排斥反应的有NK细胞和巨噬细胞，激活的NK细胞分泌细胞因子可趋化并激活巨噬细胞而产生排斥反应。

4. 移植耐受（transplantation tolerance）实现移植物特异性免疫无损伤的同时又能完整保留受体免疫系统的全部功能，这就是移植耐受。移植耐受的特点是：①对供体特异性抗原长期维持免疫无损伤；②对其他抗原可发生正常的免疫反应；③无需采用现行的免疫抑制方案。

目前，所有成功诱导耐受的实验都是针对T细胞的。有四种机制可以解释T细胞在移植免疫耐受中的作用：①清除：通过凋亡去除特异性的T细胞或T细胞克隆；②无能：T细胞的功能性无反应或失活而不伴有细胞死亡；③调节或抑制：抗原特异性T细胞仍然保留在外周血循环中，但其免疫反应性被其他细胞抑制或改变了，这种调节是抗原特异性模式；④忽略：T细胞忽略一种抗原，尽管这一抗原在体内表达，但T细胞却保持无反应性。

二、免疫排斥反应综合征

临床上常把排斥反应分为超急性排斥反应、急性排斥反应、慢性排斥反应和移植物抗宿主反应四类。

1. 超急性排斥反应（hyperacute rejection, HAR）通常由于受体预先存在抗供体抗原的抗体（如ABO血型不符或妊娠、输血和曾有器官移植而致敏）。这种预存抗体可在移植物再灌注后数分钟或数小时内迅速与移植物抗原结合，激活补体系统，导致溶解反应的发生，引起移植物出血、液体外渗以及微血管内血栓形成。术中可发现植人的移植物肿胀、色泽变暗红色、血流量减少而变软，无弹性，器官功能迅速衰竭。一旦发生只能切除移植物，重新移植。病理可见器官实质内明显水肿、出血和坏死，毛细血管与小血管内血栓，管壁有多形核粒细胞浸润和纤维素样坏死。肾、心、肺和胰腺的同种异体移植都可能发生超急性排斥反应，而肝对超急性排斥具有良好的耐受性，即使受体、供体血型不合也可能不发生超急性排斥反应。

加速血管排斥反应（accelerated vascular r荀ection）又称血管排斥反应（vascular rejection），是体液免疫为主的排斥反应，有免疫球蛋白、补体和纤维蛋白沉积。通常在移植术后3～5天发生，可导致移植物功能迅速减退和衰竭。主要病理特征是小动脉纤维蛋白样坏死和明显的血管内血栓形成，并有移植物的出血梗死。临床罕见，一旦发生可经激素冲击治疗加血浆置换，去除血中的抗体，有可能逆转。

2. 急性排斥反应（acute rejection, AR）细胞免疫反应起主要作用，也可有体液免疫因素参与，临床上最常见。病理特征为移植物内大量的单核细胞和淋巴细胞浸润。一般在移植后4天至2周左右突发寒战、高热，移植物肿大引起局部胀痛，移植器官功能减退。如肾移植时出现尿量减少、血肌醉和尿素氮增高。肝移植则有明显的黄疸加深，血清转氨酶、胆红素迅速上升。早期诊断困难，穿刺活检提供的病理学诊断是“金标准”。一旦确诊则应尽早治疗，可大剂量激素冲击或调整免疫抑制方案，大多病例可以逆转。

慢性排斥反应（chronic rejection, CR）是移植物功能丧失的常见原因，部分患者在移植数月后穿刺活检即有发现。其发生机制尚不完全清楚，主要危险因素包括急性排斥反复发作、药物毒性、反复感染（如肺移植的肺炎、肝移植的胆管炎）、慢性梗阻（输尿管、胆管、胰管）、移植时供体器官严重缺血损伤、采用老年人或不够理想的供体器官等。临床表现为移植器官功能缓慢减退，增加免疫抑制药物浓度治疗难以奏效。其病理特征主要是移植物血管周围炎、内膜增生硬化、主要动脉和小动脉管腔狭窄、闭塞，最终因慢性缺血纤维化而萎缩。不同植人器官有不同的表现，如移植肾为进行性间质纤维化、肾小球病变和少量炎性细胞浸润；移植心为迅速进展的冠状动脉粥样硬化；移植肺为细支气管炎性闭塞；移植肝为小胆管消失。目前，慢性排斥致移植器官功能丧失的唯一有效疗法是再次移植。

4. 移植物抗宿主反应（graft versus host reaction,GVHR）是移植物中的特异性淋巴细胞识别宿主抗原所致，可导致移植失败。其引起的移植物抗宿主病（graft versus host

disease，GVHD）可引发多器官功能衰竭和受体死亡。常见于骨髓和小肠的移植。

三、免疫排斥反应的防治

为预防排斥反应的发生，除应考虑到供、受体年龄、解剖生理和病理等机体状况之外，最为重要的是移植免疫学。一般可通过供、受体ABO血型交叉配型、淋巴细胞毒交叉配型试验和HLA配型等方法选取与受体相适应的供体，以尽量减少移植术后排斥反应发生的可能性。当发生急性排斥反应时，最为关键的是要做出迅速、正确的诊断和及时选用最适当的药物进行治疗。目前，治疗急性排斥反应分为基础治疗和挽救治疗两种方案：基础治疗是从开通移植物血流后即开始使用较大剂量的免疫抑制药，随后逐渐调整到适当的血液药物浓度以预防急性排斥反应的发生。挽救治疗则是在发生急性排斥反应时，加大免疫抑制剂用量或调整免疫抑制方案，以逆转排斥反应。临床常用的免疫抑制药物有以下几种：

1．糖皮质激素　常用的有琥珀酸钠氢化可的松、甲基泼尼松龙琥珀酸钠、泼尼松、泼尼松龙和地塞米松等。对单核一巨噬细胞、中性粒细胞、T细胞和B细胞均有较强的抑制作用。因有较多的副作用，目前已减少用量或与其他免疫抑制药联合应用。

2．增殖抑制剂　常用的有硫唑嘌呤（azathioprine,Aza）和霉酚酸酯（mycophenolate-mofetil，MMF），其药理作用是抑制嘌呤、DNA、RNA合成，抑制T细胞增殖和抗体生成。环磷酰胺（cyclophosphamide）是一种烷化剂，对B细胞和T细胞均有抑制作用。

3．钙调神经素抑制剂　有环孢素A(cyclosporine A，CsA)和他克莫司（tacrolimus，FK506），CsA可与T细胞胞浆中的环孢亲和素结合，再与钙神经素一钙调蛋白复合物紧密结合，进而抑制钙依赖的磷酸化和转录调节因子NF_AT的激活，从而阻止数种早期T细胞激活基因（白介素2、3、4和y干扰素）的转录，抑制巨噬细胞产生白介素（interlmJkin，IL)1。FK506可与细胞浆内的配体FK结合蛋白结合，再通过与CsA相似的作用途径抑制T细胞的活化增殖。二者的副作用相似，FK506对肝、肾的毒性较小，但对震颤发生和糖代谢的影响较CsA严重。

4．mTOR(target of rapamycin)抑制剂　如雷帕霉素（rapamycin）和依维莫司（everolimt，s）等，作用于白细胞介素2受体下游的信号传导系统，使细胞周期停留在G,期和S期，从而起到免疫抑制作用。可与钙调神经素抑制剂联合使用，有协同效果。其对慢性排斥反应可能亦有一定抑制作用。

5．抗淋巴细胞制剂　主要是一些免疫球蛋白制剂，包括多克隆抗体和单克隆抗体。如抗淋巴细胞球蛋白或抗胸腺细胞球蛋白，是从血清中提取的多克隆抗体，可直接对淋巴细胞产生细胞毒作用并使之溶解。1临床上多与CsA、激素等联合应用。OKT。为抗人淋巴细胞表面分子CD3的单克隆抗体，属鼠Ig()2型免疫球蛋白，抑制T细胞活性和多种细胞因子的表达。抗白介素一2受体（IL_2R）的单克隆抗体，如舒莱（sireulect，basiliximab）和赛尼哌（zenapax，daclizumab）选择性作用于IL_2R上的Tac位点，主要用于诱导治疗，与其他免疫抑制剂联合应用可获得良好的效果。

6．其他免疫抑制新药　近年来，FTY720和leftunomide（嘧啶拮抗剂）及其衍生物等新型的免疫抑制药即将陆续应用于临床。

总之，免疫抑制治疗的理想方案要求既能保证移植物不被排斥，又对受体免疫系统影响最小和毒副作用最少。联合应用不同的免疫抑制药物，以增加协同作用，并可减少单一药物的剂量和毒副作用是当今临床用药的基本原则。目前常用三联用药方案为采用一种钙调神经素抑制剂（CsA 或 FK506）联合糖皮质激素和增殖抑制剂（Aza 或 MMF）。可根据具体情况增减为四联或二联用药。一般情况下，移植受体均需要终身维持免疫抑制治疗，但少数病人在使用较长时期后，可维持极少剂量或完全停用免疫抑制剂，达到所谓的“临床耐受”或“几乎耐受”状态。

（徐兴玉）

第三节　移植器官的获得

一、供体的选择

1. 器官的捐献移植器官的来源可分为活体器官和尸体器官。前者逐渐成为器官的主要来源，多数为亲属供器官（少数为非亲属）。在无相关立法的国家，或虽有立法但受宗教和文化影响的国家，亲属供体是惟一的器官来源。尸体器官为脑死亡者捐献。由于移植器官的短缺，活体亲属供肾、供肝已被广泛接受。大多数脑死亡供体为颅内出血或脑外伤致死，约 1% 的供体死于脑肿瘤。大多数脑死亡个体可以作为候选的供体。

2. 器官的选择选择年龄较轻捐献者的器官当属最好，但随着移植经验的不断积累，供体年龄的界限也不断放宽。供肺、胰腺者不超过 55 岁，供心脏、肾、肝者分别不超过 60 岁、65 岁、70 岁。极少采用年龄大于 70 岁供体的器官用于移植。原则上供移植用的器官（特别是肝）体积应和受体切除的器官匹配。

下列情况禁忌作为器官移植的供体：已知有全身性感染伴血培养阳性或尚未彻底治愈，人类免疫缺陷病毒（human immunodeficiency virus, HIV）感染，或恶性肿瘤（脑原发性恶性肿瘤除外）。采用乙型、丙型肝炎病毒感染者、吸毒者、有糖尿病和胰腺炎病史者的器官也应慎重。有丙型肝炎病史供体的肾可用于曾患丙型肝炎的受体。

按移植免疫学的要求来筛选供、受体，对减轻或降低同种异体间移植器官术后的免疫排斥反应具有重要意义。为了预防过于剧烈的、甚至致命的排斥反应，移植前应作下列检查：

(1) ABO 血型定型：ABO 血型抗原除在红细胞上表达之外，还表达在血管内皮上。因此，同种异体间的移植必须血型相同或符合输血原则。虽有 ABO 血型不符合输血原则的肝移植取得成功的病例报道，但血型不合仍是移植物被排斥的重要原因。

(2) 淋巴细胞毒交叉配合试验：指受体的血清与供体淋巴细胞之间的配合试验，是临床移植前必须检查的项目。淋巴细胞毒交叉配合试验 <10% 或为阴性才能施行肾移植。如果受体以前曾经接受过输血、有过妊娠或接受过同种异体移植，很可能在其血清内已产生抗淋巴细胞的抗体，对人类白细胞抗原（HLA）敏感。此时淋巴细胞毒交叉配型试验可呈阳性，器官移植术后将可能发生超急性排斥反应。以流式细胞技术用于交叉配型的方法仍存在争议，因该方法固然更敏感，但有可能会把原本可以移植成功的供体排除在外。

(3) HLA 配型：国际标准要求检测供体与受体工类抗原 HLA-A, B 位点，fl 类抗原 HLA-DR 位点。大量研究表明，HLA 6 个位点配型与亲属肾移植、骨髓移植的存活率有较密切关系。HLA-A, B 和 DR 不相匹配的情况影响器官移植的效果。随着新型免疫抑制药物在临床应用，这种差异在逐渐减小。HLA 其他位点配型在实体器官移植中并不具有重要的意义。

此外，尚有混合淋巴细胞培养技术可以用于评估供、受体 HLA 的匹配情况，将供体与受体的淋巴细胞共同培养并观察其转化率，是目前组织配型试验中较可靠的一种方法。当淋巴细胞转化率超过20%～30%时，说明供、受体的HLA抗原不相配的程度高，此移植应予放弃。但由于该方法需要5～6日才能获得结果，其实际应用价值受到限制。

二、器官的切取与保存

供体类型不同或所需器官不同，其切取与保存的方法也不同。获得器官的过程主要包括切开探查、原位灌注、切取器官、保存器官和运送。从同一个供体可获取心、肺、肾、肝、胰腺等器官，分别移植于多个受体。

手术切下已阻断血液供应的器官后，在3537℃温度下短期内即趋向失去活力。因此，为保证供体器官的功能和移植后的存活率，缩短热缺血和冷缺血时间、低温保存、避免细胞肿胀和生化损伤极为重要。所谓热缺血时间是指器官从供体血液循环停止或局部血供中止到冷灌注开始的间隔时间，这一期间对器官的损害最为严重，一般不应超过10分钟。冷缺血时间则是指从供体器官冷灌注到移植后血供开放前所间隔的时间，包括器官保存阶段。在一定时间范围内，专用的保存液对离体状态下的器官有显著的保护作用，如肝可达24小时，而肾和胰腺可长至72小时，但过长的冷缺血时间对移植器官的功能恢复和长期存活率有不良的影响。此外，切取时应尽力避免对供体器官的机械损伤和破坏，以保证移植物质量。用特制的器官灌洗液如UW液或HTK保存液（(0～4℃）快速灌洗器官，尽可能将血液冲洗干净。灌洗的压力保持在5.9～9.8 kPa (60～100 cmH_2O)，肝的灌注量约需2～3 L，肾和胰腺约需200～500 ml。然后保存于2～4℃灌洗液的容器中直至移植。

UW (the University of Wisconsin solution)、HTK (histidinetryptophan-keto glutarate) 和Hartmann等器官灌洗保存液在临床最为常用。UW液的阳离子浓度与细胞内液相似，为仿细胞内液型；Hartmann液是由乳酸林格液加清蛋白组成，为细胞外液型；而HTK液为非细胞内、外液型。Hartmann液多用于器官切取冷灌注，UW和HTK液多用于保存器官。虽然理论上UW液可保存胰腺、肾达72小时，保存肝20～24小时，但临床上大多将器官保存时限定为：心5小时，肾40～50小时，胰腺10～20小时和肝6～12小时。

（徐兴玉）

第四节 器官移植

应用于临床的器官移植 (organ transplantation) 已有肾、肝、心、胰、肺、小肠、脾、肾上腺、甲状旁腺、睾丸、卵巢，以及心肺、肝小肠、心肝、胰肾联合移植和腹内多器官联合移植等。随着移植效果的逐年提高，出现了大批恢复正常生活和工作的长期存活者。

一、肾移植

肾移植(renal transplantation)在临床各类器官移植中疗效最显著。长期存活者工作、生活、心理、精神状态均属满意。亲属活体供肾肾移植效果明显优于尸体供肾。HLA完全相同的兄弟姐妹间肾移植1年移植物存活率达95%以上，患者存活率超过97%。肾移植的主要适应证是慢性肾小球肾炎(70%)、其次是慢性肾盂肾炎、多囊肾、糖尿病性肾病、间质性肾炎和自身免疫性肾病等进展到慢性肾衰竭尿毒症期。肾移植术式已经定型：移植肾放在腹膜后的髂窝，’肾动脉与髂内或髂外动脉吻合，肾静脉与髂外静脉吻合，输尿管经过一段膀胱浆肌层形成的短隧道与膀胱粘膜吻合，以防止尿液回流。

二、肝移植

肝移植（liver transplantation）术经半个多世纪来的不断探索和研究，目前术后一年生存率为 80 ～ 90%，5 年生存率达到 70 ～ 80%，最长存活时间已达 30 多年。其适应证原则上为进行性、不可逆性和致死性终末期肝病无其他有效的治疗方法者，包括肝的良睦病变和恶性肿瘤。良性病变有先天性胆道闭锁、肝豆状核变性、a-1 抗胰蛋白酶缺乏症、糖原累积症、血红蛋白沉积症、多发性肝腺瘤病、巨大肝血管瘤、多囊肝、病毒性和酒精性肝硬化、暴发性肝功能衰竭、难复性肝外伤等。恶性病变主要为早期原发性肝癌。肝移植标准术式是原位肝移植（orthotopic liver transplantation）和背驮式肝移植（piggyback liver transplantation）。前者将受体下腔静脉连同肝一并切除，并将供体的肝作原位的吻接。后者则保留受体下腔静脉，将受体的肝静脉合并成形后与供体的肝上下腔静脉作吻合。背驮式的优点在于：当作供、受肝的肝上下腔静脉吻合和门静脉吻合时，可完全或部分保留下腔静脉的回心血流，以维持受体循环的稳定。此外，为了充分利用供肝，还有减体积肝移植（reduced-size liver transplantation），是把成人的肝减体积后（如仅用肝左外叶）植人儿童体内。劈离式肝移植（split-liver transplantation）即是把一个尸体供肝劈割成两半分别移植给两个不同的受体。活体亲属供肝移植（living-related liver transplantation），则多取父母或兄弟姐妹间的部分肝（左外叶、左或右半肝）移植给其亲属，前提是务必保证对供体尽量少的危害性，而受体又能获得与常规肝移植相似或更好的效果。此外，还有异位辅助肝移植（heterotopic and auxiliary liver transplantation）等，但临床少用。

三、胰腺移植

胰腺移植（pancreas transplantation）虽是治疗 1 型糖尿病的有效方法，可望改善甚至部分逆转糖尿病肾病、糖尿病引起的心血管疾病和周围血管疾病等并发症。但由于胰腺移植后长期应用免疫抑制剂可能引起某些难以接受的副作用，临床上一般仅对晚期糖尿病患者尤其是并发尿毒症时才选择作胰腺移植或胰、肾联合移植。少数 2 型糖尿病因血糖难以控制或出现明显的糖尿病并发症，或由于各种原因（外伤或肿瘤）作全胰腺切除术后，也可考虑作胰腺移植。临床上按是否与肾联合移植分为：单纯胰腺移植（pancreas transplantation alone，PTA）；同期胰肾联合移植（simultaneous pancreas-kid-ney transplantation，SPK），肾移植后胰腺移植（pancreas-after-kidney transplantation,PAK）三种类型。

移植胰腺外分泌处理方式主要有：①胰液空肠引流；②胰液膀胱引流；③胰管阻塞。若经膀胱途径引流胰液，则采用带节段十二指肠或十二指肠乳头袖片与膀胱吻合，其主要缺点是大量的胰液随尿液丢失，造成难以纠正的慢性代谢性酸中毒，并易引起化学性膀胱炎、慢性尿道感染、尿道狭窄等远期并发症。若采用胰液肠道引流术式，将移植胰置于腹腔内，移植胰带节段十二指肠与受体空肠吻合。

胰液经肠道引流则更符合生理，且无胰液经尿路排泄的缺点。近几年来，胰液空肠引流术式占 80% 以上，胰管阻塞现已很少使用。移植胰腺内分泌回流方式有：经体循环系统（骼内、骼外静脉）回流和门静脉系统（肠系膜下静脉、脾静脉）回流两种。临床可根据具体情况选择不同的术式。

四、小肠移植 (bowel transplantation)

因小肠的特殊生理状况，造成移植术后排斥反应发生率高、易并发严重感染、肠功能恢复缓慢，并可能发生移植物抗宿主病 (graft-versus-host disease, GVHD)。因此，小肠移植发展相对缓慢，据第七届 (2001) 国际小肠移植会议统计资料，单独小肠移植 1 年存活率为 80%，3 年存活率为 70%，5 年存活率为 45%。对营养支持能耐受者 3 年存活率高达 90%，不能耐受者 1 年存活率仅为 20%。因此，目前其主要适应证是各种病因导致小肠广泛切除引起的短肠综合征，且不能很好耐受营养支持者。若受体仅为短肠综合征，可行单独小肠移植；如并发肝衰竭，则可作肝一小肠联合移植；少数患者可行全消化道的多器官联合移植（同时植人肝、胃、胰腺、十二指肠、小肠，还可包括部分结肠）。

五、肺移植 (lung transplantation)

终末期肺病如肺气肿、肺纤维化、肺囊性纤维化、支气管扩张症等，不适于药物和其他手术治疗或治疗失败者是肺移植的适应证。由于对供肺标准要求严格，等待肺移植的病人中仅约 30% 能得到移植肺。肺移植的术式有单肺移植和双肺移植（双肺序贯和整块双肺移植）。据资料统计，肺移植 1 年的生存率在 80 ～ 90%，5 年生存率为 40 ～ 50% 左右。感染和闭塞性支气管炎是肺移植术后 90 天内导致病人死亡的主要原因。

六、心移植

经内科治疗无效的广泛心肌不可逆性损害如扩张性心肌病、冠心病和瓣膜病，或先天性复杂性心脏畸形不适合外科手术矫正或矫正术无效者均是心移植 (cardiac transplantation) 的主要适应证。此外，原发性肺动脉高压、艾森曼格综合征，以及严重的心肌病、缺血性心脏病、风湿性心脏病等伴有不可逆性的肺或肺血管病变者可选择作心肺联合移植。原位心移植的手术方式有经典法 (standard HT)、全心法 (total HT) 和双腔静脉法 (bi-venacava HT)，目前国内外均采用双腔静脉法。心移植术后 1 年、5 年、10 年的存活率分别为 80%，64% 和 45%。移植心因慢性排斥反应所致的冠状动脉硬化是影响术后长期存活的主要原因。

（徐兴玉）

第二十六章 内镜外科

自 1795 年德国人 Bozzini 将细铁管插人病人直肠以观察直肠病变，并于 1805 年提出了内镜的设想以来，迄今已有 200 余年。医学内镜经过不断发展和改进已逐步趋向完善。初期的硬式内镜操作的灵活度差，而后研制出了由目测部硬管和可曲部软管构成的半可曲式胃镜。1957 年制成的纤维胃一十二指肠镜标志着进入了纤维内镜发展阶段。1983 年研制成功借助微型 CCD 图像传感器将图像显示至电视屏上的电子内镜，具有图像逼真、清晰度高、避免视疲劳和可供多人同时观看等特点。目前内镜已广泛应用于临床各科。

一、内镜技术的基本原理

内镜（(endoscope) 的种类繁多。习惯上把经自然通道进人者称为内镜，例如胃镜、结肠镜等。把经戳创进人体腔或潜在腔隙者称为腔镜，例如腹腔镜、关节镜等。这两类统称为内镜。从性能和质地角度可分为硬质内镜和软质内镜，现以膀胱镜和纤维胃镜来说明这两类内镜的基本原理。

1、膀胱镜硬质膀胱镜的结构原理是以纤维导光索将冷光源光线导人，镜身插至膀胱腔内以后，即可依次观察尿道及膀胱腔内的各种病变，包括结石、异物、血块、溃疡或新生物等。可对病灶作活检或手术切除，还可作输尿管插管及造影。硬质内镜虽然不能像软质内镜那样随意调节观测方向，但具有结构简单、操作方便、内镜不易受损等多种优点，至今在临床上仍被广泛应用。

2. 纤维胃镜属软质内镜，其镜身及头端均可弯曲。完整的纤维胃镜设备包括纤维、冷光源和附件（包括活检及治疗器械、摄影及电视装置）三部分。. 有多个腔道，术者在胃镜直视下可采用各种附件进行操作，包括活检及切除等。与胃镜结构类似的还有结肠镜、胆道镜、鼻咽镜及支气管镜等。

二、内镜下的诊疗技术

内镜对人体组织结构的成像成为进行诊断和治疗的基础。内镜诊疗技术种类繁多，包括染色、放大、造影、活检、高频电凝及超声刀、激光、微波、射频、氢氦刀的应用等。

染色是指应用特殊的染料对胃肠道粘膜进行染色，从而提高病变检出率的方法。而放大则是可将观察对象放大 60 ～ 170 倍。联合应用染色内镜和放大内镜则可能更准确地反映病变的病理学背景，如区分增生性、腺瘤性和癌性病变等，从而提高早期癌的检出率。

内镜下造影技术如经内镜逆行胰胆管造影术，膀胱镜下逆行输尿管肾盂造影术等扩展了常规 X 线造影技术的应用范围，提高了诊断准确率。经内镜可以利用活检钳取出组织标本获得病变的病理诊断，为进一步治疗打下基础。

高频电刀是一种取代机械手术刀进行组织切割的电外科器械，通过电极尖端产生的高频高压电流在与机体接触时，可使组织瞬时加热，实现对机体组织的分离和凝固，达到切割和止血的目的。

激光具有高亮度、单色性好、方向性强等特点，可用于组织的切割、凝固、止血、气化等。根据不同目的可以选择不同类型的激光。由于正常组织与肿瘤等病变组织在激光激发后产生不同的荧光，故可以诱导荧光对早期肿瘤进行诊断。

微波是一种频率为 300 ～ 300000 MHz 的电磁波。在微波的作用下，生物组织中的极性分子（如水和蛋白质等），随外加电场的交变频率变化发生高速转动而产生热效应和非热效应，可用于理疗、热疗或者手术。

射频是一种高频交流变化电磁波。高于 10 kHz 的高变电流通过活体组织时，组织内离子随高变电流产生振动在电极周围产生 90 ～ 100℃的高温，通过热传导使局部组织毁损，但并不引起神经肌肉的应激。射频现已应用于肝癌、消化道出血、消化道息肉、胃食管反流、骨关节炎等疾病的治疗。

氩氦刀是一种冷冻治疗仪，可使靶区组织的温度在 10 ～ 20 秒内迅速降到 -140℃以下，然后快速升温至 30 ～ 35℃，从而使病变组织摧毁。在腔镜下可通过氩氦刀对肝、肾等器官的恶性肿瘤进行冷冻治疗。

三、内镜技术在外科临床的应用

随着内镜技术的发展和在外科领域的广泛应用，“微创外科”的理念逐步深人人心。所谓“微创外科”(minimally invasive surgery, MIS) 是指在尽可能准确去除病变的同时，使手术引起机体局部创伤和全身反应降低到最小程度的外科理念和技术体系。内镜技术是微创外科手术的基石，利用内镜技术可以在治疗疾病的同时尽可能减少对机体的损伤。

（一）内镜技术在普通外科的应用腔镜技术已趋于完善，传统的普通外科手术大都可以通过腔镜完成。

1. 胆囊结石腹腔镜胆囊切除术 (laparoscopic cholecystectomy, LC) 已成为胆囊结石病的首选治疗方法，具有对病人全身及腹腔局部干扰少，术后疼痛轻，住院时间短，遗留瘢痕小等优点。适应证与开腹手术相同。

并发症及处理

(1) 出血：可分为渗血、小动脉出血、大动脉出血及静脉出血。可先用压迫法或电凝法止血，凡无法止血或有严重的出血，均需立即开腹止血。

(2) 胆管损伤：解剖变异，术中解剖关系不清，容易发生胆管误伤。对于损伤小或侧壁的损伤，可予缝合并予以腹腔引流。若胆管损伤严重，则需开腹手术。

(3) 胆囊破损：术中胆囊破损属常见现象，不会增加死亡率。移出胆囊、吸净胆汁后，用生理盐水冲洗右结肠旁沟即可。

(4) 内脏器官损伤：多发生于横结肠、十二指肠以及上腹部小肠，可在腹腔镜下缝合修补，必要时开腹手术，术后需使用抗生素。

2. 胆管结石胆管结石的开腹胆道探查术有较大的盲目性和局限性，并发症也较多。纤维胆道镜可用于胆道探查取石，也能完成取异物、止血、狭窄胆管扩张、胆道支架放置等操作。纤维胆道镜可在术中指引狭窄段胆管的扩张，或经肝实质切开处或肝断面取出胆管结石。胆道镜经 T 管窦道取出残留结石是传统胆道探查术的重要补救措施。

3. 胃癌随着胃镜技术的完善，国内早期胃癌的诊断率已明显提高，使腹腔镜手术治疗胃癌应用于临床日趋增多。按腹腔镜技术分类、腹腔镜下胃癌手术可以分为完全腹腔镜下胃癌手术、腹腔镜辅助下胃癌手术和手助腹腔镜下胃癌手术三种。按手术方式可分为内镜下粘膜切除术 (endoscopic mucosal resection, EMB)、腹腔镜下胃癌局部切除术及腹腔镜下胃癌根治术。

此外，腹腔镜已逐步开始应用于肝、胰腺、结肠肿瘤及乳腺和甲状腺疾病的外科治疗。

（二）内镜技术在泌尿外科的应用泌尿外科是内镜技术应用最为广泛的临床科室之一，约 90% 以上的泌尿外科手术均可通过内镜来施行。泌尿系结石已经很少需要进行开放手术治疗。经皮肾镜、输尿管镜、膀胱镜或腹腔镜，可采用气压弹道、液电、超声、激光等方法碎石，清除绝大多数肾、输尿管或膀胱结石。

自 20 世纪 70 年代以来，经尿道前列腺电切术已经成为治疗良性前列腺增生症的“金标准”，外科医生已很少实施开放手术来摘除前列腺。

内镜技术在泌尿系肿瘤的治疗中占有重要地位。传统的开放手术如肾上腺肿瘤切除术、’肾癌根治术、膀胱癌根治术、前列腺癌根治术等都可以在内镜下完成。膀胱癌根据其不同分期，可以选择不同的内镜治疗。浅表性膀胱癌可经尿道作膀胱肿瘤电切术。侵袭性膀胱癌可在腹腔镜下作膀胱癌根治术。镜下手术与开放手术在肿瘤的控制上没有区别，镜下手术反而视野清晰、操作精细，对保护神经和血管有很大的优越性，且较开放手术出血少，术后排尿及性功能恢复也好。

（三）内镜技术在神经外科的应用神经内镜手术范围已从最初的治疗脑积水扩展到脑室内病变、脑囊肿、脑脓肿、脑内血肿的处理，甚至脑内实质性肿瘤的切除等。内镜手术的特点是侵袭性小，可直视下操作，安全系数高，并发症少，术后恢复快，特别对脑深部细小病变的处理更能体现其优点。

（四）内镜技术在胸外科的应用胸外科使用的内镜技术包括胸腔镜、纵隔镜和支气管镜。应用范围包括食管外科、肺外科、纵隔外科以及心脏外科等广泛领域。纵隔镜可应用于肺癌分期的判断、纵隔疾病的诊断以及某些纵隔肿瘤的切除。胸腔镜可应用于食管肿瘤的切除和食管重建、纵隔淋巴结清扫、食管破裂修补等。胸腔镜可用于肺活检、肺大泡和自发性气胸的诊治、肺楔形切除、肺叶及全肺切除。在心脏外科领域，胸腔镜技术已广泛应用于先天性心脏病（如动脉导管未闭、房间隔缺损、室间隔缺损、法洛四联症等）、后天性心脏病（如二尖瓣疾病、左房粘液瘤等）和冠心病的治疗。

（五）内镜技术在骨科的应用内镜技术是“微创骨科”的重要组成部分，目前在关节疾病和脊柱疾病有广泛的应用。在部分领域已取代了传统手术方式，成为新的治疗标准，

1. 关节疾病关节镜下手术已成为治疗一些关节疾病的金标准。在关节镜下可进行各种骨、软骨、韧带、关节囊的刨削、修整、修补或重建手术。可应用于包括膝、肘、肩、躁等在内、的全身各关节，治疗范围包括急性关节创伤和关节内骨与软骨的骨折、慢性关节创伤等。

2. 脊柱疾病采用内镜技术行前路或后路的脊柱手术具有组织损伤小、出血少、脊柱稳定性能破坏小、术后疼痛轻、住院时间短和功能康复快等优点，但同时也增加了手术的难度与风险。经胸腔镜或腹腔镜可对胸椎或腰椎疾病行前路治疗，包括锥体病灶清除、椎体切除、脊柱侧弯松解、椎体间植骨融合以及前路矫形内固定等。经椎间盘镜行腰椎间盘切除术也已开始进人临床应用。

四、内镜技术的发展

内镜技术还在迅速发展之中，近年来又有许多革命性的进步。这些进步极大地扩充了内镜医学的应用领域，标志着内镜的跨时代飞跃。

1. 机器人手术是指在内镜下使用机器手臂进行外科操作的一种方法。手术机器人由主

控制台和机器手臂等部分组成。外科医生对两个主控装置的每次操作都能传达到机器手臂，机器手臂又控制着患者体内手术器械的操作并能缩小移动幅度。机器手臂以一种比例遥控的方式服从于主控装置的所有命令。借助手术机器人，已能做到远程遥控完成腹腔镜胆囊切除术，成为外科手术跨时代的飞跃。此外，机器人辅助下冠状动脉旁路移植术、完全腔镜下机器人房间隔缺损修补术和机器人辅助下二尖瓣成形术，以及机器人腹腔镜前列腺癌根治性切除、肾切除、肾盂成形、盆腔淋巴清扫等多种手术也已陆续见诸报道。

2. 胶囊内镜完整的系统由胶囊内镜、无线接收记录仪和工作站三部分组成。胶囊内镜是一个塑料胶囊，其内包含有摄相机．、无线电发射器等装置。胶囊被检查者吞下后，借助消化道的蠕动在全消化道内推进。在胶囊的运行过程中，能随时将胃肠道所观测到的图像发射到无线接收记录仪。这些信息接受后再转传至定制的 PC 工作站，医生就能使用适当的软件观看到所接收的图像，并对疾病作出诊断。目前胶囊内镜正应用于不明原因的消化道出血、慢性腹痛、慢性腹泻等多种消化道疾病的检查。

3. 各种新型内镜随着高科技的发展，科学家又不断研制成功多种具有特色的内镜。染色内镜是应用特殊的染料对胃肠道粘膜进行染色，使粘膜结构显示更加清晰，病变部位与周围的对比更强，从而提高病变检出率。放大内镜则是在普通内镜的物镜与导光束之间，或物镜与微型摄相机（CCD）之间装有不同倍数的放大镜头，可将观察对象放大 60 ～ 170 倍，使其对早期粘膜病变的诊断效果明显优于普通内镜。

共聚焦激光显微内镜是一种全新的内镜检查技术。它在普通内镜的末端加上一个极小的激光共聚焦显微镜，从而可以提供放大 1000 倍的图像，不但可以观测到胃肠道粘膜的表面，甚至可以观测到粘膜下 250　um 的组织结构。使用共聚焦激光显微内镜检查时，电脑屏幕上可以实时显示检测部位的细微图像，可以观察到细胞、血管、基底膜、结缔组织等形态和结构。

超声内镜非常巧妙地将内镜技术和超声技术有机地结合起来。利用其较高频率的超声波，可以清晰显示胃肠道管壁结构。超声内镜已成为一项较成熟的临床使用技术，在消化道肿瘤分期、消化道粘膜下肿瘤诊断、胰腺和胆道疾病诊断以及指导内镜下穿刺活检、内镜下粘膜切除等方面极具价值。超声内镜技术在消化系统疾病的诊断和治疗中发挥着越来越重要的作用。进一步的发展还有三维立体超声内镜、微探头超声等技术。

（张士法）

第二十七章 颅内压增高和脑疝

第一节 概述

颅内压增高（increased intracranial pressure）是神经外科常见临床病理综合征，是颅脑损伤、脑肿瘤、脑出血、脑积水和颅内炎症等所共有征象，由于上述疾病使颅腔内容物体积增加，导致颅内压持续在 2. 0 kPa（200 mm$H_2$0）以上，从而引起的相应的综合征，称为颅内压增高。了解颅内压的调节和颅内压增高发生机制是学习和掌握神经外科学的重点和关键。

颅内压的形成与正常值颅腔容纳着脑组织、脑脊液和血液三种内容物，当儿童颅缝闭合后或成人，颅腔的容积是固定不变的，约为 1400 ～ 1500 ml。颅腔内的上述三种内容物，使颅内保持一定的压力，称为颅内压（intracranial pressure, ICP）。由于颅内的脑脊液介于颅腔壁和脑组织之间，一般以脑脊液的静水压代表颅内压力，通过侧卧位腰椎穿刺或直接脑室穿刺测量来获得该压力数值，成人的正常颅内压为 0.7 ～ 2.0 kPa（70 ～ 200 mm$H_2$0），儿童的正常颅内压为 0. 5 ～ 1.0 kPa（50 ～ 100 mm$H_2$0）. 临床上颅内压还可以通过采用颅内压监护装置，进行持续地动态观察。

颅内压的调节与代偿颅内压可有小范围的波动，它与血压和呼吸关系密切，收缩期颅内压略有增高，舒张期颅内压稍下降；呼气时压力略增，吸气时压力稍降。颅内压的调节除部分依靠颅内的静脉血被排挤到颅外血液循环外，主要是通过脑脊液量的增减来调节。当颅内压低于 0.7 kPa（70 mm$H_2$0）时，脑脊液的分泌则增加，而吸收减少，使颅内脑脊液量增多，以维持正常颅内压不变。相反，当颅内压高于 0.7 kPa（70 mm$H_2$0）时，脑脊液的分泌较前减少而吸收增多，使颅内脑脊液量保持在正常范围，以代偿增加的颅内压。另外，当颅内压增高时，有一部分脑脊液被挤人脊髓蛛网膜下腔，也起到一定的调节颅内压的作用。脑脊液的总量占颅腔总容积的 10%，血液则依据血流量的不同约占总容积的 2 ～ 11%，一般而言允许颅内增加的临界容积约为 500，超过此范围，颅内压开始增高。当颅腔内容物体积增大或颅腔容量缩减超过颅腔容积的 8 ～ 10%，则会产生严重的颅内压增高。

颅内压增高的原因引起颅内压增高的原因可分为三大类：

1. 颅腔内容物的体积增大如脑组织体积增大（脑水肿）、脑脊液增多（脑积水）、颅内静脉回流受阻或过度灌注，脑血流量增加，使颅内血容量增多。

2. 颅内占位性病变使颅内空间相对变小如颅内血肿、脑肿瘤、脑脓肿等。

3. 先天性畸形使颅腔的容积变小如狭颅症、颅底凹陷症等。

一、影响颅内压增高的因素

1. 年龄婴幼儿及小儿的颅缝未闭合或尚未牢固融合，颅内压增高可使颅缝裂开而相应地增加颅腔容积，从而缓和或延长了病情的进展。老年人由于脑萎缩使颅内的代偿空间增多，故病程亦较长。

2. 病变的扩张速度 Langlitt 1965 年在狗的颅内硬脑膜外放置一小球囊，每小时将 1 ml 液体注人囊内，使之逐渐扩张。开始由于有上述颅内压调节功能的存在，颅内压的变动很小或不明显；随着球囊的继续扩张，调节功能的逐渐耗竭，颅内压增高逐渐明显。当颅内液体在注人到 4 ml 时终于达到一个临界点，这时只要向囊内注人极少量液体，颅内压就会有大幅度的升高，释放少量液体颅内压即显著下降。这种颅腔内容物的体积与颅内压之间的关系，称为体积 / 压力关系。从曲线可看出颅内压力与体积之间的关系不是线性关系而是类似指数关系，这种关系可以说明一些临床现象，如当颅内占位性病变时，随着病变的缓慢增长，可以长期不出现颅内压增高症状，一旦由于颅内压代偿功能失调，则病情将迅速发展，往往在短期内即出现颅内高压危象或脑庙；如原有的颅内压增高已超过临界点，释放少量脑脊液即可使颅内压明显下降，若颅内压增高处于代偿的范围之内（临界点以下），释放少量脑脊液仅仅引起微小的压力下降，这一现象称为体积压力反应 (volume-pressure response, VPR)。

3. 病变部位在颅脑中线或颅后窝的占位性病变，由于病变容易阻塞脑脊液循环通路而发生梗阻性脑积水，故颅内压增高症状可早期出现而且严重。颅内大静脉窦附近的占位性病变，由于早期即可压迫静脉窦，引起颅内静脉血液的回流或脑脊液的吸收障碍，使颅内压增高症状亦可早期出现。

4. 伴发脑水肿的程度脑寄生虫病、脑脓肿、脑结核瘤、脑肉芽肿等由于炎症性反应均可伴有较明显的脑水肿，故早期即可出现颅内压增高症状。

5. 全身系统性疾病尿毒症、肝昏迷、毒血症、肺部感染、酸碱平衡失调等都可引起继发性脑水肿而致颅内压增高。高热往往会加重颅内压增高的程度。

二、颅内压增高的后果

颅内压持续增高，可引起一系列中枢神经系统功能紊乱和病理变化。主要病理改变包括以下六点：

1. 脑血流量的降低，脑缺血甚至脑死亡：正常成人每分钟约有 1200 ml 血液进人颅内，通过脑血管的自动调节功能进行调节。其公式为：

脑血流量 (CBF) = 平均动脉压 [(MAP) 一颅内压 (ICP)]/ 脑血管阻力 (CVR)

公式中的分子部分（平均动脉压一颅内压）又称为脑的灌注压 (CPP)，因此，该公式又可改写为：

脑血流量 (CBF)= 脑灌注压 (CPP) / 脑血管阻力 (CVR)

正常的脑灌注压为 9.3 ～ 12 kPa (70 ～ 90 mmHg)，脑血管阻力为 0.16 ～ 0.33 kPa(1.2 ～ 2.5 mmHg)，此时脑血管的自动调节功能良好。如因颅内压增高而引起的脑灌注压下降，则可通过血管扩张，以降低血管阻力的自动调节反应使上述公式的比值不变，从而保证了脑血流量的稳定。如果颅内压不断增高使脑灌注压低于 5.3 kPa (40 mmHg) 时，脑血管自动调节功能失效，这时脑血管不能再作相应的进一步扩张以减少血管阻力。公式的比值就变小，脑血流量随之急剧下降，就会造成脑缺血。当颅内压升至接近平均动脉压水平时，颅内血流几乎完全停止，病人就会处于严重的脑缺血状态，甚至出现脑死亡。

2. 脑移位和脑疝

3. 脑水肿颅内压增高可直接影响脑的代谢和血流量从而产生脑水肿，使脑的体积增大，进而加重颅内压增高。脑水肿时液体的积聚可在细胞外间隙，也可在细胞膜内。前者称为血管源性脑水肿，后者称为细胞中毒性脑水肿。血管源性脑水肿多见于脑损伤、脑肿瘤等病变的初期，主要是由于毛细血管的通透性增加，导致水分在神经细胞和胶质细胞间隙储留，促使脑体积增加所致。细胞中毒性脑水肿可能是由于某些毒素直接作用于脑细胞而产生代谢功能障碍，使钠离子和水分子储留在神经细胞和胶质细胞内所致，但没有血管通透性的改变，常见于脑缺血、脑缺氧的初期。在颅内压增高时，由于上述两种因素可同时或先后存在，故出现的脑水肿多数为混合性，或先有血管源性脑水肿以后转化为细胞中毒性脑水肿。

4. 库欣 (Cushing) 反应库欣于 1900 年曾用等渗盐水灌人狗的蛛网膜下腔以造成颅内压增高，当颅内压增高接近动脉舒张压时，血压升高、脉搏减慢、脉压增大，继之出现潮式呼吸，血压下降，脉搏细弱，最终呼吸停止，心脏停搏而导致死亡。这一实验结果与临床上急性颅脑损伤所见情况十分相似，颅内压急剧增高时，病人出现血压升高（全身血管加压反应）、心跳和脉搏缓慢、呼吸节律紊乱及体温升高等各项生命体征发生变化，这种变化即称为库欣反应。这种危象多见于急性颅内压增高病例，慢性者则不明显。

5. 胃肠功能紊乱及消化道出血部分颅内压增高的病人可首先出现胃肠道功能的紊乱，出现呕吐、胃及十二指肠出血及溃疡和穿孔等。这与颅内压增高引起下丘脑植物神经中枢缺血而致功能紊乱有关。亦有人认为颅内压增高时，消化道粘膜血管收缩造成缺血，因而产生广泛的消化道溃疡。

6. 神经源性肺水肿在急性颅内压增高病例中，发生率高达 5 ～ 10%。这是由于下丘脑、延髓受压导致 a- 肾上腺素能神经活性增强，血压反应性增高，左心室负荷过重，左心房及肺静脉压增高，肺毛细血管压力增高，液体外渗，引起肺水肿，病人表现为呼吸急促，痰鸣，并有大量泡沫状血性痰液。

（张士法）

第二节　颅内压增高

颅内压增高是神经外科临床上最常见的重要问题，尤其是颅内占位性病变的患者，往往会出现颅内压增高症状和体征。颅内压增高会引发脑庙危象，可使病人因呼吸循环衰竭而死亡，因此对颅内压增高及时诊断和正确处理，十分重要。

一、分类

（一）颅内压增高的类型根据病因不同，颅内压增高可分为两类：

1. 弥漫性颅内压增高由于颅腔狭小或脑实质的体积增大而引起，其特点是颅腔内各部位及各分腔之间压力均匀升高，不存在明显的压力差，因此脑组织无明显移位。临床所见的弥漫性脑膜脑炎、弥漫性脑水肿、交通性脑积水等所引起的颅内压增高均属于这一类型。

2. 局灶性颅内压增高因颅内有局限的扩张性病变，病变部位压力首先增高，使附近的脑组织受到挤压而发生移位，并把压力传向远处，造成颅内各腔隙间的压力差，这种压力差导致脑室、脑干及中线结构移位。病人对这种颅内压增高的耐受力较低，压力解除后神经功能的恢复较慢且不完全，这可能与脑移位和脑局部受压引起的脑缺血和脑血管自动调节功能损害有关。由于脑局部受压较久，该部位的血管长期处于张力消失状态，管壁肌层失去了正常的舒缩能力，因此血管管腔被动地随颅内压的降低而扩张，管壁的通透性增加并有渗出，甚至发生脑实质内出血性水肿。

（二）根据病变发展的快慢不同，颅内压增高可分为急性、亚急性和慢性三类：

1. 急性颅内压增高：见于急性颅脑损伤引起的颅内血肿、高血压性脑出血等。其病情发展快，颅内压增高所引起的症状和体征严重，生命体征（血压、呼吸、脉搏、体温）变化剧烈。

2. 亚急性颅内压增高：病情发展较快，但没有急性颅内压增高那么紧急，颅内压增高的反应较轻或不明显。亚急性颅内压增高多见于发展较快的颅内恶性肿瘤、转移瘤及各种颅内炎症等。

3. 慢性颅内压增高：病情发展较慢，可长期无颅内压增高的症状和体征，病情发展时好时坏。多见于生长缓慢的颅内良险肿瘤、慢性硬脑膜下血肿等。

急性或慢性颅内压增高均可导致脑庙发生。脑庙发生后，移位脑组织被挤进小脑幕裂孔、硬脑膜裂隙或枕骨大孔中，压迫脑干，产生一系列危急症状。脑庙发生又可加重脑脊液和血液循环障碍，使颅内压力进一步增高，从而使脑疵更加严重。

二、引起颅内压增高的疾病

能引起颅内压增高的常见的中枢神经系统疾病如下：

1. 颅脑损伤

由于颅内血管损伤而发生的颅内血肿，脑挫裂伤伴有的脑水肿是外伤性颅内压增高常见原因。外伤性蛛网膜下腔出血，血块沉积在颅底脑池而引起的脑脊液循环障碍，以及红细胞阻塞蛛网膜颗粒所引起的脑脊液吸收障碍等，也是颅内压增高的常见原因。其他如外伤性蛛网膜炎及静脉窦血栓形成或脂肪栓塞亦可致颅内压增高，但较少见。

2. 颅内肿瘤

颅内肿瘤出现颅内压增高者约占 80% 以上。一般肿瘤体积愈大，颅内压增高愈明显。但肿瘤大小并非是影响颅内压增高的程度的唯一因素，肿瘤的部位、性质和生长速度也有重要影响。例如位于脑室或中线部位的肿瘤，虽然体积不大，但由于堵塞室间孔、中脑导水管或第四脑室脑脊液循环通路，易产生梗阻性脑积水，因而颅内压增高症状可早期出现而且显著。位于颅前窝和颅中窝底部或位于大脑半球凸面的肿瘤，有时瘤体较大但颅内压增高症状出现较晚；而一些恶性胶质瘤或脑转移癌，由于肿瘤生长迅速，且肿瘤周围伴有严重的脑水肿，故多在短期内即出现较明显的颅内压增高。

3. 颅内感染

脑脓肿病人多数有明显的颅内压增高。化脓性脑膜炎亦多引起颅内压增高，并随着炎症的好转，颅内压力亦逐渐恢复正常。结核性脑膜炎晚期，因脑底部炎症性物质沉积，使脑脊液循环通路受阻，往往出现严重的脑积水和颅内压增高。

4. 脑血管疾病

由多种原因引起的脑出血都可造成明显的颅内压增高。颅内动脉瘤和脑动静脉畸形发生蛛网膜下腔出血后，由于脑脊液循环和吸收障碍形成脑积水，而发生颅内压增高。颈内动脉血栓形成和脑血栓，脑软化区周围水肿，也可引起颅内压增高。如软化灶内出血，则可引起急剧的颅内压增高，甚至可危及病人生命。

5. 脑寄生虫病

脑囊虫病引起的颅内压增高的原因有：①脑内多发性囊虫结节可引起弥散性脑水肿；②单个或数个囊虫在脑室系统内阻塞导水管或第四脑室，产生梗阻性脑积水；③葡萄状囊虫体分布在颅底脑池时引起粘连性蛛网膜炎，使脑脊液循环受阻。脑包虫病或脑血吸虫性肉芽肿，均在颅内占有一定体积，由于病变较大，因而产生颅内压增高。

6. 颅脑先天性疾病

婴幼儿先天性脑积水多由于导水管的发育畸形，形成梗阻性脑积水；颅底凹陷和先天性小脑扁桃体下庙畸形，脑脊液循环通路可在第四脑室正中孔或枕大孔区受阻；狭颅症，由于颅缝过早闭合，颅腔狭小，限制脑的正常发育，从而引起颅内压增高。

7. 良性颅内压增高

良性颅内压增高又称假脑瘤综合征，以脑蛛网膜炎比较多见，其中发生于颅后窝者颅内压增高最为显著。颅内静脉窦（上矢状窦或横窦）血栓形成，由于静脉回流障碍引起颅内压增高。其他代谢性疾病、维生素 A 摄人过多、药物过敏和病毒感染所引起的中毒性脑病等均可引起颅内压增高。但多数颅内压增高症状可随原发疾病好转而逐渐恢复正常。

8. 脑缺氧

心跳骤停或昏迷病人呼吸道梗阻，在麻醉过程中出现喉痉挛或呼吸停止等均可发生严重脑缺氧。另外，癫痛持续状态和喘息状态（肺性脑病）亦可导致严重脑缺氧和继发性脑水肿，从而出现颅内压增高。

三、临床表现

颅内压增高的主要症状和体征如下：

1. 头痛　这是颅内压增高最常见的症状之一，程度不同，以早晨或晚间较重，部位多在额部及颖部，可从颈枕部向前方放射至眼眶。头痛程度随颅内压的增高而进行性加重。当用力、咳嗽、弯腰或低头活动时常使头痛加重。头痛性质以胀痛和撕裂痛为多见。

2. 呕吐　当头痛剧烈时，可伴有恶心和呕吐。呕吐呈喷射性，易发生于饭后，有时可导致水电解质紊乱和体重减轻。

3. 视神经乳头水肿　这是颅内压增高的重要客观体征之一。表现为视神经乳头充血，边缘模糊不清，中央凹陷消失，视盘隆起，静脉怒张。若视神经乳头水肿长期存在，则视盘颜色苍白，视力减退，视野向心缩小，称为视神经继发性萎缩。此时如果颅内压增高得以解除，往往视力的恢复也并不理想，甚至继续恶化和失明。

以上三者是颅内压增高的典型表现，称之为颅内压增高“三主征”。颅内压增高的三主征各自出现的时间并不一致，可以其中一项为首发症状。颅内压增高还可引起一侧或双侧展神经麻痹和复视。

4. 意识障碍及生命体征变化疾病初期意识障碍可出现嗜睡，反应迟钝。严重病例，可出现昏睡、昏迷、伴有瞳孔散大、对光反应消失、发生脑庙，去脑强直。生命体征变化为血压升高、脉搏徐缓、呼吸不规则、体温升高等病危状态甚至呼吸停止，终因呼吸循环衰竭而死亡。

5. 其他症状和体征头晕、碎倒，头皮静脉怒张。在小儿患者可有头颅增大、颅缝增宽或分裂、前自饱满隆起。头颅叩诊时呈破罐声及头皮和额眶部浅静脉扩张。

四、诊断

通过全面而详细地询问病史和认真地神经系统检查，可发现许多颅内疾病在引起颅内压增高之前已有一些局灶性症状与体征，由此可作出初步诊断。如小儿的反复呕吐及头围迅速增大，成人的进行性剧烈的头痛、癫痛发作，进行性瘫痪及各种年龄病人的视力进行性减退等，都应考虑到有颅内占位性病变的可能。应注意鉴别神经功能性头痛与颅内压增高所引起的头痛的区别。当发现有视神经乳头水肿及头痛、呕吐三主征时，则颅内压增高的诊断大致可以肯定。但由于病人的自觉症状常比视神经乳头水肿出现的早，应及时地作以下辅助检查，以尽早诊断和治疗。

1. 电子计算机 X 线断层扫描 (CT) 目前 CT 是诊断颅内占位性病变的首选辅助检查措施。它不仅能对绝大多数占位性病变作出定位诊断，而且还有助于定性诊断。CT 具有无创伤性特点，易于被患者接受。

2. 磁共振成像 (MRD 在 CT 不能确诊的情况下，可进一步行 MRI 检查，以利于确诊。MRI 同样也具有无创伤性，但检查费用高昂。

3. 脑血管造影 (cerebral angiography) 主要用于疑有脑血管畸形或动脉瘤等疾病的病例。数字减影血管造影 (DSA)，不仅使脑血管造影术的安全性大大提高，而且图像清晰，使疾病的检出率提高。

4. 头颅 X 线摄片颅内压增高时，可见颅骨骨缝分离，指状压迹增多，鞍背骨质稀疏及蝶鞍扩大等。X 线片对于诊断颅骨骨折，垂体瘤所致蝶鞍扩大以及听神经瘤引起内听道孔扩大等，具有重要价值。但单独作为诊断颅内占位性病变的辅助检查手段现已少用。

5. 腰椎穿刺腰穿测压对颅内占位性病变患者有一定的危险性，有时引发脑庙，故应当慎重进行。

五、治疗

1. 一般处理凡有颅内压增高的病人，应留院观察。密切观察神志、瞳孔、血压、呼吸、脉搏及体温的变化，以掌握病情发展的动态。有条件时可作颅内压监护，根据监护中所获得压力信息来指导治疗。频繁呕吐者应暂禁食，以防吸人性肺炎。不能进食的病人应予补液，补液量应以维持出人液量的平衡为度，补液过多可促使颅内压增高恶化。注意补充电解质并调整酸碱平衡。用轻泻剂来疏通大便，不能让病人用力排便，不可作高位灌肠，以免颅内压骤然增高。对意识不清的病人及咳痰困难者要考虑作气管切开术，以保持呼吸道通畅，防止因呼吸不畅而使颅内压更加增高。给予氧气吸人有助于降低颅内压。病情稳定者需尽早查明病因，以明确诊断，尽快施行去除病因的治疗。

2. 病因治疗颅内占位性病变，首先应考虑作病变切除术。位于大脑非功能区的良性病变，应争取作根治性切除；不能根治的病变可作大部切除、部分切除或减压术；若有脑积水者，可行脑脊液分流术，将脑室内液体通过特制导管分流入蛛网膜下腔、腹腔或心房。颅内压增高已引起急性脑病时，应分秒必争进行紧急抢救或手术处理。

3. 降低颅内压治疗适用于颅内压增高但暂时尚未查明原因或虽已查明原因但仍需要非手术治疗的病例。高渗利尿剂选择应用的原则是:若意识清楚，颅内压增高程度较轻的病例，先选用口服药物。若有意识障碍或颅内压增高症状较重的病例，则宜选用静脉或肌肉注射药物。常用口服的药物有：①氢氯噻嗪 25 ～ 50 mg，每日 3 次；②乙酰唑胺 250 mg，每日 3 次；③氨苯蝶啶 50 mg，每日 3 次；④呋塞米（速尿）20 ～ 40 mg，每日 3 次；⑤ 50% 甘油盐水溶液 60 ml，每日 2 ～ 4 次。常用的可供注射的制剂有：120% 甘露醇 250 ml.，快速静脉滴注，每日 2 ～ 4 次；120% 尿素转化糖或尿素山梨醇溶液 200 ml，静脉滴注，每日 2 ～ 4 次；③呋塞米 20 ～ 40 mg，肌肉或静脉注射，每日 1 ～ 2 次。此外，也可采用浓缩

2倍的血浆100～200 ml静脉注射;20%人血清清蛋白20～40 ml静脉注射,对减轻脑水肿、降低颅内压有效。

4. 激素应用地塞米松5～10 mg静脉或肌肉注射，每日2～3次；氢化可的松100 mg静脉注射，每日1～2次；泼尼松5～10 mg口服，每日1～3次，可减轻脑水肿，有助于缓解颅内压增高。

5. 冬眠低温疗法或亚低温疗法有利于降低脑的新陈代谢率，减少脑组织的氧耗量，防止脑水肿的发生与发展，对降低颅内压亦起一定作用。

6. 脑脊液体外引流有颅内压监护装置的病例，可经脑室缓慢放出脑脊液少许，以缓解颅内压增高。

7. 巴比妥治疗大剂量异戊巴比妥钠或硫喷妥钠注射可降低脑的代谢，减少氧耗及增加脑对缺氧的耐受力，使颅内压降低。但需在有经验的专家指导下应用。在给药期间，应作血药物浓度监测。

8. 辅助过度换气目的是使体内CO_2排出。当动脉血的CO_2分压每下降1 mmHg时，可使脑血流量递减2%，从而使颅内压相应下降。

9. 抗生素治疗控制颅内感染或预防感染。可根据致病菌药物敏感试验选用适当的抗生素。预防用药应选择广谱抗生素，术中和术后应用为宜。

10. 症状治疗对病人的主要症状进行治疗，疼痛者可给予镇痛剂，但应忌用吗啡和哌替啶等类药物，以防止对呼吸中枢的抑制作用，而导致病人死亡。有抽搐发作的病例，应给予抗癫痫药物治疗。烦躁病人给予镇静剂。

（张士法）

第三节　脑疝

解剖学基础颅腔被小脑幕分成幕上腔及幕下腔，幕下腔容纳脑桥、延髓及小脑。幕上腔又被大脑镰分隔成左右两分腔，容纳左右大脑半球。由于两侧幕上分腔借大脑镰下的镰下孔相通，所以两侧大脑半球活动度较大。中脑在小脑幕切迹裂孔中通过，其外侧面与颖叶的钩回、海马回相邻。发自大脑脚内侧的动眼神经越过小脑幕切迹走行在海绵窦的外侧壁直至眶上裂。颅腔与脊髓腔相连处的出口称为枕骨大孔。延髓下端通过此孔与脊髓相连。小脑蚓锥体下部两侧的小脑扁桃体位于延髓下端的背面，其下缘与枕骨大孔后缘相对。

一、概念

当颅内某分腔有占位性病变时，该分腔的压力大于邻近分腔的压力，脑组织从高压力区向低压力区移位，导致脑组织、血管及颅神经等重要结构受压和移位，有时被挤入硬脑膜的间隙或孔道中，从而出现一系列严重临床症状和体征，称为脑疝(brain- hernia)。

二、病因

及分类颅内任何部位占位性病变发展到严重程度均可导致颅内各分腔压力不均而引起脑庙。常见病因有：①外伤所致各种颅内血肿，如硬膜外血肿、硬膜下血肿及脑内血肿；②颅内脓肿；③颅内肿瘤尤其是颅后窝、中线部位及大脑半球的肿瘤；④颅内寄生虫病及各种肉芽肿性病变；⑤医源性因素，对于颅内压增高病人，进行不适当的操作如腰椎穿刺，放出脑脊液过多过快，使各分腔间的压力差增大，则可促使脑疝形成。根据移位的脑组织及其通过的硬脑膜间隙和孔道，可将脑疝分为以下常见的三类：①小脑幕切迹疝又称颞叶疝。为颞叶的海马回、钩回通过小脑幕切迹被推移至幕下；②枕骨大孔疝又称小脑扁桃体疝，为小脑扁桃体及延髓经枕骨大孔推挤向椎管内；③大脑镰下疝又称扣带回疝，一侧半球的扣带回经镰下孔被挤人对侧分腔。

三、病理

当发生脑疝时，移位的脑组织在小脑幕切迹或枕骨大孔处挤压脑干，脑干受压移位可致其实质内血管受到牵拉，严重时基底动脉进人脑干的中央支可被拉断而致脑干内部出血，出血常为斑片状，有时出血可沿神经纤维走行方向达内囊水平。由于同侧的大脑脚受到挤压而造成病变对侧偏瘫，同侧动眼神经受到挤压可产生动眼神经麻痹症状。移位的钩回、海马回可将大脑后动脉挤压于小脑幕切迹缘上致枕叶皮层缺血坏死。小脑幕切迹裂孔及枕骨大孔被移位的脑组织堵塞，从而使脑脊液循环通路受阻，则进一步加重了颅内压增高，形成恶性循环，使病情迅速恶化。

四、临床表现

不同类型的脑疝各有其临床特点，在此仅简述小脑幕切迹疝及枕骨大孔疝的临床表现：

1. 小脑幕切迹疝①颅内压增高的症状：表现为剧烈头痛，与进食无关的频繁的喷射性呕吐。头痛程度进行性加重伴烦躁不安。急性脑庙患者视神经乳头水肿可有可无。②瞳孔改变：病初由于患侧动眼神经受刺激导致患侧瞳孔变小，对光反射迟钝，随病情进展患侧动眼神经麻痹，患侧瞳孔逐渐散大，直接和间接对光反射均消失，并有患侧上睑下垂、眼球外斜。如果脑疝进行性恶化，影响脑干血供时，由于脑干内动眼神经核功能丧失可致双侧瞳孔散大，对光反射消失，此时病人多已处于濒死状态。③运动障碍：表现为病变对侧肢体的肌力减弱或麻痹，病理征阳性。脑庙进展时可致双侧肢体自主活动消失，严重时可出现去脑强直发作，这是脑干严重受损的信号。④意识改变：由于脑干内网状上行激动系统受累，病人随脑病进展可出现嗜睡、浅昏迷至深昏迷。• ⑤生命体征紊乱：由于脑干受压，脑干内生命中枢功能紊乱或衰竭，可出现生命体征异常。表现为心率减慢或不规则，血压忽高忽低，呼吸不规则、大汗淋漓或汗闭，面色潮红或苍白。体温可高达 41 ℃以上或体温不升。最终因呼吸循环衰竭而致呼吸停止，血压下降，心脏停搏。

2. 枕骨大孔疝由于脑脊液循环通路被堵塞，颅内压增高，病人剧烈头痛。频繁呕吐，颈项强直，强迫头位。生命体征紊乱出现较早，意识障碍出现较晚。因脑干缺氧，瞳孔可忽大忽小。由于位于延髓的呼吸中枢受损严重，病人早期可突发呼吸骤停而死亡。

五、治疗

脑疝是由于急剧的颅内压增高造成的，在作出脑疮诊断的同时应按颅内压增高的处理原则快速静脉输注高渗降颅内压药物，以缓解病情，争取时间。当确诊后，根据病情迅速完成开颅术前准备，尽快手术去除病因，如清除颅内血肿或切除脑肿瘤等。如难以确诊或虽确诊而病因无法去除时，可选用下列姑息性手术，以降低颅内高压和抢救脑病。

1. 侧脑室体外引流术经额、眶、枕部快速钻颅或锥颅，穿刺侧脑室并安置硅胶引流管行脑脊液体外引流，以迅速降低颅内压，缓解病情。特别适于严重脑积水患者，这是临床上常用的颅脑手术前的辅助性抢救措施之一。

2. 脑脊液分流术脑积水的病例可施行侧脑室一腹腔分流术（ventriculo-peritoneal- shunt)。

侧脑室一心房分流术现已较少应用。导水管梗阻或狭窄者，可选用侧脑室－枕大池分流术或导水管疏通术。

3. 减压术小脑幕切迹疝时可采用颞肌下减压术；枕骨大孔疝时可采用枕肌下减压术。重度颅脑损伤致严重脑水月中而颅内压增高时，可采用去骨瓣减压术，但目前已较少应用。以上方法称为外减压术。在开颅手术中可能会遇到脑组织肿胀膨出，此时可将部分非功能区脑叶切除，以达到减压目的，称为内减压术。

（张士法）

第二十八章 颅脑和脊髓先天性畸形

第一节 先天性脑积水

先天性脑积水(congenital hydrocephalus)或称婴儿脑积水(infantile hydrocephalus)，指婴幼儿时期由于脑脊液循环受阻、吸收障碍或分泌过多使脑脊液大量积聚于脑室系统或蛛网膜下腔，导致脑室或蛛网膜下腔扩大，形成的头颅扩大、颅内压增高和脑功能障碍。较大儿童和成人的脑积水则无头颅扩大表现。

一、分类

1. 非交通性脑积水（阻塞性脑积水）[non-communicating (obstructive) hydrocephalus] 由于脑室系统有梗阻所致，梗阻部位多在脑室系统的狭窄处，如室间孔、导水管或第四脑室出口处等，梗阻以上的脑室系统可显著扩大。

2. 交通性脑积水(communicating hydrocephalus)脑室和蛛网膜下腔之间并无梗阻，梗阻部位是在脑脊液流出脑室后的更远端，大多在基底池的部位；脑脊液可以流到枕大池和脊髓蛛网膜下腔，但不能到达幕上的蛛网膜下腔，即大脑半球表面，这样，脑脊液不能被蛛网膜颗粒吸收。

二、病因

造成婴儿脑积水的常见原因是产伤后颅内出血和新生儿或婴儿期化脓性、结核性或其他种类脑膜炎，它们容易造成脑内某些部位，如第四脑室开口、环池、中脑和小脑幕游离缘之间间隙的继发粘连，致脑脊液流通障碍；也可因大脑表面蛛网膜下腔的粘连，或上矢状窦旁的蛛网膜颗粒发生粘连，而使脑脊液回收障碍。先天畸形所致脑积水只占约 1/4 病例，其中有中脑导水管狭窄、第四脑室中孔和侧孔闭锁(Dandy-Walker 畸形）和小脑扁桃体下庙畸形(Arnold-Chiari 畸形）等，后者可伴有脑积水和脊柱裂。在婴幼儿，由于肿瘤所致的脑积水较为少见，另有约 1/4 的脑积水病因不明。

三、临床表现

出生 6 个月内的脑积水患儿，其颅内压增高的表现并非头痛和视乳头水肿，而是头围明显增大，额顶凸出，囟门扩大隆起，颅缝增宽，头顶扁平，头发稀少，头皮静脉怒张，面颅明显小于头颅，颅骨变薄和叩诊呈破罐音。晚期出现眶顶受压变薄和下移，使眼球受压下旋以致上部巩膜外露，呈落日状。第三脑室扩大影响中脑，引起眼球运动障碍或瞳孔反射异常。脑皮质受压变薄，患儿智力低弱，可有抽搐发作。

四、辅助检查

1. X 线颅骨摄片可显示颅腔扩大、颅骨变薄、自门增大和骨缝分离。中脑导水管阻塞者，因常伴枕大池发育不良，后颅窝显得狭小。寰枕区的骨畸形，提示可能同时存在脑发育异常。颅底部的异常钙化影提示结核性脑膜炎的可能。

2. CT 检查可显示脑室扩大程度和脑皮质厚度，推断梗阻的部位，同时可显示有无肿瘤等病变。CT 检查并可用于复查或追踪脑积水的病情发展。

3. MRI 检查能准确地显示脑室和蛛网膜下腔各部位的形态、大小和存在的狭窄，显示梗阻原因和其他合并异常情况较 CT 敏感，还可进行脑脊液动力学检查（脑脊液电影）。

4. 放射性核素扫描（ECT）有助于明确是否存在脑脊液吸收障碍。

治疗除极少数经利尿、脱水等治疗或未经治疗可缓解症状，停止发展外，绝大多数脑积水患儿需行手术治疗。目前常采用的手术有如下三种：

（一）解除梗阻的手术

对 Arnold-Chiari 畸形小脑扁桃体下病所致枕骨大孔处的梗阻，可行后颅窝减压术解除。对 Dandy-Walker 畸形第四脑室出口的梗阻，如果蛛网膜下腔无粘连，可打开第四脑室恢复通路。

（二）建立旁路引流的手术

1. Torkildsen 手术置导管将侧脑室与枕大池相连通。较大儿童或成人的单纯中脑导水管梗阻，可采用此法；婴幼儿脑积水常伴有基底池粘连，不宜采用此法。

2. 第三脑室造瘘术在终板上打开一孔，使脑脊液从脑室流向交叉池；或通过脑室镜在第三脑室底部开孔，使脑脊液流人脚间池。这种方法收效多不持久。

（三）分流术（shunts）

通过改变脑脊液的循环途径，将脑脊液分流到人体体腔而吸收，达到重建脑脊液循环通路的目的。特制的脑室分流管具有单向性防逆流和控制脑脊液流量防止颅内压过低的功能，有可按压的阀门装置供测试导管的通畅性和起冲击防堵塞的作用，以及防虹吸作用的装置等。由于阀门对流量的控制只适应在一定压力范围内，分流管按其阀门所适应的压力范围，区分为低、中、高压等类型，供临床依不同病情选择使用。婴儿脑积水因存在颅骨扩张对颅内压的缓冲作用，应选用低压分流管；较大儿童或成人的脑积水，为避免颅内压过低，应选择中压分流管。分流术有以下几种：

1. 腰脊髓蛛网膜下腔一腹腔分流术（lumbar subarachnoido-peritoneal shunt）仅适用于交通性脑积水。

2. 脑室一体腔分流术适用于任何类型的脑积水。有多处体腔可供分流用，常用者为：

(1) 脑室一腹腔分流术（ventriculo-peritoneal shunt）：简便易行，目前最常应用。分流管的脑室端通过颖后部颅骨钻孔插人侧脑室内，导管其余部分由皮下经耳后和颈胸部引至腹部，通过剖腹将分流管的腹腔端置人腹腔内。

(2) 脑室一心房分流术（ventriculo-atrial shunt）：分流管的脑室端通过颖后部颅骨钻孔插人脑室内，导管其余部分由皮下经耳后引至颈部，将分流管的心房端插人颈内静脉，经上腔静脉到右心房内。

五、并发症

1. 堵管表现为术后脑积水的症状经历一段时间缓解后又加重，或术后 CT 检查脑室已经缩小复查时又扩大；按压分流管的阀门装置时感觉阻力增大难以按下，或按下后不易再充盈。常见的堵管原因有：①脑脊液蛋白含量过高，若脑脊液蛋白超过 5 g/L,、堵管的机会明显增加;②脑室内出血，血液或血凝块可堵塞分流管的脑室端，采用脑室心房分流术者，血液逆流可堵塞分流管的心房端；③大网膜粘连包裹或挤人引流管的腹腔端内。

2. 感染来源有：①皮肤，如覆盖阀门的皮肤溃疡；②分流管，如灭菌不彻底，阀门等处易有细菌藏身；③手术操作污染。术后感染为棘手问题，对脑室心房分流术者后果尤为严重。临床表现可为寒战、高热等急性感染征象，也可呈持续发热、贫血、脾肿大等慢性菌血症表现，血培养阳性而脑脊液培养阴性。预防感染须极力避免在感染尚未完全控制的情况下施行分流术，注重对分流管和手术器械的高度灭菌要求，严格的无菌操作和无损伤操作；一旦感染形成，抗生素常无效，需取出分流管，才能控制感染。

（张士法）

第二节　颅裂和脊柱裂

颅裂（cranium bifidum）和脊柱裂（spina bifida）都是由于胚胎发育障碍所致。颅裂和脊柱裂均可分为显性和隐性两类。隐性颅裂（cranium bifidum occultum）只有颅骨缺损而无颅腔内容物的膨出，隐性脊柱裂（spina bifida occulta）只有椎管的缺损而无椎管内容物的膨出，隐性颅裂和脊柱裂大多无需特殊治疗。下面仅讨论显性颅裂和脊柱裂。

一、颅裂

显性颅裂（cranium bifidum apertum）又称囊性颅裂（cranium bifidum cysticum）或囊性脑膜膨出（cystic meningocele），根据膨出物的内容可分为：①脑膜膨出（meningocele）：内容物为脑膜和脑脊液；②脑膨出（encephalocele）：内容物为脑膜和脑实质，不含脑脊液；③囊状脑膜脑膨出（cystic meningoencephalocele）：内容物为脑膜、脑实质和部分脑室，脑实质与脑膜之间有脑脊液；④囊状脑膨出（cystic encephalocele）：内容物为脑膜、脑实质和部分脑室，但在脑实质和脑膜之间无脑脊液存在。

1. 临床表现和诊断

颅裂多发于颅骨的中线部位，好发于枕部及鼻根部。出生时即可发现一局部肿块，随年龄的增长而增大。位于枕部者，若为囊状脑膜脑膨出，其颅骨缺损直径可达数厘米，肿块可甚巨大，实质感，不透光，不能压缩，啼哭时张力不变，覆盖于肿块表面的皮肤变薄，极易发生破溃感染；若为脑膜膨出，则颅骨缺损直径较小，可小至数毫米，肿块较小，囊性感，能压缩，啼哭时张力可变。其余几种囊性颅裂的表现介于上述两者之间。位于颅底的囊性颅裂常在鼻根部，表现为眼距增宽，眼眶变小，可堵塞鼻腔引起呼吸困难，并可引起泪囊炎；从筛板向鼻腔突出者，形状可类似鼻息肉；位于颅底的囊性颅裂除压迫局部组织结构引起局部功能障碍外，还可影响相应的脑神经，出现脑神经损害的症状和体征。位于颅盖部的脑膜脑膨出，可合并脑发育不全、脑积水等其他脑畸形，故可有肢体瘫痪、挛缩或抽搐等脑损害征象。单纯的脑膜膨出未合并其他脑畸形者，可无神经系统症状，智力发育也不受影响。

病人如有上述临床表现，X线摄片显示有颅骨缺损，即可诊断为囊性颅裂。CT检查能清楚地显示颅裂的部位、大小、膨出的内容以及是否合并脑发育不全、脑积水等。MRI检查可更清晰地显示脑部畸形和膨出物的各种内容。

2. 治疗

尽早手术。手术治疗的目的是关闭颅裂处的缺损，切除膨出的肿块，将膨出的脑组织复位。位于颅盖者，颅骨缺损可暂不修补，只需修补硬脑膜和缝合头皮。位于颅底部者，常需开颅修补颅骨裂孔及硬脑膜。有脑积水者，需先作脑脊液分流术。已有呼吸阻碍或肿块表面变薄者，应及早提前手术。

二、脊柱裂

脊柱裂最常见的形式是棘突及椎板缺如，椎管向背侧开放，好发于腰骶部。脊柱裂可分为：①脊膜膨出（meningocele）：脊膜囊样膨出，含脑脊液，不含脊髓神经组织；②脊髓脊膜膨出（myelomeningocele）膨出物含有脊髓神经组织；③脊髓膨出（myelocele）即脊髓外露，脊髓一段呈平板式的暴露于外界。

1. 临床表现

（1）局部表现出生后在背部中线有一囊性肿物，随年龄增大而增大，体积小者呈圆形，较大者可不规则，有的基底宽阔，有的为一细颈样蒂。肿块表面的皮肤可为正常，也可有稀疏或浓密的长毛及异常色素沉着，有的合并毛细血管瘤，或有深浅不一的皮肤凹陷，啼哭或按压前自时，囊肿的张力可能增高；若囊壁较薄，囊腔较大，透光试验可为阳性。本病的皮肤改变需与先天藏毛窦鉴别，后者窦道的管壁由皮肤组织构成，窦道长短不一，短者呈盲管状，长者深达椎管，可引起感染或并发肿瘤。

（2）脊髓、神经受损表现可表现程度不等的下肢弛缓性瘫痪和膀胱、肛门括约肌功能障碍，某些隐性脊柱裂患者在成长过程中，排尿障碍日趋明显，直到学龄期仍有尿失禁，这是终丝在骨裂处形成粘连紧拉脊髓产生的脊髓栓系综合征。MRI 检查可见脊髓圆锥下移，终丝变粗，横径在 2 mm 以上。

2. 诊断

根据上述临床表现，脊柱 X 线摄片可见棘突、椎板缺损，穿刺囊腔抽到脑脊液，诊断即可确立。MRI 检查可见到膨出物内的脊髓、神经，并可见到脊髓空洞症等畸形。

3. 治疗

显性脊柱裂均需手术治疗，手术时机在出生后 1 ～ 3 个月；如囊壁已极薄须提前手术。手术切开囊壁后，分离松解与囊壁粘连的神经组织，将之还纳人椎管内，切除多余的囊壁，严密缝合脊膜的开口，并将裂孔两旁筋膜翻转重叠覆盖加以修补。

（张士法）

第三节　狭颅症

狭颅症（craniostenosis）亦称颅缝早闭（craniosynostosis）或颅缝骨化症（craniostosis）。由于颅缝过早闭合，以致颅腔狭小不能适应脑的正常发育。病因不明，可能与胚胎期中胚叶发育障碍等有关。据统计出生 2 个月内脑重量增加 20%，至 6 个月增加 1 倍，1 年时增加 2 倍；颅骨则随脑的发育而相应增长。在此期间若出现一条或数条颅缝过早闭合，与所闭合颅缝垂直方向上的颅骨不能充分生长，而其他颅缝两侧的颅骨过度生长，形成各种头颅狭小畸形；而且更重要的是狭小颅腔压迫和限制了正在迅速发育中的脑组织，引起颅内压增高和各种脑功能障碍。

1. 临床表现

（1）头颅畸形有各种类型，因受累颅缝的不同而异。如所有颅缝均过早闭合，形成尖头畸形或塔状头（turricephaly）；如为矢状缝过早闭合，形成舟状头（scaphocephaly）或长头畸形；两侧冠状缝过早闭合，形成短头（brachycephaly）或扁头畸形；一侧冠状缝过早闭合，形成斜头（plagiocephaly）畸形。

（2）脑功能障碍和颅内压增高患儿智能低下，精神萎糜或易于激动，可出现癫痫、四肢肌力减弱等神经症状，并有头痛、呕吐和视乳头水肿等颅内压增高表现，晚期发生视神经萎缩、视野缺损甚至失明。

2. 诊断依据

上述头颅特征，X 线颅骨摄片发现骨缝过早消失，代之以融合处骨密度增加，并有脑回压迹增多、鞍背变薄等颅内压增高征象，一般不难诊断，但需与先天性脑发育不全所致的小头畸形相鉴别，后者的头颅狭小系继发于脑的发育不良，无颅缝早闭，无颅内压增高。

3. 治疗

狭颅症的手术治疗有两种方式，一是切除过早闭合的骨缝，再造新的骨缝，二是切除大块骨质以达到减压和有利于脑的发育。手术越早效果越好，生后 6 个月以内手术者预后较好；一旦出现视神经萎缩和智能障碍，即使施行手术，功能已不易恢复。

（张士法）

第四节 颅底陷入症

颅底陷入症（basilar invagination）的主要特点是枕骨大孔周围的颅底骨结构向颅内陷人，枢椎齿突高出正常水平，甚至突人枕骨大孔；枕骨大孔的前后径缩短和颅后窝狭小，因而使延髓受压和局部神经受牵拉。病因以先天性发育畸形为常见，可与扁平颅底（platybasia）（颅前窝底与斜坡构成的颅底，角 >145° ），寰枢椎畸形、小脑扁桃体下病等合并存在。

1. 临床表现

婴幼儿颅底和颈椎骨化尚未完成，组织结构松而富于弹性，故此期多不出现临床症状，成年以后，由于枕骨大孔区域的筋膜、韧带、硬脑膜和蛛网膜的增厚、瘫痕、粘连以及损伤等因素，导致局部神经组织和血管受损，出现颈神经根、后组脑神经受损症状和延髓、小脑功能障碍。严重者尚可出现颅内压增高，并可因小脑扁桃体庙而致死。症状多为缓慢进行性加重，其间可有自行缓解期。

2. 诊断

在 X 线颅骨侧位片上，自硬愕后缘至枕骨大孔的后上缘作一联线，如枢椎齿状突超出此联线 3 mm 以上，即可确诊。本病还须与单纯的扁平颅底相鉴别，后者不引起压迫症状。MRI 能清楚地显示延髓、颈髓的受压部位和有无小脑扁桃体庙，便于估计病情和制订手术方案。

3. 治疗

对有 X 线检查证据者，若无明显临床症状，可暂不手术；但应嘱患者注意避免外伤。若已出现明显临床症状，需及时进行手术治疗。手术包括广泛枕下减压术和酌情切除第 1 ～ 3 颈椎椎板，术中须广泛切开硬脑膜和增厚的蛛网膜，分离粘连，以求松解和减压充分。在安置手术体位时，应注意勿使病人头部过度后仰，以免使潜在的小脑扁桃体疝加重延髓损害导致呼吸停止或死亡。

（张士法）

第二十九章 胸壁疾病

第一节 先天性胸壁畸形

【概述】

先天性胸壁畸形是一泛称，是指胸壁先天性发育异常导致外形及解剖结构发生的改变，形成各种胸壁畸形。常见的胸壁畸形有：凹陷畸形（漏斗胸）、凸出畸形（鸡胸）、波兰综合征、胸骨裂或缺如等。先天性胸壁畸形可合并先天性心脏病，约占 1.5%。中度以上胸壁畸形患者，除影响心肺功能外，可导致心理负担和性格改变，对这些畸形应手术治疗。最常见的是漏斗胸和鸡胸胸壁畸形。

1．漏斗胸　漏斗胸是胸骨、肋软骨及部分肋骨向内凹陷畸形，又称胸骨凹陷。病因尚不清楚，但与家族遗传有关。据统计有家族史者占 20% ～ 37%。漏斗胸大多发生在出生时或一岁以内的婴幼儿。发病率男多于女，为 4:1；约 1/4 的患者伴有脊柱侧凸畸形。漏斗胸对肺功能有一定影响，患者对运动的耐受力降低。漏斗胸可影响心脏、血管功能。因胸骨向后移位，推压心脏向左移，右心室受压，右室压增高，心搏出量降低，仰卧位时受影响更重。漏斗胸伴脊柱侧弯畸形者，心动超声检查可发现二尖瓣脱垂，发生率占 18% ～ 65%。这与胸骨压迫有关。手术矫正后能明显改善心肺功能。

2．鸡胸　鸡胸是胸骨向前方凸起的一种畸形，较漏斗胸更为少见，占所有胸壁畸形的 16. 7%。病因不十分清楚，认为与遗传有关，因为家族中有胸壁畸形患者，鸡胸的发生率明显增加。鸡胸根据肋软骨、胸骨向前凸出畸形的形状分为三种：I 型是对称型畸形，为最常见类型，占 90%。胸骨体和下部肋软骨对称性向前突出，肋软骨的外侧部分和肋骨向内凹陷。Ⅱ型是非对称性畸形，较少见，占 9%。表现为一侧肋软骨向前突，对侧肋软骨正常或接近正常。Ⅲ型是软骨胸骨柄畸形，更少见，占 1%。表现为胸骨柄的突出和胸骨体的下陷。鸡胸伴有脊柱侧凸畸形者 12% 有家族史。有一半患者，11 岁以后才发现有畸形；另一部分患者出生时畸形轻，幼儿期有进展，特别在青春期生长发育的时期更明显。患者很少有心肺受压的症状，部分患者可有支气管喘息症。大部分患者因胸壁畸形，精神上负担重。

【临床表现】

1．漏斗胸　较轻的漏斗胸无明显症状，畸形严重的患者，生长发育差、消瘦、易感冒，反复出现呼吸道感染，常有肺炎、支气管炎或喘息性支气管炎；运动后出现呼吸困难或心悸。患者呈凹胸、凸腹特征。多数患儿有特征性体形，胸扁而宽，脊柱侧凸，“钩状肩”畸形。

2、鸡胸症状与漏斗胸基本相同　体征主要是胸廓前后径增大，胸骨体向前突出畸形，肋软骨向前突出或凹陷。

【诊断要点】

1．漏斗胸

(1) 病史、症状和体征。

(2) 胸部正、侧位 X 线片：心影多向左胸移位，肋骨的后部平直，前部急骤向前下方倾斜；侧位片胸骨下部明显向后凹陷，重者可接近脊柱前缘。胸 CT 对胸廓变形显示更清楚。

(3) 诊断的同时应判明严重程度及有无手术适应证，常用以下三种方法：

1）漏斗胸指数（F21）：F21>0.30 为重度凹陷；0.21 ～ 0.30 为中度；<0.2 为轻度。

计算公式：F21=a×b×c/A×BX×C

a：漏斗胸凹陷部的纵径；b；漏斗胸凹陷部的横径；c；漏斗胸凹陷部的

深度；

A:胸骨长度；B：胸廓的横径；C：胸骨角至椎体的最短距离。

2）胸脊间距：根据 x 线胸部侧位片，胸骨凹陷深处后缘与脊柱前缘间距

> 轻度；5 ～ 7cm 为中度；<5cm 为重度。

3）盛水量：患者仰卧位，用水置满凹陷处的含水量（毫升）。

2．鸡胸

(1) 病史、症状和体征。

(2) 胸部正、侧位 X 线片胸中下部向前隆起，无心肺压迫。

【治疗方案及原则】

1．胸壁畸形轻，无心肺受压或心理障碍者，不必手术治疗。

2．漏斗胸重者，心肺功能受到影响，F2I>0.21，胸脊间距中度以上，经术前准备，应择期施行畸形矫正术。手术时间参考虑患者的年龄，3 岁前的患者，部分可自行消失，一般在 3 ～ 5 岁后才考虑手术。手术方法多为胸骨抬举术或胸骨翻转术。

3．鸡胸畸形重者，经术前准备后，择期施行鸡胸畸形矫正术。手术方法多为胸骨翻转或胸骨沉降法。

（张士法）

第二节　胸廓出口综合征

【概述】

胸廓出口综合征是因胸廓上口的锁骨下血管和（或）臂丛神经受压而产生的一系列症状。常见的压迫因素有：颈肋或横突过长、第 1 肋骨畸形、斜角肌变异或肥厚、锁骨分叉、硬化的动脉血管、骨质增生、颈根部外伤、肿大的淋巴结等。锁骨下血管和臂丛神经经过颈腋管到达上肢。在形成本病的过程中，第 1 肋骨是构成钳夹作用的重要因素。第 1 肋骨较扁平，其外侧缘将颈腋管分成近侧段的斜角肌三角和肋锁间隙，其远侧段为腋段。前斜角肌插入附着在第 1 肋骨的斜角肌结节，将肋锁间隙分成两部分，前面部分内有锁骨下静脉，后面部分内有锁骨下动脉和臂丛神经。远侧段是腋管，解剖结构有胸小肌、喙突、肱骨头。该区域也是潜在的神经血管受压区。胸廓出口综合征神经血管受压常发生在斜角肌三角、肋锁间隙、喙突下区域。以女性为多见，多数为一侧。

【临床表现】

1．症状因受压神经或血管的不同，症状亦各异。神经性症状较血管性症状常见。95% 患者有疼痛和感觉异常，表现为患侧颈、肩和臂的疼痛，尺神经分布区的感觉异常和麻木，上肢外展活动时症状加重，约 10% 的患者有上肢肌肉无力和尺神经型小鱼际肌、骨间肌萎缩。血管受压较少见。锁骨下动脉受压时，患肢可有发凉、怕冷、麻木、易疲劳、脉细或无脉。锁骨下静脉受压患肢可有肿胀、手指僵硬、发绀。

2．体征　上肢外展 180 度或患肩向下拉时，可出现神经血管受压表现。尺神经分布区

感觉异常。

【诊断要点】

1．病史、症状和体征。

2．颈胸X线照片可发现颈肋或第1肋骨异常。

3．肌电图检查测定尺神经传导速度，据此可判断臂丛神经受压的程度（正常尺神经传导速度均值为72m/s）。

4．临床试验Adson或斜角肌试验、肋锁骨试验（军姿）、过度外展试验可诱导出桡动脉搏动消失或减弱，并诱发患者产生症状，以此作出临床诊断。

【治疗方案及原则】

诊断明确后，经术前准备，针对病因择期手术治疗。手术径路有后路、前路和腋路，腋路较常用。手术方式包括第1肋骨切除、横突切除，及前斜角肌的离断。术中注意预防神经粘连或复发。

（张士法）

第三节 胸壁结核

【概述】

胸壁结核是指胸壁软组织、肋骨或胸骨的结核病变。多发生于20～40岁的青年及中年人，主要继发于肺或胸膜结核。原发于肺、胸膜的结核灶可直接扩散至胸壁或通过胸膜粘连部的淋巴管，累及胸骨旁、胸椎旁和肋间淋巴结，使之发生结核性干酪样病变，穿过肋间组织，在胸壁软组织中形成结核性脓肿。结核菌也可经血液循环进入肋骨或胸骨骨髓腔，引起结核性骨髓炎，然后穿破骨皮质而形成胸壁结核，但这种情况比较少见。

胸壁结核与原发结核病灶可同时存在。原发病灶可能已是陈旧性病灶改变，特别是继发于结核性胸膜炎者，胸膜炎可能已愈合或遗有胸膜增厚的改变。

胸壁结核的脓肿来自胸壁的深处，穿透肋间肌到达胸壁浅层，往往在肋间肌的内外形成一个哑铃形的脓腔。有的脓腔可经数条窦道通向各方，有的窦道细小弯曲，在其远端又进入一个脓腔，有的窦道可在数条肋骨之下潜行很远。结核脓肿如继发化脓性感染，则可自行破溃，也可因穿刺或切开引流形成经久不愈的窦道。

【临床表现】

1．症状：多无明显的全身症状，若原发结核病变处于活动期，患者可有结核感染反应，如低热、盗汗、乏力及消瘦等。胸壁局部有缓慢增大的肿块，多无红肿。如继发混合感染，局部皮肤变薄伴红肿，可有不同程度的疼痛，当自行破溃可形成经久不愈的慢性窦道。

2．体征：病灶处呈半球形隆起，基底固定，肿块多有波动。有混合感染者触痛明显。如出现窦道，皮肤边缘多呈悬空现象。

【诊断要点】

1．病史、症状和体征。

2．脓肿试验穿刺可抽出无臭稀薄黄白色脓汁或干酪样物。

3．胸部X线片可显示出脓肿的阴影，但一般看不到肋骨的破坏征象，病灶处肋骨的切线位片有时可发现骨皮质破坏改变。亦可见胸膜钙化、肋膈角变钝或肺内陈旧结核灶。

【治疗方案及原则】

1．确诊后择期做病灶清除术。

2．积极全身抗结核治疗，同时注意休息及加强营养。

3．如有活动性肺结核、纵隔或肺门淋巴结核，应在病情稳定后再行胸壁结核的手术。

（张士法）

第四节 胸壁肿瘤

【概述】

胸壁肿瘤指发生在胸廓骨骼及软组织的肿瘤，不包括皮肤、皮下组织及乳腺肿瘤。胸壁肿瘤分为良性和恶性两大类。恶性肿瘤分为原发性、转移性两类。转移性肿瘤约占一半以上，它包括远隔器官恶性肿瘤转移和邻近器官组织如肺、胸膜、纵隔、乳腺等恶性肿瘤直接侵犯胸壁。

胸壁肿瘤病理类别相当繁杂。原发良性胸壁肿瘤以神经纤维瘤、神经鞘瘤、纤维瘤、脂肪瘤、骨纤维瘤、软骨瘤，骨软骨瘤，骨纤维结构不良等常见。原发恶性肿瘤以纤维肉瘤、神经纤维肉瘤、血管肉瘤、横纹肌肉瘤、平滑肌肉瘤、骨软骨肉瘤、软骨肉瘤、骨肉瘤、脂肪肉瘤、恶性骨巨细胞瘤为多见。胸壁原发骨肿瘤 85% 在肋骨，15% 在胸骨。临床症状取决于肿瘤大小、部位、性质及与周围组织的关系。常见的症状和体征为疼痛和局部肿块。

【临床表现】

1．症状胸壁肿瘤早期可没有症状，60% 以上的患者有不同程度的局部疼痛，特别是胸壁恶性肿瘤或转移瘤。恶性肿瘤生长速度常较快，肿瘤坏死可出现局部溃破、感染或出血。晚期肿瘤可出现体重下降、贫血等。

2．体征发生在前胸壁或侧胸壁的肿瘤多可触及肿块，在后胸壁的肿瘤早期常不易发现。局部有不同程度压痛。良性生长速度缓慢，而恶性则生长迅速。胸壁晚期恶性肿瘤可出现胸腔积液的体征。

【诊断要点】

1．病史、症状和体征。

2．胸部 X 线片胸壁软组织肿块影　骨良性肿瘤一般为圆形、椭圆形，瘤区可有点状钙化，受累骨可有皮质变薄、局部膨大，但无骨质破坏。恶性肿瘤主要为侵蚀性骨破坏，可见溶骨或成骨性改变，边缘较毛糙，骨膜可出现层状增生或病理性骨折。

3．必要时可穿刺活检病理检查。

【治疗方案及原则】

1．原发性胸壁肿瘤的治疗是手术切除肿瘤；恶性肿瘤应广泛切除，用自体肌肉组织或生物、人工材料重建胸壁缺损。

2．胸壁转移瘤如原发肿瘤已切除，或肿瘤发生坏死，溃疡也可手术切除，在一定程度上有利于改善生活质量和提高疗效。

3．胸壁恶性肿瘤或转移瘤，术后应辅助放疗或化疗。

（张士法）

实用外科
操作规范与手术技巧

（下）

徐斌等◎主编

吉林科学技术出版社

第三十一章　肺部疾病

第一节　非小细胞肺癌

【概述】

原发性支气管肺癌（简称肺癌）是起源于支气管上皮的肺部最常见的恶性肿瘤。肺癌的发病率和死亡率是恶性肿瘤中连续60年来唯一逐年明显上升的肿瘤，约占我国全年恶性肿瘤死亡人数的1/4。从20世纪70年代到90年代这20年中，肺癌死亡率上升了147. 4%，成为我国城市人口中四大恶性肿瘤死亡原因之首。过去，肺癌发病率上升主要见于男性，但现在，女性患者急剧增加，男女之比由8:1降到2：1。能获得手术治疗机会的肺癌，仅占就诊肺癌患者总数的15%～20%. 这些都说明肺癌威胁人类健康的严重性。

1. 病因　烟草和大气污染是引起肺癌的重要因素。另外，职业关系、饮食因素和遗传因素等也是引起肺癌的因素。

2. 病理　以肺癌发生的解剖部位分为中心型肺癌和周围型肺癌。组织类型分为小细胞肺癌和非小细胞肺癌两大类，其中非小细胞肺癌包括鳞癌、腺癌和大细胞癌等。肺癌的播散方式有：直接浸润、淋巴转移和血行转移。远处器官转移以肝脏、肾上腺、脑、骨骼和肾脏较多见。

【临床表现】

1. 支气管肺部表现①咳嗽：约有70%的肺癌患者主诉为咳嗽，刺激性咳嗽是肺癌最常见的症状。②咯血:约有50%的肺癌患者痰中带血丝或小血块，大口咯鲜血者少见。③胸痛:肿瘤累及壁层胸膜而引起胸痛，当肺尖Pancoast瘤压迫臂丛神经并累及颈交感神经时，不但发生上肢的剧烈疼痛，而且可出现Horner综合征。④发热：多因肿瘤阻塞支气管，发生阻塞性肺部炎症和肺不张所致。周围孤立性肺癌，有时也有高热，这可能为瘤体本身所引起，即所谓“癌性热”。

2. 肺外表现①胸内表现：如大量胸水可造成气短；声音嘶哑说明喉返神经受累引起了声带麻痹；患侧膈肌明显升高，呼吸时有反常运动，则为肿瘤侵犯膈神经所致；上腔静脉受压造成上腔静脉综合征。②胸外表现：肺癌最多见的胸外表现是杵状指（趾）和增生性骨关节病，常累及手指、腕、膝及踝关节，可出现关节肿痛及僵硬。小细胞癌可有内分泌异常表现，如库欣综合征、抗利尿激素分泌异常、高血钙症、促性腺激素分泌过多及神经肌病等。血液系统可表现有贫血、再生障碍性贫血、血小板减少性紫癜和弥散性血管内凝血。上述症状和体征的原因虽未完全明了，但这些症状和体征可出现在肺癌被发现之前，这在诊断上有较重要的意义。③胸外转移表现:肺癌可向淋巴结、肝、肾上腺、肾、骨和脑转移。有的患者转移可能为最早的表现。

【诊断要点】

1. 症状和体征。

2. 影像学诊断

(1)X线检查：传统的X线检查（正侧位胸片）仍是肺癌影像诊断的首选。5%～15%的肺癌患者单凭x线检查就可发现肺部的病灶。电视透视可动态观察肺部病变及膈肌运动情况，对确定肿瘤是否侵犯膈神经有帮助。

(2)CT检查：疑诊肺癌的患者应常规行胸部CT检查。CT扫描可发现或证实肺门周围肿块，还可显示周围型肺癌结节及可以发现常规X线胸片不能显示的胸腔积液，评价纵隔淋巴结是否肿大。CT判断肺癌侵犯胸壁的敏感性为64%．特异性74%，假阳性率44%，假阴性率9%；判断侵犯纵隔的敏感性为76%，特异性80%，假阳性率33%，假阴性率14%。

对N分期，肺门淋巴结的诊断，CT的敏感性为57%，特异性85%．假阳性率38%，假阴性寨16%。对N2、N3纵隔淋巴结的诊断，CT的敏感性为69%，特异性75%，假阳性率45%，假阴性率13%。

肺癌容易转移到肝、脑、骨骼、肾上腺和肾脏等部位。因此，只要临床诊断肺癌就应常规做颅脑磁共振显像(MRI)检查、全身骨扫描(ECT)和上腹部超声或CT扫描（包括肝、双侧肾上腺和双侧肾脏）。

(3) MRI检查：胸部MRI扫描不但能从横断位、冠状位和矢状位等多个位置进行观察，而且可以用不同参数（T1、T2及质子密度）增加对疾病的检出率和鉴别能力。MRI还可利用血液的流空效应，区别肺门区肿瘤及血管尤其有助于诊断肺癌是否侵犯心脏大血管和侵犯范围。此外，头部MRI还有助于发现常规CT扫描不能发现的小转移病灶。临床确诊小细胞肺癌的患者应该常规行颅脑MRI检查，除I期非小细胞肺癌，都应该在治疗前行颅脑MRI检查。

3．其他诊断方法

(1) 痰脱落细胞学检查：肺癌痰细胞学检查的阳性率随检查技术水平、肿瘤部位、病理类型、痰液采集和选材的不同而不同，阳性率在40%～80%之间。中央型肺癌、有血痰者检出率较高。鳞癌、小细胞肺癌也有较高的阳性率。痰液的采集以晨起从肺深处咯出的血痰为好．涂片时间以15分钟内为宜。连续3～5天的痰细胞学检查可提高检出率。

(2) 纤维支气管镜检查：能直视病变并取活检达到病理组织学诊断的目的。对周围型肺癌，可利用支气管冲洗液进行细胞学检查。经纤维支气管镜还可行纵隔淋巴结或肺穿刺活检。纤维支气管镜诊断中央型肺癌的敏感性为83%，周围型则降为66%。纤维支气管镜检查肺癌的假阳性率为1%。纤维支气管镜检查除有定性诊断价值外，还能帮助定位，确定支气管壁受侵的范围，对手术方案的设计有指导作用。

(3) 经皮肺穿刺活检：多在电视透视下、CT指引或超声指引下进行，是一种创伤性检查，有引起气胸、出血和针道种植转移的可能。不主张常规应用，对不愿意接受手术或手术禁忌者可以应用。其诊断的敏感性为88%，特异性97%，假阳性11%，假阴性率21%。气胸发生率30%，但仅10%的患者需要胸管闭式引流。

(4) 电视胸腔镜：能对胸膜腔进行全面的观察并进行胸膜活检；对肺周围型的小结节可行楔形切除做病理检查。需要指出的是，电视胸腔镜检查属于创伤性检查。只有非创伤检查完成之后仍然未能确诊的病例才考虑使用。

(5) 纵隔镜：经颈部纵隔镜检查判断气管前间隙淋巴结和偏前方的隆突下淋巴结的性质。经胸骨旁纵隔镜检查可判断主动脉弓下和弓旁淋巴结的性质。纵隔镜评价纵隔淋巴结转移的敏感性为84%，特异性100%，假阴性率9%，假阳性率5%。

(6) 剖胸探查：少数患者．临床和影像学检查怀疑肺癌，但缺乏病理学诊断根据，可剖胸探查，以便确诊和治疗。

4．依据以上诊断方法，在治疗前对肺癌做出分期（临床分期），以便确定治疗方案。

【治疗方案及原则】

大多数肺癌患者在发现时，已有远处转移，此时已不能把肺切除术作为主要的或唯一的治疗方法。对其余较局限的非小细胞肺癌患者，手术切除是最为有效的治疗方法。

1．手术适应证

(1) I、II 期的非小细胞肺癌。

(2) 部分经过选择的III期非小细胞肺癌如 T3NIMo 肺癌。

(3) 个别IV期非小细胞肺癌，如单发的脑转移或肾上腺转移。

(4) 高度怀疑或不能排除肺癌，但又无法得到病理证实，不宜长期观察，且病变能完整切除者。

(5) 症状严重的中晚期患者，如严重出血、感染，非手术方法难以控制，从减轻症状的目的出发，可行姑息性切除。

(6) 部分无胸腔积液的 T4 肺癌，经系统分期评估无远处转移且肿瘤能达到完全性切除者，可对部分患者进行有选择的外科手术。

2．手术禁忌证

(1) 已有多发远处转移，如肝、肾、骨骼等。

(2) 有明显的、广泛的纵隔淋巴结转移，尤其是对侧纵隔淋巴结 N3 转移。

(3) 有明显的上腔静脉压迫综合征以及气管隆突增宽、固定。

(4) 已有神经受侵者，如喉返神经、膈神经麻痹。

(5) 心肺功能极差或有其他重要器官及系统的严重疾病，不能耐受手术者。

3．选择肺癌的治疗模式应根据患者的全身情况及 TNM 分朝选择。

(1) I 期肺癌，Ia 期肺癌首选治疗为肺叶切除加肺门、纵隔淋巴结系统清扫，术后无需辅助化疗或放疗。Ib 期肺癌，肿瘤大于 4cm 者，术后辅助化疗可以延长患者的 5 年生存率。

(2) II 期肺癌的治疗模式：① N1 II 期肺癌的首选治疗为肺叶切除加肺门、纵隔淋巴结清扫。术后需行二药含铂方案的辅助化疗。② T3 II 期肺癌可分为 4 种类型：侵犯胸壁、侵犯纵隔、侵犯距隆突 2cm 以内的主支气管和 pancoast 瘤。这类肺癌以手术切除为主要手段。术后要进行辅助放、化疗。

(3) III期肺癌的治疗模式：从肿瘤治疗学的观点看，III期肺癌可分为可切除和不可切除两大类。可切除肺癌包括一部分临床分期为 I、II 期但术中才发现有纵隔淋巴结 N2 转移者，也包括影像学上为单站或多站纵隔淋巴结转移，但估计能完全切除者。不可切除 III 期肺癌指的是影像学上纵隔有团块状阴影，纵隔镜检查阳性者以及大部分 T4 及全部 N3 肺癌。①可切除的 N2 III期非小细胞肺癌目前的治疗模式为二药含铂方案的短程术前新辅助化疗十手术切除。标准术式为肺叶切除加系统性纵隔淋巴结清扫。术后辅助化疗有提高远期生存的好处。也可行术后放、化疗。②不可切除的III期非小细胞肺癌，应进行同步化、放疗。

(4) IV 期肺癌的治疗模式：IV期肺癌以化疗为主要手段，治疗目的为延长寿命，提高生活质量。单一转移灶（脑或肾上腺）而肺部病变为可切除的非小细胞肺癌患者，脑或肾上腺病变可手术切除，肺部原发病变按分期治疗原则进行。

（张士法）

第二节　小细胞肺癌

【概述】

小细胞肺癌是原发性支气管肺癌中恶性程度最高的一种，发生率占肺癌总数的15%～20%。起源于支气管黏膜上皮和黏膜腺内的嗜银细胞，能分泌异位激素或肽类物质。好发于肺门附近的主支气管，多属中心型。临床特点是生长迅速，淋巴和血行转移早，属全身性疾病，治疗效果与预后较差。文献报道近年小细胞肺癌发病率有增加趋势，尤其是青壮年吸烟者，应引起临床医师的重视。早期诊断、早期治疗是小细胞肺癌获得较好疗效的关键。

【临床表现】

小细胞肺癌临床表现的特殊性在于它的高度恶性，往往在肺内原发灶很小时，即有淋巴结转移或远处转移，甚至有的患者以转移灶症状为首发表现。肝脏是小细胞肺癌最易转移的部位，占15%～30%. 其他常转移的部位依次是脑、胸膜、骨骼等。

【诊断要点】

鉴于小细胞肺癌肿瘤学行为的特殊性，临床上特别强调治疗前明确病理学诊断，然后再设计综合性治疗方案，这对提高小细胞肺癌的治疗效果和改善预后至关重要。术后病理学检查才明确为小细胞肺癌者，往往失去了术前新辅助化疗的机会。临床病理学诊断常可采用痰脱落细胞学检查、纤维支气管镜检查、灌洗液细胞病理学检查而确立；对仍不能病理确诊者，可行经皮穿刺肺活检或电视纵隔镜纵隔淋巴结活检获得诊断。此外，肿瘤标记物NSE等检查可作参考。

小细胞肺癌的临床分期对治疗方法的选择及预后有重要意义。放疗、化疗的患者多采用Zelen介绍的美国退伍军人管理局两期分法，即局限期和广泛期：所有病灶可包括在1个放疗野内者属局限期，病灶已超越1个放疗野者属广泛期。这一分期法简单实用，但由于没有对局限期病变再进一步加以区分，不利于手术的选择。手术治疗的小细胞肺癌患者，同样根据1997年国际抗癌联盟(UICC)修订的国际TNM标准分期。

只有在准确分期基础上制定的合理治疗方案才能改善小细胞肺癌的预后。临床分期前应进行必要的检查，了解胸内外病变的程度和范围。应确定合理的检查步骤和检查项目，避免重复检查增加患者的痛苦和不必要的经济负担。推荐以下检查步骤与项目（表31-2-1）。

表31-2-1　小细胞肺癌临床分期前的检查步骤和检查项目

详细的体格检查	骨扫描
胸部X线片、CT 血常规 肝功能、碱性磷酸酶 肿瘤标记物CEA 腹部超声或CT	骨骼X线片 脑CT或MRI 骨髓穿刺 支气管镜检查

【治疗方案及原则】

外科手术在小细胞肺癌治疗中的地位几经变迁。20 世纪 70 年代以前以手术治疗为主。70 年代后，随着放、化疗在肿瘤治疗中的广泛开展，世界范围内的多个医疗中心将手术治疗与放、化疗进行了随机性的对比研究，发现小细胞肺癌单纯手术治疗的效果较差，其中 Fox 和 Scadding 发表的英国医学研究会小细胞肺癌手术与放疗对比研究结果中，手术组 71 例无 1 例长期生存，放疗组 73 例有 4 例存活 5 年以上。但随后的研究表明，放、化疗效果也远不如人们预期的理想，非手术治疗者多数在两年内死于局部复发和远处转移，即使局限期的小细胞肺癌 2 年生存率一般也低于 20%，少有生存 5 年以上者。1982 年，Shields 报道美国退伍军人管理局手术治疗小细胞肺癌 148 例的经验，5 年生存率达 23%，确认小细胞肺癌手术治疗的地位。1 985 年加拿大多伦多第四届国际肺癌会议重新确定了小细胞肺癌手术治疗的适应证，即 I、II 期应手术治疗，III a 期应尽力争取手术治疗。

近 10 余年的研究表明：小细胞肺癌患者接受手术治疗者明显增加。考虑到小细胞肺癌为全身性疾病的临床病理学特征，对术前病理明确诊断为小细胞肺癌的 I、II 期乃至部分III a 期患者，应先进行正规新辅助化疗，2 个疗程后再行手术，临床观察发现能明显提高术后生存率。术后继续辅以规范的辅助化疗和酌情预防性全脑照射等，更能明显提高术后 3 年、5 年生存率。国内外文献报道小细胞肺癌经综合治疗后生存时间已与同期的肺鳞癌、腺癌相近。

小细胞肺癌综合治疗原则：

(1) 小细胞肺癌在确定综合治疗方案前，应力争明确病理学诊断（痰液、纤维支气管镜或经皮穿刺肺活检）。

(2) I 期、II 期小细胞肺癌应手术治疗，III a 期患者尽力争取手术。

(3) 术前应行 1 ～ 2 个疗程新辅助化疗。化疗后 2 ～ 3 周进行手术。

(4) 手术应切除原发肿瘤所在的肺叶或全肺，同时进行肺门、支气管旁及纵隔淋巴结清扫。

(5) 有肺门及纵隔淋巴结转移者术后应加放射治疗。

(6) 术后继续辅助化疗 3 ～ 6 个疗程。

(7) 预防性全脑照射酌情实施。

(8) 复合性小细胞肺癌的治疗方案应同小细胞肺癌。

（张士法）

第三节　肺良性肿瘤

肺部良性肿瘤不多见。在所有切除的肺部肿瘤中，肺良性肿瘤不足 1%。肺良性肿瘤来源于肺内所有构成肺组织的细胞，长在肺实质内或支气管腔内。多数患者无自觉症状和阳性体征，往往是健康查体或因其他原因拍胸片时偶然发现的，最后确诊靠病理学检查。手术治疗大多预后良好，术中应尽可能保留正常肺组织。临床上，经常见到的是错构瘸和炎性假瘤。

一、肺炎性假瘤

【概述】

肺炎性假瘤是由多种细胞、新生的毛细血管和纤维结缔组织构成的炎性肉芽肿。有人认为肺炎性假瘤是肺泡内机化性肺炎发展而来。发病机制不清，可能与代谢紊乱、免疫反应、肺部炎症、病毒感染和误吸等因素有关。大体标本为大小不等、软硬不一和形态各异的实质性肿快。假瘤可单发也可多发，外面似有包膜，实际是周围肺组织受压形成的假包膜。显微镜下假瘤的细胞成分很复杂，在同一假瘤的不同切片上，散布着不同比例的各种细胞，如泡沫细胞、浆细胞、淋巴细胞和嗜酸细胞等。细胞分化成熟，形态大小较一致。正因为此，炎性假瘤的名字很多，如黄体瘤、纤维黄瘤，黄色肉芽肿，组织细胞瘤、肥大细胞肉芽肿、浆细胞肉芽肿等。炎性假瘤在组织学上可划分为两大类，即纤维组织细胞瘤和浆细胞肉芽肿。假瘤可以发生在肺的任何部位，甚至支气管内。当细胞增生活跃，有炎症浸润和大量毛细血管增生时，阴影可迅速增大；反之，肉芽组织机化，血管硬化，肺部阴影可长时间不增大。

【临床表现】

1．本病可发生在任何年龄，但青壮年居多，无性别差异。

2．患者的症状与假瘤的位置密切相关。大约 60% 以上的患者无症状，在胸部 X 线检查时偶然发现肺部阴影。如假瘤位于大的支气管附近，可刺激支气管引起咳嗽、咳痰和痰中带血，少数患者咯血。假瘤压迫上腔静脉，可引起静脉回流受阻。假瘤突入支气管腔内可引起肺不张、肺炎。位于肺表面的假瘤，可引起胸膜炎和胸膜粘连而出现胸痛。

【诊断要点】

1．症状和体征。

2．胸部 X 线检查可发现肺部阴影，半数以上的假瘤表现为边缘光滑、锐利、界限清楚、孤立的圆形或椭圆形结节影。如果假瘤周围有炎症未吸收，也可表现出边缘模糊，有“毛刺”。两个相邻的假瘤互相融合或生长过程中受到血 L 管的阻挡，可出现“脐凹征”和呈“哑铃型”。假瘤缺血、坏死，CT 扫描片上可见空洞。少数有钙化。肿块内的小支气管可保持通畅而表现为“气道征”。

3．纤维支气管镜检查和经皮肺穿刺活检有助于鉴剐诊断。

【治疗方案及原则】

有症状者及不能与肺癌相区别者应行外科治疗。手术切除既可明确诊断又能治愈本病。

1．肺楔形切除适用于肺周边部及体积较小的假瘤，或心肺功能较差者。

2．肺叶或全肺切除　肿瘤较大，位置较深、靠近肺门或术中冰冻切片检查不能完全排除恶性，并且患者心肺功能良好者应施行肺叶切除，甚至全肺切除。

二、肺错构瘤

【概述】

本病在肺良性肿瘤中居第一位。它的病理学特征是正常组织的不正常组合和排列。其来源和发病机制至今不明。有一种假说，认为错构瘤是构成支气管的部分组织，在胚胎发育时期倒转、脱落，并被正常肺组织所包绕。错构瘤生长很慢，其生长速度通常为 (3.2±2.6) 毫米 / 年。错构瘤的成分主要是软骨，占绝大部分，因此，也有称之为“软骨瘤”或“软骨黏膜错构瘤’’的。脂肪组织也比较多见，还有平滑肌纤维、腺体和上皮细胞。90% 的肺错构瘤单发在肺周边部，多发肺错构瘤偶见报道。8% ～ 10% 的肺错构瘤长在支气管内。文献上有肺错构瘤恶变的报道，但因缺乏证据难以令人信服。

【临床表现】

1．发病年龄多在中年，男、女之比为 2：1。

2．周边部肺错构瘤患者多无症状。支气管内错构瘤可引起咳嗽、咯血及肺部感染。

3．肺错构瘤可合并胃上皮样平滑肌肉瘤及肾上腺外有功能性副神经节瘤，并称之为三联综合征。这种情况多发生在中年妇女。

【诊断要点】

1．症状和体征。

2．胸部 X 线片上，周边部肺错构瘤表现为肺内边缘光滑的肿块影，有时呈分叶状或边缘呈圆凸状，直径 1 ～ 2cm 者居多。10% ～ 30% 的患者可在阴影内看到钙化点。支气管内错构瘤其本身在 x 线片上不易看到，但阻塞支气管后引起的肺不张、肺炎或肺脓肿能提示它的存在。

3．错构瘤在 CT 上可显示“爆米花’’样或散在的钙化，高分辨率的 CT 显示更清晰。50% 的肺错构瘤，其中的脂肪组织能被 CT 检出（低 CT 值）。

4．气管镜和活体组织检查对肺周边部错构瘤无诊断意义。支气管内错构瘤可行该项检查。

5．经皮肺穿刺活检．只有不适合手术治疗而又高度怀疑为错构瘤时患者才进行。

【治疗方案及原则】

肺错构瘤如果诊断已明确，特别是有肺穿刺组织学诊断的根据，观察一段时间而不进行手术是可以的。观察期间如果明显增大，则应立即行外科治疗。

如果诊断不明确，则应行切除术。因为：①不能除外肺癌、结核瘤或其他良性肿瘤；②部分患者，特别是支气管内型者有明显的呼吸系统及全身症状；③很多患者由于诊断不明而有很大心理负担；④肺癌和肺错构瘤的关系尚未明确。有报道肺错构瘤患者患支气管肺癌（同时或异时）的机会是正常人的 6.3 倍，两者有病因学的联系。

1、肿瘤摘除肺周边部的错构瘤在肺实质内可以来回滑动，将其尽量推到肺表面胸膜下，切开脏层胸膜和少许肺组织，很容易摘除肿瘤。切开的脏层胸膜和肺组织用细线间断缝合。

2．肺切除错构瘤位置较深，固定不动，则需行肺楔形切除，肺段切除，甚至肺叶切除。应避免行全肺切除。

3．支气管切开、肿瘤摘除或支气管成形　支气管内错构瘤，若病变远端的肺组织正常，应施行这类手术。否则，应行肺段或肺叶切除。

（张士法）

第四节　肺动静脉瘘

【概述】

肺动脉分支与肺静脉之间存在一个或多个交通，部分血液不经过肺泡毛细血管床而回到左心房称为肺动静脉瘘。此病可以单发，也可多发，多数以独立性疾病存在，少数合并遗传性出血性毛细血管扩张症。

肺动静脉瘘的病因多为先天性：①胚胎时期，动、静脉丛之间间隔异常；②输入动脉与输出静脉之间缺乏毛细血管袢；③由多支营养动脉和引流静脉形成血管瘤。后天性少见，多与创伤、真菌和寄生虫感染等因素有关。

肺动静脉瘘的病理表现是显微镜下可见很多互相交通的血管腔隙－腔壁衬有血管内皮。一些区域可发生透明性变和纤维化，另外一些区域则机化形成血栓。大小动静脉瘘均可自发性破裂形成局限性含铁血黄素沉着症。当有血栓形成，合并细菌感染时，可导致血管内膜炎、肺脓肿和转移性脓肿。大量未经肺毛细血管的血液直接流人肺静脉，造成右向左的分流。当分流量多于20%时，患者可出现发绀、杵状指（趾）和红细胞增多症。

【临床表现】

1．分流量少的肺动静脉瘘早期无症状和体征，多在胸部X线检查时偶然发现。

2．初发症状是在运动后（婴儿在哭闹后）出现心悸、呼吸困难和发绀。

3．瘘口大时，在瘘口附近可以听到类似动脉导管未闭的连续性杂音，深吸气时增强，呼气时减弱。

4．患者可有红细胞增多症和杵状指（趾）。

5．伴有脑缺氧、脑栓塞或脑脓肿时，患者常有头痛、眩晕、耳鸣。

（张士法）

第五节　肺隔离症

【概述】

在胚胎发育过程中，部分肺组织与正常肺组织隔离开来形成肺隔离症。被隔离的肺组织与正常肺叶包在同一个脏层胸膜中称为叶内型肺隔离症。隔离的肺组织有自己独立的脏层胸膜，则称叶外型肺隔离症。少数肺隔离症与正常肺叶不通，大多数肺隔离症通过Kohn和（或）细支气管与正常肺相通，但无呼吸功能，无炭末或有极少量炭末沉着。显微镜下可见柱状纤毛上皮．不规则的支气管样结构．囊内含有黏膜。无论叶内型还是叶外型肺隔离症都有异常的血管系统。动脉供应可来自胸主动脉、腹主动脉及其分支，静脉回流人正常肺静脉是叶内型肺隔离症最常见的类型。叶外型可由体动脉供血，体静脉回流。极少数由双重动脉供血和（或）双重静脉引流。个别病例则无动脉供血也无静脉引流，仅靠局部小血管供血。约14%的肺隔离症合并有其他异常畸形。

【临床表现】

1．与支气管不相通的肺隔离症几乎全无症状，X线检查时偶可发现肺内阴影。

2．肺隔离症一旦与邻近肺叶相通，将导致感染而出现发热、胸痛、咳嗽、咯血或血性脓痰。患侧呼吸音低并常有哆音。经抗生素治疗症状能暂时缓解，但常复发。

【诊断要点】

1．X线胸片常见肺下叶后基底段有不规则三角形、多边形或椭圆形阴影，密度均匀，边缘锐利，长轴指向内后方。

2．断层片可见肿块与膈肌之间有条索状阴影。

3．MRI和CT扫描可帮助诊断。

4．血管造影可证实此条索影中有异常血管。

5．不能做上述检查的新生儿和婴儿，可采用彩色多普勒超声帮助诊断。合并感染的肺隔离症，周围有炎症，肿块中有囊腔，易误诊为肺囊肿或慢性肺化脓症。

【治疗方案及原则】

1. 有症状者或虽无症状，但肺内阴影难与肺癌和肺囊肿等疾病鉴别时，都需要手术治疗。

2. 多数肺隔离症是叶内型，叶内型肺隔离症可能仅累及一个肺段，但因为炎症和肺段解剖上的困难，往往需要做肺叶切除术。

3. 叶外型肺隔离症可以只做隔离肺组织切除。

4. 术中注意事项

(1) 术前已明确诊断或已考虑到此病，手术中应提高警惕，入胸后先解剖、结扎异常血管，可避免意外大出血。分离粘连时，操作要轻柔，探查要仔细、全面，切忌在分离不清的情况下盲目钳夹和切断，防止异常血管断裂后回缩至膈下或其他部位造成大出血。

(2) 隔离肺血管变异较大，供血动脉管径和数目不一，有时隔离肺与食管、胃肠道或肝脏有血管交通。术中皮仔细解剖辨认和妥善处理。

(3) 由主动脉发出到隔离肺的异常动脉往往缺少肌层，而具有较厚的弹力层，血管壁脆而硬，极易退化变性，因此在结扎异常动脉时打结过松容易滑脱，线结过紧容易割裂血管壁引起术中和术后出血，术者应掌握适度。

（张士法）

第六节　肺脓肿

【概述】

肺脓肿是由各种病原因引起的肺组织化脓性病变，早期为化脓性肺炎，继之坏死、液化，形成脓肿。

肺脓肿的发生发展，首先要有病原菌的感染。在牙周病、深睡、昏迷、癫痫发作、麻醉、过量饮酒的状态下，来自呼吸道和消化道的细菌感染分泌物或呕吐物，被误吸到支气管和肺内，造成小支气管阻塞，在人体抵抗力低下时，发展成肺脓肿。也有因肺梗死、肺创伤、坏死性肺炎、胸腔纵隔感染扩散引起的肺脓肿。常见的病原菌是厌氧菌，如：类杆菌，梭形杆菌、葡萄球菌，其次为有氧菌，如：假单胞菌，金黄色葡萄球菌、链球菌、流感嗜血杆菌等。带有病原菌的吸人物在阻塞支气管远端后病原菌迅速繁殖，发生炎性病变或肺不张，继而引起小血管栓塞和肺组织坏死及液化，形成肺脓肿。如抗感染不彻底，或支气管引流不畅，经过急性期（一般为 6 周）和亚急性阶段（一般为 3 个月)，逐渐转变为慢性肺脓肿。在急、慢性炎症反复发作的过程中，受累的肺、支气管组织破坏和修复交错进行，使病情加重。

肺脓肿多为单发，周围有肺组织炎变及不同程度的纤维化。脓肿多在肺的边缘部，常与一个或几个小支气管相通。引流通畅者，可有坏死恶臭的脓痰排出，并形成空洞。在脓肿的晚期，可跨肺段或肺叶，形成多房的破坏性病灶。发展快速者，可穿破脏层胸膜而产生张力性脓气胸或伴右支气管胸膜瘘。肺脓肿的好发部位是上肺后段和下肺的背段，右侧较左侧多，最常见于右下肺。

【临床表现】

1. 典型的肺脓肿有肺炎病史，患者有间断发热、体重下降、夜间出汗、咳嗽。随后咳出脓痰，有时呼吸有恶臭味。其脓痰静置后可分为 3 层：上层为唾液，中层为黏稠脓痰，下层为坏死组织沉渣。

2. 慢性肺脓肿患者可出现缺氧和贫血，有的发生杵状指（趾）。

3. 病程长者，患侧常有胸膜粘连，其中间有许多扩张的体循环血管，这些血管在胸壁和肺之间形成交通的侧支循环，其特点是血流自压力高的胸壁血管流向肺循环血管，分流量大时，在病变处胸壁可听到连续的或收缩期血管杂音，称之为“胸膜粘连杂音”，但需要与肺动静脉瘘相鉴别。

【诊断要点】

1. 胸部影像学检查肺脓肿的 X 线表现可因病期的不同阶段而异。早期化脓性炎症阶段为大片浓密模糊阴影，边缘不清。进一步发展出现圆形或不规则透亮区及液平面。这时一部分肺脓肿可因炎症吸收好转而消散，最后残留少许条索阴影而治愈。一部分发展为慢性肺脓肿，脓腔壁增厚，内壁不规则，断层 X 线表现为有透亮区。CT 和 MRI 检查可提供更清晰的图像。

2. 纤维支气管镜检查有助于发现病因，吸出痰液查致病菌，排除支气管内肿瘤。

【治疗方案及原则】

1. 内科治疗选择敏感药物抗炎和采取适当方法进行脓肿引流。早期积极给予有效抗生素，使体温在 3 ～ 10 天下降至正常。抗生素总疗程 6 ～ 8 周，直至临床症状完全消失。痰液较多者行体位排痰引流并使用化痰药物，雾化吸人。治疗有效者，X 线显示脓腔及炎性病变完全消散，仅残留条索影。

2. 外科治疗包括脓肿引流术和肺切除术。

(1) 手术适应证

1) 慢性肺脓肿经内科积极治疗，症状或肺部影像学检查未见改善。

2) 病程超过 3 个月，仍有残留症状及肺部影像学检查为肺部厚壁空洞或浸润性阴影。

3) 反复大咯血病史。

4) 不能排除癌肿引起者。

(2) 手术禁忌证

1) 心肺功能不全。

2) 长期病变引起全身衰竭。

3) 感染不能控制。

(3) 术前准备

1) 控制感染：术前 1 ～ 4 周内积极控制感染，包括：雾化吸人、敏感抗生素应用、体位引流，要求术前每日痰量在 30ml 以下。

2) 加强支持：术前纠正贫血、低蛋白血症，可适量应用凝血药物。

3) 详细检查其他重要脏器。

4) 对胸膜粘连严重者，术前应充分备血。

(4) 手术方法及注意点

1) 麻醉：以气管内双腔插管和静脉复合麻醉为宜，术中及时吸引。

2) 切口选择：一般采用侧卧位后外侧切口，术野累露较好。

3) 根据病情行肺叶切除或全肺切除。粘连紧密处可行胸膜外剥离避免病灶破损。在反复感染粘连严重、肺裂解剖不清时，为防止游离肺动脉时血管撕裂大出血，可先游离近端肺动脉以策安全。术中发现病变范围超过术前肺部影像学检查所示范围，切除范围适当放宽，避免通过炎症组织进行肺切除，以免术后残留症状和引起支气管胸膜瘘、脓胸等并发症。

避免对有严重炎症反应的支气管残端进行缝合，支气管残端要短，血运良好，缝合严密，可用胸膜或其他组织包埋。

术毕彻底冲洗胸腔，肺叶切除者充分游离余肺。术后根据术前痰细菌检查或药敏应用抗生素。

(5) 并发症

术后主要并发症有支气管胸膜瘘、脓胸、余肺感染播散、食道瘘、胸内大量渗血等。

（张士法）

第七节 支气管扩张

【概述】

支气管扩张是亚段支气管异常永久性的扩张，其病因可分为先天性和后天性两种。先天性支气管扩张最常见于囊性纤维化、低丙种球蛋白血症、Karta—gener 综合征（一种常染色体隐性遗传病，有右位心、支气管扩张及鼻窦炎），选择性免疫球蛋白 A 缺乏，a 靡胰蛋白酶缺乏、先天性支气管软骨缺骼如和肺隔离症。后天性支气管扩张是细菌反复感染、支气管内肿瘤、异物的阻塞、支气管外肿大淋巴结压迫（如中叶综合征）、结核瘢痕的牵引，以及后天的低丙种球蛋白血症所引起。其中，细菌反复感染是主要的病因。所以，婴幼儿在流行性感冒、麻疹、百日咳等之后并发肺炎，若久治不愈，可造成支气管扩张。

对婴幼儿的呼吸道感染和肺炎，应及时诊断和治疗以预防支气管扩张的发生。 感染引起支气管黏膜充血水肿、分泌物增加. 造成部分阻塞。支气管周围的淋巴结增大隆起压迫支气管，也是引起阻塞的一个因素。阻塞使分泌物排出受阻，又加重感染。反复感染导致支气管上皮脱落和增生。有的柱状上皮化生为鳞状上皮，支气管内膜失去纤毛上皮的清除功能，进而管壁的弹力纤维和平滑肌受损破坏，支气管软骨亦破坏而纤维化，支气管成为无弹性而扩大的纤维管腔。管壁有新生血管形成，破裂后发生咯血甚至大咯血。再者，支气管扩张常因分泌物排出受阻引起肺不张，从而影响通气和换气功能，动脉血气，甚至心肺功能的改变。

依病理形态而言，支气管扩张可分为柱状、囊状和混合型三种。囊状支气管扩张主要是感染、异物阻塞或支气管狭窄造成，是外科治疗的主要对象。支气管扩张的部位：左侧多于右侧，下叶多于上叶，最常见的是左下叶合并上叶舌段和右下叶合并中叶，右中叶单发亦不少见。分布的范围常与病因学相关，例如：Kartagener 综合征、低球蛋白血症和囊性纤维化者，所累及的区域一般是弥散的和双侧的。结核性支气管扩张一般分布在上叶或者是下叶的背段。

【临床表现】

1. 症状和体征咳嗽、咯黏液脓性痰，常持续数月或数年，有的甚至伴有咯血、呼吸困难、喘鸣和胸膜炎。

2. 因反复发作慢性感染中毒，患者出现消瘦和营养不良。

3. 需要注意的是，咯血量与支气管扩张的范围和严重程度常不一致，有大咯血者，以前临床上可无明显症状。

4．体征与支气管扩张的部位、范围、轻重密切相关尊病变轻而局限者可无体征；感染较重者，可听到肺部有哮鸣音，管状呼吸音或啰音。长期患病者，可有杵状指（趾）。

【诊断要点】

1．症状和体征。

2．X 线胸片　可见病变侧肺纹理增多、粗乱，有的可见囊状或柱状阴影或不完全的肺不张，肺容积明显缩小。

3．支气管造影是支气管扩张定位和了解病变程度的有效方法，良好的支气管造影可显示有病变的支气管为囊状扩张或柱状扩张或混合性扩张。其注意之点是，咯血和脓痰较多时，应予治疗，待病情好转，即咯血停止及痰量减少后，再行检查，如此造影效果更好些。婴幼儿检查时，一般需要全身麻醉，但有发生窒息等的危险性，必要时应先行支气管镜吸痰。近年来，高分辨率 CT 检查已基本取代支气管造影。

4．CT 检查　高分辨率的 CT 扫描图像能够显示支气管扩张，扩张支气管周围的炎症。有病变的支气管向周围延伸而不逐渐变细，支气管腔扩大，管壁增厚，肺周边仍可看到支气管。

5．纤维支气管镜检查对于咯血者更为重要。在咯血未完全停止时，有助于定位出血部位。除此之外，还可发现支气管内异物，肿瘤和其他。

6．食管钡剂造影或食管镜检查　以除外右下肺支气管扩张合并食管支气管瘘的存在。

【治疗方案及原则】

1．内科治疗支气管扩张急性感染时需应用抗生素治疗。一般应选用对培养细菌敏感的抗生素。铜绿假单胞菌和厌氧菌是支气管扩张继发感染的常见病原体，但是在获得痰细菌培养结果之前，经验性抗菌治疗应覆盖假单胞菌。故在严重感染时，常用抗假单胞 ß 内酰胺类联合大环内酯类或喹诺酮类，亦可试用抗假单胞菌活性较强的喹诺酮类（如环丙沙星）联合大环内酯类，必要时再联用氨基糖苷类。厌氧菌可选用克林霉素或甲硝唑。对于痰量较多者，使用祛痰剂，雾化吸入及体位引流，保持呼吸道通畅。正确有效的体位引流比抗生素治疗更为重要。方法是病肺处于高位，其引流支气管开口向下，进行深呼吸和咳嗽，使痰液顺支气管引流至气管而咳出。如病变在下叶者，应取俯卧、前胸靠床沿，两手撑地，头向下，叩背咳嗽，使痰液排出。若病变在上叶，则采取坐位或其他适当姿势，以利引流。若痰液黏稠，可经支气管镜注入生理盐水稀释冲洗，吸出痰液并注入抗菌药物。大咯血者可做支气管动脉栓塞治疗。

2．外科治疗经药物治疗不易控制的支气管扩张，或有反复感染，或有大咯血，病变范围局限者应做相应的肺段或肺叶切除。

（张士法）

第八节　肺结核

【概述】

肺结核是由结核杆菌引起的慢性、传染性疾病。它初次感染是经过淋巴管道系统，也可以发生血性播散。再度感染主要是支气管播散。随着浸润性病灶的发展，局部可以转归成三种类型的病灶：第一类病灶为干酪性坏死，空洞形成；第二类病灶为支气管结核形成，造成张力空洞、支气管狭窄、肺不张、结核性支气管扩张、支气管肉芽肿和肺大泡等后果；第三类病灶为肺毁损，部分患者可造成肺纤维化、胸膜炎、结核性脓胸、肺泡破裂、自发性气胸、结核性支气管胸膜瘘等后果。其病理生理改变可以造成限制性通气功能障碍（如胸膜增厚）、阻塞性通气功能障碍（如气管狭窄）、弥散功能障碍（如有肺泡毛细血管破坏时），动静脉分流及引起肺源性心脏病。

临床上肺结核主要分为以下六种类型；原发性肺绪核、血行播散型肺结核、浸润型肺结核、慢性纤维空洞型肺结核、结核性胸膜炎及肺结核球。

【临床表现】

1. 初次感染肺结核多见于儿童及青少年，农村多于城市。

2. 大多数原发感染者无任何症状，有时可有短暂的低烧，往往被误认为上呼吸道感染。

3. 急性感染中毒期间可出现寒战、高热及呼吸困难，少部分患者还可出现疮疹性角膜结膜炎，Pancet 性关节炎和结节性红斑等变态反应性并发症。

4. 慢性结核中毒性患者可出现午后低热、盗汗、刺激性咳嗽、咯脓血痰、食欲缺乏、发育不良、消瘦及晚期恶病质表现。

5. 结核性肿大淋巴结可压迫气管、食管、大血管、喉返神经而出现相关部位的压迫症状。

【诊断要点】

1. 特殊的临床表现和体征。

2. 血沉增高。部分患者有贫血、白细胞增高。

3. 痰液中可找到抗酸杆菌。

4. 抗结核抗体及结核菌素试验多呈阳性，结核菌素试验阳性或弱阳性。

5. X 线胸片病灶多位于右上肺尖后段及下肺的背段，可为局限性病变，也可为弥漫性病灶。部分患者有胸水出现。

6. 胸部 CT 病灶为中等密度，有空洞或钙化形成。结核球者可有卫星灶形成，局部肺组织还可以形成纤维化。

7. 支气管镜穿刺活检、浅表淋巴结穿刺活检、经皮胸膜或肺组织穿刺活检、CT 引导下穿刺活检及胸腔镜下活检术均有利于明确诊断。

【治疗方法及原则】

1. 内科治疗近年来，由于科学技术的发展，出现了一些新的抗结核药物，加上各种药物的合理应用，可使绝大多数结核病患者的病情得到有效的控制，若经过科学、系统的药物综合治疗。大多数患者还可以痊愈。所选择的药物方案由结核类型和疾病分期所决定。

2. 外科治疗在接受系统的抗结核治疗的患者中，还存在部分患者对抗结核药物的耐药或身体无法承受系统的抗结核化疗以及多种原因造成病灶的不可逆情况，他们还需要接受外科手术治疗。手术类型因病情而定，包括结核病灶切除术、胸膜局部剥脱术、肺楔型切除术、肺段、肺叶或全肺切除术以及胸廓成形术筹。

（张士法）

第九节 肺大泡和肺气肿

一、肺大泡

【概述】

肺大泡的发生率仅次于肺气肿并与肺气肿相关，病理上肺大泡为直径超过 1 厘米的含气空腔，壁由脏层胸膜、结缔组织构成并被血管分开。肺大泡性肺疾病的传统观点是认为肺大泡和邻近气道之间存在一个交通活瓣机制，随着肺大泡内压力增高，肺大泡越来越大，导致邻近肺组织受压塌陷。20 世纪 90 年代有人通过动态 CT、肺大泡内气体压力。检测及生理学测试，证明肺大泡周围的肺组织比肺大泡本身顺应性更差，以致组织内压力超过肺大泡内的压力。在同样胸内负压下肺大泡总是比周围的肺组织先膨胀。从而导致了大泡周围肺组织的不断损坏和肺大泡进一步扩大。20 世纪 60 年代有人曾将肺大泡分为三种类型：I 型为少量肺组织膨胀并有一狭颈，界限清楚；II 型为浅表且基底较宽，腔内常见组织间隔并靠近基底部；III型为轻度膨胀但肺容积较大。此后，许多作者又根据肺实质内有无阻塞性病变而又提出了更具实用性的分类：I 型：肺大泡常位于肺尖，界限清楚，其下肺实质大部分正常，巨大的肺大泡可占据一侧胸腔的一半，但患者可无症状且肺功能可接近正常，属间隔旁型肺气肿的一种。II 型：肺大泡常为双侧、弥漫或多发性，界限不滴楚，其大小程度变化很大，临床症状取决于肺大泡的大小和肺气肿的严重程度，属于全小叶型肺气肿的局部早期病变。部分含液平的肺大泡常伴随大泡及其周围组织的感染。

【临床表现】

1. 肺大泡患者大多无症状，多在胸部 x 线检查时发现。

2. 肺大泡逐渐增大可出现气短。

3. 若肺大泡突然增大或出现气胸则会引起呼吸困难，如果继发感染则有咳嗽，咳痰等症状。

4. 与肺大泡相关的其他并发症还有：胸顶肺大泡一颈部疝；肺大泡壁血管受侵蚀破裂而造成咯血；但均不常见。

【诊断要点】

1. 胸部 x 线及 CT 检查是发现、确诊肺大泡最常用的方法。

2. 肺功能检查对于患者整体呼吸功能的评价以及外科治疗的指征均有指导意义。

【治疗方案及原则】

1. 无症状的肺大泡无需特殊治疗。

2. 巨大型肺大泡（容积占据胸腔容积 1/3 ～ 1/2)、大泡压迫较多的功能性肺组织或无功能性肺组织范围呈进行性扩大；或合并反复气胸、感染、咯血，甚至伴有细支气管胸膜瘘者则需手术治疗。

二、弥漫性肺气肿

【概述】

肺气肿的病理包括：小气道阻塞性改变及肺泡管、肺泡壁的破坏，并逐渐造成通气功能永久性损害；由于肺内气体过多，肺泡毛细血管面积、微循环容量减少，亦造成交换功能下降。肺气肿的解剖学分类：①小叶中央型肺气肿：发生于接近肺泡的呼吸性细支气管部位，常由吸烟引起，最常发生于上肺。②全小叶型肺气肿：肺泡呈均匀性破坏，CT和肺血管造影显示肺边缘血管减少，弥散功能低下，活动时动脉氧饱和度降低，一般发生于全肺，与a. 糜蛋白酶缺乏有关。③间隔旁型肺气肿：发生于胸膜下肺泡，微小的破坏逐渐融合成大的空腔并有可能形成胸膜下巨大的大泡，常常引起自发性气胸，但界限清楚且手术效果好。④不规则型肺气肿：空腔扩大常同时伴有纤维化，临床症状少，常见于纤维空洞型肺结核或慢性弥漫性炎症病变，如肺肉瘤病、肉芽肿性尘肺、蜂巢肺等。

正常情况下，肺膨胀弹力传递到柔软昀细支气管，放射状牵引力使之持续开放。肺气肿的患者，肺失去了这种弹性力，使支气管开放的力量也受到损失，因而产生了小气道的阻塞。通过肺减容术，可以部分恢复作用于支气管的牵引力，从而减轻气道阻塞，减轻呼吸困难。此外，通过肺减容术，减少胸廓内容积，而使膈肌处于较高的位置，亦使呼吸肌的功能得以改善。Cooper(1995) 通过胸骨正中切口对20名患者进行双侧肺减容手术，几乎所有患者均可改善呼吸功能，提高生活质量。

【临床表现】

1. 弥漫性肺气肿患者临床症状发展十分缓慢，而小气道病理性改变及损害达到一定程度时，患者则出现咳嗽、咳痰、气喘：

2. 胸部呈桶状样改变，肋间隙增宽‘，呼吸运动减弱，呼气音明显延长。

3. 往往反复合并感染。

【诊断要点】

1. 胸部X线及CT摄片检查是确诊弥漫性肺气肿最常用、有效的方法。

2. 肺功能检查、血气分析、放射性核素灌注肺显像检查对于患者整体呼吸功能的评价以及外科治疗的指征均有指导意义。

【治疗方案及原则】

大多数弥漫性肺气肿患者的治疗仍以内科治疗为主；只有5%～10%的患者经过仔细、周密的检查及充分的术前准备，最后可以接受肺减容手术。

（张士法）

第十节　肺真菌病

【概述】

真菌种类很多，广泛存在于自然界中，约有50余种可以对人体致病，其中20余种可以引起全身感染。深部真菌感染以吸人为主要途径，肺部为最容易发病的脏器。该菌为肺部感染的主要病原菌之一。近年来，由于广谱抗生素、激素、细胞毒性药物和免疫抑制药的广泛应用，使机体免疫功能受抑制，真菌繁殖的机会增多，从而导致肺真菌病的发生。据Hart统计，1964～1967年间肺部真菌感染发病率比1960～1963年间增加了4倍。我国有作者统计20余年尸检资料，肺部真菌病的发病率增长了35.7倍，75%以上的真菌感染患者是继发于严重疾病的末期，如白血病、恶性肿瘤、艾滋病、严重感染及器官移植后。常见的肺真菌病有:肺组织胞浆菌病、肺球孢子菌病、肺隐球菌病、肺曲霉菌病、肺念珠菌病、肺毛霉菌病等。肺真菌的感染途径有；①原发性感染：包括内源性感染，即在正常人口腔和上呼吸道寄生的真菌，如放射线菌念殊菌，由于机体免疫功能低下而侵入肺部引起感染；

外源性感染，即吸人带有真菌孢子的粉尘而致病，如隐球菌、曲霉菌和白霉菌感染等；②继发性感染：由体内其他部位的真菌感染经血液或淋巴系统播散至肺，或邻近脏器的真菌感染直接蔓延到肺部。肺真菌侵入肺后产生炎症改变，基本病理变化是凝固性坏死，细胞浸润和化脓，慢性感染可有肺纤维化或肉芽肿形成。肺部真菌可经血液或淋巴途径播散至全身各处，引起相应部位的真菌病。

【临床表现】

1. 肺真菌病常缺少特征性表现，可为过敏反应、急性炎症、化脓性病变或慢性肉芽肿的表现。发病后大部分患者无症状或仅有轻微的不适，急性感染期重症患者可有发热、胸痛、咳嗽、咯血等症状，严重者可出现高热、消瘦、恶病质。

2. 肺组织胞浆茵病的纵隔肉芽肿型，能引起纵隔淋巴结强烈的肉芽肿性纤维反应，造成上腔静脉压迫、支气管狭窄、中叶综合征等症状。

3. 肺球孢子菌病可伴发肺外表现，早期有10%的患者有皮肤损伤（红斑、疹块）和轻微的关节炎表现，称为沙漠风湿病。

4. 肺毛霉菌病临床极为少见，其病理改变以出血、组织坏死为主。常导致致死性大咯血。

【诊断要点】

1. 症状和体征。

2. 胸部X线片早期表现为肺内斑点状、结节状、云絮状阴影；晚期表现为肺内孤立或多发性纤维结节性病灶、肺空洞，有的可合并气胸和脓胸。

3. 深部痰液真菌培养阳性或肺组织穿刺活检找到病原菌即可诊断。

【治疗方案及原则】

大多数早期肺真菌病患者，经过正规的抗真菌药物治疗即可治愈。对于已形成肺脓肿、空洞、球形病灶、肉芽肿、支气管结石等慢性期患者或大咯血，药物治疗无效者，在抗真菌药物治疗的同时应施行手术治疗，手术后继续抗真菌治疗2周。

（张士法）

第三十二章　气管疾病

【概述】

原发性气管癌发病率较低，以成人多见，仅占呼吸系统恶性肿瘤 0.2% 以下。在所有恶性肿瘤的死亡病例中，气管癌不足 0.1%，多为鳞状上皮细胞癌、囊腺癌、类癌、腺癌及小细胞癌。其他较为少见的气管恶性肿瘤还有恶性纤维瘤、黏膜表皮癌、软骨肉瘤、平滑肌肉瘤和浆细胞瘤等。继发性气管癌多由甲状腺癌、喉癌、食管癌、肺癌、纵隔恶性肿瘤等直接侵犯所致，乳腺癌、黑色素瘤、鼻咽癌等亦可转移到气管。

一、原发性气管癌

1. 气管鳞癌　多发生于气管下 1/3 段的后壁，容易引起局部淋巴结肿大和累及邻近食管及其他器官。男性发病率是女性的 4 倍，占整个原发性气管恶性肿瘤的 50%。约 33% 的患者出现颈淋巴结肿大和纵隔受累，2/3 的患者可手术切除，1/3 的患者因肿瘤过大、切除后气管长度不够重建或侵犯纵隔器官而不能手术。手术治疗的预后与手术时机、有无淋巴结转移、切缘有无癌组织残留等因素有关。由于气管属半软骨、半纤维膜结构，无伸缩性和代用品，其切除长度往往受限。因此，既要做到安全重建，又要切除彻底比较困难。Grillo 和 Regnard 报道切缘阳性率分别达 23% 和 26%，术后辅加放疗，较单纯手术可提高生存时间 3 倍，平均存活 34 个月，3 年存活率达 27%，5 ～ 10 年存活率可达 13%。

2. 气管囊腺癌　与气管鳞癌相比，气管囊腺癌好发于气管上 1/3 段。生长缓慢、病程较长、肿瘤沿黏膜下潜行浸润，这一病理特点往往造成切缘阳性，术后复发。但是，由于其生长缓慢，即使复发，仍能存活较长的时间。另一个特点是虽很少引起淋巴结肿大，但易转移到肺和其他脏器，而且预后并不取决于切缘是否阳性。因此，术中肉眼切除干净，而病理报告仍为阳性却又不允许做更多切除时，切不可一味追求切缘阴性，切除过多会造成气管缺损、吻合口张力过大，影响愈合。如能够做到安全吻合、切缘干净，则会取得更为满意的效果。气管囊腺癌的远期疗效明显优于鳞癌，平均存活时间为 118 个月，3 年存活率达 71%，5 ～ 10 年存活率可达 51% ～ 73%。

3. 气管类癌类癌是气管常见的恶性肿瘤之一，可分为典型和非典型两种。前者类似良性肿瘤，外侵轻微；后者潜在恶性，常外侵穿透气管壁，并有淋巴结转移。

4. 气管腺癌不包括来自肺、支气管的腺癌向上蔓延累及气管者，气管腺癌约占原发性气管癌的 10%。由于腺癌容易直接侵入纵隔、扩散至区域淋巴结，并血行转移至远处，预后相对较差。故应在条件许可的情况下，尽可能做根治性切除术。

5. 气管小细胞癌发生于气管的小细胞癌较发生于肺者少见，其病程短、症状突出、预后差。如果病变局限于气管的一段，并且无全身远处转移，采用足够范围的切除，缓解气道梗阻后，辅以全身化疗及局部放疗，亦可取得较为满意的效果。

【临床表现】

1. 当癌肿生长占据不到气管腔的 1 / 3 时，就会出现刺激性咳嗽、活动后气短、呼吸困难。由于气道狭窄，常有哮喘样发作。因此，容易误诊为支气管哮喘而延误治疗。约 20% 的气管鳞癌患者有咯血；上段气管癌可侵犯、压迫喉返神经出现声音嘶哑，下段气管癌累及主支气管时，常有反复发作的单侧或双侧阻塞性肺炎；肿瘤较大压迫或侵及食管时可有吞咽困难。一般气管鳞癌从出现症状到确诊约 4 个月，囊腺癌约为 12 个月，腺癌和小细胞癌介于前两者之间，类癌则需时间较长，近 29% 的患者到发生急性呼吸道梗阻时才就诊。由于肿瘤阻塞管腔，约 23% 的患者有潜在窒息的危险而威胁生命。

2．胸部听诊深吸气时可闻及哮鸣音，而支气管哮喘恰恰是在呼气期，此为两者鉴别的要点之一。当气管阻塞严重时，呈端坐呼吸，靠近患者不用听诊器就可听到喘鸣。注意仔细检查颈部及锁骨上窝，有无肿大的淋巴结。

【诊断要点】

1．症状和体征。

2．胸部、颈部 X 线平片及气管分层摄像虽然只能显示气管腔内肿瘤的轮廓，但能分辨肿瘤与气管壁及纵隔淋巴结的关系。薄层 CT 扫描不仅可清楚显示气管内肿瘤的大小，而且可以清楚显示食管、上腔静脉是否受侵，另外还可以利用重建技术测量肿瘤的直径以及受侵气管的长度，根据其轮廓、大小、光滑度判断出病变的性质。圆而光滑、小于 2cm、有钙化者多为良性；反之肿瘤较大而不规则、外侵明显、与相邻器官界限不清者多为恶性。磁共振显像（MRI）可从三维空间较为精确地显示肿瘤和所在气管的长度、管腔的大小、与管壁外相邻血管、组织结构的关系。若考虑到食管受侵时，应行食管造影或食管镜检查。

3．纤维支气管镜检查纤维支气管镜检查在气管肿瘤的诊断和治疗中具有十分重要的作用。由于镜身纤细和柔软的活动度，在直视下可观察到肿瘤的位置、大小、范围以及肿瘤基底部的宽窄。电子纤维气管镜光源清晰、图像清楚，除了操作者从镜孔观察外，还可通过监视器荧光屏使更多的人看到镜下改变，并可同时录像、打印出病变的彩色图像。更为重要的是可同时获取组织学诊断。值得强调的是术者最好亲自参加，准确观测双侧声带活动度，记录肿瘤上下缘距声门、隆嵴以及基底部的长度，以便制定出精确的麻醉、手术方案。

【治疗方法及原则】

原发性气管癌一经诊断，只要估计肿瘤能够切除，均应手术。化疗对气管癌几乎无效，放疗虽对部分患者可暂时缓解呼吸困难，但容易复发，且有促进转移之虑。所以只适宜于那些已经不能切除，以及重建术后残端阳性的患者。对于病变范围较大、呼吸道梗阻严重不能切除的患者，则应设法缓解气道梗阻，包括先行气管切开、腔内置人 T 形管或金属支架，再酌情行放疗或化疗。

二、继发性气管癌

1．喉癌侵犯气管喉癌向下延伸可直接侵犯气管上段。因此，临床有时很难将两者严格区分开来。其多为鳞癌，突人管腔，引起呼吸困难。部分患者发生于喉癌术后，因此需行全身检查了解其他部位有无转移后，制定治疗方案。

2．甲状腺癌侵犯气管临床约 21% 的原发性甲状腺癌可直接侵犯气管，还有部分是由于甲状腺癌术后复发使气管受累。多侵犯气管前壁，尚未突入管腔者，患者仅有轻度压迫及咽喉部不适感。肿瘤一旦突入管腔，即出现刺激性咳嗽、气短、喘鸣、呼吸困难等症状。复发性甲状腺癌累及气管后，容易引起气管内出血发生窒息。

3．食管癌侵及气管　颈段及胸上段食管癌常可直接或由于肿大淋巴结侵蚀气管、支气管膜部，不仅可引起咳嗽、呼吸困难，而且可造成食管气管瘘。临床由食管癌直接穿入气管者较少，而因放疗引起食管气管瘘者比较常见。一旦发生，食物、唾液以及胃内反流物会经瘘口大量进入气管和肺内，引起严重而难以控制的肺内感染或窒息。因此，对于胸中、上段及颈段中晚期食管癌，应行气管镜检查，了解气管是否受累。镜下可见：①黏膜完整，肿瘤外压；②肿瘤侵入管腔少许，黏膜破坏，表面糜烂，刺激性咳嗽，有血痰；③肿瘤占据不到管腔 1 / 3，呈菜花状；④肿瘤凸人超过管腔 1/3，分泌物淤积；⑤形成食管气管瘘者，可见两管腔相通的瘘口，并有口腔、胃内容物进入。

4. 支气管肺癌累及气管支气管，肺癌可沿支气管向上蔓延累及隆突及气管下段，或由于纵隔、隆突下肿大淋巴结直接侵蚀，使原发病变成为晚期。因为需要切除的范围较大，重建困难，致使许多患者失去手术机会。但近年由于麻醉和手术技巧的提高，对于尚未发生远处转移的病例，仍可选择性行肺、气管、隆突切除成形或重建术，术后辅以放、化疗，亦可取得较为满意的疗效。

【临床表现】

1. 继发性气管癌，都有刺激性咳嗽、气短、呼吸困难。若喉返神经受累时往往有声嘶、饮水呛咳；气管内肿瘤表面有糜烂时有咯血；肿瘤凸人管腔较多时会发生气道梗阻，出现肺部感染，脓痰、发热等；影响到食管时，会有下咽困难。

2. 喉癌、甲状腺癌者，颈部可能触及包块和肿大淋巴结；气道梗阻严重者大多不能平卧、端坐呼吸、发绀，可闻及哮鸣音，肺不张时患侧呼吸音消失；食管癌侵及气管者，多数营养较差、消瘦，合并食管气管瘘时，饮水呛咳、黄痰混有食物残渣。

【诊断要点】

1. 既往史、症状和体征。

2. X 线、CT、MRI 检查同原发性气管癌。

3. 内镜检查应包括纤维支气管镜和食管镜检查，其作用和方法与原发性气管癌褶同。

4. 对于疑有气管食管瘘的患者，口服美蓝液，可见痰中有蓝染。

【治疗方法及原则】

与原发性气管癌治疗原则不同的是：继发性气管癌必须根据气管外原发肿瘤控制的状况、有无其他部位转移以及气道梗阻的程度来制定治疗方案。治疗原则主要是在缓解呼吸困难的基础上，控制原发和继发病变。因此，选择姑息性治疗的机会远远大于原发性气管肿瘤。

对于喉癌侵犯气管者，应根据喉癌病变以及是否保留说话功能，确定手术切除范围。一般在喉切除的同时，选择气管节段切除，术后给予适当放、化疗，效果良好。切除范围较大时，需行永久性气管造口术。如局部有复发，必要时可再次手术切除。

甲状腺癌侵犯气管常引起高位气道梗阻，可先行低位气管切开，缓解症状、赢得时间，然后酌情行甲状腺癌根治、气管切除，术后进行放疗。部分患者可取得长期生存的效果。

食管癌侵及气管者，若病变均较局限、年纪较轻、全身情况可以耐受者，可同期将食管气管病变一并切除，分别进行气管和消化道重建。如果已经形成食管气管瘘者，必须隔离消化道与呼吸道。常用措施包括：停止经口进食及下咽唾液、抗感染，同时行胃造瘘或鼻饲支持营养，亦可试用食管或气管内置人带膜支架，再酌情放疗或化疗。

支气管肺癌累及气管者，应根据病变范围、组织学类型以及远处有无转移来确定。若能切除并重建者，可行肺、气管、隆突切除成形或重建术，术后辅以放、化疗。估计切除有困难者，术前可适当先行放疗或化疗，使病变范围缩小后再行手术。

（张士法）

第三十三章 食管疾病

第一节 先天性食管闭锁及食管气管瘘

【概述】

食管与气管从胚胎早期原肠发育而来，自胚胎第3周开始，前呼吸管或气管从后消化器官或食管分化。在胚胎第4～5周，原肠两侧出现侧方生长的嵴，从隆突水平向头侧生长形成气管，逐渐向内折，在中线相遇并使气管与食管分开。内折不完全或不联合就造成两管交通或先天性食管气管瘘。瘘管常见的部位是在隆突水平之上，即在内折开始的水平。食管气管瘘产生的原因不很清楚，有人认为于食管分化阶段，若孕妇患某种疾病或胚胎受到某些有害因素的影响，可引起这种畸形的产生。患有食管气管瘘的病儿，约50%的病例合并有其他先天性畸形，包括脊柱、肛门、心脏、肾脏及肢体的畸形，其原因尚不能确切解释。先天性食管闭锁及食管气管瘘的发生率约在1:4000～1:2000。

食管闭锁的病理解剖分类方法甚多，公认的分类法如下：I型：单纯食管闭锁，而无食管气管瘘存在，上、下两盲端之间的距离一般较远，发生率占4%～8%，多见于男婴。II型：食管闭锁的上段与气管后壁的中部下方交通形成瘘管，下端食管则成为盲端发生率约为0.5%～1%。III型：食管闭锁的上段终止成盲端，下段食管于气管分叉或在其上方0.5～1cm处，经气管后壁通入气管。上段食管盲端扩大，管壁肥厚具有丰富的血液供应，而下段食管往往发育不全，管壁极薄口径较细，血供亦差，尤以接近气管处更为明显。瘘一般见于气管分叉处。这类畸形最多见，约占85%～90%。IV型：食管闭锁，食管近、远端分别与气管相通，发生率约为1%。V型：单纯食管气管瘘，不合并食管闭锁，发生率约为2%～5%。此型食管管腔和管壁均正常，食管与气管间有一相通的瘘管，常被描述为H形。实际是瘘管一端位于气管的上方，向下斜行，与食管相通，不呈水平状，为N形。

【临床表现】

1. 食管闭锁的临床表现是唾液过多，喂食后可立即发生呕吐、呛咳并有发绀。

2. 有远端瘘管的婴儿，气体可经瘘管进入胃及消化道，使腹部膨胀增大。

3. 因唾液流入呼吸道及胃液反流经瘘管进入呼吸道，加之膈上升压迫肺脏，出现明显呼吸困难。

【诊断要点】

1. 症状和体征若能在婴儿出生后喂食前即确诊，可避免新生儿肺炎发生。羊水过多的母亲尤其是早产儿，要考虑食管闭锁的可能性。

2. 可经鼻腔或口腔插入F8～10号不透X线的导管，以判断导管能否进入胃内。若食管闭锁，在插入8～12cm时，即可感到阻力，继续下插可使导管在盲端打折，固定后投照X线片可以证实。

【治疗方案及原则】

诊断确定后应手术治疗，目的是防止乳汁和唾液进入呼吸道。近年来的趋势是，不论哪种类型的病婴，在尽量做好术前准备的前提下，争取作一期吻合术。

（张士法）

第二节　食管穿孔及破裂

【概述】

食管穿孔或破裂较少见，常因不能早期诊断或误诊导致处理不及时而危及生命，故死亡率较高。颈段食管穿孔较胸段食管破人纵隔造成的威胁为小，后者由于唾液和消化液外溢至食管周围纵隔间隙或胸膜腔内，可造成严重的纵隔炎或穿破胸膜腔引起广泛严重的化脓性感染，若处理不及时，短期内可造成死亡。

食管穿孔的原因有：

1．自发性食管破裂　是临床上最常见昀食管穿孔原因，发病前多有饮酒后呕吐史。

2．医源性食管穿孔　任何由于医务人员的检查或治疗导致的食管穿孔均为医源性食管穿孔。主要发生于内镜检查、食管扩张术或食管置管术中。邻近食管的手术误伤亦可发生，如颈段食管穿孔偶可在喉切除或甲状腺切除时发生；全肺切除术中可损伤胸段食管，尤其是肺化脓性病例。

3．外伤性食管穿孔　较为少见。偶见于刀伤或枪弹伤直接造成食管穿孔。

4．异物性食管穿孔　常见的是吞入鱼骨或鸡骨，吞人异物后食管穿孔可立刻发生或延迟发生。

5．腐蚀性食管穿孔　由于吞服液体腐蚀所致，酸性腐蚀剂有硫酸、盐酸等，碱性腐蚀剂以氢氧化钠为主。

6．食管疾病引起的食管穿孔如癌肿、放疗后溃疡等。

【临床表现】

1．颈段食管穿孔临床上表现为颈部疼痛及压痛，有皮下气肿，并气促、呼吸困难、声嘶，口腔或鼻胃管中有血，可有咳嗽及喘鸣。下胸段或腹段食管穿孔时表现为腹部压痛或板状腹。

2．食管穿孔后，可表现吞咽疼痛，进食困难。有食管周围炎或发生纵隔炎者可出现发热、白细胞增高。

3．若为腐蚀性或异物导致的食管穿孔，可引起邻近大血管的损伤及发生大出血，如不及时救治，患者可迅速死亡。

【诊断要点】

1．病史如有饮酒或暴食后呕吐史，曾行内镜检查、食管扩张术或食管置管术史，邻近食管的手术史或外伤史，以及腐蚀剂误服史等。

2．症状及体征依穿孔部位可出现相应的症状和体征。

3．X线检查多在食管破裂数小时后拍胸片才能显示异常。颈部食管穿孔可发现颈部筋膜层有游离气体。胸部食管穿孔，如食管破裂局限于纵隔内，胸部平片显示纵隔气肿及增宽。如溃破至胸腔，即显示液气胸。

4．食管造影检查首选水溶性对比剂泛影葡胺，准确率达95%。造影对证实诊断、观察食管破裂部位和确定哪一侧胸腔受累均有帮助。碘化油有一定黏稠度，对显示很小的破裂口效果较差，但也常应用。由于钡剂对纵隔和胸膜刺激性较大，且不易清除，因此临床多不用钡剂造影来显示食管穿孔。

5．胸腔穿刺　口服亚甲蓝稀释液后穿刺，抽出蓝染污秽胸液是诊断本病最准确的方法。

6．内镜检查　可能进一步扩大食管创伤，故不宜采用。

【治疗方案及原则】

1. 手术治疗对发病不到24小时的患者应争取手术治疗。术前准备包括禁食水、补液、止痛、纠正电解质紊乱、应用大剂量广谱抗生素、下胃肠减压管等。术前胸腔引流可以缓解胸液和积气对心肺的压迫，减少麻醉中的危险。经受累一侧胸腔进胸口手术以食管破扫修补术为主要术式。

2. 保守治疗对发病超过24小时的患者一般来说不宜手术治疗，因此时胸内感染较重，手术修补失败的可能性很大，手术死亡率可高达60%，仅能采取保守治疗，包括禁食水、胃管减压、胸腔闭式引流、空肠造瘘等措施，后期再酌情是否手术处理。

（张士法）

第三节 贲门失弛缓症

【概述】

贲门失弛缓症是指吞咽时食管体部无蠕动，食管下括约肌弛缓不良。本病多见于20～50岁的青中年人。

本症的病因尚未明确，基本缺陷是神经肌肉异常。一般认为该病食管肌层内神经节变性、减少或稍失，副交感神经（迷走神经）分布有缺陷。肉眼可见食管远端有1．5～5cm长的狭窄，其近端食管体部有不同程度的扩张、延长及弯曲。因为食管环形肌的肥厚，远段食管壁可增厚，但偶尔可见有萎缩者。患者食管失去正常的推动力，食管下端括约肌不能如期舒张，吞咽时食管平滑肌松弛，蠕动弱，而食管下括约肌张力大，不能松弛，使食物滞留于食管内不能下行。久之食管扩张、伸长、屈曲成角、失去肌肉张力，蠕动呈阵挛性而无推动力。由于食物滞留刺激食管黏膜，继而发生炎症和多发性溃疡。在滞留性食管炎的基础上可以发生癌变，其发病率可高达2~6～7%，多位于食管中段和中下段交界处。因食管扩张，癌变后梗阻症状出现较晚，发现时大都已难于切除。能切除者，预后亦不良，多数因转移而死亡。

【临床表现】

1．失弛缓症最常见的症状是无论吞食固体或液体食物时均有吞咽困难。困难的程度可以逐日不同，尤其发病初期，情绪紧张或冷、热饮均可使症状加重。患者常有胸骨下部食物粘住感，亦可在咽喉至上腹任何部位有此感觉。吞咽困难有时可很突然，顿时无法下咽，一时不能缓解。偶有进流质吞咽困难明显。

2．其后发生的症状是反流，常在进餐中、餐后及卧位时发生。发病早期在进餐中或每次餐后反出少量食物，可解除患者食管阻塞感。随着疾病的进展，食管容积增加，反胃次数可减少，但每次反流出的是未经消化及几天前有臭味的食物。当食管明显扩张时可容纳大量液体及食物，患者仰卧时即有反食。夜间发生反流可造成阵发性咳嗽及气管误吸，引起呼吸道并发症如肺炎、肺脓肿及支气管扩张等。

3．病情加重后可出现体重下降及贫血，此与吞咽困难影响进食有关，但很少因饥饿而发生死亡。

【诊断要点】

1．临床症状。

2．食管钡餐造影检查吞咽时食管体部蠕动消失，远端括约肌无松弛反应，典型表现为钡剂在食管胃接合部停留，该部管壁光滑，管腔对称性狭窄呈鸟嘴样改变。食管体部直径可以正常或明显扩张。Henderson 等将失弛缓症食管扩张的严重程度分为 3 级：I 级（轻度）——食管直径小于 4cm; Ⅱ级（中度）——食管直径 4 ～ 6cm; Ⅲ级（重度）——食管直径大于 6cm。食管可屈曲呈 S 形，食管内充满钡剂，靠重力作用使下端括约肌开放，小量流人胃内，吸人亚硝酸戊脂可能使食管远端开放。

3. 食管镜检查食管镜检见食管扩张，贲门部闭合，但食管镜通过无阻力。有时可见阻塞性食管炎的表现，如黏膜充血及增厚，黏膜溃疡及血斑，结节增生性斑块或息肉样改变（有明显扩张的食管及食物潴留者检查前要清洗食管，否则食物残渣将遮掩视野。若有癌性改变亦容易被忽略。可能时内镜通过食管远端括约肌检查胃部，以除外胃癌所致的假性失弛缓症）。

【治疗方案及原则】

失弛缓症的治疗原则：轻度的病例可先试行药物治疗，以及食管扩张术。但对长期有慢性炎症及纤维组织增生者，药物作用难有效果，食管扩张，缓解期短，须反复进行。扩张的方法有机械、水囊、气囊、钡囊扩张。强力扩张的并发症包括食管穿孔、出血及食管反流，后期可发生食管炎。除全身条件不适宜外，保守治疗无效的患者均应手术治疗，术式为食管及贲门肌层切开术（Heller 术）。

（张士法）

第四节　食管憩室

食管憩室可分为：咽食管憩室、食管中段憩室、膈上食管憩室。

一、咽食管憩室

【概述】

咽食管憩室是较常见的食管憩室，位于环咽肌后方的近侧，或好发于环咽肌上方的咽食管结合部的后壁。咽食管憩室以 50 ～ 80 岁的患者为多见，30 岁以下者罕见。常规上消化道钡餐造影时咽食管憩室的发生率为 0.1%。 咽上括约肌提前收缩，表明环咽肌的运动功能失调，是本病的潜在发病原因之一。

一般认为环咽肌在咽食管憩室的发病过程中起重要作用，其自主神经支配为迷走神经，分布于环状软骨的后壁。环咽肌在正常情况下呈收缩状态，而在吞咽、呕吐和嗳气时松弛。当食物进入咽部时，咽下缩肌收缩，环咽肌松弛，使食物下行至食管而无阻碍。食物通过后，环咽肌又恢复到收缩状态。咽部肌肉的这种协调动作可保证吞入的食物顺利通过食管进入胃内，并可防止进食过程中发生误吸。故环咽肌的生理功能犹如食管上端括约肌。当某种原因引起这两种肌肉的功能失调，即吞咽时咽下缩肌收缩而环咽肌不能松弛，则环咽肌以上的咽腔内的压力增加，使较薄弱的 Killian 三角区的组织结构向外膨出，此即咽食管憩室的形成初期的病理生理改变。以后 Killian 三角区组织结构向外逐渐膨出增大，便形成典型的咽食管憩室。造成咽部协调功能障碍的原因很多。例如随着患者年龄的增长，环咽肌与椎前筋膜的固定松弛，导致该肌功能障碍或失调；食管胃反流有可能造成咽部压力增加等。多数作者认为咽下缩肌的收缩与环咽肌的松弛失调、失弛缓或其他运动障碍，再加上 Killian 三角区的解剖学特点，是咽食管憩室的主要发病原因。

【临床表现】

1．部分咽食管憩室患者珂以无任何临床症状。

2．咽食管憩室患者典型的临床症状包括高位颈段食管咽下困难，呼吸有腐败恶臭气味，吞咽食物或饮水时咽部“喀喀”作响，不论咳嗽或不咳嗽，患者常有自发性食管内容物反流现象。典型的反流物为新鲜的、未经消化的食物，无苦味或酸味，或不含有胃十二指肠分泌物。个别患者进食后立即出现食管反流，这种现象与憩室内容物被误吸到气道内而引起的剧烈咳嗽和憋气有关。由于食管反流和咳嗽，患者进食过程缓慢而费力。

3．随着咽食管憩室体积不断增大，患者咽部常有发胀的感觉，用手压迫患侧颈部，这种感觉便可缓解或减轻。偶尔，患者因憩室内容物分解腐败所产生的臭味而来就诊。极少数的患者主诉其颈部有一软性包块。

【诊断要点】

咽食管憩室的临床诊断主要依靠病史、查体及食管 X 线钡餐造影检查，其中后者对诊断起关键作用。

1．咽食管憩室患者在查体时可能有下列体征：

(1) 嘱患者饮水，吞咽时在颈部憩室部位听诊，可闻及气过水声或“喀喀”声。

(2) 简单的临床试验用以确定咽食管憩室在颈部的确切位置（左、右侧），具体方法为：

1) 患者取坐位，面对检查者。

2) 嘱患者做几次吞咽空气的动作后，检查者将自己的左手拇指放在患者右颈部胸锁乳突肌环状软骨前方水平用拇指向后轻轻挤压。

3) 检查者再用自己右手拇指反复挤压患者右颈部的相应部位。

4) 当检查者的拇指挤压在咽食管憩室所在一侧的颈部时，由于拇指的挤压作用，憩室内的气管通过液体而排出，因而检查者可听到患者患侧颈部有气过水声。

2．咽食管憩室的临床诊断依靠食管 X 线钡餐造影检查。患者在吞钡后通过透视与 X 线片（需拍摄食管正、侧位片），可以明确憩室的位置、大小、憩室颈的粗细与排空情况，以及憩室与食管轴的相互关系。

【治疗方案及原则】

对咽食管憩室患者而言，内科保守治疗无效，外科手术是最有效的治疗手段。无论憩室的大小，所有咽食管憩室病例都应视为手术治疗的适应证，营养不良或者慢性呼吸道并发症并非外科手术治疗的禁忌。咽食管憩塞并发憩室穿孔的病例，一经确诊，需要急诊手术治疗。

二、食管中段憩室

【概述】

食管中段憩室有以下 3 种：①先天性憩室：发生于食管中段（或下段）。②膨出型憩室：食管某处先有狭窄，进餐时食物不易通过该狭窄部位，致使狭窄部位以上的食管腔内压力堪高。逐渐形成憩室。③牵引型憩室：多因纵隔淋巴结炎，特别是结核性淋巴结炎引起，通常比较小，内径一般不超过 2cm。多发生于气管分叉后方的食管侧壁；约 2/3 病例的憩室向食管左侧和前侧发展，向后方发展者极少，属于真性憩室。

【临床表现】

1. 食管中段牵引型憩室可发生出血、瘘以及食管梗阻等并发症，多在做 X 线钡餐检查时偶然发现。

2. 如合并憩室炎，患者可感到吞咽疼痛和阻挡感，胸背部和胸骨后疼痛，胸内饱满感或少量呕吐等临床症状。

3. 若患者平卧，有时食物可从憩室内反流到口腔。这些症状还可能与食管受压或狭窄有关。

4. 有的患者可并发局限性食管炎，可能是由于憩室中排出的干酪样物质刺激食管黏膜所致。

【诊断要点】

1. 依靠食管钡餐造影检查和内镜检查。如怀疑有憩室一支气管瘘，需做支气管碘油造影或气管镜检查；内镜检查有助于发现瘘口。嘱患者口服亚甲蓝或其他染料，若在痰中发现蓝色，即可以确诊。

2. 胸部 CT 检查和食管功能测定，以除外其他较严重的疾病。

【治疗方案及原则】

食管中段牵引型憩室的手术治疗方法有：憩室切除术、憩室翻入埋缝术、食管支气管瘘缝扎修补术以及食管部分切除食管胃吻合术等。憩室并发癌变或不能逆转的瘢痕狭窄，应行食管部分切除食管胃吻合术。

三、膈上食管憩室

【概述】

膈上食管憩室绝大多数为膨出型憩室，系食管黏膜从食管平滑肌层的某一薄弱处或缺损区突出或疝出而形成。其发病原因迄今仍不清楚，但患者食管腔内的压力多不正常，而且往往合并有食管的梗阻性疾病。绝大多数患者为中年人或老年人，男性患者略多于女性。

一般认为，膈上食管憩室的起因与食管运动功能失调有关，而且患者几乎都合并有食管裂孔疝和食管反流，因此许多作者认为膈上食管憩室是一种后天性疾病。一些临床研究发现胃食管反流可导致食管肌肉痉挛和食管腔内压力升高，这有可能使食管发生膨出性憩室。但食管腔内压力正常的患者同样可患食管憩室。

【临床表现】

1. 很多膈上食管憩室患者无症状。

2. 一些患者只有轻度的吞咽困难，患者往往自行采用仔细咀嚼或进食合适的流质食物使吞咽困难症状得以缓解。而且这种方法简单有效。

3. 有的作者认为膈上食管憩室所引起的临床症状可分为两类：①由潜在的食管疾病（如食管痉挛、贲门失弛缓症、食管运动功能失调等）引起的临床症状，比如吞咽困难或进食不畅、食管胃反流、呕吐及误吸等；②由憩室内食物潴留并腐败引起的临床症状，如患者有口臭、味觉差、食管胃反流、反食等，有些患者有局部胸痛。

【诊断要点】

1. 膈上食管憩室的诊断主要依靠 X 线钡餐造影检查。所有在临床上怀疑患有膈上食管憩室的患者，都应做上消化道钡餐造影检查。钡餐造影可以显示膈上食管憩室的具体部位、大小、憩室囊、憩室颈都及其方向、憩室的外形、食管腔的最大扩张度以及局部食管壁缺损的长度等。此外，通过上消化道钡餐造影，还可以明确有无与膈上食管憩室有关的其他疾病，如食管神经肌肉功能紊乱、食管裂孔疝、贲门失弛缓症、食管狭窄或憩室癌，其中膈上食管憩室合并食管裂孔疝的病例最为常见。通常充钡的憩室囊突向右侧胸腔，几乎均在膈上，发生于膈下腹段食管的膨出型食管憩室极为罕见。

2．内镜检查可以发现膈上食管憩室有无炎症、溃疡形成、憩室癌和食管梗阻的程度；如果患者有上消化道出血，内镜检查可以明确出血的来源。巨大膈上食管憩室可使食管发生移位，因此内镜检查有发生穿孔的可能，检查中须特别小心。

3．憩室冲洗液做细胞学检查，可能有助于排除恶性疾病。

4．食管测压有可能明确膈上食管憩室合并的食管运动功能障碍性疾病，食管测压结果也有助于确定食管肌层切开的长度，以便解除食管功能性梗阻。但是食管测压尚无法确定食管运动功能异常的范围。

【治疗方案及原则】

外科手术是治疗膈上食管憩室最有效的手段，内科保守治疗无效。强调治疗膈上食管憩室的同时应处理合并存在的食管运动功能疾病。

（张士法）

第五节　食管腐蚀性狭窄

【概述】

由化学制剂引起的食管狭牵称为食管腐蚀性狭窄。食管壁损伤的程度取决于化学物品的性质、量、浓度及接触时间的长短。儿童多为误服，青年人及成年人则多为企图自杀。可以造成食管严重损伤的腐蚀剂主要是强酸和强碱。食管腐蚀伤中约60%是因为误服强碱所致，10%为误服强酸。强碱与消化道接触30秒内就可对食管壁造成损伤。炎症及血管栓塞使细胞层立即破坏，坏死组织脱落和肉芽组织增生导致纤维性狭窄形成。食管腐蚀性烧伤的自然病史分为三个阶段：①急性坏死期；②溃疡及肉芽期；③瘢痕期。食管狭窄主要发生在第二和第三阶段。

【临床表现】

急性期主要症状是局部疼痛，口腔及咽部下咽疼痛，喉部烧伤可出现呼吸困难、喘鸣、声音嘶哑，还可表现为吞咽困难、胸痛。慢性期主要表现为吞咽困难。

【诊断要点】

1．明确的病史。

2．食管钡餐检查和内镜检查。

【治疗方案及原则】

1．伤后早期应插入鼻胃管，并进行温和的胃灌洗，测定洗出液的pH值以进一步确定腐蚀剂的性质，但严禁使用中和方法洗胃，因酸碱化学反应所产生的热可使胃食管再度损伤。

2．确定为碱性物质烧伤，则应早期开腹探查，因为碱性物质很容易损伤胃组织，造成胃穿孔。

3．食管镜检查应在伤后48小时内进行，以确定损伤的范围。对碱性物质烧伤，食管镜不应穿越损伤区域，以防止食管穿孔。

4. 急性期应用类固醇药物及抗生素可减少胶原蛋白沉积并控制感染，减轻食管狭窄的程度。

5. 伤后3～4周，食管黏膜已完全上皮化，这时应对食管进行扩张，一般要反复扩张多次。

6. 晚期形成的食管狭窄并经扩张无效者应行手术治疗。

（张士法）

第六节　反流性食管炎

【概述】

反流性食管炎是指胃及十二指肠内容物逆流到食管引起的食管黏膜损伤，以及继而出现的一系列临床症状和消化性炎症表现。反流性食管炎是西方国家一种常见病和多发病，其发病率约为8%。反流性食管炎的常见原因包括食管裂孔疝、原发性食管下括约肌关闭不全、妊娠、胃食管手术后、先天性畸形以及其他原因。研究证实，胃食管反流是多种因素造成的上消化道动力障碍性疾病。但诸多发病因素中，往往不是某一种因素单独致病，而是多种因素并存，相互协同或连锁反应，甚至形成恶性循环，加重了对食管的损害。反流性食管炎的损伤程度和范围取决于食管黏膜与胃酸接触时间的长短、胃酸的性质和食管上皮细胞对反流内容物的易感性。其病变程度与相应的病理形态学特征各不相同。通常可将其分为早期（病变轻微期）、中期（炎症进展及糜烂期）和晚期（慢性溃疡形成及炎症增生期）。反流性食管炎的主要并发症包括食管狭窄、食管溃疡、Barrett 食管及恶性变。

【临床表现】

反流性食管炎最常见的症状是烧心、胸痛、吞咽困难，此外还可引起如发音困难、咳嗽、癔球感、喉炎、声音嘶哑、呛咳、窒息、支气管炎、哮喘样发作、吸人性肺炎、肺不张、肺脓肿及肺间质纤维化等食管外症状。

反流性食管炎的临床表现轻重不一，轻者症状不明显，常被忽视；重者则表现为心绞痛样胸痛和并发症的表现，如出血、狭窄等，使诊断较困难。因此，对有以下临床表现的患者应予以高度怀疑反流性食管炎：①严重烧心症状；②临床表现不典型心绞痛样症状；③反复发作的哮喘或肺部感染。

【诊断要点】

1. 症状。

2. 食管钡餐造影、内镜显示食管炎症和反流。

3. 食管功能检查显示食管下括约肌静息压下降和食管酸性反流。

【治疗方案及原则】

1. 内科治疗包括非药物治疗（体位、饮食结构及生活方式的调整）和药物治疗（黏膜保护剂、抗酸剂、抑酸剂和胃肠动力药）。对于无并发症的患者，严格的内科治疗常可治愈。

2. 对内科治疗无效或出现并发症的患者应行外科抗反流手术。

3. 食管已经发生不可逆病变应手术切除病变食管。

（张士法）

第七节 食管平滑肌瘤

【概述】

食管平滑肌瘤是最常见的食管良性肿瘤，为第～位食管良性肿瘤，占全部食管良性肿瘤的 50% ～ 80%，在全部消化道平滑肌瘤中，5% ～ 10% 为食管平滑肌瘤。

食管平滑肌瘤的体积一般都比较小，常无临床症状。食管平滑肌瘤在食管各段发生率差异较大，80% 的食管平滑肌瘤发生于主动脉弓水平以下的中段食管和下段食管，颈段食管平滑肌瘤病例罕见。食管平滑肌瘤可见于任何年龄患者，以 20 ～ 60 岁患者多见，男性多于女性。99% 的食管平滑肌瘤位于食管壁内，个别病例的肿瘤附着在食管壁外而由结缔组织与食管壁连接。

一般食管平滑肌瘤大体形态为圆形或椭圆形（卵圆形），也可呈螺旋形、哑铃形、姜块形等。肿瘤质地较硬、表面光滑，与周围组织分界清楚。一般认为食管平滑肌瘤可能起源于食管的黏膜肌层、固有肌层或血管的肌肉系统以及胚胎肌肉组织的变异结节。

【临床表现】

1．食管平滑肌瘤生长缓慢，约半数以上的患者无任何临床症状，多因其他原因做胸部 X 线检查或上消化道钡餐造影检查时发现食管平滑肌瘤。如果患者有症状，其持续时间都比较长。

2．较大的食管平滑肌瘤患者主要有吞咽不畅、疼痛或不适以及其他消化道症状。

(1) 吞咽困难：是最常见的临床症状，其发展缓慢，呈间歇性，多不严重。

(2) 疼痛或不适：表现为各种各样的胸骨后、剑突下或上腹部疼痛或不适，包括上腹部隐痛和饱胀感，疼痛可向后背部或肩部放散，与饮食无关。

(3) 其他消化道症状：包括食欲缺乏、反胃、嗳气、恶心及呕吐等。

(4) 呼吸道症状：食管平滑肌瘤患者偶有咳嗽、呼吸困难或哮喘等呼吸道症状，可能因误吸、肿瘤压迫气管或支气管，或巨大平滑肌瘤压迫肺组织所致。

【诊断要点】

食管平滑肌瘤的临床诊断主要依靠食管钡餐造影和内镜检查，查体和实验室检查无诊断意义。

1．症状和体征。

2．食管钡餐造影检查。

(1) 钡剂在食管腔内沿肿瘤两侧向下流动并呈环形阴影，此即所谓“环形征”，具有诊断意义。

(2) 食管钡餐造影侧位片上，肿瘤基底部与正常食管壁的上、下两端交界处呈锐角，并可见肿瘤阴影一半在食管腔内，另一半在食管腔外。这两种征象是食管平滑肌瘤的典型 X 线征象。

(3) 肿瘤表面的正常黏膜皱襞变平或消失。

3．内镜检查

(1) 肿瘤表面的食管黏膜光滑完整，色泽与形态如常。

(2) 肿瘤程度不等地突人食管腔。

(3) 若肿瘤所在部位的食管腔有狭窄，但内镜通过无阻力或困难，肿瘤在黏膜下可以活动或者推动。

4. 其他检查食管超声内镜检查对食管平滑肌瘤有诊断意义。

【治疗方案及原则】

食管平滑肌瘤较小且无临床症状，可随诊观察。食管平滑肌瘤较大，症状明显，无手术禁忌，应手术摘除肿瘤。

（张士法）

第八节　食管癌及贲门癌

【概述】

1. 流行病学食管癌的发病有明显地区性差异。世界上有 3 个食管癌高发区：中国华北三省、伊朗和前苏联的里海沿岸。其自然发病率为 35/10 万。发病率很高的“食管癌带”起自里海，经伊朗、阿富汗、西北亚，抵至中国。在相邻地区，发病率也有显著差异。以我国华北为例：河南、河北和山西省沿太行山脉其自然发病率为 53/10 万人口，而河南林县高达 131.79/10 万。如以高发区为圆心做同心圆，发现在圆弧向外扩展的同时食管癌的自然发病率也逐渐降低，如河南密县远离林县，其食管癌发病率降至 2.93/10 万。我国食管癌高发区分布在太行山区、四川盆地、四川西北、福建、广东、湖北、山东、陕西、甘肃、内蒙及新疆等省、自治区的部分地区。食管癌男女发病率之比约为 2:1，发病高峰年龄在 50 ～ 70 岁。

2. 病因食管癌发病可能与饮食习惯、吸烟、饮酒、营养、食管慢性炎症和遗传易感性有关。流行病学研究表明，食物和饮水中亚硝酸盐、硝酸盐和亚硝胺的合量与食管癌的发病率呈密切的正相关。食物中缺乏维生素 A、C 和核黄素，低蛋白或热量不足均与发病有关。维生素 C 能抑制亚硝酸盐和二级胺在胃内自动形成亚硝胺。在我国食管癌高发区，人们喜爱食用腌制的蔬菜，这些食品常常发生霉变或被白地霉菌和镰刀菌属污染。研究资料已经证实长期食用腌制食品与食管癌的发病有明确的关系。土壤中缺少某些微量元素，如钼、锌、锰、镁、硅、镍、碘等也是发病的重要因素。土壤中钼含量低可能影响植物在生长时亚硝酸盐和硝酸盐之间的平衡，导致人类食物中亚硝酸盐的含量升高。吸烟和饮酒也是重要的发病因素。食管有淤积性病变和慢性炎症的患者，如瘢痕性食管狭窄、贲门失弛缓症、反流性食管炎等发生食管癌的可能性大于正常人。有报道患角化病及 Patterson-Kelly 综合征的患者其食管癌的发病率增加。

Barrett 食管在慢性反流和胃食管结合部可能发生腺癌之间提供了一个重要的衔接链。胃食管反流使胃食管结合部黏膜受到长期慢性刺激，导致拄状上皮代替了鳞状上皮。约 10% 的胃食管反流患者有 Barrett 食管，而 Barrett 食管患者发生胃食管连接处腺癌的机会要比一般人高 30 ～ 40 倍。

肿瘤的遗传易感性在食管癌也有表现，所谓易感性，即遗传决定的某种因子不正常，表现为对环境因子的刺激出现过高或过低的反应，从而使机体容易罹患某种肿瘤。环境中的某些化学致癌物质是引起人体恶性肿瘤的主要致病因素，但大部分致癌物本身并无直接致癌作用，只是在进入机体以后，经细胞质内微粒体酶作用后，于代谢过程中产生某些可与核酸或蛋白质发生作用的最终致癌物。这一过程称为致癌物的活化，是引起癌变的重要环节。

食管癌的发生有其特定的遗传背景。现已证明亚硝胺类化合物及霉菌毒素可以诱发或激活癌基因，从而导致食管癌发生。在食管癌高发家族中，染色体数目及结构异常者显著增多，染色体脆性部位也高频出现。食管癌的发生可能涉及多个癌基因的激活．在食管癌标本中能检出H- ras、EGFr、C-myc、hst-1 和 int-2 等癌基因的扩增和过度表达，其中 C-myc 的表达随着病程进展逐步提高，在浸润癌细胞中表达最高，hst-1 和 int-2 的扩增及表达与肿瘤的恶性程度相关。Harris 周抗 P53 抗体对食管癌标本进行免疫组化检查，发现 P53 有突变，这种突变发生在第 5、6、7、8 外显子的第 176、145、282 及 220 或 171 密码子上，因此认为P53 的突变也与食管癌的发生有关。

总之，食管癌的发生是一个复杂的癌变过程，它涉及遗传与环境等多种因素，包括染色体脆性部位、断裂重排、癌基因激活与抗癌基因失活等分子水平的改变。要阐明它的多基因、多步骤及多阶段的发展过程，还需要进一步做大量的研究工作。

3. 病理食管癌中以鳞癌最多见。其中位于中胸段的食管癌，约占 50%，发生于下胸段及腹段食管者约占 30% ～ 40%，其余 10% ～ 20% 居上胸段及颈段食管。腺癌较少见，可来源于：①食管两端表浅的黏膜腺体；②食管壁深层的黏膜下腺；③颈段的异位胃黏膜；④胃食管连接处的获得性柱状上皮。绝大多数食管腺癌位于食管下段最常暴露在反流的区域，该处常为柱状上皮覆盖。Haggitt （1978）与 Wang 等（1986）发现在切除肿瘤的边缘上 85% ～ 95% 为 Barrett 黏膜。Cameron 等（1995）发现在他们切除的食管腺癌中 100% 合并有 Barrett 黏膜，而在胃食管连接处的腺癌有 42% 与 Barrett 禽管有关。事实上，在实际工作中很难确定食管胃连接处的腺癌是胃癌向上累及食管，或者是原发于食管壁本身的腺癌。

早期食管鳞癌大体形态可分为 4 型：

(1) 隐伏型：食管黏膜仅有轻度充血或粗糙，肉眼不易辨认，全部为原位癌，为食管癌的最早期。

(2) 糜烂型：黏膜表面有形状及大小不同的表浅糜烂，边缘清晰，有时边缘稍有隆起，在切面上可见局部黏膜缺损，癌细胞分化不良，为隐伏型的进展期。

(3) 斑块型：表面黏膜隆起，高低不平，皱折消失，类似牛皮癣，可侵犯食管全周，为糜烂型发展的结果。

(4) 乳头型：为肿瘤组织形成的硬结，状如乳头，凸向食管腔内，是早期食管癌的最晚类型。

临床上以糜烂型和斑块型为最多。

中晚期食管癌可分为 5 型：

(1) 髓质型:肿瘤所在处的局部食管壁明显增厚。肿瘤侵犯食管壁全层从而使管腔变窄。瘤体切面呈灰白色，向管腔内外生长。此类肿瘤最常见，约占

全部食管癌的 60%。

(2) 蕈伞型：肿瘤呈卵圆形或蘑菇状，向腔内突出。肿瘤边缘隆起，界限分明，表面有表浅溃疡，肿瘤多侵犯食管壁的一侧。约占 15%。

(3) 溃疡型：肿瘤为一溃疡，可深达肌层。约占 10%。

(4) 缩窄型：肿瘤使管腔呈现明显的狭窄，累及全周而造成梗阻。临床症状明显。约占 10%。

(5) 腔内型：肿瘤呈圆形息肉状，有时带蒂，体积较大，但切除的可能性较大。约占 3%。

典型的食管胃结合部腺癌肉眼下多为一息肉样包块堵塞管腔，在胃壁上循黏膜下扩散，晚期病变可使管腔变窄。著腺癌起始于食管壁的固有腺体，肿瘤可在黏膜内首先形成结节样肿块，被覆于肿瘤表面的黏膜上皮呈现苍白色。如果腺癌始发于异位胃黏膜，则肿瘤可呈现为息肉或乳头状。此类肿瘤侵及膈肌、胃及肝脾的机会较食管鳞癌多。

根据细胞的分化程度，将食管鳞癌分为 3 级，每一级各有其不同的光镜下特征：

Ⅰ级：癌细胞有明显的角化或癌球形成。癌细胞保持向鳞状上皮的表层、棘层和基底层分化能力。

Ⅱ级：癌细胞角化和癌珠形成较少，癌细胞多呈圆形、卵圆形或多角形，核分裂较常见。癌细胞巢尚存在分层结构。

Ⅲ级：癌细胞多呈梭形、椭圆形或不规则形，体积较小，胞浆少，核分裂较常见，但角化或癌珠形成较少见。癌细胞失去了细胞的分层性分布。

癌细胞的大小、形状及其内部结构在电镜下均与正常细胞不同。癌细胞的细胞核膨大，一般含一个或多个核仁，细胞核与细胞质的比例倒置。胞浆内含有多个线粒体，大小与形状各异，其游离核糖体及张力丝均较核仁多。很多学者在食管鳞癌中观察到分子生物学改变。这一方面的研究工作将有助于食管癌的早期诊断和治疗。

4. 食管癌的分段和分期

(1) 临床上规定的食管癌病变分段标准

T 分期标准：

TX：原发肿瘤不能测定

T0：无原发肿瘤的证据

Tis：高度不典型增生

T1a：肿瘤侵及粘膜固有层

T1b：肿瘤侵及粘膜下层

T2：肿瘤侵及肌层

T3：肿瘤侵及食管纤维膜

T4a：肿瘤侵及胸膜、心包、膈肌

T4b：肿瘤侵及其它邻近器官

N 分期标准：

Nx: 区域内淋巴结不能测定

N0：无淋巴结转移

N1a：1-2 个区域淋巴结转移

N1b：3-5 个区域淋巴结转移

N2：6-9 个区域淋巴结转移

N3：10 个区域淋巴结转移

M 分期标准：

Mx: 远处转移不能测定

M0：无远处转移

M1：有远处转移

H1：鳞癌

H2：腺癌

G x：细胞分化程度不能确定

G1：高分化癌

G2：中分化癌

G3：低分化癌

G4：未分化癌

表 33-8-1 食管癌 TNM 分期（UICC 2009）

亚组	T	N	M	H	G
	is	0	0	–	1
0	1	0	0	–	1
Ⅰa	1	0	0	2	2
	1	0	0	1	2
Ⅰb	1	0	0	–	3-4
	2	0	0	–	1
	2	0	0	–	2-4
Ⅱ	3-4a	0	0	–	–
	1-2	1	0	–	–
	3-4a	1a	0	–	–
Ⅲa	3-4a	1b	0	–	–
Ⅲb	–	2	0	–	–
	4b	–	–	–	–
Ⅳ	–	3	–	–	–
	–	–	1	–	–

食管癌病变分段标准（中心点在交界时，归属上一段）

颈段：自食管人口或环状软骨下缘起至胸骨柄上缘平面，距上门齿约 18cm。

胸段：分上、中、下 3 段。

胸上段：自胸骨柄上缘平面至气管分叉平面，其下界距上门齿约 24cm。

胸中段：自气管分叉平面至食管胃交接部（贲门口）全长的上半，其下界约距上门齿 32cm。

胸下段：自气管分叉平面至食管胃交接部（贲门口）全长的下半，其下界约距上门齿 40cm。胸下段也包括食管腹段。

跨段病变应以中点归段，如上下长度相等，则归上面一段。

食管癌的区域淋巴结根据食管肿瘤的部位而有不同定义：

对于颈段食管癌，颈部淋巴结，包括锁骨上淋巴结被定义为区域淋巴结。

对于胸段食管癌，纵隔及胃周淋巴结，不包括腹腔动脉旁淋巴结则被定义为区域淋巴结。

5. 食管癌的扩散　食管癌可以通过直接侵蚀、淋巴道或血运发生转移。晚期病例侵蚀全层食管及淋巴转移相当多见。Akiyama (1981) 报道食管癌切除的患者约有 60% 有淋巴转移。Liu (1980) 报道的转移发生率为 63%。 食管癌在镜下表现的扩散大于肉眼外观所见。检测的难点在于所切除的食管标本大多明显缩短，尤以甲醛溶液液固定后的标本为最，从而为确定肿瘤组织上下扩散程度造成困难。Miller (1962) 对长度已缩短 1/3 的食管癌标本进行检测，发现近侧端 3cm 范围之内有扩散者占 64%，6cm 者 22%，9cm 者 11%，甚至 10.5cm 处有扩散者尚有 3%。Wang (1987) 报道食管切断平面离肿瘤上缘的距离与吻合口上肿瘤复发的关系，发现切断平面距肿瘤愈近，吻合口发生肿瘤复发的机会愈大：0 ～ 2cm 者为 25%，2 ～ 4cm 者为 18%，6 ～ 8cm 者为 8%，10cm 以上者则无肿瘤复发。

在食管癌的生长过程中．侵袭破坏食管壁组织，既可经黏膜下扩散到远处黏膜形成卫星癌灶，又可以直接穿透食管壁侵入邻近的器官。食管胸上段癌可侵及气管、大血管、胸导管、喉返神经，肺和胸膜。胸中段癌可侵犯主支气管、主动脉、胸导管、心包、胸膜和肺。胸下段癌可侵犯膈肌、下腔静脉、心包、胃和肝脏。未治疗的食管癌患者尸检时发现病变大多累及食管周围器官及组织。

食管癌的转移部位与肿瘤的发生部位和淋巴的引流方向有关，淋巴扩散基本上是沿食管纵轴向上或向下方向，但上段者多倾向于向上，下段者多倾向于向下，中段者则循上下两个方向扩散。向上可达纵隔及颈部，向下可到腹部。Kato (1991) 报道胸段食管癌切除加颈部淋巴结清扫的结果，发现 26% 的患者有颈淋巴结受累。Akiyama (1981) 报道胃上区淋巴结的扩散率：食管上 1/3 者为 31.8%，中 1/3 者为 32. 8%，下 1/3 者为 61. 5%。肿瘤侵犯食管壁愈深，淋巴结转移的发生率愈高。

晚期征象：约有 25% ～ 30% 的患者在作出诊断时已有远处转移，食管癌晚期可经奇静脉或胸导管进入血流，导致血源性转移。Mandard (1981) 报道有 50% 食管鳞癌患者有远处器官受累。受累的器官依次递减为肺、肝、胸膜、骨骼、肾和肾上腺。食管胃连接处腺癌患者约有 75% 有淋巴转移。Sons(1986) 报道真正的食管腺癌常常累及气管旁、支气管旁和食管旁淋巴结，而较少累及胰十二指肠、门静脉或主动脉旁淋巴结。T1 肿瘤发生淋巴结转移的机会为 10%，T2 者为 46%，而 T3 者则上升为 83%。

【临床表现】

1．临床研究显示 90% 的早期食管鳞癌患者有症状，包括胸骨后不适、疼痛或烧灼感、吞咽痒痛或吞咽不畅。症状常常间歇出现，有时可持续数年。初起时症状偶尔出现且较轻微，以后逐渐加重并转变为持续。

2．贲门腺癌患者常见症状为下咽困难、体重减轻、上腹疼痛，有时可有黑便及贫血。

3．晚期食管鳞癌患者可因脊柱旁筋膜受累所致的背疼，喉返神经受累所致的声音嘶哑，食管穿孔后出现的进食呛咳或大呕血。

4．查体有时可发现锁骨上淋巴结肿大、贫血、消瘦或恶病质口贲门癌患者如在上腹部能摸到包块，说明肿瘤已属晚期，不再有根治性手术的机会。

【诊断要点】

1．症状和体征。

2．常规后前位及侧位胸片食管鳞癌患者在常规后前位胸片上有 47. 5% 可发现异常放射线学征象，包括：异常奇静脉食管线 (azygo-esophagealline)，纵隔增宽，气管后切迹或包块，肺门或上纵隔淋巴结肿大。气管内空气柱阴影可呈挤压、移位或不规则。但若病变体积较小，常规胸片对诊断帮助不大，应采用其他检查方法。

3．上消化道造影　造影时，一般采用站立正位、左右前斜位透视观察，吞钡后食管造影可显示食管病变的范围以及食管的动度。病变多呈黏膜破坏、充盈缺损。正常情况下食管在主动脉弓及左主支气管平面可有两个压迹，此外食管黏膜的全长均较光滑及垂直，黏膜纹路清晰可辨。当肿瘤侵及食管壁外的纵隔结构时，其原有的纵轴直线随即消失。此征象常说明系晚期病例，手术切除的可能性较小。同时还应观察胃的大小，有无病变。

4．胸部CT 胸部CT可以补充食管造影、上消化道内镜检查、食管超声检查CT常能显示食管的全程，一般能看到食管旁脂肪与周围组织形成的交界面。食管癌CT表现可为管腔内的软组织包块，食管壁不规则增厚，食管腔呈不规则或偏心性狭窄，食管和相邻脏器之间的脂肪层消失，并可显示纵隔内、膈角后、胃左动脉和腹腔动脉干淋巴结肿大以及其他实质性脏器内转移。食管造影和内镜检查仍然是诊断食管癌的主要方法，但也有少数病例由CT首先发现。由于很多患者就诊时已属晚期，故CT检查大多可有阳性发现。此外，还可显示食管腔外的各种变化：CT判断主动脉、气管支气管及心包受累的敏感度为88%～100%，特异性为92.6～95%，但判断食管周围淋巴结受累的敏感性仅为60%。CT对食管癌诊断上的判断错误大多恶病质或已往作过纵隔手术或放疗的患者。此类患者食管周围的脂肪层多已消失，或者其脂肪层的密度多已发生改变，使CT难以明确肿瘤向周围侵蚀的程度。总之，CT检查在食管癌诊断中有一定价值，但非绝对必须。

5．磁共振成像（MRI）　由于食管壁的肌层与其周围的脂肪层对比良好，故在MRI的横断面上食管轮廓清楚。位于黏膜下的食管癌因仅有局限性的管壁增厚，不易为MRI发现。食管壁肌肉与骨骼肌的T1、T2值近似，T2加权图像上正常肌层的信号较低，而肿瘤组织的信号较高，可形成对比，但在T2加权图像上由于T2值长，运动性伪影增多，信噪比下降，使食管壁的结构不易分辨，因此，MRI发现食管壁上的小肿瘤有一定困难。一般情况下MRI只用于除外食管外侵或确定有无淋巴结转移等。

6．胞学普查　在食管癌高发区，应用带网套囊导管做脱落细胞检查（拉网）进行普查为发现早期病例的有效方法。我国黄国俊教授（1984）报道应用此法在高发区进行普查，有1%的无症状人群可以得到确诊。对于早期病变的定位，可用分段拉网法确定。

7．食管镜检查　镜检时必须有良好的表面麻醉，可以减少患者的不适。贲门癌患者检查时漏诊的机会比食管癌多，原因是主瘤体的位置如果位于贲门下方，近贲门处的病变可能潜隐在黏膜下。此外贲门部的解剖位置与食管的长轴之间形成了一个角度，操作者经验不足对镜端的角度达不到能够看到病变的程度，露出镜端的活检钳头与病变处在一个相同的平面上，因此采不到需要的癌组织。再则如果肿瘤表面的坏死组织较少时，活检容易采到癌组织，反之如果坏死组织较多则容易出现假阴性。采取标本时，最好在病变与正常组织交界处稍微靠病变一侧取材，此处的坏死组织少，容易取到癌组织。由于食管癌可为多源性，故在检查过程中必须仔细观察食管的全长及全周，尤其不能忽略微小的隆起、糜烂或充血，这些都是早期食管癌的征象。用甲苯胺蓝（toluidine blue）或Lugol溶液染色观察微小的病变，效果良好。前者只使瘤组织染色，而后者只使正常食管黏膜染色。

8．支气管铙检查　支气管镜检查用于气管分叉平面以上的食管癌，可以明确病变与气管或支气管之间的关系，从而可以协助判断肿瘤切除的可能性。

9．内镜下超声检查　通过EUS可以了解食管壁的各层结构及食管和胃外侧的淋巴结状况。正常时在 EUS 图像上可以清楚地观察到食管壁的层次，因此在有肿瘤侵蚀时可以了解肿瘤侵蚀的范围和深度。 EUS 检查食管癌患者，准确率为 89%，CT 检测准确率下降为 59%。EUS 最显著的特点是可以准确地判断食管癌的 T 分期及可以了解肿瘤对周围组织的侵蚀程度，EUS 判断区域性淋巴结转移的准确率为 80%，而 CT 仅为 51%。EUS 的主要缺点为：如果食管腔梗阻过分严重，探头不能通过时，则无法进行检查。出现此种情况的机会约为 26%。

【治疗方案及原则】

1．食管癌一旦诊断，无手术禁忌，均应积极手术治疗。早期病例通过手术切除可以治愈，5 年生存率可达 90% 以上。早期食管癌在有条件的医院，也可行内镜食管黏膜切除术。

2．临床上所见的大多为中晚期病例，但将肿瘤切除及食管重建后患者仍然可以从中获益。

3．梗阻症状严重、肿瘤已不能切除，但全身情况尚允许者，可考虑转流手术以缓解症状。

4．身体条件太差且梗阻症状严重者可做造瘘术。

5．对于更晚期的病例，可以选择放疗、化疗或其他方法治疗，如腔内置管、激光治疗、扩张术等。临床工作已经证实：术前放疗可以使肿瘤 s 体积缩小从而提高其切除率，但延长生命的效果不明显。化学药物治疗食管癌的效果不尽理想。近年来，由于化疗药物的进展，化疗疗效有所提高，在食管癌的综合治疗中起到越来越重要的作用。

（张士法）

第三十四章 骨科

矫形外科在过去十年里取得了重大进展。我们处理复杂矫形外科患者问题的能力取得了重大突破，其中内植物设计和材料的改进发挥了很大作用。就像所有的医疗领域，矫形外科在最近几年已经成为一个专科领域的范畴。本章反映了这一趋势，可分为以下部分：骨科创伤（骨折及关节损伤），小儿骨科，运动医学，关节，脊柱骨科，骨科肿瘤学和足踝。

一、术语

内翻与外翻是经常用于描述肌肉骨骼成角畸形的术语。他们是指畸形顶点相对于身体中线的指向，如果顶点远离中线，这种畸形称之为内翻，反之则被称为外翻。膝外翻是外翻畸形的一个例子：整个下肢异常成角，畸形顶点（膝关节）指向中线。而膝内翻畸形成角的顶点指向外侧，这种情况称为膝关节内翻或膝内翻。肘关节或髋关节的成角畸形也用相似的方法命名（肘内翻或肘外翻及髋内翻或髋外翻）。内外翻也可以用来描述骨折畸形。当骨折形成许多碎片时称为粉碎性骨折，主要骨折片互相移位或分离时称骨折移位。移位可进一步分为轻度、中度或完全移位。

骨折处如果有骨外露或者形成骨折与体外环境相通的创口时，称为开放性骨折。开放性骨折可有明显的创伤造成的软组织损伤，或者有一个可见到血肿引流的刺伤的通道，因此在这种情况下，当患者被转移或接受紧急医疗救护设备时，所有夹板应被去除，所有覆盖在骨折处的皮肤必须被仔细地检查。开放性骨折是矫形外科的急诊，必须迅速通过外科方法清洁伤口和处理骨折污染，减少感染和再发骨折的机会。

关节脱位同样需要紧急处理。使关节或骨折恢复到正常位置的方法称为复位。跨过关节的血管在关节脱位时可能损伤，也可能被错位的骨结构挤压。损伤时应描述并记录远端动脉搏动情况。关节复位后消失的脉搏常可恢复。若血管撕裂，常需早期修复或重建，恢复远端肢体的血液循环。由于骨折的不稳定，使得血管损伤的修复优于骨折和关节的复位，可导致随后的骨不稳定。外科医师可以通过外固定或需要一些必需的固定支架来迅速地稳定骨折和脱位。

关节复位或骨折复位可通过切开（手术）或闭合（非手术）操作来实现。若脱位或骨折复位有较大的发生进一步移位可能者，称为不稳定性脱位或骨折。复位后不稳定骨折或脱位可以通过闭合或切开方法加以固定。闭合方法有牵引、石膏、夹板或支架。切开方法包括暴露骨折和复位骨折块，用内固定或外固定器械固定复位后的骨折段。因此，不稳定骨折或脱位的手术方法被称为“切开复位和内或外固定”。

二、夹板和石膏

夹板和石膏是一种非侵袭性的骨折固定和维持复位的方法。夹板用石膏制作，不是环状的；而石膏管型是环状的，可以用石膏或纤维玻璃制作。夹板主要用于急性损伤后的很短的一段时间（1～2 周）内，当肿胀时要密切注意筋膜室综合征。石膏主要用于长时间（数周或数月）维持骨折在合适的位置上。例如，一个桡骨远端骨折可以用夹板复位或固定，在临床随访中，如果复位足够和肿胀减轻，可以在夹板外面加一个环形石膏或直接用石膏固定继续保守治疗。踝关节骨折切开复位内固定后，它们常常被一个短的小腿夹板固定，紧接着用一个短的小腿石膏固定来保护手术后的修复。有许多类型的夹板和石膏治疗，主要取决于受伤的类型。夹板用于前臂，上臂后，小腿后，可以有一个放拇指的夹板，这主要取决于外伤类型。石膏用于上臂，包含或者不包含拇指段，以及小腿等。

三、病史采集及体格检查

病史采集主要包括人口统计学资料（年龄、性别和种族），并存病、优势手（如果有一个上肢损伤），以及过敏史、吸烟、饮酒史。

检查开始于伤肢的视诊，注意畸形，肿胀，擦伤。皮肤是至关重要的，仔细检查排除创伤和骨折。神经与血管的检查需记录运动和感觉功能以及脉搏的强度（可以摸到或多普勒辨认）。最终，仔细地检查应在所有其他的关节和四肢，触诊以及运动的范围。再次检查应在患者治疗过程中多次进行。由于来自于受伤部分的疼痛减轻，患者开始关注并发伤。

四、骨科急诊

下列情况需要立即对骨科评估和治疗：骨筋膜室综合征，开放性骨折，细菌性关节炎，急性脱位。其他的伤病情况，例如股骨颈骨折，这取决于患者的年龄和治疗选择，需要尽快进行干预。

五、骨筋膜室综合征

骨筋膜室综合征是在一个封闭的筋膜空间内，最初有严重的灌注受损，紧随其后的组织损伤而导致的筋膜空间内压力增高。神经和肌肉能在几个小时内明显受损。6～8个小时严重缺血能导致肌肉和神经死亡，导致了慢性消耗性功能紊乱。因此，筋膜室综合征是骨科紧急需要及时评估和治疗的疾病。骨筋膜室综合征也会发生在骨折、指端压缩或碾碎，剧烈的运动，或烧焦等情况下。

虽然它最常发生在前臂和小腿，它也可以发生在脚，大腿和手臂。骨筋膜室综合征典型的表现是一种令人痛苦的肿胀、极高张力。疼痛与被动运动的范围不相称被认为是最可靠的早期骨筋膜室综合征的指标。骨筋膜室综合征的临床体征包括5个症状：疼痛、变温、苍白、感觉异常、脉搏消失。脉搏改变是一种发生严重损害后才表现出来的晚期体征。骨筋膜室综合征可发生在局限的远低于动脉压的压力之下。因此，骨筋膜室综合征能够发生在一个粉红色的有正常脉搏的肢体。

骨筋膜室综合征是一种临床诊断，许多作者主张，如果骨筋膜室综合征被怀疑应立即开始筋膜切开术。在患者迟钝，插管，或者无法表达痛苦，筋膜室压力的评估可以使用商用的压力监测。如果压力监测不能被应用，一个大孔径的导管可以在无菌技术下被插入在筋膜室里。导管连接到一个充满了无菌生理盐水的静脉输液管监测压力。在任何骨筋膜室绝对压力大于30mmHg或舒张压在30mmHg内的低血压患者．是外科手术切开的指征。

筋膜切开术需切开完整的皮肤、筋膜以释放有关内容物。在同一肢体相邻的间隔也应切开，确保适当的减压后，要复查减压后的筋膜室的压力。创面要被敞开，并覆盖消毒纱布或负压吸引闭合。随后数天可延迟一级闭合或采取皮肤移植。

六、开放性骨折

开放性骨折是一种骨破裂伴随皮肤与软组织损伤导致断端与外界相通的骨折，它的血肿在外部环境中。同一肢体，任何伤口发生骨折必须仔细检查，以证明它不是一个开放骨折。

开放性骨折对软组织具有重要的影响：①外部环境中伤口和骨折的污染；②破碎、剥离软组织、血行阻断导致软组织丧失活力，随之增加感染易感性；③软组织包膜的破坏，这可能会影响到该类型的骨折固定以及对受压软组织的不利影响；④损坏神经、肌肉、肌腱、血管以及韧带结构导致的功能丧失。

开放性骨折通常是高能量损伤。三分之一的患者合并有多重外伤。因此，对开放性骨折患者的初步评价如下：气道、呼吸、血液循环、残疾、暴露。随着复苏开始即对任何潜在的危及生命的伤害进行治疗。分别对头部、胸部、腹部、骨盆、脊柱等进行评估，受伤的四肢也应该被检查。受伤肢体的神经血管检查应该被仔细地记录，皮肤和软组织应该同时被评估。伤口出血应该进行直接的压迫止血而非止血带，它可能阻断肢体其余部位的血液灌注。由于进一步的污染风险与额外的出血沉积，如果手术干预是必要的，则可在急诊下探查伤口。如果需要延期手术，则应进行无菌生理盐水灌注引流。只有明显外露的软组织碎片才应去除。即使没有明显的活力，骨折碎片也不应被去除或置之不顾。如果附近有相连的伤口，可行关节腔的无菌盐水注射。伤口应该覆盖一层无菌薄纱（据报道碘酒对组织有毒性）。应该进行临时的复位和夹板固定，以确保在后续的神经血管检查中不造成附加的损害。标准的创伤检查包括脊柱、胸、腹和骨盆的影像学检查。受伤的肢体，包括关节的上方和下方，连同其他怀疑受伤的四肢，应在影像学检查后判断是否需要进行手术干预。

在以下的情况下，如果怀疑有血管损伤应进行造影：膝盖错位，变凉，苍白的手或脚的远端毛细血管再充盈较差；敏感血管的高能量损伤（如腘窝）；并有证明踝臂指数（BI）低于 0.9 的肢体有一个并存的伤害。注意，对侧肢体的评估可以揭示潜在血管性疾病而不是急性损伤的原因造成 BI 降低。

开放性骨折可采用 Custilo 和 nderson 的分类：I 级，皮肤清洁，开放伤口小于 1cm；II 级，伤口撕裂大于 1cm 但小于 10cm，软组织损伤并没有伴有明显的骨折粉碎或碾碎；III A，广泛的软组织损伤；III B，广泛的软组织损伤伴随骨膜剥离或需要皮瓣覆盖骨暴露；III C，需要修复血管损伤。

应该尽快在急诊科采取措施预防性抗生素治疗和破伤风预防。I 级和 II 级骨折需要用一代头孢菌素类药物治疗。以前，III级骨折需要再加氨基糖苷类抗生素；然而，最近建议对农场损伤伴随有重大污染伤害，除了头孢曲松还需增加青霉素。

开放性骨折应该尽快进行手术干预。据报道，在 8 小时内的手术术后骨髓炎的发病率较低。在手术室里，应该向伤口的远端和近端展检查损伤区。软组织，包括皮肤、皮下脂肪、周围的肌肉，应该小心清除。应该避免大型皮肤软组织缺损，因为他们会进一步增加丧失活力的风险。断裂表面应该被露或清除。骨折应视情况和外科医生的专业知识采取暂时或确定性的内固定治疗。伴随缓慢出血的，应该进行脉冲灌洗。筋膜切开术可治疗或预防即将发生的骨筋膜室综合征。传统上，外科伤口的延伸部分被关闭，开放性伤口被覆无菌纱布或负压吸引。每 24 ～ 48 小时应该进行连续的外科清创术，直到没有证据显示有坏死的剩余软组织和骨。可以使用延迟一期愈合进行骨移植和覆盖伤口，可以在这个时候进行皮肤移植，或肌肉皮瓣转移。

（王志杰）

第一节 骨折及关节损伤

一、脊柱的骨折和脱位

（一）流行病学资料

每年大约有 11000 个新的脊髓损伤病例。男性与女性的比例在椎骨骨折患者为 4:1。在最初的住院患者中，脊髓损伤患者死亡率是 17%。不幸的是，继发于外伤，酒精或药物中毒导致的意识丧失的患者经常被延误诊断。因此，对于无法提供一个准确的外伤史患者，应高度怀疑脊髓损伤。

（二）解剖学

在不同的椎体水平，脊髓占椎管的 35% ～ 50%。椎管内其余部分为脑脊液（CSF），硬脑膜，硬膜外脂肪。脊髓的尾端终止 L1 椎体的背侧、L1 ～ L2 椎间髓背侧的部分，被称为脊髓圆锥。圆锥散发出运动和感觉神经根，也被称为马尾。

脊柱由四部分组成，共同构成其稳定性：①椎体；②后部成分（椎弓、椎板、棘突和每一节段成对的椎间关节面）；③椎间盘；④附着于骨的韧带和肌腱膜（棘间韧带、椎间关节囊、黄韧带）。

寰椎是第一颈椎（C1）。没有椎体，有两个大横突作为承受头盖骨与脊柱的承重关节。筋膜和侧翼的韧带是维持颅颈关节稳定性的关键。枢椎是第二颈椎，他是颈椎中最大的椎体。横韧带（也叫十字韧带）是主要稳定寰椎关节，翼状韧带能够提供辅助稳定。翼韧带联合以提供次要的稳定性。此外，还有另外的 5 个颈椎：C3 ～ C7。

胸腰椎脊柱由 12 个胸椎骨和 5 个腰椎骨组成。胸椎成自然的脊柱后凸（弓的顶尖向后），而腰部是脊柱前凸的（弓的顶尖向前）。胸椎远远比腰椎在屈伸和侧向弯曲时硬，因为胸腔和薄的椎间盘提供额外的稳定性使得胸椎比腰椎的活动度更小。因此，过度区（T11 ～ L1 胸腰椎交界处）更容易受到损伤。

脊髓神经根从椎间孔穿出椎管。在颈椎，颈 1 神经根从颈 1 椎体上面穿出，而颈 2 神经根从颈 1 椎体下面穿出，这个规律继续持续到其他的颈神经根，直到颈 8 神经根从颈 7 椎体下而穿出。在胸腰椎，每个神经根出椎间孔都有相同的顺序。例如，腰 4 神经根从腰 4 椎弓根下穿出。

（三）临床评估

临床评估在损伤现场即应开始。所有的意外创伤毫无例外地应被怀疑有脊柱损伤，直至排除这种可能。最初，给患者放置一个颈托并放在硬板床上，直到患者的脊柱评估。对于儿童（6 岁以下），应使用移除头部的靠背板以避免无意的脖子弯曲，这是由于儿童相对较大的头部而引起的枕部突出。应避免压额提下巴，可能会进一步加重颈椎的破坏。用插管和机械通气以确保气道通畅和呼吸，经鼻插管在急性呼吸道通气中是最安全的方法，因为他与经口插管相比会减少颈椎运动。

在脊髓损伤的情况下可发生神经性休克伴随低血压和心动过缓。初始复苏的患者需要等张液体，同时需要评估头部、胸部、腹部、骨盆，四肢的损伤。应保持舒张压在 70mmHg 以上，以最大限度地提高脊髓血流量。但是一旦脊髓休克诊断明确，血压需用升压药维持，以免造成体液负荷过重。

8小时内的损伤，可用甲强龙处理完全或不完全的脊髓损伤。在最初期应用大剂量甲基强的松龙对远期的运动功能恢复有益。具体用法为：前15分钟给予30mg/kg，继以5.4mg/(kg. h)静滴24小时（如果类固醇治疗是在损伤后3小时内开始）或48小时（如果类固醇治疗是在损伤后3～8小时内开始）。

脊髓或神经根受损引起的感觉缺损，导致感觉缺损的受压部分（脚跟和坐骨结节）皮肤迅速发生褥疮。迅速评估及把患者从脊柱损伤硬板床转移到舒适的床上，可以减少褥疮的发生。

脊柱的评价包括患者滚动时的视诊检查，触摸棘突压痛，以及进行直肠检查，肛周感觉，以及球海绵体反射（刺激龟头或在留置导尿管时导致肛门括约肌收　知。神经检查评估包括肌力和皮肤感觉。肌力和运　动神经根对应如下：肩外展（C5），屈肘、伸腕（C6），伸肘、屈腕（C7），腕伸和指屈（C8），并指（T1），屈髋（L2），伸膝（I3），脚踝背屈（L4），伸趾（L5），踝趾屈（S1）。谨慎的评估患者的神经状态将使医生做出适当的诊疗计划和估计预后的功能恢复。

如果符合以下标准，将会排除患者是颈椎疾病：①无后正中压痛；②无痛性的正常范围运动；③无神经感觉丧失；④正常水平的反应；⑤无明显中毒；⑥没有额外的损伤。

影像学评估并不是必须的。排除颈腰椎脊柱的过程是简单的；然而，前、后、正侧胸腰椎的影像学应常规得到评估。如果上述任何一个标准未能被满足，脊柱CT和矢状面重建用来排除疾病已经成为标准的方法，因为它与X线片相比增加了敏感度。

除了脊柱创伤，其他的伤病情况也应进行评估，因为他们可能影响患者的治疗。怀疑相关的损伤取决于相关的损伤力学和受伤的地点。颈椎损伤可能使椎动脉受伤。胸腰段颈椎屈曲一分离型损伤（安全带损伤）都伴有腹部损伤。导致腰椎爆裂型骨折的严重轴向负荷损伤机制，也可导致低位腰椎和下肢损伤，其中包括腰5椎体的关节间骨折、胫骨平台及跟骨骨折。

值得注意的是，任何损伤伴随进行性神经功能丧失都需要外科手术的干预。

神经损伤可以被描述成完整（没有感觉／运动，脊髓尾侧水平的病理变化）或不完整（某些神经功能部分尾侧损伤）损伤。可以发生以下五种主要模式的不完整的脊髓损伤：① Brown-Sequrd综合征（一半脊髓损伤合并同侧肌肉麻痹，损失本体感觉和触觉）；②中央索综合征（上肢的迟缓性瘫痪和下肢痉挛性瘫痪和骶部保留）；③前索综合征（由脊髓丘脑束和皮质脊髓束控制的运动和痛／温度觉损失，背侧柱控制的轻触觉和本体觉保留）；④后索综合征（罕见，涉及深痛觉、深压觉，并具有完全自主的运动、痛觉和温度本体觉）；⑤脊髓圆锥综合征（T12-L1伤害引起膀胱和肠道控制功能的丧失）。

在伴随脊髓损伤的情况下，神经根病变可发生于任何水平。这些病变可能是部分或全部，导致根痛、感觉障碍、虚弱或者反射消失。

马尾综合征是由于多水平的腰椎神经根受压于腰椎管内。临床表现包括鞍区感觉缺失，双侧神经根痛，虚弱，反射减退，失去膀胱或肠道的自动运动功能。

二、神经损伤的分类

美国脊椎损伤协会（ASIA）列出的运动和感觉检查方法，是最广泛地被接受和应用的方法，用于检查评估脊柱损伤对患者的影响。它包括应用分级系统来评价损伤后保留的感觉能力及运动功能。这个系统通过独立的损害分级和功能评价来评估患者。应在最初见到患者时即进行一次完整的神经检查并记录。还需经常查视以确定有没有进一步的神经损害，而且确认脊髓休克的恢复情况。

脊髓休克是脊髓损伤导致的生理干扰，导致了以远端平面的麻痹、低张力和反射消失为特征的脊髓功能异常。一旦脊髓休克恢复，即可以做运动和感觉检查以对一个患者的功能损害程度进行分级。球海绵体反射的恢复表明脊髓休克结束。

在脊髓休克恢复后，如果患者还有完全的神经功能缺损，则损伤平面以下的神经功能康复的机会实际上已经不存在了。相应地，如果解除了骨折碎片、排列错乱的组织及椎间盘组织引起的早期神经受压，而且神经没有被横切断的话，神经根平面损伤（马尾及其以下）的患者将可以从功能完全损害中恢复。

三、感觉平面的确定

确定感觉平面是依据患者对针刺（利用纯针头或安全别针）及轻触（棉球）的感觉能力。需要检查躯体左右两侧 28 个皮区的每个关键点，并需要评估肛周的感觉。依据各独立刺激引起的感觉的不同分为 3 级：

0 级 = 消失

1 级 = 损害

2 级 = 正常

NT= 不能检测

在颈椎，颈 3 和颈 4 神经根支配自肩峰尖到两乳头连线上的整个颈部及胸部呈披肩状区域的感觉，紧相邻的感觉是胸 2 神经所支配的皮区。臂丛（C5-T1）支配上肢感觉。

ASIA 还要求检测同一区域的痛觉及深压觉，同时通过检测双侧食指和拇指的位置觉来评估本体感觉。

运动平面的确定

确定运动平面是依据手工测定自头侧向尾侧的 10 对肌节各自的某一关键肌肉而定的，每一肌肉的力量可分为 6 个级别：

0 级 = 完全损害

1 级 = 可能触及或可见的肌收缩

2 级 = 不能对抗重力的全关节运动

3 级 = 能对抗重力的全关节运动

4 级 = 能适度抵抗外力的积极运动

5 级 = 正常肌力

NT= 不能测试

ASIA 损伤分级

分级系统采用的是一个改良的分级系统：

A 级（完全）在损伤平面下没有运动和感觉功能。

B 级（不完全）在损伤平面以下感觉功能尚存在，包括骶段（S4 ～ S5），但运动功能消失。

C 级（不完全）在损伤平面以下保留部分运动功能，神经水平以下有一半以上的关键肌肉有不足 3 级的肌力。

D 级（不完全）在损伤平面以下部分运动功能保留，至少一半的肌肉保留有至少 3 级的肌力。

E 级正常运动和感觉功能正常。

影像检查

A. 颈椎

颈椎影像检查首选平片；虽然颈椎 CT 成为最初的检查选择，因为它增加了颈枕和颈胸交界处的灵敏度和一致性。标准平片包括前后位、侧位及张口位，85% 的明显颈椎损伤可以在侧位上被发现。颈椎不稳的影像学标记包括如下：压缩骨折的损失超过 25% 的高度，相邻椎骨骨折的成角移位大于 11o，移位大于 3.5mm，椎间盘突出空间分离大于 1.7mm。在颈 7 ～胸 1 交界区，如果标准的侧位片不够清楚的描述 C7-T1 连接处，则必须作进一步的检查如游泳者位 (swimmer，view)、斜位或 CT 检查。如果不稳定患者影像学正常，但仍被怀疑，可进行颈椎的屈曲伸展位检查。这些影像学检查的时问应该晚于患者颈痛，肌肉痉挛能使颈椎不稳定更易显现。

B. 胸腰椎

所有胸腰椎受损及相应区域有疼痛的患者，均需拍相应的脊柱部位后前位及侧位片。同时，CT 对制定术前计划及选择适当的脊柱骨折复位及固定方式有益。MRI 对评价神经损伤程度和确定预后极为有助。

并发症

颈椎损伤患者因有肋间神经麻痹而可能导致继发性肺功能损伤，胸部理疗及吸痰可促进痰液排出，对防止肺不张及肺部感染至关重要。有感觉缺损和麻痹的患者均有较大风险发生褥疮，在受压部位（如足跟）使用衬垫或悬吊保护，经常翻身及细心护理非常重要。

胸腰椎骨折患者，不管有无脊髓损伤，都可能会因交感链功能不全继发麻痹性肠梗阻。初期经口进食应限制为清淡流食，若肠梗阻持续较久或程度较重，则须放置胃管减压。

损伤本身引起的应激反应以及全身应用类固醇治疗可以增加胃肠道溃疡及出血的机会，大剂量类固醇治疗还可引发胰腺炎及感染扩散。

脊柱损伤患者治疗中还有一个严重问题就是静脉栓塞，肺栓塞是住院患者可预防性死亡的主要原因之一。在患者运动功能改善前，肝素被用于深静脉血栓的预防。

四、颈椎损伤

（一）颈椎 C1—C2 复杂性损伤

A. 枕骨髁骨折

枕骨髁骨折可分为如下：①Ⅰ型（枕骨髁嵌插，稳定的）；②Ⅱ型（剪切损伤伴随颅底或颅骨骨折，潜在不稳定的）；③Ⅲ型（撕裂性骨折，不稳定的）治疗包括：对于稳定性骨折用硬颈托固定 8 周，对于不稳定的骨折用头胸背支具固定或手术固定。

B. 寰枕关节脱位

也被称为颅颈脱位，寰枕关节脱位几乎是致命性的。尸体解剖研究表明这种损伤最主要的死亡原因是机动车事故，幸存者通常会有严重的罕见的神经功能缺损。及时处理的措施是严禁避免牵引，头胸背支具固定。枕骨颈椎融合术能够保持长期稳定。

C. 寰椎骨折

寰椎骨折很少伴随神经损伤。由于横向翼状韧带功能不全导致不稳定应怀疑并在影像学下进行撕裂性骨折和关节突的鉴定。这些损伤可分为如下：①孤立的关节突断裂；②分离的后弓骨折；③孤立的前弓骨折；④粉碎性横突骨折；⑤爆裂骨折（前后路联合骨折）。稳定型骨折（后弓或无移位的骨折）用硬颈椎支架治疗矫正；不稳定骨折需要长时间的头胸背支具固定。长期不稳定或疼痛，需要 C1 ～ C2 融合术治疗。

D. 横韧带撕脱

这是一种罕见的疾病，通常是当它发生就是致命的。横韧带撕脱可见的撕脱横突碎块诊断，成人寰齿间隙（ADI）大于 3mm，在齿状突片上寰枢分离大于 6.9mm，或在磁共振成像（MRI）直接可见破裂。幸存者用 CI ～ C2 融合进行治疗。

E. 齿状突骨折

横突骨折与其他颈椎骨折伴随有 5% ～ 10% 的神经损伤。血管通过齿状突基底和顶端供应其周围。齿状突骨折分类如下：① I 型：齿状突尖部的撕裂性骨折）；② II 型（齿状突体和颈部的骨折，不愈合率高，可导致脊髓病）；③ II a（高度不稳定的粉碎性损伤从齿状突颈到椎体）；④III型（骨折延伸到 C2 椎体和侧突）。I 型骨折需要颈椎支具治疗，至于 II 型骨折需要头胸背支具固定。II 型骨折的治疗是有争议的，因为差的血管供应导致不愈合的高发病率，是手术还是头胸背支具治疗取决于患者的因素。

F. 枢椎侧块骨折

这类损伤通常是通过 CT 扫描来诊断的。治疗的方式从颈托固定到慢性疼痛患者的晚期融合手术。

G. C2 的创伤性脊柱滑脱

也就是众所周知的 Hangman 骨折，这种伤病可能伴有脑神经、椎动脉或颅面受伤。I 型损伤是无移位的没有成角移位，少于 3mm 的平移，并且 C2 ～ C3 椎间盘是完整的。II 型损伤时部分无移位，II 型是无移位骨折伴有 C2 ～ C3 椎间盘的破坏，III型损伤是 C2 ～ C3 脊柱关节的脱位，伴有部分骨折。I 型骨折需要椎体支架矫正治疗，至于第 II 型骨折需要颈托固定。III型骨折通常最初用支具固定，然后手术稳定。

（二）C3-C7 的损伤

C3-C7 创伤椎骨骨折包括由于屈曲压缩，垂直压迫（破裂）造成颈前椎体的泪珠状骨折，由于分离屈曲导致的前方脱位，由于压力扩展延伸导致的椎弓、椎板骨折，分离伸展引起后脱位，侧方弯曲导致的侧方移位。

Clay shoveler 骨折是一种较低的颈椎和胸椎上方棘突发生的撕裂性骨折。前哨骨折是一种通过椎板任意一侧的骨折。

对于这些骨折治疗包括使用颈矫形器、头胸背支具、牵引和手术。软颈椎矫正器不提供任何显著的即时固定，只是作为患者的舒适的需要。硬颈椎矫形器不提供完整的固定；这种治疗的主要局限在弯曲伸展运动的范围上。颈胸段矫形器有效应用在腰椎弯曲伸展和旋转的控制，但对限制侧向弯曲没有效。头胸背支具固定能为所有场所提供刚性固定，也可作为一种外科治疗。牵引可以用来复位伴有神经功能缺损的单侧或双侧的关节突脱位，或者稳定和间接压缩粉碎性骨折患者的神经缺损。牵引的禁忌证是 II a 型 C2 前滑脱和分离性颈椎损伤。

治疗选择取决于损伤类型和个体患者的特点。一般来说，稳定型骨折可以通过支具，而不稳定骨折可以通过头胸背支具稳定或手术治疗。

头胸背支具包括金属环和环形的背心。金属环应该放置在耳朵上约 1cm 处。前方针的位置应当在眉 眶上，眉毛外三分之二的两侧颞肌，以避免压迫眶上神经。后方位置是可变的，以维持金属环水平。在成年，针道压力为 2.7 ～ 3.6 kg。针道护理是必需的。头胸背支具依赖于稳固的安装，应该被仔细地维护。

（三）胸腰椎棘突损伤

颈腰椎的前后正侧位侧影像学检查都是初步的评审标准。不正常的椎弓根间距，高度异常损失，椎管损伤都需要被注意。轻微脊柱骨折损伤包括关节骨折、横突骨折，棘突骨折及腰椎峡部骨折。一般而言，这些损伤都能被很容易的观察到。被要求治疗的 6 个重大损伤：①楔状压缩骨折；②稳定的爆裂骨折；③不稳定的爆裂骨折；④ Chance 骨折；⑤腰段屈曲一过伸损伤；⑥移位损伤。

A. 压缩骨折

基于三柱理论，压缩性骨折只会影响前柱。压缩性骨折可以是脊柱前突或侧突。一般来说，这种骨折是稳定骨折并且很少伴随有神经损伤。椎体高度若有超过 50% 的损失，成角移位超过 20° ～ 30° ，或多个相邻压缩骨折可被认为是不稳定骨折。基于终板连接可分为四种亚型，A 型（终板两侧骨折），B 型（终板上方骨折），C 型（终板下方骨折），D 型（椎板两侧是完整无损的）。

稳定性骨折需要 Jewett 背架或胸腰椎矫形器。不稳定骨折需要过伸位石膏或手术治疗。

B. 爆裂骨折

爆裂骨折涉及前部和中柱。影像学可能显示椎体后部高度的损失和前后位片上增宽。值得注意的是，椎管受压和神经损伤的程度没有直接相关性。稳定性骨折没有神经损伤的治疗可以用椎体固定器或石膏固定。在平片下，如果胸腰椎矫正未能恢复脊柱结构，可以考虑外科手术。椎体高度若有超过 50% 的损失，成角移位超过 20° ～ 30° ，或脊柱侧弯大于 10° ，或伴随神经缺损可考虑早期外科干预恢复矢状面和冠状面的结构。手术治疗的选择包括前路或后路切开减压，内固定可有可无。

C. 腰段屈曲一过伸损伤

也就是众所周知的 Chance 骨折，包括所有腰段屈曲一过伸损伤的脊髓三柱骨折。这些骨折，也被称为“安全带损伤”，鉴于最常发生的机制，常伴有腹部受伤。放射片可以提高对棘突前后侧方距离的观察。被公认的有四种类型的骨折：① A 型（1 节段骨受伤）；② B 型（1 节段韧带损伤）；③ C 型（经骨性中柱的 2 节段损伤）；④ D 型（经韧带性中柱的 2 节段损伤）。A 型骨折的治疗可用胸腰椎矫形器矫正；然而，另外三型缺乏稳定性的骨折需要考虑外科手术固定。

D. 骨折脱位

骨折脱位涉及所有三柱的平移畸形损伤。这些损伤常伴随有神经损伤，由于他们的不稳定性常需要外科固定。有三种类型的骨折脱位：①弯曲旋转；②剪切③屈曲—过伸。没有神经损伤的患者不需要紧急的手术处理；然而，如果在 72 小时内骨折被固定，如肺炎之类并发症率会降低，在此时间范围外，骨折被固定，住院时间会缩短。

E. 枪伤

伴随低速的枪伤（武器是手枪滑折通常是稳定的。这些损伤通常伴随有较低的感染率，可用广谱抗生素预防性治疗 48 小时。

任何现实的神经损伤继发于“爆破效应”，子弹的能量被软组织吸收和转移。因此，减压是我们不提倡的。一个例外就是如果子弹碎片在椎管内 T12 水平和 L5 之间被发现。脊柱遭枪击后激素的应用是不被提倡的。

F. 脊柱骨折脱位或神经功能的缺损

1. 不完全神经损害　如果有神经损伤，需要外科减压。通过前入路骨移植内固定术，或后路手术和前后路联合手术。手术治疗应个体化。

有不完全神经损伤及不稳定骨折或骨折脱位的患者，要求和无神经缺损患者同样的固定。他们最好能切开复位、器械固定及脊柱融合，神经管压迫需要在早期即得到处理。

2. 完全神经损害　已超过脊髓休克阶段的持续性完全神经损害患者，恢复其神经功能的手术方法尚无人提出，不过手术固定是必要的，因为脊柱不稳影响早期活动和功能锻炼，可能对神经根或损伤平面以上脊髓造成机械性损伤而导致高位功能丧失。

五、骨盆骨折及脱位

骨盆骨折时最严重的损伤之一，占所有骨折的 3%。都是由强大的暴力导致，约 60% 源于车祸（如汽　车、摩托车和自行车），30% 源于跌落，10% 源于冲撞伤，运动伤和穿通伤，骨盆骨折在车祸引起的致死性骨折中列第三位。

及时确诊及治疗骨盆骨折致死性的出血、骨盆变形、神经损伤及泌尿生殖脏器损伤等潜在的并发症是临床的一大挑战。血流动力学不稳定的骨盆骨折患者即使送至急救室仍有 40% ～ 50% 的死亡率。

（一）解剖

要确定骨盆骨折的类型及并发症就必须了解其解剖结构。骨盆由三块骨头组成：两块髋骨及在前方所形成的耻骨联合及后方的骶骨，并与两侧的髋骨构成　骶髂关节。髋骨可再分为髂骨、坐骨和耻骨。

骨盆的髋臼与股骨头形成髋关节。髋臼周围都有软骨包围并被透明软骨覆盖，由髋骨支撑并被认为是由两条缝隙分割为倒置的“Y”型结构。前面的缝隙（由髂骨和耻骨构成的）向耻骨联合延伸，并到达髋臼前壁。后面的缝隙（由髂骨和坐骨构成的）从臀肌上的凹陷向坐骨结节延伸，并到达髋臼后壁。髋臼窝是髋臼上方良好的负重点，尤其是两条缝隙交界处及两条缝隙处。

骨盆的稳定主要靠髋骨和骶骨间的韧带链，两块髋骨在前方的连接由一个肥厚的纤维软组织软盘形成的耻骨联合，耻骨联合对依靠骶髂连接提供稳定性的骨盆环产生了结构上的支持。

后面维持骶髂关节的韧带可分为前后复合体，前面的骶髂关节联合韧带宽阔，连接于髂骨翼与骶翼，这些联合韧带可以抵抗旋转和扭转暴力。而后面的韧带稳定性主要靠后骶髂韧带复合体的强力连接影响。后复合体是关节内骶髂股间韧带和跨过骶骨连于两髂嵴之间的骨间后骶髂韧带组成，被认为是人体上最强大的韧带。后骶髂韧带复合体能抵抗作用于骶骨和髂骨之间的剪切暴力，临床作用是防止骶髂分离。

骨盆底还包括两个强大的韧带，即骶棘韧带和骶结节韧带。骶棘韧带提供强大的抗扭转暴力作用，而骶结节韧带的作用是维持骨盆的垂直稳定性。脊柱与骨盆间的韧带还可以加强骨盆的稳定性。起点位于腰4、5横突的韧带附着于髂骨后方，起点于腰5横突的腰骶韧带附着于髂骨翼。

（二）稳定性

骨盆稳定性是指在骨盆环能抵抗外力而无异常变形的能力。病理状态时，骨盆环因为三个稳定基础中的一个或一个以上受到损伤而不稳定。外来旋转暴力损伤耻骨联合，骶棘韧带，骶结节韧带或前面的骶髂关节韧带，经过畸形超过2.5cm的分离损伤，骨盆底韧带和前骶骼韧带开始失去作用，发生严重的旋转不稳定。因为后面的韧带连接完整，很少发生受累的半个骨盆向上或向后的脱位。外部暴力和剪切力联合作用是破坏骨盆稳定的原因，对应的，内部旋转暴力可以使耻骨支受压及后韧带复合体绷紧。耻骨支常发生中分移位骨折，骶翼可发生嵌入骨折：若骨盆底韧带保持完整，就可以保持后部的总体稳定性。因此，扭转暴力作用于骨盆引起的骨折常仅使旋转不稳，而其他类型移位尚能保持稳定。

完全不稳定是由前后韧带均受损伤所致，这些伤包括骶髂关节明显分离及半骨盆受累的多轴不稳定。这些骨折除了旋转移位外还可包括骶骨向上和后的移位以及矢状面、水平面的旋转移位。

（三）临床表现

体格检查包括骨盆骨性标志，挤压试验评估稳定性，经阴道直肠检查有无骨性突起刺破黏膜确定是否开放性骨折，检查尿道有无滴血或较好的前列腺检查以确定泌尿系是否受损。如果怀疑膀胱或尿道损伤，有必要行逆行性尿路造影。相对于闭合性的骨折8%～15%死亡率，经黏膜突出的开放性骨折的死亡率高达50%。相关的损伤应该被仔细评估，包括下尿路损伤或远端血管损伤，并进行全面的神经系统的检查。

（四）影像学检查

当患者有遭受钝性损伤时及时准确的骨盆正位片可以发现大多数类型的骨盆骨折。骨盆的正位片能全面了解骨盆各结构情况:耻骨支、耻骨联合（查明是否有大于2.5cm的增宽）、髂耻骨线（髋臼前缘的界限）髂坐骨线（髋臼后缘的界限），髋臼唇的前缘和后缘、骨盆顶端的变形、骨盆翼、股骨头的位置（排除伴随的髋关节脱位）以及是否有股骨头和股骨颈骨折。髂耻线、髋臼唇前后缘及骨盒顶端的损伤均提示髋臼骨折。疑似髋臼骨折的患者应拍摄Judet位片（既查看髂骨的完整及闭孔肌的完整性）来进一步评估。髂骨的完整（外旋45°照片）摄片能较好的反应髋臼前缘和后壁的情况。闭孔肌的完整（内旋45°照片）摄片能较好的反映髋臼后缘和前壁的情况。入口位片（患者平躺，电子管向足端倾斜600）常被用来反映前后位的不稳定，出口位片（患者平躺，电子管向头端倾斜45°）能很好地反映垂直移位。CT平扫适应于任何类型的疑似骨折，尤其能很好地评估髋臼、骨盆后侧、骶骨及骶髂关节。

（五）紧急处理

有骨盆骨折的多发外伤患者的紧急处理应该包括对腹膜后出血、骨盆环不稳定、泌尿生殖系损伤及开放至腹膜的骨折处理。紧急处理的目的是止血、减少感染后遗症、稳定骨折及使患者早期安全转运。出血是导致骨盆骨折患者死亡的主要原因，病死率高达60%。大部分失血是经腹膜后静脉和骨折部位，仅有20%是由于动脉损伤，有报道指出骨盆损伤时平均血液重新补充达5.9个单位。

一般的急救原则是稳定患者和维持足够的组织灌注，一旦其他的出血部位被排除，可以用绷带包绕或者用床单包住骨盆迅速阻止骨盆的活动性出血。床单应该能够覆盖髂嵴和大转子两端，并能从两端用止血钳固定。绷带包绕骨盆能很好地固定大的骨折块并能稳定骨盆容量，显著减少活动性出血。如果这样还不能控制出血，将考虑动脉栓塞术，待患者出血停止且病情稳定后，再行可靠的内固定术。

有移位的骨盆骨折应尽快采取适合髋部的闭合性复位术复位。应该通过一些运动时的弧度来重新排列骨盆以便评估骨盆的稳定性。同时，不稳定的髋部应该纠正，可行骨骼牵引。闭合性髋部复位后仍有不能复位的骨盆或者有新的神经麻痹症状是应立即行开放性手术治疗。

（六）分类和治疗

骨盆骨折可根据以机械损伤为基础 Young ndBurgess 系统来分型。前后挤压（APC）伤源自重叠的暴力。APC-I 的典型特征是耻骨联合小于 2.5cm 的分离；耻骨支的单发或多发性垂直骨折，但骶髂韧带完整并维持骨盆的垂直和旋转稳定。APC- Ⅱ中，前骶髂韧带损伤会引起耻骨联合大于 2.5cm 的分离并导致骨盆旋转不稳定，而后骶髂韧带完整则维持着骨盆的垂直稳定性。APC- Ⅲ型中，由于耻骨联合、骶结节韧带、骶棘韧带、及前后骶髂韧带的完全损坏，导致骨盆旋转和垂直的不稳定。侧方挤压伤源自骨盆侧方的暴力，会引起前骶髂韧带和骶棘韧带的缩短及骶结节韧带的横断或者耻骨支的斜行骨折。LC-I 型损伤是伴随骶骨受压损伤的耻骨支斜型骨折，无骨盆的旋转和垂直不稳。LC- Ⅱ型损伤包括遭受侧方影响导致的半月型髂翼骨折以及后方韧带的可复性损伤，这会引起骨盆旋转性的不稳。LC- Ⅲ型是 LC-I 或者 LC- Ⅱ型损伤在对侧的持续强大的力造成骨盆额外的旋转或开放性损伤。骨盆的垂直剪切性损伤是由于坠落时下肢的垂直或纵向暴力引起，或者汽车的垂直性损伤作用于下肢，为对抗汽车前面的挡板和地板的作用力就会造成典型的表现：完全的韧带损毁、骨盆旋转性及垂直的不稳定，以及神经血管损伤和出血的发生率增高。联合的机械损伤就是损伤的联合，这是由挤压原理决定的。

骨折可分为 A 型（旋转及垂直位稳定）、B 型（旋转不稳定、垂直位稳定）、或 C 型（旋转及垂直位均不稳定）。一般的骨盆骨折不稳定的影像学征象有：①任何平面上后骶髂联合移位超过 5mm; ②后部骨折分离而为嵌插；③出现第 5 腰椎横突撕脱骨折或靠近骶坐撕脱骨折。A 型骨折仅累及骨盆环的局部某一处，故是稳定的。A1 型骨折是发生在肌肉起点如髂前上棘、髂前下棘及坐骨棘的撕脱骨折，这些骨折多发生在青壮年，通常采用保守治疗。如果移位较小，有望逐渐愈合，没有功能障碍。如果移位显著（大于 1cm)，则考虑切开复位固定。很少见的有症状的移位骨折，最好手术治疗。A2 型骨折时没有累及髋关节或骶髂关节的单纯髂骨翼骨折，通常是直接创伤所致。即使有明显移位，骨折仍有望愈合，因此可进行对症治疗。伴随损伤处血肿骨化、新生骨组织增生而愈合。最后，A3 型骨折是单纯的累及闭孔的骨折，常有轻微耻骨支或坐骨支分离，后骶髂复合体完整，骨盆环保持稳定，可行对症治疗、早期行走或适当负重。

B 型骨折时骨盆环两处或两处以上断裂，这种骨折可使骨盆环旋转不稳定而垂直位稳定。B1 型骨折是受前后挤压力而致的翻书状骨折，除非耻骨联合分离严重（大于 6cm)，后骶髂复合体都可以是完整的，而且骨盆在垂直力量作用下相对稳定。一般应该注意经常发生的严重会阴、泌尿系统损伤，不能漏诊。对轻微的有移位的耻骨联合损伤（小于 2.5cm）只给予对症治疗。对多数有移位的骨折或脱位，利用完整的后骶髂复合体作“铰链”进行侧方加压，像利用铰链“把书合上”似的使之复位。继而利用外固定器维持复位。但近来多优先使用内固定器，因为“合书”减少了可能出血的部位，患者舒适，容易护理及早日活动。复苏期可以利用床单把大腿绑在一起以减少出血，提供临时的稳定。

B2 和 B3 型骨折指骨盆在侧方压力作用下，半个骨盆的内向移位，经过骶髂复合体及同侧（B2）或更常见于对侧（B3）耻骨支骨折。累及后骶髂韧带复合体的程度决定了不稳定的程度。半个骨瓮内折、耻骨联合重叠互搭。可利用内或外或联合固定器复位固定，外固定器固定容易但不能提供行走时的足够稳定，利用内固定器固定骨盆环前后面容易护理。这骨折合并大量出血。

C 型骨折时旋转位和矢状位均不稳定，常由矢状位剪切力损伤导致，如自高处跌落等。在前面，耻骨联合或耻骨支可发生分离，后面常有骶髂关节分离或脱位，或有经过骶骨或髂骨翼的骨折。半个骨盆完全不稳定，而且可以合并大量出血及骨盆腰骶部损伤。外固定器不足以维持复位，但可以减少出血，使急性期护理更加容易，内固定是可靠的治疗方案。

六、骶骨骨折

骶骨骨折可以根据骨折与骶孔的位置来分型。Denis 分型分为：Denis Ⅰ型，骨折靠近骶孔外侧；Denis Ⅱ骨折横过骶孔；Denis Ⅲ，骨折靠近骶孔内侧。分型越高神经损伤的发生率越高。

七、髋臼骨折

髋臼骨折是由于作用于转子区的直接外伤或者作用于下肢的轴向间接暴力。下肢遭受暴力时下肢的位置（旋转、屈曲、外展或者内收）将决定损伤的类型。粉碎性骨折很多见。

（一）分型

Letamel 将髋臼骨折分为 10 类：5 个简单型（1 个骨折线）：后壁、后柱、前壁、前柱或横行骨折;5 个复杂型（两种或多种简单型同时存在），“T”型，后柱与后壁，横行和后壁，前柱或者后柱半横行骨折，前后柱骨折。这是最广泛应用的分型法，它可帮助外科医生选择最合适的手术入路。

（二）治疗

治疗的目的是恢复股骨头和髋臼的负重球面关系，并维持到骨性愈合。与其他类型骨盆骨折一样，髋臼骨折可合并有腹部、泌尿系统及神经损伤，这都需系统检查及处理，常常出现大量出血并需及早止血。

稳定骨折但有突出物（由于髋臼骨折，股骨头嵌插入骨盆）的患者或者不稳定的骨折均应沿轴线在股骨远端或者胫骨近端行骨骼牵引，以恢复至正常位置。牵引后应行 X 线片复查。髋臼骨折的手术适应证包括大于 2 ～ 3mm 的移位，存在大块后壁骨折碎片，刺入关节腔的游离骨片，股骨头骨折，以及不稳定骨折复位和通过闭合性复位不能复位的骨折和脱位。复位的方法选择至关重要，有时选用的方法不止一种。髋臼骨折的外科治疗需采可延伸的并能达到解剖复位固定方法，此种方法也应该是骨盆骨折中最好的复位方法。

（三）并发症

髋臼骨折固有的并发症包括创伤后退行性关节病、异位骨化、股骨头坏死、深静脉血栓形成及其他与保守治疗相关的并发症。手术可阻止或延缓骨关节炎的发生，但增加了感染、医源性神经血管损伤及异位骨化等并发症的风险。如果复位稳定，固定牢靠，患者术后数天即可无负重行走，6 周后可负重活动。现在大部分骨盆手术术后常规应用预防性抗凝治疗及积极的肺部护理。

八、肩关节损伤

（一）锁骨骨折

1. 流行病学、机制、解剖、临床表现

锁骨骨折比较常见，在所有中骨折中占到 2% ～ 12%。锁骨骨折可根据骨折部位分为：内 1/3 骨折，外 1/3 骨折及中 1/3 骨折（约占总的 80%）。最多见的骨折原因是摔伤后作用于同侧的肩部引起（占 87%），直接损伤（占 7%），其他均由前臂外展时摔伤导致。锁骨呈“s”型，在躯干上作为支柱支撑肩关节，并使肩关节或得较大的活动强度。锁骨由肩锁和喙锁韧带所固定。肩锁韧带防止水平移位，喙锁韧带保持锁骨的垂直稳定性。锁骨的中 1/3 段保护着臂丛神经，肺尖，锁骨下动脉神经及腋动脉。因此，当锁骨骨折时做一个完整的神经血管检查是很有必要的，以排除伴随的臂丛神经、血管损伤以及气胸等并发症。皮肤的情况也值得注意：皮肤的肿胀也许暗示需行外科手术治疗。锁骨骨折在胸部正位片很容易发现。锁骨的内 1/3 骨折可以通过 CT 进一步评估以便和后上损伤造成的各种胸锁关节脱位鉴别。

2. 分类

锁骨骨折可根据骨折部位分为三型：I 型，中 1/3 骨折；II 型，外 1/3 骨折；III型，内 1/3 骨折。根据骨折与喙锁韧带的关系将II型再分为 3 个亚型：I 亚型骨折是韧带间骨折，位于锥形韧带和梯形韧带间，或者位于肩锁韧带和喙锁韧带间，而韧带是完整无损的。由于骨折近端和远端均由韧带附着，因此锁骨骨折的特点是骨折不移位或较轻的移位；II 亚型骨折发生在喙锁韧带中段或者锥形韧带和梯状韧带之间，伴随着由于梯状韧带撕裂造成的骨折近端特征性移位；III亚型是靠近肩锁关节面的外 1/3 骨折，不伴有韧带的损伤。

3. 治疗

锁骨骨折特征性的治疗方式是用普通绷带或用 “8”字型绷带悬吊 4 ～ 6 周，直到影像学及临床（触诊时骨折处无肿胀、淤血）检查可以确认骨折愈合较好方可。首选绷带固定，因为其对皮肤的损伤少及相对较好的舒适性。缩短和成角畸形达到一定角度时则需考虑闭合性复位。然而，锁骨骨折引起的肩关节功能障碍较少，并且此处不易遗留瘢痕。锁骨骨折手术指征：开放性，有重要神经血管损伤，提示开放性骨折的皮肤的局部隆起。有学者认为中 1/3 锁骨骨折移位明显（超过 1 ～ 2cm）的以及II 型，II 亚型的远端锁骨骨折需要同定，因为这些骨折倾向骨折不愈合，并能造成明显畸形和肩关节功能障碍。

（二）肩锁关节脱位

肩锁关节是由从肩峰中段到锁骨外侧的纤维软骨覆盖的滑动关节。肩锁韧带和从三角肌到斜方肌的纤维混合在一起维持肩关节的活动强度并提供水平稳定性，喙锁韧带提供垂直稳定。

肩锁关节脱位（分离）多由跌落时肩部先着地导致。需要一系列标准的创伤方面的神经血管检查，以及肩关节的全面检查（需有前后位，包括肩胛骨及腋窝的摄片）。应行应力性摄片，在腕部用绷带绑住使其负重 4.5 ～ 6.8kg，摄片应包括双侧肩关节以对比肩锁关节的间距，以此鉴别 I、II、III等不同的肩锁关节脱位类型。

分型

Ⅰ型脱位扭伤肩锁韧带；Ⅱ型包括肩锁韧带的断裂，喙锁韧带的扭伤以及锁骨上端的向上脱位；Ⅲ型包括肩锁韧带和喙锁韧带的断裂，使得锁骨外侧显著的向上脱位。Ⅳ、Ⅴ和Ⅵ型脱位包括从锁骨外侧开始的三角肌和斜方肌的分离，以及肩锁韧带和喙锁韧带的破坏，这三型分别使锁骨显著的向后、向上和向下移位。

（三）胸锁关节脱位

胸锁关节脱位较少见，损伤机制多为车祸或运动损伤。体格检查配合后前位和斜位 X 线片可以诊断脱位，CT 检查对确诊是必要的，因为 CT 可以鉴别锁骨中段骨折，并能发现轻微的胸锁关节半脱位。前脱位较为常见，但后脱位更为严重，因为向后移位常伤及食管、气管、大静脉、锁骨下动脉、颈动脉并导致气胸。小儿胸锁关节脱位多合并有骨骺骨折。

大多数胸锁关节损伤患者可在第一个 24 小时用冰敷同时用绷带或包布悬吊上肢或“8”字绷带治疗，后脱位若有血管受压或伤及食管、气管或肺者常需要紧急复位，可以用肩部回缩或布巾钳进行后脱位的闭合复位，少数也需用切开复位。

（四）肩胛骨骨折

肩胛骨骨折可依据区域分类：肩胛体，肩胛颈，肩胛冈，肩峰，喙突以及关节盂，肩胛体骨折常合并其他损伤如锁骨下血管损伤、主动脉破裂、气胸、肋骨骨折、臂丛损伤和其他与剧烈创伤相关的软组织损伤，肩峰及喙突骨折少见。关节盂骨折必须仔细评估，因为可能有关节面损伤及合并有盂肱关节不稳定，这类骨折多由肩部撞击伤或上肢外展位跌落引起，诊断依靠肩胛骨后前位 X 线片、经腋窝 X 线片、肩胛体轴向 X 线片及经肩 Y 位 X 线片。如果考虑手术，则 CT 检查也有帮助。

多数肩胛骨折可以非手术治疗，予以悬吊 4 ～ 6 周。不应忽视复合伤，多需紧急处理。手术复位的指征虽有争议，但应包括：关节内骨折伴移位并影响 25% 以上的关节面，肩胛颈骨折成角超过 40° 或者向内侧移位大于 1cm，肩胛颈骨折伴锁骨骨折并脱位，肩峰骨折会引起肩峰下撞击症，喙突骨折会导致功能性的肩锁关节脱位。

（五）肩关节脱位

由于自身的广泛活动度及多方位的活动平面，肩关节是最常见的脱位关节。有关肩关节脱位的诊治将在运动医学中阐述。

（六）肱骨近段骨折

肱骨近段骨折常见于有骨质疏松症的老年人摔伤后。损伤的原因和骨折类型应该尽快作出早期评估。晕厥发作、心肌梗死、卒中、短暂缺血发作及癫痫的前驱症状并不少见，这类患者多合并有血管神经损伤及旋转袖撕裂，仔细评估很重要。需通过检查肩关节侧方及三角肌上方的感觉来评估腋神经的功能（由于疼痛，一般不采取运动试验）。

1. 诊断

依赖于标准的外伤系列 X 线检查（肩部后前位 X 线片，经肩 Y 位 X 线片，也应该辅以腋窝 X 线片），腋窝 X 线片能很好地评估关节面的骨折和脱位。如果由于疼痛，不能拍摄腋窝 X 线片，可采取另一种 Velpeau 体位摄片：患者左上肢悬吊，在 X 线机底盒上向后倾斜 45° ，以 X 线向尾骨方向定向照射。CT 可用来进一步评估：关节损伤情况，骨折移位情况，骨折周围的影响以及关节盂周围骨折。

2. 分类和治疗

常用的肱骨近段骨折分类是依据 Neer 确定的方法进行的。肱骨近段有四大部分构成：

肱骨头、肱骨干、大结节和小结节。一个部分的移位是根据骨折是否超过 1cm 或 45° 成角而定。大多数较轻的移位（小于 1cm 的移位或 45° 成角）可以采取绷带悬挂上肢及早期行简单活动等治疗。有移位骨折多需要手术复位及固定，手术重建范围包括从闭合复位、外固定、切开复位内固定到关节置换术。手术的适应证还包括：大结节骨折碎片超过 5mm 的移位，因为这种骨折可引起肩峰下撞击症；还有影响内部循环的小结节骨折。患者会有一定程度的活动受限但可以很好的解决疼痛并能恢复功能。远期的并发症包括肩关节硬以及肱骨头缺血性坏死（由于肱动脉前面的弓形分支的破坏）。

九、肱骨干骨折

大部分肱骨干骨折由直接创伤引起，由于前壁外展时摔倒后引起的间接损伤也可能发生。查体时需行完整的神经血管检查(此型骨折很容易损伤桡神经)。需行肱骨的正侧位片，并摄肩关节和肘关节，以便排除邻近关节的骨折和脱位。肱骨骨折应描述为：闭合性或开放性，骨折部位（近、中和远 1/3 段骨折），有无移位，横行的，斜型的，螺旋形的，部分的，粉碎性的，骨质情况（骨质疏松与否），以及是否存在关节的变形。

大多肱骨干中段骨折可采用非手术方法，如管形石膏、夹板或支架治疗。患者直立位拍后前位及穿胸位 X 线片可以确定骨折对线情况。向前成角 200，内翻角度达到 300 以及骨折端刺刀样上移都达到 3cm 均适合持续的闭合性治疗。手术适应证包括：开放性骨折，伴随重要血管损伤，病理性骨折，肘关节游离（即同时伴有前壁骨折），粉碎性骨折，关节内间隙扩增，两侧肱骨均骨折。桡神经的损伤多见于中 1 / 3 骨折。大部分桡神经牵拉伤或挫伤，功能多在 3 ～ 4 个月后恢复，如果肌电图或者神经传导速度测定提示没有恢复，则需行手术探查。

十、肘关节骨折或脱位

肘关节是一个复杂的铰链关节，包括了 3 个骨性关节：肱尺关节、肱桡关节及尺桡关节。骨性结构和软组织形成稳定的肘关节。滑车－鹰嘴窝、冠状窝、肱桡关节、肱二头肌、肱三头肌、肱桡肌等结构在肘关节屈曲和伸直时维持着前后的稳定性。在肘的内侧，内侧（尺侧）副韧带的前束是对抗外翻力量最重要的稳定因素，外侧（桡侧）副韧带是肘外侧的稳定因素。

肘关节的正常活动范围是屈曲 0 ～ 1500、旋后 850、旋前 800。功能活动范围为屈曲 300 ～ 1300、旋前旋后 500。肘部受伤要求仔细检查整个上肢，包括肩部、手腕以及全面的神经和血管的检查，要求正位、侧位和斜位 X 线片来充分观察肘关节。

十一、肱骨远端骨折

肱骨远端分为内侧和外侧柱，各边大致呈三角形并由髁组成，连接前臂的骨头和一个连接肱骨轴的上髁（肱骨远端的部分，就在肘关节的外上方，外侧髁上嵴水平）。这些骨折可以按如下分类：髁间骨折（最常见）、髁上骨折（伸直型或屈曲型）、经髁骨折、髁骨折、肱 骨小头骨折、滑车骨折、外上髁骨折、内上髁骨折、或髁上突骨折。也可以根据以完整性和关节受累为基础的 AO 系统进行分类。A 型骨折是关节外（上髁、髁上，经髁）骨折；B 型骨折只牵涉一部分关节面（单髁或者髁间）；C 型骨折包含整个关节远端面。

必须获得标准正位、侧位和斜位 X 线片。牵引胸片或 CT 或许能为术前方案提供更好的骨折类型影像。在侧位片上，身体前部或者后部“脂肪垫标志”，代表关节囊上的脂肪层移位，或许是肱骨远端非移位骨折的唯一象征。必须仔细阅读髁间裂缝的正位片。如果髁间裂缝存在，并有能使髁旋转的危险，除此外还有移位及骨折粉碎，必须要引起注意。

患者最初可用长臂夹板固定肘部在 900 弯曲，前臂保持水平，非手术治疗适用于非移位性或微小移位骨折。手术适用于移位性骨折、血管损伤或开放性骨折。

十二、特殊骨折类型

（一）肱骨髁上骨折

髁上骨折以小儿最多见，分两型：伸直型（远端碎片后移位）和屈曲型（远端碎片前移位）。对于有限的功能需求的老年人，非移位、微小移位和严重粉碎骨折，可以用非手术治疗。后夹板固定 1 ～ 2 周，然后开始小幅度运动锻炼。如果 6 周后影像学治愈标志满意，可以拆除夹板并进行承重训练。手术治疗包括用钢板和螺丝钉切开复位内固定。想恢复受伤前的其他功能的严重粉碎性骨折不适于切开复位内固定，老年患者可考虑全肘置换。

（二）经髁骨折

非手术治疗适用于非移位或微小移位骨折或虚弱的受伤前功能差的老年患者。若患者能够忍受治疗必须尽快开始活动度的训练。外科治疗包括切开复位内固定或者全肘关节成形术。

（三）髁间骨折

髁间骨折是成人最常见的肱骨远端骨折类型。骨折碎片的移位常常取决于内（屈肌群）和外（伸肌群）上髁相应肌肉的压力，促使关节面转动。骨折可分为Ⅰ型（无移位）、Ⅱ型（轻微移位髁骨折间无旋转）、Ⅲ型（旋转移位）和Ⅳ型（关节面粉碎）。无移位骨折有必要进行固定 2 周的非手术治疗，接着进行活动度训练。发生在有骨质疏松的老年患者的Ⅳ型骨折可采用“骨瘦如柴”的治疗方法，此种方法会在短期内使患处固定，但可较早的活动。用双头假体的切开复位内固定可作为首选的手术方法。早期的功能锻炼对预防关节僵硬至关重要，除非同定的不会太久。全肘关节置换术也是一个可选的治疗方案。

（四）肱骨踝上突骨折

连接髁上突与内侧髁的 Struthers 韧带是一纤维弓，正中神经及肱动脉由此通过。大多数此型骨折适于夹板固定保守治疗并早期屈肘活动。正中神经或肱动脉压迫是手术探查和释放的指征。

（五）肘关节脱位

最常见的肘关节脱位由手部处于外展位跌倒造成。须行仔细地神经血管检查及肘部正侧位片。单纯的肘关节脱位（不伴有骨折）根据尺骨相对肱骨的移位方向可分为：后脱位（最常见），后外侧脱位，后内侧脱位，外侧脱位，内侧脱位及前脱位。急性肘关节脱位应尽快在患者镇静及充分的麻醉下行闭合复位。对于后脱位，应减少活动并在屈肘下行纵向牵引。复位后须做肘关节活动度、神经血管及影像学检查，满意后屈肘 900 后位夹板固定。肘关节活动障碍常表明有骨折碎片嵌顿或缺失。如果骨折碎片缺失导致动脉血流不能恢复，则需要动脉造影及立即手术干预。复位术后须行影像学检查仔细评估有无同轴骨缺失及相关骨折（内侧或外侧上髁，桡骨小头，冠突）。肘关节脱位并有桡骨小头及冠突骨折由于相对不稳定常被称为“恐怖三联症”。如果肘部不能处在一个同心圆的复位，或者再脱位，或者脱位不稳定（如果肘部由全屈位向前屈曲 300 伸直时发生脱位），外科手术干预是适应证。

运动和力量恢复可能需要 3 ～ 6 个月。最常见并发症多是由于长期固定所致的刚度改变。目前，治疗多趋向于肘部伤后固定 1 周，随后开始活动度锻炼。如果有异位骨化发生，可在伤后 6 个月或者更长时间切除。

十三、尺骨近端骨折

（一）鹰嘴骨折

鹰嘴是可触及的最靠近近端的尺骨部分。处于皮下位置使其最容易受到直接创伤。后方有三角且附着在鹰嘴上但不参与关节囊组成。因此，鹰嘴移位性骨折可致使三头肌的功能缺失，进而使伸肘功能受限。在前面，鹰嘴形成尺骨的乙状切迹，与滑车形成关节。尺骨前面最近端是冠状突，它维持着肘关节的稳定性。

鹰嘴骨折多发生于直接暴力打击（跌倒时肘尖部着地），导致鹰嘴粉碎性骨折，或跌倒着地时手臂处于外展位同时伴三角肌腱强烈收缩，导致鹰嘴横向或斜形骨折。初步评估须做仔细地血管神经检查及肘部正侧位 X 线片。肘部外侧 X 线片有助于评估骨折分型、有无桡骨小头移位（在任何角度，桡骨小头都应与肱骨小头对合，否则，就是存在脱位或半脱位）、粉碎程度及有无累及关节面。鹰嘴骨折可根据骨折的基本分类方式进行分类（横断、横断嵌插型、斜行、粉碎性骨折、骨折脱位）或根据 Mayo 进行分型：I 型，无移位或轻度移位；II 型：有移位但肘关节稳定；III型：骨折且肘关节不稳定。治疗的目的是恢复关节关系和关节稳定性，恢复和保持肘部伸直机制，并恢复关节活动范围。

老年患者受伤前肘关节功能就较差的，不论骨折有无移位，可保守治疗，予长臂夹板或石膏屈肘 45° ～ 90° 固定，应每周 1 次共至少 2 周的放射学复诊。一般而言，3 周时稳定性已经足够，可以作伸直一屈 90 度的早期活动，至第 6 周时可进一步屈曲。有些学者主张在伤后 1 周即做早期活动，以防止肘关节僵直。

手术适应证包括任何伸肘功能受限（任何移位骨折）或关节受累。多种手术方式可供选择，包括髓内固定、张力带钢丝、钢板和螺钉固定及碎骨片切除。术后，患者应后位夹板固定，且早期接受功能锻炼。

这类骨折最常见的并发症是植人物隆起，骨折愈合后需去除。有报道称肘关节僵直及同定失败偶有发生。

（二）冠状突骨折

冠状突是尺骨前面的钩状部分，形成乙状切迹。内侧副韧带的前部附着于此，是前面关节囊的一部分，支持肘关节的稳定性。

冠状突骨折少见，多联合发生于肘关节脱位或其他肘部的骨折。损伤机制为尺骨近端受暴力后脱位或暴力致肘部过伸，评估此型骨折必须拍斜位 X 线片，因为前后位或侧位片有时难以发现。

此类骨折由 Regan 和 Morrey 分为三型：I 型：冠状突头部撕脱。II 型：不超过 50% 的冠状突单纯或粉碎性骨折。III型：大于 50% 的冠状突单纯或粉碎性骨折。I 型骨折治疗保持肘部屈曲位制动 3 周（若肘关节稳定可少于 3 周）。为了使骨折稳定，利于早期活动，合并的骨折可依具体情况一并处理。无肘关节失稳的单纯冠状突骨折可以同 I 型一样治疗。不稳定的II型骨折和III型骨折通常需要手术干预。

十四、桡骨近端骨折

桡骨头骨折通常由跌倒时前臂旋前桡骨头与肱骨小头之间的轴向暴力引起。患者常伴有肘部及前臂活动受限，以及前臂被动活动时出现疼痛。前壁和腕部成仔细检查触痛，以鉴别 EsseX-Loprest Ⅰ型损伤（桡骨头骨折脱位伴有相关骨间韧带及桡尺远端关节损伤）。血管神经状况、正侧位及桡骨头 X 线片可以显示骨折。如果没有明显骨折，但存在脂肪垫征，应考虑无移位骨折。若疑为 EsseX-Loprelbt Ⅰ型损伤，前臂及腕部 X 线片常显示正常。

Masson 分类法是此类骨折最常用的分类方法：Ⅰ型：无移位；Ⅱ型：边缘带移位骨折；Ⅲ型：粉碎性骨折涉及整个桡骨头；1V 型：骨折合并关节脱位。

肘关节的活动度及稳定性应在抽出积血及肘关节内注射局麻药物后进行评估。这可在鹰嘴、桡骨头及肱骨小头之间的“柔软点”从外侧直行进针。由于可能影响到下一步治疗计划，任何制动措施均需谨慎评估。

最孤立的桡骨头骨折治疗可先行短暂夹板固定，受伤 24 ～ 48 小时后早期功能锻炼。手术治疗适用于肘部活动障碍及Ⅲ型骨折。其中一个手术指征是有大骨折片移位（>2mm）；然而，这种治疗方法仍存在争议。手术治疗包括切开复位内固定或切除部分甚至全部桡骨头。Ⅳ型骨折的治疗是将脱位复位后再依据上述方法针对其骨折类型而具体治疗。

十五、前臂骨折

前臂骨折男性多见于女性，多继发于车祸、运动损伤、打架及从高处坠落。前臂如同一个闭合环形：一处骨折可致尺桡骨短缩导致远近侧桡尺关节受累。尺骨如同一个环形轴在旋前旋后时可轴向旋转。骨间膜占据了桡骨和尺骨之间的空间；它对前臂的稳定性具有重要作用。

临床评估包括详细的血管神经检查（正中、尺、桡神经）和任何开放伤评估（由于尺骨就位于皮下，表面伤就可使尺骨骨折露往外）。如果存在疼痛剧烈、筋膜紧张及被动伸展时疼痛，应高度怀疑骨筋膜室综合征。同时发生前臂双骨折或单骨折伴肘关节或腕关节损伤，比单纯一根骨骨折更常见。因此拍前臂前后位、侧位片包括肘关节及腕关节很重要。在任何角度桡骨头与肱骨小头部应对位良好，以排除半脱位及脱位。

前臂骨折可进行描述性分类：闭合或开放，有无移心，粉碎性，节段性，多骨折片，成角位移及旋转对线。

十六、桡骨干骨折

桡骨干骨折可发生于直接或间接暴力如手部外旋位时跌倒。虽然单纯桡骨干骨折有三分之二发生于近端，但三分之一发生于远端时应高度怀疑有无远端桡尺关节受损。无移位骨折可行长石膏固定闭合治疗。任何移位骨折、桡骨弓缺失或远端桡尺关节受累都是手术指征。桡骨骨折通常用 3.5mm DCP 钢板行切开复位内固定术进行固定。

这是一种累及关节伴有远端桡尺关节损伤的桡骨干骨折（最常发生于远三分之一段）。体格检查时发现腕部疼痛应高度怀疑。并行放射学检查后方可确诊。远端挠尺关节损伤的影像学表现如下：骨折在尺骨茎突的基底部，前后位 X 线片上远端桡尺关节间隙扩大，尺骨半脱位，相对尺骨远端径向短缩超过 5mm。

在成人，这些损伤均需行切开复位内固定，并在术中评估远端桡尺关节受累程度。固定桡骨后，如果前臂旋前、旋后足够稳定，只需短期夹板固定来保护切口。如果关节可以恢复，但旋转不稳定，须行其他的手术治疗。如果存在可修复的尺骨茎突，切开复位内固定可使远端桡尺关节稳定。如果没有尺骨茎突骨折且远端尺桡关节可恢复但旋转不稳定，可用两枚 0.0625 英寸的 Kirschner 钉固定尺骨远端与桡骨于功能位（通常为后旋）。切开复位且螺钉内固定后，使用石膏托或支具固定于肘上 4 ～ 6 周。在前臂活动前可将固定的螺钉取出。仅仅只有很少一部分远端桡尺关节不可恢复。在这种情况下，可通过关节背伸来减少中间组织嵌顿（尺侧伸腕肌最常见）。

十七、尺骨干骨折

（一）单纯尺骨干骨折（Nightstick 骨折）

这类相当常见的损伤是由于直接力作用于尺骨引起。须做仔细地神经血管检查及包括肘关节和腕关节的 X 线片检查。X 线片检查应仔细审查有无肘关节脱位；在任何角度桡骨头都应与肱骨小头对合良好，否则可能是 Monteggia 骨折。无移位或轻度移位骨折可用 sugar-tong 夹板紧急固定。当肿胀消失后（7 ～ 10 天后）可用长臂石膏托或功能支具固定手臂。移位骨折（成角 >10° 轴移或 >50%）最好行切开复位内固定术。

（二）Monteggia 骨折

Monteggia 骨折是指尺骨骨折合并桡骨头脱位。须行血管神经检查；可能发生桡神经或后位骨间神经损伤。Bado 分类是根据桡骨头脱位方向：I 型：前脱位。II 型：后脱位。III型：外侧脱位或前外侧脱位。IV型：前脱位合并尺桡骨骨折。

对于 Monteggia 骨折，闭合复位和石膏托固定只可尝试于儿童。这些损伤通常需要钢板及螺钉切开复位内固定。尺骨复位失败可能表明有环状韧带嵌顿。如果桡骨头须切开复位，则应考虑修复环状韧带。术后，如果修复稳定，患肢可后位夹板固定 7 ～ 10 天，随后开始功能锻炼。

（三）前臂双骨折

尺桡骨双骨折是由诸如车祸或高空坠落等高能量损伤所致。这种骨折多有移位，必须进行仔细地检查以排除神经、血管损伤及筋膜室综合征。完整的前臂 X 线片必须包括肘部及腕部。

成人前臂双骨折的治疗包括切开复位及应用 3.5mm 动力钢板行加压内固定。这样可以通过恢复正常的解剖结构和前臂的旋转功能来取得最好的结果。有了牢同固定，在 10 ～ 14 天后即可开始有限度的主动活动前臂及肘关节。对于开放性骨折，应用这些方法治疗亦可取得成功。然而，如果软组织损伤较重及伤口污染，应用外固定器或许是一个更好的选择。

这种骨折的并发症包括筋膜室综合征、神经血管损伤、畸形愈合、不愈合、假关节及运动功能缺失。

十八、腕区损伤

桡骨远端具有三个关节成分：舟骨窝、月骨窝及乙　状切迹。尺骨茎突可作为三角纤维软骨复合体的附着点。通常情况下，80% 的轴向负荷由桡骨远端支持，20% 由尺骨及三角纤维软骨复合体支持。腕部具有 6　个包含伸指、伸腕肌腱的隔室。在掌面，旋前方肌跨过尺桡骨远端。在旋前方肌前面即为腕管的内容物，包括 9 支屈指肌腱及正中神经。在腕横韧带前方是桡侧腕屈肌、尺侧腕屈肌及掌长肌。Cuyon 管包括尺神经及尺动脉。其以掌侧支持带、屈肌支持带、钩骨钩桡骨侧及豌豆骨尺骨侧为界。

外侧韧带连接着桡骨与腕骨、腕骨与掌部。位于掌部近侧的舟状骨、月骨、三角骨及豌豆骨通过两条桡腕韧带（掌和远端）与桡骨远端连接。相对于背侧桡腕韧带，掌面桡腕韧带更坚韧也更稳定。桡腕关节是腕关节活动的主要关节（屈伸 70°，桡侧屈曲 20°，尺侧屈曲 40°）。

内侧韧带连接掌骨之间（如舟月骨）内在韧带连接。远侧的大多角骨、小多角骨、头状骨及钩骨排列成一排，有较强的外侧韧带相互连接，并通过其与近端掌骨相连。因此，成排的远端掌骨相对稳定。月骨是维持腕关节稳定的关键，舟骨月骨韧带或月骨三角骨韧带损伤可导致月骨或全掌的不稳定。舟骨月骨韧带断裂或舟骨骨折可引起月骨或三角骨过屈（背伸不稳定）。月骨三角骨韧带损伤可导致月骨向掌侧屈曲（屈曲不稳定型）。Poirier 空间（头状骨与月骨之间的无韧带区域）是一个潜在的薄弱部位。

正常的解剖关系包括向桡侧倾斜 230,桡侧长 11mm,11° ～ 12° 掌侧倾斜,0° 头月角(腕部处于中立位时，第三掌骨干与头状骨及月骨在一条直线上)，47° 的舟月角，及小于 2mm 的舟月间隙。

腕部血供包括桡侧、尺侧及骨间前动脉在掌骨掌侧、背侧相互交织形成的动脉弓网络。桡侧动脉发出分支供应手舟骨掌侧（供应手舟骨远侧）及背侧（供应手舟骨近侧）。月骨的血供常来自于掌侧及背侧的表面分支。

（一）桡骨远端骨折

1. 流行病学

在美国，每年发生桡骨远端骨折的超过 45 万例，占所有需要急诊处理骨折的六分之一。桡骨远端骨折的发生与高龄及骨质疏松呈正相关。

2. 机制

桡骨远端骨折通常发生于跌倒且手部过伸时。对于年轻人，高能量的诸如机动车交通事故及高空坠落都可导致移位或明显的粉碎性骨折。

3. 临床评价

此类患者常表现为腕关节肿胀、瘀斑及明显的触痛。手腕部畸形可有多种，桡骨干骺端背侧移位骨折（Colles 骨折）较桡骨干骺端掌侧移位骨折（Smith 骨折）常见。同侧肘及肩关节应该仔细评估以防止有伴随损伤发生。同时应该做详细的血管神经检查包括正中、尺、桡神经所支配的运动和感觉（运动：A- 完好，手指展开，拇指上翘等；感觉：拇指、食指及中指的掌侧面，拇指背侧面）。尤其应该注意正中神经功能检查，因为牵引损伤、骨折碎片创伤、血肿及筋膜间压力增高都可导致常见的并发症腕管综合征（13% ～ 23%）。

4. 影像学评估

腕关节影像学检查应包括前后位及侧位片。如果有肘关节及肩关节症状，应当同时拍摄这些部位的 X 线片。腕关节的对侧观可用来比照有无尺骨移位及远端桡尺关节损伤。CT 扫描有助于进一步明确术前准备及是否关节内介入。正常的影像学关系包括以下的平均值：向桡侧倾斜 23。，桡侧长 11mm，11° 的掌侧或尺侧倾斜。

5. 分类

桡骨远端骨折可通过描述骨折特征来分类：开放或者闭合骨折，移位骨折，成角骨折，粉碎性骨折，桡侧短锁骨折。Frykman 分类系统是根据关节受累程度及有无并发尺骨远端骨折来划分桡骨远端骨折的类型。骨折分类级别越高，预后越差。

6. 治疗

开放性骨折是紧急手术治疗指征。复杂的桡骨远端骨折伴有腕管综合征且保守治疗把握不大的应考虑紧急手术治疗。

A．非手术治疗

所有的桡骨远端骨折都应经过闭合复位，即使预期手术治疗。骨折复位的好处包括减轻伤后肿胀、减轻疼痛及正中神经减压。无移位骨折或轻度移位骨折伴有轻度肿胀可以考虑石膏托固定，也可采用“糖夹”型夹板包绕腕关节的背侧及掌侧部分防止前臂旋转及骨折移位的发生。伤后 1 周，患者可去除石膏托。如果准备保受治疗，伤后前 2 ～ 3 周每周需行影像学评估以了解有无移位发生。继续闭合治疗可接受的影像学参数包括对侧腕关节桡侧长小于 2 ～ 3mm、，掌侧倾斜中立位（0°），关节内塌陷小于 2mm、，桡侧倾角缺失小于 5°。如果达不到或者不能维持这些参数，就应该手术治疗。

B．闭合复位技术

血肿内抽吸式局麻、静脉区域麻醉或者清醒麻醉部可以镇痛。血肿内抽吸式麻醉产生效果快，且不需要麻醉前一定时间的禁食。清醒麻醉利于肌肉松弛。起初，人工或指夹牵引适于韧带整复。对于背侧倾斜骨折，掌侧挤压整复适用于远端骨折片复位。若有 C 型臂可用来评估骨折复位情况。一旦复位理想，可用成型的长臂（糖夹）型夹板固定腕关节于中立位，并保持掌指关节在外。

C．外科治疗技术

对于桡骨远端骨折有许多种手术方法。手术方式的选择取决于几个因素，包括骨折类型，骨的质量及术者的喜好进行选择。

D．闭合复位及经皮穿针

多种闭合方式可使骨折复位，然后采用 0.16cm 的克氏针固定。节段间固定技术需要钢丝来保持骨折稳定及防止骨折复位满意后塌陷。使用节段间固定技术，可通过克氏针将骨折片临时固定，并防止复位后塌陷。术后，患者用石膏托或夹板固定。术后 6 周经影像学检查骨折愈合良好，可将克氏针取出。

E．外固定

这种方法通过韧带整复恢复桡骨长度及桡骨倾斜，但仅恢复掌侧倾斜。对于那些严重的粉碎性骨折及有过多小碎片的关节内骨折尤其适用。外固定同样适用于有软组织损伤的开放性骨折，当患者同时有其他重要医疗问题需要紧急处理时也可以作为一种姑息治疗手段。

F．切开复位及内固定

近年，已经变得比背侧钢板螺钉固定更为流行。由于在治疗伴有严重背侧粉碎性骨折的桡骨远端骨折时，掌侧钢板螺钉固定具有其优点，背侧钢板螺钉固定在治疗桡骨远端骨折时可能引发与伸肌腱相关的并发症。

7. 并发症

桡骨远端骨折最常见的并发症是手指、腕部僵硬。在骨折接受最初的治疗后，患者即应在指导下开始一定范围内活动手指的练习。并发症包括正中神经损伤、畸形愈合、骨不连、僵硬、外伤性关节炎、肌腱断裂及指、腕、肘关节僵硬。切开复位内固定后恢复关节的一致性对避免创伤性关节炎的发生发展至关重要。

（二）单纯桡骨茎突骨折

单纯桡骨茎突骨也叫驾驶员骨折、逆火骨折或Hutchinson骨折，是合并外部韧带仍然连接着桡骨茎突部分的撕脱骨折。创伤往往累及腕间韧带，例如舟月骨间脱位和月骨周围脱位。这种损伤往往需要切开复位内固定术。

十九、尺骨茎突骨折

尺骨茎突骨折往往多见于合并桡骨远端骨折，也可见于单独尺骨茎突骨折。尺骨茎突尖端骨折通常由于太小而难以固定。但是，大块骨块（整个茎突从基底部分离）也许意味着三角纤维软骨复合体损伤，这样会导致桡尺远侧关节的不稳定。因此，这种错位的骨折应该给予切开复位内固定。

二十、远侧桡尺关节脱位

远侧桡尺关节脱位在小儿骨科学部分讨论，远侧桡尺关节脱位也可以发生在一些简单的桡骨远端骨折。仔细阅读X线片及认真检查远侧桡尺关节可以有效帮助临床医生对那些桡骨远端骨折合并桡尺关节损伤的诊断，以防漏诊。

二十一、腕部骨折与脱位

大多数腕骨骨折发生在腕部的远端列骨，其中舟状骨骨折就是最常见骨折的腕骨之一。腕骨骨折通常发生在年轻人，通常是高能量损伤作用在伸直位的手上。根据腕部的X线较难发现，为了避免漏诊，仔细地检查是必需的。还有，标准的腕关节正位、侧位及斜位X线，特殊角度的X线例如舟状骨位(腕关节尺偏30° 正位片)，握拳位(为了评估腕关节的稳定性)或腕管位等X线检查有利于诊断。当X线片不能确定时CT扫描有利于鉴别诊断。MRI检查对发现隐匿性骨折、腕骨骨坏死和软组织损伤（包括舟月骨间韧带损伤和三角纤维软骨复合体损伤）是比较敏感的。

（一）舟状骨骨折

舟状骨是腕骨中最常见的骨折之一。舟状骨解剖上分为远极、近极、粗隆部和腰部，其血主要来源于从远端向近端走向的桡动脉分支。因此，舟状骨腰部骨折或极近端骨折特别容易出现骨不连或缺血性坏死。

舟状骨骨折通常发生在手在伸直位的摔倒中，患者的典型表现为腕部桡侧疼痛，触诊时解剖上鼻烟壶压痛阳性。体格检查手法包括舟状骨伸举试验（scaphoid lift test，舟状骨背伸一掌屈运动诱发疼痛）、瓦尔逊试验（腕关节从尺侧向桡侧偏移压迫舟状骨粗隆致舟状骨移位背侧疼痛）。X线检查包括舟状骨位还有标准的腕关节系列X线片。在所有的病例中，初次X线检查不能诊断的累积达25%，如果临床检查考虑舟状骨骨折，建议制动并于1～2周后复查X线片。另外，骨扫描、MRI、或CT扫描可以用来诊断隐匿性骨折。舟状骨骨折根据骨折类型来分类（横斜型、横行、纵斜型），移位（无移位骨折同时无台阶形成，通常认为是稳定型；移位骨折，移位>1mm，舟月骨间角>60°，桡月骨间角>15°），还有发生的部位（粗隆部、远极、腰部和近极）。无移位骨折可以用长臂拇指人字形石膏固定，6周后更换短臂石膏固定直到骨折连接。中部1/3骨折固定8～12周，远端1/3骨折固定12～24周，外科治疗包括骨折移位超过1mm，桡月骨间角大于15°，舟月骨间角大于60°，成角畸形或骨不连。

并发症包括骨不连和缺血性坏死。长期存在的舟状骨骨折骨不连早期会出现桡舟骨关节炎继而改变腕关节的力学。

（二）月骨骨折

月骨是最容易脱位的腕骨之一，但骨折少见，骨折通常由于手伸直位摔倒，患者的典型表现为腕部掌侧压向桡骨远端压痛阳性，月骨在活动范围内疼痛。由于多个骨头重叠一起，X 线检查往往无法诊断，有时往往需要行 CT、MRI 和骨扫描来做出诊断。无移位骨折可以应用长臂或短臂石膏固定，错位或成角骨折需要外科治疗。骨坏死（Kienbock 病）可伴发于这种损伤，导致进一步的功能减退和腕桡关节的退变。对于这种并发症的治疗有几种外科治疗方法可供选择。

（三）钩骨骨折

这种骨折一般发生在直接撞击部位，比如当挥使棒球棒或高尔夫时突然停止使它遭遇一个强大的作用面。患者表现为钩骨表面手部的尺侧疼痛。腕部及手部的常规 X 线检查通常难以发现钩骨骨折。当怀疑存在骨折时腕管位摄像（腕关节旋后 20° 斜位片）也许可以发现。当临床上考虑存在骨折面 X 线照相没有发现骨折时，CT 扫描可以帮助诊断。无错位骨折可以用短臂支具固定 6 周，体部移位骨折可以行切开复位用螺钉或钢丝固定。

（四）其他腕骨骨折

腕部其他腕骨同样可以发生骨折，但比较少见，三角骨撕脱或背侧压缩骨折可以在手伸直位摔倒时发生。其他腕骨单独骨折比较少见，一般发生高能量损伤或其他创伤。

（五）创伤性腕部不稳

严重的腕部损伤会引起复杂韧带结构的损伤，导致腕骨的分离、腕骨脱位和骨折脱位。月骨通常被称为腕部的基石，它的韧带与桡骨和其他腕骨相连，对腕桡关节的稳定性具有重要的意义。一系列的进展性的月骨周围的不稳定从舟月骨间解剖的破坏而开始，进而腕中关节或头一月骨关节破坏，月一三角骨关节的破坏，最后破坏桡一月关节导致月骨掌侧脱位。

舟状骨，月骨关节破坏继发于舟月骨和桡舟月骨韧带的破坏导致的腕关节运动学的改变和早期退变的关节炎。临床发现包括腕部掌侧压痛 / 挫伤，主动瓦尔逊试验，抓手时出现疼痛，握拳力量下降。影像学上，舟月骨间间隙大于 3mm （Terry Thomas 征），或舟月骨间关节破坏间接提示舟，月骨角大于 70° 。拇指按压后并听见和可触及的咔嗒声闭合复位后固定 8 周是首选治疗措施。复位失败或不能复位提示需外科治疗。

月 - 三角骨分离往往是桡 - 月 - 三角骨韧带破坏的结果。患者的典型表现为三角骨周围肿胀及尺骨头远端 1 ～ 2cm 背侧压痛。X 线显示腕骨近列正常轮廓破坏，月 - 三角骨间宽大间隙很少看见。用短臂石膏固定 6 ～ 8 周或闭合复位并将月骨固定于三角骨上也是可取的。

腕骨脱位表现为月骨周围一群韧带的损伤同时月骨的直接脱位是最后一步。患者表现为创伤后严重的腕部疼痛和肿胀。大多数脱位可以通过适当的正侧位片来诊断。在月骨周围脱位中，月骨仍然表现在正常的位置，与桡骨远端是结合的，但它掌侧方向的角度，还有其他腕骨是不在正常位置的。月骨脱位，在侧位片上表现为月骨在其他腕骨的掌面且与桡骨远端不在一直线上。腕骨脱位的处理伴随经过牵引直接手法按压头状骨和月骨是腕中关节的闭合复位。难以复位的脱位或不稳定的创伤应该考虑外科的切开复位内固定。

腕尺关节分离可由于三角纤维软骨复合体的破坏，在腕尺关节，月骨和三角骨形成一个扭转和掌屈的位置当尺骨远端背旋的时候。X 线显示尺骨茎突撕脱或者尺骨向背侧移位。MRI 检查也许可以显示三角纤维软骨复合体撕裂。治疗上需要对三角纤维软骨复合体撕裂的手术修复和（或）对尺骨茎突大块移位骨折块进行切开复位内固定。

即使是最好的治疗，腕骨和韧带的损伤有可能是灾难性的，它会遗留长时间的疼痛、硬和早期出现关节炎。

二十二、手部骨折与脱位

掌骨及指骨骨折相对常见，在急诊患者中占较大的比例。在手部外伤的大量不同类型的骨折与受伤机制的显著差异有关。轴向负荷或挤压伤通常导致剪切关节骨折或干骺端压缩骨折，有时伴随腕部、前臂、肘部的损伤，甚至由于力量的传导引起肩部损伤。屈曲型损伤会导致骨干骨折或关节脱位。个别被衣物或装置包裹住的手指或关节可导致旋转骨折或复杂脱位。具有较大重量的工业装置对损伤机制更是起到决定性的作用。骨折成角方向决定于骨骼连接肌肉的变形力量。掌侧及背侧的骨间肌起自掌骨干，通常牵拉使骨折断端向背侧成角。近侧指骨骨折的典型表观为向相反方向即掌侧成角。中节指骨骨折成角方向不固定，而远侧指骨骨折通常由于撞击损伤而致多发粉碎性骨折。临床评估应该包括患者的年龄、哪个是优势手、职　业、损伤机制、损伤时间、是否暴露于污染和经济赔偿（工人的补偿）等资料。体格检查应该描述神经血管状态且要特别注意活动范围、成角和旋转不良（最好在指间关节屈曲 90 度的时候评估）。影像学检查包括手和特殊受伤指的正侧位、斜位片。骨折描述上要记载开放性、闭合性、骨折部位、骨折类型（粉碎性、横行、螺旋　形、纵行劈裂），关节外或关节内，稳定或不稳定，成角或旋转畸形等内容。手部的小骨头骨折愈合比大块骨头要快得多，延长制动时间可导致僵硬和丢失活动度，且很难或者不太可能恢复。因此，除了极个别情况，为了避免随后发生的僵硬，掌骨及指骨骨折制动最好不　要超过 3 周。手部夹板或石膏固定的安全位置是腕关节轻度背身，掌指关节屈曲 60°～90°，近侧及远侧指间关节处于伸直位。这种“手内肌”位置使手的韧带处于最大程度地伸张，避免治疗后的僵硬。

（一）开放性骨折，打架咬伤，动物咬伤

这些类型的骨折需要引起特别的注意，指骨和掌骨开放性骨折根据 Swanson stabo 和 anderson 分类法可以分为：一型，没有明显污染或延迟处理的干净伤口；二型，植物的泥土 / 碎屑污染，人或动物咬伤，湖 / 河中损伤，农场里损伤，或伴有明显的系统性疾病例如糖尿病、高血压、类风湿性关节炎、肝炎或哮喘。一型骨折可采用一期内固定和立即关闭伤口。尽管二型骨折也可以给予一期内固定（感染率没有增加），这些上不应该给予一期缝合。延期缝合更有利于降低感染的风险。

手的任何一个关节上的撕裂，特别是掌指关节，应该想到是否为人的牙齿所伤。也就是大家所了解的“打架咬伤”，这些伤应该认为是被口腔的细菌所污染且要给予强有力的广谱抗生素治疗，包括厌氧菌在内。动物咬伤需要给予覆盖巴斯德氏菌属和艾肯菌属的抗生素。

（二）掌骨骨折

1. 掌骨头骨折

掌骨骨折的亚分类如下：掌骨骺骨折、旁韧带撕脱骨折、斜型、纵行、掌骨头水平骨折、粉碎性骨折、合并关节破坏的骨折。大多数这种骨折需要解剖复位来重建关节的协调性和避免创伤后的关节炎。骨折的稳定复位在手内肌位也许是滑动的，如果是不稳定骨折，经皮固定，切开复位内固定，或外固定，都是可以考虑选择的。

2. 掌骨颈骨折

掌骨颈骨折典型为直接暴力伤，掌侧粉碎性骨折和向背侧成角。最常见的掌骨颈骨折是拳击手的第五掌骨颈骨折，多为拳头直接攻击一个固定物体所导致。这些骨折可以成功闭合复位。不同的畸形程度是否可以接受因不同的掌骨损伤而异，第二、三掌骨，成角小于 10 度，第四、五掌骨，成角小于 30 度～ 40 度，不稳定骨折需要外科干预，如经皮同定或切开复位内固定。

3. 掌骨干骨折

无移位骨折或微小移位的掌骨干骨折可以复位和夹板固定。外科处理包括旋转畸形（所有手指屈曲是均指向舟状骨），第二、三掌骨背侧成角大于 10 度和第四、五掌骨骨折背侧成角大于 40° 。

4. 掌骨基底部骨折

第二、三、四掌骨基底部骨折典型表现为微小移位，多予夹板固定和早期关节活动。反本奈特骨折是第五掌骨和钩骨见的骨折脱位，这种骨折常需要切开复位内固定。

第一掌指基底部骨折可以是关节外或是关节内骨折。关节外骨折通常是横行或是斜型，可通过闭合复位支具固定。不稳定骨折需要经皮穿刺固定。关节内骨折分为两型：一型或本奈特骨折，即一个简单骨折线将掌骨的大部分从掌侧唇部分分开。二型，也就是大家熟知的罗兰多骨折，是一种关节内粉碎性骨折，常为“Y”或“T”型包括背侧和掌侧部分。一型和二型骨折都可以通过闭合复位和经皮穿刺固定或切开复位内固定。

（三）指骨的近端和中段骨折

关节内骨折可以被列入髁骨折或骨折脱位。髁骨折有三种类型：单髁骨折、双髁骨折和骨软骨骨折。任何一种都需要解剖复位，骨折移位超过 1mm 采用切开复位内固定更适合。粉碎性关节内骨折不能通过外科手术来处理，可闭合复位，早期活动。

骨折脱位分成两类：掌侧唇骨折和背侧唇骨折。掌侧唇骨折（背侧骨折脱位）的治疗是有争议的，如果关节面累计少于 35%，可以用夹板固定处理。但如果关节面破坏超过 35%，一些临床医生建议切开复位内固定或如果骨折粉碎时采用掌侧入路关节置换。但也有人建议如果关节不是半脱位可以采用伸直位夹板固定。背侧唇骨折（掌侧骨折脱位），骨折移位小于 1mm，可以通过闭合复位夹板固定，移位超过 1mm 则需要手术处理。指骨关节外骨折应该一开始就采取指套牵引闭合复位和夹板固定。不稳定的骨折外科手术治疗。

背侧唇骨折的关节内骨折也许合并伸肌腱的损伤，导致“锤状指”。锤状指也可以单纯是伸指装置破坏导致的，而不合并骨折。任何一种情况，治疗方案都是有争议的。有人建议持续伸直位夹板固定 6 ～ 8 周，而有人建议外科治疗。但对于那些密切依靠手指工作的职业，例如医生，持续伸直位夹板固定显然是不实际的。闭合复位经皮穿刺固定是一个不错的选择。

掌侧唇骨折的关节内骨折可能与指深屈肌断裂有关，导致“针织手”，多见于足球或橄榄球运动员且多见于环指。治疗上需要外科手术，特别是合并有大块移位骨折。

关节外骨折可以是横行、纵行或粉碎的（甲床损伤比较常见）。这些骨折通常需要闭合复位和跨远侧指间关节的夹板固定，近侧指间关节自由活动。由于骨不连的几率高，较大的难以复位的错位才考虑手术治疗。

在远侧指骨的情况中，甲床损伤容易漏诊。如果没有治疗，这种损伤会导致指甲生长障碍。甲下血肿往往提示甲床损伤，这种情况应该拔除甲板和抽尽血肿。甲床损伤应该在显微镜下用 6-0 羊肠线缝合。把甲板复位以保证指甲皱褶部位敞开，或者是用一块铝箔片或金属丝纱布来覆盖。

（四）指骨脱位

腕掌关节脱位多见于高能量损伤，对神经血管的仔细检查是必须的。对于这些损伤，为了获得维持稳定复位，往往需要外科处理。

掌指关节脱位往往是向背侧脱位，表现为过伸的姿势。简单的脱位可以通过屈曲关节来复位而不需要牵引。屈曲腕关节是屈肌肌腱放松，以便更有利于复位的进行。复杂性掌指关节脱位合并有掌板介于关节之中是难以复位的。能确诊的影像学检查征象是籽骨出现在关节空间里。复杂脱位需要手术治疗。在一简单脱位的复位中应避免牵引，因为那样有可能将简单脱位变成复杂性脱位。掌侧脱位比较少见，尽管如此，由于这种骨折是相当的不稳定，因此多需要外科处理。

拇指掌指关节脱位是比较独特由于其运动方向的多维性。如果其一侧韧带损伤，则指骨易于向掌侧半脱位，绕着其对侧完整的韧带旋转。在各个手指中，拇指掌指关节尺侧韧带损伤是最多见的。如果是急性损伤，称为“滑人拇”然而如果是反复创伤引起的慢性损伤，也就是大家所知的“看守人拇”。非手术疗法就是复位和拇指人字形夹板或石膏固定足矣。当尺侧副韧带撕脱和背对内收肌腱膜时会导致斯特纳病变。尺侧副韧带难以回到其正常的附着点，妨碍正常愈合。因此，损伤和难以复位的掌指关节脱位需要外科治疗。

近侧指间关节同为包括背侧脱位，单纯掌侧脱位和旋转掌侧脱位。一旦复位，旋转掌侧脱位、侧副韧带断裂和背侧位，如果在侧位上可以完全伸直，则均可立即在主动活动范围内与邻近手指捆扎在一起进行功能锻炼。在侧位片上仍然是半脱位的背侧脱位可以给予伸直位固定几周。掌侧脱位合并中心性分离错位的给予近侧指间关节伸直位夹板固定 4 ～ 6 周，接着再给予夜间夹板固定 2 周时间。难以复位的脱位或不稳定性复位需要外科治疗。

远侧指间关节脱位和拇指指间关节脱位可表现为迟发的。伤后 3 周即可认为是陈旧的，急诊复位的关节脱位可于复位后立即进行主动活动。不稳定型脱位应在屈曲 30° 位固定 3 周，侧副韧带完全损伤应避免侧方压力至少 4 周时间。可以用科什纳线固定来进行周期性加固。陈旧性脱位可予以切开复位以切除瘢痕组织，以达到松解复位。掌侧皱起皮肤的横行开放伤口并不少见。开放性脱位需要清创来预防感染。

二十三、髋部损伤

（一）髋关节脱位

1. 流行病学

自体的髋关节脱位相对少见，多由于高能量损伤所致，例如交通事故。髋关节后脱位（85% ～ 90%）比前脱位（剩下的 10% ～ 15%）更常见。髋关节后脱位合并 10% ～ 20% 的坐骨神经损伤。髋关节前脱位合并有股骨头损伤的几率更高。大约 50% 的髋关节脱位患者合并有其他部位的骨折（以同侧股骨或骨盆多见）。

2. 解剖

髋关节是一个球窝关节，由股骨头和髋臼构成。髋臼覆盖股骨头面积的40%。髓臼唇具有加深髋关节、增加稳定性的作用。来自股深动脉的旋股内外侧动脉在股骨颈基底部形成囊外动脉环。上升支是股骨颈和头的主要血供来源，同时股骨头圆韧带小凹动脉提供少量的血供。中间和侧旋股动脉往往在关节脱位中破坏，导致远期并发症包括缺血性坏死。坐骨神经位于骨盆的坐骨大切迹，穿过梨状肌下孔，一直到大腿的后面。

3. 临床评估

对于高能量性质的损伤，一个完整的关于创伤的调查是必需的。患者的典型表现为严重疼痛和不能活动受伤的肢体。髋关节后脱位的经典表现是肢体短缩、髋关节屈曲、内旋和内收髋关节前脱位的患者表现为明显的外旋、轻度屈曲、外展。仔细的血管神经检查是关键。如果坐骨神经损伤，胫神经往往是功能无损而腓总神经损伤为主要表现。影像学检查包括骨盆前后位片和同侧整个股骨的 X 线检查。评估股骨颈和髋臼是否伴随骨折。

4. 治疗

髋关节脱位应急诊复位以避免由于相关血管的损伤导致的骨坏死。不管是关节的直接脱位，患者取仰卧位，可以通过纵向牵引来复位。成功复位的关键是让患者肌肉松弛，同时让患者处于镇静状态（最好是采用插管全麻，如果不具备插管全麻的情况下也可采用静脉全麻）和患者的肌肉逐渐松弛。闭合复位后，应检查关节的稳定性，即在中立位屈曲髋关节 90° 并直接给予力量。如果检测到任何的半脱位，就可以认为关节不稳定，那么就需要外科手术治疗或持续牵引。复位术后行 X 线检查以确定复位成功。通过与对侧仔细地比较来判断复位是否为同心轴。即使是轻微的偏心或半脱位也许提示着伴随骨折或窄小的骨片位于关节腔里。还有，复位术后应进行 CT 检查以明确是否存在其他骨折或存在钳闭的多个骨块。如果闭合复位失败，应尽早行切开复位。

（二）股骨头骨折

股骨头骨折很少见，大多继发于机动车车祸和与髋关节脱位相关。临床检查包括血管神经检查，骨盆正位片受伤髋关节的正侧位片。根据 Pipkin 分类法，股骨头骨折可以分为：一型，髋关节脱位合并股骨头凹下方骨折；二型，髋关节脱位合并股骨头凹上部骨折；三型，一型或二型合并股骨颈骨折；四型，一型或二型合并髓臼缘骨折。一型骨折累及股骨头的非负重面，因此，如果复位满意可以采取保守治疗（错位 <1mm）。二型骨折累及负重面，因此，只要从 CT 上能看见没有解剖复位就应该行手术治疗。三型及四型骨折通常需要外科治疗，并发症包括骨坏死及创伤性关节炎。

（三）股骨颈骨折

每年大约发生 350　000 例股骨颈骨折。据预测，随着美国人口的老龄化，到 2050 年这个数据将要翻倍。股骨颈骨折多是骨质疏松的老年人摔倒所致。50 岁以下的股骨颈骨折患者少见，多是因为高能量损伤。骨折移位的患者不能行走，疼痛明显，表现为下肢明显外旋及远端短缩。无移位的患者表现为轻微及持续的髋部疼痛（几天或几周），这种患者经常坚持行走和自认为是大腿病变。由于有 10% 的老年患者伴随有近端损伤，因此要进行仔细地二次检查。影像学检查包括骨盆正位片、髋关节的正侧位片、内旋位或牵引位片，这样才可以进一步了解骨折类型。如果一位有持续髋部疼痛症状的老年患者 X 线片没有发现骨折，则应考虑行 MRI 或骨扫描以发现无移位或不全骨折。

股骨颈骨折可根据骨折部位或骨折类型的稳定性来分型（头下型、经颈型、基底部型）。Pauwels 分类法就是根据骨折稳定性随着骨折线与水平线的夹角增大变差来分类：一型（30°）、二型（50°）、三型（70°）。Garden 分型分为四型：一型，不完全骨折或外翻嵌插骨折；二型，完全骨折但无移位；三型，完全骨折且部分移位，股骨头与髋臼的骨小梁不在一个直线上；四型，完全移位的骨折，头臼的骨小梁不在一个直线上。

对于一型骨折或外翻嵌插骨折，部分学者提倡有限负重的非手术治疗，也有人提倡用几枚螺钉进行内固定以阻止移位。无移位的二型骨折，不管患者年龄多大，均需要内固定。对于三型和移位的四型骨折，治疗上颇多争议，60 岁以下的患者，骨骼质量好及骨折粉碎少，往往选择切开复位内固定。60 岁以上的患者，骨质疏松且为粉碎性骨折，可选择关节置换，单头置换比较常见。如果患者有先前存在髋臼关节炎的证据，则建议行全髋关节置换。近期研究证明，对于那些病前比较活跃且心理健全的老年股骨颈骨折患者，全髋关节置换是最好的治疗方法之一。尽管双极关节置换理论上比单极半髋关节置换的假体关节炎风险小，但至今还没有文献报道。因此，假如成本更高，大多数专家不建议采用单极半髋关节置换。

（四）转子间骨折

1. 小转子骨折

单纯小转子骨折是非常少见的，这种骨折大多为髂腰肌强烈收缩所致，青少年多见。老年患者的小转子骨折多继发于转移病灶。

2. 大转子骨折

就像单纯小转子骨折那样，单纯大转予骨折也少见，典型病例是老年患者摔倒姐接暴力作用于大转子，治疗上就是典型的非手术治疗。如果是发生在年轻人的错位明显的大转子，可考虑手术治疗。

3. 转子间骨折

转子间骨折就是发生在股骨近端的大小转子问部位的骨折，属于囊外骨折，发生在丰富血供的松质骨。不像移位的股骨颈骨折，转子间骨折不易发生骨不连和骨坏死。这种骨折相对常见，约占股骨近端骨折的 50%，其典型表现就是发生在老年人的摔倒后。临床检查包括血管神经检查，辅助检查和适当的 X 线（骨盆正位、受伤髋关节的正侧位）。为了进一步了解骨折的情况可考虑行髋关节内旋位和牵引位片检查。如果患者持续髋部疼痛不管 X 线检查是否阴性则需考虑行 MRI 检查或骨扫描，这两个检查对于发现无移位或不全骨折是比较有用的。

评估骨折线的部位（从近端到远端）、骨折线的倾斜度粉碎的程度（应特别注意后中皮质，它可以决定稳定性）和移位程度的大小是比较重要的。股骨颈基底部骨折刚好是沿着股骨转子间线或位于其近端。这种骨折通常为囊外骨折，尽管骨折部位靠近股骨颈的血供可以导致更高的骨坏死率。一般转子间骨折的骨折线是斜型的，从近端外侧皮质向远端中皮质，这种“标准斜型”骨折被认为是不稳定的。明显的后中皮质粉碎提示不稳定骨折。最后，应注意骨折是否向转子下延伸，因为它影响到治疗方法的选择。

与手术治疗相比，非手术治疗的死亡率更高一些，因此，就应该权衡患者冒险做手术还是忍受轻微髋部疼痛来卧床保守治疗。早期床上坐起是避免长期卧床导致的并发症（肺不张、深静脉血栓及褥疮）的关键。

为了能早期离床完全负重，应选择手术治疗。动力髋（大螺钉及侧方钢板）是外科手术植入物的标准选择。髋部髓内钉适用于不稳定型骨折，包括反转子间骨折、明显后中部粉碎骨折及向转子下延伸的骨折。最后，对于先前行行为内固定失败的患者可选择髋关节置换，或作为粉碎性、不稳定骨折的首次治疗方案。

4. 转子下骨折

发生在股骨小转子与距小转子 5mm 范围内的骨折称为转子下骨折。骨骼的伸张应承受着高的生物力学压力，中部和中后部皮质是压力较高的部位，而外侧皮质承受较高的拉力。另外，这个区域主要由皮质骨构成，由于皮质骨的血供比松质骨少，因此其愈合机会少。

损伤机制也许是低能量的，例如老年人摔倒，或发生在机动车交通事故的高能量损伤，或高处坠落伤，甚至是枪伤，这个部位的骨折也可能由于转移病灶引起的自发病理性骨折。

临床检查包括对南于高能量损伤机制所伤的患者标准的创伤评估。全部除去衣服及夹板以检查软组织受伤情况和排除开放性骨折，记录血管神经情况，还有辅助检查。大腿部位骨折的失血量较多，代表有可能导致血容量不足。应考虑给予骨牵引以减少软组织损伤及出血直至给予确切的固定。影像学检查包括骨盆正位片，髋部、股骨直到膝关节的正侧位片。骨折根据骨折部位离小转子的距离、骨折线特点、骨折块数量和是否累及梨状窝来分类。

开放性骨折应该立即行手术清创和骨折固定。手术治疗可根据骨折类型选用髓内钉或固定角度钢板。骨折一般手术后 3 ～ 4 月愈合，但延迟愈合和骨不连并不是少见。内固定失败可以在这病例里出现，则需重新内固定和植骨。

二十四、股骨干骨折

股骨干骨折是指发生在股骨小转子远端 5mm 至收肌结节上之间的骨干骨折。股骨干骨折多是年轻人，由于大腿高能量损伤，例如机动车交通事故。也可以发生在老年人的摔伤，尽管相对少见。如果骨折与所受创伤程度不一致，则应考虑是否为病理性骨折。

股骨干的血供主要来源于股深动脉。由于大腿有三个很大空间的及间隙（前侧、中间和后侧），大量的失血和血流不稳定可以发生。因此，失血量可大于 1200ml，大约 40% 的患者最终需要输血。

临床评价包括神经血管的仔细检查和检查其他关节和四肢的伤害。应当特别注意同侧髋关节和膝关节。膝关节韧带损伤是最容易忽视的。影像学评估应包括股骨及同侧髋关节和膝关节的正侧位。骨盆正侧位同样需要。据报道高达 10% 患者同侧股骨颈和粗隆间骨折合并有股骨骨折。

股骨干骨折可分为开放性和闭合性，其骨折部位可分股骨上 1/3、中 1/3、下 1/3 骨折，骨折线形态可分为螺旋形、斜形、横形骨折、粉碎性，骨折段移位可分成角移位、旋转移位、分离移位及缩短移位。Winqist 和 Hansen 基于股骨干骨折粉碎的程度将其分为 50%，I 型（很少或没有粉碎），II 型（两个片段皮质至少 50% 的接触），III 型（50% ～ 100% 皮质粉碎），IV 型（无环状粉碎皮质接触）。

在急性期，股骨干骨折可以行骨牵引稳定。牵引可以缓解疼痛并且减少软组织损伤和失血。理想状况，手术固定应该在骨折发生 24 小时之内。若手术因患者病情不稳定而延误，牵引具有额外的好处即牵拉断段维持一定长度，让以后的骨折复位和手术治疗更易于处理。

开放性骨折属急诊手术，应尽可能早的清创与固定。股骨干骨折手术治疗最常用髓内钉。与钢板内固定术相比，髓内钉具有以下优点：①感染率低；②对股四头肌损伤小；③对植人物较低的拉伸强度和剪切应力。其他优势包括早期肢体功能锻炼，恢复患肢长度，较快和高的愈合率及较低的骨折再次发生率。

髓内钉分顺行髓内钉和逆行髓内钉。逆行髓内钉的适应证包括同侧损伤如股骨颈、髋臼、胫骨骨折，双侧股骨干骨折，病态肥胖者，孕妇，浮膝损伤，同侧膝关节截肢，或者不稳定患者需要较快结束手术时。逆行髓内钉的禁忌证包括膝关节活动度小于 60°，增加膝关节感染的开放伤口。逆行髓内钉一个主要的缺点就是术后膝前痛。

其他手术选择包括钢板固定和外固定。外固定架固定可以急性严重的损伤及患者不稳定时。钢板固定可用于因髓腔不适合髓内钉的患者（包括髓腔太窄、髓腔因感染而闭塞等）。

建议患者术后早期的功能锻炼和膝关节活动。负重取决于多个因素包括手术固定的强度、患者其他的损伤、软组织状况及骨折的部位。后期的并发症包括关节僵硬，畸形愈合，骨不连，双下肢不等及感染。

二十五、膝关节区域损伤

（一）股骨远端骨折

股骨远端骨折约占所有股骨骨折 7% 左右。发生率与如下的第一个高峰发生在青年为高能量创伤的结果，第二个高峰在老年人跌倒后发生的年龄分布呈双峰。股骨远端骨折可细分为髁上骨折或髁骨折。

髁上区域是股骨髁和股骨干在形态学上的移行区。股骨远端膨大，形成由髁间沟分开的两个宽扁状的内外髁。内侧髁远端延伸更多，而且比外侧髁凸，处于股骨下端外翻位置。近端骨块通常由股四头肌和腘绳肌牵拉；远端骨折端通常由于腓肠肌的牵拉向后成角。

神经血管检查在检查骨折块可能对腘窝血管神经损伤尤为重要。血管搏动减少是紧急处理的指征。如果骨折碎片减少而不能恢复血管搏动应立即行血管造影和血管探查。然后再进行同侧髋关节、膝关节、小腿及踝关节损伤的排除。如果股骨远端骨折伴有严重的撕裂伤，同侧膝关节应注射 50ml 无菌生理盐水排除贯通伤。

X 线评价包括正侧位的股骨远端 X 线片以及股骨全长 X 线。术前常规牵引和 CT 检查有助于手术顺利完成。磁共振可用于评价和诊断膝火节韧带及半月板的损伤。对于膝关节脱位可以考虑造影（据文献报道高达 40% 与血管破坏相关）。

股骨远端骨折可分：开放性或闭合性，位置（髁上，髁间，髁），断裂形式（螺旋形，斜形，横形），关节内外，粉碎度，成角，旋转畸形，移位，缩短。

非手术治疗可能适应于稳定无移位的骨折。治疗方法包括外固定架。

股骨远端骨折最好手术治疗。如果手术治疗延误 8 小时，应考虑胫骨牵引。钢板和螺钉的植入是经典的选择。钢板是多种多样，其中包括锁定钢板和非锁定钢板。由于增加了稳定性，关节周围的锁定钢板越来越流行。

外伤性膝关节脱位是极为罕见的。这种损伤可能是由于血管损伤而造成对肢体的威胁。膝关节是一个铰链关节，由三个关节组成：髌股关节，胫骨股骨关节，胫腓骨关节。膝关节正常活动范围 10° ～ 140° 重要的软组织损伤，包括四个膝关节主要的韧带断了三条，则膝关节脱位必然会发生。在膝关节脱位，腘血管可能会受伤或受乐迫。相关骨折的胫骨，胫骨结节，腓骨头或颈部及关节囊撕脱应排除。这个机制是典型的高能量损伤。

如果膝关节外观上表现出脱位，应立即复位而不是行 X 线片。应该记录神经血管的状况。

因为患者的不适感，韧带检查可能难以完成。拉克曼测试前十字韧带，后十字韧带的后抽屉，内翻和外翻应力，以评估外侧副韧带和内侧副韧带分别。由于延迟缺血血管痉挛或血栓形成的发生率从发生后几小时甚至几天减少了，系列血管神经检查应持续进行。

如果肢体在复位后仍是缺血状态（血管搏动减少），应立即行急诊手术探查，不要等待血管造影结果。如果肢体继续显示异常血管状态（血管搏动减少，毛细血管紧缩或AI<0.9），那么应行血管造影。系列检查应该重视对血管的检查。影像学评估包括正侧位及膝关节的轴位片。动脉造影指征如前所述。MRI 是用来评估膝关节韧带和半月板的及关节软骨病变。膝关节脱位可根据相对于股骨的移位情况分为前侧、后侧、内侧、外侧及旋转脱位。

立即闭合复位是通过一个与在 20° ～ 30° 膝关节屈曲轴向牵引夹板安置后实现。值得注意的是，后外侧脱位通常需要切开复位。手术的适应证为闭合复位不成功，软组织嵌入，开放损伤，血管损伤。外固定支架可能用于极不稳定需要修复血管的膝关节。预防性小腿骨筋膜间隔切开应考虑在血管修复时间，以消除骨筋膜室综合征引起的缺血水肿。韧带修复的手术时机仍有争议，须依据患者和肢体的状态而定。

（二）髌骨骨折

髌骨骨折只占 1% 的所有骨骼损伤，最常发生在 20 ～ 50 岁年龄组。髌骨是人体最大的籽骨，股四头肌腱在其上极插入，髌韧带起源于下极。髌骨关节面有七个；横向面是最大的（占关节面 50%）。股四头肌纵向包绕髌骨并止于胫骨结节。如果支持带完好无损，尽管髌骨骨折，亦应积极保留。

髌骨功能是增加杠杆臂和股四头肌腱机械的优势。髌骨的血液供应来源于膝状动脉，形成髌骨周围圆周的吻合。髌骨骨折的可能源于直接损伤，或者更常见的膝关节屈曲位股四头肌强烈收缩所致。

髌骨骨折开放性伤，应进行检查，50ml 无菌生理盐水注入膝关节腔用来排除膝关节开放性骨折及贯通伤。应评价膝关节主动活动度；关节内出血减压及关节腔内注射利多卡因可使检查顺利进行。膝关节 X 线检查应包括正侧位和轴位。值得注意的是，二分髌骨（8% 的人）可能会混淆骨折。二分髌骨通常发生在髌骨上外侧部分，通常有光滑的边缘。有趣的是，50% 的患者在双侧，因此，对侧膝关节 X 线检查可能有助于诊断。

髌骨骨折可分：开放性和闭合性，移位骨折与无移位骨折，骨折形状（横形骨折，粉碎性骨折、纵形骨折、骨软骨骨折）。如果伸肌无受损，无移位或轻度移位（2mm）、最小的关节破坏（1mm 或更小）的髌骨骨折可非手术治疗 4 ～ 6 周。

移位骨折的外科治疗包括张力带钢丝，钢丝环扎，螺丝，或两者兼而有之。手术时应修复受损的韧带，术后，小夹板阎定保护皮肤；早期膝关节锻炼（术后 3 ～ 6 天），循序渐进达完全负重。严重粉碎性或轻微骨折修复可能被固定更长。髌骨上下极粉碎，则可去除小的碎骨折片，保留最大的骨折块。若骨折粉碎广泛且不可能重建关节面，则行罕见的髌骨完全切除术。

髌骨脱位多见于妇女和结缔组织疾病（Ehlers-Danlos 或 Marfan），以上因素增加了患者的软组织松弛。髌骨脱位可以是急性（创伤性）或慢性（经常性）。

不稳定的膝关节可导致患者不能正常屈伸膝关节、关节腔积血和游离髌骨。慢性髌骨脱位的患者可表现出担心侧方受力会出现疼痛与膝关节活动时疼痛和髌骨再脱位的感觉。

影像学评价包括双膝正侧位及轴位的对比。高位髌骨（高骑髌骨）评估还应使用 Insall-Salvati 指数(髌韧带的长度与髌骨长度之比，正常为1.0，1.2为高位髌骨，0.8为低位髌骨)。

髌骨骨折可分为：稳定或不稳定，先天性或后天性，急性（创伤）或慢性（经常性），以及脱位的方向（外侧，内侧关节内，侧方是最常见的）。这些损伤通常是以恢复膝关节稳定性及活动度为治疗目的。手术治疗一般适用于习惯性脱位。

股四头肌肌腱撕裂中最常发生于 40 岁以上的患者。通常断裂的肌腱在髌骨上极 2cm 内。断裂位置与年龄相关：对于 40 岁以上的患者通常发生在骨肌腱交界处；然而，对于小于 40 岁的患者通常部分断裂。股四头肌肌腱断裂的危险因素包括促蛋白合成类固醇的使用，类固醇局部注射，糖尿病，炎性关节病，慢性肾衰竭。典型的是患者用力伸股四头肌时突然出现“砰”的响声。患者在受伤部位的疼痛，有负重，膝关节积液，触痛在髌骨上极，髌骨上极近端明显缺陷。完全断裂导致主动伸膝不能；部分撕裂膝关节还有一定活动度。影像学检查包括正位侧位及轴位片。非手术治疗包括膝关节伸直位同定 4 ～ 6 周及积极的物理疗法。股四头肌腱完全断裂应手术修补。手术技术的选择取决于撕裂的位置：完全断裂的肌腱附近用不可吸收线缝，然后穿过骨隧道固定。部分断裂可经过终端到终端修复。

与股四头肌腱断裂相比髌韧带断裂较少见。这种损伤通常发生在 40 岁以下的患者。断裂通常发生在髌骨下极，风险因素包括类风湿关节炎，红斑狼疮，糖尿病，肾衰竭，全身性类固醇治疗，局部类固醇注射，髌骨肌腱炎和慢性。患者通常会有股四头肌强烈收缩所致弹响史。体格检查可能会发现明显的问题，关节腔积血，关节被动活动疼痛，部分或全部失去活动功能。影像学检查包括膝关节正、侧位 X 线。非手术治疗适应于部分断裂而伸肌腱完好。早期修复（伤后 2 周）优于延迟修复（伤后 6 周以上），因为延迟修复时存在股四头肌收缩，髌骨移位和粘连等问题。

二十六、胫骨及腓骨骨折

胫骨平台骨折占所有骨折的 1% 左右。单独外侧胫骨平台骨折是最常见的，虽然个别骨折内侧胫骨平台和双髁骨折也有发生。

1. 解剖

胫骨是小腿主要负重骨，承担体重 85% 的负荷。胫骨平台由内侧和外侧的胫骨平台关节面构成。内侧髁较大，形状凹，而内侧髁横向延伸，同时是凸的形状。通常情况下，髁后下有一个 10° 的斜面。内外侧髁被髁间隆起分隔，而髁间隆起是前、后交叉韧带胫骨附着点。有三个骨性突起胫骨平台 2 ～ 3cm 的远端，作为腱性结构重要的插入位点：胫骨结节位于前方，作为髌韧带止点；鹅足位于内侧，作为半腱肌，缝匠肌，股薄肌附着点；和髂胫束止点的 Gerdy 结节位于外侧。腓总神经绕行腓骨头颈部，分出腓浅神经，而腓深神经在深面小腿前群肌间隙下行。腘动脉分叉，位于收肌腱裂空和比目鱼肌末梢的后面。胫骨平台骨折可以造成以上结构的损伤。

2. 损伤机制

胫骨平台骨折通常是内翻或外翻应力耦合作用的结果。胫骨平台骨折发病年龄，双峰年龄分布在年轻人（如汽车碰撞）和中老年人。

3. 临床评价

血管神经检查十分重要，记录腓深、腓浅神经，足底内外侧神经的状况。记录腘动脉，足背动脉，胫后动脉的状况也是必需的。相关的伤害，包括半月板撕裂以及交叉韧带的损伤，尽管最初的肿胀和疼痛可能防止检查这些韧带。当肿胀减轻时应进行这些韧带的检查。为了在急性期检查膝关节韧带可以考虑关节内注射药物。应仔细检查外观，以排除开放性骨折。关节内 50 毫升无菌生理盐水注射可进行以排除骨折和皮肤裂伤贯通。

4. X 线检查

膝关节正侧位片是评价标准的一部分。此外，40° 内部或外部的旋转图像可更好地评估胫骨平台外侧和内侧。5° ～ 10° 后侧倾斜的胫骨平台图像可以用来评价关节逐步关闭。CT 扫描是评估关节面最好的检查，是术前常规使的检查。相关韧带损伤提示腓骨头外侧韧带损伤和 Segond 信号（胫骨平台侧方的关节囊裂伤，前交叉韧带的损伤）。MRI 检查时，应考虑韧带损伤。如果怀疑有血管损伤，应行动脉造影。

5. 分类

胫骨平台骨折是最常用的分类，按 Schatzker 分类： Ⅰ型：外侧平台劈裂骨折，无关节面塌陷；Ⅱ型：外侧平台骨折伴塌陷；Ⅲ型：单纯外侧平台塌陷：Ⅳ型：内侧平台骨折；Ⅴ型:双髁骨折;Ⅵ型:双髁骨折合并干骺端骨折。值得注意的是，Ⅳ～Ⅵ型都是高能量骨折。Ⅰ型骨折通常发生在年轻人，并经常与内侧副韧带损伤相关。Ⅲ型骨折通常发生在老年人与骨质疏松性的患者。

6. 治疗

低能量骨折最初的治疗通常使膝关节固定在伸直位，且不要负重。对于高能量有明显移位的骨折，夹板固定及外固定架固定应当考虑。无移位或轻度移位骨折是可以以保护负重和通过一个可活动支架早期膝关节的活动而治疗。X 线片，应采取定期，确保没有进一步移位。如果骨折没有移位并且 X 线表现骨折已愈合，那么伤后 8 ～ 12 周后可以全负重。手术适应证包括关节面位移位，开放骨折，骨筋膜室综合征，或者合并血管损伤。多种手术方法，依据骨折类型及外科医生的偏好可以选择有外固定架和钢板固定系统。通常术后需要连续不负重被动活动和主动活动。术后 8 ～ 12 周可以完全负重。

二十七、胫腓骨骨折

胫骨和腓骨骨折是最常见的长骨骨折。损伤机制可因低能量扭曲 / 旋转或与机动车事故有关的高能量损伤。单独胫骨或腓骨骨折是比较少见的，这些骨折通常是一起发生的。

1. 解剖

胫骨是一个截面为三角形的管状骨。胫骨内侧皮下有一个边界，并且由 4 个筋膜间隔（前壁，侧壁，后壁，植后的影像片深后）包绕。腓骨承担体重的 10% ～ 15% 的负重。腓总神经位于皮下，绕行于腓骨颈，使得它特别容易受到直接打击，或在这一水平牵引力受伤。

2. 临床评价

神经血管状况，包括腓深、腓浅、足底外侧和内侧神经，以及胫后动脉、足背动脉，应认真记录。应彻底进行皮肤检查，以排除开放性骨折。此外在急性期，检查者应考虑是否有骨筋膜室综合征。与伤势不符的疼痛、被动牵拉痛、骨筋膜室压力增高、麻木、刺痛感和凉脚趾疼痛室综合征是所有的迹象。对于智力迟钝和插管的患者没有明确的病史，及他们的症状包括疼痛程度、麻木 / 刺激的存在，检测器可以用来测骨筋膜室的压力。大于 30mmHg 或在 30mmHg 内的舒张压是接受筋膜切开术的指征。

3. 影像学评估

最初的X线检查包括胫腓骨的正侧位片。X线应包含上下关节以排除其他损伤。对于X线片应仔细检查，以确定骨折位置和形态，和观察到任何细微的骨折线以便在手术中处理。CT扫描和MRI很少用。锝骨扫描和MRI可用于持续性疼痛的胫骨干骨折，而X线可能无明显异常。

4. 分类

胫骨骨干骨折可分为：闭合性或开放性，解剖位置（近、中、远骨折），碎片的数量和位置（粉碎，蝶形片段），形状（横向，螺旋，斜），角度（内翻/外翻，前/后），短缩，位移（皮质接触的百分比），旋转，及合并损伤。开放性骨折分类根据Custilo和Anderson的分类，在本章开头描述。

5. 治疗

膝关节屈曲0～5°的长腿石膏固定的骨折复位及保守治疗，用于单纯、闭合低能量且不伴有明显移位及粉碎性骨折。2～4周后借助于拐杖负重到全负重是可以接受的。4～6周可以用短腿石膏或支具更换长腿石膏。定期X线随访是关键，确保没有骨折进一步移位。对于保守治疗，小于5度内翻/外翻角度，小于10度的前/后角，不到10旋转畸形（外部旋转的耐受性比内旋更好），不到1cm的可接受的程度缩短，超过50%的皮质接触，都是可以接受的。

有明显移位和粉碎并且需要手术治疗的骨折，如果短缩比较明显可以以长腿夹板或外固定支具做紧急处理。通用手术治疗包括以下几种选择：髓内钉，外固定，钢板和螺钉。髓内钉是因为它保留了骨膜的血液供应，及提供骨折愈合最有利条件，成为目前最流行的技术。骨筋膜室综合征需要紧急行骨筋膜切开术。伴有腓骨骨折的胫骨骨折一旦固定，腓骨骨折不需要手术治疗。

腓骨骨折是罕见的，虽然它可能会发生的直接打击了小腿远端。特别应注意临床和X线检查的脚踝和膝盖韧带或排除其他不明显的骨损伤。如果没有其他损伤存在，只需固定。3周或1个月的支具固定可以完全治愈骨折。

二十八、踝关节损伤

（一）踝关节骨折

自20世纪60年代踝关节骨折的发生率显著增加。大多数踝关节骨折是独立的躁骨折，然而，双踝及三踝骨折的大约占总额的三分之一。开放性踝关节骨折罕见。

1. 解剖

踝关节是由腓骨、胫骨和距骨组成的铰链关节，另外还有几个重要的韧带。胫骨远端连接着内外侧，形成卯眼，与距骨穹窿构成限制性关节。距骨穹窿是梯形的形状，几乎完全被关节软骨覆盖。距骨前部比后部宽。胫骨下关节面也是为了韧带更广泛地向前容纳距骨，以稳定踝关节。与距骨内侧面构成关节的内踝，可分为前丘和后丘，其分别作为三角形内侧支持带的附着点。三角形内侧支持带提供了踝关节内侧的稳定性。三角肌表面的部分是由三个韧带：胫舟韧带（可防止距骨头向内位移）、胫跟韧带（防止外翻位移）和浅表的胫距韧带。外踝是腓骨远端部分，和距骨的侧方形成关节。腓骨远端和胫骨远端通过韧带联合连接。韧带联合是由四个韧带（前下胫腓、后下胫腓、横向胫腓骨和骨间韧带）构成，抗轴向、旋转及横向力量，使其成为踝关节稳定的关键。腓骨副韧带，由前距腓韧带的、后距腓韧带及跟腓韧带组成，提供踝关节外侧的稳定性。

2. 临床评价

神经血管的状态（深腓、腓浅、足底内侧和足底外侧神经，胫后动脉，足背动脉）都应记录。开放性损伤或出现水疱时，应该进行皮肤检查。腓骨全长，包括近端（头和颈部），应排除触及其他骨折。胫腓骨挤压试验是在小腿中段挤压胫腓骨，用来评价下胫腓联合损伤。

3. 影像学评价

初步检查包括踝关节正位、侧位、Mortise 位（内旋 15°～20°）。应行胫骨和腓骨（含膝关节）全长的 X 线片，以排除其他损伤。距骨顶应该在胫骨下方的中央。胫腓骨重叠小于 10mm，胫腓骨间隙约 5mm 表示可能含有下胫腓联合损伤。如果 Mortise 位不能显示内侧间隙增宽，可以采用外旋或重力位。如果扩大超过 4mm 与此强调指出的那样，那么显著的下胫腓联合损伤是可能的。此外，距骨改变是韧带破坏的指标。CT 扫描、MRI 和骨扫描可以用来进一步调查脚踝受伤。

4. 分类

由于不同的损伤机制，踝关节骨折可根据 Lauge-Hansen 分成四类。踝关节旋后内收型骨折常导致距骨内侧移位或腓骨远端的横行或撕脱型骨折。踝关节旋后外展型骨折最为常见，生产变量前距腓韧带断裂，腓骨远端螺旋骨折，后踝骨折，内踝和三角肌韧带断裂或骨折。旋前外展型和旋前外翻型骨折导致多种形式的内踝损伤或骨折，三角韧带断裂、联合韧带断裂、腓骨远端骨折。

Weber 分类是根据腓骨骨折的部位进行的，A 型骨折（腓骨骨折低于胫骨下关节面），B 型骨折（斜或螺旋的腓骨骨折在或接近胫腓联合处），C 型骨折（腓骨骨折在胫腓联合之上）。两种分类相关性在于：A 型骨折相当于 Lauge-Hansen 分类旋后内收型，B 型骨折相当于 Lauge-Hansen 分类旋后外翻型，C 型骨折相当于 Lauge-Hansen 分类旋前外展型或旋前外翻型。

其他骨折包括 Maisonneuve 骨折（踝关节损伤合并有腓骨的近 1/3 骨折）和由于韧带破坏致各种撕脱骨折。

5. 治疗

治疗的目标是恢复踝关节的解剖结构及腓骨的长度和轴线。初步治疗包括闭合复位及用蹬形支具的外固定装置固定骨折。应行复位后 X 线片，以确保胫距关节位置良好，同时应抬高患肢。

无移位、稳定且胫腓联合韧带未分离的骨折类型，可以保守治疗，在连续的 X 线检查确保无再移位下，可以从夹板固定过渡到长腿支具固定 4～6 周。之后患者可以用短腿支具固定。骨折愈合之前，不能负重行走。

手术治疗的适应证为移位的内踝骨折，外侧踝骨折移位大于 2mm 或任何长度腓骨短缩骨折。无移位及短缩的踝部骨折，应检查是否有胫腓联合损伤。内侧压痛合并影像学上的内侧间隙增宽提示有额外的踝关节损伤，极可能导致踝关节不稳定骨折，这样手术治疗通常被建议。

手术治疗包括钢板和螺钉固定。对于双踝及三踝骨折，首先用钢板和螺钉固定腓骨。如果内踝骨折为复位，可以用螺钉或张力带同定。对于后踝骨折的内固定手术适应证包括骨折涉及关节面超过 2mm，持续移位大于 2mm，或持续的距骨后半脱位。双踝骨折（及合并内侧副韧带或胫腓联合断裂的腓骨骨折）可能需要下胫腓螺钉。当确保腓骨的长度及位置时，近端腓骨骨折合并胫腓联合的断裂可以用下胫腓螺钉固定。

（二）踝关节扭伤

踝关节扭伤很常见，通常是由于脚被迫反转或外翻引起。根据受伤的机制，疼痛通常位于关节的前外侧或内侧。踝关节扭伤是一种排斥性诊断。如果没有骨折，脱位，或踝和距骨之间的关节间隙明显增大（>4mm），才能诊断踝关节扭伤。

踝关节扭伤通常的治疗是：RICE 原则（即：休息，冰敷，，弹性绷带包压和抬高患肢），非甾体类抗炎药（NSAIDs）和避免负重或拐杖负重 3 ～ 5 天。也可以使用夹板或空气垫板。如果疼痛和（或）肿胀持续没有改善的，需要做进一步处理。

（三）韧带连结损伤

韧带连结损伤约占所有脚踝韧带受伤的 1%。这些损伤常常被误诊，如果没有经过适当的治疗，可能导致慢性踝关节疼痛和踝关节不稳定。

1. 临床表现与诊断

此类患者就诊往往很晚，他们往往在脚踝扭伤后几小时甚至几天后才就诊，此时受伤的脚踝处于持续性肿胀，疼痛，难以负重的状态。那时腓骨可触及整个长度，包括近端和远端。目前以下两项临床试验可单独用于检查韧带连结损伤：①挤压小腿腓骨中段出现胫腓骨远端疼痛，挤压试验阳性提示有韧带连结损伤；②外部旋转试验，嘱患者坐立位，膝屈曲至 90 度，检查者固定患侧大腿，同时使患足处于外旋转位，如果韧带连结处冉次出现疼痛，提示损伤可能。

2. 影像学检查

踝关节正位、侧位、斜位影像学检查可以显示内踝和距骨内侧缘之间或胫腓骨之间逐渐扩大的下胫腓关节间隙（腓骨内侧缘和胫后踝外侧缘的间隔）。如果没有发现损伤，可以在应力外旋位下查看（大腿固定，外旋应力作用于脚的榫位）。

3. 分型

根据 the Edwards and Delee 分型，韧带连结损伤可以分为以下几种类型：I 型，外侧半脱位，但没有骨折；II 型，有外侧半脱位伴腓骨变形；III型，后方半脱位 / 腓骨脱位；IV型，上方半脱位 / 距骨脱位。

4. 治疗

患者可使用无负重的管型固定 2 ～ 3 周，随后踝足矫形器固定 3 周以减轻足外旋。通过手术方式从胫骨到腓骨植入韧带连结螺钉，但这种方法往往不被患者认可。这种患者在 12 ～ 16 周螺钉拆除后常常要使患肢保持 6 周不能负重。

（四）Pilon 骨折

1. 流行病学

胫骨平台骨折，或 Pilon 骨折，波及胫骨远端与距骨关节负重关节面。Pilon 骨折占全部胫骨骨折的 7% ～ 10%。常发生在受到外来暴力的 30 ～ 40 岁之间人群，如被汽车碰撞或从高处摔落。因此，要特别注意排除其他合并伤。具体来说，要排除胫骨平台，跟骨，骨盆及脊椎骨折。

2. 损伤机制

从高空摔落，落地时的冲击力会通过距骨直接到达胫骨远端，引起关节面粉碎。剪切伤，如滑雪事故，导致的骨折有两个或两个以上的大型碎片和最小的粉碎骨折。压缩和剪切引起距骨和胫骨远端之间骨折。

3. 临床表现

检查患者包括神经血管检查和二次检查，以排除其他损伤。要仔细检查皮肤以排除开放性骨折。南于骨折移位，皮肤膨胀往往非常迅速，有可能导致皮肤坏死，出现水疱。因此，可用夹板将骨折固定，以尽量减少骨折移位。患肢肿胀应注意，有的专家提倡推迟 7 ～ 10 天行手术治疗，此时患肢肿胀已经消退，皮肤出现皱纹，以此来避免手术后创面并发症的发生。

4. 影像学检查

初步影像学检查包括踝关节正侧位及榫位 X 线检查。骨折和关节面冠状位及矢状位的薄层 CT 平扫重建是术前非常有价值的检查。健侧 X 线检查可作为术前的模板，在行影像学检查时不能漏拍。

5. 分类

目前普遍使用 Ruedi-Algower 分类：I 型，没有骨折移位；II 型，有骨折移位伴不明显嵌塞和很小的骨折碎片；III型，骨折移位伴很大的骨折碎片和（或）明显干骺端嵌塞。

6. 治疗

治疗方法的选择基于多种因素，其中包括：骨折类型，年龄的患者，患者的功能状态，对软组织、骨和软骨损伤的严重程度，骨折的粉碎程度和（或）骨质疏松的程度，患者其他方面的损伤和外科医生的水平。

无骨折移位或严重衰竭的患者可行非手术治疗，包括使用长腿石膏 6 周，同时进行逐渐负重的运动锻炼。

有移位的骨折通常需要行手术治疗，，手术要推迟 7 ～ 14 天进行，待软组织水肿消退，这样能很好地避免术后伤口的并发症。皮肤起皱表明水肿已消退，手术时机已到。最初可考虑使用跨越式外固定支架来固定，使骨折和骨折引起的肢体短缩得以恢复，然后行手术治疗。部分胫腓骨骨折可以行切开复位内固定术。

Pilon 骨折的手术内固定的目标包括恢复腓骨长度与稳定，恢复胫骨关节面，支撑胫骨远端，如有必要在于骺端骨缺损处植骨。最终手术治疗包括使用钢板和螺钉，外同定器或者两者均有。

（五）跟腱断裂

1. 流行病学

跟腱的损伤往往是由于过度使用而引起。受到创伤时，跟腱可发生急性断裂。由于跟腱断裂常常发现较晚或被漏诊，因此检查者要高度注意这种损伤的存在。

2. 解剖

跟腱是人体最大的肌腱。它不是一真正的腱鞘，而且有一个有脏层和壁层构成的腱周组织，这样可以使肌腱能滑动大约 1.5cm。这肌腱的血供来自 3 个方面:①肌肉肌腱交界处;②骨插入；③该肌腱前表面的多条血管。

3. 临床表现

完全性跟腱断裂常常会导致跟腱明显的功能障碍，而不完全断裂不会引起跟腱明显的功能障碍。在跟腱发生完全断裂时，Thompson 试验（屈趾同时挤压小腿）呈阳性（不能屈趾），而且患者也不能单脚抬高脚跟。

4. 治疗

与非手术治疗相比，手术治疗可以更好地降低跟腱断裂复发的发生，能更好地加强跟腱的力量，能使跟多的人重新进行体育活动。但是，手术治疗伴随着许多并发症，包括伤口感染，皮肤坏死，神经损伤。因此，手术治疗往往适合年轻人以及那些渴望回到运动场的运动员。

非手术治疗通常需要在趾－屈夹板内固定两周时间，石膏固定 6 ～ 8 周，同时行由背屈逐渐到中立位的活动和逐渐负重而缓慢的行走。当一只脚能抬起并最终恢复到能穿鞋子的时候，才能去除石膏。从受伤时开始计算，8 ～ 10 周以后便可逐渐行有抵抗的锻炼，4 ～ 6 个月以后能重新进行体育活动。很多人需要一年的时间恢复，并且常常会遗留一些缺陷。

手术治疗可以经皮，或者在内侧纵行切开进行。术后治疗同非手术治疗。

（六）腓骨肌腱半脱位

腓骨肌腱半脱位或完全脱位非常少见，常常由于体育运动受伤导致，例如滑雪。临床表现为踝关节肿胀和外踝后方压痛。X 线片可见骨外踝后方有小片骨碎片脱落，提示有撕裂伤。如果诊断仍不明确，可行磁共振检查。治疗包括肌腱复位并将患肢植入合适的石膏模型内，并使足保持轻度跖屈和内翻。如果肌腱仍旧脱位，可考虑行手术治疗。

二十九、足部损伤

（一）距骨

1. 解剖学

60% 人的距骨，包括身体负重的上表面，被关节软　骨所覆盖。软骨向内外侧朝着足底的方向延伸，这样　可以使距骨和内外踝形成关节。距骨体的下表面与跟　骨形成关节。距骨的前部分较后部分宽，这样可以稳定踝关节。距骨颈距骨体的近端和后方延伸而来，它偏离内侧，与距骨头的前方和远端相连。距骨颈最容易发生骨折。距骨头与舟骨的前方，弹力韧带下方，支撑斜面的后方外方，三角肌内侧韧带相邻。距骨外侧突与跟骨关节突后下方及外踝的上外侧相邻。距骨后　突有一个内侧结节和一个外侧结节，它们被屈拇长肌腱沟隔开。跗三角骨常被误诊为骨折，50% 正常人足的三角骨位于距骨外侧结节的正后方。距骨的血来自跗骨窦（来自腓骨动脉和足背动脉），跗管（来源于胫后动脉）和三角肌动脉（来自胫后动脉）。这血管经过各种筋膜结构到达距骨，当这结构受到破坏时（例如距骨脱位），就可能引起距骨缺血性坏死。

2. 距骨骨折

（1）流行病学和损伤机制

距骨骨折仅占所有下肢损伤的 2%。这损伤通常是由于剧烈碰撞引起，例如从很高的地方摔落，或汽车交通事故，导致足部极度背屈，通过距骨颈而影响到　胫骨前部。

（2）临床表现和影像学检查

患者常表现位足部疼痛和足后弥漫性肿胀。常与踝关节及足骨折同时发生。

初步 X 线检查包括踝关节正位、侧位、榫位，以及足部的正位、横位、斜位检查。Canale 视野能更好地看到距骨颈，即使足尽可能屈成马蹄足（屈曲足底），踝关节旋前

15°，同时X线光机从垂直位旋转15°。此外CT平扫可以更好地看清骨折断裂处，并能了解距骨上各种关节受累情况。对于原因不明的持续性后足疼痛，而X线检查又不能发现原因的患者，可考虑行骨扫描 和（或）MRI，以此来寻找有无距骨颈骨折的存在。

（3）分类

距骨骨折根据其解剖位置初步分为：距骨颈骨折，距骨体骨折，距骨头骨折，外侧突骨折和后突骨折。

根据Hawkins分型，距骨颈骨折可进一步分为：I型，无移位；II型，伴有距骨下相关关节脱位；III型，伴有距骨下相关关节及胫距关节脱位；IV型，伴有距骨下相关关节、胫距关节和距舟关节脱位。

（4）治疗

CT平扫未见移位和关节移位的骨折，可以行非手术治疗，用短腿石膏固定并不使其负重6周，直到X线片显示出愈合迹象，再逐渐使患肢负重。

有移位的骨折应安置闭合复位夹板治疗。开放性或不能固定的骨折应尽快进行手术治疗。使用钢板和螺钉行切开复位内固定术。

3. 距骨的其他骨折

距骨外侧突骨折在滑雪运动中很常见。从最初的表现来看，这类骨折很容易被误诊为脚踝扭伤。如果骨折移位不超过2mm，可通过使用短腿石膏固定。骨折移位超过2mm时，需要手术治疗。

由于跗三角骨的存在，距骨后突骨折常常比较难诊断。没有移位或只有很小移位的距骨后突骨折，可以使用不负重的短腿石膏固定治疗。移位较大的骨折则需行切开复位内固定术治疗。

距骨头骨折常和舟骨骨折或距舟关节断裂有关。无移位或仅有轻微移位的骨折可以置于局部负重的短腿石膏管型内以保持纵弓位置6周时间。去除石膏固定后，需要在鞋里放置一个拱形模具来保持，这又需要4～6个月的时间。有移位的骨折需行切开复位内固定手术和（或）切除一主要的小碎片。

最常见的并发症是外伤性关节炎。也会发生缺血性股骨头坏死，并且和最初的骨折移位有关：HawkinsI（发生率0～15%），Hawkins II（发生率20%～50%），Hawkins III（发生率20%～100%），Hawkins IV（发生率100%），，其他并发症包括这股延迟愈合或骨不连、骨折畸形愈合和伤口并发症。

距下关节脱位是指距下关节远端和距舟关节同时脱位。足内翻导致距下关节内侧脱位，而足外翻导致距下关节外侧脱位。大多数脱位（大约85%）位于内侧。所有的距下关节脱位应尽快减轻膝关节屈曲畸形和畸形加重以放开跟骨，同时行纵向牵引。距下关节脱位常常只需一次闭合复位就能使关节恢复稳定。CT平扫可以用来了解其他相关的骨折或持续存在的半脱位。在中趾短伸肌处于内脱位或胫后肌腱处于外脱位的情况下，可能导致闭合复位失败。闭合复位失败时需要行手术治疗。

距骨完全骨折非常少见，并且常常处于开放伤。需行切开复位内固定术。并发症包括感染、骨坏死和创伤性关节炎。

（二）跟骨

1. 流行病学

跟骨骨折是跗骨骨折里最常见的，大约占全部骨折的 20%。大多数跟骨骨折发生在 21 ～ 45 岁之间。

2. 受伤机制

大多数跟骨关节内骨折是由于轴向负荷过度引起，当从高空摔落或发生交通事故时，距骨受到的冲击力会传导至跟骨。跟骨关节外骨折可能是由于脚扭伤引起。对于糖尿病患者来说，发生跟腱撕裂伤时有较大风险发生跟骨结节骨折。

3. 临床表现

患者常常伴有显著的足跟疼痛，肿胀和淤血。当发生开放性骨折时，这常常发生在足部的内侧。应注意排除骨筋膜室综合征。还要排除其他相关的损伤，包括腰椎损伤和其他下肢骨折。值得注意的是，双侧跟骨骨折发生率约 10%。

4. 影像学检查

初步 X 线检查包括后足部侧位、正位、Harris 轴位以及踝关节系列。侧位 X 线检查用来测量 Bohler 跟骨结节关节角（前突到后方最高点的连线与跟骨结节上方到后方最高点的连线相交所成的角）。正常 Bohler 为 20° ～ 40° 。这一角度减小提示后关节面负重过度。正位 X 线片用来检查骨折是否累及跟骨关节。在足最大限度屈曲和 X 线机向头侧调整 45° 时，可行 Harris 轴位检查，这样能更好地显示出关节面的情况。然而，使足屈曲可能比较困难，因为患者会觉得难受。3 ～ 5mm 的 CT 平扫能最能显示关节而的结构，因此其对术前准备的价值最大。

5. 分类

跟骨关节外骨折包括前突骨折，跟骨结节骨折，内侧突骨折，斜面支撑部骨折和关节面外侧的跟骨体骨折。侧位 X 线片对前突骨折和跟骨结节骨折显像最清楚。而轴位 X 线片或 CT 扫描对内侧突骨折、支撑斜面骨折或跟骨体骨折显像最清晰。关节内骨折的分类是根据 Sanders（根据 CT 冠状位平扫下关节骨折碎片的数量和位置分类）来分类的。跟骨的后方从外向内可分划出三条线（A、B、C），这三条线将跟骨分为 4 部分：外侧部、中央部、内侧部和斜面支撑部。分类如下：I 型，完全无移位的骨折，而不管骨折线的数量；II 型有 2 部分发生骨折，根据骨折线所在的部位又可进一步分为 II A、II B、II C；III型，有 3 部分发生骨折，进一步又可分为III AB、III AC、III BC；Ⅳ型，4 部分均有骨折。

6. 治疗

治疗上仍然存在争议——尽管这争议已经减少很多，跟骨骨折常常导致慢性疼痛和功能障碍。非手术治疗指征包括无移位或仅有轻微移位的关节外关节、无移位的关节内骨折、累及跟骨关节范围小于 25% 的前突骨折、骨折伴有周围血管闭塞性疾病或糖尿病（由于手术治疗会导致伤口频繁发生并发症）、骨折伴有内侧严重并发症和伴有严重软组织损伤的骨折。最初的治疗包括将患肢置于牢固的 JONSE 夹板内或使用敷料包扎以避免脚跟受压。这夹板作为靴子一样使足位于中立位以防止形成挛缩马蹄足，同时作为弹力袜一样预防由此而产生水肿。早期距下关节和踝关节已经开始有活动度，仍需要避免负重约 10 ～ 12 周，直到 X 线片上显示明显愈合。

手术治疗的指征包括：有移位的关节内骨折，累及跟骨关节范围超过 25% 的前突骨折，发生移位的跟骨结节骨折，跟骨移位骨折，开放性跟骨骨折，结节骨折导致骨折移位穿出皮肤，腓肠肌和比目鱼肌位置错乱，和（或）骨折累及到关节面。术后应安排在伤后 7 ～ 14

天后进行，这样有足够的时间使肿胀消退。骨折内固定的方式取决于骨折的类型。前突骨折通常使用小螺钉或微小螺钉固定。跟骨结节骨折通常需要用拉力螺钉或无环钢丝固定。关节内后关节面骨折需要用拉力螺钉固定到支撑的斜面同时使用薄钢板固定外侧。术后患者需要避免负重 8 ～ 12 周，同时要早期锻炼距下关节的活动度。

（三）足骨骨折

1. 流行病学、受伤机制和解剖学

足骨骨折非常罕见，常常是由于交通事故或高空坠落时受到一个轴向及扭转的直接冲击力引起。足骨由 5 块骨有组成：足舟骨，骰骨，内侧楔骨，中间楔骨和外侧楔骨。中跗骨关节由跟骨关节和距舟关节组成，这在足外翻时作为距下关节。骰骨延伸至三个舟楔关节，这样可以限制它们的活动。

2. 临床和影像学表现

患者的临床表现多种多样，可从一个足趾轻度肿胀伴足背压痛到整个足部弥漫肿胀及疼痛，最终导致跛行。初步影像学检查包括 X 线足部正位、侧位及斜位检查。在应力和负重状态下 X 线检查能提供更多细节，包括能检查出任何不稳定的韧带。CT 平扫能最好地看清骨折移位或发现 X 线检查不能发现的其他方面的损伤。MRI 可用于检查韧带。

3. 足舟骨

足舟骨是足内翻纵弓里非常重要的骨，它将距下关节的活动传递到前脚。距舟关节面呈凹状，并且它具有明显的运动弧线。其远端有三个独立的关节面和三个楔骨组成关节。这三个关节并不产生太多的活动。舟骨结节从舟骨下方内侧突出，它是胫后肌腱的附着点。解剖变异包括结节形状的变异和足副舟骨的存在（发生率高达 15% 并且其中有 70% ～ 90% 发生在双侧）。患者典型表现是足部疼痛和足背内侧肿胀伴压痛。影像学检查包括足骨内斜和外斜位 X 线检查，再加上足部常规方位检查，以此来了解舟骨外极和内侧结节的情况。

4. 分类

足舟骨体骨折可以分为三种基本的亚型。撕脱骨折可以累及距舟或距楔韧带。结节骨折常常引起胫后韧带嵌入其中而不破坏关节面。Ⅰ型足舟骨体骨折，将足舟骨分为足背部和足底部；Ⅱ型足舟骨骨折，将足舟骨分裂为内侧和外侧两部分；Ⅲ型足舟骨体骨折，呈粉碎性并且通常伴有内外极严重的移位。

5. 治疗

稳定的无移位骨折可将其固定在石膏内，并在 6 ～ 8 周内避免其负重。关节面断裂超过 2mm 的骨折需要行手术治疗。如果引起症状，可以将小骨折碎片去除。较大的骨折碎片（>关节面 25%）需要行切开复位内固定术，并用拉力螺钉固定。如果距舟关节超过 40% 的范围不能重建，应该考虑急性距舟关节融合。无骨折发生，单独出现足舟骨脱位或半脱位时亦需要行手术治疗。

6. 骰骨

骰骨是足外侧管状骨的一部分，它与跟骨近端、足舟骨、外侧楔骨内侧及第四和第五跖骨远端构成关节。腓肠肌肌腱在骰骨表面穿过一条沟嵌入第一趾骨基底部。骰骨损伤常常和距舟关节及 Lisfranc 关节损伤同时发生。患者常常表现为脚底背侧疼痛及肿胀。影像学检查应该包括足部检查系列、应力 X 线检查及 CT 平扫检查。MRI 可用于发现 X 线检查除骨折外其他不能发现的损伤。无关节断裂的骰骨骨折或无缩短的骰骨骨折可在石膏内固定

6～8周，并避免负重。如果关节面断裂明显超过2mm或骰骨发生粉碎性骨折，则需要行切开复位内固定术。骨折伴有关节移位应该考虑跟骨骰骨融合。

7. 跗跖（Lisfranc）关节

Lisfranc关节损伤非常罕见。但是，20%的这类损伤在早期被误诊，因此应该高度怀疑有这类损伤的存在，尤其是伴有足部肿胀或肿胀的有多处伤的患者。

在正位上，第二跖骨基底部被嵌入内外侧楔骨之间，限制了其活动。在冠状位上，由于中间三个跖骨有梯形的基底部，它们组成了一道横形弓，这样就避免它们向足底方向移位。第二跖骨基底部作为一个基石的作用，它使跗跖关节保持固有的稳定性。Lisfrance韧带从内侧楔骨横跨至第二跖骨，该韧带亦能使跗跖关节保持稳定。值得注意的是，足背动脉在Lisfranc关节的第一趾骨和第二趾骨之间穿行，因此，在该关节损伤或行该关节手术时，很容易损伤足背动脉。

跗跖（Lisfranc）关节有三种常见的受伤机制：①扭伤（前足受到强大外力捆绑时），例如马术表演者，当他从马上摔下的同时足部仍挂在马镫上；②轴向负重；③压碎伤。

临床表现包括神经血管损伤引起的症状，要仔细考虑到足背动脉很接近该关节。此外，应排除足骨室综合征。将前足轻轻捆绑时，或在后足固定的情况下将足外翻，行应力试验呈阳性。

X线检查包括足部正位、侧位和斜位。通常，在正位片上，要将第二趾骨的内侧缘和中央楔骨的内侧缘拍到同一直线上，此外第四趾骨的内侧缘和中央楔骨的内侧缘也要拍到同一直线上。在侧位片上，趾骨的北侧移位也意味着有韧带损伤。负重的视图可以用来检查移位。CT平扫可以提供更多的细节。楔骨、趾骨和（或）踌骨同时受损很常见，应予以排除。

如果标准片及应力片未发现不稳，足中段扭伤可以先行不负重治疗，然后逐渐负重。肿胀消退后应复查X线片。跗跖关节移位大于2mm时，应考虑行螺钉及克氏针手术复位固定。

8. 前足骨折

第一跖骨骨折较少见，因为其相对于其他跖骨体积较大、力量较强。稳定性的第一跖骨孤立骨折可以行石膏短靴或可动性支具靴固定4～6周。如果发现相邻关节或骨折部位存在不稳，应该行手术治疗。二、三、四跖骨骨折较常见。大部分孤立性骨折可以穿硬底鞋治疗，并逐渐负重。手术适应证有：屈伸方向大于10°的成角畸形，及任何方向的移位大于3～4mm。

第五跖骨骨折多由直接暴力导致。其可分为两种： 近端基底骨折和远端螺旋骨折。其中，第五跖骨近段 基底骨折按部位又可分为4型：I型第五跖骨粗隆处骨折，其为腓骨短肌的附着点；II型粗隆远端骨折；III型 近端韧带的远侧，但未超过跖骨基底远端1.5cm。I型 骨折可根据症状穿硬底鞋治疗。II型骨折，即Jones骨 折，因为治愈困难尚存在争议。一些学者认为尽量下地负重活动；另一些学者认为避免下地负重，可行短腿石膏固定或手术治疗。III型骨折应行石膏短1.5cm或手术治疗，且避免下地负重。从远端向近端1.5cm处的第五跖骨干骨折又称为舞者骨折，可以根据症状行 硬底鞋固定治疗。

（四）跖趾关节

第一跖趾关节损伤较常见，特别常见于芭蕾、足球、橄榄球等活动中。跖趾关节是一个球面关节，由跖骨头与近节跖骨底构成。其稳定性主要由周围的韧带来提供，包括内外侧韧带、背侧囊和足底板，其中这些结构又由踇长屈肌和踇长伸肌分别固定。“草皮趾”是指第一跖趾关节的过度伸直损伤，导致趾侧关节囊的撕裂。治疗上可给予 RICE 疗法（休息，冷敷，压迫和抬高），及非甾体抗炎药消炎止痛，然后护具保护下适当活动。跖趾关节脱位可以行闭合复位，然后足趾伸直位短腿石膏固定 3 ～ 4 周。当关节脱位合并撕脱性骨折时应行手术治疗，包括拉力螺钉及其他加压固定技术。第五跖趾关节损伤也较常见。对于简单的脱位或无移位骨折可行一般固定及绷带保护。对于关节内骨折应行小骨折片切除，或者用克氏针或螺钉切开复位内固定。

（五）趾骨骨折及脱位

趾骨骨折是前足部最常见的损伤，而第五足趾近节跖骨损伤又是最常见的趾骨损伤。就像 5 这个数字，第五趾骨因其处于足的外缘常受到损伤。其多见于重物落下或滚轴碾压等引起的足趾烟蒂性损伤。趾骨骨折或脱位可由 X 线检查发现（包括正位、侧位及斜位片）。MR 及骨扫描检查可以辅助发现压缩性骨折等 X 线检查不易发现的损伤。对于无移位的骨折可以行硬底鞋治疗，然后尽可能地逐渐下地负重锻炼。绷带固定也有效。存在畸形的骨折常需复位。手术治疗仅用于很少见的严重不稳定性骨折及持续的关节内畸形。对于不伴有骨折的趾间关节脱位，常行闭合复位及绷带固定，然后逐渐加强功能锻炼。

（六）第一趾骨籽骨骨折

第一趾骨籽骨骨折较少见，常见于芭蕾舞演员和田径运动员的过伸性损伤。因为足内侧承受更多的重量，故内侧籽骨骨折较外侧更常见。籽骨骨折应与双籽骨相鉴别，后者见于 30% 的人群，其中双侧的占 85%。对于这类患者应行穿戴软衬垫和石膏短靴治疗 4 周，然后加带趾骨垫 4 ～ 8 周。籽骨清除术仅用于保守治疗失败的患者。

（王志杰）

第二节　小儿骨科学

一、小儿骨折和脱位

儿童的骨骼损伤与成人有很多不同。一个重要的区别就是骨骺板的存在，其可以使骨干纵向生长。骨干的增粗主要由骨膜的横向生长。骺板损伤可影响骨骼的生长。儿童骨折愈合较快，骨折不愈合很少见。儿童骨膜较厚，像套袖一样包绕骨干，可以减小骨折移位和促进骨折愈合。

对于儿童特别是 3 岁以下损伤患者，应详细询问病史。各州法律要求疑似病例应上报当地行政部门。

对于儿童骨折，闭合复位就足够了。严重的移位骨折需镇静剂下闭合复位。开放性骨折，骨折合并关节脱位及其他无法闭合处理的骨折应行手术治疗。

儿童骨折愈合较快，固定很少引起关节僵硬，因此石膏固定可以持续至完全愈合。

生长期儿童的骨骼生理特性与成人有很大区别。儿童骨骼疏松，抗压及抗拉能力较弱。例如对于发生在桡骨远端干骺端的扣带骨折，应石膏固定 3 周，以控制症状及预防桡骨远期创伤。

儿童骨骼与成人相比脆性较低，因此骨干受损多弯曲而不发生骨折。这种弹性变形可导致严重的畸形，需处理以恢复原位置关系。

青枝骨折也是由儿童骨骼高弹性的结果，是指长骨张力侧骨折但对侧皮质连续的骨折。凹侧的骨膜仍完整。而且完整的骨皮质可以导致骨折部位严重的成角畸形。

（一）骨骺骨折

大约 15% 的儿童骨折可累及骨骺板，最常见于桡骨远端、胫骨远端、腓骨远端和肱骨远端。

1. 分型

生长板损伤的分型可帮助区分影响生长的类型，并为治疗提供指导。其提示我们累及股骨和胫骨远端骺板的微小损伤也会导致严重的后果。

骨骺损伤按 Salter-Harris 分型。

A. I 型

I 型的骨折线沿着骺板，导致骨骺分离。当无移位时，X 线可显示正常。局部压痛常提示骺板损伤。愈合较快，常 2—3 周内及可愈合。

B. Ⅱ型

Ⅱ型的骨折线横贯骨骺，存在于干骺端。干骺端骨折片常被称为 Thurston-Holland 征，提示骺板损伤。该型骨折是最常见的骺板骨折。闭合复位、石膏固定常能达到满意的对位关系。如果需行钢针固定，钢针可穿过骺板而不造成不良影响。股骨远端机胫骨远端骨折最常造成生长发育障碍。

C. Ⅲ型

Ⅲ型骨折发生于关节面的骨骺，且任何关节面的 移位都应行手术治疗。

D. Ⅳ型

Ⅳ型的骨折线贯穿骨折块及骺板，因为包括关节面，解剖复位对减少骨折后的不利影响是有必要的，否则会发生生长障碍、骨不连、关节结构改变。即使有完好的复位，生长也会受到影响，愈后需要长期的观察。

E. Ⅴ型

Ⅴ型骺板损伤是由于严重的轴向落地损伤引起的，一部分或所有骺板因承受巨大压力造成生长能力被破坏。早期 X 线检查可能正常，类似 I 型骨折。有骺板机械性损伤及压迫肿胀史的对怀疑此型骨折具有意义。接下来的 X 线检查及临床观察，表现出来骺板生长停止或者出现进行性成角畸形，这些都证实了骺板损伤的发生。

2. 治疗

A. 保守

大多数累及骺板的骨折不用手术治疗，无移位骨折应予以石膏固定至愈后。根据儿童的年龄、损伤部位及骨折类型，石膏固定一般 3 ～ 6 周。有移位的 I、Ⅱ型应通过闭合性手法复位，再予以石膏托固定。因为具有重塑的潜能，一定程度内的畸形比反复试图矫正畸形要好，因为反复矫形会增加骺板损伤的风险。受伤 7 天后的矫形应当避免。

B. 手术

有移位的Ⅲ、Ⅳ型骨折一般要行内固定术。内固定物在理论上应固定骨折块及骺板，如果必须通过骨骺，应使用光滑的螺钉，并予以石膏固定以辅助内固定。

3. 预后

涉及骺板损伤的患者应随访观察至少 12 ～ 18 个月以明确正常的骺板生长功能有没有

被破坏。在受伤的同时，家长应当被告知存在生长受限的可能。成角畸形可束缚同侧骨生长导致肢体不等长，当怀疑此种情况时，可以通过 CT MRI 检查以确定具体部位及尺寸。如果骨桥小于骨骺的 50%，及小孩至少 2 年保持骨生长，切除骨桥可以考虑。另外，光滑开放的部分可以故意关闭以限制成角畸形，肢体不等长将会发生于完全的生长受限。若短缩小于 2cm，不需处理，2 ～ 5cm 通常需要进行对侧骨骺的融合，肢体延长技术可延长超过 5cm。

（二）上肢骨折和脱位

1. 肱骨近端骨折

一些产伤可导致肱骨近端非骨化性骨骺分离。上肢活动功能障碍提示臂丛神经麻痹，这种假性麻痹会存在 5 ～ 7 天，随后的 X 线检查显示大量骨痂形成。因为儿童多为Ⅱ型骨折，重要明显的移位及成角可以通过悬带治疗后治愈。对于青少年时期的移位骨折，可以通过手法复位和细针固定。近端肱骨再塑能力强，闭合复位优于开放复位。对于近端肱骨骨折的儿童，基本不存在畸形愈合、不愈合及活动受限等问题。

2. 肱骨髁上骨折

肱骨髁上骨折在 4 ～ 8 岁儿童比较常见。典型的损伤机制是肘关节的过伸损伤。I 型无移位的肱骨髁上骨折常见的表现为肘关节疼痛、肿胀。X 线检查示肿胀，脂肪垫征，提示肘部积血。骨折线容易被忽视，必要时需与健侧对比，石膏固定需要 3 ～ 4 周。Ⅱ型骨折是后方成角畸形并有骨折碎片，关节完整，后期影像学检查示肱骨小头正常的前倾角消失。手法复位及固定可维持解剖关系。Ⅲ型骨折完全移位，严重的损伤破坏了血管及神经结构，应首先检查桡动脉搏动、桡神经、尺神经。如果表现出缺血，应立即恢复灌注以减少损伤。如果动脉搏动不能恢复，应立即行血管造影及血管检查。如果在复位过程中出现血管搏动消失，考虑为血管损伤，应立即行探查术。

复位后予以皮肤牵引及夹板固定 4 ～ 6 周。长期问题包括肘关节僵硬、骨不连及生长受限。神经损伤的状况决定于接下来 3 ～ 6 个月的观察。

弯曲状态下的肱骨髁上骨折比较罕见，当发生时，应予以切开复位及克氏针固定，尺神经损伤可能性较大。

3. 桡骨头半脱位（保姆肘）

这种小伤一般发生在小于 4 岁的小孩，通常由大人突然牵拉小孩处于伸展旋前位的前臂造成，内旋的桡骨头从环状韧带下滑脱，脱位于肱桡关节内。小孩突然停止使用手臂，并保持弯曲旋前位。影像学检查无畸形，摆放体位可使其处于半脱位。复位时，肘关节弯曲并外旋前臂，感到桡骨头“咔嚓”一声即复位成功。复位后患儿可逐渐活动患肢。

4. 肘部其他骨折和脱位

肘部很少发生损伤因为儿童肘部骨骼骨化较晚。脆骨远端的骨折，包括移位的外髁骨折、内上髁骨折，需要切开复位以恢复关节结构。桡骨颈成角骨折限制前臂旋转需要复位及固定。移位的尺骨鹰嘴骨折，如果肘关节伸直不能复位，需要内固定。Monteggia 及其不同的骨折表现前臂骨折及桡骨头脱位。影像学检查对各种尺桡骨骨折都是基本的。

5. 前臂骨折

儿童通常发生尺骨及桡骨双骨干骨折。最常见的问题是成角后的骨不连或者旋转畸形，导致前臂功能受限。首先应该闭合复位，因为儿童的重塑潜能大，不需要解剖复位。肩并肩或“刺刀”复位是可被接受的，但是成角要小。每3周复查X线片以确保早期的处理效果。如果移位发生，重复的复位及钉或钢板内固定是有必要的。Galeazzi骨折是桡骨干骨折伴下尺桡关节脱位，为避免漏诊，腕关节及肘关节的影像学检查是必需的。

（三）下肢骨折及脱位

1. 创伤性髋关节脱位

在儿童，外伤性髋关节脱位较骨折常见，并且少有并发症。在肌肉松弛状态下的全麻复位通常都成功。有软组织或骨块嵌入需要开放复位。复位后，髋部需要固定4～6周直至软组织愈合。复位后的缺血性坏死少见，但是影像学随访检查应持续18个月。

2. 股骨近端骨折

儿童极少发生股骨近端骨折，这是幸运的。因为损伤及移位后，骺板和血供的损伤会导致并发症，包括缺血性坏死、不愈合、畸形等。股骨近端骨折往往由于高能暴力的外伤所致。在儿童，大部分髋部骨折包括了股骨颈骨折，如果无移位，可以髋人字石膏固定，但是任何移位骨折需影像学仔细鉴别。移位的股骨颈骨折需要切开复位，并且用小钢针穿过骨折线到骺板下来固定骨折。不到一半的患者可以达到满意的效果，缺血性坏死、髋内翻畸形愈合、骨骺生长障碍、骨不连等是常见的并发症。转子和转子间骨折一般通过ORIF处理。以后的问题（成角畸形，下肢不等长）是罕见但确实发生的。

3. 股骨干骨折

股骨干骨折在儿童中是比较常见的损伤，常由于严重的外伤引起，也可因其他损伤。髋关节X线片以 排除髋部骨折及脱位，膝关节同时也需要检查。婴幼儿需要Pavlik护具。1～6岁儿童需要髋人字石膏固定4～6周。弹性钛板通常用于年长儿童。接近成熟的儿童一般使用髓内钉，因为当骨骺仍存在时会发生缺血性坏死。

4. 胫腓骨骨折

胫腓骨骨折在儿童并非不常见，隐性的非移似螺旋形骨折往往造成儿童步态异常。这种骨折在长腿石膏固定后可以很快的愈合。近侧干骺端的移位骨折，也可以造成神经血管的损伤，胫骨粗隆如果移位是儿童唯一需要开放复位及固定的。膝关节强直比较普通，在骨折康复时必须恢复关节功能，避免长期问题。

5. 腓骨远端骨骺骨折及移位

腓骨远端骨折经常发生于儿童。同样的暴力在成人只能造成踝关节扭伤。查体时腓骨远端的局部肿胀，应予以影像学检查。治疗应根据症状、体征，一般3～4周。儿童发生腓骨远端移位性骨折是比较危险的，经常发生于10～14岁儿童，特别是一部分骨骺闭合而另一部分未闭合。TillauX骨折包括腓骨远端前方骨骺骨折。任何移位都需要复位及克氏针固定。在侧位片上，腓骨远端三角骨折被看成III型骨折，解剖复位及固定是必须的。

二、步态异常及肢体畸形

儿童的下肢畸形一般会引起父母的注意，尤其当学习走路的时候。由足部对中位线定位来确诊下肢旋转移位及膝部成角是最关心的两个问题。

（一）踇外翻

正常儿童行走时伴有足部10°的旋转。在儿童有三个常见的足部旋转畸形原因。跖骨内收畸形，即足前部在跗跖关节处发生向内偏斜，这是出生时偶尔发生的畸形，可以被矫正。

一些病例可通过拉伸解决，如果发生在较小的儿童，需要切开复位。

胫骨内旋畸形，检查时发现踝关节轴线相对于胫骨结节发生内旋。发生于 1 ～ 3 岁儿童的此种畸形，通过生长发育可以纠正。特殊的鞋子及矫正装置不再被推荐。生长过程无法矫正是罕见的，当发生时，胫骨旋转截骨术可以考虑。

股骨前倾，在行走时足内收畸形的儿童中也较多见。观察发现整个下肢呈内旋状，髌骨与足一样指向内侧。在临床诊断，髋部的内旋接近 90° 。股骨前倾可自然纠正直至 12 岁。如果功能受限，股骨反转截骨术可以考虑。

（二）下肢成角畸形（膝外翻及弓形腿）

膝内翻，是膝关节背离了中线。膝外翻是膝关节朝中线移位。儿童通常发现于 12 ～ 18 个月至 3 岁，大部分儿童自然矫正，有时少数的轻微外翻发生于 3 ～ 4 岁。年纪小的儿童，大于 2 岁，如果下肢不等长、短缩，或者进一步加重，膝关节成角畸形需要影像学检查。鉴别诊断有佝偻病及婴幼儿生长疾病。如果怀疑骨的生长代谢疾病，血钙、磷酸盐及碱性磷酸酶应该检测。如果畸形持续到大于 3 岁，可以考虑手术治疗。

如何鉴别对称的幼儿弓形腿、佝偻病、Blount 病及骨发育不良产生的成角畸形是很重要的。 Blount 病是种常见的两侧发育异常性疾病，包括幼儿及青少年两个类型。X 线检查可见胫骨干骺端内有透明、硬化及骨碎片。干骺端一骨干成角大于 11。提示 Blount 病。进行性胫骨内翻需行胫骨及腓骨近端截骨术治疗。矫正过度之膝外翻是可以接受的，因为容易复发。在青少年型中，常见于肥胖患者。过多的压力作用于胫骨骨骺的中间，被认为是影响正常生长的，导致弓形腿。当骺板未闭合时，使用钉板固定可以临时调整外侧骺板的生长范围，而后逐渐纠正。当骨骼定型后，胫骨近端的截骨术可以恢复正常结构。

三、影响儿童骨与关节的系统性疾病

（一）青少年类风湿关节炎

类风湿关节炎是种自身免疫性疾病，病因不明。分三种临床亚型。关节型包括单个关节，膝和踝关节较常见，偶尔也有髋关节及上肢关节。临床表现包括隐性发病、肿胀、感觉减退。全身症状不明显。虹膜睫状体炎是最常见的并发症，必要时需眼科检查。

多发性关节炎是以多数关节受累、系统疾病症状轻微为特征。手指、脚趾、颈部和颞下颌关节较易侵犯。病程持续发展并逐渐加重。

系统性类风湿关节炎（Still 病）表现为多关节（5 个以上）受累，发热、淋巴结病、肝脾大、皮疹、皮下结节、心包炎。病程可能减轻或恶化，引起严重永久性功能丧失。发炎的关节形成滑膜肿大及血管翳，可破坏关节面及刺激相邻的骨骺，引起过度生长或生长抑制。骨和韧带的损伤可产生严重的畸形和关节半脱位，在迪欧关节炎中，骨骼肌受累时也常包括颈部脊髓，特别是合并关节突自发性紊乱。成人还有风湿性关节炎，偶尔颈 1 ～ 2 关节会发生不稳。

当单个关节发炎时，必须要排除莱姆病、化脓性关节炎及反应性滑膜炎。青少年的多关节风湿性关节炎必须与风湿热及白血病相鉴别。

早期应该内科治疗，包括抗炎、休息、功能锻炼等，当滑膜炎缓解时适当锻炼以减少畸形和保留功能。滑膜活检可明确诊断，尤其区别感染。滑膜切除术有争议，但可以阻止关节炎的发展。

（二）臂丛神经麻痹

臂丛神经麻痹有三种类型：① Erb 麻痹，包括 C5 C6 神经根；② KLUMPKE 麻痹，包括 C8 及 T1。③整个上肢麻痹。首要的治疗是识别。立即用物理方法来恢复运动，并且持续至肱二头肌功能恢复，3 ～ 6 月比较合适。如果没有自然改善，神经外科应进行评价。如果肩部肌肉力量不均衡，可以将背阔肌和大圆肌前移，使它们变为外旋肌。当内旋肌挛缩时，年长儿童可以行肱骨截骨术。

四、脊柱侧弯及脊柱畸形

当头部和髋部在冠状面和矢状面上平行时，脊柱处于平衡状态。脊柱侧凸是指脊柱在冠状面或额状面弯曲大于 10° 。脊柱侧凸是种三维的畸形，多节段同时发生的旋转造成肋骨或腰部的突出。畸形也可存在于矢状面上，普通的驼背指弯曲在 20° ～ 40° 间。Scheuermann 驼背指矢状面上椎体弯曲达三个连续的节段并且弯曲大于 40° 。

儿童脊柱畸形的病因可能是先天的、神经肌肉紊乱以及外伤。造成畸形的原因对自然发病史、治疗及预后起着决定性作用。任何脊柱侧退家族史都应引起注意。

A. 症状和体征

脊柱畸形被认为是脊柱先天发育异常而表现在产期及婴幼儿期，通常是由于在生长迅速的青春期前脊柱的迅速生长。脊柱畸形通常由家人、体格检查及医生检查发现，在常规的学校检查中应用亚当斯前屈试验，可以提高检出率，大于 7。为评价指标。对于脊柱畸形患者的检查，包括脊柱检查及全身检查。脊柱检查包括弯曲的部位、弯曲的大小、躯干偏离的程度、肩部不对称、骨盆倾斜及脊柱曲度。临床检查可发现脊髓病理学的异常，包括腹壁反射、阵挛、肌力肌张力，足部畸形。天生的脊柱侧凸常合并胸廓及其他畸形。脊柱侧凸是由于结缔组织病理性改变引起的关节连接灵活性增高。

B. 影像学检查

脊柱畸形可发生于三维空间，大多数检查只能提供二维 X 线表现。平片对发现及观察畸形有一定作用。Cobb 角用来在冠状面和矢状面来衡量畸形，计算方法是相对于水平，最倾斜的两个椎体所成的角度。其他影像学检查还包括躯干及骨盆，测量矢状位及冠状位 C7 与骶骨间的铅垂线

全脊柱的 MRI 检查很重要，因为脊柱畸形常会合并脊髓内的异常。先天性脊柱侧弯可能会合并髓内异常，包括脊髓栓系、脊髓空洞症、脊髓纵裂、双脊髓、脂肪瘤等。先天性脊柱侧弯、查体发现神经系统异常的患者，胸部等部位发生不典型侧弯，应行全脊柱 MRI 检查。

（一）特发性脊柱侧弯

特发性脊柱侧弯是引起儿童和青少年脊柱畸形的常见原因。流行病学调查发现约 2% ～ 3% 的青少年发生脊柱侧弯畸形。侧弯角大于 20° 的约有 0.3% ～ 0.5%。小于 15° 的畸形男女比例相当，大于 20° 时，女性的患病率是男性的 7 倍。

非手术治疗特发性脊柱侧弯畸形的目的在于防止生长期间畸形的发展，支具治疗是唯一被证明有效果的非手术治疗方法，侧弯在 25° ～ 30° 时建议使用支具，因为骨骼术发育成熟。大角度的畸形用支具效果不明显。

外科手术治疗特发性脊柱侧弯畸形是为了防止进行性畸形。当生长发育未停止时，脊

柱融合在弯曲角 45°～50°时可以考虑。对未治疗的特发畸形的自然史研究表明，弯曲角的大小对脊柱弯曲的进行性增大是个关键因素直至骨骼成熟。弯曲角小于 30°时不考虑弯曲增大，30°～40°每年增大 0.5°，超过 40°时每年增加 1。。

（二）神经肌肉性脊柱侧弯

神经肌肉性脊柱侧弯大概是由躯干缺少控制发展而来。这期间可发生多种失调及功能紊乱，导致患者控制姿势及体位的能力减退。畸形的严重程度取决于肌无力及痉挛的严重程度，患者出现神经肌肉病理性改变的年龄与脊髓累及的头尾侧平面有关。小孩发现神经肌肉功能紊乱时，应该监测脊柱畸形的发展以便提供治疗，治疗并包括髋部、足部及上肢其他部位的畸形。

神经肌肉性脊柱侧弯可表现为患者的上、下单位神经元功能紊乱或原发性疾病。上单位神经元紊乱包括大脑瘫痪、脊髓小脑变性、脊髓空洞症、脊髓肿瘤及外伤。下运动神经元紊乱包括脊髓灰质炎、脊髓发育不良、家族性自主神经技能异常及损伤。原发性疾病导致神经肌肉性脊柱畸形的包括肌肉萎缩、关节弯曲、先天性肌张力减退。

神经肌肉性脊柱侧弯可表现为长节段广泛的弯曲，包括胸腰部椎体。这可能导致骨盆失稳并导致躯干失平衡。骨盆倾斜较常见，导致坐位失稳及皮肤溃疡。肺功能的减退是此病的一种重要表现，是因为胸椎畸形及肋间肌等辅助肌的无力。儿童患此病的发病率及功能上的表现，与特发性及先天性脊柱侧弯不同。

神经肌肉性脊柱侧弯的患者，治疗目标包括坐骨平衡，预防骶骨及坐骨皮肤溃疡，提高活动及移动能力。

矫形器材包括塑模形体夹克及胸腰矫形器，可保持坐姿平衡及稳定畸形。手术指征包括弯曲进行性加重，坐位失稳，呼吸功能减退。可走动的患者，脊柱及骨盆融合术可损伤各自独立的功能。

（三）先天性脊柱异常

先天性脊柱异常常由胚胎形成及脊柱节段分化缺陷引起。脊柱结构形成开始于胚胎发展的第 3 周，脊索或者神经弓可能导致脊柱先天性异常。先天异常者包括单方面的结构异常（半椎体或楔形椎体），分节异常，肋骨融合，混合型或复杂型异常。这些脊柱异常零星出现，不遗传。因为心脏及肾脏在同期发育，器官功能可能受到影响。患者建议进行心脏常规检查及肾脏功能检查。

支具对于先天性脊柱侧弯效果不佳，不被推荐。如果病变进展比较明显，可以手术干预。年轻患者的手术目标是防止严重的、强硬的畸形进展。

五、化脓性关节炎

1. 概述

感染多是血性的，在婴幼儿经常由外部入侵的细菌导致的菌血症。关节可首先被累及，或者由邻近的骨髓炎蔓延所致。在进行股静脉穿刺时，臀部的感染可渗透至关节。金黄色葡萄球菌和化脓性链球菌是最常见的致病微生物。

2. 临床表现

A. 症状和体征

拒绝负重以及髋部活动疼痛是早期症状。年龄较小的儿童可能不发热，但烦躁乏力可能提示感染的存在。其他部位的化脓性感染也该提高怀疑。髋部呈轻微屈曲外展及外旋位，试图活动时表现出特别的疼痛。

B. 实验室检查

血沉和 CRP 一般会升高，白细胞计数可能正常。关节液中可见大量白细胞，革兰氏染色可见病原菌。

C. 影像学

早期表现轻微，伴有软组织影的消失和关节囊膨胀。超声图像可提供早期关节渗出的改变，穿刺可在超声引导下进行。骨扫描早期效果欠佳，尤其是小于 6 个月的婴幼儿，但是在 X 线表现之前可见受累关节周围骨摄取量的增加。MRI 可以帮助鉴别相关的骨髓炎。

3. 鉴别诊断

包括股骨骨折，股骨近端急性骨髓炎，以及髂腰肌脓肿。先天性髋关节脱位无疼痛，关节活动受限，伴有肢体长度不等。短暂的滑膜炎典型表现为较少的临床症状及低热，抗生素治疗有效。

4. 并发症

影响关节结构的后遗症包括病理性脱位，能引起不可逆的股骨头、股骨颈的缺血性坏死。慢性持续性感染也有可能。

5. 治疗

急诊手术屉需要的。切开引流的剐作用较少，诊断不明确时可以行穿刺术，通过对关节液进行革兰染色以及药敏试验，可指导非肠道药物的选择，并调整抗生素的使用。静脉抗生素的使用应出现临床症状，接下来口服抗生素应服用 4 周。

6. 病程及预后

如果诊断明确，早期行外科引流，预后较好，延期及无效的治疗可能导致以上的并发症出现。

六、髋关节暂时性滑膜炎（毒性滑膜炎）

经常导致儿童髋关节疼痛。疼痛常有上呼吸道感染史，出现膝部、股部、臀部疼痛。症状持续时间短，缺乏影像学检查，实验室检查也基本正常。任何年龄儿童都有可能出现，平均 6 岁。髋关节暂时性滑膜炎最重要的是要正确认识本病，不要同其他疾病混淆。

1. 临床表现

A. 症状及体征

当患儿初次就诊，症状出现一般已多于 1 周，活动性（甚至在休息时）的下肢疼痛是最主要的表现，跛行或拒绝负重也比较常见。髋关节被动活动范围需要检查并与对侧仔细比较。通常，儿童应该充分放松，活动检查应当简单自由无监护，尤其在髋火节旋转、过屈及过伸是显而易见的。患儿可出现低热，但一般不表现出症状。

B. 实验室检查

白细胞计数及血沉可能增高，通常在正常值内。在鉴别诊断时，可以进行髋火节穿刺，穿刺出的滑液白细胞计数减低，革兰氏染色及培养未发现细菌。

C. 影像学

对诊断很有必要，暂时性髋关节滑膜炎一般行 X 线检查，B 超显示无或少量液体。

2. 鉴别

化脓性关节炎，Legg-Perthes 病（缺血性坏死），股骨头骨骺滑脱，以及其他关节感染疾病，如风湿性关节炎、风湿热。

3. 治疗

需要住院观察及相关检查以排除感染性关节炎，髋关节置于休息位，予以抗感染治疗。症状很快会缓解，并有助于诊断。儿童需要复查，确定髋关节达到正常的活动度，并且无其他不适。2 ～ 3 个月后复查影像学，以确定无缺血性坏死。有时全身反应明显，或患儿感到髋关节紧张，需要进行穿刺以排除感染。

4. 预后

症状复发一般在出院以后，进一步休息后可好转。

七、进行性发育不良 / 髋关节脱位

◆髋关节机械性不稳

◆外展受限

◆单侧脱位时肢体不等长

◆学走路时步态异常

【概述】

进行性髋关节发育不良可能在出生时就发现，发病率为 1/1000，双侧髋关节均可累及；头胎臀位的女婴较常见。儿童很少发生疼痛及残疾，如果不予治疗成年后会出现症状。髋关节可能出现可复性或不可复性脱位，或有脱位倾向。

【临床表现】

A. 症状和体征

理学检查对诊断很重要，体征可能比较不明显，有时可能被有经验的检查者忽略。这就强调在新生儿查体时，着重仔细检查髋关节。

1. 有脱位倾向的髋关节（Barlow 征阳性） 检查者试图使婴儿的股骨头向后外侧脱位，称为诱发试验。阳性是股骨头从髋臼窝中脱出，机械的不稳定性足最主要的，而不是咔嚓声。

2. 已脱位的髋关节（Ortolani 征阳性） Ortolani 描述的脱位指：检查者外展及屈曲髋关节并向前抬起大转子时，股骨头可重新复位。关节周围的软组织可能紧张而难以复位。一个髋关节固定的脱位还取决于外展受限，患侧明显的缩短，以及不对称的大腿皮肤皱褶（单侧）。当儿童开始行走，出现明显的步态异常。如果双侧脱位，诊断比较困难。步态为“鸭步”，以及明显的脊柱前凸。

B. 影像学研究

只有当软骨性髋臼及股骨头完全骨化时，X 线才能显示髋关节真实的解剖关系。明显的异常表现具有诊断意义，但是除非骨化的股骨头被髋臼充分的包容，影像学检查也不能排除髋关节发育异常。股骨头骨化一般发生于出生后 6 个月大时，但是发生进行性髋关节发育不良时可以推迟。不同影像学检查对于评价儿童髋关节的发育是很重要的。年长儿童的股骨头在影像学下，应当与构成髋臼内壁的三角软骨相毗邻。股骨头的移位可进一步证实髋关节的脱位。髋臼变浅，不能完全包容股骨头称为髋臼发育不良。在评价儿童髋关节发育的前景方面，超声检查已成为最佳技术。

【鉴别诊断】

近侧股骨灶性缺损和先天性髋内翻是少见的疾病，也会引起髋关节短缩和不稳。在儿童，脑瘫和脊髓脊膜膨出导致的肌肉失衡也会引起髋关节脱位。

【并发症】

并发症包括脱位的髋关节不能完全复位或不能维持髋关节稳定，手术与非手术治疗后股骨头坏死，以及髋关节活动受限。

【治疗】

A．有脱位倾向的髋关节

发现有髋关节脱位倾向的新生儿应当采用外展夹板（Pavlik 挽具、Frejka 垫等）治疗，直到证实关节稳定和 X 线显示关节发育正常。值得强调的是髋关节屈曲和外展角度应小于 60°，以避免影响股骨头的血供和股骨头的神经支配。

B．已脱位的髋关节

1．出生至出生后 18 个月　这一年龄组的患者，一般可行闭合复位。如果父母亲可靠并能持续提供精心的医学护理，可采用上述提及的可拆性夹板维持复位，使用髋人字石膏固定较为安全。如果不能进行或者维持闭合复位，则需要切开复位。对于任何形式的治疗，均需要有 X 线复位成功及维持复位位置。

2. 出生后 15 个月至 4 岁　本组患者多要求预先牵引和切开复位。只要得到满意的复位，90% 以上患者治疗满意。

3．较大的儿童和成人　在这个年龄组的病例中，近期被诊断为先天性髋关节发育不良的患者的治疗较困难，想通过生长来塑形髋臼作用不大，仅仅达到同心复位，并不能保证髋关节达到稳定和没有疼痛。可选择手术治疗或根本不治疗。为增加髋臼对股骨头的包容面积，可行骨盆截骨术。关节疼痛和关节活动受限的患者最终需要行全关节置换术。

八、股骨头骨骺滑脱

在青春期早期．青少年成长发育迅速，由于通过骺板的剪切移位，股骨头和股骨颈的正常关系可能发生变化，把这种现象称为股骨头骨骺滑脱症。股骨头仍包容在髋臼内，而股骨颈则向前或外侧移位。这种移位可迅速发生，常常与小型刨伤有关，或者逐渐出现，并通过骺板附近的新生骨形成和股骨颈的再塑而证实，急性滑脱可在渐进性的基础上发生。骨骺急性滑脱不是由正常骺板的创伤性损伤引起，而是通过异常软弱的骺板的病理性骨折引起。男孩比女孩更容易受到影响。至少有 25% 的病例可累及双侧股骨头。如果儿童能够承受自身体重那患者髋关节就是稳定的，而当体重不能承受时就不稳定了，不稳定的患者的股骨头坏死率接近于 50%，并且会导致严重畸形或者导致关节退行性变化。

【临床表现】

A. 症状和体征

患者主诉感到膝关节、腹股沟区或下肢疼痛。髋关节活动限制，特别是屈曲、内旋和外展活动受限。

B. 影像学检查

影像学检查具有诊断意义，但轻微滑脱时除外。骨骺不像正常人那样位于股骨颈的中心，而是相对偏后偏内。由于向后移位较明显，因此畸形在侧位片比前后位片上明显。骨痂或邻近骺板的干骺端增宽，是慢性骨骺滑脱的表现。骨骺滑脱的特殊表现是股骨颈的前外侧产生的骨赘，限制了关节的活动。

【治疗】

建议行外科手术固定股骨近端骨骺。进行原位钢钉固定骨骺不需要复位。但是医生必须保证钢针不能进入关节间隙。然后进行保护性负重后渐进性功能锻炼。原位钢针的作用是防止骨骺的进一步滑脱和骨骺的过早闭合。必须观察对侧直至到骨骺的闭合。一旦严重的畸形限制髋部的活动，就要考虑转子下截骨或股骨颈骨赘的切除。

九、Legg-Perthes 病

儿童股骨头骨骺坏死症是一种少见的髋关节疾病，发病率为 1/2000，通常发生在 4 ～ 10 岁，男孩的发病率是女孩的 5 倍，但是女孩会导致更严重的结果。约 10% ～ 15% 的患者发生双侧股骨头病变。此病原因尚不清楚。其特点为股骨头骨骺缺血性坏死。有些患者的髋关节可发育正常。其他患者发展称为股骨头永久性畸形，伴有活动受限，至中年后出现髋关节退行性病变。

【影响治疗效果的因素】

A．疾病的分期

此病分为四期：硬化，骨折，新生骨，重塑。本病最早的体征为大腿疼痛和跛行，影像学表现是骺软骨增厚。然后就是软骨下的新月征出现并且有骨折线出现，且干骺端增宽，骨骺本身显示形状不规则和扁平状。新生骨逐渐地取代了软骨和纤维组织，最后股骨头完全骨化，其最终的形状取决于坏死骨骺替代期间股骨头的塑形，保持球形的股骨头可获得长期良好的预后。

B．患者年龄

年轻患者预后较好，男孩预后较女孩好。

C．疾病的严重程度

根据侧向支柱分类法把 Legg - Pelthes 患者分成三组，根据对骨骺相对于头部中央部分参与程度：A 组有最小的骨骺参与，B 组有 50% 的参与，C 组包括整个头部。

D．临危股骨头

Catterall 提出某些临床表现和 X 线指标，以确定病程中股骨头是否可能畸变。临床表现包括：①肥胖；②患髋活动范围减少；③内收肌痉挛。X 线征象包括：①股骨头向外侧半脱位；② Gage 征（骺板外侧部增宽，以致股骨颈上缘凸起）；③股骨头骨骺外侧软骨钙化；④弥漫性干骺端反应；⑤骨骺板呈水平位。

【临床表现】

A．症状和体征

隐匿性跛行以及在腹股沟、股前部或膝部疼痛最终促使患者就诊，有些病例表现为急性滑膜炎，查体可发现防痛步态，髋关节活动受限（尤其是外展和内旋活动），以及有时出现的屈曲内收痉挛，被动运动时比主动运动更容易出现疼痛保护。

B．实验室检查

骨扫描有助于早期诊断和评估股骨头累及程度。

C．影像学检查

良好曝光的双侧前后位和蛙式位片是基本的。如前所述，X 线征象取决于该病的时期和严重程度，但最初的 X 线通常显示密度增加和股骨头骨骺畸形变，畸形可能是扁平状或碎裂状。

【鉴别诊断】

股骨头骨骺坏死早期的炎症期应同中毒性滑膜炎、化脓性（包括结核性）关节炎相鉴别。骨骺的异常表现同骨骺发育不良，甲状腺机能减退，以及其他原因引起的缺血性坏死，如明显的镰状细胞贫血，高病及长期应用类固醇药物所致的关节炎表现类似。

【治疗】

恰当的治疗应按疾病的时期，股骨头累及的程度以及初次发现时髋关节的情况而定。必须测定受累关节的活动性，并且将其作为一种重要的预后指标。

A．观察

对 6 岁以下无明显体征的患者采用对症治疗，包括：限制活动，牵引，免疫抑制剂。年龄稍大的儿童，如果股骨头仍保持在髋臼中，能维持正常运动，建议进行随访。

B．外科治疗

外科手术重新调整髋臼或股骨近端以使头部更好的被包容。骨盆截骨和股骨内翻截骨都是比较成功的。

【预后】

长期随访对预后的确定非常重要。长期随访结果和股骨头外形有相关性。

十、儿童足部畸形

足的姿态畸形有下列特殊名称。马蹄足是指足跖屈。仰趾足则相反，足背伸。前足可单独内收，称为跖内收。后足畸形就是内翻和外翻。

足部畸形治疗目的在于消除疼痛，改善功能活动，在正常步态时足的趾面与地面是平行的。

（一）马蹄内翻足

马蹄内翻足是最常见的一种足部畸形，约占儿童 1/1000，男孩发病率是女孩的 2 倍，有家族倾向，兄弟姐妹同时患病约 5%。通常是自发的或合并潜在症状。

【临床表现】

先天性马蹄内翻足或多或少伴有僵硬性后足内翻，前足内收和背屈限制，马蹄内翻畸形，原因尚不清楚。畸形表现为舟状骨和跟骨与距骨的相关关节向内侧半脱位。主要累及的关节为距舟关节和距下关节。踝关节和中部跗骨关节受累程度轻。被覆的软组织挛缩了，成功的治疗就要求采用足弓一内收一内翻一马蹄足的顺序石膏矫形。这样，如 Ponseti 所描述的，如果早期石膏固定就很少需要手术了。

【治疗】

最初总是选择非手术疗法，并尽可能早的开始，最好是婴儿的出生当日就开始。

A．手法

应采取温和的手法，目的是为了牵伸挛缩的软组织，特别是使跟骨和舟骨与距骨排列关系。轻柔是为了避免组织损伤和由于前足的过度矫正而导致的距骨持久畸形。

B．石膏固定

手法矫正数分钟后，用石膏管型固定维持最大的矫正位置。手法矫正和石膏管型使用应每周重复，通常为6周。残留畸形需要跟腱延长术。石膏固定后，全天候穿戴Denis Brown夹板维持矫形位置，接着改为夜间和午休佩戴，持续2年。在此期间，应密切随访。

C. 手术治疗

传统的手术是指：踝关节和距下关节的松解同时距舟和距跟关节的重新复位. 马蹄足很少需要手术治疗。

（二）跖骨内收

跖骨内收发生在前足，畸形常易变。如果有可能行被动矫正，约85%的患者经过3年后有自发矫正机会。容易被动矫正也说明了治疗的不必要性。如果前足不能很容易的回到正常位置，用塑形的石膏管型维持固定在矫正位。手术治疗仅限于极少见的严重畸形。

（三）扁平足

新生儿由于皮下脂肪充填纵弓，正常足显示扁平。经过4年，脂肪缩减，显示出典型的如同成年人的足内侧弓，站立负重时此弓并不接触地面。功能不全的骨性足弓，使足中部内侧承重为扁平足重要特征。这种畸形分为僵硬性和柔软性两种类型。

僵硬性扁平足以缺乏足的正常运动为特征。先天性凸性足外翻有足底的明显凸性畸形，其原因是距舟关节先天性背向脱位。建议早期切开复位。僵硬性扁平足在儿童时期表现较晚。常由跗骨融合引起，临床具有典型的发作性足痛和腓肠肌痉挛。根据儿童的年龄和症状以及跗骨融合部位，建议行切开术或有效的非手术治疗。

柔软性扁平足，负重时内侧弓消失，跟骨明显外翻。脚尖站立或坐位两足悬空可恢复足弓和矫正跟骨外翻。有些柔软性扁平足负重时产生疼痛，其程度从轻微疼痛到严重残废，而与畸形的严重性无明显关系。

对无症状性柔软性扁平地的治疗是有争议的。父母亲为小孩足的畸形外观和不正常的鞋而痛苦，常常要求治疗，但很少有迹象表明能防止将来的症状的出现。许多患有柔软性扁平足的儿童在成年后表现出轻微的畸形或症状。

疼痛性柔软性扁平足值得治疗。通常建议加强跖侧肌群或足底内在肌锻炼。对内侧弓采用外支撑物，支撑物按要求可以是柔软的或硬质的或采用矫形鞋。如果非手术治疗不能控制症状或畸形影响正常穿鞋，可以考虑手术治疗。

（王志杰）

第三节　运动医学

一、肩关节疼痛综合征

（一）转轴肌腱炎与肩峰下滑囊炎

【概述】

盂肱关节炎症是引起肩关节疼痛和运动受限最常见的原因。典型的中年发病，长期抬头活动或体育活动引起的小损伤是其原因。发病最常见的部位是旋转肌袖，尤其是冈上肌腱。冈上肌腱位于肱骨大结节和突出的肩峰之间，特别易受机械压迫而损伤。旋转肌袖炎症常累及肩峰下滑囊，出现三角肌下疼痛且常放射到三角肌止点。

【临床表现】

夜间疼痛很常见，肩关节主动外展活动时疼痛特别明显。这是因为发炎的肌腱袖和其浅面滑囊在肩峰下受压所致。如果指导患者转动手臂使掌面向上，主动外展的范围可能扩大，这样向后旋转大结节，使附着的旋转肌袖肌腱在肩峰后通过，从而减轻持续外展的疼痛。

【治疗】

肩袖肌腱炎和肩峰下滑囊炎的治疗是抗炎药（萘普生、布洛芬）和理疗。采用悬吊或肩关节制动不能超过几天。目的是为了防止关节囊粘连和长时间的低直。在可以忍受的情况下，应当被动活动锻炼，随后行主动摆动锻炼，被动锻炼范围扩大的同时应加强主动锻炼。如果口服抗炎药对疼痛无效，可局部注射到滑囊内，效果明显。

（二）肱二头肌肌腱炎

【诊断要点】

◆肱二头肌腱沟局限性压痛

◆前臂抗阻旋后疼痛

【概述】

常见的导致肩关节疼痛的炎症过程累及肱二头肌肌腱。肱二头肌肌腱炎通常发生于那些个人职业重复对抗肱二头肌腱或者那些有用力的抛球活动者。疼痛在前臂比较明显的，并且肩关节运动时加重。夜间疼痛明显，休息后改善。可能同时有三角肌痉挛，并限制主动和被动运动。

【临床表现】

肱二头肌肌腱炎与旋转肌肩袖肌腱炎不同的是压痛点位于肱二头肌腱沟。患侧肘关节屈曲，前臂抗阻旋后可诱发肱二头肌腱沟区剧烈触痛，此时肩关节附近可能扪及肌腱。当上肢外展和外旋时，腱沟中肱二头肌肌腱的不稳定性偶然可能表现有咔嗒样感觉。为了诊断性验证肌腱半脱位可用 Yergason 方法。患者主动抗阻屈肘，同时医师外旋肱骨，不稳定性肌腱弹出肱二头肌腱沟。

【治疗】

肱二头肌腱炎的治疗包括避免不恰当的活动。肩关节悬吊制动，使用非甾体类抗炎药物。有时采用手术固定半脱位肌腱。如果症状已经消除，可开始逐渐进行活动锻炼，其方法与旋转肌袖肌腱炎相同。

（三）粘连性肩周炎（冻结肩）

【诊断要点】

◆肩关节周围弥散性压痛

◆肩关节运动限制

【概述】

中年人或较大年龄患者肩部疼痛常见的疾病是粘连性肩周炎，或被称为冻结肩。这种疾病可并发其他炎症性疾病，尤其是长期制动的患者。其发病可没有任何特殊的刺激性创伤，可能与心血管疾病、糖尿病、类风湿性关节炎以及颈椎退行性变有关。虽然真正的发病机制尚不清楚，但最终结果是一种慢性炎症，挛缩的纤维性关节囊于肱骨头、肩峰和其下的肱二头肌腱及旋转肌腱袖紧密粘连。正常滑液囊被瘢痕组织取代。

【临床表现】

A. 症状和体征

症状通常渐进出现，患者主诉弥散性压痛并且伴　有与之不相适应的严重主、被动活动限制。利多卡因　或皮质类固醇封闭不能改善肩部活动。

B. 影像学检查

关节造影显示关节囊挛缩或滑液囊不充盈。X 线可显示严重的肱骨头骨质疏松。

【治疗】

由于粘连性肩周炎有自行缓解的自然病史。运动功能的近乎完全恢复及疼痛的消退是可以预期的，这个过程可能要持续 6 个月或数年。促进功能恢复的措施包括物理治疗、使用抗炎药物。很少需要手术，手术是来松解关节囊，这是通过关节镜来完成的。显然，这一疾病最好的治疗是预防，疼痛的肩关节长时间的废用或制动应当避免。内科及治疗医师应强调早期活动，开始应轻度范围活动锻炼。

（四）肩关节脱位

肩盂关节是最容易脱位的关节，因为它比其他关节稳定性差并且移动平面多。约束防止不稳定的因素包括：关节盂唇、关节囊内负压、韧带。肩袖也参与牵拉肱骨头到关节盂。静态性和动态性稳定维持了移动和静止之间的平衡。

脱位通常在肱骨头创伤时，同时上肢外旋、牵拉、并外展。一般情况下前脱位比较常见，后脱位也可以发生。肩关节稳定常通过下列因素分类：创伤性和非创伤性，初次的和复发的，急性的或慢性的，脱位的方向，随意的或不随意的。

1. 肩关节前脱位

肩关节前脱位可以通过病史和物理检查来诊断。上肢在一个固定的位置并外旋。肩关节前饱满感，肩关节后空虚感。前后位和腋位的 X 线片是必须拍的，来决定脱位的方向和骨折是否存在。否则可能会导致肱骨头骨折和关节盂缘骨折可能会漏诊。脱位可能导致臂丛神经损伤（最常见的是腋神经）和肩袖的损伤。医生需要检查感觉变化来评价是否有腋神经损伤。

2. 肩关节后脱位

肩关节后脱位的特点是肩胛嵴下缘饱满，肩关节前扁平，喙突的突出，不能外旋。漏诊率高达 60%。外力直接或者间接作用于肩关节前，导致肱骨头脱位向后。肩关节后脱位原因是癫痫发作和电击，肩关节后脱位在胸部正位片上大致正常。纵向和横向的牵拉可使肩关节复位。再用吊索悬吊 3 ～ 4 周，如果需要再外旋一点。

3. 肩关节不稳症

先天性或者后天性肩袖松弛的患者可能会发展到向多个方向的关节不稳定。这些患者应该被康复师来治疗。多数患者会恢复稳定性，通过强化肌肉和肩袖韧带。

4. 习惯性肩关节脱位

那些习惯性肩关节脱位患者在外科手术后会再次发生，所以这些患者要避免手术治疗。

【治疗】

肩关节脱位通过仔细地检查、神经的评价、X 线片的评价后，再行闭合复位。许多闭合复位的方法，用床单拉着肩关节对抗牵拉，医生再牵拉上肢。所有的复位都是在镇痛和肌松剂下进行的。不能暴力复位，因为会导致臂丛神经损伤、血管损伤和骨折。复位后再用 X 线检查，观察复位情况和是否有骨折。复位后，上肢要悬吊 3 ～ 4 周来避免移位的发生。

重建手术的适应证：复发性创伤性关节前脱位导致的不稳定。经常性的不稳定在年轻运动员中发生率接近 80% ～ 90%。因此，对手术指征取决于年龄和活动水平以及外伤性脱位的数量和是否合并骨折或软组织损伤。经过手术修复，肩关节通常需要用关节支具固定 3 ～ 6 周再行主动运动。切开和关节镜手术治疗前脱位复发是比较成功的。

（五）肩袖撕裂

肩袖撕裂和肩袖撞击是肩部疼痛的常见来源。四块肩袖的肌肉（冈上，大圆肌，小圆肌，肩胛下肌）来运动上肢并且保持肩关节稳定。损伤范围包括从肌腱炎到肩袖撕裂。最严重的情况是大块的、慢性肩袖撕裂，远期导致近端肱骨头和肩袖关节炎，就是我们已知的肱骨头关节炎的变化。

患有肩袖撕裂症的患者通常表现为疼痛及尝试过度活动的弱点。体检证实过度活动导致肩袖撞击痛和肩袖的薄弱。诊断是通过病史及体检发现。超声和 MRI 常用来评估肩袖撕裂及相关关节内病变。

【治疗】

肩袖病变（炎症，退变，撕裂）导致的肩部疼痛的治疗取决于个体差异诸如年龄，活动水平，优势和慢性疼痛和功能障碍。损伤可能来自创伤（伸直手摔下支撑地面），重复创伤（棒球投手），或老年患者肩袖退变。

与肩袖肌腱炎相关的肩部疼痛患者通常是非手术治疗。活动限制，非甾体类药物和物理治疗是有益的。有些患者需要肩峰下注射，以控制炎症和疼痛。肩袖损伤可以用手术修补治疗。急性外伤性肩袖撕裂应该被修复，以防止急性肩袖萎缩。如果喙突撞击有助于肩袖撕裂，则行肩峰成形术和锁骨远端切除术。

（六）盂肱关节炎

盂肱关节的关节炎的原因：骨关节炎，炎症性疾病，创伤，手术史，或经常性的不稳定关节炎。患者在关节炎关节或者其他关节活动时疼痛。他们可能会抱怨关节稳定性，通常随着时间的推移进展。体检提示活动度受限。正常比例的肩关节的 X 射线的显示关节间隙狭窄并且有肱骨头骨赘。

在手术治疗为首选之前，保守治疗得到提倡。手术使用那些具有显著疼痛和活动受限的关节炎患者。肩关节置换（半关节置换，全肩关节置换）可以减轻疼痛，但是，运动很少恢复正常。置换术的禁忌证：潜在感染性关节炎，肩肌肉麻痹，神经性关节。

二、肘部疼痛综合征

（一）网球肘（肱骨外上髁炎）

【诊断要点】

◆肱骨外上髁压痛

◆屈伸腕时肘部疼

【概述】

尽管肱骨外上髁炎常见于非运动员，但仍被命名为网球肘。这种过度劳损出现的综合征 18 岁前少见，最常发生在四五十岁之间。网球肘虽然常常因不恰当的手背屈伸运动引起，偶尔发生在职业运动员，但最常发生在普通工人。这些人频繁旋转前臂活动，例如，园艺工作、扳手的使用、转动把手、甚至操作无动力辅助的机车。

【临床表现】

网球肘表现肱骨上髁压痛，腕关节屈伸时疼痛。伸肌总腱的炎症是其原因。疼痛通过伸肘位被动屈曲手指和及腕关节牵拉伸肌而加重。尽管网球肘的发病机制尚不清楚，但症状通常归因于伸肌总腱的炎症，有时是桡侧腕伸肌的撕裂。撕裂被看作是变性的肌腱纤维承受反复应力的结果。肘关节运动不受影响。

【鉴别诊断】

包括肘部桡神经受刺激，可通过肌电图区分。

【治疗】

A．药物治疗

大多数患者经过短期的休息和服用止痛药，以及随后的渐进性强化前臂肌肉锻炼而缓解。对于严重病例，可使用抗炎药物或利多卡因加皮质类固醇腱下封闭。应当避免反复封闭，因其可能进一步削弱肌腱。

应嘱咐患者在可加重病情的职业性或娱乐性活动期间，在肘关节附近佩带非弹力臂带。这种带于是有效的，因为它轻度改变了伸肌腱的位置（或者限制了触痛肌肉的完全收缩）。

B．外科治疗

对于一些严重或难治性病例，可采用手术治疗。大多数外科医师，在切除肉芽组织以及其下的粗糙骨质后，修补撕裂的腕伸肌腱。延长腕短伸肌腱可导致力量的损失。

（二）鹰嘴滑囊炎

【诊断要点】

◆飚嘴处肿胀压痛

◆肘关节剧曲受限

【概述】

鹰嘴滑囊炎是肘关节周围疼痛的一种常见的原因。像髁上炎一样，这种疾病常与职业性活动有关，长时间用肘支撑。

【临床表现】

鹰嘴皮下滑囊变得肿胀，有时肿胀很明显。前臂伸肌面的皮肤可能水肿或凹陷。外伤性滑囊炎往往只是轻度疼痛虽然肿胀明显。

【治疗】

特发性或创伤性鹰嘴滑囊炎的治疗主要是避免进一步受压或刺激。如果症状持久。有必要加压包扎。复发比较多见，对少数顽固性疾病，可行囊肿切除，囊肿必须完全切除，皮肤于鹰嘴骨膜缝合以消除残腔。

三、膝关节软骨、半月板、韧带的损伤

膝关节内部紊乱通常是由外伤或过度使用导致。常常合并有韧带，软骨，半月板的损伤通常发生为病变。

韧带和软骨损伤时 x 射线往往是正常的。 MRI 检查是比较有价值的检查，来协助临床诊断。

一旦得到诊断，关节镜是一种有价值的诊断和治疗膝关节的工具。膝关节关节镜是通过小孔实施来检查内部的结构。半月板损伤，韧带重建和软骨损伤等疾病，关节镜都可以得到解决。

1. 半月板的损伤

内侧半月板的损伤是最常见的膝关节紊乱。临床表现包括肿胀，疼痛和不同程度的屈曲限制或外旋内旋限制。(不能完全伸展膝盖）提示半月板的严重损伤。边缘的撕裂使得内侧的碎片移到髁间区，这样就限制完全屈伸。活动会导致内侧或后内侧的疼痛。常常也有触痛。股四头肌可有损伤和萎缩。外侧半月板的损伤是比较少见的。这种情况下外侧会有疼痛和触痛。初始使用保守治疗。吸引术可以减轻肿胀和疼痛。应该经常伸展膝关节来延长和锻炼股四头肌肌腱，但是尽量在活动范围内，同时理疗和非甾体抗炎药都是很有用的。

对于中央半月板损伤需要清理，外部损伤半月板的修复建议使用关节镜。股四头肌练习和运动范围的锻炼需要逐渐增加。一旦患者能够舒适地执行这些锻炼，就开始分级锻炼。应持续到运动和力量和健康的膝关节没有差异再停止。

2. 韧带损伤

通常情况下韧带防止移位或超出其正常活动范围的角度。

A. 内侧副韧带

内侧副韧带是主要限制膝关节的外翻。强烈撞击膝关节下的小腿后，会导致内侧副韧带紧绷再到断裂，内侧副韧带和内侧半月板在关节线处相连接。

通常有扭伤或在与膝外翻相同方向的直接暴力的病史，膝关节的内侧会出现疼痛。膝关节损伤可能会导致膝关节液渗出。病变处会有触痛。当只有单纯的韧带撕裂是存在，X线检查可能没有帮助，除非在膝关节外翻内侧副韧带紧张时。

不完全的损伤的治疗包括阻止进一步的损伤，外固定稍稍内翻可有助于减少内侧副韧带的张力。内侧副韧带撕裂现象往往伴随着其他病变，如内侧半月板撕裂和前交叉韧带断裂。

B. 外侧副韧带

外侧副韧带撕裂伤往往伴随有周围组织结构损伤，比如腘肌腱和髂胫束。腓骨头可能被撕裂，腓神经可能被损伤。膝关节外侧可出现疼痛和压痛，关节腔会出现积血。X线显示腓骨头上有撕裂的骨片。外侧副韧带部分撕裂的治疗同内侧副韧带部分撕裂的治疗相同。当完全性外侧副韧带损伤时，必须要手术切开探查及修复。

C. 前交叉韧带

前交叉韧带的作用是阻止胫骨相对于股骨的前移位。前交叉韧带的损伤往往同半月板损伤或内侧副韧带损伤一同发生。对于儿童来说，交叉韧带会从胫骨结节上部分撕脱。在成人，会出现纤维断裂。

前交叉韧带损伤的典型临床特征为Lachman试验阳性：膝部屈曲约30度，握庄胫骨近端，检查者向前用力，判定胫骨相对股骨移位程度（与对侧正常膝关节做对比)。MRI能帮助识别是联合半月板还是软骨损伤。对于年轻、活动频繁喜欢运动的、要做出突然暂停和扭转动作的患者，推荐行ACL重建。ACL重建需推迟到所有的关节活动度都正常时。当胫骨撕裂伤及移位发生时，必须要通过关节镜将碎骨片复位。

D. 后交叉韧带

后交叉韧带损伤发生于韧带自身或胫骨附着点处的骨性撕脱。后交叉韧带损伤可通过后抽屉试验检验：膝部屈曲90度，给胫骨一个向后方的力，如果后移增加那么就会有后交叉韧带损伤的可能。MRI能够明确诊断这些损伤。

后交叉韧带的骨性撕脱需要手术重建处理。单纯PCL撕裂可以非手术处理。重建特别强调处理损伤及维持股四头肌力量。

3. 软骨损伤

软骨损伤常由膝关节外伤引起，这可以与骨关节炎相区别。软骨移植，包括自体移植和异体移植重建，提高了软骨损伤的预后恢复。关节镜检查和 MR1 对于正确诊断是必须的。

4. 膝关节韧带重建

膝关节韧带重建可以是：①单一韧带熏建（ MCL，LCL，ACL．PCL)；②旋转重建；⑧两个韧带联合重建。

重建性手术恢复前交叉韧带和后交叉韧带功能包括使用部分自体移植或异体移植来重建正常韧带。膝关节韧带修复的目标主要根据患者的年龄和活动程度膝关节关节软骨的情况来决定。

四、髋关节疼痛综合征

（一）髋关节滑囊炎＆肌腱炎

髋关节滑膜炎和肌腱炎常会引起髋部疼痛。常发生在中老年患者。有既往髋部手术史，如髋关节置换或髋部骨折固定，容易出现滑膜炎 & 肌腱炎。

【临床表现】

A．症状和体征

患者常诉在患侧不能休息和睡眠。在股骨大转子凸起处，触诊时可有压痛。髋部滑囊炎可与髋外滑囊炎（髋外展肌腱附着于大转子）有关。髋部肌腱炎的疼痛感可由髋主动阻抗外展运动而诱发。对于外源性关节疼痛（滑膜炎和肌腱炎）与内源性关节疼痛（骨关节炎）的区分是很重要的。内源性病变表现为腹股沟和髋部被动旋转减少，旋转极限时而诱发的疼痛。

B．影像学检查

X 线是诊断髋关节疾病的有效手段。

【治疗】

休息、抗炎对症治疗，冰敷对大转子滑囊炎是有效的。激素封闭注射对顽固性病例有效。选择合适位置进行封闭注射可使症状得到缓解。

（二）弹响髋

痛性弹响髋多因为髂胫束弹过大转子凸起，少数情况下，疼痛是由于髂腰韧带弹过髋关节囊。

来源于髂胫束的弹响可通过从外展位被动屈髋而诱发；髂腰肌肌腱的弹响可由从屈曲外旋位被动伸展内旋而诱发。髋关节囊 x 线造影对确定诊断有帮助。

可通过牵引和加强锻炼油来治疗，对少数顽固性病例可行手术松解。

（王志杰）

第四节 关节

一、关节炎

【概述】

关节炎包括炎性和非炎性滑膜关节炎。早期患者会出现疼痛，运动减少，火节缺损所致的功能丧失。我们主要介绍 3 种关节炎：类风湿性关节炎、脊椎关节病、骨关节炎。

（一）类风湿性关节炎

【概述】

类风湿性关节炎是一种以关节肿痛，结构破坏为特征的慢性系统性炎症性疾病。女性比男性好发，发病率为75/10 000。大多数患者最终会导致部分或完全残疾，甚至是过早死亡。

【临床症状】

以关节疼痛、肿胀、压痛、持续一个小时以上的晨僵及活动后改善为特征。类风湿性关节炎主要累及中小关节，常为掌指关节和近端指间关节，以及跖趾关节。颈椎上部也经常受累。在类风湿性关节炎的晚期，会出现肌腱断裂和破坏，关节破坏也会发生。

虽然没有特征性的实验室检查能诊断类风湿性关节炎。但大约有 2/3 的患者会出现高滴度的类风湿因子。抗核抗体检查常为阳性但其不具有特异性。抗核抗体、血沉、C 反应蛋白也会升高。

X 线显示关节周围骨质减少和骨侵蚀。后期，关节腔狭窄，进一步改变有骨吸收、变形、关节脱位、碎裂。也可出现髋臼前凸（股骨头向内侧移入骨盆）。

【病因学】

现在，TNF-a 和 IL-1b 被认为是导致类风湿性关节炎的主要致病因子。当这两类因子分泌时，他们刺激滑膜细胞增生并分泌胶原酶，这会导致软骨破坏、骨吸收和软组织损伤。此外，这两类因子会导致其他炎性因子和金属蛋白酶分泌，进而加剧炎性反应。

【治疗】

以往，治疗手段包括休息和使用关节夹板，以及非甾体类抗炎的使用。然而，抗类风湿药物及抗细胞因子用药，往往掩盖了疾病的发展从而缩短了患者寿命。

现在，在美国三种 TNF-a 抗体已经应用于临床：英夫利西单抗、依那西普、阿达木单抗。这三种药物中的一种配合甲氨蝶呤使用，患者的疗效要优于单纯使用单一药物。由于 TNF-α 抗体会增加严重的感染风险，特别是肺结核，患者在接受 TNF-α 拮抗剂治疗前直检测结核。中枢系统脱髓鞘疾病患者不可应用这些药物。

皮质醇类激素被应用于治疗 RA 已经很多年。他是很强的炎性抑制剂。然而，他的副作用也很多。在最初的 6 个月可使用小剂量甲强龙和其他类抗风湿药物（如甲氨蝶呤）。在随后 6 个月，甲强龙应被停止使用。

其他治疗 RA 药物包括免疫抑制剂（台 IL-1 抑制剂），阿把它塞（t 细胞调节剂），利夫西单抗（b 细胞调节剂），多西环素（金制剂）和他丁类药物（抗炎性药物）等。当 TNF-a 抗体不能使用时可考虑使用这些药物。

对于进展期类风湿性关节炎患者来说，关节置换能够提供良好的疼痛缓解和功能恢复。常置换的关节有：髋、膝、肩、肘及掌指关节。此外，关节融合常被用在手和腕关节，这些部位对功能恢复的要求不高。

（二）血清阴性脊柱关节炎

【概述】

脊柱关节炎是以脊柱炎，周围小关节炎以及纤维化炎（肌肉和骨之间的纤维化和钙化）为主的一组炎性关节病，包括强直性脊柱炎、肠病性关节炎，反应性关节炎和未分化型脊柱关节病。

（三）强直性脊柱炎

强直性脊柱炎是一种累及中轴骨的慢性炎症性疾病，以背痛、持续性晨僵、脊椎进行性活动障碍为特点。还可累及骶髂关节，形成骶髂关节炎。该病多累及青壮年，以 20 ～ 30 岁多见，男性好发，可引起颈部弯曲，胸椎后凸，腰椎前凸。X 线检查，早期可见椎体改变。随着疾病的发展，可见椎间骨赘形成，关节间隙消失，CI、C2 的不完全脱位。

AS 尚无实验室特异性检查。血沉和 c 反应蛋白增高，B27 阳性可考虑强直性脊柱炎，但其特异性不高。

非甾体类抗炎药可以明显改善 AS 引起的腰痛症状。进来，抗 TNF-a 药物已经进入治疗 AS 的临床观察实验阶段。若患者合并 RA，应早期给予抗 TNF-a 治疗。

（四）银屑病性关节炎

银屑病性关节炎以皮肤损害累及周围关节为特征。约 1/3 的患者同时伴有脊柱炎。患者有针扎样感觉和甲剥离（指甲从甲床剥离）。

治疗多使用非甾体类药物。抗类风湿类药物如甲氨蝶呤也可取得良好的效果。同 RA/AS -样，抗 TNF-a 药物现在也已经应用到本病的治疗。

（五）肠病性关节炎、反应性关节炎、未分化性关节炎

肠病性关节炎是一种伴发溃疡性结肠炎和克罗恩病的柱关节炎。肠病性关节炎多独立于肠炎病。

反应性关节炎多继发于某种感染如沙门菌、志贺菌、衣原体等。未分化性关节炎包括那些没有典型症状和体征去明确诊断的脊柱关节炎。

这些疾病的治疗包括使用抗 TNF-a 药物及非甾体类药物。

（六）骨关节炎 (OA)

骨关节炎通常与年龄有关，病理特征为透明关节软骨损伤，滑膜炎，关节囊增厚，骨重建。与 RA 相比,OA 患者常会出现过活动后疼痛和休息后关节僵硬。OA 的好发因素为女性，有关节外伤史，有家族遗传史，肥胖患者。X 线显示有关节间隙狭窄、硬化、骨赘形成。

早期治疗包括应用非甾体类抗炎药或醋氯芬酸来缓解疼痛，物理疗法提高患病关节周围肌肉组织强度。非甾体类抗炎药的主要副作用是胃肠道出血及溃疡。COX-2 抑制剂（如西乐葆）可以减少这类药物的副作用。然而，由于可能导致心血管疾病的发生，某些 COX-2 类抑制药物（罗非昔布和伐地考西）已经退出了市场。同时，其他 COX-2 类抑制剂（如西乐葆，艾托靠西和鲁米考西）显示了与非甾体类抗炎药物相似的作用并且很少有胃肠道副作用和心血管反应。

运动和降低体重是两个辅助的治疗 OA 方法。肥胖患者 OA 患病率明显增加。当行走和跑步时，患者的膝关节负重将是平常的 3 ～ 6 倍。适当的减轻体重将有利于减轻疼痛和减缓 OA 炎性反应进程。同时，运动将有助于提高关节周围肌肉强度和灵活性，这会帮助功能恢复和降低疼痛分级。

其他的治疗方法包括关节腔注射激素和玻璃酸钠。这些方法有助于短期内缓解疼痛，没有很多的副作用。然而，这种治疗的长期疗效不明显，其并不能改变疾病进展。

氨基葡萄糖和硫酸软骨素有助于减少疼痛，对某些患者的功能恢复有作用而对其他患者无效。

对于重度 OA 患者，可根据患者情况和疾病症状来选择手术（包括全关节置换）。

（七）髓关节紊乱和重建

【概述】

在美国，髋关节炎患者中每年有 20 万人接受髋关节置换。髋关节置换的发生率随年龄增长而增长。导致髋关节炎发生的因素包括儿童时期关节发育不良，累一卡一佩三氏症，股骨头骨垢滑脱症，还有炎症性骨关节炎，炎性感染等。最然骨关节炎可以导致髋关节功能障碍，其他如股骨髋臼撞击综合征、弹响髋患者也会出现所谓的髋部疼痛（下腰段疼痛、大转子疼痛或胶骨外侧疼痛）。通过病史、症状和影像学可以鉴别这些疾病并得出正确的诊断。

【临床表现】

内源性关节疼痛主要表现在腹股沟，内旋转时加重。患者常诉步行、爬楼、穿鞋和房事困难。

体格检查包括神经血管检查，髋关节活动度，脊柱活动度评估及触诊。大转子处压痛提示有滑囊炎，这可通过关节腔内注射激素和利多卡因来治疗。屈曲挛缩、不对称性髋部外展肌肌力减弱（单足独立试验阳性）,Labral 撞击症（屈曲、内收、内旋或 FAI 手法时疼痛）也可以出现。双下肢不等长也可出现。

腹股沟疼痛和内旋时疼痛加剧或者股骨髋臼撞击痛预示着有髋关节病变，确切的诊断（如关节炎、缺血性骨坏死、撞击综合征）需要进一步的体格检查和影像学检查。

年轻的髋部疼痛患者会诉有扳机及卡压感。同弹响髋一样，这也可能是由于髂胫束划过大转子或髂腰肌划过髂耻粗隆所引起。患者站立是股骨内收或外旋引起的弹响及疼痛是髂胫束引起的。患者仰卧位，屈曲内旋髋关节，通过这一实验可检查髂腰肌。

髋部常规 X 线片包括正位片和侧位片。应仔细观察是否有股骨头、髋臼和关节间隙病变，通过这些来确诊疾病。例如，髋臼发育不良的患者可从 X 线片上看到髋臼前方及后方过浅。髋臼侧位片可以确定髋臼发育不良的程度。

当普通平片不能明确诊断时，核磁、CT、骨扫描等检查会帮助发现骨坏死、骨折、肿物及髋发育不良等疾病。

如果临床表现不明确或并发有脊柱疾病、关节内麻醉引起的疾病需要引起注意。

1. 股骨髋臼撞击综合征

股骨髋臼撞击综合征是由于股骨头及颈与髋臼位置的畸形所致的疼痛和（或）骨残缺。该病分为两大类：CAM 凸轮碰撞和 pincer 钳形碰撞。CAM 凸轮碰撞是股骨颈相对于臼前移导致的股骨头颈之间的凹陷不足，减少了股骨颈和髋臼之间屈曲运动终末期的空间，导致关节损伤。pincer 钳形碰撞是由于髋臼解剖异常所致。

股骨髋臼撞击综合征可通过切除骨赘或突出的骨块，清创重建受损关节来治疗。这些可通过髋关节镜或开放手术来完成。

2. 缺血性股骨头坏死

股骨头坏死可发生于年轻人。危险因素包括使用类固醇类激素、酗酒、外伤、血液系统疾病（如高血症），大剂量放射线摄人，高凝状态（镰状细胞病、血栓形成、S 蛋白和 C 蛋白缺失）。这皮致病因素会导致股骨头部血供减少，从而使骨坏死，软骨破坏最终塌陷。

标准的骨盆正侧位片可有助诊断。在侧位片上可以看到股骨头软骨塌陷。如果 X 线不能确诊是否有股骨头坏死时，可通过 MRI 来确诊。通常可以从侧位和正位片上看到股骨头形态学改变。缺血性股骨头坏死常使用 Ficat 分级：1 级（X 线上无明显变化）;2 级（股骨头软骨破坏）；3 级（软骨破坏塌陷）;4 级（髋臼部软骨塌陷）。

不幸的是，如果不加干预，绝大多数患者的股骨头坏死症状会不断加重。患者在潜伏期和无症状期时尚无手术指征。具有治疗指征的患者可行髓心减压伴或不伴骨移植，腓骨带瓣移植，或口服二碳磷酸类药物。虽然一些研究表明腓骨带血管移植，旋转截骨术，关节

成形术能有效地治疗股骨头坏死。但是，这些手术并非都能成功，应用指征仍有争议。

置换术包括股骨单侧和双侧置换，全髋关节置换可以缓锯疼痛。由于髋关节假体的耐久性限制，对于年轻患者来说，髋关节置换术仅适用于对那些保守治疗无效的人。当前，关于髋关节表面置换和全髋置换的临床试验正在进行。

3. 髋部疾病的手术治疗

髋部手术包括髋关节镜检查、截骨术、切除术、关节融合术和关节成形术。选择合适的手术方式主要根据患者症状、体征和外科医师手术水平来决定。

A. 髋关节镜

髋关节镜包括 2 个操作通道。关节内窥镜第一个操作通道进入可看见髋关节及周围组织。第二个入口就是操作人口. 手术用具（如清刨器、钳子、剪刀等）从这个通道进入去处理那些问题组织。这项技术可用来治疗关节内和关节外的髋部疾病。治疗关节内疾病需要额外的患肢牵引工具。关节内处理包括盂唇撕裂清创、游离体清除、软骨组织清创、骨赘切除、活

检及滑膜切除术等。关节外清理包括弹响髋治疗和髂腰肌松解。髋关节镜的并发症（如会阴部及鞍区神经麻痹）在提高患者个人情况和术后可减少发生。现在需要更多的长期临床观察来评价这项技术的优劣。

B. 截骨术

成人髋关节截骨术包括使用摆锯或骨凿将股骨或骨盆截骨。截骨后将骨块按正确结构重新固定。截骨术主要用来纠正内收及旋转畸形。选择髋臼截骨或者股骨截骨主要根据疾病症状和患者特征来决定。

C. 切除关节成形术

切除关节成形术或者 Ciedlelone 术，包括将胀骨头完全切除并不重建。他用来治疗股骨头严重病变，出现全股骨头和部分股骨颈缺损的，由于骨量大量丢失，先前放疗导致不能进行髋关节置换的患者。该手术虽然保留了关节的功能，但却导致了严重的肢体短缩和不稳定。使患者需借助拐杖或其他助行器才能行走。

D. 关节融合术

关节融合术的适应证包括患者有后天（如外伤或感染）或者进行性的（如发育不良）髋部畸形。髋关节融合的最佳体位时外旋 5 ～ 10 度，屈曲 20 ～ 30 度，保持中立位。虽然融合术后关节疼痛缓解，关节机械稳定性得到加强，但附加的压力仍作用于腰椎及膝关节，导致这些部位的退行性改变而出现疼痛及患者步态改变。

E. 髋关节成形术

髋关节成形术包括股骨头置换和（或）髋臼置换。半髋关节置换术用来替换股骨头而

不动髋臼。全髋关节置换将股骨头与髋臼全部替换。

半髋关节置换通常将股骨头替换成金属的头和颈。手术指征包括老年髋部骨折，股骨头缺血坏死，股骨头（不包括髋臼）关节炎。半髋关节置换术可以是单极（一个包括正常髋臼和金属头的关节）或双极（二个关节，一个是髋臼和股骨头，另一个是股骨颈和股骨头）。由于髋臼处的问题，许多半髋置换最后改成了全髋置换，增加了髋臼假体。虽然双极半髋关节置换术在关节活动和髋臼磨损上相对于单极髋臼在第二个关节上有很多理论上的优势，但这些优势并没有在临床上证实。由于其较高的费用，许多作者并不建议使用双极半髋关节置替代单极半髋关节。

全髋关节置换术是将髓臼和股骨头全部置换。通过随访老年患者（年龄大于 60 岁）发现传统的聚乙烯髋臼假体和配套的金属头可以使用 15 ～ 20 年。但是，对于年轻及运动量大的患者，聚乙烯磨损和骨溶解会导致长期疗效欠佳。现在，陶对陶关节，金属对高交联聚乙烯关节，金属对金属关节越来越多的引起人们的关注。

每种关节都有他们各自的优缺点。陶对陶有较低的磨损率并不会产生重金属离子，但是有报道会出现撞击音，并会有关节破碎发生。金属对金属关节磨损产生的离子可以增加血中金属含量，或导致癌变率增加和其他副作用。但是金属对金属假体不会出现撞击音和假体碎裂。高交联聚乙烯是髋臼假体的全程替代材料，但是即使他的磨损少于普通交联乙烯，其关于磨损率及其并发骨溶解仍有发生。

F. 表面关节置换术

髋关节表面置换是全髋关节置换的一种，最初于 20 世纪 70 年代报道。表面置换包括换髋臼及股骨头表面，而不切除整个股骨头和股骨颈。表面置换的股骨头是金属假体。最初由于金属头表面很薄，其高磨损率及骨溶解率很容易导致治疗失败。随着冶金学关节置换其他方面的改进，表面置换的短期效果明显，受到了越来越多的关注。对于股骨头没有囊肿或股骨颈病变的年轻患者，表面置换是一种选择。由于保留了大部分股骨头及股骨颈，表面置换为下一步的全髋置换减少了手术难度和要求 。表面置换的禁忌证包括股骨颈囊肿或其他病变所导致的股骨颈骨折。

二、关节置换并发感染

关节术后感染可由于术中病原微生物的直接进入或术后的血源性污染所致。对于有先前手术感染史的患者应给予大剂量的抗生素。新出现的疼痛和 X 线检查发现假体松动要考虑感染。血沉、C 反应蛋白和关节肿胀是诊断感染的标准。治疗方案的选择主要根据感染的时间，致病菌的类型和假体的特性来选择。术后前 3 周发生的感染，一些作者建议更换衬垫。如果感染在后期发生，并且导致假体松动，切开清创并更换抗生素骨水泥和静脉给予抗生素治疗 6 周以上。当感染得到控制，应考虑重新植入植入物。对于慢性感染来说，可以考虑关节融合和关节切除成形术。

三、全膝关节置换

膝关节的关节重建术包括高位胫骨截骨术、膝关节单髁置换术和全膝关节置换术。膝关节置换之适应证包括顽固性疼痛（伴或不伴畸形），X 线显示严重退变的骨性关节炎，保守治疗（物理疗法，NS 皮质类固醇关节注射剂）无效者。手术治疗的选择根据患者的情况和膝关节的条件来决定。

1. 全膝关节置换术

全膝关节置换包括置换从股骨远端到胫骨近端关节的骨质，以金属元件代替股骨侧，以聚乙烯代替胫骨侧（或者插入一个聚乙烯金属槽）。根据限制膝关节活动度的程度，分不同类型的全膝关节置换法。绝大多数假体属于半限制性。且提供不同的内在稳定性。完全限制性置换仅允许矢状面运动，用在重度畸形及主要韧带松弛之关节。文献报道全膝关节置换有很高的成功率，85%～90% 的患者报告极好的结果，导致手术失败的因素包括肥胖、女性、60 岁以上和有抑郁症病史。

2. 膝关节单髁置换术

如果膝关节炎仅涉及一个关节部分，在稍年长患者（60 岁以上），可以考虑膝关节单髁置换术。膝关节单髁置换术的优点包括：保持膝运动、减轻手术创伤和短的术后恢复时间。然而，前交叉韧带有缺陷、关节活动度小于 90°、屈伸挛缩变形大于 15° 和两个膝关节均发病的患者不能行膝关节单髁置换术。

3. 高位胫骨截骨术

在年轻好动且有内翻畸形患者，若内翻角度小于 10°，无半脱位并且膝关节可屈曲 80 度以上，则应提倡高位胫骨切骨术以矫正股内翻畸形。高位胫骨截骨术将产生外翻矫正畸形和内侧关节面损伤。短期的手术结果包括减少疼痛程度和畸形矫正。然而，典型的恶化增加额外手术的必要。

四、盂肱关节炎和肩关节重建

肩关节的成功治疗需了解患者的功能需求以及患者症状的严重性。认真的体格检查和恰当的治疗要求治疗医师制定恰当的治疗方案。

病史采集以患者的主诉开始：有无疼痛、无力或运动范围丧失？有着严重盂肱关节炎典型表现为上外侧肩痛，以活动时为主。也许注意无力伴有活动范围丧失。对于脊柱疾病要注意后侧疼痛或根性症状。主要治疗是理疗，同时，外科治疗也应考虑。

体格检查应该注意肢体神经和循环状况，以及是否存在肌肉萎缩。还应注意肩部旋转肌群（包括冈上肌、冈下肌、小圆肌和肩胛下肌）和三角肌的完整性。

肩部的体格检查详见在本章最后的运动医学部分。还应检查颈椎的活动性，包括 Spurling 试验。

X 线检查应包括肩正位和侧位片。可以发现由于关节盂的破坏导致肱骨头距肩峰的偏移减小。患有肩袖相关疾病的患者，因为肩峰肱骨距减小，所以其后脱位的发生率更高。

早期肩关节炎可以行非手术治疗，包括应用非甾体类抗炎药，关节腔内注射类固醇激素或透明质酸，以及针对维持正常活动和强化锻炼的物理治疗。

对于保守治疗无效的轻度肩关节炎患者可考虑行关节镜下手术治疗。病变软骨和游离体的消除可以缓解机体症状。关节镜下灌洗可清除炎症反应释放的酶类和蛋白以减轻疼痛。

对于肩关节炎较重的患者，关节镜手术一部分可以缓解症状，而另一部分多不缓解。如果关节镜手术有效，症状可缓解一段时间。 对于无效的患者，可考虑行肩关节重建术包括肱骨头置换术、关节盂表面置换术、全肩关节置换术、逆置型全肩关节置换术和肩关节融合术。 应该明确肩关节重建术的主要目的是缓解疼痛，对于肩关节的活动及力量的改善可能不起作用。

对于肩袖完整的肩关节炎患者可以行全肩关节置换术，也可仅行肱骨头置换术。但最近前瞻性研究表明，全肩关节置换术较肱骨头置换术的疼痛缓解效果好，而且术后翻修率低。

对于肩袖结构缺损的肩关节炎患者，首选肱骨头置换术，因为肩袖结构不完整，肱骨移位更明显。为了修复关节盂，也可行关节盂植入重建术（前关节囊、阔筋膜自体或异体移植）。

逆置型肩关节包括一个凸面的关节盂和一个凹面的肱骨头，可用于肩袖受损但三角肌完整的要求较低的70岁以上老年人。植入物替代肩胛颈的活动中心，以此增加杠杆臂。

根据传统观念来说，肩关节炎较重，关节重建失败，且从事体力劳动的年轻人，可行肩关节融合术。随着关节盂生物重建术的出现，关节融合术已极少应用。目前仅用于三角肌受损的肩关节炎患者。

（王志杰）

第五节　脊柱骨科

一、脊柱

颈痛、背痛是门诊患者中最常见的两种主诉。尽管多数时候是由肌肉劳损引起的，介仍有可能与脊柱的病变有关。因此对于医疗保健人员来说，对再者之间的鉴别显得尤为重要。真正的脊柱病变需要脊柱外科医生及时的评估与治疗。

患者主诉颈背痛时，医疗人员须详细询问病史及进行彻底的肌肉骨骼系统检查。问诊疼痛时需包括疼痛的起因、特点、程度、有无放射痛及随时间变化。疼痛并向四肢放射时，提示神经根性病变。此外，还应问及有无盗汗、发热，夜间痛及体重下降，这些症状提示存在感染或肿瘤。肢体麻木感、针刺感，运动无力，大小便失禁均提示神经根性病变。四肢活动时疼痛，休息后缓解可能为脊椎管狭窄引起的神经源性跛行。腰椎管狭窄伴下肢疼痛的患者常诉上楼或弯腰时疼痛可减轻（因为腰椎屈曲时腰椎管增宽，可缓解压迫）。

体格检查包括检测肌力、感觉、神经反射，观察步态及末梢循环状况。肌力可分为5级，详见脊椎骨折脱位章节。颈部疼痛需检测C5～T1节段有无感觉异常，腰背部疼痛需检测L2~S1节段有无感觉异常。神经检查包括肱二头肌、肱三头肌腱反射，桡骨膜反射，膝腱反射，跟腱反射，及是否存在Babinski征。宽底式步态提示颈椎病变。

当神经检查异常，则需鉴别是由神经根性病变还是脊髓病变引起的症状。根性症状包括从脊柱向上下肢的放射痛。大小便失禁及会阴区麻木感提示骶管细根神经病变。直腿抬高试验阳性（直腿抬高时伴有从大腿后侧向膝以下的放射痛），Spurling试验阳性（头转向患侧并挤压时可出现上肢的放射痛），特异性的肌无力（如仅右侧肱二头肌无力），特定阶段的麻木感，特异性的神经反射减弱均是神经根病变的临床表现。脊髓病变则表现为特定阶段以下的迟缓性瘫痪，反射亢进，肌阵挛，Babinski征阳性，Lhermitte征阳性（颈部活动时上肢或下肢伴有放射痛），Hoffman征阳性（轻弹中指时，其余四指屈曲）。

（一）颈部劳损

【临床表现】

A．症状和体征

患者常诉颈部椎旁疼痛，伴有或不伴有肩部放射痛。同时常伴有颈部活动受限。多在过度用力，或持续的肌肉紧张或不良姿势以后出现典型症状。多存在“扳机点”。疼痛多呈钝痛或深部痛。多能触及应斜方肌、肩胛提肌或椎旁肌痉挛形成的硬结。患者也常诉头痛或眩晕。神经检查多阴性，可于脊髓病变相鉴别。

B. 影像学检查

首选颈椎正侧位。当既往有颈部外伤史，有类风湿性关节炎或Downs综合征的表现时，可考虑扪过伸，过屈位X线片，以确定是否存在颈椎不稳。X线片可显示退行性改变，如骨赘，关节强直，或其他椎体不稳的表现。

【鉴别诊断】

鉴别诊断包括颈椎病和颈椎间盘突出。颈椎问盘突出多表现为相应椎体阶段的神经根性症状，如感觉减弱或异常，肌肉无力。同时多伴有神经反射减弱。源于颈椎病的疼痛多，难与颈部劳损相鉴别。

【治疗】

急性颈部疼痛首先休息、制动。可佩带软颈托，给予止痛药及肌松剂。颈托佩带不可超过1～2周，以防止肌肉萎缩。冷敷、热敷、按摩、超声及其他理疗方法也多有效。

劳损引起的颈部疼痛多在起病后1周缓解。疼痛消失后患者即可开始功能锻炼，以加强颈部肌肉的力量，改善姿势，增加活动范围。

（二）颈椎挥鞭样损伤

【概述】

挥鞭样损伤是一种加速一减速性损伤，多发生于汽车交通事故中，头部突然向后甩，颈部急性的过伸导致颈前部软组织损伤，包括前纵韧带，椎间盘，带状肌，颈长肌及胸锁乳突肌。当头部由过伸位又突然转为过屈位，则可能导致后纵韧带，关节突关节囊及椎旁肌肉的损伤。

【临床表现】

挥鞭样损伤的临床表现多种多样，颈部疼痛和僵硬是常见的症状。头枕部及眼后疼痛也多常见。明显的肌肉痉挛也可以降低颈部的活动性。神经查体及x线检查多正常。

【治疗】

挥鞭样损伤的治疗与颈部劳损的治疗相同，即休息，颈托固定，给予止痛药。疼痛消后逐渐活动。当恢复正常活动动范围后可加强功能锻炼。

3. 颈椎间盘退行性病（颈椎病）

【概述】

与年龄密切相关的颈椎退行性改变统称为颈椎病。多数影像学上的退行性改变是无症状的。因此，椎间盘退变被认为是一种与年龄相关的自然现象。

颈椎病典型的改变是纤维环后部断裂，继之髓核破裂。椎间盘突出最常见于后外侧，因为此处是纤维环的薄弱区。随着年龄增长，钩椎关节、黄韧带肥厚，明显的骨赘形成，椎间盘退变，都可造成椎间孔或椎管狭窄，挤压神经根或脊髓。此外，后纵韧带骨化可引起多阶段的脊髓受压、变性，其多见于日本等国家。

【临床表现】

A. 症状和体征

临床症状可伴有或不伴有颈椎病退行性改变。神经系统表现可能是由于神经根受压（神经根型颈椎病）或脊髓本身受压（脊髓型颈椎病）。神经根型的心者常诉从颈部向肩部和（或）止肢的放射痛，Spurling 征多阳性。脊髓型的患者 Lhermitte 征常阳性，伴有或不伴有精巧动作及平衡障碍。伴有神经根性症状的患者多有肌无力和反射减弱。伴有脊髓性症状的患者多以肌肉阵挛为主，也可伴有桡骨倒错反射和肩胛肱骨反射阳性。Babinski 征和 Hoffman 也多常见。手指精巧运动消失，手内在肌萎缩。患者也可出现宽底式步态和拖沓步态。

B. 影像学检测

颈椎病的 X 线表现可见：椎间隙变窄，椎体边缘骨赘形成，关节突关节退变。MR 多用于评估神经根或脊髓受压情况。肌电图常用于检测是否伴有运动神经受损。

【鉴别诊断】

除了关节炎，神经根及脊髓病变也可见于脊髓肿瘤，脊髓血管畸形，肌萎缩侧索硬化，联合变性，脊髓空洞症和多发性硬化。除了病史和体格检查，MR 最常用于这些疾病的鉴别。

【治疗】

A. 神经根型颈椎病

大多数急性起病的神经根型颈椎病患者在起病 4 ～ 6 周后症状消失，很少发展为脊髓型，且大多数的患者只需要休息、用止痛药及制动就可控制疼痛。感觉异常及轻微的感觉改变可发生在颈上部及上肢疼痛消退后。

如果疼痛不缓解，应行 MR 检查，以确定脊髓受压的部位。当存在髓核脱出时，应考虑行椎间孔开放术或椎间盘切除术，然后可以行椎体融合术。

B. 脊髓型颈椎病

对于脊髓型颈椎病的患者首选非甾体类抗炎药及颈托缓解症状。

对于症状进展且佩带颈托无法缓解的患者，以及年轻患者都应行手术治疗。手术的选择取决于压迫脊髓的结构（如椎间盘、椎体、后方骨赘、肥大的黄韧带、骨化的后纵韧带），颈椎管前后径（前凸、后凸及中位），及受累的节段数。局限于椎间盘的压迫，可行大节段或多节段前路椎间盘摘除和椎体融合术。当病变局限于两个椎体或一个脊柱后凸畸形的椎体，且后凸畸形大于 15° 时，可行前路椎体切除术，椎闸孔开放术，然后移植支撑物行椎体融合，以达到退变节段颈椎的减压与稳定。当压迫超过两个脊髓节段时，前路手术的致病率明显增加，可行后路手术多节段椎板切开术，附加或不附加椎板融合。

【病程和预后】

大多数神经根型颈椎病患者保守治疗 4 ～ 6 周后能基本缓解：对于脊髓型颈椎病患者，当症状较轻且持续时间较短时，外科手术治疗效果较好，但术后症状极少可完全消失。值得注意的是，脊髓型颈椎病至少部分能自发缓解。对于慢性且累及多节段脊髓病变，外科手术治疗效果较差。

二、背痛综合征

（一）腰痛

【概述】

在美国，每年约有 40 万的工人因为腰痛致残。 据估计在人的一生中，有 80% 的人受到腰痛的困扰。鉴于该病的高患病率，所有的医疗工作者都应能够鉴别不同原因引起的腰部疼痛。

【临床表现】

A. 症状与体征

腰背痛最常见的原因是机械性损伤。患者的疼痛主要与过度负重有关。很多患者身体素质差，腹肌张力弱，姿势不良。

腰背痛常被描述为一种腰骶区的深在痛，是一种钝痛并向其他部位扩散，伴或不伴有臀部放射痛。患者弯腰时疼痛加重，休息后缓解。椎旁区可有触痛，并可触及“扳机点”或硬结。椎旁肌多有痉挛。

神经反射及循环血运检查，如肌力，感觉和反射多在正常范围内。直腿抬高试验是指患者取仰卧位，检查者抬高患者下肢，被动牵拉坐骨神经，当出现沿腿部的放射痛时为阳性，提示存在神经根受刺激。

B. 影像学检查

X 线检查可能出现腰椎间隙狭窄或骨赘形成，也可无明显异常。X 线应作为常规检查。而对于年龄超过 50 岁患者的变异应慎重考虑，对于年龄小于 20 岁患者应排除先天或发育异。

【治疗】

腰肌劳损急性期的治疗主要包括休息和镇痛药物。腰围可以提供一定的机械支撑。疼痛缓解后，应加强腹背部肌肉的锻炼，典型的锻炼方法包括屈膝仰卧起坐和腘绳肌、骶脊肌的拉伸训练。此外，还应告诉患者正确的用力方式，特别是应下蹲搬运重物，而不是弯腰。

【病程和预后】

腰部劳损的通常病程随时间而自行缓解。疼痛复发很常见，多由过度活动引起。当患者疼痛长时间不缓解，应考虑是否与精神因素有关，或者涉及工人的赔偿问题。保守治疗效果不明显的患者还应行 MR 检查，以确定是否存在神经压迫。如果检查未发现明显病变时，应鼓励患者尽快恢复日常活动。但不提倡对镇痛药物特别是阿片类药物的长期依赖。

（二）腰椎间盘综合征

【概述】

患者可出现背痛及单侧或双侧下肢的症状。背部疼痛可能与纤维环的退变有关，因为纤维环内含有很多疼痛神经末梢纤维。纤维环退变后，髓核可脱出到椎管内压迫神经，引起下肢症状。椎间盘后外侧是其薄弱区，因此最容易从此处突出。这种稚间盘突出称作“旁中央型”。发生于中线位的中央型榷间盘突出不常见。

在 L1 以下的硬膜囊（脊髓圆锥）内仅有神经根，即马尾神经。每一根腰脊神经从相应椎体椎弓根的内下方进入稚间孔，高于椎间盘水平穿出。因此旁中央型椎间盘突出会压迫下一椎体的神经根。例如 L4 ～ 5 旁中央型椎间盘突出会压迫到 L5 脊神经根。相反，发生在近神经孔处的边缘型椎间盘突出最可能压迫相应水平的神经根。例如 L4 ～ 5 边缘型椎间盘突出最可能压迫 L4 脊神经根。L4-S1 是腰骶椎的过度节段，承受的脊柱机械应力最大，因此 L4 ～ 5 及 L5-S1 椎间盘最容易发生突出，而 L5 及 S1 脊神经也最常发生病变。

【临床表现】

坐骨神经痛（下肢放射痛）是最常见的表现。疼痛可局限在特定的感觉节段。下肢疼痛常为隐性症状，不被患者察觉，但当突然的椎间盘突出刺激神经可引起疼痛急性发作。疼痛可星针刺祥、烧灼样，或电击样。长时间站立或者久坐都会加重疼痛，而休息后可稍缓解。

神经根受压迫可引起明确的相应分布区的感觉改变，如感觉异常或丧失。如果持续受压可导致肢体活动无力，且肌力减弱与受压神经根所支配的肌节相一致。肌肉挛缩也可伴随感觉运动改变出现。直腿抬高试验多阳性。

【影像学检查】

X 线检查可显示退行性改变，如椎间隙变窄和骨赘形成。MR 和脊髓造影对于显示椎间盘突出的灵敏度较高。对于椎间盘突出的定位应慎重，不仅包括突出椎间盘的水平节段还应包括突出于中线的关系（中央型、旁中央型、边缘型）。

【治疗】

对于急性椎间盘突出的治疗有很多争议。如果椎闯盘膨出两不是突出，则保守治疗，如卧床休息、镇痛及抗炎药物，多可缓解临床症状。

如果症状持续无明显缓解，或者神经症状进行性进展，或者保守治疗无效，则需考虑行椎板切开减压术。当患者症状与临床检查相一致时，手术治疗效果较明显。比如 L4 ～ 5 旁中央型椎间盘突出、压迫 L5 神经根出现临床症状（踇趾背屈无力，L5 神经支配区皮肤感觉异常或出现疼痛），手术多可缓解。椎间盘摘除可通过标准的椎间盘切除术或内镜下微创手术。

（三）腰椎管狭窄

当腰椎及椎间盘退行性改变较严重时，即使无特定的椎间盘突出，仍可出现广泛的腰椎管狭窄。腰椎管狭窄的发病是多因素的，包括关节突关节增生，椎间盘退变，椎间隙狭窄，及黄韧带增生肥厚等。

脊椎管狭窄常见于 50 ～ 60 岁的老年人。主要症状是无明确定位的腰背部疼痛和僵硬。可出现侧隐窝狭窄，导致单侧神经根受压，引起与坐骨神经痛相同的下肢症状。患者常诉活动时腰背痛及下肢放射痛加重，休息后立即缓解（神经源性跛行）。其可与血管源性跛行相鉴别，因为血管源性跛行在休息数分钟后才可缓解。

腰椎背伸会使腰椎管更加狭窄，因此对于腰椎管狭窄的患者来说，背伸运动会加重症状；相反屈曲运动可使症状减轻。因此患者常诉上楼比下楼容易，购物时趴在手推车上会缓解症状。体格检查可发现下肢反射减退或不对称，肌力减低（踇长伸肌最常见），特定支配区的感觉减弱。

X 线检查可以显示腰椎的退行性改变，比如椎间隙狭窄、骨赘形成，也可基本正常。脊髓造影或 MR 检查可进一步明确诊断。

对于持续的神经源性跛行，保守治疗无效的患者，可行椎间孔开放术或者椎板切开减压术，多可缓解症状，改善功能。如果同时存在腰椎不稳（退行性椎体滑脱），还应加以椎体融合及内固定。

（四）其他的腰部疾病

对于腰痛的病因，还应考虑感染或者肿瘤的可能。除此之外，其他侵及脊柱的疾病如腹主动脉瘤、胰腺癌、肾盂肾炎也可导致腰背部疼痛，也应考虑在内。

在成人最常见的硬膜外肿瘤是转移瘤，女性最常发生脊柱转移的是乳腺癌，男性是前列腺癌。多发性骨髓也常侵及脊柱，通过溶解骨质导致病理性骨折，引起疼痛。成人脊髓硬膜内肿瘤（神经纤维瘤、脊膜瘤和室管膜细胞瘤）远不如转移瘤常见。当患者有其他部位肿瘤的病史，夜间疼痛加重，发热、盗汗、不伴有腰痛的双下肢疼痛等症状时应高度怀疑存在肿瘤的可能。骨转移瘤通过 X 线检查多被发现。当 X 线不能明确显示时可进一步行 MR 检查。

终板炎和脊椎骨髓炎可在不导致神经症状的情况下引起腰背部疼痛。脊椎骨髓炎可由多种途径引起，包括医源性直接感染（注射、诊断性检查），邻近感染蔓延，血源性播散种植（感染的血管网或者泌尿系统感染）。

一旦感染播散至椎体干骺端面，可破坏终板侵有椎间盘，然后引起邻近节段椎体的感染。椎间盘内无血管，可以很快被细菌释放的酶类溶解破坏。脊柱的骨髓炎可以扩散至椎管内，引起硬膜外脓肿、细菌性脊膜炎，也可蔓延至邻近软组织内形成局限性脓肿。椎体和椎间盘的破坏会使脊柱失稳，甚至导致椎体塌陷。此外，感染的椎体及增生的肉芽组织可向后压迫脊髓，引起血管闭塞。一旦怀疑有椎体感染，在给予抗生素之前必须通过活检或抽吸脓液来明确引起感染的病原体。增强 MR 检查可以清楚的显示病灶的轮廓，及是否有硬膜外脓肿。

（五）急性马尾综合征

在极少情况下，L2 ～ 3 水平的椎间盘从后中线急性脱出可能会压迫马尾神经，称为急性马尾综合征。患者会出现强烈的单侧或双侧下肢远端疼痛，肌肉无力，尿潴留，排便不协调，严重时也会有大小便失禁。腰椎 MR 检查可以显示压迫的部位。需急诊减压处理。

（六）机械性后背痛

【概述】

长期存在腰椎间盘疾病的患者可能引起许多受累脊髓节段的退行性改变。椎间盘的塌陷可引起前部椎体和后部关节突关节的异常活动，然后导致骨赘形成。

【临床表现】

首发症状是由异常关节突关节周围的炎症引起，包括腰部弥漫性疼痛，可伴有或不伴有臀部及大腿后侧的放射痛。患者常诉体位性不适，弯腰或者弯腰后直立时出现腰部的“绞锁现象”。

【诊断和治疗】

放射性检查可显示骨赘形成、椎间隙变窄的退行性改变。对于诊断为小关节综合征的患者首先应保守治疗，主要是休息和抗炎处理。透视引导下向关节突关节内注射糖皮激素和利多卡因可作为诊断性治疗。对于保守治疗无效的患者可考虑行前路或后路椎体融合术，以消除脊椎的异常活动。但结果差异很大。

（王志杰）

第六节 骨科肿瘤学

骨肿瘤可以是原发的（问充质来源），也可以是继发的（如转移瘤、骨髓瘤、淋巴瘤）。骨转移瘤和骨髓瘤明显比原发性骨肿瘤常见，尤其是在老年患者。原发性骨肿瘤可分为三类：恶性骨肿瘤（肉瘤），良性骨肿瘤，混合型骨肿瘤。骨肉瘤倾向于通过血行转移，多转移至肺。良性骨肿瘤呈多样性，可以很小，无需处理，也可以很大，具有侵蚀性。

一、概述

无论何种类型的肿瘤，大多数的患者都有骨骼肌疼痛，呈典型的深钝痛。疼痛开始时可呈间歇性或者与活动有关，但随着时间进展，最后多呈持续性。对怀疑骨肿瘤的患者，需进行仔细地体格检查。对于老年人，应高度怀疑转移瘤，并仔细查找远处的原发肿瘤灶。可拍摄关键部位的正侧位片。怀疑恶性时，还应行胸部 X 线检查。CT 平扫和 MR 检查对于肿瘤性质的判定有辅助作用。

二、骨肿瘤的放射学特征

X 线平片对于骨性病变的鉴别诊断非常重要。读片时应注意病变的解剖部位，病变与正常骨组织的过渡区，以及病变的内部改变。良性病变多生长缓慢，并可以破坏骨密质，在病灶的边缘可有反应性的骨膜内新生骨形成并包绕肿瘤表面。高度恶性的骨肿瘤多生长较快，机体来不及形成反应性骨膜内新生骨，以阻隔肿瘤的散。因此，侵蚀性肿瘤与正常组织多无明显的界限。恶性肿瘤可以破坏皮质骨，侵及周围软组织。还应注意肿瘤的钙化或骨化。肿瘤内钙化显得更加杂乱无章，常比骨化密度更高，多提示软骨性肿瘤。肿瘤内骨化说明有矿物质形成，可显示其结构，多提示骨性来源的肿瘤。

三、活检和手术治疗

在仔细地体格检查和影像学检查判定病变的性质后，才可以行病理活检术。如果为恶性肿瘤，则在行肿瘤切除时应将活检区域彻底清除。同样，活检穿刺时应尽可能地少穿及筋膜间隔，以预防肿瘤种植和减小肿瘤切除的范围。应避免横向切口。应行冷冻切片检查，还应行病原培养以排除侵蚀性的感染病灶。

手术治疗是指直接切除整个病灶并预防复发。一般而言，切除范越大，术后复发的可能性越低。以下为四种肿瘤切除术式：

瘤内切除：切除肿瘤本身（如刮除术）。

边缘切除：沿肿瘤反应区切除，反应区内含有炎性细胞、显微组织和可能卫星转移病灶。

广泛切除：切除肿瘤及周围正常组织。

根治性切除：切除肿瘤及其所在的整个筋膜间隔。

四、分期

恶性肌肉骨骼肿瘤的分期是根据肿瘤的病理分级，侵及范围（局部或扩散），及是否存在远处转移灶。对于肿瘤的组织学分级，1 级为低浸润性，多不出现远处转移；2、3 级则为高浸润性，远处转移的发生率较高。按病灶大小分为原位病灶（T0），扩散到包膜外但未突破所在筋膜间隔（T1），突破筋膜间隔（他）。按是否存在远处转移分为无远处转移（M0）和有远处转移（M1）。

对于肌肉骨骼肿瘤化疗和放疗治疗的详细探讨已超出了本文的范围。化疗已经极大地提高了骨肉瘤和尤文氏肉瘤的存活率。对于这些肿瘤，术前化疗应用的越来越广泛。放疗对于尤文氏肉瘤、骨肉瘤、淋巴瘤、骨髓瘤及骨转移瘤的局部治疗是有效的。

五、转移性骨肿瘤

在成人转移性骨肿瘤占骨性肿瘤的绝大部分。其中，来源于乳腺、前列腺、肾脏、甲状腺、胰腺和胃的肿瘤多常见。乳腺癌和前列腺癌转移的骨转移瘤诊断多明确，而对于来源不明确的骨转移瘤常为肺部或肾脏肿瘤转移所致。对于 40 岁以上成年人，无原发肿瘤的诊断，且呈溶骨性破坏时应行以下检查：

• 患侧肢体的 X 线平片，胸部平片，胸部、腹部及骨盆的 CT 平扫。

• 放射性核素全身骨扫描，以发现多发病灶。

• 如果怀疑骨髓瘤时，应行全身骨检查。

• 全血细胞计数、血液生化、肝功能检查、血沉、尿和血的免疫电泳。

这些检查可以发现 85% 的原发性骨肿瘤。

六、常见的原发性恶性骨肿瘤

（一）骨肉瘤

骨肉瘤是骨最常见的原发性恶性肿瘤，男性较常见，最常发生在儿童和年轻人的膝关节周围。其他常发生部位包括近端股骨和肱骨近端。组织学显示有产生恶性间质细胞的骨样组织。大多数病变有较高的穿透性，可穿透皮质，形成骨外软组织肿瘤。清晰的 X 线片显示破坏性的病损，它们表现为一些骨赘形成。现代化疗方案明显增加截肢方案的可行性及生存时间。新辅助化疗方案的临床治疗方法包括手术切除和维护化疗。骨肉瘤不常见的亚型包括：骨膜外、骨膜和中心性肉瘤。

（二）软骨肉瘤

软骨肉瘤在十五、十六世纪有较高的发生率，其来源于恶性软骨细胞。它通常发生在膝盖、肩、骨盆，脊柱。清晰的 x 线片显示皮质增厚和由软骨沉积组成的低密度阴影。仅仅基于软骨细胞病理组织学检查来确定恶性度是困难的。临床病史和影像学资料对正确的诊断是必不可少的。多数软骨肉瘤属于 1 或 2 级，和骨肉瘤相比有较小的侵袭性。广泛的外科手术切除治疗该疾病的最佳方法。低分化性软骨肉瘤一此亚型含有高度侵略性的纺锤形细胞。治疗方法包括大范围切除和化学疗法，预后较差。

（三）尤文肉瘤

尤文肉瘤是一个蓝色的小细胞肿瘤，其特征为 t(11：22) 染色体易位。它通常发生在 5 岁以上的儿童及青少年。发现蓝色的小细胞肿瘤的 5 岁以上儿童，在作出尤文肉瘤的诊断之前，必须排除白血病和转移性神经母细胞瘤。同样地，成人要作出尤文肉瘤诊断时必须被排除转移癌。疼痛和发烧是常见的主诉，许多患者有炎症标记物和白细胞计数的升高（这些症状容易和骨髓炎相混淆）。最常见的发生部位是骨盆、膝、肱骨近端和股骨骨干。X 线常显示干骺端的穿凿样破坏，骨膜经典的“洋葱头”样多层次征象是不常见的常见的表现是大量活性骨的溶解。治疗方法包括化疗、放疗、手术干预，能提高长期生存率接近 70%。

（四）骨淋巴瘤

淋巴瘤的发生可以在骨头某个部位的，或分散在骨骼和软组织，或转移到骨头。它会影响到患者一生。疼痛及组织包块是很普遍的。通常受影响的是膝盖、骨盆、臀部、肩、和椎骨骨折。X 线片上特征性表现为不同程度的骨质破坏。治疗围绕化疗和放疗。外科手术干预适合于病理性骨折内固定。

（王志杰）

第八节 常见的良性骨肿瘤

一、骨样骨瘤

骨样骨瘤是一种良性的骨头病变，患者常在 5 ～ 30 岁产生疼痛是典型症状。不断加重的疼痛是典型特征，尤其夜间痛。病变常见于近端股骨，胫骨骨干和脊柱。X 线典型表现为硬化、活跃的边缘病灶。骨扫描表现活跃。非甾体内抗炎药对缓解疼痛非常有效，50% 的病灶经保守治疗将治愈。对于顽固性疼痛，经皮射频消融是非常有效的。

二、内生软骨瘤（软骨瘤）

内生软骨瘤在于最常见，包括掌骨和指骨，其次是肱骨近端。并且容易发生病理性骨折。X 线显示囊样变及膨胀的损害。大部分内生软骨瘤在发病 3 个月至 1 年时间内会有影像学的连续性变化。如果有必要，治疗包括刮除术及骨移植。对软骨瘤来说，恶性变是非常少见的，但以下两种情况除外：以多发性软骨瘤为特征的内生软骨瘤病有 30% 的风险转变为软骨肉瘤。马富奇综合征包括多发性软骨瘤伴内脏海绵状血管瘤。两种疾病增加内脏恶性肿瘤的风险。

三、骨软骨瘤

骨软骨瘤是骨表面的良性病损，以连接到髓腔的软骨帽为其特征。如果没有临床症状，保守治疗就足够了。如果疼痛难忍，切除是合适的治疗。多基因遗传的外生骨疣是常染色体显性遗传病，父母有骨软骨瘤。虽然恶性转变在独立的病变是很罕见的，但多基因遗传增高了发病风险，约 10%。

四、骨巨细胞瘤

巨细胞瘤尽管良性也具有局部侵袭性。巨细胞瘤在女性中更为常见，常发生在长骨闭合的骨骺端。膝部、颈椎、桡骨远端、骶骨是常见的部位。X 线显示干骺端的溶骨性破坏累及骨骺。破坏区域表现肥皂泡沫样。治疗包括彻底的开窗剐骨、刹骨后辅以有机物苯酚、骨移植术。如果无法手术治疗，可考虑放疗。少见原发性巨细胞肿瘤是良性的或再次良性退变。

五、动脉瘤性骨囊肿

动脉瘤性骨囊肿是良性的，但可以与以下肿瘤有关联，包括巨细胞瘤、成软骨细胞瘤和纤维性发育不良。还可以伴随其他良性肿瘤发生。75% 患者小于 20 岁。疼痛和肿胀在数月到数年。X 线显示超过皮质骨边缘的膨胀性病变。动脉瘸性骨囊肿的特点是无内皮包裹的血腔。治疗包括刮骨术后植骨，经常复发。

单纯性骨囊肿的特征是囊性张和皮质变薄。常发生在肱骨近端，近端股骨、胫骨远端。病患常出现疼痛或病理性骨折。X 线表现为一个轻度膨胀性、溶骨性的囊样病变，周围有薄层皮质骨和松质骨，位于骨的近端或骺板的附近。活动性病灶本身界限清楚，因为旧病灶有正常骨插入。一线的治疗方法包括吸引术及注射甲强龙后行细胞学检查。如果上述方法证明无效，可行刮除术及骨移植。

六、纤维性骨结构不良

纤维性骨结构不良是一种骨发育的紊乱。它可以孤立发生或多个部位发生。当多部位形成“咖啡斑”和出现内分泌异常时可作出多发性骨纤维发育不全的诊断。尽管几乎任何骨头可以发生，近端股骨是最常见的位置。X线显示骨破坏性损害，几乎全都为溶骨性的。病变可以从单纯的溶骨改变到出现毛玻璃影。大多数患者不需要外科手术治疗。然而耐骨术，骨移植术和内固定术对压力离部位及病理性骨折来说是较好的选择。

七、骨髓炎

骨髓炎类似骨肿瘤。患者常见症状为疼痛、发烧、寒颤。然而本质上的症状却不常现现。急性感染通常有骨膜抬起；慢性病变常有溶骨/硬化表现。感染早期，MRI可以显示骨的改变而在X线片上却不容易发现。

在急性骨髓炎，当出现脓肿时，当患者保守治疗失败时，当软组织需要清创，以防止进一步的破坏时，外科治疗是首选方法。在静脉注射毒品滥用者，或在免疫缺陷的宿主，急性骨髓炎治疗不彻底可以迁延为慢性骨髓炎。这种疾病通常伴急性加重的反复的疼痛。静脉注射提抗生素治疗应受深层感染病灶菌培养的指导。外科治疗包括去除所有已感染的骨及软组织和硬化灶，之后根据细菌培养选择静脉注射敏感抗生素。

（王志杰）

第九节 足、踝

一、趾间神经瘤（Morton神经瘤）

趾间神经瘤是引起足疼痛的常见原因，Morton率先描述了一种前足的疼痛情况，他把这种情况归因于该脚趾神经的神经炎。然而，考虑到趾间神经的位置，现在已知这种情况绝对不可能。取而代之说法是，趾神经炎是由于神经跨过横韧带时被压缩和束缚造成的。

【临床表现和体检】

患者在脚底受损的神经附近常出现疼痛相关的烧灼感或麻刺感。这些症状常常发生在中年妇女中。穿鞋，特别是穿紧脚鞋或高跟鞋，由于增加了脚弓的压力和神经的压迫，明显加剧了症状。脱掉高跟鞋和按摩可以缓解疼痛。用检查者的大拇指和食指夹住趾骨进行检查，当按压患趾附近时可能会引起疼痛。

【诊断】鉴别诊断包括滑膜炎，滑囊炎，跖骨痛。跖骨痛时，疼痛通常位于受牵连的跖骨下方，而且常常伴随着硬结形成。滑膜炎引起的疼痛常定位于跖骨头远端。滑囊炎常出现肿胀，这是与趾神经炎相关的不典型的结果。

像前面所说的，趾神经炎的诊断主要靠追问病史和体格检查。在受感染的地方注射1ml利多卡因，如果疼痛缓解可以提供诊断确认。

【治疗】

非手术治疗方法包括：避免高跟的鞋子或紧脚趾鞋子，防止脚趾的过伸或过曲，用跖骨垫缓解脚底的压力。类固醇注射可以改善症状，但效果往往是短期的。如果保守治疗无效，外科手术治疗松解横向的跖韧带或神经根切除术。

二、跖骨痛

跖骨痛以异常的疼痛来定义，这种疼痛常定位在跖骨头下方，而且这种痛随体重加熏而变得更糟。机械性因素可能是其主要原因，松弛的横向跖骨韧带导致跖骨弓的塌陷是最初原因。位于第二跖骨头下的肌腱也经常出现疼痛。治疗始于矫形学，例如用毡制品或橡胶垫置于跖骨头来缓解疼痛。如果保守治疗无效，可以考虑外科手术治疗。

三、足踇外翻

【概述】

踇外翻畸形是由第一跖趾关节半脱位，这种半脱位导致第一跖头向内侧突出和横向偏离第一跖骨近端。

【病因学】

解剖因素包括第一跖趾关节内翻易于导致踇外翻。妇女的矮形鞋可以导致脚指头聚压，导致外翻畸形。

【临床评估及体格检查】

当评估踇外翻畸形时，患者的主诉应该被仔细地考虑，因为它可能影响到治疗的选择。主诉与美容学，跖痛、第二脚趾畸形，鞋子不合适，不严重的疼痛相关。同时，患者的职业及生活活动也应该被追查。专业的舞蹈者或者是高性能运动员不是好的手术候选人。

起初，脚有任何畸形应该被检查。当第一跖内侧头突出，就表现为踇外翻或被称作踇囊肿。踇外翻所致的："踇囊炎"表现为内侧第一趾骨头的突出，导致大踇指内侧半脱位加重。尽管覆盖在内侧隆起上的韧带样结构可增厚，但真正的骨质增生并不常见。脚部的神经血管应该被探查。

【影像学评估】

病变之处，应摄脚的正位、侧位、斜位片。踇外翻畸形的角度（趾骨近端和第一跖骨之间的夹角，正常 <15°)，跖骨间的角度（第一及第二跖骨之间的夹角，正常 <0°）以及远端跖骨的角度（远端跖骨关节面及第一跖骨长轴之间夹角应 <10°）应该被测量和记录。不协调的跖趾关节（从近端跖骨头横向偏差）也应该被注意。

【治疗】

治疗应以缓解跖骨头下方的压力为指导方向，可通过在鞋的中心跖骨头后方放置毡或橡胶垫来解决。保守治疗失败，可以根据畸形严重程度、关节炎程度以及其他患者因素来选择外科治疗方案。

四、踇内翻

踇内翻是第一跖骨近端的半脱位。病因包括创伤性和医源性（通过度校正的踇外翻畸形手术）。踇内翻可以定义为柔软型（手法按摩可矫形）或僵硬型（手法不能矫形）。如果畸形是柔软型，可考虑行踻长伸肌腱或踇短伸肌腱转移术。如果畸形是僵硬型，融合术或融合第一跖骨关节是最好的外科治疗。

五、踇趾僵硬

踇趾僵硬主要累及第一跖趾关节，导致疼痛和背曲受限。也可能累及更多的关节，导致穿鞋困难。骨赘骨刺也可以形成，向外侧及内侧突出。

检查者迫使跖骨背曲可造成患者疼痛。手持第一跖骨近端保持其静止不动，然后运用沿轴向的力转动跖骨远端，这样的研磨试验也可以产生疼痛。这种有意义的疼痛表明研磨试验阳性，表明足底局部软骨的严重丢失。背内侧的神经或许太敏感了。

影像学评估包括足的负重前后位、侧位、轴位视角片。关节变窄的程度应该被注意。蹢趾僵硬按影像学可做如下分度：Ⅰ级（关节间隙保留），Ⅱ级（关节间隙狭窄，但 < 50%），Ⅲ级（狭窄程度 >50% 正常间隙）

起初，保守治疗可用大号鞋来增加第一跖趾关节的活动度，垫起脚底来限制关节的联合运动。保守治疗失败，考虑手术治疗。

外科手术治疗需要行唇切除术（切除骨赘）和关节固定术（融合第一跖趾关节）。唇切除术适合于Ⅰ级、Ⅱ级及研磨试验阴性的Ⅲ级病变。如果唇切除术不能使疼痛得到缓解，可以考虑融合术。对影像学及研磨试验阳性的Ⅲ级病损，应该采用融合术，因为研磨试验阳性表明软骨的缺失。尽管现在有各种关节成形术，包括关节置换，但是它们的短期及长期效果不如关节融合术。

六、足底筋膜炎

足底筋膜炎是足底筋膜的退变。典型的患者，这种紊乱是 40 ～ 70 岁超重的人，有显著的脚后跟疼痛和跟骨内侧的局部触痛结节。

影像学上可见跟骨刺。治疗需要拉伸和按摩足底筋膜和阿里斯基腱、插入跟骨垫、夜间支架、行走支具。如果保守治疗失败，手术松解腱内侧 1/3 是必要的。

七、糖尿病足

与糖尿病足相关的病理变化是很复杂的，有神经变化及不同程度的血管变化。可导致糖尿病溃疡及神经性关节病 charcot 足。治疗这两种紊乱取决于多种因素。

1. 糖尿病溃疡

由于存在周围神经病变，患者可有脚部感觉的减退。结果皮肤表层的受伤不能被及时察觉，而进展为溃疡。这些患者应经过皮肤表层氧压力来重新评估及 ABI 评分来决定愈合潜力。一个 ABI 比例高于 0.6 和经过皮肤表层氧压力测量超过 40mmHg 通常表示足够的血管分布及康复潜力。此外，溃疡本身的特点也影响治疗的选择。局部的、肤浅的，未扩展到肌腱、骨骼、或韧带的溃疡可以被清除掉，然后放入不受力的鞋或管型之中。那些深入到深部软组织或骨的溃疡需要在手术室清创和抗菌治疗。另外，加强营养促进愈合。

如果能保持适当的血流，这些溃疡可以愈合。如果溃疡经久不愈或发生坏疽，那么截肢是可以考虑的。

2. 神经性关节病（Charcot 足）

神经性关节病以骨髓炎，关节半脱位或脱位，和骨碎片为特征，后期可能导致畸形愈合。采用磁共振（MRI）闪烁的被标记的白细胞可以用来和骨髓炎相区别。最初的治疗包括感染下肢的非负重保护。手术干预仅在某些特殊病例中考虑。

（王志杰）

第三十五章 颅脑损伤指南

第一节 一般原则

和平时期颅脑损伤多见于交通事故、厂矿事故；自然灾害，坠落、跌倒、爆炸、火器伤、以及各种钝、利器对头部的伤害。常与身体其他部位的损伤合并存在。

一、急诊脑外伤病人接诊处置

监测生命体征，观察意识状态，尤其是神志瞳孔等重点体征变化，询问病情，确定GCS评分及分型。全身检查，确定有无胸、腹、脊柱、四肢复合伤，及时行头颅CT检查，作出初步诊断以及适当的急诊处置。根据病情，决定就地抢救或直接进入手术室施行急诊手术。

二、救治原则

抢救生命（心-肺-脑复苏），解除脑疝，止血，预防感染，复合伤的治疗。

三、各种类型的急诊手术

头皮和颅骨损伤的清创手术，血肿钻孔引流术，标准开颅血肿清除术。

四、综合治疗

如降低颅内压，改善脑循环，激素类制剂（如甲泼尼龙，地塞米松）和止血药物的使用，预防性使用抗菌素，水电解质平衡，全身营养与能量支持。

五、危重病人抢救及监护

有休克的头部外伤应在急诊就地抗休克治疗。头皮外伤应简单止血包扎后再转送。保持呼吸道通畅，怀疑合并颈椎损伤者应佩带颈托。

六、康复治疗

预防和对症治疗各种外伤后并发症，高压氧，锻炼神经功能和认知能力的恢复，精神心理治疗。

（孙秀海）

第二节 头皮损伤诊疗指南

一、头皮血肿

头皮血肿多因头部钝器伤所致，根据头皮血肿的具体部位又分为皮下血肿、帽状腱膜下血肿和骨膜下血肿。

【诊断】

（一）临床表现

1. 局部肿块 皮下血肿一般体积小，有时因血肿周围组织肿胀隆起，中央相对凹陷，易误认为凹陷性颅骨骨折。帽状腱膜下血肿，因帽状腱膜组织疏松可蔓及范围较广。骨膜下血肿其特点是限局于某一颅骨范围内，以骨缝为界。

2. 休克或贫血 帽状腱膜下血肿可蔓延至全头部，小儿及体弱者可导致休克或贫血。

（二）辅助检查

1. 实验室检查

⑴ 血常规化验 了解机体对创伤的反应状况，有无继发感染。

⑵ 血红蛋白下降表明出血严重。

2. 影像学检查

⑴ 头颅 X 线平片，包括正位、侧位和血肿部位切线位平片。

⑵ 必要时可考虑行头颅 CT，以除外颅内异常。

【治疗】

（一）非手术治疗 较小的头皮血肿在1～2周左右可自行吸收，巨大的血肿可能需要4～6周吸收。采用局部适当加压包扎，有利于防止血肿继续扩大。为避免感染，一般不采用穿刺抽吸。

（二）手术治疗 小儿的巨大头皮血肿出现明显波动时，为促进愈合，在严密消毒下可行穿刺抽吸，其后加压包扎。包扎的松紧要适当，过松起不到加压作用，过紧可能导致包扎以下疏松组织回流障碍，出现眶内及耳后积血。

二、头皮裂伤

头皮裂伤系由锐器或钝器伤所致。由于帽状腱膜具有纤维小梁结构的解剖特点，头皮血管破裂后血管不易自行收缩而出血较多，可引起出血性休克。

【诊断】

（一）临床表现

1. 活动性出血 接诊后常能见到自头皮创口有动脉性出血。

2. 休克 在创口较大、就诊时间较长的病人可出现出血性休克。

3. 须检查伤口深度、污染程度、有无异物、颅底有无骨折或碎骨片，如果发现有脑脊液或脑组织外溢，须按开放性颅脑损伤处理。

（二）辅助检查（检查应在急诊止血处置后进行）

1. 实验室检查

⑴ 血常规化验 了解机体对创伤的反应状况，有无继发感染。

⑵ 血红蛋白和红血球压积持续下降表明出血严重程度。

2. 影像学检查

⑴头颅 X 线平片，包括正位、侧位和创口部位切线位平片。

⑵ 必要时可考虑行头颅 CT，以除外颅内异常。

【治疗】

头皮血供丰富，其清创缝合的时限允许放宽至 24 小时。采用一期全层缝合，其后注射破伤风抗毒素，并根据创伤情况应用抗生素、补液输血等。

三、头皮撕脱伤

头皮撕脱伤多因发辫受机械力牵扯，使大块头皮自帽状腱膜下层或连同颅骨骨膜被撕脱所致。

【诊断】

（一）临床表现

1. 休克 失血或疼痛性休克。

2. 活动性出血 接诊后常能见到自头皮创缘有动脉性出血。

（二）辅助检查（亦应在急诊止血处置后进行）

1. 实验室检查

⑴ 血常规化验 了解机体对创伤的反应状况，有无继发感染。

⑵ 血红蛋白和红血球压积持续下降表明出血严重程度。

2. 影像学检查

⑴ 头颅 X 线平片，包括正位、侧位平片。

⑵ 必要时可考虑行头颅 CT，以除外颅内异常。

【治疗】

治疗上应在压迫止血、防治休克、清创、抗感染的前提下，行中厚皮片植皮术，对骨膜已撕脱者，需在颅骨外板上多处钻孔达板障，然后植皮。条件允许时，应采用显微外科技术，行血管吻合、头皮原位缝合术，如获成活，可望头发生长。

（孙秀海）

第三节 颅骨损伤

颅骨骨折系指颅骨受暴力作用所致颅骨的连续性中断。颅骨骨折的病人，不一定都合并有严重的脑损伤。但没有颅骨骨折的病人，由于力线作用可能存在严重的脑损伤。一般来讲，凡有颅骨骨折存在，提示外力作用较重，合并脑损伤的几率较高。根据骨折部位可将颅骨骨折分为颅盖及颅底骨折；又可根据骨折端形态分为线形和凹陷骨折，如因暴力范围较大与头部接触面积广，形成多条骨折线，分隔成多条骨折碎片者则称粉碎性骨折；而颅盖骨骨折端的头皮破裂称开放性骨折，颅底骨折端附近的粘膜破裂则称内开放性颅骨骨折。开放性骨折和累及气窦的颅底骨折易合并骨髓炎或颅内感染。

一、颅盖骨线状骨折

【诊断】

（一）临床表现

1. 病史 有明确的头部受伤史。

2. 头皮血肿 着力部位可见头皮挫伤及头皮血肿

（二）辅助检查

1. 试验室检查同头皮损伤节。

2. 影像学检查

⑴ 头颅 X 线平片，包括正位、侧位平片。

⑵ 必要时可考虑行头颅 CT，以除外颅内异常并经 CT 骨窗像可明确骨折部位。

【治疗】

单纯性颅盖骨线状骨折本身无须特殊处理，但应警惕是否合并脑损伤；骨折线通过硬脑膜血管沟或静脉窦所在部位时，要警惕硬脑膜外血肿发生的可能。需严密观察或 CT 复查。开放性骨折可导致颅内积气，应预防感染和癫痫。

二、颅底骨折

颅底部的线形骨折多为颅盖骨骨折线的延伸，也可由邻近颅底平面的间接暴力所致。根据所发生的部位可分为前颅窝、中颅窝和后颅窝骨折。由于硬脑膜与前、中颅窝底粘连紧密，故该部位不易形成硬脑膜外血肿。又由于颅底接近气窦、脑底部大血管和颅神经，因此，颅底骨折时容易产生脑脊液漏、颅神经损伤和颈内动脉 - 海绵窦瘘等并发症，后颅窝骨折可伴有原发性脑干损伤。

【诊断】

（一）临床表现

1．前颅窝骨折　累及眶顶和筛骨，可伴有鼻出血、眶周广泛淤血（称“眼镜”征或“熊猫眼”征）以及广泛球结膜下淤血。如硬脑膜及骨膜均破裂，则伴有脑脊液鼻漏，脑脊液经额窦或筛窦由鼻孔流出。若骨折线通过筛板或视神经管，可合并嗅神经或视神经损伤。

2．中颅窝骨折　颅底骨折发生在中颅窝，如累及蝶骨，可有鼻出血或合并脑脊液鼻漏，脑脊液经蝶窦由鼻孔流出。如累及颞骨岩部，硬脑膜、骨膜及鼓膜均破裂时，则合并脑脊液耳漏，脑脊液经中耳由外耳道流出；如鼓膜完整，脑脊液则经咽鼓管，流向鼻咽部而误认为鼻漏。骨折时常合并有Ⅶ、Ⅷ颅神经损伤。如骨折线通过蝶骨和颞骨的内侧面，尚能伤及垂体或第Ⅱ、Ⅲ、Ⅳ、Ⅴ、Ⅵ颅神经。如骨折端伤及颈动脉海绵窦段，可因颈内动脉 - 海绵窦瘘的形成而出现搏动性突眼及颅内杂音。破裂孔或颈内动脉管处的破裂，可发生致命性鼻出血或耳出血。

3．后颅窝骨折　骨折线通过颞骨岩部后外侧时，多在伤后数小时至 2 日内出现乳突部皮下淤血（称 Battle 氏征）。骨折线通过枕骨鳞部和基底部，可在伤后数小时出现枕下部头皮肿胀，骨折线尚可经过颞骨岩部向前达中颅窝底。骨折线累及斜坡时，可于咽后壁出现黏膜下淤血。枕骨大孔或岩骨后部骨折，可合并后组颅神经（Ⅸ－Ⅻ）损伤症状。

4．颅底骨折的诊断与定位，主要根据上述临床表现来定位。淤血斑的特定部位、迟发性以及除外暴力直接作用点等，可用来与单纯软组织损伤鉴别。

（二）辅助诊断

1．实验室检查　对可疑为脑脊液漏的病例，可收集耳、鼻流出液进行葡萄糖定量测定。

2．影像学检查

⑴ X 线片检查的确诊率仅占 50%。摄颏顶位，有利于确诊；疑为枕部骨折时摄汤（Towne）氏位；如额部受力，伤后一侧视力障碍时，摄柯（Caldwell）氏位。

⑵头颅 CT 对颅底骨折的诊断价值更大，不但可了解视神经管、眶内有无骨折，尚可了解有无脑损伤、气颅等情况。

【治疗】

（一）非手术治疗

单纯性颅底骨折无须特殊治疗，主要观察有无脑损伤及处理脑脊液漏、颅神经损伤等合并症。当合并有脑脊液漏时，须防止颅内感染，禁忌填塞或冲洗，禁忌腰椎穿刺。取头高体位休息，尽量避免用力咳嗽、打喷嚏和擤鼻涕。静脉或肌肉注射抗生素。多数漏口在伤后 1 ～ 2 周内自行愈合。超过一个月仍未停止漏液者，可考虑手术。

（二）手术治疗合并症

1. 脑脊液漏不愈，达一个月以上者，在抗感染前提下，开颅手术修补硬脑膜，以封闭漏口。

2. 对伤后出现视力减退，疑为碎骨片挫伤或血肿压迫视神经者，如果可能应在 12 小时内行视神经管减压术。

三、凹陷性骨折

凹陷性骨折见于颅盖骨骨折，好发于额骨及顶骨，呈全层内陷。成人凹陷性骨折多为凹陷及粉碎性骨折；婴幼儿可呈乒乓球凹陷样骨折。

【诊断】

（一）临床表现

头皮血肿 在受力点有头皮血肿或挫伤。

局部下陷 急性期可检查出局部骨质下陷。

神经功能障碍 当骨折片下陷较深时，可刺破硬脑膜，损伤及压迫脑组织而出现偏瘫、失语和 / 或局灶性癫痫。

（二）辅助检查

1. 实验室检查同头皮血肿

2. 神经影像

⑴ X 线平片 骨折部位切线位，可显示出骨折片陷入颅内深度。

⑵ CT 扫描 CT 扫描不仅可了解骨折情况，且可了解有无合并脑损伤。

【治疗】

（一）非手术治疗

1. 对骨折位于非功能区凹陷不足 1 cm 的小面积骨折，无临床症状者不须手术治疗。

2. 新生儿的凹陷性骨折，应尽量采用非手术复位方法。如使用胎头吸引器置于骨折处，通过负压吸引多能在数分钟内复位。

（二）手术治疗适应症

1. 合并脑损伤或大面积骨折片陷入颅腔，导致颅内压增高，CT 显示中线结构移位，有脑疝可能者，应行急诊开颅去骨片减压术。

因骨折片压迫脑重要部位，引起神经功能障碍如上述偏瘫、癫痫等，应行骨片复位或清除术。

3. 开放粉碎凹陷性骨折，须行手术清创、去除全部骨片，修补硬脑膜，以免引起感染。

4. 在非功能区，下陷大于 1cm 者，视为相对适应症，可考虑择期手术。

5. 位于大静脉或静脉窦处的凹陷性骨折，即使下陷较深，如无明显临床症状，可经观察，待充分准备后择期手术。

四、创伤性窒息

为胸部和/或腹部猛烈受压后，胸腔内压力和血管内压力局骤升高，传递至颅腔，产生冲击波，导致脑损伤。压力传导是造成脑损伤的首发因素，而后则是窒息、缺氧，在临床救治中常发现部分挤压伤者，在解压后心肺亦复苏，但复苏后脑损害反而加重，出现持续昏迷。这与脑组织损害在挤压后30min，以出血为重，而在挤压后24h，神经细胞明显肿胀变性，使脑损害呈渐进性加重。这与挤压伤引起血液流变学异常，导致微血管床循环障碍，脑组织灌注减少，是胸部挤压后脑继发性损害的重要原因。挤压伤引起的脑损伤复杂而严重，多伴有复合性外伤，故伤情多危重，致残率、死亡率较高。

【诊断】

病史

明确的胸部和/或腹部猛烈受压史，通常7～8倍于体重的压力，方可导致脑损伤；遭受的压力越重、挤压的时间越长，受损越严重。

临床表现

1. 多数伤后有意识障碍，清醒时有头痛、头昏、头胀、烦燥，少数病人可有抽搐、胸闷、呼吸急促等。

2. 颈、面、肩、上胸部、上肢（肘以上）皮肤可见点状或片状出血－瘀斑样面具脸、肿胀、皮肤可呈紫红色，眼结膜和口腔粘膜出血、发绀。鼓膜出血或穿孔导致听力障碍，眼球后出血可使眼球突出，视网膜、视神经出血可出现短暂性或永久性视力障碍。躯干下部不变色。

3. 脑水肿、脑出血时可出现时间不同、程度不等的意识障碍、甚至深昏迷、癫痫发作、肢体偏瘫或四肢瘫痪。

4. 依靠病史特征性表现，需注意深海潜水、难产分娩、剧烈呕吐、百日咳、哮喘、癫痫发作和爆炸伤等情况，可引起同样表现，颅底骨折可能与创伤性窒息相混淆。创伤性窒息多为严重的挤压伤，常合并多发性肋骨骨折、血气胸、脊柱损伤等，可出现咯血或呕血。此外还需要注意是否有心脏损伤和胸腹复合伤的存在。

【治疗】

采取支持疗法，卧床休息、镇静、吸氧、止痛，防治并发症。皮下淤斑、出血点可自行恢复。应针对合并伤，进行相应治疗。

一般不需要插管，头抬高30°并吸氧是主要的治疗措施；严重者需心肺复苏、人工呼吸。

挤压过重、时间过长者会出现脑出血、脑水肿、持续性颅内压增高，甚至脑疝，可予以广泛减压颅骨切除术（大骨瓣减压术）。

五、外伤性脑脂肪栓塞综合症

外伤性脑脂肪栓塞综合症是指颅脑损伤合并骨折（多为长骨骨折）及大面积软组织积压伤、挫伤等，脂肪颗粒游离，在组织内压力增大的情况下进入血液循环，成为脂肪栓子，造成机体内多脏器的脂肪栓塞。其中大部分脂肪栓停留在肺部，引起肺脂肪栓塞。也有一些脂肪颗粒通过肺—支气管前毛细血管交通支或经右心房未闭的卵圆孔逸入体内，而致脑、肾、心、肝等重要器官发生脂肪栓塞。进入脑血管的脂肪栓子常使脑内多数小血管栓塞，在大脑白质和小脑半球造成广泛的点片状瘀斑和出血性梗塞灶，脑水肿反应一般较重。

【诊断】

（一）临床表现

发病时间，伤后数小时至 6 日内发病，多发生于伤后 48 ～ 72 小时。

外伤性脂肪栓塞综合症中，有 1 / 3 脂肪栓塞的病人发生脑栓塞，严重者昏迷，轻者表现为头痛、躁动、谵妄、嗜睡、癫痫发作，亦可出现偏瘫、失语、瞳孔大小不等和眼球震颤、去脑强直，严重者意识障碍加重，深昏迷，颅内压增高，可致死亡。

合并肺脂肪栓塞病人，表现面色苍白、心率加快、呼吸急促、胸痛、痰中带血、体温升高，累及肾脏可出现血尿或少尿。

脂肪栓塞病人，50%可发现皮肤出现出血点，眼底检查偶尔可发现脂肪栓子，视网膜出血和水肿。

（二）辅助检查

化验检查，血 Pa2 降低，血红蛋白下降，血小板计数减少，血清脂肪酶升高，血沉加快，血钙降低，尿、痰及脑脊液检查可见脂肪滴，皮肤出血点活检可发现血管内有脂肪滴。

头颅 CT 扫描，可见脑水肿，MRI 在 T1 和 T2 加权像上可见脑白质中多数高信号病灶。

胸部 X 线片检查，发病早期胸片无明显可见性 病灶，随着病情发展可见肺梗死表现，局限性或多灶性浸润，严重时可见“暴风雪”样大片浸润。可作为间接诊断征象。

【治疗】

外伤性脂肪栓塞综合症的治疗，必须针对全身的脂肪栓塞病变，尤其是对急性肺水肿和脑水肿的处理，应尽早采取改善呼吸功能的有力措施，纠正低氧血症。固定伤肢，防止骨折端进一步损伤血管和软组织，以免脂肪滴更多的被挤入血管内。

一般治疗，保持呼吸道通畅，氧气吸入，必要时行气管切开或和呼吸机辅助呼吸给氧等治疗。

补充血容量、防止休克。骨折后血液及体液渗入伤部，使血容量急剧减少，低血容量有利于脂肪滴进入血管，并加重组织缺氧，需补充血容量，可用低分子右旋糖酐改善微循环。

肝素与激素的应用 肝素有清除脂肪滴血症，抗凝及疏通微循环的作用。肝素剂量：12 mg ～ 15mg，每 6 小时一次，静脉滴注。尚有主张应用大剂量激素。

乙醇的应用 用法是将乙醇溶于 5%葡萄糖液体中，制成 5%葡萄糖—5%乙醇溶液，每 12 小时滴入 1000ml，注意了解和估计病人对酒精的耐受程度。酒精过敏者忌用。

支持疗法 补充营养，纠正水、电解质失衡，抗感染，纠正低钙血症，预防各种并发症等。

有条件可施行亚低温治疗。

（孙秀海）

第四节 脑损伤

脑损伤是指暴力作用于头部造成的脑组织器质性损伤。根据致伤源、受力程度等因素不同，将伤后脑组织与外界相通与否而分为开放性及闭合性脑损伤。前者多由锐器或火器直接造成，均伴有头皮裂伤、颅骨骨折、硬脑膜破裂和脑脊液漏；后者为头部受到钝性物体或间接暴力所致，往往头皮颅骨完整。或即便头皮、颅骨损伤，但硬脑膜完整，无脑脊液漏；根据暴力作用于头部时是否立即发生脑损伤，又分为原发性脑损伤和继发性脑损伤。后者指受伤一定时间后出现的脑损伤，如颅内血肿和脑水肿。本节着重叙述原发性脑损伤，其余内容另述。

一、脑震荡

脑震荡是指头部受力后在临床上观察到有短暂性脑功能障碍。脑的大体标本上无肉眼可见到的神经病理改变，显微病理可有毛细血管充血、神经元胞体肿大、线粒体和轴索肿胀。

【诊断】

（一）临床表现

1. 意识改变 受伤当时立即出现短暂的意识障碍，可为神志不清或完全昏迷，常为数秒或数分钟，大多不超过半个小时。

2. 逆行性遗忘 病人清醒后多不能回忆受伤当时乃至伤前一段时间内的情况。

3. 短暂性脑干症状 伤情较重者在意识改变期间可有面色苍白、出汗、四肢肌张力降低、血压下降、心动徐缓、呼吸浅慢和各生理反射消失。

4. 其他症状 可有头痛、头晕、恶心、呕吐、乏力、畏光、耳鸣、失眠、心悸和烦躁等。

5. 神经系统检查 无阳性体征。

（二）辅助检查

1. 实验室检查 腰椎穿刺颅内压正常；脑脊液无色透明，不含血，白细胞正常。

2. 神经影像检查

⑴头颅 X 平片检查 无骨折发现。

⑵头颅 CT 检查颅、脑内无异常。

【治疗】

1. 观察病情变化 伤后短时间内可在急诊科观察，密切注意意识、瞳孔、肢体运动和生命体征的变化。对于离院病人，嘱其家属在当日密切注意头痛、恶心、呕吐和意识障碍，如症状加重即来院检查。

2. 卧床休息 急性期头痛、头晕较重时，嘱其卧床休息，症状减轻后可离床活动。

3. 对症治疗 头痛时可给予颅痛定等镇痛剂。对有烦躁、忧虑、失眠者可给予安定、三溴合剂等药物。

二、弥漫性轴索损伤

属于加速或减速的惯性力所致的弥漫性脑损伤，由于脑的扭曲变形，脑内产生剪力或牵拉作用，造成脑白质广泛性轴索损伤。损伤可位于大脑半球、胼胝体、小脑或脑干。显微病理表现为神经轴索断裂。

【诊断】

（一）临床表现

1. 昏迷 受伤当时立即出现昏迷，且昏迷时间较长。神志好转后，可因继发性脑水肿而再次昏迷。重者可长期昏迷，甚至植物生存或死亡。

2. 瞳孔变化 如累及脑干，可有一侧或双侧瞳孔散大。对光反应消失，或同向性凝视。

（二）辅助检查

1. 实验室检查

⑴ 血常规检查 了解应激状况。

⑵ 血生化检查 鉴别昏迷因素。

2. 神经影像检查

⑴ 头颅 CT 扫描 可见大脑皮质与髓质交界处、胼胝体、脑干、内囊区或三脑室周围有多个点或片状出血灶，并可表现蛛网膜下腔出血。

⑵头颅 MRI 扫描 可精确反映出早期缺血灶、小出血灶和轴索损伤改变。

【治疗】

（一）轻者同脑震荡，重者同脑挫裂伤治。

（二）脱水治疗

（三）昏迷期间加强护理，防止继发感染。

(四) 重者保持呼吸道通畅，必要时行气管切开术。

三、脑挫裂伤

暴力作用于头部时，着力点处颅骨变形或发生骨折，以及脑在颅腔内大块运动，造成脑的着力或冲击点伤。对冲伤和脑深部结构损伤，均可造成脑挫伤和脑裂伤，由于两种改变往往同时存在，故又统称脑挫裂伤。前者为脑皮质和软脑膜仍保持完整；而后者，有脑实质及血管破损、断裂，软脑膜撕裂。脑挫裂伤的显微病理表现为脑实质点片状出血，水肿和坏死。脑皮质分层结构不清或消失，灰质与白质分界不清。脑挫裂伤常伴有邻近的限局性血管源性脑水肿和弥漫性脑肿胀。

【诊断】

（一）临床表现

1. 意识障碍 受伤当时立即出现。一般意识障碍时间均较长，短者半小时，数小时或数日，长者数周、数月，有的为持续昏迷或植物生存。

2. 生命体征改变 常较明显，体温多在 38°C 左右，脉搏和呼吸增快，血压正常或偏高。如出现休克时，应注意全身检查。

3. 局灶症状与体征 受伤当时立即出现与伤灶相应的神经功能障碍或体征，如运动区损伤的锥体束征、肢体抽搐或瘫痪，语言中枢损伤后的失语以及昏迷病人脑干反应消失等。

4. 颅压增高 为继发脑水肿或颅内血肿所致。尚可有脑膜刺激征。

5. 头痛呕吐 病人清醒后有头痛、头晕、恶心呕吐、记忆力减退和定向力障碍。

（二）辅助检查

1. 实验室检查

⑴ 血常规 了解应激状况。

⑵ 血气分析 在迟缓状态可有血氧低、高二氧化碳血症存在。

⑶ 脑脊液检查 脑脊液中有红血球或血性脑脊液。

2. 神经影像学检查

⑴ 头颅 X 平片 多数病人可发现有颅骨骨折。

⑵ 头颅 CT 了解有无骨折、有无蛛网膜下腔出血、有无中线移位及除外颅内血肿。

⑶ 头颅 MRI 不仅可以了解具体脑损伤部位、范围及其周围脑水肿情况，而且尚可推测预后。

【治疗】

（一）轻型脑挫裂伤病人，通过急性期观察后，治疗与弥漫性轴索损伤相同。

（二）抗休克治疗 如合并有休克的病人首先寻找原因，积极抗休克治疗。

（三）重型脑挫裂伤病人，应送重症监护病房。

（四）对昏迷病人，应注意维持呼吸道通畅。

1、对来院病人呼吸困难者，立即行气管插管连接人工呼吸机进行辅助呼吸。

2、对呼吸道内分泌物多，影响气体交换，且估计昏迷时间较长者，应尽早行气管切开术。

（五）对伴有脑水肿的病人，应适当限制液体入量，可酌情使用脱水药物和激素治疗。

（六）对脱水治疗颅内压仍在 40 ～ 60mmHg 时，因势必导致严重脑缺血或诱发脑疝，可考虑行开颅去骨瓣减压和 / 或脑损伤灶清除术。

四、脑干损伤

在头、颈部受到暴力后立即出现，多不伴有颅内压增高表现。病理变化有脑干神经组织结构紊乱、轴索断裂、挫伤和软化。由于脑干内除有颅神经核团、躯体感觉运动传导束外，还有网状结构和呼吸、循环等生命中枢，故其致残率和死亡率均较高。

【诊断】

（一）临床表现

1．昏迷 受伤当时立即出现，且昏迷程度较深，持续时间较长。意识障碍恢复比较缓慢，恢复后常有智力迟钝和精神症状。如网状结构受损严重，病人可长期呈植物生存。

2．瞳孔和眼球运动变化 双侧瞳孔不等大、极度缩小或大小多变。对光反应无常。眼球向外下或内凝视。

3．去大脑强直。

4．病理反射阳性；肌张力增高、交叉性瘫痪或四肢瘫。

5．生命体征变化

⑴ 呼吸功能紊乱 常出现呼吸节律紊乱，表现为陈 - 施氏呼吸、抽泣样呼吸或呼吸停止。

⑵ 心血管功能紊乱 心跳及血压改变多出现在呼吸功能紊乱之后。

⑶ 体温变化 多数出现高热，当脑干功能衰竭后体温不升。

6．内脏症状

1）消化道出血 是脑干损伤后多见的一种临床表现。

2）顽固性呃逆 症状持久，难以控制。

（二）辅助检查

1．腰椎穿刺 脑脊液多呈血性，压力多为正常或轻度升高，当压力明显升高时，应除外颅内血肿。

2．头颅 X 线平片 多伴有颅骨骨折。

3．头颅 CT 扫描 在伤后数小时内检查，可显示脑干有点片状高密度区，脑干肿大，脚间池、桥池、四叠体池及第四脑室受压或闭塞。

4．头颅及上颈段 MRI 扫描 有助于明确诊断，了解伤灶明确部位和范围。

5．脑干诱发电位 波峰潜伏期延长或分化不良。

【治疗】

1．一般治疗措施同脑挫裂伤

2. 对一部分合并有颅内血肿者，应及时诊断和手术。对合并有脑水肿或弥漫性轴索损伤及脑肿胀者，应用脱水药物等予以控制。

3. 伤后一周，病情较为稳定时，为保持病人营养，应由胃管进食。

4. 对昏迷时间较长的病人，应加强护理，防止各种并发症。

5. 有条件者，可行高压氧治疗，以助于康复。

（孙秀海）

第五节 外伤性颅内血肿

外伤性颅内血肿形成后，随血肿体积不断增大，使临床症状进行性加重，而引起颅内压增高，导致脑疝形成，危及生命。是临床上常见的继发性脑损伤的主要类型，早期及时血肿清除，可在很大程度上改善预后。

一、血肿分类

（一）临床上根据血肿的来源与部位，将血肿分为：

1. 硬脑膜外血肿

2. 硬脑膜下血肿

3. 脑内血肿

4. 多发性血肿

（二）根据血肿症状出现的时间分类为：

1. 急性血肿 伤后 72 小时以内出现症状者

2. 亚急性血肿 伤后 3 日～ 3 周内出现症状者

3. 慢性血肿 伤后 3 周以上出现症状者。

二、硬脑膜外血肿

硬脑膜外血肿是指出血积聚于硬脑膜外腔与颅骨之间。出血来源与颅骨损伤关系密切，当颅骨骨折或颅骨在外力作用下瞬间变形，撕破位于骨沟内的硬脑膜动脉或静脉窦所引起的出血或骨折端的板障出血。在血肿形成过程中，除原出血点外，由于血肿的体积效应不断使硬脑膜与颅骨分离，又可撕破另外一些小血管，使血肿不断增大，最终出现颅内压增高和脑受压的症状。

【诊断】

（一）临床表现

1. 头部外伤史 由于硬脑膜外血肿出血来源的特点，一般病史在伤后数小时至 1 ～ 2 日内。

2. 意识障碍 意识改变受原发性脑损伤及其后的血肿形成的继发脑损伤的影响，常见有如下几种类型：

⑴ 原发性脑损伤较轻，如脑震荡，有一过性意识障碍。而血肿形成得不是很快，因此在脑疝形成前有一段数小时的中间清醒期，形成受伤后立即昏迷 - 清醒 - 再昏迷过程。

⑵ 原发性脑损伤较重，加之血肿形成较为迅速，此时无中间清醒期，仅表现为意识障碍进行性加重。

⑶ 原发性脑损伤甚轻或原发性脑损伤很局限，不存在原发昏迷，只当血肿增大脑疝形成后出现昏迷。

3．头皮血肿或挫伤 往往在血肿形成部位有受力点所造成的头皮损伤。

4．瞳孔变化 在血肿形成后的早期，患侧瞳孔一过性缩小，即之扩大，对光反应迟钝或消失；同侧眼睑下垂。晚期对侧瞳孔亦散大。

5．锥体束征 早期血肿对侧肢体力弱，逐渐进行性加重。晚期出现双侧肢体的去大脑强直。

6．生命体征 表现为进行性血压升高、脉搏缓慢以及体温升高。

7．其他 昏迷前有头痛、烦躁不安；呕吐、遗尿和癫痫等。

（二）辅助检查

1．头颅 X 线平片 约 90% 病例伴有颅骨骨折。

2．头颅 CT 扫描 该项检查可明确是否有血肿形成，血肿定位，计算出血量，中线结构有无移位及有无脑挫伤等情况，骨窗像对骨折的认识更加明了。典型表现为颅骨内板与脑表面有一双凸镜形密度增高影。

【治疗】

（一）非手术治疗

仅用于病情稳定的小血肿，适应证如下：

1. 病人意识无进行性恶化。

2. 无神经系统阳性体征或原有神经系统阳性体征无进行性加重。

3. 无颅内压增高症状和体征。

4. 除颞区外，大脑凸面血肿量＜ 30ml，颅后窝血肿＜ 10ml，无明显占位效应（中线结构移位＜ 5mm）、环池和侧裂池＞ 4mm。治疗方法基本同脑挫裂伤。但特别需要严密动态观察病人意识、瞳孔和生命体征变化，必要时行头颅 CT 复查。若发现病情变化或血肿增大，应立即行手术治疗。

（二）手术治疗的适应证

1. 有明显颅内压增高症状和体征的颅内血肿。

2. CT 扫描提示明显脑受压的颅内血肿。

3. 幕上血肿量＞ 30ml、颞区血肿量＞ 20ml、幕下血肿量＞ 10ml。

4. 病人意识障碍进行性加重或出现昏迷。

三、硬脑膜下血肿

硬脑膜下血肿是指颅内出血血液积聚于硬脑膜下腔。硬脑膜下血肿是颅内血肿中发生率最高者，同时可为多发或与其它类型血肿伴发。

（一）急性硬脑膜下血肿

急性硬脑膜下血肿是指伤后 3 日内出现血肿症状者。多数伴有较重的对冲性脑挫裂伤和皮质的小动脉出血，伤后病情变化急剧。

【诊断】

1．临床表现

⑴ 临床症状较重，并迅速恶化，尤其是特急性血肿，伤后仅 1 ～ 2 小时即可出现双侧

瞳孔散大、病理性呼吸的濒死状态。

⑵ 意识障碍 意识障碍的变化中有中间清醒或好转期者少见，多数为原发性昏迷与继发性昏迷相重叠，或昏迷的程度逐渐加深。

⑶ 颅内压增高的症状出现较早，其间呕吐和躁动比较多见，生命体征变化明显。

⑷ 脑疝症状出现较快，尤其是特急性硬脑膜下血肿一侧瞳孔散大后不久，对侧瞳孔亦散大，并出现去脑强直，病理性呼吸等症状。

⑸ 局灶症状较多见，偏瘫、失语可来自脑挫伤或/和血肿压迫。

2．辅助检查

⑴ 实验室检查同脑挫裂伤

⑵ 神经影像学检查

①头颅 X 线平片 半数病例伴有颅骨骨折。

②头颅 CT 扫描 在脑表面呈新月形或半月形高密度区，有助于诊断。

【治疗】

治疗原则同硬脑膜外血肿。

（二）慢性硬脑膜下血肿

慢性硬脑膜下血肿为伤后 3 周以上出现血肿症状者，好发于老年病人。血肿大多广泛覆盖大脑半球的额、顶和颞叶。血肿有一黄褐色或灰色结缔组织包膜，血肿内容早期为黑褐色半固体的粘稠液体，晚期为黄色或清亮液体。

【诊断】

（一）临床表现

1．病史 病史多不明确，可有轻微外伤史，或已无法回忆。

2．慢性颅内压增高症状 常于受伤 2～3 个月后逐渐出现头痛、恶心、呕吐、复视、视物模糊、一侧肢体无力和肢体抽搐等。

3．精神智力症状 表现为记忆力减退、理解力差、智力迟钝、精神失常，有时误诊为神经官能症或精神症。

4．局灶性症状 由于血肿压迫所导致轻偏瘫、失语、同向性偏盲、视乳头水肿等。

（二）辅助检查

1．实验室检查

⑴ 血常规检查 了解机体状态。

⑵ 凝血象及血小板检查 了解凝血因素是否正常

2．神经影像检查

⑴ 头颅 X 平片 可显示脑回压迹，蝶鞍扩大和骨质吸收。

⑵ 头颅 CT 扫描 颅骨内板下可见一新月形、半月形混杂密度或等密度阴影，中线移位，脑室受压。

⑶ 头颅 MRI 扫描 对本症可确诊。

【治疗】

（一）非手术治疗 对不适合手术的病人，可采用甘露醇脱水治疗。

（二）手术治疗

1．颅骨钻孔闭式引流术。

2．骨瓣开颅血肿摘除术，适用于：

⑴ 闭式引流术未能治愈者

⑵ 血肿内容为大量血凝块

⑶ 血肿壁厚，引流后脑组织不能膨起者，手术旨在将血肿及血肿壁一并切除。

四、脑内血肿

脑内血肿多发生在脑挫裂伤最严重的伤灶内，常见的血肿部位有额叶底部、颞极以及凹陷骨折处的深方，有时可与硬脑膜下血肿伴发，老年人好发于脑深部白质内。

【诊断】

（一）临床表现

1．头部外伤史 受伤机制多为对冲伤。

2．意识障碍 意识障碍呈进行性加重，或伤后持续性昏迷，很少有中间清醒期。如血肿破入脑室，意识障碍则更加明显。如系凹陷性骨折所致脑内血肿，则病人可能有中间清醒期。

3．颅内压增高症状 一般较明显。

4．局灶体征 与血肿所在部位有密切关系，可见有偏瘫、失语、癫痫等。

（二）辅助检查

1．实验室检查 同慢性硬脑膜下血肿的检查方法

2．神经影像检查

⑴ 头颅 X 线平片 除外颅骨骨折，特别是凹陷性颅骨骨折。

⑵ 头颅 CT 扫描 在脑挫伤灶附近或脑深部白质内见到圆形或不规则高密度或混杂密度血肿影，即可诊断。

【治疗】

治疗原则同硬脑膜外血肿。

五、迟发性外伤性颅内血肿

迟发性外伤性颅内血肿（DTIH）是指头部外伤后首次头颅影像学检查未发现血肿，经过一段时间后重复 CT 扫描，或手术发现的血肿；或原出血处逐渐扩大形成的血肿。迟发性血肿可发生在硬脑膜外、硬脑膜下和脑实质内，短者伤后数小时、数日，长者数周甚至数月。降低外伤性迟发性颅内血肿病死率和致残率的关键在于早期诊断和治疗。

【诊断】

出现以下情况，可考虑本病的可能。

1. 严重的临床症状，剧烈头痛、频繁呕吐、烦燥不安及有意识障碍，但是 CT 所显示的脑损伤却较轻微，少量出血、单纯颅骨骨折、SAH 等。

2. 经正确恰当的治疗后伤者意识状态无好转或一度好转后又恶化。

3. 观察及治疗过程中出现新的神经系统损害表现，如偏瘫、失语、瞳孔散大等。

4. 出现局限性癫痫发作。

5. 伤后或术后 病人长时间处于低意识水平，或减压窗外膨明显且张力较高。

6. ICP 监测持续升高或一度平稳后突然升高。

首选 CT 扫描，早期复查有助于及时发现原来无血肿区的新的血肿。

复查凝血机制，如有异常，则出现迟发性血肿的几率增加，需更加密切监测病人。

【治疗】

1. 早期发现，及时行血肿清除手术。

2. 小血肿无手术指征，可采用保守治疗，脱水、抗生素、抑酸、营养、神经代谢药物等支持治疗；但必须严密观察病情和 CT 监测。

3. 积极防治并发症。

4. 对并发脑疝病情严重者，清除血肿的同时可行广泛减压颅骨切除术。

5. 如血肿发生在颅后窝且并发急性脑积水、急性颅内压增高者，应行脑室体外引流术，随即行血肿清除术。

（孙秀海）

第六节 开放性颅脑损伤

颅脑开放性损伤除头部开放创伤外，常有不同程度的脑损伤、出血、水肿、感染等继发损害。而与闭合性脑损伤相比较，除了损伤原因不同外，因有创口存在，可致失血性休克、易招致颅内感染等特点。

【诊断】

（一）临床表现

1. 病史 询问受伤时间、致伤物种类及经过何种处理。

2. 头部创口检查 应仔细检查创口大小、形状、有无活动性出血、有无异物及碎骨片、脑组织或脑脊液流出。

3. 意识障碍 取决于脑损伤部位和程度。局限性开放伤未伤及脑重要结构或无颅内高压病人，通常无意识障碍；而广泛性脑损伤，脑干或下丘脑损伤，合并颅内血肿或脑水肿引起颅内高压者，可出现不同程度的意识障碍。

4. 局灶性症状 依脑损伤部位不同，可出现偏瘫、失语、癫痫、同向偏盲、感觉障碍等。

5. 颅内高压症状 创口小、创道内血肿或（和）合并颅内血肿以及广泛性脑挫裂伤而引起严重颅内压升高者，可出现头痛、呕吐、进行性意识障碍，甚至发生脑疝。

（二）辅助检查

1. 实验室检查

⑴ 血常规检查 了解失血、失液情况。

⑵ 腰椎穿刺 主要了解有无颅内感染和颅内压情况，但要慎重

2. 神经影像检查

⑴ 颅骨平片：了解颅骨骨折的部位、类型、颅内金属异物或碎骨片嵌入的位置等情况。

⑵ 头颅 CT 扫描：对诊断颅内血肿、脑挫裂伤、蛛网膜下腔出血、脑中线移位、脑室大小形态等有意义；亦可显示颅内异物以及颅骨骨折。

【治疗】

（一）非火器性颅脑损伤

1. 及时清创处理，预防感染。应尽早清除挫碎组织、异物、血肿，修复硬脑膜及头皮

创口，变有污染的开放性伤道为清洁的闭合性伤道，为脑损伤的修复创造有利条件。

2．清创手术　尽可能在伤后 6 ～ 8 小时内行清创，但清创时间多取决于病人伤后来院就诊时间。目前应用抗生素的条件下，早期清创缝合时间最晚可延长至 48 小时。清创完毕后应缝好硬脑膜与头皮。伤道与脑室相通时，应清除脑室内积血，留置脑室引流管。如果脑组织膨胀，术后脑压仍高，可以不缝硬脑膜，并视情况做外减压（颞肌下减压或去骨瓣减压术）。伤后 24 小时内，肌肉注射破伤风抗毒素 1500U。

3．特殊伤的处理　钢钎、钉、锥等刺入颅内形成较窄的伤道，有时因致伤物为颅骨骨折处所嵌顿，在现场急救时不要冒然将其拔除，特别是伤在静脉窦所在处或鞍区等部位时，仓促拔出致伤物可能引起颅内大出血或附加损伤引起不良后果。接诊后应行头颅正侧位及必要的特殊位置的 X 线平片，了解伤道以及致伤物大小、形状、方向、深度、是否带有钩刺；以及伤及的范围；如果异物近大血管、静脉窦，可进一步行脑血管造影、CT 等查明致伤物与血管等临近结构的关系。根据检查所获取的资料，分析可能出现的情况，研究取出致伤物方法。作好充分准备再行手术。

4．静脉窦损伤的处理　首先要做好充分输血准备。上矢状窦损伤时，应先在其周边扩大颅骨骨窗，再取出嵌于静脉窦裂口上的骨片，同时立即以棉片压住窦的破口，并小心检查窦损伤情况。小的裂口用止血海绵或辅以生物胶即可止住，大的破裂口则需用肌筋膜片覆盖于裂口处，缝合固定，亦可取人工硬脑膜修补静脉窦裂口，以达到妥善止血。

（二）火器性颅脑损伤

颅脑火器伤的处理包括及时合理的现场急救，快速安全的转送，在有专科医师和设备的医院进行早期彻底清创和综合治疗。其中颅脑穿透伤伤情较重，分为三种类型：①盲管伤：仅有射入口，致伤物停留在伤道末端，无射出口。②贯通伤：投射物贯通颅腔，有入口和出口，形成贯通伤道，多为高速枪伤所致，脑损伤广泛而严重，是火器性颅脑损伤最严重者。③切线伤：投射物与头部呈切线方向擦过，飞离颅外，射入口和射出口相近，头皮、颅骨，硬脑膜和脑组织浅层皮层呈沟槽状损伤，所以又称沟槽伤。

1．现场急救与转送。

2．早期清创处理，清创的目的是把创道内污染物如毛发、泥沙、碎骨片、弹片异物、坏死碎化的脑组织，血块等清除，经清创后使创道清洁、无异物、无出血、无坏死脑组织，然后进行修补硬脑膜，缝合头皮，由开放伤变为闭合伤。清创要求早期和彻底，同时尽可能不损伤健康脑组织，保护脑功能。伤后 24 小时内，过敏试验阴性者，应肌肉注射破伤风抗毒素 1500U。

3．术后处理　应定时观察意识、瞳孔、生命体征的变化和神经系统体征。观察有无继发性出血、脑脊液漏，必要时行 CT 动态观察。加强抗感染，抗脑水肿，抗休克治疗，术后常规抗癫痫治疗，加强全身支持治疗；昏迷病人保持呼吸道通畅，吸氧并加强全身护理，预防肺炎、褥疮和泌尿系感染。

（孙秀海）

第七节 脑损伤的分级

脑损伤的分级，便于评价疗效和预后，有利于对伤情进行鉴定。

一、Glasgow 昏迷评分法

该方法用于评定患者（如头部外伤）的神经功能状态，包括睁眼、语言及运动反应，三者相加表示意识障碍程度，最高 15 分，表示意识清醒，8 分以下为昏迷，最低 3 分，分数越低表明意识障碍越严重、脑死亡或预后极差。

表 35-7-1 Glasgow 昏迷评分法

睁眼活动	计分	运动功能	计分	语言功能	计分
自动睁眼	4	能听从指令活动	6	语言切题	5
闻声后睁眼	3	局部痛刺激有反应	5	语不达意	4
痛刺激后睁眼	2	正常回缩反应	4	语言错乱	3
从不睁眼	1	屈曲性姿势	3	糊涂发音	2
		伸直性姿势	2	无语言	1
		无运动反应	1		

二、伤情轻重分级

（一）轻型（Ⅰ级）：

主要指单纯脑震荡，没有颅骨骨折和意识丧失不超过 30 分钟者，有轻度头痛、头晕等自觉症状，神经系统、神经影像和脑脊液检查无明显改变，GCS 13 ～ 15 分者为轻型。

（二）中型（Ⅱ级）：

主要指轻度脑挫裂伤或颅内小血肿，有或无颅骨骨折、颅底骨折及蛛网膜下腔出血，无脑受压，昏迷在 6 小时以内，有轻度神经系统阳性体征，有轻度生命体征改变，GCS8 ～ 12 分者为中型。

（三）重型（Ⅲ级）：

主要指广泛颅骨骨折，广泛脑挫裂伤，脑干损伤或颅内血肿，昏迷在 6 小时以上，意识障碍逐渐加重或出现再昏迷，有明显的神经系统阳性体征，有明显生命体征改变，GCS 在 3 ～ 7 分者为重型。

（孙秀海）

第八节　颅脑损伤的预后

格拉斯哥预后分级（GOS）：

1975 年 Jennett 和 Bond 提出伤后半年至一年病人恢复情况的分级。

表 35-7-1　伤后半年至一年病人恢复情况的分级

分级	恢复情况
Ⅰ级	死亡；
Ⅱ级	植物生存，长期昏迷，呈去皮质和去脑强直状态
Ⅲ级	重残，需他人照顾
Ⅳ级	中残，生活能自理
Ⅴ级	良好，成人能工作、学习

长期存在的并发症有：

1. 外伤后癫痫；
2. 交通性脑积水；
3. 外伤后综合征（或“脑震荡后综合征”）；
4. 促性腺激素减低性性腺机能低下；
5. 慢性创伤性脑病；
6. Alzheimer’s 病（AD）：颅脑损伤，尤其是重型颅脑损伤，促进淀粉样蛋白的沉积。

（孙秀海）

第三十六章　颅脑肿瘤诊疗指南

第一节　胶质瘤

神经胶质瘤是由神经外胚叶衍化而来的胶质细胞发生的一大类原发颅内肿瘤的总称，是颅内肿瘤中最常见的一种。从神经外胚叶中衍化而来的胶质细胞有星形胶质细胞、少枝胶质细胞和室管膜细胞等，它们都可以发生肿瘤。尽管就胶质瘤的一般意义而言(尤其是"高级别胶质瘤)，它仅指星形细胞来源的肿瘤；但"胶质瘤"一词通常用于指所有胶质细胞来源的肿瘤（如"低级别胶质瘤"通常用于指所有胶质细胞系来源的低级别肿瘤）。为了更准确的命名和分类，鉴于此类肿瘤起源于神经外胚叶，世界卫生组织（WHO）关于颅脑肿瘤分类中将其归入了神经上皮性肿瘤。

【分类】

（一）星形细胞→星形细胞瘤

1．弥漫性侵润性星形细胞瘤（这些肿瘤有恶变倾向）

(1) 星形细胞瘤（IV 级分类中的 II 级）。变异类型有：

a．纤维型；b．肥胖细胞型；c．原浆型；d．混合型

(2) 间变（恶性）星形细胞瘤（III 级）

(3) 多形性胶质母细胞瘤（GBM）（IV 级）：恶性程度最高的星形细胞瘤。变异类型有：

a．巨细胞型胶质母细胞瘤；b．胶质肉瘤

2．更局限的病变（这些肿瘤无向间变星形细胞瘤及 GBM 发展的倾向）

(1) 毛细胞型星形细胞瘤

(2) 多形性黄色星形细胞瘤

(3) 室管膜下巨细胞型星形细胞瘤

（二）少枝胶质细胞→少枝胶质细胞瘤

（三）室管膜细胞

1．室管膜细胞瘤。变异类型有：

(1) 细胞型；

(2) 乳头型；

(3) 明细胞型；

(4) 伸长细胞型

2．间变（恶性）室管膜瘤

3．粘液乳头状室管膜瘤

4．室管膜下瘤

（四）混合型胶质瘤

1. 少枝 - 星形细胞瘤，包括间变（恶性）少枝 - 星形细胞瘤

2. 其他

（五）脉络丛

1．脉络丛乳头状瘤

2．脉络丛癌

（六）未确定来源的神经上皮性肿瘤性母细胞瘤

1．星形母细胞瘤

2．极性成胶质母细胞瘤

3．大脑神经胶质瘤病

（七）神经细胞（及神经细胞－胶质细胞混合性肿瘤）

1．神经节细胞瘤

2．小脑发育不良性神经节细胞瘤

3．婴儿促结缔组织生成性神经节细胞瘤

4．胚胎发育不良性神经上皮性肿瘤

5．神经节胶质细胞瘤，包括间变（恶性）神经节胶质细胞瘤

6．中枢神经细胞瘤

7．终丝副神经节瘤

8．嗅母细胞瘤（成感觉神经细胞瘤，嗅神经上皮瘤）

（八）松果体细胞

1．松果体细胞瘤（松果体瘤）

2．松果体母细胞瘤

3．混合型／过渡型松果体瘤

（九）胚胎性肿瘤

1．髓上皮瘤

2．神经母细胞瘤

其他类型：神经节神经母细胞瘤

3．视网膜母细胞瘤

4．室管膜母细胞瘤

5．原发性神经外胚层肿瘤（PNET）

(1) 髓母细胞瘤。变异类型有：

a．促结缔组织生成性髓母细胞瘤

b．髓肌母细胞瘤

c．黑色素沉着性髓母细胞瘤

(2) 大脑（幕上）和脊髓 PNET

一、临床表现

1．病史　依病变所在部位及性质不同而表现各异。一般其发病缓慢，但位于脑脊液通道附近的肿瘤，因继发脑积水可导致病程相对较短。

2．症状和体征

(1) 颅内压增高　症状的发展通常呈缓慢、进行性加重的过程，少数有中间缓解期。典型表现为头痛、呕吐和眼底视乳头水肿。

(2) 局灶症状与体征

①大脑半球肿瘤　位于大脑半球，如位于功能区或其附近，可早期表现有神经系统定

位体征。

A. 精神症状　主要表现有人格改变和记忆力减退。如反应迟钝、生活懒散、近记忆力减退、判断能力差。亦可有脾气暴躁、易激动或欣快等。

B. 癫痫发作　包括全身性及局限性发作。发作多由一侧肢体开始的抽搐，有些表现为发作性感觉异常。

C. 锥体束损伤　肿瘤对侧半身或单一肢体力弱渐瘫痪。病初为一侧腹壁反射减弱或消失。继而病变对侧腱反射亢进、肌张力增加和病理反射阳性。

D. 感觉异常　主要表现为皮质觉障碍，如肿瘤对侧肢体的关节位置觉、两点辨别觉、图形觉、实体感觉等。

E. 失语和视野改变　如肿瘤位于优势半球额下回后部和颞枕叶深部，可出现相应表现。

②三脑室后部肿瘤　位于三脑室后部的松果体区的肿瘤所引起的症状和体征主要为颅压增高所引起的症状及体征，肿瘤增大或向一侧发展时尚可有局部体征。

A. 四叠体症状

a. 双眼上视障碍；

b. 瞳孔对光反应及调节障碍。

B. 小脑体征　肿瘤向下发展，压迫小脑上蚓部，引起步态、持物不稳，水平眼球震颤。

③后颅窝肿瘤　肿瘤位于小脑半球、小脑蚓部、脑干和小脑桥脑角所引起的相应表现。

A. 小脑半球症状　患侧肢体共济失调，如指鼻试验和跟膝试验不准，轮替试验缓慢笨拙等。

B. 小脑蚓部症状　躯干性共济失调，如步行时两足分离过远，步态缦跚等。

C. 脑干症状　交叉性麻痹，病变侧脑神经周围性麻痹，病变对侧肢体中枢性麻痹，即交叉性麻痹。

D. 小脑桥脑角症状　病变同侧中后组颅神经症状，如耳鸣、耳聋、眩晕、面部麻木、面肌抽搐、面肌麻痹、声音嘶哑、进食呛咳和病变侧小脑性共济失调等。

二、辅助检查

1. 神经影像学

(1) 头颅X线平片　可表现为颅内生理钙化移位，局限性骨质改变，肿瘤钙化；鞍区或内听道骨质改变等。

(2) 头颅CT和MRI　根据肿瘤组织形成的异常密度和信号区，以及肿瘤对脑室和脑池系统的压迫移位来判断。根据CT及MRI对胶质瘤进行分类的方法不够精确，但可以作出初步评判，但该方法不适于儿童病人。

表 36-1-1　根据 CT 及 MRI 的胶质瘤的分级

Kernohan 分级	影像学特征	
I	CT：低密度 MRI：异常信号	无占位效应，无增强
II	CT：低信号 MRI：异常信号	占位效应，无增强
III	复杂	增强
IV	坏死	环形增强

多数低级别胶质瘤在 CT 及 MRI 片上不增强（尽管有 40% 的出现增强，并且增强者预后更差）。CT 扫描通常表现为低密度，MRIT1 加权像为低信号，T2 加权像为高信号且范围超过肿瘤的边界。一些恶性胶质瘤不增强。胶质母细胞瘤环形增强：CT 表现为低密度的胶质母细胞瘤的中央区代表坏死区；环形强化带为肿瘤细胞，不过肿瘤细胞也可延伸至远离“增强环”15mm 处。

为了评价肿瘤的切除程度，有条件者可在术后 2 ～ 3 日内行头颅 CT 普通或增强扫描，通常术后 30 天以后。术后早期 CT 普通扫描非常重要，可用于确定哪些由于术后残留血液而不是增强所致的密度增高。CT 增强扫描所见的密度增高区可能代表残余的肿瘤。大约 48h 后，术后炎性血管改变导致的强化开始出现，且与肿瘤无法区别，这种改变到大约 30 日左右减弱，但可持续 6 ～ 8 周。关于术后 CT 复查时间的建议不适于垂体瘤。

(3) 脑血管造影　表现为正常血管移位和曲度改变、病变的新生血管形成。

2. 脑电图　可有慢波、棘波等表现。

三、临床分型

通常将脑胶质瘤分为星形细胞瘤、少枝胶质瘤，胶质母细胞瘤等不同病理类型。具体的分型可根据 WHO1993 年公布的标准。恶性程度可以进一步被分为 I ～ IV 级。确诊需依靠病理检查结果。

世界卫生组织（WHO）目前推荐的分类系统，I 级代表毛细胞型星形细胞瘤，更为典型的星形细胞瘤被分为 II ～ IV 级，与 Kernohan 分级的大概对应关系也列于表中。

四、鉴别诊断

脑炎，脑脓肿，脑胶质增生，炎性肉芽肿，脑内血肿及慢性硬脑膜下血肿脑血栓和脑栓塞，良性颅内压增高等。

【治疗】

根据胶质瘤的类型和恶性程度的不同，其对于各种治疗方法的敏感性和效果有较大差异。因此，在治疗方法的选择上具有不同的原则和特点。

（一）低级别星形细胞瘤（WHO　II 级）

1. 治疗选择：

(1) 手术切除肿瘤

(2) 放射治疗

⑶ 化疗

⑷ 放射治疗和化疗联合使用

2．外科手术治疗

⑴ 在下列低级别星形细胞瘤中外科手术应作为首要治疗措施：

A．临床和影像学资料不能获得一个确切的诊断的病人建议行手术活检或部分切除以确立诊断。

B．毛细胞型星形细胞瘤

a．发生于儿童或青少年的小脑半球肿瘤

b．幕上毛细胞型星形细胞瘤

C．肿瘤巨大或囊性肿瘤有导致脑疝的可能

D．阻塞脑脊液循环通路

E．用于治疗难治性癫痫

F．为了推迟辅助性治疗及其对儿童的副作用（尤其是年龄小于 5 岁的患儿）

G．小型肿瘤的侵袭性不如大型肿瘤，可能更适合早期手术治疗

⑵ 对于大多数侵润生长的大脑半球胶质瘤外科手术无法治愈，这些肿瘤中的许多不能完全切除。在可能的情况下完全切除可改善预后。

⑶ 对于水肿明显的大脑半球胶质瘤，建议术前三天开始口服激素，如：甲泼尼龙片 8mg，或强地松 5mg，每日二次。术中静脉给予甲泼尼龙 80mg，或地塞米松 10mg，术后继续静脉或口服激素治疗脑水肿。

⑷由于低级别胶质瘤的边界术中不易辨认，尤其是脑深部和功能区附近的病变，一些辅助性措施如：立体定向及影像导航技术对于确定深部或重要功能区肿瘤的边界有帮助。

⑸ 全麻术后应注意电解质改变（1 次 / 日）和 24 小时出入量监测，尤其是不能进食或进食差，可能存在下丘脑损伤等。有异常者至少每日两次监测电解质变化。

⑹ 老年病人或短期内不能下床活动的病人应注意预防下肢血栓和肺栓塞。相关治疗包括：速避凝和弹力袜等。

⑺ 癫痫药物治疗原则：

A．对于幕上大脑半球肿瘤，术前一周开始癫痫的预防性治疗，术前一天查血药浓度。

B．常用的一线抗痫药物包括卡马西平（100mg，口服，每日三次），苯妥英钠（100mg，口服，每日三次）和德巴金（500mg，口服，每日二次，数天后血药浓度达到有效范围后可改为每日一次）。

C．手术结束前 30 分钟即开始抗癫痫治疗（德巴金，800mg，静注后以 1mg/kg/h 静脉持续泵入，至改为口服治疗）。

D．术前无癫痫者，术后视情况口服抗癫痫药 3 ～ 6 个月，如术后出现癫痫者服用 6 ～ 12 个月，如手术前后均有发作者则服用 1 ～ 2 年。

E．原则上以一种一线抗癫痫药物为主，联合用药时不同抗癫痫药物间可出现拮抗作用。

F．用药期间注意相关药物副作用，如：皮疹，肝功能损害，血细胞下降等。长期用药时每月至少定期复查一次相关指标。

G．停药时应逐渐减量。

3．放射治疗

回顾性研究显示放射治疗可以延长肿瘤未完全切除的病人的缓解期和生存期。因此术后方式治疗时必要的，具体放射治疗计划最好由放射科医师制定。

4. 化疗

通常情况下到肿瘤发展时才采用，PCV（procarbazine，CCNU 和长春新碱）常可在一定程度上控制肿瘤的生长。

表 36-1-2　PCV 化疗

	化疗药物	作用机制
A	亚硝基脲：卡莫司汀（BCNU），CCNU(lomustine) ACNU(nimustine)	DNA 交联，氨基团甲基化
B	烷基化（甲基化）药物：甲（基）苄肼，替莫唑胺	DNA 碱基化，干扰蛋白合成
C	卡铂，顺铂	通过链内交联产生螯合作用
D	氮芥：环磷酰胺,isofamide，瘤得星	DNA 碱基化，正碳离子形成
E	长春花生物碱：长春新碱，长春碱，紫杉醇	微管功能抑制剂
F	epidophyllotoxins(ETOP-oside，VP16，替尼泊甙，VM26)	拓扑异构酶 II 抑制剂
G	topotecan,irinotecan(CPT-11)	拓扑异构酶 I 抑制剂
H	tamoxifen(他莫昔芬)	蛋白激酶 C 抑制剂
I	羟基脲	
J	博来霉素	
K	紫杉醇(paxlitaxol)	
L	氨甲蝶呤	
M	胞嘧啶：阿拉伯糖苷	
N	皮质激素：甲泼尼龙，地塞米松	
O	氟尿嘧啶(FU)	

5. 其它治疗

包括免疫治疗，基因治疗，光动力治疗等。

（二）恶性星形细胞瘤（WHO 分类的 III 级和 IV 级）

对于恶性星形细胞瘤病人，治疗方法的选择必须首先考虑到以下三个影响生存期的独立因素：⑴年龄：所有研究均发现年龄是最有意义的预后因素，年轻病人预后较好；⑵病理学特征；⑶入院时功能状态（如 Karnofsky 评分）。

1. 外科手术治疗

⑴ 与其他治疗方法相比，手术切除肿瘤使肿瘤细胞减少加外照射治疗一直被作为一个标准方法。

⑵ 肿瘤切除程度和术后影像检查发现的残余肿瘤体积对肿瘤发展及平均生存期有显著影响。手术并不能治愈这些肿瘤，因此手术应该以延长病人的高质量生存时间为目标；通常情况下神经功能良好、单个脑叶内的胶质瘤切除后可以达到这一效果。

⑶ 多形性胶质母细胞瘤部分切除术后出血和/或水肿导致脑疝的机会非常高。同时，次全切除对于延长生存期无多大益处。因此，只有在完全切除肿瘤可行的情况下或病人家

属要求下才考虑手术治疗。

⑷ 外科手术治疗对老年病人收效不大，应慎重考虑。

⑸ 术前无癫痫者，术后视情况常规口服抗癫痫药 3 ～ 6 个月，如术后出现癫痫者服用 6 ～ 12 个月，如手术前后均有发作者则服用 1 ～ 2 年。

⑹ 复发肿瘤的再次手术治疗

A. 不到 10% 的复发肿瘤远离原发部位。

B. 复发肿瘤再次手术可在一定程度上延长生存期。

C. 除 Karnofsky 评分外，对再次手术有显著意义的预后因素包括年龄和两次手术间隔的时间，间隔时间越短则预后越差。

D. 再次手术的并发症发生率更高。

基于上述原因，建议下列病人不宜或慎重采用手术治疗：

⑴ 广泛的优势脑叶的胶质母细胞瘤

⑵ 双侧侵犯明显的病变（如巨大蝶形胶质瘤）

⑶ 老年或合并其它系统疾病，身体状况较差的病人

⑷ Karnofsky 评分低的病人（通常情况下，在使用皮质激素时神经功能状况是术后预期能够达到的最好功能，手术对神经功能的改善很少能超过这种程度）。

⑸ 复发性胶质母细胞瘤

2. 放射治疗

恶性胶质瘤外放射治疗的常用剂量为 50Gy~60Gy。可分为局部外放射治疗和全脑外放射治疗。与局部外放射治疗相比，全脑外放射治疗并不能明显延长病人的生存期，而且副作用较大。

3. 化疗

⑴ 在所有使用的化疗药物中有效率不超过 30% ～ 40%，大多数只有 10% ～ 20%。普遍认为肿瘤切除越多，化疗效果越好，化疗在放射治疗前进行更为有效。

⑵ 烷化剂在大约 10% 的病人中有显著疗效（所有烷化剂疗效相似：BCNU、CCNU、甲苄肼）。卡莫司丁（BCNU）（BiCNU®）和顺铂（AKA cisplatin, Platinol®）是目前用于恶性胶质瘤治疗的主要化疗药物。

4. 立体定向活检

⑴ 立体定向活检可能会使 25% 的胶质母细胞瘤病人漏诊。

⑵ 在中央低密度区（坏死）和周边环形强化区采集标本时，活检检出率最高。

⑶ 怀疑恶性星形细胞瘤时下列情况应考虑活检：

A. 肿瘤位于重要功能区或手术难以到达的区域

B. 大型肿瘤合并轻微神经功能障碍

C. 一般情况差，难以承受全身麻醉的病人

D. 当无明确诊断时，为了明确诊断以便确定最佳的进一步治疗方案时。如：多形性胶质母细胞瘤和淋巴瘤在影像学检查方面表现可能相似，如果没有免疫染色，病理学上也可误诊。活检应予认真考虑，防止对首选放射治疗和化疗的淋巴瘤进行手术治疗。

5. 其它治疗

包括免疫治疗，基因治疗，光动力治疗等综合治疗。

附：特殊类型的胶质瘤

一、毛细胞型星形细胞瘤

毛细胞型星形细胞瘤（PCA）最近才被提出，这些肿瘤多年来曾被称为囊性小脑星形细胞瘤、青少年纤维细胞型星形细胞瘤、视神经胶质瘤、下丘脑胶质瘤。在组织侵润性和恶性变方面，PCA 与侵润原纤维型或弥漫性星形细胞瘤显著不同。其主要特征包括：

1. 发病平均年龄小于典型星形细胞瘤；小脑毛细胞性星形细胞瘤好发年龄为 10～20 岁。

2. 预后较侵润性原纤维型或弥漫型星形细胞瘤好，存活期更长。

3. 影像学表现：表现不一，病灶强化，常为囊性伴有瘤结节；发生于小脑时常为囊性，半数以上有瘤结节。

4. 病理学：紧凑或疏松星形细胞伴有纤维和 / 或嗜酸性颗粒小体。

【诊断】

（一）发生部位

PCA 可发生于脑和脊髓的任何部位，儿童及青年多见：

1. 视神经胶质瘤和下丘脑胶质瘤

A. 发生于视神经的 PCA 称为视神经胶质瘤，

B. 当它们发生于视交叉时无论从临床还是影像学上通常与下丘脑或三脑室区的胶质瘤无法区分

C. 下丘脑及三脑室区毛细胞型星形细胞瘤影像学上可表现为脑室内肿瘤，多数可侵及视交叉，与视神经胶质瘤无法鉴别。可表现为“间脑综合征”，在儿童中这是一种少见的综合征，常由下丘脑前部的侵袭性胶质瘤引起，典型表现：皮下脂肪缺失伴多动，过度敏感和欣快感。也可表现为：低血糖、发育障碍、头颅增大。

2. 大脑半球 发病年龄大于视神经或下丘脑胶质瘤（如青年），正是这些 PCA 与纤维型细胞瘤（原纤维）（恶性程度更高）容易混淆。PCA 通常由一囊腔和一瘤结节组成（纤维型星形细胞瘤通常无此改变），这一点可以与纤维型星形细胞瘤区别，并且一些 PCA 有钙化团

3. 脑干胶质瘤 通常为纤维、浸润型，只有少部分是 PCA，且可能占据了那些预后良好、向脑干“背侧、外生型”肿瘤的大部分

4. 小脑 过去曾被称为囊性小脑星形细胞瘤

5. 脊髓 可发生于此，发病年龄较脊髓纤维型星形细胞瘤年轻

（二）病理学

1. 特征性表现 PCA 由疏松网状组织和组织密集区组成。疏松网状组织包含微囊区，其中有星状星形细胞和嗜酸性颗粒；组织密集区由原纤维组成的变长的细胞和 Rosenthal 纤维组成。以上两个特征有助于诊断。

2. 肿瘤很容易突破软脑膜充满蛛网膜下腔。PCA 也可侵入血管周围间隙，血管增生常见，核位于周边的多核巨细胞常见，尤其在小脑和大脑 PCA 中，可见有丝分裂特征，但不如毛细胞型星形细胞瘤明显，也可见坏死区。

3. 尽管肿瘤在 MRI 片上有一个大致的边界，但是至少有半数以上的 PCA 侵入周围脑组织，尤其是白质。

4. 恶性变常发生于多年后。多数发生恶性变的病人接受过放射治疗，但没有行放射治

疗的病人也可发生恶性变。

5. 典型的小脑儿童毛细胞型星形细胞瘤是一独特的类型：肉眼下为囊状结构，显微镜下为海绵状改变。肿瘤可以是实性，但多数为囊性（过去“囊性小脑星形细胞瘤”的名称由此而来），到确诊时体积多较大。囊腔内是富含蛋白的液体（在 CT 片上比脑脊液平均高 4 个 Hounsfield 单位）。50% 的囊性肿瘤有一瘤结节和一反应性、非肿瘤性脑组织或室管膜边界（CT 上不强化），剩下的 50% 没有瘤结节，只有一个细胞稀少的肿瘤壁（CT 上增强）

（三）神经影像学检查

CT 及 MRI 表现：

1. PCAs 常表现为边界清楚，注药后增强（与低级别纤维型星形细胞瘤不同）。

2. 多数情况下有一囊，囊内有一结节，周围无水肿或水肿轻微。

3. 可发生于中枢神经系统任何部位，但最常见于脑室周围。

（四）鉴别诊断

与弥漫性或侵袭性纤维型星形细胞瘤鉴别。

1. 病理学特征性的表现存在，但如以上特征性病理学表现不明显，或在标本组织较少如立体定向活检，则单靠病理学检查不足以鉴别。

2. 提示该诊断的其它因素包括：病人的年龄，影像学资料等。

【治疗原则】

1. 这些肿瘤的自然生长缓慢，首选治疗是在不导致功能缺失的情况下最大限度地切除肿瘤。有些肿瘤侵及脑干、颅神经或血管，可使肿瘤切除受限。

2. 由一个真性囊腔和瘤结节构成的肿瘤，切除瘤结节就足够了，非肿瘤性囊壁可以不切除。有些肿瘤具有一个“假囊”，囊壁厚且强化（在 CT 及 MRI 片上），这种囊壁必须切除。

3. 由于此类肿瘤术后 5 年和 10 年生存率很高，且在这期间内放射治疗的并发症发生率高，同时没有完全切除的肿瘤复发生长缓慢，因此建议这些病人术后不行放射治疗。不过，对他们应定期复查 CT 或 MRI 进行随访，如果肿瘤复发，应再次手术。只有当复发肿瘤无法切除（只要有可能应选择再次手术）或病理学提示肿瘤恶性变时才考虑放射治疗。

4. 对于年幼病人化疗优于放射治疗。

【预后】

肿瘤复发较常见。尽管过去认为它们一般在术后大约 3 年内复发，关于这一点目前仍存在争论，并且远期复发也较常见。另外，一些肿瘤部分切除后不再继续生长，也代表着一种治愈形式。手术后约有 20% 的病人出现脑积水，需要进行治疗。

二、视神经胶质瘤

约占成人胶质瘤的 2%，儿童胶质瘤的 7%，在神经纤维瘤病（NFT）病人中发生率高（约为 25%）

【诊断】

（一）生长方式

1. 一侧视神经（无视交叉受累）

2. 视交叉：NFT 病人比散发病人少见

3. 双侧视神经多中心，无视交叉侵犯：几乎仅见于神经纤维瘤病的病人

4. 可以和下丘脑胶质瘤相续，或成为其一部分

（二）病理学

大多由低级别（毛细胞型）星形细胞构成，恶性病人罕见。

（三）临床症状

无痛性突眼是单侧视神经胶质瘤的一个早期体征，视交叉病变导致各种各样、非特异性视野缺损（通常为单眼）而无眼球突出；大的视交叉肿瘤可致下丘脑及垂体功能紊乱，可阻塞室间孔导致脑积水；通过眼底镜可见视乳头胶质增生。

（四）影像学检查

1.X 线视神经节孔像：从视神经管位片上有时可见视神经管扩大。

2.CT/MRI：CT 扫描可以很好地显示眶内结构，MRI 有助于显示视交叉和下丘脑受侵犯。在 CT 或 MRI 片上，受累视神经常表现为对比增强的梭形增大，其长度通常 >1cm。

【治疗原则】

1. 导致突眼、失明且没有侵犯视交叉的单侧视神经肿瘤应采用开颅手术治疗，切除自球后至视交叉部分的视神经（经眶（Kronlein）入路不适合，因为肿瘤可能余留于视神经残端）。

2. 除了活检，脑脊液分流，少数情况下以改善视力为目的切除向外生长的部分，或病人家属要求外，视交叉胶质瘤一般不建议手术治疗，尤其是与下丘脑胶质瘤无法鉴别时。

3. 化疗（尤其适用于年幼病人）或放射治疗可用于治疗视交叉胶质瘤和术后邻近视交叉残端肿瘤等。

三、少枝胶质细胞瘤

少枝胶质细胞瘤（oligodendrogliomas）是脑胶质瘤常见的类型之一。由于以往许多误诊为纤维型星形细胞瘤（尤其是这些肿瘤的侵袭性部分），所以其发病率统计相差较大。男：女 =3 ：2。成人多见，平均年龄约 40 岁。可发生脑脊液转移，但少见。

【诊断】

（一）临床表现

1. 癫痫　最为常见的临床表现，半数以上的病人曾有癫痫病史；

2. 颅内压增高　头痛，呕吐和视乳头水肿；

3. 精神症状　如淡漠。与肿瘤好发于脑叶，尤其是额、颞叶有关；

4. 局部神经功能障碍　因肿瘤的压迫和肿瘤卒中可破坏肿瘤脑组织而出现，表现为偏瘫、失语等；

5. 其它　如眩晕等。

（二）好发部位

表 36-1-3　少枝胶质细胞瘤的部位

部位	%
幕上	>90%
额叶	45%
半球（额叶以外）	40%
III 或侧脑室内	15%
幕下 + 脊髓	<10%

（三）影像学检查

1. 头颅 X 线平片　少枝胶质细胞瘤的病人 X 线片上可见肿瘤钙化。

2. 脑 CT 和 MRI　CT 诊断少枝胶质细胞瘤有一定特异性。表现为幕上脑叶内略高密度的混杂肿块，边界清楚，周围水肿和占位效应均很轻微，这与其它胶质瘤的瘤周水肿明显的特点不同。50% ~90% 可见条索状钙化。非钙化性高密度多为肿瘤内出血。给予增强剂后瘤体可无强化反应或反应轻微，恶变后强化明显且不规则。MRI 的定性诊断作用不如脑 CT。

【治疗】

（一）外科手术治疗

下列情况可考虑手术：

1. 有明显占位效应的肿瘤，不论恶性度高低，均建议手术治疗解除占位效应，减轻症状，延长病人的存活期。

2. 无明显占位效应的肿瘤：

A. 低级别：能切除的病变建议外科手术治疗。在保留神经功能的情况下尽量全切除肿瘤。

B. 高级别：力争全切，还是部分切除或仅行活检，目前仍有争议。原因主要在于全切除对高级别肿瘤是否有益仍未明确。

（二）化疗

化疗对大多数少枝胶质细胞瘤有效，尤其在用药 3 个月之内，多数可出现肿瘤体积缩小。但疗效和持续时间不一。经验最多的为 PCV（甲苄肼 60mg/m^2 IV、CCNU 110 mg/m^2 PO、长春新碱 1.4 mg/m^2 IV，均为 29 日一个周期，6 周重复一次）。

（三）放射治疗

放射治疗对于少枝胶质细胞瘤的疗效仍不明确。有关术后放射治疗的效果存在争议。记忆丧失、精神异常、性格改变等放射治疗的副作用在长期存活的病人当中较为常见。

四、室管膜瘤

室管膜瘤（Ependymomas）是常见的神经上皮性肿瘤之一，约占颅内肿瘤的 2% ～ 9%，占神经上皮性肿瘤的 18% ～ 20%；男性略多于女性，男：女 =1.9:1；多见于儿童和青少年。60% ～ 70% 位于幕下，靠近第四脑室，占第四脑室区肿瘤的 25%。通常为边界清楚的良性肿瘤（尽管确有恶性室管膜瘤发生），但可沿脑脊髓种植。儿童后颅窝室管膜瘤常为间变性肿瘤，发病年龄越小，预后越差。尽管病理学上不如髓母细胞瘤恶性程度高，但预后更差，因为他们常侵犯闩部，导致无法全切除。

【诊断】

（一）临床表现

根据肿瘤发生的部位不同而有较大差异。

1. 颅内压增高　多源于肿瘤继发的梗阻性脑积水，表现为头痛、恶心 / 呕吐、视乳头水肿等；

2. 强迫头位；

3. 脑干功能障碍　多因肿瘤侵犯第四脑室底部，造成桥脑和延髓神经核和传导束功能障碍，如复视、面瘫、共济障碍等；

4. 小脑功能障碍 表现为走路不稳、眼球震颤、共济失调和肌张力下降等；

5. 癫痫 多见于大脑半球靠近运动区的脑内室管膜瘤(来源于胚胎异位的室管膜细胞)；脑室内室管膜瘤少见；

6. 其它 发生于侧脑室的室管膜瘤可压迫和侵犯丘脑、内囊、基底节等，导致偏瘫、偏侧感觉障碍等；位于第三脑室后部者可造成双眼上视运动障碍等。

（二）影像学检查

1. 头颅 X 线平片 多数可表现为颅内压增高征象，如指压迹增多等；另外还可显示肿瘤钙化，室管膜瘤是儿童后颅窝肿瘤中最常伴有钙化改变的肿瘤；

2. 脑 CT 和 MRI 通常表现为第四脑室或侧脑室肿瘤，密度不均，常伴梗阻性脑积水。肿瘤可有囊变和钙化，使肿瘤表现为混杂信号；注射增强剂后显示不均一强化。影象学上与髓母细胞瘤难以鉴别，以下情况有助于鉴别：

⑴ 室管膜瘤中钙化常见，髓母细胞瘤少见；

⑵ 髓母细胞瘤常起源于第四脑室顶，后者将肿瘤包裹（“香蕉征”），而室管膜瘤常起源于第四脑室底；

⑶ 室管膜瘤在 T1 加权像表现为混杂信号（与髓母细胞瘤不同）；

⑷ 室管膜瘤外生部分 MRIT2 加权像为显著高信号（髓母细胞瘤为轻度高信号）

3. 脊髓造影：水溶性造影剂脊髓造影检测“水滴状转移”与 MRI 强化一样敏感，可取脑脊液用于细胞学检查。

【治疗】

（一）外科手术切除

1. 手术目的 在避免严重神经功能障碍的同时，最大程度地切除肿瘤。当肿瘤广泛侵犯第四脑室底时，肿瘤不可能全切除。

2. 手术入路 根据肿瘤发生的部位不同而选择不同的手术入路。

⑴ 第四脑室室管膜瘤 常用枕下正中入路；

⑵ 侧脑室室管膜瘤

A. 皮层经脑沟侧脑室入路；

B. 经胼胝体侧脑室入路；

⑶ 第三脑室室管膜瘤

A. 经胼胝体穹隆间入路；

B. 枕下经小脑幕入路（适用于三脑室后部肿瘤）；

⑷ 大脑内室管膜瘤 根据肿瘤发生的具体部位，选择距离肿瘤最短且避开重要功能区的部位开颅；

（二）放射治疗

室管膜瘤的放射敏感性仅次于髓母细胞瘤，列第二位。手术切除后常规采用外放射治疗。

1. 瘤床 45Gy ～ 48Gy，（复发者另加 15Gy ～ 20Gy）；

2. 脊髓外放射：如果有水滴状转移灶或 CSF 细胞学检查发现瘤细胞，应增加脊髓外放射治疗；也有行预防性脊髓外照射；小剂量全脊髓放射治疗（平均约 30Gy），同时增加水滴状转移部位的放射剂量。

（三）化疗

一般作为术后的辅助治疗，可短时间抑制复发肿瘤的生长。

五、髓母细胞瘤

髓母细胞瘤（Medulloblstomas）属于原发神经外胚层肿瘤（PNET）。后者是指一组具有共同的病理学特征，可能起源于神经外胚层细胞（肿瘤细胞的真正来源不清楚）的肿瘤。这些肿瘤包括：髓母细胞瘤、视网膜母细胞瘤、松果体母细胞瘤、神经母细胞瘤、成感觉神经细胞瘤、神经节瘤、室管膜母细胞瘤及极性胶质母细胞瘤。其中，髓母细胞瘤最常见，约占儿童颅内肿瘤的 15% ～ 20%，是儿童最常见的恶性肿瘤。发病高峰在 3 ～ 8 岁。男：女 =2：1。通常起自小脑蚓部，位于第四脑室顶。该部位早期易引起梗阻性脑积水。

【诊断】

（一）临床表现

1. 病程较短，多为 4 ～ 5 个月；就诊年龄越大，病程越长。

2. 颅内压增高　肿瘤常阻塞第四脑室和导水管，导致梗阻性脑积水，进而引起颅内压增高，表现为头痛、恶心、呕吐、视乳头水肿等。

3. 小脑功能障碍　肿瘤破坏小脑蚓部结构，可表现躯干性共济障碍，Romberg’s 征阳性。肿瘤向一侧发展时可出现小脑半球症状，如患侧肢体共济失调，指鼻和跟膝试验阳性。其它还可有水平眼震、构音障碍、肌张力和腱放射减低等。

4. 脑干功能障碍　肿瘤可侵犯四脑室底部，出现复视、面瘫、椎体束征等。

5. 强迫头位　肿瘤自身或其引起小脑扁桃体下疝时，可因刺激上颈段神经根而出现颈部抵抗感和强迫头位。

6. 后组颅神经功能障碍　表现为饮水呛咳、声音嘶哑、咽反射减弱等。

7. 蛛网膜下腔出血　肿瘤出血所致，为非外伤性蛛网膜下腔出血。

8. 小脑危象　表现为意识丧失，呼吸变慢，血压升高，双侧病理征阳性，去大脑强直等。

9. 头颅增大，破壶声（MeCewen 征）阳性等。

（二）影像学检查

1. 头颅 X 线平片　主要表现为颅内压增高征象，肿瘤钙化罕见。

2. 脑 CT 和 MRI　常表现为后颅窝中线部位的实性肿瘤，CT 为等或略高信号，MRI 为长 T1、T2 信号的类圆形占位，边界较清楚，第四脑室受压变形，并向上方移位，伴有幕上梗阻性脑积水。少见囊变和钙化，注射增强剂后可见病变均一强化。可发生种植转移，脑室壁、脑池和蛛网膜下腔出现长 T2 信号，可明显强化。年长儿和成人的髓母细胞瘤可见于小脑半球。少数出现薄厚不均的环状强化。

【治疗】

（一）外科手术治疗

1. 枕下正中入路为常见选择。

2. 在避免严重神经功能障碍的前提下尽可能全切除肿瘤，侵犯或粘附于第四脑室底部（脑干面神经丘附近）常使切除受限。

3. 术后建议常规行辅助性放射治疗，以控制复发和转移。

4. 术中切除肿瘤的同时可解除第四脑室和导水管的梗阻，缓解幕上脑积水，可不再另行脑积水分流术。若术后脑积水未能解决，建议根据病情行脑积水分流术，但同时注意与分流术有关的种植转移的发生。

（二）放射治疗

1. 外放射治疗为最佳放射治疗选择：全脑 - 脊髓 35Gy ～ 40Gy，瘤床（通常为后颅窝）及任何脊髓转移灶另给 10Gy ～ 15Gy，所有治疗在 6 ～ 7 周内完成。

2. 小于 3 岁的病人为防止放射治疗可能带来的脑发育方面的副作用，应谨慎选择放射治疗；放射治疗剂量可减少 20% ～ 25%，或用化疗取代。

（三）化疗

主要药物有 CCNU 和长春新碱，但常常仅用于复发、高风险（见后面的预后）或年龄小于 3 岁的病人。

（孙秀海）

第二节　脑膜瘤

一、总论

脑膜瘤（meningioma）是成人常见的颅内良性肿瘤，占颅内原发肿瘤的 14.3% ～ 19%，发病率仅次于胶质瘤。发病的年龄高峰为 45 岁左右，男：女为 1 ： 1.8。19% ～ 24% 的青少年脑膜瘤发生于神经纤维瘤病 I 型（von Recklinghausen’s）。

脑膜瘤的发生与蛛网膜有关，可发生于任何有蛛网膜细胞的部位（脑与颅骨之间、脑室内、沿脊髓），特别是与蛛网膜颗粒集中分布的区域相一致。脑膜瘤多与硬脑膜相粘连，但亦可与硬脑膜无关联，如发生在脑室内的脑膜瘤。

脑膜瘤通常为生长缓慢、边界清楚（非侵袭性）的良性病变。少数可呈恶性和 / 或快速生长。8% 的病人多发，在神经纤维瘤病病人中尤为多见。偶尔肿瘤呈大片匍匐状生长（斑块状脑膜瘤）。

【诊断】

（一）好发部位

常见发病部位包括：矢状窦旁，半球凸面，鞍结节，蝶骨嵴，嗅沟，大脑镰，侧脑室，小脑幕，中颅窝，眼眶，小脑桥脑角，斜坡和枕骨大孔。大约 60% ～ 70% 沿大脑镰（包括矢状窦旁）、蝶骨（包括鞍结节）或凸面生长。儿童脑膜瘤少见，28% 发生于脑室内。

（二）临床表现

1. 病史　脑膜瘤因属良性肿瘤，生长慢，病程长。因肿瘤呈膨胀性生长，病人往往以头疼和癫痫为首发症状。

2. 颅内压增高症状　可不明显。许多病人仅有轻微的头痛，甚至经 CT 扫描偶然发现脑膜瘤。因肿瘤生长缓慢，所以肿瘤往往长得很大，而临床症状还不严重。有时，病人眼底视乳头水肿已相当明显，甚至出现继发视神经萎缩，而头痛并不剧烈，无呕吐。值得注意的是，当“哑区”的肿瘤长得很大，无法代偿而出现颅内压增高时，病情会突然恶化，甚至会在短期内出现脑疝。

3. 局部神经功能障碍　根据肿瘤生长的部位及临近神经血管结构不同，可有不同的局部神经功能障碍。如：蝶骨翼（或嵴）脑膜瘤外侧型（或翼点型）的表现与大脑凸面脑膜瘤类似；内侧型（床突型）多因包绕 ICA、MCA、眶上裂部位的颅神经和视神经而出现相应的脑缺血表现和颅神经功能障碍。嗅沟脑膜瘤多长到很大时才出现症状，包括：Foster-Kennedy 综合征(同侧视神经萎缩,对侧视乳头水肿),精神改变,如压迫视路导致视野缺损等。

4．颅骨变化　脑膜瘤常可造成临近颅骨骨质的变化，表现为骨板受压变薄、破坏，甚至穿破骨板侵蚀至帽状腱膜下，头皮局部可见隆起。有时，肿瘤也可使颅骨内板增厚，增厚的颅骨内可含肿瘤组织。

5．癫痫　位于额部或顶部的脑膜瘤易产生刺激症状，引起限局性癫痫或全身发作。

（三）病理学

病理学分类有多种，在主要类型之间存在过渡型，在同一个肿瘤中可见一种以上的病理学特征。主要类型包括：

1．三种主要的“典型脑膜瘤”

⑴ 内皮型：又称合体细胞性，最常见，有大量多角细胞。有人将有密集血管的内皮型脑膜瘤称为血管瘤型脑膜瘤。

⑵ 纤维或纤维母细胞型：细胞被结缔组织分隔，质地较内皮型和过渡型脑膜瘤韧。

⑶ 过渡型：界于内皮型和纤维型之间，细胞呈纺锤体形，部分区域可见典型的脑脊膜瘤细胞，旋涡状排列，部分有钙化（沙样瘤小体）。

2．血管母细胞型：不同的作者有不同的称谓。有人称其为“血管外膜细胞瘤”，也有人称之为“血管母细胞瘤”，因为在病理学方面类似于成血管细胞。

3．非典型脑膜瘤:包括具有一个以上下列特征的上述任何一种脑膜瘤，这些特征包括:有丝分裂活动增强（1～2个分裂像/高倍视野），细胞密度升高，局灶坏死，巨细胞。细胞多形性不少见，但本身无重要意义。随非典型性升高，肿瘤的侵袭性增强。

4．恶性脑膜瘤：又称间变型、乳头型或肉瘤型脑膜瘤，特征性改变为有丝分裂常见、侵入皮质，即使在全切除的情况下，也很快复发。极少数发生转移。大量的有丝分裂像或出现乳头样改变强烈提示恶性。可能年轻病人多见。与其他类型相比，血管母细胞型脑膜瘤表现更为恶性的临床特征。

脑膜瘤的中枢神经系统外转移极为少见,多为血管母细胞型或恶性,常见转移部位为肺、肝、淋巴节和心脏。

（四）辅助检查

1．脑电图　因脑膜瘤发展缓慢，并呈限局性膨胀生长，脑电图检查时一般无明显慢波。但当肿瘤生长相当大时，压迫脑组织，引起脑水肿，此时脑电图可呈现慢波，多为局限性异常Q波，懒波为主，背景脑电图的改变较轻微。脑膜瘤的血管越丰富，δ 波越明显。大脑半球凸面或矢状窦旁脑膜瘤的病人可有癫痫病史，脑电图可辅助诊断。

2．头颅X-线平片　由于脑膜瘤与颅骨关系密切，以及共同的供血途径，容易引起颅骨的改变,头颅平片的定位征出现率可达30%～60%,颅内压增高症可达70%以上。主要表现有:

⑴ 局限性骨质改变　可出现内板增厚，骨板弥漫增生，外板骨质呈针状放射增生。一般认为，肿瘤细胞到达硬脑膜后，通过血管途径进入颅骨，引起周围或骨细胞的增生反应。无论有无肿瘤细胞侵入，肿瘤增生部位都提示为肿瘤的中心位置。脑膜瘤引起局部骨板变薄和破坏的发生率为10%左右。肿瘤内钙化约占10%。

⑵ 颅板的血管压迹增多　可见脑膜动脉沟增粗扭曲，最常见于脑膜中动脉沟。局部颅骨板障静脉异常增多。

3．头颅 CT 和 MRI

⑴ CT 可见病变密度均匀，增强后强化明显，基底宽附着于硬脑膜上。CT 非增强扫描值为 60 ～ 70 者常伴沙样瘤钙化。一般无明显脑水肿，少数也可伴有明显的瘤周水肿，有时范围可达整个大脑半球。脑室内脑膜瘤半数可出现脑室外水肿。CT 的优点在于可明确显示肿瘤的钙化和骨质改变（增生或破坏）。

⑵ MRI 上一般表现为等或稍长 T1，T2 信号，T1 像上 60% 肿瘤与灰质等信号，30% 为低于灰质的低信号。在 T2 像上，50% 为等信号或高信号，40% 为中度高信号，也可能为混杂信号。肿瘤边界清楚，圆形或类圆形，多数边缘有一条低信号带，呈弧形或环形，为残存蛛网膜下腔（脑脊液）。肿瘤实质部分经静脉增强后呈均匀、明显强化。肿瘤基底硬脑膜强化可形成特征性的表现－“脑膜尾征”（dural　tail），对于脑膜瘤的诊断有特殊意义。MRI 的优点在于可清晰显示肿瘤与周围软组织的关系。脑膜瘤与脑之间的蛛网膜下腔界面消失，说明肿瘤呈侵袭性生长，手术全切除较困难。

⑶ 肿瘤基底硬脑膜强化可形成“脑膜尾征”，是脑膜瘤较为特征性的表现，但并不是脑膜瘤所特有的影像表现。邻近硬脑膜的其它病变，如转移癌和胶质瘤等也可有类似影像特点。

⑷ 同时进行 CT 和 MRI 增强扫描，对比分析，能得到较正确的定位及定性诊断。

4．脑血管造影　可了解肿瘤供血。肿瘤与重要血管的关系，以及硬脑膜静脉窦的情况（决定手术中是否可以结扎）。同时，脑血管造影也为手术前栓塞提供了条件。

约一半左右的脑膜瘤，脑血管造影可显示肿瘤阴影。通常脑膜瘤在脑血管造影像上特征性表现为：①脑膜血管呈粗细均匀，排列整齐的小动脉网，轮廓清楚呈包绕状。②肿瘤同时接受来自颈外、颈内动脉或椎动脉系统的双重供血。位于前颅窝底的脑膜瘤可接受眼动脉、筛动脉和大脑前动脉分支供血；位于中颅窝底的脑膜瘤可接受脑膜中动脉、咽升动脉供血；后颅窝底的脑膜瘤可由枕动脉、椎动脉脑膜前支、脑膜后动脉供血。③血管造影还可显示硬脑膜窦的受阻情况，尤其是矢状窦 / 大脑镰旁脑膜瘤。根据斜位片评估上矢状窦通畅程度较可靠。④肿瘤的循环速度比脑血流速度慢，造影剂常在肿瘤中滞留。在脑血管造影的静脉期、甚至窦期，仍可见到肿瘤染色，即迟发染色（delayed blush）。肿瘤血管明显且均匀一致延迟充盈的特点有助于确诊。⑤脑膜瘤周围脑血管呈包绕状移位。

上述特点在脑膜瘤的脑血管造影中可同时出现，亦可能部分出现。

【治疗原则】

（一）手术治疗

1. 手术切除脑膜瘤是最有效的治疗手段。随着显微外科技术的发展，脑膜瘤手术效果不断提高，使大多数病人得以治愈，但并不能排除复发的可能性。

2. 手术前准备

⑴ 如果脑水肿严重，手术前 3 天给予激素治疗。甲泼尼龙片 8mg，或强地松 5mg，每日二次。

⑵ 手术前有癫痫发作者应给予抗癫痫治疗。病史中无癫痫发作但肿瘤位于易引起癫痫部位者，手术前 1 周口服抗痫药物，手术当天静脉给予，如丙戊酸钠，以预防癫痫发作。

⑶ 肿瘤供血动脉栓塞　对于颈外动脉参与供血的富于血运的肿瘤，术前可行供血动脉栓塞。

3．手术原则

⑴ 体位　根据肿瘤的部位，侧卧位、仰卧位、俯卧位都是常使用的体位。

A．头位应稍高于身体水平线，可减少手术中出血。

B．应将肿瘤中心的位置尽可能位于术野最高点。

C．旋转头颈部时，切勿过度，以免颈静脉和（或）气道受阻，造成颅内压增高。

⑵ 切口设计

A．根据影像学资料提供的肿瘤位置，结合翼点、冠状缝、外侧裂和中央沟等结构的体表投影，设计手术切口。

B．手术入路应尽量选择到达肿瘤距离最近的路径，同时应避开重要神经和血管；颅底肿瘤的入路还应考虑到对脑组织的最小牵拉。

C．对于表浅病变，如凸面脑膜瘤设计切口，关键是将肿瘤恰位于骨窗的中心。对于深部病变应同时考虑到是否可早期处理肿瘤基底。

D．皮瓣基底要足够宽，保障适当的血液供应。

E．切口应尽量设计在发际内，保障良好的外观效果。

F．骨瓣大小要保证可充分显露肿瘤并切除受累的硬脑膜。

G．如采用微骨孔入路，可借助手术导航技术确定手术切口的部位。手术前一天在肿瘤的头皮投影附近放置一个 Marker 作为参照点，行头颅 CT 或 MRI 扫描定位，根据 CT 或 MRI 结果设计切口。

⑶ 为减少手术中对脑组织的牵拉，病人麻醉后可行腰椎穿刺，并置引流管在蛛网膜下腔。剪开硬脑膜前，缓慢放出脑脊液 30 ～ 40ml。对脑水肿明显者，切开头皮时，可给予甘露醇静脉内滴注，剂量为 1g ～ 2g/kg 体重。为防止手术后癫痫发作，手术结束前 30 分钟静脉给予德巴金（800mg 入壶）。

⑷ 手术显微镜的应用　手术显微镜下分离肿瘤，使操作更细致，能最大限度地保护脑组织及重要的神经血管。

⑸ 对受肿瘤侵蚀的硬脑膜、颅骨在可能的情况下应一并切除，以防术后复发。对于无法切除的受侵硬脑膜，可行电灼等方法处理。经造影并在术中证实已闭塞的静脉窦也可以切除。以自体筋膜或其它硬脑膜修补材料、钛板等修补缺损的硬脑膜和颅骨。

4．术后处理

⑴ 手术后应将病人送往 ICU 监护 24 ～ 48 小时。

⑵ 术后脑水肿严重者术后应静脉给予脱水药和糖皮质激素。

⑶ 病人麻醉苏醒后，立即进行神经功能评估，并作好记录。如出现神经功能缺损，须进一步分析原因，疑为颅内血肿形成者，需立即行 CT 检查或直接送手术室开颅探查，清除血肿。

⑷ 抗癫痫治疗

肿瘤累及运动、感觉皮层时，或手术前病人有癫痫发作史，手术中和手术当天，需静脉应用抗痫药物，预防癫痫发作。手术后第 1 日病人可进食后恢复手术前的（口服）抗癫痫治疗方案。手术后抗癫痫治疗至少三个月，无癫痫发作者可逐渐减少药量，直到停止用药。手术前有癫痫病史的病人，抗癫痫治疗时间应适当延长，一般建议 1 ～ 2 年。

⑸ 预防下肢血栓和肺栓塞

若病人术后有肢体运动障碍或老年病人，短期内不能下床，必要时应给予药物（如速避凝，0.3ml，脐旁皮下注射）和弹力袜。

⑹ 脑脊液漏 术后有脑脊液漏可能者，可取头高位，腰椎穿刺持续引流 2 ～ 3 日；出现脑脊液漏时可持续5～7日，一般可自愈。若脑脊液漏仍不缓解，应考虑二次手术修补漏口。

5．脑膜瘤切除分级

目前，国际应用较多的脑膜瘤切除分级法为Simpson分级法。这一分类法对统一切除标准、评定脑膜瘤的手术效果有重要的参考价值。但有人认为此分类法对于凸面脑膜瘤较为适用，对脑室内和颅底脑膜瘤未必适用，如侧脑室三角区脑膜瘤，无硬脑膜和颅骨的附着，颅底脑膜瘤手术多难做到受累颅骨，甚至硬脑膜的切除。故有作者提出了针对颅底脑膜瘤的切除分级，因目前尚未得到广泛认同，再此不作详细介绍。

表 36-2-1 脑膜瘤切除 Simpson 分级法

级别	切除程度
Ⅰ级	手术显微镜下全切除受累的硬脑膜及颅骨一并处理（包括受侵的硬脑膜窦）
Ⅱ级	手术显微镜下全切除受累的硬脑膜电凝或激光处理
Ⅲ级	手术显微镜下全切除受累的硬脑膜及硬脑膜外扩展病变（如增生颅骨）未处理
Ⅳ级	肿瘤部分切除
Ⅴ级	肿瘤单纯减压（和/或活检）

（二）非手术治疗

放射治疗 对于不能全切的脑膜瘤和恶性脑膜瘤，手术后需放射治疗。放射治疗对恶性脑膜瘤和血管外皮型脑膜瘤有一定疗效。但应注意避免放射性损伤等副作用。

（三）脑膜瘤的复发及处理

与任何肿瘤一样，脑膜瘤首次手术后，如在原发部位有少许残留，则很可能发生肿瘤再生长复发。恶性和非典型脑膜瘤的5年复发率分别为38%和78%。造成良性脑膜瘤复发的原因有两个，一是由于肿瘤侵犯或包裹重要神经和血管组织时未能完全切除而残留，如海绵窦脑膜瘤；二是由于肿瘤局部侵润生长，靠近原发灶周边或多或少残存一些瘤细胞。脑膜瘤术后复发多见于被肿瘤侵犯的硬脑膜。

1．放射治疗 放射治疗可能有效，平均复发时间延长。考虑到放射治疗可能引起的放射性损伤和坏死等副作用，对肿瘤可能复发的病人也可行CT或MRI随访，发现明确复发迹像时再行放射治疗。

2．手术切除 根据病人年龄、身体状况、症状和体征，以及影像学资料等，决定是否再次手术。再手术的结果不仅仅取决病人年龄和一般状态，还取决于肿瘤的部位，如蝶骨嵴脑膜瘤，复发时若已长入海绵窦，再次手术的困难会更多；但复发的上矢状窦旁脑膜瘤，如已侵犯并阻塞上矢状窦，二次手术可将肿瘤及闭塞的上矢状窦一并切除而获得治愈。

二、矢状窦旁脑膜瘤

矢状窦旁脑膜瘤（parasagital meningioma）是指肿瘤基底附着在上矢状窦壁并充满上

矢状窦角的脑膜瘤。有时肿瘤可侵入窦内甚至造成上矢状窦闭塞。在肿瘤与上矢状窦之间无脑组织。但也有作者将靠近上矢状窦的一部分大脑镰旁脑膜瘤和大脑凸面脑膜瘤也归于上矢状窦旁脑膜瘤。

上矢状窦旁脑膜瘤占颅内脑膜瘤的17%～20%，占颅内肿瘤的3.86%。肿瘤位于冠状缝前者占30%，冠状缝至人字缝间占50%，人字缝至窦汇间占20%。

【诊断】

（一）临床表现

1．颅高压症状和体征　表现为头痛、呕吐、视乳头水肿。因肿瘤生长缓慢，早期虽压迫脑组织和上矢状窦，但可以不产生症状，病人出现症状时，肿瘤多已生长得很大。伴有较大囊性变，或肿瘤周围脑水肿严重时，可早期出现颅内压增高症状。造成颅内压增高的原因，除了肿瘤本身的占位效应外，瘤体压迫上矢状窦及静脉，造成回流受阻也是原因之一。合并颅压高的病人，肿瘤多位于上矢状窦前1/3或后1/3，因额叶前部、枕叶属”哑区”，缺乏局灶性神经缺损表现，因此病人来院就诊一般较晚。

2．癫痫　最常见的首发症状，尤其是在中央区的窦旁脑膜瘤，癫痫发生率可高达73%。表现为口角或面部抽搐，也可为全身性发作（如强直-阵挛发作）。

3．局部神经功能障碍　矢状窦旁脑膜瘤可分为前、中、后三种类型。前1/3型因侵犯额叶而常见精神方面的改变；中1/3型最常见的症状为Jackson癫痫和对侧肢体渐进性瘫痪；后1/3型最常见的症状为视野缺损。

4．精神障碍　以上矢状窦前1/3脑膜瘤常见。病人可表现为痴呆、情感淡漠或欣快。有的病人出现性格改变。老年病人常被误诊为老年性痴呆或脑动脉硬化。

（二）影像学检查

1．CT和MRI　根据脑膜瘤的典型影像特点和部位可明确诊断。CT的骨窗像可以提供与肿瘤相邻的颅骨受侵犯破坏情况。MRI可显示肿瘤与大脑前动脉的关系、引流静脉的方向，了解矢状窦的受累程度以及是否闭塞。

2．脑血管造影　脑血管造影对矢状窦旁脑膜瘤的诊断价值在于

⑴ 了解肿瘤的供血动脉和肿瘤内的血运情况。前1/3和中1/3上矢状窦旁脑膜瘤的供血主要来源于大脑前动脉，后1/3肿瘤主要来自大脑后动脉，同时都可有脑膜中动脉参与供血，此时的脑膜中动脉可增粗迂曲。如肿瘤侵及颅骨，可见颞浅动脉参与供血。

⑵ 脑血管造影的静脉期和窦期可见肿瘤将静脉挤压移位，有的上矢状窦会被肿瘤阻塞中断，这些造影征象对决定术中是否可将肿瘤连同上矢状窦一并切除很有帮助。

【手术治疗】

（一）手术前评估

1．根据病人的病史、年龄、影像学资料和病人对治疗结果的期盼，评估手术的风险和手术对病人的益处，决定是否手术。一旦决定手术，还需考虑如何避免或减少手术后并发症的发生。

2．根据肿瘤与上矢状窦的关系将其分为前、中、后三型。位于上矢状窦中、后三分之一的脑膜瘤，手术后可能出现神经功能障碍，但多数能在手术后几周或几个月内恢复。上矢状窦旁脑膜瘤全切后一般不复发。肿瘤长入上矢状窦者如未能全切除，可待上矢状窦闭塞后，再次手术时连同肿瘤和受累矢状窦一并切除。

（二）手术前准备

参见“总论”。

（三）病人体位

参见“总论”。

（四）头皮切口设计

1. 通常采用马蹄形，骨瓣要足够大，必须能完全暴露需切除的肿瘤及受累的颅骨、硬脑膜。

2. 肿瘤位于上矢状窦前 1/3，病人取仰卧位，头部略抬高，可选用冠状头皮切口并将其隐藏在发际内。肿瘤位于上矢状窦中 1/3，病人取仰或侧卧位，头部抬高，以便使肿瘤中心位于最高点，作马蹄形切口，过中线 2cm，皮瓣翻向外侧，如肿瘤中心恰好位于冠状缝上，皮瓣可翻向前方。上矢状窦后 1/3 肿瘤，取侧或俯卧位，头部抬高与手术床面呈 45° 角，以便使肿瘤中心位于最高点，取马蹄形切口，过中线 2cm，皮瓣基底位于颞后枕下区。

（五）手术操作

1. 在中线附近作钻孔时，应小心下方的上矢状窦。为防止导板穿过困难，可沿上矢状窦两侧多钻一孔。

2. 锯开颅骨后，用剥离子将颅骨与硬脑膜分开，上矢状窦部分要最后分离（高龄病人硬脑膜不易剥离）。骨瓣也可分两部分翻开：第一部分位于患侧，骨窗内缘离中线 1cm，这样可直视下分离窦上部分，骨瓣的第二部分也容易锯下。

3. 翻开并取下游离骨瓣后，要立即处理颅骨板障出血，骨缘封以骨蜡。

4. 硬脑膜表面上的出血可电灼或压以明胶海绵，硬脑膜中动脉如参与供血，则可将其缝扎。上矢状窦表面的出血，压以明胶海绵和棉条，数分钟即可止血。骨窗四周悬吊硬脑膜。

5. 如果肿瘤累及颅骨内板和硬脑膜，可用高速颅钻将受累的颅骨磨去。如颅骨侵蚀范围较大，特别是肿瘤已穿透颅骨时，最好保留受累的颅骨与肿瘤连在一起，沿肿瘤四周锯（或咬）开颅骨，然后用咬骨钳咬除受累的颅骨，出血不易控制时，则不必勉强，可将其与肿瘤一并切除。

6. 窦旁脑膜瘤往往从硬脑膜外可以触及。沿肿瘤周边弧形剪开硬脑膜，起点和终点都靠近上矢状窦边缘。尽可能少地暴露正常脑组织，尤其是在颅压较高时。剪开硬脑膜时要小心避免损伤其下方的引流静脉。

7. 中央静脉的保留

位于中央区的大脑上静脉（中央沟静脉）被损伤后，术后病人往往出现严重的对侧肢体瘫痪。上矢状窦中 1/3 的窦旁脑膜瘤术中，常可见到中央沟静脉跨过肿瘤生长，此时，可沿静脉前后切开肿瘤然后再分块切除瘤组织，尽量保存该静脉。肿瘤较大时，应先作被膜内切除肿瘤。

8. 肿瘤切除

⑴ 一般先行肿瘤内减压，减少肿瘤对周围脑组织的压迫，同时为下一步的操作提供操作空间。如肿瘤质地较韧可使用超声吸引器（CUSA）。肿瘤内出血可电灼，也可用明胶海绵或止血纱布棉条压迫。

⑵ 一旦有了操作空间，尽快处理肿瘤基底以切断肿瘤的主要供血来源，减少后续操作中的出血。

⑶ 严格沿肿瘤周边的蛛网膜界面分离肿瘤，来自周围的小供血血管电凝后剪断，分离开的脑组织用棉条保护。分离肿瘤深面时须注意，移位的大脑前动脉及其分支可能与肿瘤粘连，应注意保护。

⑷ 必须仔细地将引流到上矢状窦的静脉与瘤壁分离开来，尽可能少牵拉临近的脑组织。

⑸ 如大脑镰受累，一并切除。

9．上矢状窦的处理

⑴ 位于上矢状窦前 1/3（冠状缝前）的肿瘤如已侵犯窦腔，一般可将肿瘤与上矢状窦一起切除。

⑵ 肿瘤位于中、后 1/3 者，如造影和术中证实上矢状窦已闭塞，为减少手术后肿瘤复发机会，也可连同肿瘤一并切除。

⑶ 如肿瘤侵入中、后 1/3 上矢状窦但窦腔尚未闭塞，切除该段上矢状窦是危险的。可以切除一侧窦壁后，再修补；也可以切除该段上矢状窦后用大隐静脉或人工血管移植替代，但后者的风险太大，成功率低。

⑷ 如果上矢状窦外侧壁残存有少部分的肿瘤，可以将其与肿瘤组织一并切除后修补，也可电灼，电灼同时注意以生理盐水冲洗降温，避免因电灼过热，上矢状窦内形成血栓。

10．修补硬脑膜后关颅

硬脑膜缺损可取帽状腱膜或颅骨骨膜修补，或采用人工硬脑膜修补。骨瓣复位固定。颅骨受肿瘤侵蚀破坏严重者须切除并送病理学检查，缺损处行颅骨成形术。

（六）手术后处理

上矢状窦旁脑膜瘤手术后应严密观察，发现并发症（如手术后血肿和脑水肿）并及时处理。详细参见“总论”。

（七）复发及处理

1．侵犯上矢状窦，而又未能全切的肿瘤，术后易复发。

2．复发后可再次手术，特别是首次手术时，矢状窦尚未闭塞，再次手术前矢状窦已闭塞者，可将矢状窦连同肿瘤一并切除。

3．对未能全切的肿瘤术后应辅以放射治疗。

三、大脑凸面脑膜瘤

大脑凸面脑膜瘤（convexity meningioma）是指肿瘤基底与颅底硬脑膜或硬脑膜窦无关系的脑膜瘤，可发生在大脑凸面硬脑膜的任何部位，最常见于额顶叶交界处、冠状缝附近。大脑凸面脑膜瘤占脑膜瘤的 15%。女性稍多于男性，为 1.17:1。

【诊断】

（一）部位分类

通常将凸面脑膜瘤分为四个部位，即：①前区，指额叶；②中央区，包括中央前后回感觉运动区；③后区，指顶后叶和枕叶；④颞区。

以前区、中央区发生率最高，约占三分之二。

（二）临床表现

1．大脑凸面脑膜瘤病史一般较长。主要表现为不同程度的头痛、精神障碍，半数以上的病人发病半年后可逐渐出现颅内压增高。

2．局部神经功能缺失以肢体运动感觉障碍多见，肿瘤位于颞区或后区时因视路受压出现视野改变。优势半球的肿瘤还可导致语言障碍。

3．癫痫以局限运动性发作常见，其肿瘤多位于皮层运动区，表现为面部和手脚抽搐，部分病人可表现为Jackson癫痫。感觉性发作少见。有的病人仅表现为眼前闪光，需仔细询问病史方可发现。

4．有些病人因为头外伤或其它不适，经做头颅CT扫描偶然发现。

（三）辅助检查

1．脑电图　脑电图检查曾经是凸面脑膜瘤的辅助诊断方法之一，近年来已被CT和MRI所代替。目前脑电图的作用在于手术前、后对病人癫痫状况的估价，以及应用抗癫痫药物的疗效评定。

2．X线平片　可能发现颅骨骨质针状增生、内板增厚或颅外骨性骨板。

3．CT和MRI　根据脑膜瘤的典型表现，对此病多可及时作出明确诊断。MRI可以准确反映大脑凸面脑膜瘤的大小、结构、邻近脑组织的水肿程度、肿瘤与重要脑血管的关系。MRI增强图像上，60%～70%的大脑凸面脑膜瘤，其基底部硬脑膜会出现条形增强带，即“脑膜尾征”（dural tail），为脑膜瘤较为特异性的影像特点。目前认为，这一结构多数为反应性增高的结缔组织或血管组织，少数为肿瘤侵润，手术时应显露并切除，以达到全切肿瘤。

4．脑血管造影　对诊断大脑凸面脑膜瘤，脑血管造影并非必需。如手术前怀疑肿瘤与上矢状窦有关，需行脑血管造影或MRI加以证实。脑血管造影还可以了解肿瘤的血运情况和供血动脉的来源（颈内或颈外动脉）。

【手术治疗】

（一）手术前评估

大脑凸面脑膜瘤手术全切后，复发率很低。手术后主要并发症是肢体功能障碍、癫痫和术区血肿。针对每个病人的病史、化验结果、影像学检查特点，综合判断手术的风险代价和对病人的益处，然后决定是否手术。手术前评估时，应考虑如何避免手术后并发症的发生。

（二）手术前准备

1参见“总论”。

2手术前供血动脉栓塞　对于大脑凸面脑膜瘤而言并非必要，因手术时沿肿瘤切开硬脑膜，供血动脉即可被切断。

（三）病人体位

参见“总论”。

（四）切口设计

参见“总论”。

（五）手术操作

1．开颅

(1) 可将皮瓣及骨瓣一起翻开，也可钻孔后取下骨瓣；如颅骨被肿瘤侵犯并穿破，可咬除或用锉刀锉平被侵蚀部分；单纯内板受侵蚀，用颅钻磨除受累的内板。

(2) 由颈外动脉供血的大脑凸面脑膜瘤，开颅翻开骨瓣是整个手术出血最多的阶段，应立即采用电凝，缝扎或沿肿瘤切开硬脑膜等方法止血。硬脑膜的出血多来自脑膜中动脉，因此于其近端缝扎是比较简单易行的方法，可避免广泛电灼硬脑膜导致收缩，影响缝合。

⑶ 用手指轻轻触摸硬脑膜可确定肿瘤的边界。环绕肿瘤外界剪开硬脑膜。肿瘤与硬脑膜的附着点如果较宽，可沿其四周切开，保留受累的硬脑膜与肿瘤粘连在一起，以便手术中牵拉；如附着点小，可采用马蹄形切口。应尽可能减少脑组织的外露。被肿瘤侵蚀的硬脑膜应去除，用人工硬脑膜或筋膜修补。

2. 分离和切除肿瘤

⑴ 切除和暴露肿瘤可交替进行。

⑵ 在脑组织表面的蛛网膜与肿瘤之间逐渐分离，边分离边用棉条保护脑组织。肿瘤较小时可将肿瘤分离后完整切除。肿瘤较大时，可用超声吸引器（CUSA）将瘤内容逐渐吸除，然后再从瘤表面分离，以避免过度牵拉脑组织。有些软脑膜血管向肿瘤供血，可在分离肿瘤与瘤床之间电凝后剪断，并垫以棉条，直至肿瘤从脑内分离开。

⑶ 注意相邻血管（包括动脉和静脉）及功能区皮层的保护，必要时借助神经导航系统确定重要结构（如中央沟）的位置。

3. 止血后关颅

⑴ 彻底止血后待血压恢复到手术前水平，手术野无活动性出血方可关颅。

⑵ 严密（不透水）缝合或修补硬脑膜，骨瓣复位固定，常规缝合头皮，在通常情况下可不必放置引流。

（六）手术后处理

1. 病人术后应在 ICU 或麻醉康复室观察，直到麻醉清醒。

2. 大脑凸面脑膜瘤术后恢复较平稳，但要注意发生术后血肿或脑水肿的可能。如术后病人迟迟不清醒、出现癫痫发作、清醒后再度意识障碍，或出现新的神经功能障碍，均应及时行脑 CT 扫描，除外术后（水肿）血肿。

3. 抗癫痫药物的应用　术后应常规给予抗癫痫药，防止癫痫发作。应保持血中抗癫痫药的有效浓度，通常给予丙戊酸钠持续静脉泵入（1mg/kg/h），病人完全清醒后改为口服。

4. 使用异体材料行硬脑膜和（或）颅骨修补者，术后可给予抗生素，防止感染。

5. 如病人有肢体运动障碍，术后应被动活动病人的肢体，防止关节废用性僵直和深部静脉血栓形成。为防止深部静脉血栓形成，可给病人穿着弹力袜。

（七）预后与肿瘤复发

大脑凸面脑膜瘤手术切除效果好，特别是应用了微创技术，术后一般不会增加病人的神经功能缺损。肿瘤复发较少见，一旦复发，可根据具体情况观察或再次行开颅手术切除肿瘤。

四、大脑镰旁脑膜瘤

大脑镰旁脑膜瘤（parafalcine meningioma）的基底位于大脑镰，常埋入大脑半球的脑实质内，且可向大脑镰两侧生长。占颅内脑膜瘤的 6.47%，居第五位。女性多见，男：女为 1:1.5，平均年龄 49.5 岁。病理以纤维型脑膜瘤居多。依肿瘤部位，分为前、中、后 1/3 三种，其中位于额、顶部者占 80% 左右。

【诊断】

（一）临床表现

1．颅高压症状和体征　约有三分之二的病人就诊时已有颅内压增高表现，尤以大脑镰后 1/3 脑膜瘤为常见。

2．癫痫　多以对侧肢体或面部限局性发作开始，渐形成全身性发作及意识丧失。癫痫发作以大脑镰前、中 1/3 脑膜瘤多见。

3．局部神经功能障碍　大脑镰旁脑膜瘤大多埋藏在大脑半球纵裂中，位置较深，大脑皮层中央区受累轻，故脑的局限性损害症状较上矢状窦脑膜瘤少见。一旦出现症状，多从足部开始，逐渐影响整个下肢，继而发展为上肢肌力障碍，最后波及头面部。如肿瘤向大脑镰两侧生长，病人可出现双侧肢体力弱，并可伴有排尿障碍，即脑性截瘫或三瘫，需与脊髓病变鉴别。

（二）影像学检查

1、头颅 X 线平片对本病无诊断价值。

2、CT 和 MRI 对本病可确诊。可见镰旁单侧或双侧球形或扁平状病变。平扫时为等密度或略高密度（信号），可带有点状或不规则钙化，与大脑镰附着的基底较宽。增强后强化明显，基底部有“脑膜尾征”。一侧侧脑室可受压移位或变形。肿瘤较大时，压迫静脉使其回流受阻，肿瘤周围可出现水肿。

3、脑血管造影　脑血管造影所见与其他部位脑膜瘤相仿，但肿瘤染色不紧贴颅顶，与颅骨之间存有间隙。大脑镰脑膜瘤也可有双重供血，前方可来自眼动脉的分支，后方来自枕动脉，中部可有脑膜中动脉供血。此时增粗的脑膜中动脉向上达顶骨内板处又转向下，呈帚状或放射状向中线颅腔内，提示肿瘤附着处在大脑镰上。

【手术治疗】

（一）手术前评估

1．根据病人的一般状况、体征和实验室检查，尤其是心肺功能、凝血机制、肝肾功能等，确定病人对于全麻手术的耐受能力。

2．根据影像学资料估计肿瘤切除程度（如全切的可能性）和可能出现的术后并发症，向病人和家属说明。

3．手术前仔细研究 MRI 的矢状位和冠状位扫描，对确定肿瘤与上矢状窦、脑皮层的关系有帮助。同时须弄清肿瘤与大脑皮层引流静脉以及大脑前动脉的关系。同上矢状窦旁脑膜瘤一样，肿瘤与大脑镰的关系可分为前、中、后 1/3 三部分。据此决定手术时病人的体位和头皮切口。切除大脑镰前 1/3 的脑膜瘤，必要时可结扎上矢状窦，有利于暴露和全切肿瘤。

（二）切口设计

主要位于一侧的大脑镰旁脑膜瘤可行单侧开颅。通常应设计为抵达或稍越过中线的马蹄形切口。双侧生长的巨大大脑镰旁脑膜瘤可行双侧开颅，皮骨瓣都应跨过中线。

（三）手术操作

1．骨窗应抵达或越过中线。钻孔时，注意勿伤及下面的上矢状窦。

2．硬脑膜切口距离上矢状窦 1cm ～ 2cm，可以暴露肿瘤基底即可。待肿瘤内逐渐分块切除减压后，即可获得足够的手术空间。

3．肿瘤切除

⑴ 如果肿瘤较浅，自纵裂向外牵开半球脑组织 1cm ～ 2cm，必要时需游离皮层静脉几

mm，即可显露肿瘤。如肿瘤位置较深，可切除小部分覆盖肿瘤表面的脑组织，或电凝后剪断 1 ～ 2 支桥静脉，再将半球轻轻牵开，但仅限于非功能区。

⑵ 依次暴露出肿瘤的前界、后界，沿肿瘤周边剪开大脑镰后分离肿瘤与周边脑组织的粘连，并通过大脑镰的缺损切除向对侧生长的肿瘤。肿瘤较大时可先切开肿瘤被膜，行囊内分块切除以获得操作空间后再行上述操作。

⑶ 肿瘤较大时，其前面多与大脑前动脉相粘连，分离和切除深部肿瘤时应特别小心予以保护，防止造成该动脉及其分支的误伤。

⑷ 双侧巨大大脑镰旁脑膜瘤行双侧开颅时，翻开骨瓣后上矢状窦出血可压以海绵。先切开肿瘤较大一侧的硬脑膜，切除这侧肿瘤。然后再切开对侧硬脑膜，切除肿瘤。最后将受累的大脑镰一并切除。

⑸ 大脑镰前 1/3 的双侧生长的脑膜瘤或肿瘤已侵犯并导致上矢状窦闭塞时，可结扎矢状窦，有利于暴露和全切肿瘤。

⑹ 中央静脉的保护

开颅后，对中央静脉应加以保护，防止损伤造成术后肢体运动障碍。为此，可自中央静脉前或后方入路，避开中央静脉，在手术显微镜下操作。必要时也可游离皮层静脉数毫米，以利于暴露肿瘤。

（四）预后

1. 大脑镰旁脑膜瘤的手术效果令人满意，手术死亡率约为 0.4%。如果连同受肿瘤侵犯的大脑镰一并切除，手术后复发机会极低。

2. 影响手术效果的主要原因是：手术中因暴露肿瘤困难，强行牵拉而导致大脑皮层或中央静脉损伤，术后脑水肿。因此术中牵拉脑组织一定要轻柔。如确实暴露困难，可切除部分“哑区”脑组织，或剪断 1 ～ 2 支无重要功能的桥静脉。

3. 术后定期行影像学随访，对手术后复发者可根据具体情况观察或再次行开颅手术切除肿瘤。

五、脑室内脑膜瘤

脑室内脑膜瘤（intraventricular meningioma）发生于脑室脉络丛的蛛网膜细胞，较少见，约占颅内脑膜瘤的 2%，多发于中青年妇女，女：男为 2:1。其中以侧脑室脑膜瘤常见，左侧略多于右侧，多位于三角区。偶而也见第 III 或第 IV 脑室脑膜瘤。

【诊断】

（一）临床表现

1. 颅高压症状　侧脑室脑膜瘤早期症状不明显，就诊时肿瘤多已较大，病人已出现颅内压增高的表现，如阵发性头痛、呕吐、视乳头水肿。变换体位时肿瘤压迫室间孔，可引起急性颅内压增高。第III、IV脑室内脑膜瘤早期即可引起脑脊液循环障碍导致梗阻性脑积水，因此颅内压增高症状出现较早。

2. 局部神经功能障碍　肿瘤侵及内囊时可出现对侧肢体偏瘫。肿瘤位于优势半球时，还可以出现感觉性或运动性失语。其它还包括同向性偏盲。癫痫少见。

（二）影像学检查

1. CT 和 MRI　根据脑膜瘤的典型影像学表现（除外“脑膜尾征”），CT 和 MRI 是诊断脑室内脑膜瘤最可靠的方法。

2. 脑血管造影 可以显示肿瘤的供血动脉。侧脑室脑膜瘤的供血动脉为脉络膜前动脉和脉络膜后动脉。脑血管造影片上可见上述动脉增粗迂曲，远端分支呈引入肿瘤的小动脉网，随后出现典型的脑膜瘤循环。

【手术治疗】

（一）手术前评估

脑室内脑膜瘤被发现时往往较大，应及早确诊尽快手术治疗。根据 CT 和 MRI 了解肿瘤位于脑室的位置，与室间孔和导水管的关系，以及是否合并脑积水，同时选择适当的手术入路。不典型的脑室内脑膜瘤需与脑室内室管膜瘤、脉络丛乳头状瘤、胶质瘤以及生殖细胞瘤相鉴别。

（二）手术入路

1. 侧脑室脑膜瘤的手术入路选择原则：①到达肿瘤路径较近；②可早期处理肿瘤的供血；③尽量避免视放射的损伤。

2. 常用手术入路包括

⑴ 顶上小叶（顶间沟）入路 较常用于侧脑室三角区脑膜瘤，可以减少病人手术后肢体无力和视野缺损的发生。有条件时应用神经导航技术可以准确确定三角区脑膜瘤的位置，仅用 2 ～ 3cm 的脑沟切口即可深入脑室分块切除肿瘤。手术安全，手术后并发症低；但早期处理肿瘤血供稍差。

⑵ 颞中回入路 可用于肿瘤位于侧脑室颞角者，但该入路易造成视放射损伤，优势半球手术可导致语言功能障碍。

⑶ 纵裂胼胝体入路 多被用来切除位置更靠侧脑室前部的肿瘤。皮质损伤可引发癫痫。

⑷ 枕下正中入路 适用于第 IV 脑室脑膜瘤。

⑸ Poppen 入路 适用于第Ⅲ室脑膜瘤。

（三）手术操作

1. 在距离肿瘤最近或非功能区的皮层处选择适当的脑沟（如顶间沟），避开视放射纤维，将脑沟分开 2cm ～ 3cm，进入侧脑室三角区。枕下正中入路显露第四脑室脑膜瘤时，可通过分离两侧的小脑延髓裂隙，抬起两侧的小脑扁桃体显露四脑室，而不必切开小脑下蚓部。

2. 尽早暴露阻断肿瘤的供血动脉（如脉络膜前动脉）。

3. 肿瘤小于 3.0cm 时可分离后完整切除。肿瘤较大时，应先于肿瘤内分块切除，待体积缩小后再将残存瘤壁翻出。不可勉强完整切除，以免损伤肿瘤周围的脑组织，尤其是侧脑室壁。

4. 避免出血流入对侧脑室或第三脑室。止血要彻底。

5. 严密缝合硬脑膜，脑室内可不必放置引流管。若放置引流，一般不超过 3 ～ 5 日。

六、嗅沟脑膜瘤

嗅沟脑膜瘤（olfactory groove meningioma）是指基底位于前颅窝底筛板（硬脑膜）的一类颅底脑膜瘤，约占颅内脑膜瘤的 8% ～ 13%，女性发病多于男性，男：女为1:1.2。可向两侧或偏一侧膨胀性生长。

【诊断】

（一）临床表现

1．颅内高压症状和体征　出现较晚，出现症状时肿瘤体积多已很大。

2．神经功能障碍

⑴ 嗅觉障碍　嗅沟脑膜瘤早期即可有单侧嗅觉逐渐丧失，但由于单侧的嗅觉障碍可被对侧补偿，而肿瘤侵及双侧嗅神经，造成嗅觉丧失时，又常与鼻炎混淆。因而尽管嗅觉障碍是最常见的症状，病人却不易察觉而不能及时就诊。

⑵ 视力障碍　既可因颅内压增高所致，也可由肿瘤压迫视神经所造成。如果一侧视神经受压，对侧因颅压增高造成视乳头水肿，即为Foster-Kennedy 综合征。

⑶ 精神症状

额叶底面受累的结果，表现为：性格改变、记忆力减退和个性消失，也可出现兴奋，幻觉和妄想。老年病人可表现为抑郁。

⑷ 癫痫和震颤　少数病人可有癫痫发作。肿瘤晚期，压迫内囊或基底节，病人出现锥体束征或肢体震颤。

⑸ 其它　肿瘤向鼻腔生长，病人可因鼻出血而就诊。

（二）影像学检查

1．X- 线平片

可见前颅窝底包括筛板和眶顶骨质吸收变薄或消蚀而轮廓模糊。也可为筛板和眶顶骨质增生。瘤内广泛砂粒体钙化出现均匀密度增高块影，居于骨质消蚀的前颅窝底上。

2．CT 和 MRI

MRI 可清晰显示肿瘤与周围神经血管组织（如视神经、额叶、大脑前动脉等）的关系。CT 比ＭＲＩ能更好地反应颅底的骨性改变。

3．脑血管造影

侧位像大脑前动脉垂直段弧形向后移位。大部分病侧筛动脉、眼动脉增粗，远端分支增多或呈栅栏状向前颅窝供血。

【手术治疗】

（一）手术前评估

1．需对病人的年龄、一般状况以及心肺、肝肾功能等全身情况进行评估。

2．根据影像学分析肿瘤的范围、瘤周脑水肿程度、肿瘤与视神经和大脑前动脉等主要结构的关系以及肿瘤是否突入筛窦、额窦等情况，制定适合的手术方案，包括手术入路的选择、手术中的难点和相应的处置，以及术后可能的并发症。并将以上告知病人和家属。

3．手术后无法恢复和避免嗅觉障碍。术前视力极差（如眼前指动）或已丧失者，手术后视力恢复的可能性不大，甚至反而加重。

（二）手术前准备

1．参照“总论”。

2．因为供血动脉较细，并有引起眼动脉栓塞的危险，即使肿瘤巨大，也不行术前肿瘤供血动脉栓塞。

（三）手术操作

1．手术入路：单侧额部开颅（Cushing）和双侧额部开颅（Dandy）两种手术入路，经硬脑膜内切除肿瘤。

⑴ 需最大程度暴露前颅窝底的中线部分。病人仰卧位，头部后仰３０度，有利于额叶底面从前颅窝底自然下垂，减少术中对脑组织牵拉。

⑵ 骨窗前缘应尽量靠近前颅窝底。

⑶ 如额窦开放应仔细封闭，以防术后脑脊液鼻漏。

⑷ 为保护上矢状窦，可在窦两侧分别钻孔，钻孔后用剥离子尽可能剥离骨孔周围的硬脑膜，用铣刀铣开骨瓣。骨瓣翻起时，仔细剥离骨板下的上矢状窦，将骨瓣游离取下。

⑸ 硬脑膜和上矢状窦上的出血可压以明胶海绵。

⑹ 切开硬脑膜时如遇见桥静脉应尽可能游离保护，必要时可用双极电凝烧断。

2．切除肿瘤

⑴ 手术过程中应尽量避免反复牵拉脑组织。过度牵拉会加重脑水肿，甚至造成脑挫裂伤和脑内出血。为了便于暴露，必要时可切除覆盖肿瘤表面的部分额极脑组织。

⑵ 显露部分肿瘤后即可先处理肿瘤基底，切断肿瘤血供使肿瘤变软和缩小。可使用双极电凝和超声吸引（CUSA）在瘤内分块切除，使瘤体进一步缩小。

⑶ 沿肿瘤周边分离，同时与分块切除肿瘤交替进行。

⑷ 最后处理肿瘤后极，此处肿瘤与视神经、视交叉、颈内动脉和大脑前动脉关系密切，应在显微镜下仔细分离。若粘连紧密不应强求分离，以免损伤重要结构。

3．脑脊液漏与颅底重建

⑴ 筛板处不可过分的搔刮，以防硬脑膜和筛板被破坏，造成手术后脑脊液鼻漏。但若该处硬脑膜甚至骨质已被肿瘤侵犯，应将之切除后用适当材料修补。

⑵ 颅底骨缺损处用钛板等修补。硬脑膜缺损用自体筋膜或其它材料修复。

（四）术后并发症及处理

1、脑脊液鼻漏和颅内感染

⑴ 严密封闭开放的额窦

⑵ 筛窦开放后行颅底重建

⑶ 抗炎治疗

2、手术后癫痫

抗痫治疗，参照“总论”。

3、脑动脉损伤

⑴ 若动脉周围的蛛网膜尚完整可在显微镜下仔细分离

⑵ 直视下分离肿瘤周边，尽量避免盲目牵拉肿瘤，以防粘连动脉或其分支撕断

⑶ 如粘连紧密，必要时残留部分肿瘤。

4、视力视野障碍

⑴ 避免牵拉等操作直接损伤视神经、视交叉

⑵ 尽可能保护视交叉和视神经的供血血管，这甚至比保护视路的解剖完整更重要。

七、鞍旁脑膜瘤

鞍旁脑膜瘤（parasellar meningioma）又称鞍上脑膜瘤（suprasellar meningioma）包括起源于鞍结节、前床突、鞍隔和蝶骨平台的脑膜瘤。

【诊断】

（一）临床表现

1. 头痛　多以额部为主，也可以表现为眼眶、双颞部疼痛。

2. 视力视野障碍　鞍旁脑膜瘤病人几乎都有不同程度的视力视野障碍，其中约 80% 以上的病人以此为首发症状。视野障碍以双颞侧偏盲，或单眼失明伴另一眼颞侧偏盲多见。眼底检查可见 Foster-Kennedy 综合征。视神经原发萎缩可高达 80%，严重时双侧萎缩。

3. 精神障碍　可表现为嗜睡、记忆力减退、焦虑等，可能与肿瘤压迫额叶底面有关。

4. 内分泌功能障碍　如性欲减退、阳萎和闭经。

5. 其它　个别病人以嗅觉丧失、癫痫、动眼神经麻痹为主诉就诊。

（二）影像学检查

1. 头颅 X 线平片　可见鞍结节及其附近的蝶骨平台骨质呈结节样增生，有时还可见鞍背骨质吸收，偶尔可见垂体窝变大，类似垂体瘤的表现。

2. 脑 CT 和 MRI

⑴ 鞍旁脑膜瘤在 CT 片上可见蝶鞍部等密度或高密度区，注射对比剂后肿瘤影像明显增强，骨窗像可见鞍结节骨质密度增高或疏松。

⑵ 对可疑鞍区病变者，多首先采用 MRI 检查。MRI 可更清晰地显示肿瘤与视神经，颈内动脉以及颅骨之间的关系。矢状、冠状扫描可以判断肿瘤与蝶鞍，视交叉的关系。

⑶ 对鞍上高密度病变，应注意经脑血管造影与动脉瘤相鉴别，以防术中意外。

3. 脑血管造影　典型征象是，正位像显示大脑前动脉抬高，双侧前动脉起始段合成半圆形。通常眼动脉可增粗并有分支向肿瘤供血，肿瘤染色明显。

【手术治疗】

（一）手术前评估

1. 需对病人的年龄、一般状况以及心肺、肝肾功能等全身情况进行全麻手术耐受能力的评估。

2. 根据临床和影像学资料等，评估术中难点和术后可能的并发症，并向家属说明。手术前病人的视力很差（如仅有光感），术后恢复的可能性不大。肿瘤向后上发展，影响到下丘脑，术后可出现严重的下丘脑功能障碍。

3. 保留或改善视力比完全切除肿瘤更有意义。肿瘤与视神经粘连紧密时，可行肿瘤部分切除，使视神经得到充分减压，手术后再行放射治疗。

4. 了解肿瘤与 Willis 环的关系，若估计手术中动脉损伤的机率较高，则有必要进行颈动脉球囊临时阻断实验。

（二）手术前准备

参见“总论”。一般不行术前栓塞。

（三）手术操作

1. 手术入路

⑴ 经单侧或双侧额底入路

常用要点为：

a、开颅时骨窗前缘应尽量靠近颅底，可减少额叶的牵拉

b、操作熟练者可在开颅时连同眶上缘一并去除，从而进一步减少对额叶的牵拉

c、如肿瘤较大，也可以取过中线的双额开颅，可直视鞍区，清晰显露视神经和垂体柄

缺点是手术入路的路径较长，肿瘤后极显露欠佳，术后嗅觉障碍。

⑵ 翼点入路

a、可早期通过打开侧裂松解脑组织张力

b、仅从前外侧牵开额叶即可显露和处理肿瘤基底

c、对肿瘤后极显露良好，可直视下早期分离大脑前动脉及其分支与肿瘤的粘连

d、避免额窦开放，减少脑脊液漏和感染的机会

e、避免嗅神经损伤

但对第一间隙显露稍差，同侧视神经和颈内动脉可能阻挡肿瘤的切除

⑶ 经半球间（前纵裂）入路

2．肿瘤切除

⑴ 先处理肿瘤基底，切断肿瘤的供应动脉

⑵ 对于较大的肿瘤，不可企图完整切除，应先作瘤内分块切除，以减小肿瘤体积。

⑶ 边分离便切除肿瘤壁，一般先分离对侧视神经、视交叉，再分离同侧视神经和视交叉，包绕颈内动脉或其分支的脑膜瘤不必勉强切除，以免损伤而造成严重后果。

⑷ 肿瘤较大时，其后方常与下丘脑和前动脉（包括其分支和前交通动脉）粘连，分离时应注意小心保护。

⑸ 手术能全切肿瘤是最理想的，但有时因肿瘤大，与视神经和颈内动脉粘连紧密，病人高龄等不利因素，全切鞍旁脑膜瘤常有困难。在这种情况下，不应勉强全切，可尽量被膜内切除肿瘤，达到视神经充分减压的目的

（四）手术后并发症

1．视神经损伤

鞍旁脑膜瘤手术后严重并发症之一是不可逆的视神经损伤。手术前视力越差，视神经耐受手术创伤的能力就越弱。手术中不要勉强切除紧贴在视神经上的残存肿瘤。但即使如此，在视神经周围切除肿瘤，很容易损伤视神经或其供血动脉，难免造成原已很差的视力进一步恶化。

2．嗅神经损伤

经额底入路中将额叶从眶顶分离抬起时，可能造成嗅神经损伤。如可能，可将嗅神经从额底面分离出来，有利于保护。

3．血管损伤

主要指颈内动脉、大脑前动脉和大脑中动脉及其分支受损而导致脑梗塞。梗塞面积较大或重要功能区（如下丘脑）梗塞可造成严重的神经功能障碍，甚至生命危险。肿瘤较大时可压迫甚至包裹颈内动脉、前交通动脉、大脑前和大脑中动脉及其穿支等。手术中分离被肿瘤包裹的血管或大块切除肿瘤时，可能发生血管的损伤。一旦发生重要动脉的损伤，要尽量对损伤的血管进行显微手术修复，但十分困难，所以，如游离与肿瘤粘连的血管确实困难时，就不要勉强全切肿瘤。另外，手术中的操作还可能造成脑血管痉挛，同样可以引发手术后脑梗塞，应予注意。若手术前证实病人可以耐受颈内动脉闭塞，部分病例（不是全部）可牺牲一些血管以获得肿瘤的全切治愈。

4．下丘脑和垂体柄损伤

表现为意识障碍、高热和电解质紊乱，后果严重，病人可有生命危险。常因肿瘤较大，

侵犯下丘脑和垂体柄或其供血动脉，分离肿瘤时造成直接或间接（血管损伤或痉挛）损伤。每日至少二次电解质检查，调节电解质紊乱；记录 24 小时尿量，若病人每小时尿量超过 200ml，持续 2 ～ 3 小时，应给予尿崩停或迷凝治疗（应注意从小剂量开始，防止出现尿闭）；高热病人给予冰毯降温；激素替代治疗等。

5、脑脊液鼻漏

多见于术中额窦或筛窦蝶窦开放，可继发感染（脑膜炎）而造成严重后果。术中需严密封闭额窦，仔细修复颅底硬脑膜和颅骨的缺损。一旦出现可给予预防性抗炎治疗，同时行短期腰椎穿刺脑脊液引流，多数可自愈。不能自愈者应设法修补。

八、蝶骨嵴脑膜瘤

蝶骨嵴脑膜瘤（sphenoid wing meningioma）是指起源于蝶骨大、小翼骨缘处的脑膜瘤，占全部颅内脑膜瘤的 10.96%。男：女为 1:1.06。蝶骨嵴脑膜瘤分为内、中、外侧三型。蝶骨嵴内 1/3 脑膜瘤，又称作床突脑膜瘤，临床表现与鞍旁脑膜瘤相似。

【诊断】

（一）临床表现

1．颅内压增高　一般不作为首发症状，肿瘤较大时无论哪一型蝶骨嵴脑膜瘤均可出现。

2．局部症状和体征　取决于肿瘤生长的部位和方向。

⑴ 视力和视野障碍　内侧型多见。肿瘤早期可直接压迫视神经，并造成视神经孔和视神经管的硬脑膜和骨质破坏，进一步导致视神经受累，甚至失明。

⑵ 眼球突出　肿瘤向眼眶内或眶上裂侵犯，眼静脉回流受阻所致。

⑶ 颅神经功能障碍　内侧型脑膜瘤常可累及鞍旁走行的颅神经，包括第Ⅲ、Ⅳ、Ⅵ及Ⅴ第一支的颅神经损害，表现类似海绵窦综合征，如瞳孔散大，光反射消失，角膜反射减退及眼球运动障碍等。

⑷ 精神症状。

⑸ 癫痫发作　主要表现为颞叶癫痫。

⑹ 局部骨质改变　外侧型蝶骨嵴脑膜瘤可侵犯颞骨，出现颧颞部骨质隆起。

⑺ 对侧肢体力弱。

⑻ 其它　如嗅觉障碍。

（二）影像学检查

1．头颅 CT 和 MRI　以蝶骨嵴为中心的球形生长的肿瘤，边界清晰，经对比加强后肿瘤影明显增强。CT 还可显示蝶骨骨质破坏或增生和有无钙化等情况。MRI 可显示肿瘤与周边软组织的关系，包括脑叶、颈内动脉、大脑前、中动脉、视神经等。

2．脑血管造影　显示肿瘤的供血动脉，肿瘤与主要血管的毗邻关系。内侧型蝶骨嵴脑膜瘤的供血动脉主要来自眼动脉分支，如肿瘤向前颅窝发展可见筛前动脉供血。颈内动脉虹吸弯张开，有时颈内动脉受肿瘤直接侵犯，表现为管壁不规则。外侧型蝶骨嵴脑膜瘤的血液供应主要来自颈外动脉分支，如脑膜中动脉，出现典型的放射状肿瘤血管，肿瘤染色在静脉期比动脉期还明显。大脑中动脉因肿瘤压迫而被抬高。在脑血管造影时见到颈外动脉供血者，可同时行血管栓塞术以减少术中出血。

【手术治疗】

（一）手术前评估

1．需对病人的年龄、一般状况以及心肺、肝肾功能等全身情况进行全麻手术耐受能力的评估。

2．根据病人的临床症状和体征，结合影像资料评估手术难度和可能的并发症，肿瘤是否可以全切除等。

⑴ MRI 可以确定肿瘤与周围组织的关系，脑膜瘤边界清楚蛛网膜完整者，手术中较易分离。

⑵ 广泛切除受累的颅底骨质及硬脑膜，可以防止手术后肿瘤复发。但需要颅底重建，防止术后脑脊液漏。

⑶ 内侧型肿瘤可包绕视神经和颈内动脉，或侵犯眶上裂和海绵窦，常常不能全切除。手术后往往还会残留一些症状，而有些神经功能障碍甚至加重。

⑷ 对内侧型肿瘤，年轻病人出现较重的临床症状或影像学显示肿瘤处于生长状态应选择手术。老年病人手术后并发症和死亡率都较高，选择手术应慎重。肿瘤若较小可观察，伴有明显症状者可考虑行放射治疗。对外侧型肿瘤，一般均考虑手术。

（二）手术前准备

1．参见“总论”

2．对于肿瘤包裹颈内动脉的病人，术前可行压颈试验或颈内动脉暂时闭塞试验来评估代偿情况。

（三）病人体位

病人仰卧位，病变同侧肩下垫一沙袋。使用头架将头固定在手术床上，头部应高于右心房，以降低静脉压。头部向对侧旋转 30 ～ 40 度，令颧弓与地面平行。头顶下垂 15 ～ 30 度，使额、颞叶从前、中颅窝垂下，减少牵拉脑组织。手术中可依暴露的需要转动病人的头位。

（四）手术入路

无论是内侧型抑或外侧型蝶骨嵴脑膜瘤，目前多采用以翼点为中心的额颞部入路（翼点入路或改良翼点入路）。

（五）手术操作

1．皮瓣范围取决于肿瘤大小，头皮弧形切口起自颧弓，耳前 0.5cm ～ 1cm，向前上至发际内近中线处。避免损伤颞浅动脉和面神经分支。

2．保留 1cm 的筋膜在颞上线上，用于骨瓣复位时缝合肌肉，避免使用电刀分离颞肌，减少手术后颞部肌肉萎缩。

3．翻开骨瓣后可用高速电（气）钻将蝶骨嵴尽量磨除，直至肿瘤基底。在硬脑膜外肿瘤附着处用骨蜡止血，此举对减少外侧型脑膜瘤出血尤为重要。根据肿瘤大小，骨窗可向额部、颞部扩大。

4．在翻开骨瓣时，如果脑膜中动脉破裂，应尽快将骨瓣取下，电凝或缝扎该动脉，以减少出血。

5．必要时可以切端颧弓，以使颅底的暴露更低、更充分。

6．硬脑膜切口呈弧形，以蝶骨嵴为基底。切开硬脑膜后将其向前下翻开，并悬吊在颞肌上。

7．肿瘤暴露

分离外侧裂暴露肿瘤，减少对脑组织牵拉。大脑中动脉及其分支与肿瘤的关系。如肿瘤外面覆盖一薄层脑组织，难以完好保留时，可将这层脑组织切除以便于暴露肿瘤。

8. 肿瘤切除

⑴ 对于直径大于 2cm 的内侧型肿瘤，一般不要企图完整切除，以免损伤重要的血管和神经组织。

⑵ 先用双极电凝电灼肿瘤基底。若瘤体阻挡基底的处理，也可先在肿瘤内分块切除，待基底显露后再切断肿瘤供血。

⑶ 沿肿瘤外周分离，注意保护颈内动脉、大脑前、大脑中动脉的主干和分支、视神经、下丘脑和垂体柄等重要结构。如分离困难，可残留与之粘连的部分瘤壁，严禁强求分离而给病人造成严重的后果。

⑷ 一旦颈内动脉破裂，可先以海绵、肌肉压迫止血，同时在病人颈部压迫颈动脉，降低颈动脉压，在显微镜下缝合修补，或利用环绕动脉瘤夹修复破裂的颈内动脉。如均不奏效，只得结扎颈内动脉，同时行颞浅动脉与大脑中动脉分支吻合以减轻术后脑缺血损害程度。

9. 修补硬脑膜　肿瘤切除后检查硬脑膜的破损程度，可选用自体骨膜、筋膜、阔筋膜或人工硬脑膜等修补，严密缝合，防止手术后脑脊液漏。

10. 若术后不需脑脊液引流（为防止脑脊液漏），手术结束时拔除腰椎穿刺引流管。

（六）术后并发症及处理

1. 手术后颅内压增高　手术后颅内血肿、脑水肿、脑挫伤和脑梗塞等都可能出现颅内压增高，情况严重者若不能及时发现和处理可引起脑疝和生命危险。应密切观察，必要时行 CT 扫描。加强脱水和激素治疗，可给予甲泼尼龙 80mg ～ 120mg 或者地塞米松 10 ～ 20mg，每天 1 ～ 2 次。保守治疗不能控制病情时应及时手术清除血肿和水肿坏死的脑组织，必要时行去骨瓣减压术。

2. 手术后癫痫

参见“总论”。

3. 手术后脑梗塞

参见“总论”。

4. 深静脉血栓形成和肺栓塞

参见“总论”。

5. 对于未能全切的内侧型蝶骨嵴脑膜瘤的病人，手术后可辅以放射治疗，以延长肿瘤复发的时间。如肿瘤复发，可考虑再次手术切除。

九、海绵窦脑膜瘤

海绵窦脑膜瘤（meningiomas of the cavernous sinus）是指发生于海绵窦壁的脑膜瘤。原发于海绵窦内的脑膜瘤少见。从广义上讲，凡是累及海绵窦的脑膜瘤（meningioma involving the cavernous sinus）均属海绵窦脑膜瘤范畴，如蝶骨嵴内侧脑膜瘤、鞍旁脑膜瘤、中颅窝底脑膜瘤、岩斜脑膜瘤等，都可能侵及海绵窦（继发海绵窦脑膜瘤）。手术切除困难，难以彻底，术后并发症多。

【诊断】

（一）临床表现

1．头痛　原发海绵窦脑膜瘤症状出现较早，头痛可能是本病的早期症状。

2．颅神经功能障碍　累及走行于海绵窦的颅神经可出现相应症状和体征，第Ⅲ、Ⅳ、Ⅴ和Ⅵ颅神经麻痹常见，如眼外肌麻痹，三叉神经的第一或第二支分布区疼痛。肿瘤压迫视神经可出现视力视野障碍等。

3．眼球突出。

4．来自颅底其他部位的脑膜瘤累及海绵窦者，病人早期先有肿瘤原发部位的症状，而后逐渐出现海绵窦受损害的症状。

（二）影像学检查

1．头颅 CT 和 MRI　根据肿瘤的部位和脑膜瘤的典型表现可以早期诊断海绵窦脑膜瘤。注意区分原发海绵窦脑膜瘤与继发海绵窦脑膜瘤，后者肿瘤较大，可能合并骨质破坏、周围脑水肿和脑组织受压等表现。

2．脑血管造影　可了解颈内动脉与肿瘤的关系，如颈内动脉的移位或被包绕。虹吸弯增大等，同时有助于了解肿瘤的供血情况。此外，脑血管造影还有助于与海绵窦血管瘤相鉴别。

【治疗】

（一）治疗方法的选择

一般有三种：

1．临床观察

2．放射治疗

3．手术治疗（或“手术＋放射治疗”的综合治疗）

海绵窦脑膜瘤生长较缓慢，就诊时症状往往相对较轻微。而手术治疗因涉及复杂的神经和血管等重要结构，危险性较大，肿瘤难以完全切除，原有的颅神经功能障碍多数加重，且极易出现新发的颅神经受损，故应慎重选择手术治疗。放射治疗仅对部分脑膜瘤有效。同时，放射治疗也可产生并发症（如放射性坏死）。所以海绵窦脑膜瘤治疗方法的选择原则不同与其它脑膜瘤，一般来讲：

⑴ 无论病人的年龄，只要症状轻微，均可暂时予以观察，定期作临床和影像学 CT、MRI 随访。一旦发现肿瘤有进展变化，再考虑放射治疗或手术治疗。

⑵ 症状明显的老年病人和手术后复发肿瘤建议行放射治疗。

⑶ 若病人一般状况许可且海绵窦症状逐渐加重，在病人对病情、手术治疗目的以及手术后可能发生并发症表示理解和接受的前提下，可考虑手术治疗。

（二）手术治疗

1．手术入路 常用入路包括：

⑴ 翼点入路　可通过切断颧弓来减小对脑组织的牵拉。

⑵ 颅眶颧入路。

2．手术原则

⑴ 不可强求完全切除肿瘤。如果手术中解剖结构不清楚，或肿瘤与颅神经和颈内动脉等重要结构粘连紧密，全切肿瘤会不可避免地造成损伤，可行肿瘤次全或大部切除，手术后再辅以放射治疗。

⑵ 切除海绵窦内的肿瘤时如发生出血，应注意判断出血来源，静脉窦的出血使用明胶

海绵、止血纱布等止血材料或肌肉填塞不难控制；若系颈内动脉破裂出血，则需设法修补。

十、桥脑小脑角脑膜瘤

桥脑小脑角脑膜瘤（cerebellopontine angle meningioma）主要是指起源于岩骨后面（内听道后方）的脑膜瘤。在桥脑小脑角肿瘤中，继听神经瘤和胆脂瘤之后，居第三位。以中年女性为多，女：男约为 1.5:1。

【诊断】

（一）临床表现

1．肿瘤生长缓慢，早期症状不明显

2．颅内压增高　多见于后期肿瘤较大时。

3．局部神经功能障碍　以第Ⅴ，Ⅶ，Ⅷ颅神经损害和小脑功能障碍最常见：

⑴ 听神经损害居首位，表现为耳鸣和听力下降。

⑵ 面肌抽搐或轻、中度面瘫。

⑶ 面部麻木，角膜反射消失，颞肌萎缩，个别病人以三叉神经痛为主诉。

⑷ 小脑症状和体征，包括走路不稳，粗大水平眼震以及患侧肢体共济失调。

⑸ 后组颅神经功能障碍，包括声音嘶哑、饮水呛咳、吞咽困难等。

（二）影像学检查

1．脑 CT 和 MRI

⑴ 诊断桥脑小脑角脑膜瘤首选 MRI 检查。

⑵ 桥脑小脑角脑膜瘤在 MRI 上边界清楚，呈卵圆形，基底附着宽；不增强时多呈等 T1 和等 T2 信号，注射对比剂后出现明显均一强化；往往与小脑幕有粘连。

⑶ MRI 可清晰显示肿瘤与周围结构的关系，特别是对脑干和基底动脉的压迫情况。

⑷ CT 可能显示肿瘤内钙化，岩骨骨质破坏或增生，内听道一般不扩大（可借以与听神经瘤相鉴别），有时可见岩骨尖骨质增生或破坏。

2．脑血管造影　正位像可以显示大脑后动脉及小脑上动脉向内上移位，肿瘤向斜坡发展时，基底动脉向对侧移位。侧位像可见小脑后下动脉向下移位，同时可见肿瘤染色。目前一般不再采用脑血管造影来诊断桥脑小脑角脑膜瘤。

【治疗】

（一）治疗方法选择

1．对症状轻微的桥脑小脑角脑膜瘤病人，可以手术，也可随访观察。

2．肿瘤较小（<3cm），或病人不能耐受全麻手术，或病人拒绝手术时，可考虑立体放射外科治疗。

3．肿瘤较大（>3cm），病人症状明显或病人虽尚无症状，但肿瘤增长较快，出现进展性神经功能损失时，建议手术治疗。

（二）手术治疗

1．手术入路

⑴ 枕下乙状窦后入路

a、常用手术入路。

b、开颅时需向外侧扩展骨窗完全暴露出乙状窦后的硬脑膜，有助于将乙状窦向外侧牵拉，消除骨窗与岩骨后表面的夹角。

c、开放的乳突气房用骨腊严密封堵。

d、避免过分牵拉小脑。手术中首先通过释放小脑延髓池的脑脊液，松解脑组织张力。

⑵ 颞底经小脑幕入路

a、优点：术野较宽阔，可以直接看到肿瘤的上极，基底动脉，第III，IV，V颅神经显示更清楚。

b、缺点：牵拉颞叶会造成颞叶脑组织和Labbe'ｓ静脉损伤，术后脑水肿严重，甚至会造成病人癫痫和偏瘫。

2. 手术操作（以乙状窦后入路为例）

⑴ 自后向前电凝分离肿瘤与小脑幕岩骨后的附着处，阻断肿瘤的供血。

⑵ 当第IX、X对颅神经包绕肿瘤时，应仔细分离避免损伤。如肿瘤较大，与附近的神经或动脉粘连紧密，应先作肿瘤内分块切除（超声吸引器），待肿瘤体积缩小后再继续分离，最后将肿瘤壁取出。

⑶ 切除受累的硬脑膜和小脑幕，切除困难时可用双极电凝或激光处理，防止肿瘤复发。

⑷ 有条件时，在实时神经导航下切除桥脑小脑角脑膜瘤，可减少对重要神经血管的损伤，提高手术效果。

⑸ 应尽量靠近肿瘤侧电灼和剪断肿瘤供血动脉。在切除肿瘤时注意岩静脉、小脑上动脉、小脑前下动脉、小脑后下动脉、内听动脉、脑干和周围的颅神经的辨认和保护。如果肿瘤与颅神经和动脉粘连甚紧，不应勉强切除肿瘤，采用双极电凝或激光烧灼残存的肿瘤组织。

⑹ 术中神经电生理监测有助于面、听神经和三叉神经的辨认和保护。

⑺ 术中对脑干、三叉神经或后组颅神经的刺激可引起明显的心率、血压改变，严重时应暂停手术。

（三）术后并发症

1. 颅神经功能障碍，如面神经瘫痪、听力丧失、同侧三叉神经分布区的感觉障碍等，个别病人还可出现面部疼痛。后组颅神经功能障碍时，病人咳嗽反射减弱或消失，可引起误吸，必要时行预防性的气管切开。

2. 脑脊液漏　多由于硬脑膜缝合不严密或乳突气房封闭不严引起。可行腰椎穿刺引流脑脊液缓解。必要时行二次手术修补。

3. 小脑挫伤、水肿甚至血肿，由于术中对小脑牵拉较重所致。严重时可导致病人呼吸骤停。术中若发现小脑组织异常肿胀，应及时探明原因，必要时切除挫伤水肿的小脑组织，清除血肿。术后严密观察病情变化，必要时复查CT，如证实颅内血肿或严重脑水肿（肿胀），应及时行二次手术处置。

十一、岩骨斜坡区脑膜瘤

岩骨斜坡区（岩斜区）脑膜瘤（petroclivus meningioma）是指基底位于三叉神经节压迹以下，内耳门以内和颈静脉结节以上区域的脑膜瘤。临床不少见，约占全部颅内脑膜瘤的6.47%。以女性居多，男：女约为1:4。

【诊断】

（一）临床表现

1．颅内压增高症状和体征　头痛是本病的常见症状，就诊时多有视乳头水肿。

2．多组颅神经功能障碍

⑴ 第Ⅴ颅神经损害常见，病人出现面部麻木、颞肌萎缩和角膜反射消失。

⑵ 眼球运动障碍。

⑶ 听力障碍。

⑷ 周围性面瘫。

⑸ 肿瘤向下发展可侵犯后组颅神经，出现咽反射消失、饮水呛咳和吞咽困难。

3．共济障碍　肿瘤压迫小脑和桥臂所致，表现步态不稳、肢体共济失调等。

4．肢体运动障碍和椎体束征　多由脑干受压所致。

（二）影像学检查

1．头颅平片　可见岩斜区骨质增生或吸收，偶见瘤内钙化。

2．脑 CT 和 MRI　能清楚显示肿瘤并确定诊断。

3．脑血管造影　可见基底动脉明显向背侧和对侧弧形移位，管径变细。

【手术治疗】

（一）手术前评估

1．需对病人的年龄、一般状况以及心肺、肝肾功能等全身情况进行全麻手术耐受能力的评估。

2．根据临床和影像学资料等，选择适当的手术入路，评估肿瘤全切除的可能性，并向家属说明术后可能的并发症。

3．通过 T2 像信号高低可初步判断肿瘤的软硬。脑干与肿瘤界面消失伴有脑干 T2 像信号增高，表示两者粘连较紧，肿瘤已破坏脑干表面的软脑膜，且供应脑干的血管参与肿瘤的供血，术中分离困难，预后不好。

4．由于术前多数病人症状较轻，但手术切除难度大，术后并发症较多，术前应反复向病人及家属交代以上情况，达成共识。

（二）手术入路

1．颞下经小脑幕入路　传统入路，操作较为简单，可通过磨除岩嵴来增加对岩尖区的显露。但对颞叶牵拉较多，Labbe 静脉损伤的可能性大。

2．枕下乙状窦后入路　传统入路，为神经外科医师所熟悉。缺点是必须通过面听神经和后组颅神经之间的间隙切除肿瘤，路径较长，且对脑干腹侧显露较差。

3．乙状窦前入路　是切除岩斜区脑膜瘤可选择的入路之一。通过不同程度的岩骨磨除可分为乙状窦前迷路后入路，经迷路入路和经耳蜗入路三种。此入路的优点在于对颞叶的牵拉小，Labbe 静脉保护好；到达肿瘤的距离短；对脑干腹侧显露好；可早期处理肿瘤基底，切断肿瘤供血，减少出血等。若病人存在有效听力，术中应尽量避免损伤半规管和内淋巴囊。骨腊严密封闭岩骨气房，防止脑脊液漏。

（三）分离和切除肿瘤

1．手术显微镜下先进行瘤内分块切除，得到足够的空间后即开始利用双极电凝处理肿瘤基底。

2．主要在三叉神经前、后间隙，严格沿肿瘤与脑干之间的蛛网膜界面分离。

3．分块切除肿瘤，严禁因力求完整切除而增加对颅神经和脑干的牵拉。

4．术中应仔细辨认和保护基底动脉及其供应脑干的分支。

5．如果肿瘤与脑干粘连紧密，可残存少量肿瘤组织，不要为全切肿瘤而造成术后严重的并发症。

6．切开麦氏囊可切除侵入海绵窦的部分肿瘤。

（四）手术并发症

1．颅神经功能障碍　滑车神经、外展神经、三叉神经受损的机率较高，其次是面、听神经和后组颅神经功能障碍。

2．肢体运动障碍

3．共济障碍

4．脑脊液漏，原因是手术中磨除岩骨时，骨蜡封闭不严。为了避免脑脊液漏，手术中还须严密缝合硬脑膜，必要时，用肌肉或脂肪填塞。手术后一旦发生脑脊液漏，可采用腰椎穿刺脑脊液持续引流。

5．脑挫伤，脑内血肿，Labbe 静脉损伤等。术中应避免颞叶的过度牵拉。

6．下肢血栓和肺栓塞　多因长期卧床引起，肺梗塞可造成猝死。术后应鼓励病人尽早下床活动，否则应给予药物（如速避凝）和弹力袜等预防措施。

十二、枕骨大孔区脑膜瘤

枕骨大孔区脑膜瘤（meningioma of the foramen magnum）是指发生于枕骨大孔四周的脑膜瘤。此类脑膜瘤较少见，多发生于枕骨大孔前缘，向后可造成对延髓和上颈髓的压迫。女性多见。

【诊断】

（一）临床表现

1．病程较长，发展缓慢。

2．局部症状明显，而颅内压增高症状多不常见（伴有梗阻性脑积水时可出现）。

⑴ 颈部疼痛　最常见的早期临床表现，往往发生于一侧

⑵ 肢体力弱和（或）麻木，伴锥体束征。单侧或双侧上肢多见，可伴有肌肉萎缩；肢体痛觉或温度觉的减退或丧失等。

⑶ 后组颅神经功能障碍　表现有声音嘶哑、饮水呛咳、吞咽困难、一侧舌肌萎缩、伸舌偏斜等。

⑷ 平衡功能障碍　如步态不稳。

（二）影像学检查

1．MRI　是诊断枕大孔区脑膜瘤的首选和必要的检查。根据脑膜瘤的典型影像学特点多可明确诊断。

2．脑血管造影　显示肿瘤与椎动脉及其分支的关系。

【手术治疗】

（一）手术前评估

1．需对病人的年龄、一般状况以及心肺、肝肾功能等全身情况进行全麻手术耐受能力的评估。

2．根据临床和影像学资料等，选择适当的手术入路，评估术中难点和术后可能的并发症，并向家属说明，如：因肿瘤与颅神经、椎动脉或延髓粘连紧密而无法完全切除；术后因吞咽困难需鼻饲饮食，呼吸功能障碍需气管切开，肢体活动障碍（甚至四肢瘫）而可能长期卧床等。

MRI 可清晰显示肿瘤的部位和生长方向、延髓受压程度以及肿瘤与周边组织的关系。通过 T2 像信号高低可初步判断肿瘤的软硬。延髓与肿瘤界面消失伴有延髓 T2 像信号增高，表示肿瘤已破坏延髓表面的软脑膜，两者粘连较紧，分离困难，预后不好。

（二）手术入路

1．枕下正中入路　适合于肿瘤位于延髓背侧和背外侧者。

2．远（极）外侧入路　目前处置枕大孔区脑膜瘤最常用的入路。可直视延髓腹侧和枕大孔前缘，适合位于延髓腹侧和腹外侧的脑膜瘤。利用该入路可早期处理肿瘤基底，切断肿瘤血供，同时对延髓牵拉小。可选择性磨除枕髁后三分之一（远外侧经髁入路）而进一步增加对延髓腹侧的显露。

3．经口腔入路　适合延髓腹侧肿瘤。因脑脊液漏发生率高，显露有限，目前已很少使用。

（三）分离和切除肿瘤

1．手术显微镜下先进行瘤内分块切除，得到充分的空间后利用双极电凝处理肿瘤基底。

2．肿瘤血供切断后会变软，再严格沿肿瘤与延髓之间的蛛网膜界面将肿瘤向外方牵引分离。

3．遵循“边处理基底，边分离，边切除”的原则分块切除肿瘤。严禁因力求完整切除而增加对延髓的牵拉和压迫。

4．在显微镜下仔细分离和保护颅神经和重要血管。

5．如果肿瘤与延髓或椎动脉等重要结构粘连紧密，可残存少量肿瘤组织，不要为全切肿瘤而损伤这些重要结构，造成术后严重的并发症。

（四）术后并发症

1．呼吸障碍　主要是由于延髓直接或间接（血管痉挛）损伤导致呼吸中枢功能障碍，或膈肌运动障碍所致。建议早期行气管切开，保持呼吸道通常，必要时行呼吸机辅助通气。

2．后组颅神经损伤　表现为饮水呛咳、吞咽困难、咳嗽反射低下（可导致误吸）等，可给予鼻饲饮食，保持呼吸道通畅。

3．肢体运动和感觉障碍　延髓损伤或椎动脉痉挛等原因所致。按摩和被动锻炼可防止关节和韧带僵硬萎缩。高压氧治疗对于肢体功能的恢复有一定帮助。因长期卧床，应使用药物（如速避凝）和弹力袜防止下肢血栓形成和肺栓塞。

十三、恶性脑膜瘤

恶性脑膜瘤（malignant　meningioma）是指某些脑膜瘤具有恶性肿瘤的特点，表现为肿瘤在原部位反复复发，并可发生颅外转移。占所有脑膜瘤的 0.9% ～ 10.6%。发生转移是恶性脑膜瘤的特征之一。

【诊断】

（一）病理学特点

1．病理评分与分级

世界卫生组织（WHO）根据组织病理学特点，将脑膜瘤分为4级，其中3级为恶性脑膜瘤，4级为脑膜肉瘤。分级的依据有6个标准：

⑴ 细胞数增多（0～3分）

⑵ 结构消失（0～3分）

⑶ 核多形性（0～3分）

⑷ 有丝分裂指数（0～3分）

⑸ 局部坏死（0～3分）

⑹ 脑组织侵润（1分）

总分在7至11为3级，属恶性脑膜瘤；大于11分为4级，属肉瘤。

2. 转移

恶性脑膜瘤可发生颅外转移，主要包括肺、骨骼肌肉系统以及肝和淋巴系统。肿瘤侵犯静脉窦、颅骨、头皮，可能是造成转移的原因。另外，恶性脑膜瘤也可经脑脊液播散种植。

（二）临床表现

1. 平均发病年龄明显低于良性脑膜瘤。

2. 病程较短，进展快。

3. 头痛等颅内压增高症状明显。

4. 癫痫。

5. 局部神经功能障碍如偏瘫等。

6. 好发于大脑凸面和上矢状窦旁。

（三）影像学检查

CT和MRI　除脑膜瘤的一般特点外，恶性脑膜瘤多呈分叶状，可伴有明显的瘤周水肿，而无肿瘤钙化。

【治疗】

（一）手术切除

1. 目的是延长生存时间。

2. 复发恶性脑膜瘤，根据病人状况可考虑再次手术切除。

3. 广泛切除受累硬脑膜，并对周围的脑组织使用激光照射，可在一定程度上延缓肿瘤复发时间。

（二）放射治疗

通常作为手术后的辅助治疗。包括外放射治疗和同位素肿瘤内放射治疗，在一定程度上可延缓恶性脑膜瘤的复发。

（孙秀海）

第三十七章 肾损伤

第一节 概括

创伤是指机械性致伤因素造成人体组织结构连续性破坏和功能障碍的损伤。处理创伤病人主要有两个阶段：现场急救和院内急救。现场急救至关重要，创伤往往造成多脏器严重损伤，严重时危及生命。在美国，创伤是危及生命的第二大死因，每年有超过 150 000 人死于创伤；每 14 个死亡患者就有一个是由创伤引起；创伤是 1 ～ 37 岁人群最常见死因。急救是否及时、妥善，直接关系到伤员的预后。现场急救要求立即解除威胁生命的创伤，要求急救人员熟练掌握除颤、通气、止血、固定、包扎和搬运等必备急救技术，需要遵循创伤高级生命支持指导原则：①快速准确的评价病人的基本状况；②对病人进行生命复苏和稳定病情；③合理安排病人转科转院（包括时机、方式、内容等）；④确保向病人提供最佳的救护措施，并且在对病人进行基本状况评价、生命复苏以及转科转院的过程中保证这些措施实施的质量。

泌尿系统损伤可能是全身多发伤的一部分，可伴发胸、腹、腰部或骨盆等器官损伤。战争、自然灾害频发年代发病率相对较高。近年来随着经济的高速发展，交通业和建筑业的蓬勃发展，以及矿业安全措施不到位等原因，我国进入了事故的多发期，泌尿系统损伤发病率呈逐年上升的趋势。

在美国，泌尿系统损伤以肾损伤多见，国内报道则以男性尿道损伤多见。肾损伤约占腹部损伤 8% ～ 10%，占全部损伤 1% ～ 5%，男女比例约为 3:1。根据美国报道的数据，全球每年肾损伤发生数量大约为 245 000 例。肾损伤是近代战争中最常见的泌尿系统损伤，常伴发重度腹部脏器损伤，肾切除率高达 25% ～ 33%。21 世纪，车祸、战争和自然灾害将成为主要致病因素，肾损伤的发病率也将随之上升。影像学诊断的进步和肾损伤治疗策略的发展，已经显著降低了肾损伤的手术率，肾脏的保留率可达 85% ～ 90%。肾损伤多发生于年轻人且多见于男性，这可能与男性参加危险性较高的活动多有关。

（孙茂坤）

第二节 肾损伤机制

按照肾损伤的机制可分为闭合性损伤（如肾挫伤和肾裂伤）、开放伤（如枪弹伤、刺伤）、医源性损伤和自发性肾破裂。

闭合性肾损伤常继发于交通事故，高处坠落，对抗性体育项目等。交通事故引发的损伤约占闭合性损伤的一半。肾裂伤和肾血管损伤约占肾脏闭合性损伤的 10% ～ 15%，单纯血管损伤罕见，仅占 0.1% 以下。肾脏血管闭塞是由于快速减速而导致肾脏移位牵拉血管，引起血管内膜的破裂，血管壁内出血而形成血栓。城乡闭合性肾损伤的比例不同，在乡村闭合性损伤占 90% ～ 95%，而在城镇，开放伤可高达 20%。尽管存在一些地域差异，大多数肾损伤都是由闭合性损伤所致。儿科的肾损伤也多为闭合性损伤，约占 90%。

闭合性肾损伤原因分为直接暴力和间接暴力两种。

直接暴力：腰部或上腹部突然受到撞击或挤压，使肾脏移位作用于肋骨或者脊椎而受到损伤。多见于交通事故和土坡倒塌。

间接暴力：高处跌落，足部或臀部着地及急剧刹车所产生的减速性损伤，可引起肾蒂的撕裂或肾盂输尿管交界处破裂。腰部肌肉的强力收缩亦可造成肾挫伤，出现血尿。

枪弹伤和刀刺伤是开放伤的最常见原因，多见于人与人之间的暴力冲突。高能量的子弹可以引起严重的肾实质破坏，常引起多脏器损伤。子弹的最主要的致伤作用是枪弹在穿透组织时产生的直接损伤作用（切割、撕裂、穿通等），其次为强压力波对周围组织的挤压作用，再次才是瞬时空腔形成中造成的撕裂和牵拉作用。低速度射击的伤口形状类似于刀刺伤，高速射击（350m/s）将导致严重的组织损伤，同时还要考虑到子弹偏航问题。高速射击伤可以将衣料和其他异物带人伤口导致创口污染，应该预防性应用抗生素。

肾脏开放伤的比例是 4.6% ～ 87%，这个比例的巨大差异可能是由于报道的时代不同，不同地区流行的创伤类型不同。在美国，社会暴力正在逐步减少，如今锐器损伤的概率远比 20 世纪 60 年代到 90 年代早期低，而在我国呈现增加趋势。战争时期美国士兵的肾脏损伤也在逐渐减少。越战中，约 32% 的泌尿系统损伤涉及肾脏。海湾战争中防弹衣的运用使创伤由腹部转到盆腔及泌尿生殖系统（17% 的肾脏损伤 vs　83% 的盆腔及生殖系统损伤），在克罗地亚，56% 的泌尿生殖系统损伤是肾脏开放伤，而 75% 的肾脏开放伤来自于爆破装置，比如地雷。

近年来随着内镜技术和微创手术的应用，医源性肾损伤有增加趋势，如经皮肾穿刺造瘘术、经皮肾镜取石术，逆行肾盂造影、内腔镜检查和治疗、体外冲击波碎石术等都可以产生肾损伤并发症。

肾自发性破裂是指肾脏在病理条件下，如肾积水、肾肿瘤、肾囊肿、肾结核、肾结石等情况下受到轻微外力作用，而引起的肾脏破裂。大量证据表明原来存在疾病的肾脏在受到闭合性创伤时更易受损。肾脏闭合性损伤成年患者中有 4.4% ～ 19% 的肾脏之前就存在异常。肾脏异常的比例在儿童中更高，可达 12.6% ～ 35%。肾自发性破裂常见病因按出现频率由多到少的次序为：肾积水（肾盂输尿管交接部狭窄、结石、反流）、囊肿、肿瘤和肾脏位置异常。儿童患者损伤的原因为：积水的肾脏组织强度降低；肾皮质中存在液性病灶导致组织畸形；儿童肾脏占人体比例比成人要大，来自于柔软的胸廓，无力的腹部肌肉和稀少的肾周脂肪的保护也要少。

（孙茂坤）

第三节　损伤程度分类

为了规范不同程度损伤病人分组，选择正确的治疗方式，更准确地预测病人的预后，需要建立相对统一的损伤分级系统。损伤严重程度的精确性和可重复性分类对标准化创伤研究至关重要。在过去的 50 年中，约有 26 种不同的肾损伤分级系统提出。目前国内外都普遍采用美国创伤外科协会（ AAST）的创伤分级系统。增强 CT 的广泛应用提供了受损肾脏解剖学上的详细信息，能够对肾损伤进行精确分度。详见表 37-3-1。

1 ～ 2 级为轻度肾损伤，3 ～ 5 级为重度肾损伤。近 82% 的肾损伤是 1 级损伤。一项大型肾损伤流行病学调查显示，轻度肾实质裂伤（2 级）占 6%，较大裂伤（3 级）占 7%，血管损伤（4 级和 5 级）仅占 5.5%。AAST 评分可以对大多数肾脏损伤进行精确的描述，更好地反映临床结果。

表 37-3-1 美国创伤外科协会（AAST）肾损伤分级系统

分级	类型	描述
1	挫伤	肉眼或镜下血尿，而影像学检查正常 局限性被膜下血肿不伴有肾实质裂伤
2	血肿	肾周血肿局限于后腹膜；肾皮质裂伤深度小于 1cm 不伴有尿外渗
3	裂伤	肾皮质裂伤深度大于 1cm，不累及集合系统，不伴有尿外渗
4	裂伤 血管伤	裂伤从皮髓质深达集合系统 肾脏节段性动脉或静脉损伤伴局限性血肿，或部分血管裂伤或者栓塞
5	裂伤 血管伤	肾脏粉碎性裂伤 肾门损伤致肾脏失去血供（创伤性肾动脉破裂、创伤性肾动脉栓塞）

（孙茂坤）

第四节 诊断

一、病史和体格检查

对于意识清醒的病人，可以直接获得病史资料。对于有意识障碍或者严重肾损伤病人，也可以从现场证人或者现场急救人员那里获得有价值的信息。快速减速往往提示肾脏损伤，例如高处坠落，高速交通事故等。对于交通事故，也应该同时考虑到交通工具的速度，伤员是乘客还是路过者。

对于开放伤，应该询问锐器大小形状和武器的膛线。

病人既往医疗史也应该详细记录。以前的器官功能障碍可以影响病人的预后，在抢救的早期，应该考虑到这些已经存在的疾病。

肾损伤必须在早期对病人临床状况进行评价，体格检查是最重要的。血流动力学状态稳定性是判断病人状态重要的标准。

1. 休克 休克是指收缩压低于 90mmHg。重度肾损伤、尤其合并其他脏器损伤时，因创伤和出血常发生休克。生命体征在病人的诊断和治疗中应该自始至终详细记录，据此可决定病人是否需要影像学检查。

查体可以确定穿透伤的出入部位、腰背部瘀斑、肋骨骨折以及肾周血肿的存在。后背、躯干、下胸部或者上腹部的损伤都可以引起肾脏损伤。

体格检查时出现下列情况可能提示肾脏受累：血尿、肋骨骨折、腹部膨隆、腹部包块、腹部触痛、腰背部疼痛、腰背部擦伤等。肾损伤时常伴有颅脑、胸腹内脏器、骨折等严重损伤。由于这些损伤的症状严重，常使人忽视了肾损伤的表现，不要顾此失彼；同时也不要局限于肾损伤的诊断而忽略了其他脏器损伤。

2. 血尿 血尿是提示泌尿系统损伤最重要的指标。尿中红细胞每高倍视野大于 5 个，或者尿液检测条阳性均提示血尿。血尿通常是一过性的，需要早期对病人进行尿常规检查。如尿标本由导尿所得，需与导尿本身引起的损伤出血鉴别。起床活动、用力、继发感染是继发血尿的诱因，多见于伤后2～3周。部分病例血尿可延续很长时间，甚至长达几个月。将每小时收集的尿液留在试管中分别依次序排列在试管架上来比较尿色深浅，可以了解病情进展情况。肾损伤时，80%～94%的病人出现血尿肾挫伤时血尿轻微，重度肾实质损伤更容易出现肉眼血尿，血块可阻塞尿路。血尿的严重程度和肾损伤的严重程度无直接关系，严重肾损伤（4级和5级）病人中，18%无血尿，27%仅有镜下血尿。闭合性肾血管损伤中36%病例没有血尿。严重肾损伤，例如肾盂输尿管连接部的破坏、肾蒂血管断裂、损伤性肾动脉血栓形成、肾盂广泛裂伤、输尿管断裂或被血块阻塞时，血尿可不明显，甚至没有血尿。血尿和休克同时存在往往提示肾损伤。

3．疼痛 肾包膜张力增加、肾周围软组织损伤可引起患侧腰、腹部疼痛，血块通过输尿管时可发生肾绞痛。疼痛可局限于腰部或上腹部，或散布到全腹，放射到背部、肩部、髋区或腰骶部。血液、尿液渗入腹腔或伴有腹部器官损伤时，可出现全腹疼痛和腹膜刺激症状。

4．腰腹部肿块 肾周围血肿和尿外渗使局部肿胀，形成腰腹部肿块，有明显触痛和肌肉强直，病情进展时，肿块有逐渐增大的趋势。

5．发热 尿外渗易继发感染，形成肾周脓肿或化脓性腹膜炎，并有全身中毒症状。

二、影像学检查

肾脏损伤后进行影像学检查的4个主要目的是：准确描述损伤状况，了解创伤肾的既往存在病变，评价对侧肾脏状况以及发现其他邻近脏器的损伤。

不是所有肾损伤的病人都需要影像学评价，是否进行取决于病史、损伤机制、体格检查、实验室检查以及临床状况。影像学检查的主要目的是判断病人损伤程度和是否需要手术。早期影像学检查必须适应病人的状况，当需要急诊手术时应适当变更。后期的影像学检查主要用来评价治疗效果或发现并发症。

如前所述，血尿是提示泌尿系统损伤的重要指标，但是过去的一些研究表明，仅以血尿为指标而进行影像学检查，肾脏损伤的发现率较低。肾损伤影像学检查指针为：有肉眼血尿，或镜下血尿伴有休克，或多脏器复合伤。仅有镜下血尿而没有休克的病人，仅需严密观察而不必行影像学检查。一些研究表明，镜下血尿伴有严重合并伤如腰椎骨折、低位肋骨骨折、横突骨折时；镜下血尿伴有诊断性腹腔穿刺阳性；明显减速伤等情况应考虑影像学检查。医学不仅仅是自然科学，还涉及社会环境和需求，为避免误诊及医疗纠纷，如果病史和体格检查怀疑肾损伤者，都可能需要影像学检查。

穿透伤伴任何程度血尿的病人，除非病人血液动力学不稳定需要紧急手术，否则都应该行影像学检查。穿透伤的伤口可能累及肾脏，即使没有血尿也应行影像学检查。

将成人闭合性损伤进行影像学检查的指征应用到儿童身上是否可行还存在争议。有人认为在闭合性损伤中，儿童肾脏比成人更容易受累，任何程度血尿都应行影像学检查。儿童在创伤时产生大量儿茶酚胺，当失血量达血容量50%左右时，仍然能够保持血压的正常，所以血压不能作为影像学检查的标准。

1．CT检查 腹部增强CT是早期评价可疑肾损伤最好的影像学检查，有较高的特异性和敏感性。研究表明CT检查阳性率为95.6%，IVU的阳性率为90.9%，超声阳性率为78.8%。CT可以提供肾脏损伤分度的准确信息：挫裂伤的准确位置；软组织撕裂伤；尿液外渗情况；

肾周血肿和后腹膜血肿的大小及分布；伴发的肠道，肝脏、胰腺、脾脏及其他脏器损伤；血管损伤（有动脉或静脉造影剂外溢，肾实质没有增强效应）；肾脏既往存在的病变；以及对侧肾脏是否存在及位置。增强检查分为皮质期和髓质期。如果在 CT 检查的初期显示为深度肾实质裂伤或较大范围的肾周液体聚集，尤其是肾脏内侧，应进行肾排泄相的延迟扫描。肾排泄相大约是注射造影剂后 3 ～ 5 分钟。肾集合系统的损伤初次扫描很难发现，因此排泄相（延迟显像）对于怀疑有肾脏集合系统的损伤十分重要，如果肾脏是正常完整的，没有后腹膜或盆腔积液，可以不进行延迟扫描。

近年来随着技术的发展，3D-CT 和 CT 血管成像技术的发展，提高了肾蒂血管损伤和复杂性肾损伤的诊断率，可以酌情使用。

CT 检查的缺点为有辐射性，对儿童尤其要慎重；费用相对较贵；费时，不能在床头检查；造影剂过敏。

典型肾损伤 CT 表现如下。

(1) 肾挫伤：肾挫伤（1 级）特征是局限区域的肾实质增强低于周围正常组织，界限可能清晰或模糊。其与肾梗死的区别是前者有对比增强，而后者没有。被膜下血肿（2 级）表现为不同的 CT 值，这取决于血块形成的时间。急性血肿典型表现为高 CT 值 (40 ～ 60HU)，在 CT 平扫中与肾实质接近。较小的被膜下血肿呈新月形，可能掩盖肾实质较小肿物产生的占位效应。如果血肿增大，CT 上可表现为双凸镜形。如果被膜撕裂，血肿可进入肾周间隙。

(2) 撕裂伤：撕裂伤表现为肾实质内的线形低 CT 值区，可能表浅（深度 <1cm）或较深（深度 >1cm）。深度裂伤可以不累及集合系统（3 级），或累及集合系统（4 级）导致尿外渗。裂伤内部一般是凝固的血块，故在静脉注入造影剂时无增强。肾周血肿 CT 值多为 45 ～ 90HU，范围可能较大。

(3) 活动出血及尿外渗：如果在 CT 检查早期裂伤处和邻近血肿即出现显著增强，应考虑创伤性假性动脉瘤或活动出血。活动出血可延伸至邻近器官，呈线形或火焰状，而假性动脉瘤则更局限且接近圆形。外渗的造影剂 CT 值为 80 ～ 370HU，与主动脉或周围大血管相差不超过 10 ～ 15HU，且通常被低 CT 值的凝固血块所围绕。这一表现提示病人可能由血流动力学稳定状态转入失代偿期。

在肾盂相出现裂口处或肾周对比增强提示有尿外渗存在，静注造影剂后 10 ～ 15 分钟进行延迟扫描可以有助于判断尿外渗的程度。

(4) 肾梗死：肾段血管撕裂伤和血栓形成可导致肾脏某一局限区域的梗死，肾梗死的典型表现为尖端指向肾门的楔形病变，皮髓质相和肾盂相均无增强。肾段梗死可为单发或多发，常同时伴有其他类型肾损伤。粉碎肾是指多处肾裂伤导致肾脏大体上碎裂为多块，这些损伤常伴有多处肾梗死。由肾大动脉撕裂或原位血栓造成的肾血流完全中断是肾损伤中最严重的类型，可伴有或不伴有实质裂伤。如果肾动脉内膜损伤致血栓形成而使肾脏血流中断，可能伴有腹膜后出血及血尿。典型创伤性肾梗死 CT 表现为患侧肾脏不显影，下腔静脉属支肾静脉逆行造影也不显影，梗死段肾动脉突然截断。

2．超声检查　超声是常用的筛选和评价肾损伤的便捷检查，其应用广泛，价格便宜，急救室可应用，无辐射，无需增强剂，对腹腔内液体的精确测定，能对损伤提供部分评价。超声可以随访血肿的大小和进展，也可用于鉴别肝、脾包膜下血肿。缺点是依赖于检查者的经验，分辨率小于 CT，不能明确深度，不能提供肾脏功能信息。超声对于术后液体聚集、肾裂伤保守治疗、肾积水等的诊断和随访有重要价值，可以动态观察尿性囊肿或者后腹膜血肿的变化情况。

3. 静脉尿路造影 IVU 曾是怀疑肾损伤且血流动力学稳定的病人最常用的检查方法，目前已经被 CT 所取代。IVU 可以显示肾脏实质的外形，显示肾脏的集合系统，更为重要的是可以显示肾脏的缺失情况以及分肾功能。肾脏不显影、轮廓变形或造影剂外渗提示有严重损伤，应立即行 CT 或血管造影。休克、血管痉挛、严重肾损伤、血管内血栓形成、反射性无尿、肾盂输尿管被血块堵塞等原因可导致肾脏不显影，故首先必须纠正休克，使收缩血压高于 90mmHg 后才能进行排泄性尿路造影。

对于血液动力学不稳定需要紧急手术病人，或者急诊开腹探查发现肾脏被血肿包裹的病人，大剂量单次 IVU 可以提供肾脏功能和损伤重要信息，节省时间。检查尽鞋在手术前进行，紧急情况下也可在手术室进行，特例情况下可在手术中进行。按照每公斤体重 2ml 剂量快速注射增强剂，10 分钟后拍片。根据低血压程度和术中是否需要输尿管显影也可选择在 20 分钟或 30 分钟摄片。该检查可对急诊术中探查决策的制定提供重要帮助，除了受损肾脏之外，还可以提供对侧肾脏的功能情况。如果术前 IVU 结果不正常或者接近正常，都应行肾脏探查术，明确肾脏损伤分度，修补肾脏。如果完全正常，可以不做手术探查。

4. 逆行肾盂造影 逆行肾盂造影常用于 CT 不能排除肾脏集合系统损伤或者肾盂输尿管交接部撕裂的患者，对评价肾实质的损伤没有帮助。远端输尿管在 CT 上不能显影，常被怀疑为肾盂输尿管交接部损伤，需要进一步行尿路成像确认，延迟 CT 成像也可以解决这些问题。

5. MRI MRI 可以提供肾脏解剖精细细节，但是和 CT 相比无明显优势，只有在造影剂过敏情况下才考虑使用 MRI。MRI 检查耗时较长，不是所有的医院都具备条件。此外，MRI 对尿液外溢的检出 率较低。磁共振水成像也可以使用增强剂，从而增 对尿外渗诊断的准确性，但作用有限。

6. 血管造影 肾动脉造影在 CT 时代是作为一种辅助的影像学方法。动脉造影指征为怀疑有肾脏动脉血栓形成，或肾段动脉损伤需要栓塞或支架治疗。造影检查可以发现造影剂外溢、动脉血栓形成、假性动脉瘤等。目前动脉造影在诊断中已经基本被 CT 取代。CT 上肾实质没有增强效应，同时伴有静脉反流往往提示有动脉栓塞。选择性肾血管造影能够比 CT 更精确的定位损伤部位。选择性肾动脉栓塞可用于血流动力学稳定病人的非手术治疗，这些病人可能合并有活动性出血或高度怀疑有损伤后的血管并发症（比如动静脉瘘和假性动脉瘤）。静脉造影术可以用来诊断怀疑有肾静脉损伤或有下腔静脉损伤的患者。相对于 CT 而言，血管造影费时、有创、且费用较高。

7. 放射性核素显影 肾脏的放射性核素显影可以对肾脏功能情况作出定量判定。它适用于排泄性尿路造影及碘显影剂过敏的病人，不受肠内容物干扰。肾血管损伤修补术后病人的随访也可采用该方法。放射性核素肾扫描时受伤区域核素分布稀疏，肾轮廓不规则。

三、影像再评估

对于 1 ～ 3 级损伤，没有持续血液动力学不稳定，没有失去血液供应组织，不需要影像学随访。4 级裂伤可能产生并发症，因此推荐伤后 36 ～ 72 小时重复 CT 检查，延迟显像，一般 10 分钟后可以发现造影剂外溢（尿外渗）。当病人有不明发热，腹部疼痛或包块，或明显出血时应该考虑行超声或CT重复检查。无论接受过何种治疗，对于4～5级肾损伤病人应采用核素显像定量再次评估肾脏功能。不同类型肾损伤的处理流程图见附录。

（孙茂坤）

第五节 治疗

一、保守治疗

单纯性肾损伤，如无严重的出血或休克，一般采用保守治疗。包括：①绝对卧床3～6周，待尿液变清后可允许起床活动；②运用镇静止痛和解痉剂；③适量抗生素预防和抗感染；④运用止血药物；⑤定时观察血压、脉搏、血常规、腰腹部体征和血尿进展情况，观察每次排出的尿液颜色深浅的变化，及定期测量血红蛋白和血细胞压积，及时补充血容量和热量，维持水、电解质平衡，保持足够尿量，必要时输血；⑥3～5周可复查排泄性尿路造影并注意有无高血压及尿外渗。

若肾损伤病人在保守治疗期间发生以下情况，需及时施行手术：①经积极抗休克后，生命体征仍未改善，提示有内出血；②血尿逐渐加重，血红蛋白和血细胞压积继续下降；③腰、腹部肿块明显增大；④有腹腔脏器损伤可能。

二、手术探查

肾损伤手术探查的绝对适应证为：持续的危及生命的出血；IVU、CT或血管造影提示肾蒂损伤（5级损伤）；由于肾蒂损伤或重度肾损伤导致的扩张性、搏动性后腹膜血肿。

在急诊开腹检查术发现后腹膜血肿，如果没有术中或术前检查表明损伤可以继续观察的话，应该进行肾区检查。肾脏穿透伤伴发后腹膜血肿，缺乏充分术前检查时，也应该进行探查。重度肾段失去血供伴后腹膜血肿，同样应该探查。探查时应考虑到病人生命体征的稳定和伴发损伤的程度。

如果伤口或血肿覆盖肾脏血管，应采取正中切口，在打开肾周筋膜前，控制肾脏血管。如果仅有血肿，通过腰部入路，也可较好控制出血，必要时亦可将切口下角横行延长，切开腹膜探查腹腔内容。如果后腹膜血肿没有探查，应进行术后CT检查。伴有腹腔内脏损伤时，需行紧急剖腹探查，此时可经腹部切口。

肾脏探查手术的相对适应证：肾盂严重裂伤；肾盂输尿管交接部撕脱伤；同时存在肠道或胰腺损伤；持续的尿漏，伤后肾积水或肾周脓肿经皮穿刺或腹腔镜治疗失败的；异常的术中单次IVU，周围软组织失活伴尿外渗；双肾动脉栓塞，孤立肾动脉栓塞或肾脏灌注不足；肾血管损伤经动脉介入处理失败；肾血管性高血压。

近年来关于5级肾损伤是否需要手术探查还存有争议。一些研究表明，血流动力学稳定的5级肾损伤可以采取保守治疗。如果需要持续补液或者输血，则需要进一步手术干预。肾周血肿大于3.5cm及造影剂外溢都是危险因素。

三、各种类型肾损伤的处理

1．失活肾组织伴尿外渗　大量肾周尿外渗和同侧输尿管不显影提示重度肾盂裂伤或肾盂输尿管交接部撕裂，这种少见的情况是探查适应证。单纯尿外渗不是手术探查的指征，76%～87%病例可自行缓解。通过CT或超声监测病人，如果有持续漏尿、尿性囊肿形成或脓毒血症发生，可以考虑经皮肾造瘘术和（或）双J管内引流术。

广泛尿外渗合并如下情况时应考虑手术：①严重肾裂伤伴失活肾实质>20%；②巨大后腹膜血肿；③同时存在肠管或胰腺损伤。

2．穿透伤　一部分人认为肾脏穿透伤时应该立即探查。然而另外一些学者建议，血流动力学稳定的肾穿透伤病人可以保守治疗，只有在如下情况时才考虑行手术治疗：①严重失血（心率快、低血压、红细胞压积下降、腹部包块）；②伴发腹内脏器官损伤（压痛、反跳痛及肌紧张、肠鸣音消失、膈下游离气体）；③影像学提示重度肾损伤。

术前提示3～4级肾损伤进行开腹探查时，可行肾区探查。

枪击伤由于广泛损伤晚期并发症较多，相对于钝器伤及刀刺伤，出现较少量尿外渗就应探查。

3．肾血管损伤　肾动静脉损伤不常见，一旦出现说明病人损伤很严重。如果这些病人能存活，可能有肾功受损、缓慢进展性高血压或进行性肾衰竭。

肾动脉是终末分支，结扎其任何一支动脉即可导致相应肾实质梗死。肾血管损伤需要结扎以控制出血，同时可以切除肾脏，或进行血管修复术。肾动脉损伤时67%～86%的病人需要肾切除，而肾静脉损伤时25%～56%的病人需要肾切除。肾切除是肾血管损伤时最快速的治疗方法。肾动脉修复的适应证较严格且成功率很低，而肾静脉则相对较好。以往认为肾蒂损伤多需要手术处理，目前发现某些病例可能从介入治疗中获益。肾段血管损伤的治疗方案有：观察，介入治疗，手术探查，部分或全部肾切除。

肾损伤后继发性血管闭塞由Von Reckinghaus-en于1861年首次发现。尽管一些综述报道了血管形成术的高成功率，但更多最新的研究显示，当肾的主要动脉损伤时，几乎不可能重建肾功能。肾裂伤后动脉损伤血管重建的成功率为22%～56%，动脉血栓后血管重建的成功率为26%～64%，而肾脏功能改善率仅为9%～21%。

有人认为在对侧肾脏正常时，不宜进行血管重建。孤立肾或双侧肾损伤且可行动脉修补时，才考虑血管重建手术。

对于早期发现的单侧血管损伤，如果损伤不完全，肾脏没有缺血，病人状态稳定，可以考虑血管修补术。动脉重建的成功与否取决于缺血的持续时间及程度，以及有无副肾动脉提供侧支循环。急性完全的肾缺血>2小时，即可发生肾小球滤过率持续进行性下降甚至肾功能的不可逆损伤，但是经过肾皮质、肾盂周围及输尿管周围的侧支血管会使其在一段时间内保持活力，功能的逆转与时间息息相关。肾静脉的通畅也会使其在一段时间内保持活力。尽管一些学者报道了热缺血数小时后修补肾动脉损伤获得技术性成功的病例，但大部分人仍一致认为损伤后4小时以内的肾损伤修补才对恢复肾功能有意义。如果肾缺血已超过4小时且对侧肾功能正常，多数泌尿科医生不会采取手术治疗而是任其自然萎缩。如果血液断流性损伤发生于双侧或孤立肾，即使肾缺血已超过4小时，也应尝试行重建手术。有学者认为如果在12小时之内完成修补，也有相当可观的成功率，但超过12小时，成功率降到10%～30%。不完全的动脉裂伤可以进行一期缝合，完全断裂一般需要清创及节段切除。动脉血栓的治疗需要切除坏死内膜及血栓清除术。可以通过血管端端吻合，植入大隐静脉或人工血管重建血管。也可通过自体植入肠系膜下动脉、髂内动脉或脾动脉。

一小部分肾动脉损伤或缺血病人会发生肾梗死或高血压，他们需要后期进行肾切除。肾脏分支血管的损伤很罕见，不必行手术治疗。

肾脏静脉损伤很罕见，且影像学不易发现，大多由穿透伤引起，多数可以修补。肾静脉分支间有广泛交通，只要保留其一条较粗的分支通畅即可不影响肾功能。闭合性损伤可引起下腔静脉水平肾静脉撕裂，引起广泛出血，有 25% ～ 50% 的病人需要立即切除肾脏。近下腔静脉处左肾静脉损伤可以结扎止血，肾脏血液回流可以经性腺及肾上腺静脉；右肾静脉损伤必须修补。

四、早期血管控制

一些回顾性研究表明早期血管控制可以降低肾切除率，通常采取正中切口在剪开肾周筋膜前，分离和控制肾脏主要血管。另一些研究则表明早期控制血管对肾切除率无明显影响。经腹腔切除肾脏并进行早期血管控制最先由 Scott 和 Selzman 提出。通常采自剑突至耻骨联合的腹部正中长切口，进腹后先探查腹内脏器。如果有腹腔脏器损伤，可先处理肝脾等脏器。之后将横结肠上提，放在胸部湿纱布上。肠管向右和向上提拉可以充分地显露肠系膜根部和后腹膜。在主动脉上方做垂直切口上到肠系膜动脉水平，进入后腹膜，切口还可以延伸到 Treitz 韧带上方。大多数情况下，由于后腹膜血肿的存在，腹主动脉通常触摸不清楚，在这种情况下可以用肠系膜下静脉作为标志：紧邻肠系膜下静脉的内侧切口，逐渐分离到腹主动脉前壁。在辨认主动脉后，继续向上剥离，直到发现左肾静脉横跨主动脉，这是辨认肾脏血管的重要标志。用血管套套住血管而不能夹闭，除非出血严重。手法压迫肾脏常不能止血。首先夹闭动脉，如果出血仍然继续，可以夹闭静脉，降低回血。热缺血时间应该小于 30 分钟。一旦血管控制后，就在 Gerota 筋膜外侧打开后腹膜，清除血肿，暴露肾脏，评估损伤情况。应该仔细检查整个肾脏，包括肾实质、肾盂、肾蒂血管。

五、肾脏重建

部分肾切除需要完全暴露肾脏，清除失活组织，缝合结扎出血血管。集合系统损伤需用吸收缝线严密缝合，并将缺损的肾盂组织修补关闭。肾实质裂伤可用肝脏缝合线缝合，垫入脂肪块或肌肉块可防止缝线的切割作用。尽可能地保留肾脏筋膜是成功修补肾脏的重要因素。血管损伤可用 4-0 的可吸收线缝合。持续的较小的肾静脉出血，在关闭肾实质缺损后，多能自行停止。

六、肾脏切除

严重肾裂伤急诊探查时的肾切除率难以估计，这主要取决于创伤的分型及程度。探查术总体肾脏切除率为 13% ～ 75%。肾切除适应于：①无法控制的大出血；②广泛的肾裂伤，尤其是战时或者大规模自然灾害的开放伤；③无法修复的肾蒂严重损伤；④病理性肾破裂且无法修复者，如肾肿瘤、肾脓肿、巨大结石和肾积水。肾错构瘤易发生破裂出血，但属良性，常为多发并可侵犯双肾，故应尽量做部分肾切除。

病人状态不稳定行紧急检查术，肾切除术高达 100%。对于严重肾血管损伤病人，肾切除是最迅速有效的治疗方式。

七、肾动脉栓塞

多个研究中心结果表明，肾脏闭合性和穿透伤，血流动力学稳定病人可成功通过选择性肾动脉栓塞来控制出血。肾动脉栓塞术的肾功能完全损失风险低于肾脏探查术。水解明胶、钢圈、自身的血块都可以用来堵塞血管。如先注入少量去甲肾上腺素溶液使正常肾血管收缩，可使栓塞剂较集中于受伤部位。可吸收材料会被溶解并引起再出血，不能使用。3～4级动脉分支可以栓塞，如果需要，还可以重复进行栓塞，这样能避免手术切除。

对刀刺伤病人可采取动脉栓塞治疗血管损伤，失败后才考虑手术探查。

八、肾损伤的并发症

损伤的并发症大多由血肿、尿外渗以及继发性感染等引起。主要有肾周脓肿、尿漏、肾盂肾炎和脓肾、败血症、延迟出血、输尿管狭窄、肾积水、假性尿囊肿、结石、肾功能丧失、动静脉瘘、假性动脉瘤、高血压和血肿钙化等，四周内发生的为早期并发症。部分病例伤肾有持久性的形态学改变如肾盂肾盏憩室、肾盏变形、部分肾实质萎缩等，但不伴有任何症状。囊肿感染和肾周脓肿多出现于肾脏部分损伤、坏死和伴有胰腺或肠损伤的患者。

1. 感染性尿性囊肿 / 肾周脓肿　在严重肾损伤尿外渗病人，80%～90%能自行缓解，只有小部分病人会发生肾积水及肾周尿性囊肿。

尿性囊肿通常没有症状，有时可引起腰腹部不适、肿块、麻痹性肠梗阻、低热。肾积水、肾移位或IVU不显影往往提示诊断。肾积水的发展很隐匿，文献报道从损伤到出现症状需要3周～34年。

感染性尿性囊肿或肾周脓肿可继发于：①局部或全身细菌种植于尿性囊肿；②由污染的匕首或子弹造成的血肿或组织失活；③同时伴有肠管或胰腺损伤；④结肠失活或十二指肠损伤；⑤需要清创处理大面积软组织损伤。

超声可以提供迅速、无创性诊断，CT上肾周可见低密度影像，在延迟显像可见显影。

因为尿外渗病人80%～90%能自行缓解，多数病人可采用观察疗法。感染性尿性囊肿、肾周脓肿可通过经皮穿刺引流处理。交通性尿性囊肿可采用双J管内引流术或者肾造瘘术，而经皮尿性囊肿引流术效果较差。横断肾脏部分实质造成持续尿外渗可通过选择栓塞控制。

2. 再次出血　3～4级损伤尤其是刀刺伤通过保守治疗再次或迟发出血的可能性高达13%～25%，平均再次出血间隔为12(2～36)天，常见原因为动静脉瘘或假性动脉瘤。多数病人可通过动脉栓塞的方法治疗。

当较大肾段动脉分支裂伤时，血肿形成的压迫效应可以使出血停止，当血肿吸收后，再次出血进入吸收残腔，形成假性动脉瘤。当动脉和邻近静脉同时发生裂伤，出血因血肿压迫而停止。血肿吸收后，动脉继续出血，流进裂伤静脉，导致动静脉瘘。外伤性肾动静脉瘘表现为肾静脉过早显影，于动静脉之间有一囊状结构的通道。动静脉瘘较大时，由于血流动力学改变，动静脉瘘的虹吸作用引起相应肾实质缺血，肾脏显影减低。在穿透伤情况下，肾脏集合系统和血肿吸收残腔常常有交通，肾脏动静脉瘘或假性动脉瘤出血时因血液直接进入肾脏集合系统，导致快速大量失血。

肾活检后50%～70%肾动静脉瘘可以自行缓解，但是重度肾损伤尤其是刀刺伤形成的瘘，大多不能自行缓解。

高血压、肾脏血管杂音及持续血尿是肾动脉造影指征。

近年来，随着经皮肾穿刺造瘘术及经皮肾镜碎石术的普及，肾脏动静脉瘘的发生率越来越多。80%肾脏动静脉瘘或假性动脉瘤可以通过选择性肾动脉栓塞治疗，其他治疗方法包括肾切除、部分切除、动脉结扎，成功率可达82%。

3．高血压　创伤后高血压较少见，其病理生理机制可能有两点，一是肾动脉血栓形成造成肾动脉缺血或者肾动脉狭窄，导致肾素过多分泌。二是肾周血肿或纤维化压迫肾实质导致过多肾素分泌。肾动静脉瘘或假性动脉瘤也可引起肾血管性高血压。

增强 CT 和动脉造影技术都可以显示出血流区域，一般用选择性肾血管造影和肾素抽样检验评价怀疑肾血管性高血压的患者。Page 肾可以表现为被膜下积液或肾周软组织增厚，或者与对侧肾脏相比，患肾表现出肾实质期显像延迟。

肾切除是治疗损伤后高血压最常用的方法。肾动脉狭窄修复或部分肾切除对某些病例有效。通过切除纤维胶原壳进行剥脱治疗 Page 肾曾被应用，但成功病例很少。近年来，有报道通过腹腔镜对 Page 肾进行剥脱治疗高血压，但目前还存在争议。也有报道表明，创伤后高血压可在多年后自行缓解。

由肾动静脉瘘造成的高血压可以通过肾动脉栓塞术或开放手术治疗。慢性被膜下血肿造成高血压可以行经皮穿刺引流术。

4．肾功能不全　目前缺乏损伤后肾功能不全的定量化分析。损伤后肾全切或部分肾切除会使急性肾衰竭及死亡的危险性增大。可用核素扫描定量分析伤后肾脏功能。肾动脉栓塞可以导致 10% ～ 50% 的肾脏功能丧失，平均为 10%。

九、预后

直接死于肾损伤的病例并不多见。大多临床死亡病例是由于其他重要脏器（肝、脾、胰、十二脂肠等）的损伤所致。肾损伤的初次随访内容包括 3 个月后的体格检查、尿液分析、影像学检查、血压测量及肾功能检查。长期随访具体内容因病人而异。

（孙茂坤）

第三十八章 尿道损伤

第一节 概述

尿道损伤 (urethra trauma) 是泌尿系统最常见的损伤，多发于男性青壮年，女性仅占3%。男性尿道长约 18cm，以尿生殖膈为界分为前、后两段，前尿道包括阴茎部和球部，后尿道包括膜部和前列腺部。前尿道损伤以球部为主，而后尿道损伤则多见于膜部尿道。尿道损伤根据损伤原因可分为开放性、闭合性和医源性三类。开放性损伤较罕见，多为战伤和锐器伤，常伴有阴囊、阴茎等部位贯穿伤。闭合性损伤主要为挫伤和撕裂伤，可合并膀胱、肠道等脏器损伤。医源性损伤是指尿道腔内器械操作不当所致的损伤。临床上以闭合性损伤最为常见，多为外来暴力所引起，如骨盆骨折所致的膜部尿道断裂。

由于解剖位置和组织结构的差异，各个部分损伤的特点及治疗方法不尽相同，其预后也存在差异。如处理不当，极易导致一系列的并发症，如尿失禁、尿道狭窄、性功能障碍等。因此，尿道损伤的早期处理是关键，而这又取决于损伤的部位、性质、患者的全身情况等因素。尽管目前临床上已经形成一套比较完善的处理流程，但在处理时机及方式等问题上仍存在一定争议。

（孙茂坤）

第二节 后尿道钝性损伤

一、病因与机制

后尿道钝性损伤多为与骨盆骨折有关的尿道损伤 (pelvic fracture urethral distraction defect, PFUDD)，主要发生于交通事故，其次为房屋倒塌、矿井塌方、高空坠落、工业事故等。在此类损伤中，尿道损伤单独存在的很少，多合并骨盆骨折和其他脏器的损伤，因此骨盆骨折尿道损伤时要注意其他脏器的损伤。经典的理论认为，男性后尿道损伤是由于着力于某点上的剪切力所导致。在解剖学上，尿道膜部由尿道外括约肌包绕，并被尿生殖膈系于坐、耻骨连接处，尿道前列腺部则完全位于盆腔内，由耻骨前列腺韧带联系于耻骨联合处。后尿道膜部及前列腺部均被周围组织系于盆底，因此位置较为固定。当骨盆受到外界暴力时可出现几种情况。①骨折导致骨盆环变形，盆底的前列腺附着处和耻骨前列腺韧带受到急剧的牵拉而断裂，使得前列腺突然向后上方移位，前列腺部与膜部尿道交界处撕裂。在前列腺韧带撕裂的同时，背深静脉丛和盆底静脉丛也会被撕裂，从而导致盆腔血肿的形成。盆腔血肿通常会加重前列腺移位，最终导致两处完全断裂。②骨盆受到挤压引起骨盆骨折时，尿生殖膈移位产生的强大剪切力使穿过其中的膜部尿道撕裂。③某些骨盆骨折会使固定的前列腺和移动的膀胱之间形成剪切力，从而导致膀胱颈损伤。

然而，近年来的一些研究对这种经典损伤机制提出了质疑。大量研究结果表明：尿道的破裂不是在前列腺膜部尿道连接处而是在膜部和球部尿道连接处。最近的解剖学研究发现尿道括约肌和膜部尿道并非在相同平面上，而是从膀胱延伸至会阴膜，行经前列腺全程。包绕膜部尿道的肌肉也直接和前列腺尿道肌肉延续，肌肉终止于会阴膜，并不到达球部尿道，因此目前主要观点认为前列腺、尿道膜部和尿道括约肌应被看作是一个整体的解剖学单位。在骨盆骨折中，这个解剖学单位移位，随着耻骨前列腺韧带的断裂使得尿道膜部的伸缩性加大。当膜部尿道移位时，球部尿道却相对固定，因此球膜部连接处才是后尿道中的薄弱点。另一方面，在因后尿道损伤而行尿道成形术的患者中，大多数患者外尿道括约肌功能会得到不同程度的保存，也从另一方面支持上述推断。球膜部断裂后前列腺向上移位，周围静脉丛破裂出血形成血肿，又加剧了前列腺向后、上的移位。

二、后尿道损伤的分类

1977 年 Colapinto 和 McCallum 基于逆行尿道造影结果将后尿道损伤分为三个类型：I 型后尿道损伤：耻骨前列腺韧带断裂，后尿道被拉伸延长，但尿道的连续性和完整性依旧存在。II 型后尿道损伤：后尿道在尿生殖膈的上方撕裂，但尿生殖膈完整，尿道造影时造影剂外溢但不进入会阴部。III型后尿道损伤：在 II 型的基础上出现尿生殖膈撕裂，尿道的损伤也延伸至球部，因此尿道造影时造影剂外溢进入会阴部。由于 II 型和III型损伤都会出现尿道的完全性断裂，因此在排泄性膀胱尿道造影时会出现膀胱上浮移位到骨盆以上的现象（pie in the sky）。随着临床经验的积累与总结，泌尿外科医生发现尿道内括约肌的作用至关重要。因此在 1997 年，Goldman 就以此为依据提出了新的分类方法（表 38-2-1）。新的分类方法在以往的分类基础上进行了延伸，增加了代表膀胱颈、底部损伤的IV和IV a 型以及代表前尿道损伤的 V 型，这其中以III型为主，占 66% ～ 85% IV型和IV a 型之间的区别之处就在于前者直接损伤到膀胱颈和内括约肌，尿失禁的发生率较高，而后者因未直接损伤膀胱颈，因此尿失禁的风险较小，因此IV型需要尽早行膀胱颈修补以降低尿失禁的风险。上述两种分类标准主要侧重于尿道解剖结构的改变，以及尿道损伤的位置与尿生殖膈之间的关系，而另一种分类方式则强调尿道损伤以及尿道分离的程度，以欧洲泌尿外科协会（The European Association of Urology,EAU）为代表，见表 38-2-2。无论哪种分类方式，其目的都是为了对尿道损伤进行准确诊断以利于后续的治疗。

表 38-2-1 Goldman 分类

分级	描 述
I	牵拉伤，尿道造影示尿道延长但无造影剂渗出
II	挫伤，尿道口有滴血，尿道造影无造影剂渗出
III	前后尿道部分断裂，在尿道或膀胱附近损伤部位造影剂渗出，造影剂进入膀胱
IV	前尿道完全断裂，损伤部位造影剂渗出，无法显示近端尿道和膀胱
V	后尿道完全断裂，损伤部位造影剂渗出，无法显示膀胱
VI	后尿道完全或部分断裂合并膀胱颈或阴道撕裂伤

表 38-2-2 欧洲泌尿外科协会分类

分类	描 述
I	后尿道被拉伸但无破裂
II	后尿道位于尿生殖膈上的部分断裂
III	损伤同时累及尿生殖膈上下的前后尿道，两者同时出现部分或完全性的断裂
IV	膀胱损伤延伸到后尿道
IV a	后尿道损伤同时伴膀胱底部的损伤
V	部分或完全性的前尿道损伤

三、临床表现

1. 休克 骨盆骨折常合并邻近脏器损伤，常因大出血发生失血性休克。

2. 血尿和尿道出血 多数病人可见尿道口流血，如能排尿，常有肉眼血尿。

3. 疼痛 常有下腹部痛，局部肌紧张，并有压痛。如出血和尿外渗加重，可出现腹胀及肠鸣音减弱。

4. 排尿困难 尿道撕裂或完全断裂后，由于尿道的连续性中断或血块堵塞，常引起排尿困难。在这种情况下用力排尿，可能导致大量尿液外渗，增加周围软组织纤维化及感染的风险。

5. 尿外渗及血肿 尿生殖膈断裂时，可出现尿外渗及血肿。

四、诊断

1. 病变及体检 骨盆骨折时病人可出现尿潴留。直肠指检对确定尿道损伤的部分、程度及是否合并肛门损伤极为重要，因此应对所有骨盆骨折病人进行直肠指检。当后尿道完全断裂时，可扪及前列腺上移，有浮动感，同时可触及血肿。若指套染血，则提示合并直肠损伤。如退出后有血性液体流出，需考虑膀胱、尿道与直肠之间是否相通。

2. X线检查 骨盆X线片可显示骨盆骨折、耻骨联合移位或断裂情况。逆行尿道造影对怀疑尿道损伤的病人有着良好的诊断作用。病人置于25°～30°斜位，以完整显示尿道及尿外渗区域。如尿道造影正常，需进一步作膀胱造影以排除膀胱损伤。

3. 核磁共振 Narumi报告用核磁共振诊断外伤性后尿道断裂，阳性率85%(23/27)，诊断前列腺尖移位阳性率达90%。

4. 内镜检查 随着技术的进步，软性膀胱镜的使用愈加广泛。部分病例可通过软性膀胱镜进行诊断处理。软性膀胱镜的主要优势在于直视下操作，诊断更加直观明确。同时可在病人平卧时操作，适合急诊的特定环境。但是其也有存在不足之处，如血块堵塞尿道后无法进一步操作，并且在注水的过程中可能增加感染和出血的风险。

五、后尿道钝性损伤的治疗

对后尿道损伤患者的治疗原则是恢复尿道的连续性，预防、减少尿道狭窄、尿失禁、阴茎勃起功能障碍(ED)等并发症的发生。从病理学的角度来看，因伤后5～6天成纤维细胞开始产生胶原纤维，因此争取在这之前恢复后尿道的连续性。但在这么短的时间内进行尿道会师，一方面病人自身情况不允许，另一方面可能会加重尿道创伤，反而导致尿道错位。

导尿术是尿道损伤时最常见的治疗操作，但不提倡即刻实行导尿。因为导尿过程中可能将不完全损伤的尿道破坏而造成完全性损伤，有时导尿管甚至从断裂处穿出后误认为已放入膀胱，水囊充盈后进一步损伤尿道及邻近组织。一旦损伤加剧，就会给下一步治疗带来更大的困难，因此需先行尿道造影对损伤进行评估。

到目前为止，临床医生们在处理时机及方法上也存在着较多争议。目前临床上对于治疗时机的选择有三种不同意见：①在创伤发生后48小时内；②在创伤发生后2～14天延迟处理；③3个月或更长时间延迟处理。而在处理方法也有两种：①一期尿道修复；②耻骨上膀胱造瘘+延期尿道成形术。

1. 一期开放尿道修复 包括一期开放尿道吻合术及尿道会师术，都是在48小时内进行处理，其目的就是一期确保尿道的连续性。但是这种非直视下的操作往往导致尿道位置异常、成角、旋转，也可导致前列腺横轴错位、旋转错位。相较于延期处理，一期开放尿道修复术后尿道狭窄率虽然更低，但性功能丧失及尿失禁的出现概率却更高，其原因主要是由于开放修复多需要探查耻骨后间隙及清除血肿，造成耻骨后血肿“填塞”作用的丧失，再加上在解剖尿道断端时容易损伤到邻近前列腺的勃起神经；同时，解剖尿道也可能损伤内括约肌。就目前的治疗手段而言，治疗尿道狭窄的方法多且疗效较满意，而治疗性功能障碍及尿失禁的方法有限，且代价更高，因此目前已基本不再主张行一期开放尿道修复。

2．一期内镜下尿道修复　随着泌尿外科腔内技术的发展，通过内镜诊断及治疗尿道损伤已逐步取代传统的方法。相较于开放尿道修复术，内镜下尿道会师既能保证较低的尿道狭窄发生率，又可以避免开放手术所带来的性功能障碍及尿失禁。在操作时，内镜（输尿管镜、软性膀胱镜）可自尿道口顺行进入，在直视下放置导丝后引导尿管通过损伤处，从而使尿道在轴位保持一致，且可避免旋转。如顺行无法找到断端，则可加用一套内镜，自膀胱造瘘口进入，通过膀胱颈后到达断端。可以以一端光源作为引导进行尿道会师。这种方法的选择余地很大，就算达不到会师的目的也可退而求其次，留置膀胱造瘘进行延期二期尿道成形术。

3．二期尿道修复术　自20世纪70年代后期，尿道损伤一期修复逐步被二期尿道修复术所代替。Webster等通过大规模的调查后认为急诊一期开放尿道修复加重尿道创伤、出血增多，使原来尿道部分断裂转变为完全断裂，因此后段尿道损伤首选耻骨上膀胱造瘘，3个月后再行尿道成形术。这在过去的几十年中已成为广泛接受的标准。尽管在尿道完全断离的病例上，尿道狭窄不可避免，但相较于一期开放修复较高的性功能障碍及尿失禁发生率，二期修复更具优势。但如果与一期内镜下尿道修复相比，一期膀胱造瘘后所遇到的情况要复杂得多：断离的尿道并未经过修复，3～6个月后可能出现极为复杂的长段尿道狭窄，这在二期手术中是个巨大的挑战。因此在病人情况允许的情况下，一期内镜下尿道修复效果可能更好。

六、并发症的处理

后段尿道损伤的主要并发症是尿道狭窄、阴茎勃起功能障碍和尿失禁。由于阴茎勃起功能障碍和尿失禁处理起来较尿道狭窄更加复杂，因此应尽力避免。

1．尿道狭窄的治疗　总结统计的骨盆骨折引发的后尿道狭窄发生率约为74%。对这种外伤性的后段尿道狭窄，需要明确狭窄的程度、部位、数目、长度及尿道周围组织情况。可行尿道膀胱造影及盆腔CT帮助判断。治疗方法有多种。①内镜直视下内切开：可使用激光、冷刀等手段进行内切开，对于长度<1cm的狭窄有效，但容易再狭窄。内镜下切开曾在80年代风行一时，但近年来多数学者认为该方法的最终转归均为再狭窄。国内孙颖浩教授也曾提出内切开最多不超过2次。②经会阴尿道成形术：这也是常见的一种手术方式，主要难度在于后尿道解剖位置较深，尿道黏膜对黏膜无张力吻合难度较大。同时应注意彻底清除周围瘢痕组织，避免瘢痕对新尿道的挤压导致再次狭窄。该方法术后效果佳，成功率超过90%。③经耻骨径路尿道成形术：对复杂性、反复多次尿道手术失败、后尿道狭窄长度>3cm者适用。④尿道套入术：即将前尿道套至后尿道，我国开展较少。

2．勃起功能障碍的治疗　勃起功能障碍发生率约20%左右，多为神经受损所致，药物、理疗等均无法恢复，需通过阴茎假体植入恢复勃起功能。值得注意的是，在置人阴茎假体前需先治愈尿道狭窄，避免后期处理狭窄时损伤假体导致置人失败。

3. 尿失禁的治疗　如尿失禁程度较轻，可通过提肛训练来协助控尿。如为尿道括约肌受损所导致的真性尿失禁，可行吊带或人工尿道括约肌置入。同阴茎假体植入术类似，人工尿道括约肌置人需在尿道狭窄治愈后进行手术，如合并勃起功能障碍，两种手术可一次进行。

（孙茂坤）

第三节　伴发膀胱颈损伤的后尿道损伤

Goldman 分类中Ⅳ和Ⅳ a 型是伴有膀胱颈、膀胱底部损伤的尿道损伤，尤其是Ⅳ型，直接损伤膀胱颈及内括约肌。男性儿童更容易发生膀胱颈损伤，这是因为前列腺尚处于发育阶段，无任何组织保护，因此膜部尿道薄、脆弱，一旦损伤易引起前列脾尿道、膀胱颈断裂。该类患者应考虑手术修复，早期对膀胱颈进行修补以避免尿失禁的发生。为最大限度地减少膀胱颈瘢痕形成或膀胱颈闭锁可能，有学者提出使用网膜蒂状瓣转瓣处理。

（孙茂坤）

第四节　女性尿道损伤

与男性不同，女性尿道很短，平均 3.5cm 长，易于扩张且没有弯曲。女性尿道分为上中下三个部分，上部结构和膀胱颈一致，两处的环状肌连贯成为内括约肌，因此十分有力；中部尿道除了平滑肌外还有随意环形肌，起到一部分外括约肌的作用；下部尿道即尿道开口，无肌肉。一般来说女性尿道短，位置隐蔽，故不易损伤。即便出现损伤，也以前段、纵行的撕裂伤为多。但女性尿道血运相当丰富，膀胱下动脉、阴道动脉、阴部内动脉分别供血于女性尿道的上、中、下三部，当骨盆骨折时，紧贴于耻骨后盆壁上的静脉丛又易破裂出血。因此，女性尿道损伤，尤其是尿道完全断裂时往往出血严重，可迅速导致休克。

女性尿道损伤的处理方式与男性截然相反，提倡即刻行耻骨后探查并进行尿道重建，或利用导尿管恢复尿道连续性，而不是先予尿流改道。尿流改道会导致尿道狭窄、尿道阴道瘘的发生，后期处理十分困难。需要注意的是，女性尿道与阴道毗邻，骨盆骨折后产生的碎骨片在刺穿尿道和膀胱颈的同时往往也损伤了阴道，因此在探查时仅仅关注尿道的重建而不处理阴道损伤容易形成膀胱阴道瘘。因此对骨盆骨折的女性而言，阴道检查也十分必要。

（孙茂坤）

第五节　前尿道损伤

与后尿道损伤相比，前尿道通常是外力直接作用于阴茎、尿道所致，损伤较少合并其他脏器损伤，因此伤情较轻。前尿道损伤通常见于骑跨伤、踢伤、暴力打击会阴部等情况，因外力将球部尿道猛烈压向耻骨联合所致。此外，导尿、尿道扩张等医源性操作或开放性损伤（如刀刺伤等）也可导致前尿道损伤。根据损伤程度可分为挫伤、撕裂伤及尿道断裂。

前尿道的处理相对于后尿道而言相对简单。由于较少合并其他脏器损伤，因此出血较少。但伴有尿道海绵体损伤时可出现严重出血，此时需要抗休克治疗。

尿道挫伤通常是尿道黏膜损伤，由于尿道黏膜自身的特性，愈合后不会留下明显的瘢痕。因此如无明显排尿困难不需要进行导尿。

在处理前尿道撕裂方面，如尿道撕裂不严重，则可通过留置导尿进行处理，1 ～ 2 周均可愈合且尿道狭窄概率较低。因为在这种情况下，只要及时留置导尿，尿液就不会浸润尿道损伤区域，从而避免感染，降低尿道狭窄的发生概率。而在处理严重尿道撕裂伤方面，部分学者建议行尿液转流，以免导尿时加重尿道损伤。但也有观点认为，处理这类严重尿道撕裂的患者应放宽手术指征，及早施行经会阴部尿道修补术或吻合术以降低尿道狭窄概率。

对于前尿道断裂，如在损伤期就诊，应首选尿道修补或端端吻合术，以恢复尿道的连续性，减少尿道狭窄的发生。否则行耻骨上膀胱造瘘，后期再处理尿道。在手术过程中，需注意彻底清除损伤严重的尿道组织及血肿，以防术后出现尿道狭窄及尿道感染。

前尿道损伤的主要并发症为前尿道狭窄，处理方法多样，包括：尿道外口切开、尿道扩张、尿道内切开、狭窄段切除后尿道端端吻合、局部带蒂皮瓣修复游离移植物修复等。目前对治疗方式的选择还存在着争议。一般而言，长度 <2cm 的狭窄段可通过微创的方式进行处理，其中尿道扩张占 92.8%，内镜下冷刀切开占 85.6%，其余还有支架管支撑、激光切开、药物注射等。而在长度 >2cm 的狭窄处理上争议颇多，目前的手段各有优缺点。

尿道损伤的治疗重点目前主要侧重于后期并发症的治疗，主要是尿道狭窄、性功能障碍和尿失禁。特别是对于尿道狭窄，近年来出现了各种新术式并取得了不错的疗效。组织工程材料的应用也为尿道重建提供了一个新方向。但与此同时，我们应该清醒地看到，复杂尿道狭窄或尿道狭窄伴真性尿失禁等情况仍是治疗难点，需要我们继续探索。

（孙茂坤）

第三十九章 膀胱损伤

第一节 概述

成人的膀胱位于小骨盆内，耻骨联合的后面。其底部四周有骨盆保护，两侧是盆壁（骨盆骨），前力是耻骨联合，后方是直肠（或子宫），下方是盆底筋膜和盆底肌。成人膀胱为腹膜外器官，膀胱的上面，两侧和后面有腹膜覆盖，而前面并无腹膜。膀胱空虚时大部分位于腹膜外，充盈时大部分位于腹膜内。男性膀胱出口经前列腺牢固地固定在盆腔内，而膀胱体易于移动。儿童膀胱大部分位于腹膜外。一般情况下，膀胱不易受到损伤。当膀胱充盈达 300ml 以上时，高出于耻骨联合之上，如下腹部，受到外力作用，有可能导致膀胱破裂。当骨盆受到强大外力的作用致骨盆骨折时，则并发膀胱破裂之可能性大为增加（10%）。儿童处于发育过程中，膀胱不像成人位于盆腔之内，稍有充盈，即可突出至下腹部，因此儿童膀胱易于损伤。

据 Waterhouse 统计，在 251 例泌尿系统损伤中，38 例（11%）为膀胱损伤。大多数膀胱钝伤由摔伤、撞伤、袭击或下腹撞击引起。由于筋膜相连，骨盆骨折会导致膀胱撕裂，骨折端也可直接撕裂膀胱。膀胱撕裂也可由于穿刺伤或医源性手术并发症引起，或发生于感觉异常的膀胱过度充盈的患者（如醉酒或神经源性病变）。经过多次手术的膀胱及病理性膀胱如肿瘤、结核、接受放射治疗等，其受伤机会远较正常膀胱高。开放性膀胱损伤常见于战时，平时较为少见。此类膀胱损伤常合并有其他器官的损伤。外伤后如膀胱无破裂，仅为程度不同的挫伤，一般不造成重要的临床问题。

目前各国的指南均认同：对于范围小且不复杂的医源性膀胱穿孔，可行保守治疗；对于钝伤引起的腹膜外型膀胱破裂，若无膀胱颈累及和（或）未出现需手术干预的合并伤，可行保守治疗。对于钝伤引起的腹膜内型膀胱破裂及所有的开放性损伤所致的膀胱损伤，均应行急诊手术探查和修补。

（孙茂坤）

第二节 病因

一、外伤性膀胱损伤

1. 开放性损伤　Ochsner 统计 1096 战伤病例中，泌尿系统损伤 79 例，其中膀胱损伤 10 例（11%）。开放性损伤多为弹片、子弹、火器、利刃或锐器贯通所致，常合并有其他器官的损伤，如肠道、子宫、阴道等。可形成腹膜尿瘘、膀胱直肠瘘或膀胱阴道瘘。

2. 闭合性损伤　钝伤所致膀胱破裂最常见的原因是机动车辆的碰撞，其他情况见于高坠伤、工伤、骨盆挤压伤和下腹撞伤等。直接暴力引起的膀胱闭合性损伤多发生于膀胱处于充盈状态下的下腹部损伤，如拳击伤、踢伤、碰撞伤等。间接暴力常发生于骨盆骨折时，由骨折断端或游离骨片刺破膀胱引起。60% ～ 90% 膀胱钝性损伤与骨盆骨折有关，44% 的膀胱损伤患者至少合并有一处腹内损伤。Cass 统计 1975 ～ 1985 年 1080 例骨盆骨折中，其中 93 例有膀胱破裂（8.6%），骨盆骨折的范围、程度与膀胱损伤的发生有密切关系，多发性及粉碎性骨盆骨折伴有骨断端严重移位或有游离骨片者，最易引起膀胱损伤。由于膀胱顶部最薄弱，活动度最大，因此破裂部位多在有腹膜覆盖的膀胱顶部。产妇因产程过长，膀胱壁被压在胎头与耻骨联合之间可引起缺血性坏死，并致膀胱阴道瘘。

二、医源性膀胱损伤

医源性膀胱损伤占到所有膀胱损伤的一半，器械操作、放射治疗、注入腐蚀剂或硬化剂所致膀胱损伤均属此类，其中最常见于妇产科手术的并发症。由膀胱外引起的穿孔主要见于产科和妇科手术，其次见于普外科手术及泌尿外科手术。由膀胱内引起的穿孔主要见于经尿道膀胱切除术以治疗肿瘤。外部因素导致的穿孔多于内部因素导致的穿孔。除外手术损伤，在灌注病理性膀胱时，若灌注液悬挂高度超过 70 ～ 80cm，可导致膀胱破裂。

三、自发性破裂

可见于病理性膀胱，如膀胱结核、晚期肿瘤、长接受放射治疗的膀胱等。

（孙茂坤）

第三节　危险因素

一、非医源性膀胱损伤

醉酒后可造成膀胱过度膨胀，从而成为膀胱损伤的危险因素之一。骨盆骨折后膀胱损伤最大的危险因素包括骨盆环分裂、移位超过 1cm，耻骨联合分离超过 1cm 和耻骨支骨折，而髋臼骨折与膀胱损伤无必然联系。

二、医源性膀胱损伤

1. 剖宫产术　既往剖宫产术、既往盆腔手术史、胎先露位置大于或等于 +1、胎儿体重大于 4kg。

2. 子宫切除术　恶性肿瘤、子宫内膜移位症、既往盆腔手术史、伴随抗尿失禁手术或盆腔器官脱垂手术。

3. 普外科手术　恶性肿瘤、憩室炎、炎症性肠病。

4. 中段尿道悬吊术　经耻骨后路径、既往剖宫产史、既往膀胱颈悬吊术、BM1<30kg/m^2、直肠前突、局麻下手术。

5. 膀胱肿瘤电切术　肿瘤大小、患者年龄、膀胱预处理、位于顶部或憩室内肿瘤。

（孙茂坤）

第四节　病理生理

一、膀胱挫伤

仅伤及膀胱黏膜或肌层，膀胱壁未穿破，局部出血或形成血肿，无尿外渗，可有血尿。一般不会造成重要的临床问题。

二、膀胱间质的明显损伤

膀胱壁内血肿，造影剂外渗到黏膜下未穿透全层。一般也不造成重要的临床问题。

三、穿透伤

穿破膀胱壁全层。穿透性膀胱损伤都是枪弹刺人，或骨折片造成的，由于同时合并有其他损伤，应当手术探查。

四、膀胱破裂

1. 腹膜内型膀胱破裂　腹膜内膀胱破裂多发生于膀胱充盈时，其破裂部位均在有腹膜覆盖之膀胱顶部。膀胱破裂后，大量尿液涌人腹腔，形成尿性腹膜炎。如为非感染性尿液，所造成之腹膜刺激症状较轻；如为感染性尿液腹膜刺激症状更为明显严重。由于腹膜吸收能力较强，当大量尿液进入腹腔后于短时间内（1 小时之内），血中尿素氮即明显升高，对腹膜内型膀胱破裂的诊断有一定帮助。

2. 腹膜外型膀胱破裂　腹膜外膀胱破裂常发生于骨盆骨折时。膀胱破裂后尿液经破口外溢，与血液混合积聚于盆腔内。一般情况下外渗尿多局限于盆腔内膀胱周围。

五、复合伤

约 10% 的膀胱破裂合并有腹膜外和腹膜内膀胱穿孔，即同时有腹膜内及腹膜外膀胱破裂。多由火器伤、利刃穿刺伤等所致，强大的外力造成这种膀胱复合伤和较高的非泌尿系统损伤，伤势严重，有较高的死亡率约 60%。

（孙茂坤）

第五节　临床表现

一、血尿及排尿困难

肉眼血尿是膀胱损伤的最可靠体征，发生率占膀胱损伤患者的 82% ～ 95%。但未见肉眼血尿亦不能排除膀胱损伤，因为有 5% ～ 15% 的膀胱破裂病例仅有镜下血尿。膀胱破裂后，膀胱内及膀胱周围的血块和尿液均可导致病人有尿意，但排尿困难。

二、局部肿胀及皮肤瘀斑

各部分筋膜的完整性决定外渗的位置，尿外渗可能导致会阴、阴囊、大腿及腹前壁的位于腹横筋膜与壁腹膜之间的潜在间隙的肿胀及相应皮肤的改变。

三、疼痛

膀胱损伤后的疼痛主要与尿外渗的范围有关。当腹膜内膀胱破裂时，尿液进入腹膜腔可引起化学性腹膜炎，导致腹膜炎特征性疼痛。当腹膜外膀胱破裂时，前壁破裂尿液进入耻骨上区可引起耻骨上疼痛；后壁破裂尿液进入直肠前间隙引起直肠周围疼痛。

四、腹部压痛

超过 97% 的患者可有腹部压痛。

五、氮质血症

对于腹膜内破裂的患者，腹腔内尿素氮与肌酐的重吸收可致尿毒症和血中肌酐水平升高。

六、尿瘘

常见于贯通伤患者，尿液可经由创口流出体表或进入直肠、阴道流至体外。

对于术中医源性膀胱损伤患者，因膀胱损伤时间短，病人处于麻醉条件下等因素，膀胱损伤的临床表现常不明显，膀胱损伤常容易遗漏。对于膀胱外部手术，直接视诊是评估膀胱完整性最可靠的方法。指示性征象包括：尿外渗；肉眼可见膀胱组织撕裂；手术野内可见清亮液体；可见导尿管；腹腔镜术中尿袋内可见血液和气体。膀胱内滴注亚甲蓝有助于诊断。若找到膀胱穿孔，需继续检查输尿管口是否完好。对于膀胱内部手术，逼尿肌纤维之间可见暗区（脂肪组织）或肠袢提示有穿孔存在。穿孔较大时膀胱无法膨胀，表现为回抽液较少、腹胀。

（孙茂坤）

第六节　诊断

一、病史与体检

根据病史与体格检查，常可得出膀胱损伤的初步诊断。病人下腹部或骨盆受外力暴力后，出现腹痛、血尿及排尿困难，体检发现耻骨上区压痛，直肠指检触及直肠前壁有饱满感，常提示腹膜外膀胱破裂。伴有全腹剧痛、腹肌紧张、压痛及反跳痛，并有移动性浊音时，提示腹膜内膀胱破裂。骨盆骨折引起膀胱及尿道损伤，则兼有后尿道症状及体征。

二、导尿试验

严格无菌条件下以软导尿管进行导尿，如能导出清亮尿液，可初步排除膀胱破裂；如不能导出尿液或仅导出少量尿量，则膀胱破裂之可能性很大。此时可注入生理盐水 200ml，停留 5 分钟，如能抽出同量或接近同量的液体，说明膀胱无破裂。若进出的液体量差异很大，提示可能有膀胱破裂，因液体外漏时吸收量会减少，腹腔液体回流时吸收量会增多。这一方法虽可因导尿操作不当而出现假阳性或假阴性结果。在无其他诊断条件时，仍不失为一种有用的检查方法。

若导尿管不能顺利插入膀胱时，不应勉强，可能伴有尿道损伤。切忌使用暴力，加重损伤。

三、尿液检查

怀疑膀胱损伤，除非有明确尿道外口流血或滴血，均应收集尿液行尿常规检查。血尿的存在常提示膀胱损伤，约 95% 膀胱损伤患者有血尿的表现。

四、影像学检查

1. 膀胱造影或 CT+ 膀胱造影　膀胱造影检查是诊断膀胱损伤的重要手段。如疑似膀胱损伤患者合并骨盆骨折和肉眼血尿，则应行膀胱造影检查，因为在这类病例中有大约 20% 已经发生膀胱破裂。但对于仅有肉眼血尿或仅有骨盆骨折或仅有镜下血尿的患者，是否必须行膀胱造影检查尚存在争议，一般认为，当此类患者具备以下因素之一时，应考虑行膀胱造影检查：①明确的可能伤及膀胱的穿刺伤并伴任何程度的血尿时；②耻骨上区疼痛或压痛；③外伤后尿中有血凝块；④ CT 或超声提示腹腔内有游离液体；⑤不能排尿或尿量减少；⑥腹部膨胀、肠梗阻或有腹膜炎体征；⑦有膀胱结核、肿瘤等严重膀胱疾病史或膀胱手术史；⑧醉酒或感知异常患者。

盆腔内造影剂火焰样浓集是腹膜外膀胱穿孔 / 破裂的特征影像；而腹膜内膀胱破裂可见造影剂显示肠袢轮廓。在诊断膀胱损伤方面，膀胱造影与 CT+ 膀胱造影有相似的诊断敏感性和特异性（总体敏感性 95%，诊断特异性 100%）。但在实际临床中，膀胱损伤多存在合并伤，因此 CT+ 膀胱造影可以在明确有无合并骨盆骨折、内脏损伤等的同时，还可以区分液体来自腹膜内还是腹膜外。但是膀胱造影与 CT+ 膀胱造影的诊断原理都是通过判断膀胱充盈时有无尿外渗来判断有无膀胱损伤，因此，如存在无法有效充盈膀胱、血块阻塞穿孔部位以及膀胱壁挫伤等情况时，容易出现漏诊。

2. 静脉肾盂造影　静脉肾盂造影诊断膀胱损伤的准确率不高，确诊率 15% ～ 25%，而假阴性高达 64% ～ 84%，不被推荐作为膀胱损伤的常规诊断方法。原因是造影剂在膀胱内常被稀释而膀胱内压力不高，不能显示细小的穿孔。

3. B 超　文献有使用 B 超诊断膀胱破裂的报告，但 B 超不能作为膀胱损伤的常规的诊断方法。尽管有尿外渗应高度怀疑膀胱破裂，但 B 超不能区分尿液是来自尿道还是膀胱的损伤。

五、膀胱镜检查

膀胱镜检查是术中怀疑有膀胱损伤患者确诊膀胱损伤的推荐方法。在适当膀胱充盈条件下，膀胱镜可以直视下发现膀胱破口，及时诊断与处理。

（孙茂坤）

第七节　治疗

一、膀胱破裂的处理原则

多数意识清醒的膀胱破裂患者会出现显著的非特异性症状，如腹部和耻骨上区疼痛、不能排尿。但膀胱损伤症状可能会被伴随的腹部或盆腔损伤症状所掩盖。耻骨上区压痛、下腹部瘀斑、肌紧张，以及肠鸣音减弱，都是膀胱破裂的典型体征。具有典型体征的患者行必要的影像学检查后常可明确膀胱破裂的诊断。膀胱破裂的处理原则为：①完全的尿流改道一留置导尿管或耻骨上膀胱造瘘；②膀胱周围及其他尿外渗部位充分引流；③闭合膀胱壁缺损。

二、紧急处理

膀胱破裂合并骨盆骨折或并发多器官开放性损伤，患者往往处于程度不同的休克状态，应积极的治疗休克，处理威胁生命的损伤，如输液、输血、止痛及镇静，急诊手术处理威胁生命的损伤。膀胱破裂不论其伤势轻重，均应尽早预防感染，如尽早使用广谱抗生素。

三、保守治疗

膀胱挫伤或造影时仅有少量尿外渗，症状较轻者，可经尿道插入导尿管持续引流 7 ～ 10 天；使用抗生素，预防感染，破裂常可自愈。

四、腹膜外膀胱破裂的处理

多数非复杂性腹膜外膀胱破裂的患者，即使出现广泛的腹膜后渗漏或阴囊外渗亦可仅通过持续导尿而达到满意的治疗效果。但如出现尿液引流不理想时应考虑手术治疗。对于合并膀胱颈的损伤，骨碎片插入膀胱内，开放性骨盆骨折或骨盆骨折需要开放复位及内固定，存在直肠损伤以及较大的膀胱壁缺损时需要手术干预。手术治疗取下腹正中切口，推开腹膜，切开膀胱探查膀胱内情况，在膀胱内用可吸收线缝合破口。如有游离骨片或其他异物应予以清除。缝合膀胱，并行高位膀胱造瘘。对膀胱外的血肿尽量不予触动，以免造成再次出血。

五、腹膜内膀胱破裂

钝性损伤后所导致的腹膜内破裂应遵循常规外科修复的原则，以避免尿液的腹腔内外渗可导致腹膜炎甚至死亡。腹膜内膀胱破裂应积极采取手术治疗。取下腹正中切口，进入腹腔后，探查腹内情况，清除腹腔内尿液，缝合腹膜并在膀胱外修补膀胱破口，或经破口行膀胱造瘘，于腹膜外膀胱放置橡皮管引流。手术时所有腹腔器官都应探查以排除可能的合并损伤。

六、穿通伤

所有穿透性损伤所导致的膀胱穿通伤均应进行急诊探查，并进行膀胱修复。

七、合并伤的处理

对骨盆环单处骨折不至引起骨盆环变形者，一般不需特殊处理。骨盆环双骨折伴骨盆环破裂分离或骶髂关节脱位合并耻骨联合分离，骨盆不稳定者，可根据骨折、脱位情况应用双下肢皮肤牵引，骨盆悬吊牵引固定或手法复位及患侧下肢持续骨牵引等。合并直肠损伤，不论平时或战时都是较为严重的问题。处理原则是行膀胱及结肠造瘘。如为枪弹贯穿伤、伤口不大，造瘘时可在膀胱内缝合破口，如位置深缝合困难可不予处理，破口常可自行愈合；如为爆炸伤累及直肠、膀胱，或从高出坠跌被硬物刺伤肛门、直肠、膀胱时，在结肠、膀胱分别造瘘的同时，行会阴、肛门、直肠彻底清创，分别缝合膀胱、直肠，并修整缝合肛门括约肌，待伤口愈合良好，排尿排便恢复正常后，再去除膀胱造瘘及封闭结肠造瘘。

八、并发症及处理

膀胱破裂最严重的并发症是漏诊或没有控制的尿外渗导致的广泛的腹盆壁脓肿和坏死形成。进行性的膀胱尿外渗可致腹膜炎和腹腔内脓肿形成。充分引流可减少并发症的发生。如果引流管脱出而需持续引流者，再次留置引流管是必须的，可经 B 超阴道经皮穿刺，经导丝扩张后留置引流管。耻骨上膀胱造瘘管的位置可经膀胱造影或可曲性的膀胱镜检查确定。盆腔积液和脓肿需经 B 超引导穿刺抽脓。膀胱痉挛可口服抗胆碱剂治疗。

（孙茂坤）

第八节 总结及诊疗推荐

泌尿系统损伤常与其他系统的损伤同时存在，单纯的泌尿系统创伤比较少见，临床泌尿外科医生在救治和（或）协助救治创伤患者时，应及时掌握病史、了解创伤机制，分析有无合并伤或其他系统的损伤，优先处理危及生命的损伤。在排除其他损伤后，考虑到以膀胱损伤为主时，可遵循以下原则处理。

1. 非医源性膀胱损伤的首选诊断方法是膀胱造影，它也可用于术后怀疑存在医源性膀胱损伤病例的诊断。

2. 当同时存在肉眼血尿和骨盆骨折时，膀胱造影或CT+膀胱造影检查是必需的。

3. 对于接受经耻骨后途径尿道下悬吊手术和较大妇科手术的患者，术中应进行膀胱镜检查以排除可能存在的膀胱损伤。对于接受其他形式的悬吊手术及经阴道网片吊带术的患者，术中可选择进行膀胱镜检查。

4. 钝性损伤所致的腹膜外型膀胱破裂的治疗中，如不存在膀胱颈部受累和其他需要手术干预的指征，可以采用保守治疗。

5. 钝性损伤所致的腹膜内膀胱破裂以及穿刺伤所致的膀胱损伤均需行急诊手术和膀胱修复。

6. 保守治疗也可被有选择的用于小的、非复杂性医源性腹膜内膀胱穿孔。

（孙茂坤）

第四十章 泌尿系统结石治疗现状与展望

第一节 泌尿系统结石治疗历史

泌尿系统结石是最早进行外科治疗的疾病之一，有关结石的治疗可以追溯到3000多年前。最早进行的手术是经会阴膀胱取石术，公元前400年希波克拉底（ Hippocrates）时代膀胱切开取石术已经是一项专业的工作。希波克拉底则用利尿法对肾绞痛进行治疗。文艺复兴时期有关结石的研究取得了很多成绩，但对结石的病因研究和结石的治疗没有进展。18世纪以后，随着科学的发展，对结石的病因有了一定的认识。同时经过不同时期和不同医生的摸索，逐渐形成了现代的膀胱取石术和肾切开取石术。19世纪晚期尼采（Nitze）发明了膀胱镜，以后又发现了X线，很快就用于结石的诊断。20世纪60年代以后，由于科学技术的发展，先后出现了经皮肾镜取石术、输尿管镜取石术和体外冲击波碎石术，形成了现代的结石治疗。

一、早期膀胱取石术

泌尿系统结石手术是最早实行的手术。公元前12世纪，Susruta已经开始做经会阴的取石手术（ perineal lithotomy)。公元前4世纪，希波克拉底的医德誓言中提到：“1 will not cut，even for the stone，but leave such procedures to the practitioners of thecraft”，可以看出取石手术已经是一项专业工作。早期的取石手术是经会阴完成的，公元1世纪改进以后，称为Celsus手术。会阴切口月牙形，偏左侧，横行切开直至膀胱，触及结石后取出或用钩子钩出。这种手术称“小器械手术”，用了1000多年。到16世纪增加了扩张尿道的探子和钳子，扩张尿道，钳出结石，称为“大器械手术”。1552年Franco首次从下腹部切开膀胱，取出结石，但认为这一路径危险，不推荐使用。1698年Jacques行会阴旁切开取膀胱结石手术演示，手术时间1分钟多一点。早期经会阴取膀胱结石要求快，以减少出血和痛苦。1720年左右Chesselden和Douglas在英国提出了经耻骨上手术入路，但因腹膜损伤和没有满意的留置导尿而放弃。 1753年C6me在巴黎开办了一个结石医院，他发明一种带尖头芯子的直导管，经会阴切口从尿道球部插入膀胱，然后耻骨上切口，将尖头芯子穿出导管，刺破膀胱前壁，沿芯子扩大切口，取出结石，完成耻骨上切开取石术。以后由于经验的积累和对局部解剖充分的认识，形成现代的耻骨上膀胱切开取石术。

二、早期肾切开取石术

公元前4世纪，希波克拉底对脓肾采取切开引流的方法进行治疗，但并不进行肾脏取石手术。公元2世纪，盖伦（Galen）主张用“溶石液”治疗结石。公元16世纪古希腊和罗马有外科取出肾结石的详细记载。1635年Dominicus de Marchetti在维也纳第一次为肾结石患者行切开取石术，由于出血手术分为二期完成，第一次手术后一天，取出填塞止血的纱布，重新显露创口，取出几枚结石。术后腰部有一瘘口，间断排出结石，术后10年患者仍然健在。早期肾切开取石的适应证是有感染和梗阻的肾结石。1872年Ingalls（美国）第一次进行了择期的肾切开取石术。1880年Morris（英国）第一次对无感染肾行肾切开取石术。 20 世纪以来由于对肾脏解剖和血管的充分了解，使肾脏的切开取石手术取得很大的进展，形成了现代的肾切开取石术。

三、现代泌尿系统结石的治疗

现代泌尿系统结石的治疗除了已经广泛使用的各种开放取石手术，主要包括经皮肾镜手术、输尿管镜手术和体外冲击波碎石术。

Young1912 年报告使用输尿管镜，观察到患后尿道瓣膜的儿童扩张的输尿管，并观察到肾盂和肾盏。1964 年 Marshall 用可弯性 F9 内腔镜逆行插入输尿管观察结石，但由于器械限制，无法取出结石。1977 年 Goodman 用 F11 儿童膀胱镜作为输尿管镜观察成人输尿管，证明硬镜可以进入输尿管。1979 年 Lyon 报告了专门制作的输尿管镜，可以用作观察、电切和用套石篮套石。随着输尿管镜器械的发展，逐渐出现了直径细、亮度高、操作通道大、半可弯、可弯的现代输尿管镜和各种腔内碎石技术，使输尿管镜取石和碎石更容易操作，形成现代输尿管镜的取石手术。

经皮肾镜手术始于 1941 年，Rupol 和 Brown 通过手术的肾造瘘口，用内镜取出手术后残留的结石。1955 年 Goodwin 和 Casey 报道了经皮穿刺肾造瘘治疗梗阻性肾积水。1976 年 Ferstrom 和 Johann-son 应用经皮穿刺建立的皮肾通道取石套石成功，1981 年 Wickham 和 Kellett 将这项技术命名为“经皮肾镜取石术（ percutaneous nephrolithotomy，PNL)”。国内经皮肾镜技术 1984 年开始应用，1986 年可以览到北京、广州和南京等地的多篇报道。早期的 PNL 技术多采用 F24 ～ F34 的经皮穿刺通道，1992 年吴开俊等提出了穿刺通道仅扩张到 F14 ～ F16 的微造瘘术，后又提出一期微创经皮肾穿刺取石术 (mPNL)，取得了很好的疗效。

体外冲击波碎石 (extracorporal shockwaves lith-otripsy，ESWL) 最早由 Chaussy 于 1980 年首次介绍，当时只治疗肾内比较小的结石，以后适应证逐渐扩大，几乎治疗所有的泌尿系统结石，但是经过经验积累，目前已经掌握了比较好的适应证范围。

（孙茂坤）

第二节　泌尿系统结石治疗现状

泌尿系统结石常用的治疗方法包括排石、溶石、腔内取石术（膀胱镜，输尿管镜，肾镜）、体外冲击波碎石术（extracorporeal shock-wave lithotripsy,ESWL）、腹腔镜取石术以及开放手术等。这些治疗方法都可供临床选择使用，但是，对于具体的患者来说，应该根据结石的具体位置，选择损伤相对更小、并发症发生率更低的治疗方式。

近 20 多年，腔内泌尿外科和 ESWL 发展迅速，已经能够治疗大多数的结石。有些结石治疗中心，基本已经取消单纯针对结石的开放手术。日前开放性手术仅适用于一些特殊病例，例如需要同时进行解剖重建的结石患者。腹腔镜取石手术在减轻手术损伤程度方面具有一定的优势，但仅适用于需要开放手术的患者。

ESWL 具有创伤小、并发症少、无需麻醉等优点，是治疗直径≤ 20mm 或表面积≤ $300mm^2$ 的肾结石的标准方法。如果 ESWL 效果不好，可以选择软性输尿管镜或经皮肾镜治疗。对于体积较大的结石，ESWL 和软性输尿管镜虽然也能够成功碎石，但是需要反复多次的治疗，治疗后容易发生结石碎片的残留或形成“石街”，因此要根据条件慎重选用。经皮肾镜取石术（percutaneous nephrolithotomy，PNL）能够更快更有效地碎石和取石，因此对于比较大的肾脏和输尿管上段结石，如果技术和设备条件具备，一般选择 PNL 治疗。用 ESWL 和输尿管镜碎石（ureteroscopic lithotripsy）治疗输尿管结石哪种方法更好一直存在争论。尽管相对于输尿管镜而言，ESWL 再次治疗的可能性较大，但无需麻醉，即使加上各种辅助治疗措施，ESWL 仍然是创伤最小的治疗方法，因此输尿管结石的治疗应该首选 ESWL。选择何种诊疗方法最合适，取决于泌尿外科医生的经验、所拥有的设备及治疗环境。目前各种有关泌尿系统结石的指南，在治疗输尿管结石时，无论结石处于输尿管的哪段，都把 ESWL 和输尿管镜碎石术并列作为第一选择。

经皮穿刺行灌注溶石治疗可以清除结石的残留碎片，降低结石复发的危险性。胱氨酸结石可以用溶石的方法作为辅助治疗手段。而尿酸结石，口服溶石效果良好，口服药物溶石是首选的治疗措施。碎石后再行溶石治疗可以提高溶石的速度，适用于较大的尿酸结石患者。但需要注意溶石治疗对于纯结石效果比较好，而对于混合结石效果比较差。

一、体外冲击波碎石术

1．适应证

(1) 肾结石：①单个结石≤ 2cm；②结石 2 ～ 3cm，碎石前可留置双 J 管；③铸型或多发结石，一般选择综合治疗，先行 PNL 治疗，残余结石再行 ESVWL；④下盏结石、马蹄肾、异位肾和移植肾结石等肾脏集合系统形态不利于排石的患者，碎石后可以选择体位排石，或选择其他方法治疗；⑤难碎结石（胱氨酸、一水草酸钙结石）如果试行碎石 2 ～ 3 次，结石无变化或变化很小，应该换用其他方法治疗；⑥孤立肾结石 >1. 5cm，术前放置双 J 管。

(2) 输尿管结石：应该先选择 ESWL，如果合并感染、肾功能损害严重需要急诊处理，可以考虑先用其他方法治疗。

(3) 膀胱尿道结石：一般不使用 ESWL，特殊情况下需泌尿外科医生视具体情况处理。

2．禁忌证

(1) 禁忌证：结石远端尿路梗阻，基质结石和肾盏憩室结石。

(2) 相对禁忌证：①肥胖者（体重超过标准体重一倍以下）冲击波能量衰减明显或定位困难；②脊椎畸形或肢体挛缩不能按要求摆体位者；③伴有不能治愈的出血性疾病、心肝功能严重不全、血 Cr ≥正常值 2 倍以上、传染性疾病活动期和糖尿病未控制的患者；④孕妇；⑤未育女性输尿管下段结石，注意避免损伤卵巢和输卵管。

3．操作注意事项

(1) 术前准备：①术前明确诊断。常规行腹平片（KUB）和静脉尿路造影（IVP）检查，必要时做逆行造影协助诊断，阴性结石加做 CT 检查。②常规术前检查包括血常规、尿常规、尿培养、血电解质、血糖、凝血功能和心肺肝肾功能检查。有条件的单位做 24 小时尿液的钙、磷、尿酸、草酸、胱氨酸、枸橼酸、镁、钾和肌酐检查，血钙、磷、尿酸和甲状旁腺激素检查，查找结石的病因。患者如果排出过结石，做结石分析。③术前一日肠道准备，术前禁食水。

(2) 麻醉：一般不需要麻醉，可以适量使用镇痛药物。必要时可以使用连续硬膜外麻醉或蛛网膜下腔麻醉。小儿患者可以使用全身麻醉。

(3) 体位：①肾及上段输尿管结石患者仰卧位。远端输尿管结石患者俯卧位。②膀胱结石患者俯卧位或半坐位。尿道结石患者半坐位。③儿童患者，麻醉后妥善固定，尽量采用B超定位。

(4) 定位：阳性结石采用X线或B超定位，阴性结石采用B超定位。

(5) 工作电位及轰击次数：根据机器的波源、型号和结石的部位、大小、数目成分等情况综合决定。一般电压8～14kV，或选择更小的工作电压，轰击次数<3000次。

(6) 注意事项：①间断采用X线或B超观察结石粉碎情况。②术中监测生命体征，观察病人反应，并及时做出相应的处理。③感染性结石或合并尿路感染先控制感染再碎石。④双侧上尿路结石，分期分侧行ESWL。⑤一个位置的结石ESWL治疗次数不超过3～5次(依所使用的碎石机而定)，如果碎石后结石没有变化，应该选择其他治疗方法。治疗的间隔时间目前无确定的标准，多数的学者认为间隔的时间以10～14天为宜。

(7) 术后处理：使用抗生素、解痉药，多饮水，口服预防结石复发药物。收集排出的结石做结石分析，制定预防复发方案。定期复查，直至结石排空。

4. 并发症

(1) 血尿：几乎所有患者碎石后都有轻重不同的血尿，通常无需处理。严重时，避免剧烈活动，多饮水。

(2) 绞痛：对症处理，解痉，止痛。

(3) 发热：静脉使用抗生素，注意解除尿路梗阻。较大结石碎石前，可以先留置D-J管。

(4) 石街形成：需要积极处理，包括行石街的ESWL、输尿管镜取石术、PNL等，解除梗阻，保护肾功能。

(5) 急性肾损伤：包括严重血尿、肾包膜下血肿、肾周血肿、肾挫裂伤等，须严密监测生命体征，明确诊断，积极处理。必要时可以行肾动脉造影栓塞治疗或手术治疗。

(6) 消化道出血、穿孔、咯血、腹主动脉瘤破裂：目前已经很少见，需针对具体情况处理。

(7) 其他：皮肤瘀斑、尿潴留等，对症处理。远期合并症包括肾萎缩、高血压，由于目前使用的碎石机的能量比较低，冲击次数有比较严格的掌握，发生率比较低。如果出现以保守治疗为主。

5. 术后随访　随访2～12周，进行KUB、B超和静脉尿路造影检查。结石排空后每年至少检查一次。

二、输尿管镜取石术

1. 适应证

(1) 中下段输尿管结石，保守治疗无效。

(2) 上段输尿管结石，ESWL无效，或停留时间比较长，可能有输尿管水肿结石嵌顿。尽量原位碎石取石，必要时将结石用灌注液冲回肾盂，留置输尿管支架管再行ESWL或PCN。

(3) 肾结石，输尿管镜治疗肾结石以输尿管软镜为主，输尿管软镜配合钬激光可以治疗肾结石(<2cm)和肾盏憩室结石。

2. 禁忌证

(1) 全身性出血性疾病未控制、重要脏器严重疾病不适合手术和传染性疾病活动期的患者。

(2) 结石远端输尿管狭窄，无法用输尿管镜同时解决。

(3) 尿道狭窄尿道扩张不成功。

(4) 泌尿系统急性感染性疾病，需先行控制。

(5) 身体严重畸形，不能摆截石位；前列腺增生硬镜无法观察到输尿管口，可以考虑用软性输尿管镜。

(6) 女性月经期。

3．操作注意事项

(1) 术前准备：①术前明确诊断。常规行腹平片（KUB）和静脉尿路造影（IVP）检查，必要时作逆行造影协助诊断，阴性结石加做 CT 检查。②常规术前检查包括血常规、尿常规、尿培养、血电解质、血糖、凝血功能和心肺肝肾功能检查。有条件的单位作 24 小时尿液的钙、磷、尿酸、草酸、胱氨酸、枸橼酸、镁、钾和肌酐检查，血钙、磷、尿酸和甲状旁腺激素检查，查找结石的病因。患者如果排出过结　石，做结石分析。③术前一日肠道准备，常规备皮。术前禁食水。

(2) 麻醉：常用蛛网膜下腔麻醉或连续硬膜外麻醉。效果不好或不适合采用上述麻醉，可以考虑全麻。

(3) 体位：常用截石位，双下肢尽量下垂，使输尿管口与尿道外口处在一条直线上。

(4) 硬性或半硬性输尿管镜手术步骤

①常规会阴部消毒铺巾，0.3% 稀释碘伏冲洗尿道，经尿道放入膀胱镜或直接放人输尿管镜，找到输尿管开口，逆行插入导丝或输尿管导管，注意不要太深，以免推走结石。输尿管口如果比较紧，可以用金属橄榄头扩张器或用气囊导管先行扩张，从 Fr6 扩张到 Fr12；也可以先行留置输尿管导管或双 J 管，3 天后再行输尿管镜操作。由于现在应用的输尿管镜头端为 Fr8 或者更细，常常不需要扩长，即可直接放镜。

②将输尿管镜沿导丝或导管贴近输尿管开口，灌注泵稍微加大压力，冲开输尿管口，用镜尖挑起导丝或沿导丝表面滑入输尿管口。输尿管口有时比较紧，可以沿导丝稍微用力或旋转镜体使输尿管镜进入输尿管。旋转镜体 1800，使输尿管镜的视角朝向上前方（常用输尿管镜有 5 0 ～ 100 的视角），通常更容易进镜。

③在放输尿管镜过程中，导丝要始终在视野中，输尿管管腔要尽量在视野中央。输尿管镜进入输尿管后，尽量减低灌注泵的注水压力，以免将结石冲走。进镜要慢，有时镜体将黏膜搓起，放镜时阻力增大，以稍微退镜并轻摆镜体，然后再进镜。盆腔段输尿管由于骶骨作用，放镜时有“爬坡”的感觉，男性患者由于骶骨岬更向前突，“爬坡”更明显，可以下压镜体逐渐进入。跨越髂血管处可见输尿管随着血管的搏动而搏动。

④沿导丝找到结石，小结石可以用取石钳或套石篮直接取出，大结石需要用气压弹道碎石机、超声碎石机或钬激光将结石击碎，如果结石上方输尿管扩张明显，可以使用阻石工具，例如阻石网或锥型导丝。3mm 以下的结石碎屑可以待其自行排出，大结石可以用取石钳取出，应该尽量减少进出输尿管的次数。结石下方有增生的肉芽组织时，可以先用钬激光或用活检钳将其切除，或直接击打结石使其向上方稍移位，以便于操作。如果输尿管镜放入困难，不要勉强，尽早结束手术，改用其他方法处理结石。

⑤结石处理完毕后，退出输尿管镜，直视下沿导丝放入双 J 管，1 个月后拔除。如果输尿管损伤很轻微，也可以留置输尿管导管 3 ～ 7 天后拔除。留置导尿管，3 ～ 7 天后拔除。

(5) 软性输尿管镜手术步骤

①常规会阴部消毒铺巾，0.3% 稀释碘伏冲洗尿道，在 X 线监视下，使用膀胱镜或输尿

管硬镜向输尿管内插入 2 根导丝至肾盂，一根作为工作导丝可置人输尿管软镜或软镜输送鞘；另一根为安全导丝，术中全程留置于肾盂内，一旦出现肾盂穿孔、出血等严重并发症时可沿安全导丝置入双 J 管，随时终止手术。

②置人输尿管软镜，观察到结石后，可以直接通过软镜钬激光碎石。输尿管结石也可以先用输尿管硬镜碎石或者在硬镜下将结石推回至肾脏，然后再用软镜处理硬镜碎石后回冲至肾脏的大的碎石块或者整个推回至肾脏的输尿管结石。

③对于体积较小的结石或输尿管内径较小的患者，可以不用软镜鞘，直接沿着工作导丝进镜至输尿管结石或者肾脏，然后碎石，需要注意肾盂的压力不能太高。另外，由于灌注液的流量和肾盂压力的影响，获得比较清晰的视野需要相对比较长的时间。对于体积较大的结石或输尿管内径较粗的患者，可以先置人软镜输送鞘，然后在鞘内进镜，寻找结石并碎石取石。软镜输送鞘的置入可以在 X 线的监视下沿工作导丝置人，头端位于结石下方或者肾盂输尿管开口处。

④目前认为软镜鞘的使用存在如下优势：①可降低软镜手术操作难度，同时减少镜身的轴向阻力，降低软镜损耗；②可保持灌洗液的进出通畅，利于保持视野清晰，同时可避免肾盂内压力过高；③对需要镜体多次进出或需要取石的病例，软镜鞘的保护可以减少输尿管的损伤。若不能置人输尿管软镜或者软镜鞘，可以先放置双 J 管行被动扩张，1 ～ 2 周后再碎石。

⑤选用 200μm 或 365μm 钬激光光纤碎石，术中使用 0.9% 氯化钠溶液作为灌洗液，灌洗方式可采用压力泵或注射器人工灌注。在保持视野清晰前提下，需注意控制肾盂内压力，避免长时间压力过高。碎石可以采用“蚕食法”，尽量将结石粉末化，术中注意避免激光误伤输尿管壁或肾盂壁。对于体积偏大的结石，碎石后可以用套石篮将比较大的碎块取出。手术结束前，不仅要检查输尿管，还要检查肾脏集合系统有无大的碎石块残留，按照肾盂、上盏、中盏、下盏、输尿管的顺序进行检查。根据手术情况决定是否留置双 J 管。

⑥术后处理：术中和术后使用抗生素 3 ～ 5 天，肠蠕动恢复后恢复饮食。KUB 检查有无残留结石，双 J 管 1 个月后拔除，导尿管和输尿管导管 3 ～ 7 天后拔除。

4．并发症

(1) 输尿管黏膜损伤：一般较轻，有少量出血，可以继续处理结石，术后留置导管后可以很快愈合，一般不造成输尿管狭窄。输尿管镜操作时要注意动作轻柔，尽量减少损伤。

(2) 输尿管穿孔：常由于用力插导管或导丝引起，当输尿管镜视野中没有管腔和导丝时，强行放镜也容易造成输尿管穿孔。术中发现输尿管穿孔后，尽量减少注水冲洗，尽快结束手术，一般术后留置导管后可以愈合。

(3) 输尿管黏膜撕脱或输尿管断裂：是输尿管镜手术最严重的并发症，小的黏膜撕脱（小于 5mm）可以先留置导管观察，否则需立即开放手术，视损伤部位和长度采用输尿管膀胱吻合术、肠代输尿管或自体肾移植术。损伤一般出现在试图钳夹或套石篮套较大结石时，因此较大结石应该先碎石。

(4) 术后发热和感染：输尿管镜术后发热较常见，对症处理后可缓解。但有输尿管梗阻并感染或肾积脓时，术中冲水压力大或手术时间长，可以引起感染中毒性休克和尿原性败血症。如果术前有感染，应尽量控制后再行输尿管镜手术，必要时可先行肾造瘘。术中和术后注意使用敏感的抗生素。

(5) 术后肾绞痛：由于术中冲水压力过大尿液外渗、输尿管水肿或血块阻塞输尿管所致，对症处理很快缓解。

(6) 输尿管狭窄或闭锁：主要由于输尿管壁的损伤造成，术中应该尽量避免输尿管损伤。

(7) 膀胱输尿管反流：偶有发生，如果不伴有尿路感染无需处理。

5．术后随访　随访 2 ～ 12 周，进行 KUB、B 超和静脉尿路造影检查。结石排空后每年至少检查一次。

三、经皮肾镜取石术

1．适应证

(1) 所有不能排出的肾结石都是 PNL 的适应证。由于体外冲击波碎石 (ESWL) 和软性输尿管镜的广泛应用，目前 PNL 主要用于 ESWL 或软性输尿管镜不适合应用或疗效不好的结石。

(2) 铸型结石或多发结石，可以先行 PNL，残余结石再行 ESWL。

(3) 开放手术取石术后残余结石，手术中可以留置肾造瘘管，术后经造瘘进行取石碎石术。

(4) 孤立肾、蹄铁形肾和移植肾结石，有经验的操作者可以行 PNL。

(5) 有症状的肾盏憩室内结石、基质结石和胱氨酸结石。

(6) 第 4 腰椎水平以上的输尿管结石，梗阻时间长合并肾积水，ESWL 和输尿管镜手术不成功，可以考虑行 PNL。

(7) 肾结石合并肾盂输尿管连接部狭窄，可以碎石取石与肾盂输尿管连接部切开同时进行。

2．禁忌证

(1) 全身性出血性疾病未控制、重要脏器严重疾病不适合手术和传染性疾病活动期的患者。

(2) 身体严重畸形，不能保持 PNL 体位。

(3) 过度肥胖，皮肤到肾脏的距离超过穿刺扩张器的长度。

(4) 肾内或肾周围急性感染未能有效控制或合并有肾结核。

(5) 脾脏或肝脏过度肿大，穿刺建立通道过程中有可能引起损伤的患者。

(6) 糖尿病或高血压未纠正。

3．操作注意事项

(1) 术前准备：①术前明确诊断。常规行腹平片 (KUB) 和静脉尿路造影 (IVP) 检查，阴性结石加做 B 超或 CT 检查。②常规术前检查包括血常规、尿常规、尿培养、血电解质、血糖、凝血功能和心肺肝肾功能检查。有条件的单位做 24 小时尿液的钙、磷、尿酸、草酸、胱氨酸、枸橼酸、镁、钾和肌酐检查，血钙、磷、尿酸和甲状旁腺激素检查，查找结石的病因。患者如果排出过结石，做结石分析。③术前交叉配血并备血 2 个单位。术前一日肠道准备，常规备皮。术前禁食水。

(2) 麻醉：常用连续硬膜外麻醉，如果术中要进行输尿管插管，加用蛛网膜下腔麻醉。麻醉效果不好或不适合采用上述麻醉，可以考虑全麻。(3) 体位：①常用俯卧位，腹部垫高使腰背成一水平面。②也可以选择侧卧位或向健侧斜 30° 卧位等不同的体位，根据操作者的操作习惯决定。

(4) 手术步骤

①首先采用截石位，用膀胱镜向患侧输尿管内插入输尿管导管，将导管固定在导尿管上，改俯卧位。

②选择腋后线到肩胛线之间肋缘下或 11 肋间隙为穿刺点，在 C 形臂 X 线机或 B 超的引导下，用 18G 肾盂穿刺针穿刺，穿刺方向朝向结石或准备进入的肾盏，与水平面成 30° ～ 60°，进入肾盂或肾盏后，拔除针芯，可见尿液流出，如果采用 C 形臂 X 线机定位，可以经输尿管导管注入 20% 复方泛影葡胺，方便穿刺并证实穿刺针在集合系统内，同时可以观察结石和集合系统的位置关系。

③通过穿刺针鞘放人导丝，最好能够插入输尿管腔内。如果插入肾盂或肾盏内，至少放入 5 ～ 10cm。用小尖刀沿穿刺针切开皮肤和筋膜，退出针鞘留下导丝。

④沿导丝用扩张器进行扩张，注意保持导丝拉直有一定的张力，可以选用筋膜扩张器、金属同轴扩张器和气囊扩张器。 由 Fr8 开始，逐渐扩张每次增加 2 ～ 3 号，保持每次扩张深度相同，可以在 X 线透视下了解扩张器的深度。传统 PNL 扩张至 Fr24 ～ Fr34，微造瘘 PNL 扩张至 Fr14 ～ Fr18 即可。最后把操作鞘扩入肾盂。留置导丝，并由助手专门固定操作鞘，以免术中导丝或操作鞘脱出。

⑤经操作鞘放入相应型号的肾镜（微造瘘可以选用输尿管镜），灌注泵持续灌洗，流量 200 ～ 350ml/min，压力≤ 30cmH20，操作鞘出水通畅时，流量和压力稍有增加视野更清晰，但要注意水吸收过多或外渗。观察到结石后，使用气压弹道碎石机、钬激光或超声碎石机进行碎石，将结石碎成小块随灌洗液冲出，稍大结石用取石钳取出。如果使用超声碎石机或超声联合气压弹道碎石，可以把结石直接吸出来，减少取出结石时间，取石比较干净，术中肾盂压力比较低。根据术前造影显示的肾盏情况，详细检查各肾盏，无结石残留，经操作鞘放入比操作鞘小 2 号或相同号的肾造瘘管，缝合固定。

⑥术中如果有较多出血时，应该及时终止手　术，留置肾造瘘管，待 3~7 天后再行二期手术。肾　镜无法达到的肾盏有残余结石时，不必勉强取，可以 1 ～ 2 周后 ESWL 处理或用软性肾镜进行取石碎石术，也可以另外建立通道取石。术中如果操作鞘脱出，可沿导丝放人肾镜，或镜下寻找原通道放入肾镜，不成功则需重新造瘘。

(5) 术后处理：①术中和术后使用抗生素 3 ～ 5 天，根据情况可以使用 1 ～ 3 天止血药物（多数不用），如果术后出现发热，注意及时退热、保持肾造瘘管的通畅。肠蠕动恢复后恢复饮食。②术后 3 天减少活动，KUB 或 B 超显示无残留结石，可以拔除导尿管、输尿管导管和肾造瘘管，2 周内尽量减少活动。

4. 并发症

(1) 术中出血：术中出血影响操作时，可以暂停手术，封闭操作鞘，使用止血药物，必要时输血，10 ～ 20 分钟后再行手术。如果出血不能停止，应该终止手术，留置肾造瘘管，并夹闭 30 ～ 60 分钟，待二期再行 PNL。

(2) 肾集合系统损伤：肾盂和肾盏的黏膜损伤一般不严重，出血多能自行停止，在肾穿刺扩张时，注意宁浅勿深，碎石时要视野清晰，与黏膜始终保持一定的距离，肾盏结石不易暴露时，不必勉强，以免损伤肾盏颈部血管。碎输尿管结石时，注意不要暴力进入输尿管，可以沿输尿管导管逐渐进入，以免损伤输尿管。

(3) 术中寒战：由于结石合并感染，灌注液压力高造成细菌或毒素进入血液，引起菌血症或毒血症，导致患者出现寒战。注意术中应用抗生素，灌洗液压力不要过大，操作鞘出水要时刻保持通畅，定期取出肾镜放水，一旦出现寒战，可以静脉推注 10 ～ 20mg 地塞米松。注意灌洗液的加温和手术室保暖。

(4) 术中邻近脏器损伤：术中胸膜损伤可能与穿刺点选择过高有关，穿刺时注意不要过高，在呼气末屏气后进针，能够减少胸膜损伤的机会，如果出现气液胸，需要放置胸腔闭式引流。肝、脾和结肠损伤出现机会不大，术前注意有无肝脾肿大，手术操作时注意穿刺和扩张不要太深，必要时辅助 X 线或 B 超，避免肝脾结肠的损伤，一旦出现损伤，可以先行保守治疗，如果出血比较多或保守治疗无效，需开放手术。

(5) 术后出血：少量出血多数是由于输尿管导管和肾造瘘管刺激或术中的轻微损伤造成的，无需处理。大量出血可能由于小动脉损伤假性动脉瘤形成，应及早做高选择性肾动脉栓塞止血。

(6) 肾盂输尿管连接部狭窄：手术中如果损伤肾盂输尿管连接部，术后可能引起狭窄，如果出现损伤，应留置双 J 管，定期复查，如果出现狭窄，可以行肾盂输尿管内切开。

5. 术后随访　随访 2 ～ 12 周，进行 KUB、B 超和静脉尿路造影检查。结石排空后每年至少检查一次。观察有无肾功能丧失、肾周积液、复发性尿路感染、集合系统狭窄、输尿管狭窄和结石复发等。

四、开放手术

随着体外冲击波碎石和腔内泌尿外科技术的发展，特别是经皮肾镜和输尿管镜碎石取石术的应用，开放性手术在结石治疗中的运用已经显著减少，仅占 1% ～ 5.4%。但是，开放性手术取石在某些情况下仍具有极其重要的临床应用价值。

1. 适应证

(1) 应用 ESWL、输尿管镜取石术和 PNL 进行治疗存在困难，例如无相应的器械、经济原因。

(2)ESWL、PNL 和输尿管镜取石术治疗失败，或上述治疗方式出现并发症需开放手术处理。

(3) 存在同时需要开放手术处理的疾病，例如肾内集合系统解剖异常、漏斗部狭窄、肾盂输尿管连接部梗阻或狭窄、肾脏下垂伴旋转不良等。

(4) 伴行其他外科手术；肾下极无功能或萎缩肾，需要肾部分或全切；移植肾结石和异位肾结石。

(5) 巨大的膀胱结石，儿童的巨大肾结石。

2. 禁忌证

(1) 全身性出血性疾病未控制、重要脏器严重疾病不适合手术和传染性疾病活动期的患者。

(2) 身体严重畸形，不能保持手术体位。

(3) 肾内或肾周围急性感染未能有效控制。

(4) 糖尿病或高血压未纠正。

3. 注意事项

(1) 术前准备：①术前明确诊断。常规行腹平片（ KUB) 和静脉尿路造影 (IVP) 检查，阴性结石加做 B 超或 CT 检查。②常规术前检查包括血常规、尿常规、尿培养、血电解质、血糖、凝血功能和心肺肝肾功能检查。有条件的单位做 24 小时尿液的钙、磷、尿酸、草酸、胱氨酸、枸橼酸、镁、钾和肌酐检查，血钙、磷、尿酸和甲状旁腺激素检查，查找结石的病因。患者如果排出过结石，做结石分析。③如果需要术前交叉配血并备血 2 个单位。术前一日肠道准备，常规备皮。术前禁食水。

(2) 麻醉：常用连续硬膜外麻醉或全麻。

(3) 体位：①常用健侧卧位，腰部垫高。②输尿管中下段手术，选择平卧位，患侧垫高。③膀胱取石术，选择平卧位。

(4) 双侧上尿路结石的治疗原则：①双侧输尿管结石，如果总肾功能正常或处于肾功能不全代偿期，先处理梗阻严重一侧的结石；如果总肾功能较差，处于氮质血症或尿毒症期，先治疗肾功能较好一侧的结石，条件允许，可同时行对侧经皮肾穿刺造瘘，或同时处理双侧结石。②双侧输尿管结石的客观情况相似，先处理主观症状较重或技术上容易处理的一侧结石。③一侧输尿管结石，另一侧肾结石，先处理输尿管结石。处理过程中建议参考总肾功能、分肾功能与患者一般情况。④双侧肾结石，一般先治疗容易处理且安全的一侧，如果肾功能处于氮质血症或尿毒症期，梗阻严重，建议先行经皮肾穿刺造瘘，待肾功能和患者一般情况改善后再处理结石。⑤孤立肾上尿路结石或双侧上尿路结石致急性梗阻性无尿，只要患者情况许可，应及时外科处理，如果不能耐受手术，应积极试行输尿管逆行插管或经皮肾穿刺造瘘术，待患者一般情况好转后再选择适当治疗方法。⑥对于肾功能处于尿毒症期，并有水电解质和酸碱平衡紊乱的患者，建议先行血液透析，尽快纠正其内环境的紊乱，并同时行输尿管逆行插管或经皮肾穿刺造瘘术，引流肾脏，待病情稳定后再处理结石。

4. 手术方法

(1) 肾盂或经肾窦肾盂切开取石术。

(2) 非萎缩性肾实质切开取石术。

(3) 输尿管切开取石术。

(4) 肾盂成形术。

(5) 肾部分和全切术。

5. 并发症　可能的并发症包括出血、气胸、周围脏器损伤、残留结石、肾盂输尿管严重撕裂和肾衰竭。

6. 术后随访　随访 2 ～ 12 周，进行 KUB、B 超和静脉尿路造影检查。观察有无漏尿、输尿管梗阻、肾萎缩、结石复发和反复发作的尿路感染等。结石取净后每年至少检查一次。

五、溶石疗法

1. 溶石简介　溶石治疗是通过化学的方法溶解结石或结石碎片，以达到完全清除结石的目的，是一种有效的辅助治疗方式，常作为体外冲击波碎，石、经皮肾镜取石、输尿管镜碎石及开放手术取石。后的辅助治疗，被击碎成小块的结石由于结石表面：积增加溶石效果比大块结石好。目前可以化学溶解的结石包括尿酸结石、胱氨酸结石和感染石，而对于草酸钙和磷酸钙结石，药物溶石还处于探索阶段。

常用的溶石方法包括口服药物溶石、静脉输液溶石和局部灌注药物溶石。口服药物溶石包括多饮水、口服减少结石盐形成和增加结石盐溶解度的药物。常用于尿酸结石和胱氨酸结石的溶石治疗。静脉输液溶石包括多饮水、静脉输液碱化尿液，同时可以辅助口服药物，用于尿酸结石和胱氨酸结石的溶石治疗，由于静脉输液对人体代谢影响比较大，目前应用比较少。局部灌注药物溶石采用经皮肾内灌注溶石药物，一般需要建立至少两条通道，可以减低肾盂内压力，减少药物流入膀胱内。如果治疗大结石，需置入双 J 管保护输尿管。局部灌注药物也可以用输尿管导管插入肾盂进行溶石或单一肾造瘘加输尿管导管进行溶石，但是需要严格控　制进水压力和流量（70 ～ 120ml/h，压力≤ 30cmH20）。局部灌注药物溶石常用于感染结石、尿酸结石和胱氨酸结石的溶石治疗。根据结石成分不同灌注的药物溶液也不同。

2. 不同成分结石的溶石方法

(1) 感染性结石：感染结石的主要成分为磷酸镁铵和碳酸磷灰石，多采用局部灌注药物溶石，常用药物为 10% 的肾溶石酸素（renacidin，pH 为 3.5 ～ 4 的酸性溶液）及 Suby 液（包括 SubyG 和 SubyM，pH 为 4.0 和 4.6）。溶石时间的长短取决于结石的大小，完全性鹿角型结石往往需要比较长的时间才能被溶解，一般很少单独应用溶石治疗。冲击波碎石或 PNL 术后残余结石的表面积增加或者形成结石残片，增加了结石和溶石药物的接触面积，有利于结石的溶解。局部灌注药物溶石不需麻醉即可实施，可以作为高危病例或者不宜施行麻醉和手术的患者的治疗方法。

口服药物溶石：①抗生素治疗；②氯化铵 1g，每天 2 ～ 3 次，或者甲硫氨酸 500mg，每天 2 ～ 3 次，以酸化尿液；③对于严重感染者，使用尿酶抑制剂，例如乙酰羟肟酸和羟基脲等；建议乙酰羟肟酸的首剂为 250mg，每天 2 次，服用 3 ～ 4 周，如果患者能耐受，则可将剂量增加到 250mg，每天 3 次。口服药物溶解感染性结石效果有限，但是对预防感染性结石的复发和生长有一定的疗效。

(2) 胱氨酸结石：胱氨酸在碱性环境中可溶解。多采用口服药物溶石，多饮水、保持每日尿量在 3000ml 以上，注意保持夜间尿量要多。口服枸橼酸钾或碳酸氢钠片碱化尿液，使尿液 pH 在 7.5 以上。尿液胱氨酸的排泄高于 3mmol/24h 时，可以用抗胱氨酸药物 D- 青霉胺、乙酰半胱氨酸、α - 巯丙酰甘氨酸（α -MPG）和巯甲丙脯氨酸等，这些药物全部属于硫醇类，可以使难溶的胱氨酸转变为水溶性的二硫化物衍生物，在尿液中的溶解度要高得多。D- 青霉胺因副作用较多，使用时需要特别注意；α -MPG 是比较合适的药物，每日口服 0.5 ～ 2g，一般从低剂量开始，逐渐增加直到尿液胱氨酸水平低于 200mg/L。

局部灌注药物溶石可以用 0.3mol/L 或 0.6mol/L 的三羟甲氨基甲烷（THAM, pH 8.5～9.0）或用 THAM-E（ pH 10.5）。THAM-E 溶石的效果更好。另外可以用硫醇类药物青霉胺、α -MPG 或乙酰半胱氨酸局部灌注。两类药物可以联合使用。

(3) 尿酸结石：纯尿酸结石口服药物溶石效果良好，一般选择口服溶石。要求大量摄人液体、口服别嘌醇及使用碱性药物以提高尿液的 pH。①大量饮水使 24 小时尿量达到 2000 ～ 2500ml 以上；②口服别嘌醇 100mg，每天 2 ～ 3 次，降低血尿酸、减少尿液中尿酸的排泄，使 24 小时的尿酸排泄总量低于 4mmol；③使用枸橼酸钾以碱化尿液，使尿液的 pH 保持在 6.8 ～ 7.2 之间。枸橼酸钾是临床常用的碱化尿液的药物，同时枸橼酸钾还是尿液中结石形成的抑制物，一般剂量 2g，每天 3 次。

（孙茂坤）

第四十一章 良性前列腺增生的治疗

良性前列腺增生所致的下尿路症状是患者的切身感受，最为患者本人所重视。由于患者的耐受程度不同,下尿路症状及其所致生活质量的下降是患者寻求治疗的主要原因。因此，良性前列腺增生的治疗因人而异，在对患者进行治疗之前，应充分了解患者的意愿，向患者交待各种治疗方法的优缺点，以便获得较好的疗效。

一、观察等待

观察等待（ watchful waiting）是一种非药物、非手术的治疗措施，主要适用于轻度下尿路症状（I-PSS 评分≤ 7）的患者，以及中度以上症状（I-PSS 评分≥ 8）同时生活质量尚未受到明显影响的患者。

因为良性前列腺增生是前列腺组织学一种进行性的良性增生过程，其发展过程较难预测，经过长时间的随访，良性前列腺增生患者中只有相对少数患者可能出现尿潴留、肾功能不全、膀胱结石等并发症。

在接受观察等待之前，患者应该进行全面检查（初始评估的各项内容）以排除各种良性前列腺增生相关合并症。

观察等待应当包括如下内容。

1．患者教育　应该向接受观察等待的患者提供良性前列腺增生疾病相关知识，包括下尿路症状和良性前列腺增生的临床进展，特别应该让患者了解观察等待的效果和预后。同时还应该提供前列腺癌的相关知识。良性前列腺增生患者通常更关注前列腺癌发生的危险，研究结果显示有下尿路症状人群中前列腺癌的检出率与无症状的同龄人群无差别。

2．生活方式的指导　适当限制饮水可以缓解尿频症状，例如夜间和出席公共社交场合时限水。但每日水的摄人不应少于 1500ml。酒精、茶和咖啡具有利尿和刺激作用，可以引起尿量增多、尿频、尿急等症状，因此应该适当限制此类饮料的摄入。指导排空膀胱的技巧，如重复排尿等。精神放松训练，把注意力从排尿的欲望中转移开。膀胱训练，鼓励患者适当憋尿，以增加膀胱容量和排尿间歇时间。

3. 合并用药的指导　良性前列腺增生患者常因为合并其他全身性疾病同时使用多种药物，应了解和评价患者这些合并用药的情况，必要时在其他专科医师的指导下进行调整以减少合并用药对泌尿系统的影响。

二、药物治疗

良性前列腺增生患者药物治疗的短期目标是缓解患者的下尿路症状，长期目标是延缓疾病的临床进展，预防合并症的发生。在减少药物治疗副作用的同时保持患者较高的生活质量是良性前列腺增生药物治疗的总体目标。目前,治疗良性前列腺增生的药物主要包括 α - 受体阻滞剂、5α - 还原酶抑制剂以及中药和植物制剂。

（一） α - 受体阻滞剂

α - 受体阻滞剂适用于有下尿路症状的 BPH 患者。推荐坦索罗辛、多沙唑嗪、阿夫唑嗪和特拉唑嗪用于 BPH 的药物治疗。可以选择萘哌地尔等应用于 BPH 的治疗。

该类药物作用机制是通过阻滞分布于前列腺和膀胱颈部平滑肌表面的肾上腺素能受体，松弛平滑肌，达到缓解膀胱出口动力性梗阻的作用，从而改善患者的症状，提高最大尿流率，减少残余尿量。其禁忌症为对 α－受体阻滞剂过敏者、有直立性低血压者以及同时服用其他 α 受体阻滞剂者慎用；常见副作用包括头晕、头痛、无力、困倦、直立性低血压、逆行射精，直立性低血压更容易发生在老年及高血压患者中。

根据尿路选择性可将 α－受体阻滞剂分为非选择性 α 受体阻滞剂（酚苄明，phenoxbenzamlne）、选择性 α_1 受体阻滞剂（多沙唑嗪 doxazosin、特拉唑嗪 terazosin、阿夫唑嗪 alfuzosin）和高选择性 α_1 受体阻滞剂（坦索罗辛 tamsulosin）。

目前国内外临床指南都推荐坦索罗辛、多沙唑嗪、阿夫唑嗪和特拉唑嗪用于良性前列腺增生的药物治疗，不推荐哌唑嗪和酚苄明治疗良性前列腺增生。

Djavan 和 Marberger 的 Meta 分析结果显示：与安慰剂相比，各种 α1 体阻滞剂能显著改善患者的症状，使症状评分平均改善 30% ～ 40%、最大尿流率提高 16% ～ 25%。有研究表明，α－受体阻滞剂长期使用能够维持稳定的疗效，各种 α－受体阻滞剂的临床疗效相近，副作用有一定的不同。良性前列腺增生患者的基线前列腺体积和血清 PSA 水平不影响仪 α－受体阻滞剂的疗效，同时 α－受体阻滞剂也不影响前列腺体积和血清 PSA 水平。应注意的是，连续使用 α－受体阻滞剂 1 个月无明显症状改善时则不应继续使用。

阿夫唑嗪：常用剂量为 2.5mg，每天 3 次（普通型）与 10mg，每天 1 次（缓释型），首次剂量应从小剂量开始，睡前服用，逐渐加量。Jardin 等进行了一项比较阿夫唑嗪与安慰剂效果的多中心 RCT 及其延伸试验 (n=518)，结果表明，应用阿夫唑嗪治疗 6 个月后，患者的症状、最大尿流率及残余尿量均显著改善；延伸治疗 24 ～ 30 个月后，Boyarsky 症状评分由治疗前的 8.7（+/-0.3）降至 2 年后的 5.2(+/-0.3)，最大尿流率亦未见下降。

特拉唑嗪：国外常用剂量为每日 5 ～ 10mg、国内为 2 ～ 6mg，首剂应从 1mg 起用，睡前服用，若无不适，以后逐渐加量。能显著改善患者的症状，提高最大尿流率，而对前列腺体积及血清 PSA 水平无显著影响；起效较快，在用药 4 ～ 8 周时可达到最大效果；治疗效果与前列腺基线大小无关。

坦索罗辛：为选择性 α1A 受体阻滞剂，对前列腺平滑肌内 α1A 受体的选择性比尿道平滑肌高 13 倍，比血管和其他前列腺以外的受体高 11 ～ 12 倍。国外常用剂量为每日 0.4mg，而国内常用剂量为每日 0.2mg，睡前服用。临床研究表明，坦索罗辛可使症状改善 20% ～ 48%，最大尿流率提高 1.2 ～ 4ml/s(13% ～ 44%)，其效果显著好于安慰剂，且对前列腺体积及血清 PSA 水平无显著影响。与阿夫唑嗪和特拉唑嗪相比，坦索罗辛对患者的血压没有明显影响，且耐受性较好，但是逆行射精的发生率较高。

（二）5α－还原酶抑制剂

应用 5α－还原酶抑制剂治疗良性前列腺增生是通过一类假两性畸形遗传性疾病的研究而得到启发的。在多米尼尔共和国曾发现 29 个家族 47 名患者，临床现象为假阴道会阴阴囊型尿道下裂。儿时阴茎小，类似阴蒂，阴囊发育不良，形似阴唇，可扪到下降不全的睾丸，但至青春期，阴茎长大，肌肉发育良好，睾丸下降，男性特征显著，但仍扪不到前列腺，血浆睾酮轻度增高，双氢睾酮则显著下降，睾丸活检细胞及精子发生正常，这类患者证实前列腺内缺乏还原酶，不能将睾酮转化为双氢睾酮，致前列腺不能正常发育。

5α－还原酶抑制剂适用于前列腺体积增大伴有中度（I-PSS 评分 8 ～ 19 分）或重度（I-PSS 评分 20 ～ 35 分）下尿路症状的患者。其作用机制为通过抑制体内睾酮向双氢睾酮的转化，使前列腺内及血清内的双氢睾酮分别降低 90% 及 68% ～ 80%，引起前列腺上皮和基质细胞的萎缩与凋亡，从而达到缩小前列腺体积、改善排尿困难症状的治疗目的。其禁忌证为对 5α－还原酶抑制剂过敏者、妇女及儿童。

目前在我国国内应用的 5α－还原酶抑制剂包括非那雄胺（ finasteride）和依立雄胺（epristeride）以及度他雄胺（ dutasteride）。多项大规模随机临床试验的结果表明，非那雄胺能缩小前列腺体积达 20% ～ 30%，改善患者的症状评分约 15%，提高尿流率 1.3 ～ 1.6ml/s，并能将良性前列腺增生患者发生急性尿潴留和手术干预需要的风险性降低 50% 左右。非那雄胺还能减少良性前列腺增生患者血尿的发生率与复发率；此外，经尿道前列腺电切术（ tran-surethral resection of the prostate，TURP）术前应用至少 2 周的非那雄胺（ 5mg/d）能减少前列腺体积较大的良性前列腺增生患者 TURP 术中的出血量。使用非那雄胺 6 个月后获得最大疗效，连续治疗 6 年疗效持续稳定。应注意的是，非那雄胺能降低血清 PSA 的水平，服用非那雄胺每天 5mg 持续 1 年后可使 PSA 水平减低 50%。对于应用非那雄胺的患者，将其血清 PSA 水平加倍后，不影响其对前列腺癌的检测效能。其最常见的副作用包括阳痿或射精异常（2.1%）、性欲低下（1.0%）、男性乳房女性化发育（包括乳腺痛）（0.4%）等。

非那雄胺与仪受体阻滞剂相比较：当患者前列腺体积较小时，α 受体阻滞剂对改善症状、提高最大尿流率的效果优于非那雄胺。Debruyne 等在欧洲进行了一项多中心随机对照试验，将纳入的 1051 名 BPH 患者，随机分为阿夫唑嗪（5mg，每天 2 次）、非那雄胺（保列治）（5mg，每天 1 次）及两药合应用共三组，用药时间为 6 个月。在对 IPSS 的影响方面：阿夫唑嗪组与合用组 IPSS 的降低值从用药后 1 个月始即均显著高于保列治组（用药 6 个月后三组 IPSS 的平均降低值分别为 6.3、5.2 及 6.1，阿夫唑嗪组及两药合用组与保列治组相比较的 P 值分别为 0.01、0.03）；在对最大尿流率的影响方面：治疗 1 个月时，阿夫唑嗪组与两药合用组最大尿流率的提高值显著高于保列治组，但治疗 6 个月后，三组间的提高值则无显著差别。而对于其中基线 Qmax<10ml/s 的患者（占 47%），单独应用阿夫唑嗪组及两药联合应用组最大尿流率的增加值在治疗 1 个月及 6 个月时均显著高于单独应用保列治组。

通过经济学模型间接进行的经济学评价发现，对于有中度症状的良性前列腺增生患者，若治疗时间小于 3 年，则非那雄胺效果 / 成本比优于观察性等待，若治疗时间小于 14 年，则非那雄胺效果 / 成本比优于 TURP；对于具有重度症状的 BPH 患者，当治疗时间小于 4 年时，非那雄胺治疗的效果 / 成本比优于 TURP。

（三）联合治疗

联合应用 α－受体阻滞剂和 5α－还原酶抑制剂　适用于前列腺体积增大伴有中度（I-PSS 评分 8 ～ 19　分）或重度（I-PSS 评分 20 ～ 35 分）下尿路症状，同时生活质量受到明显影响的患者。目前的研究结　果证实了联合治疗的长期临床疗效。MTOPS 的研究结果显示与安慰剂相比，多沙唑嗪和非那雄胺均　显著降低良性前列腺增生临床进展的危险；而多沙　唑嗪和非那雄胺的联合治疗进一步降低了良性前列腺增生临床进展的危险。进一步分析结果发现　当前列腺体积大于或等于 25ml 时，联合治疗减少良性前列腺增生临床进展危险性的效果显著优于　多沙唑嗪或非那雄胺单药治疗。

尽管如此，研究者发现 MTOPS 的研究设计仍存在不足之处。首先，具有 BPH 临床进展风险的患者更需要从联合治疗方案中获益，因此应着重探索联合治疗方案对此类患者的疗效，而 MTOPS 研究中仅部分受试者具有较高 BPH 临床进展风险。其次，理想的研究应明确回答与单药方案相比，联合治疗方案随着时间的延长，受试者症状改善的变化趋势和规律。而 MTOPS 研究仅显示了第 1.4 年的数据，并未对症状改善的时间变化趋势给出充分的数据支持。最后，MTOPS 研究选用的 SARI 为仅抑制 2 型 5α 还原酶的非那雄胺。在该药之后上市的 SARI 度他雄胺（安福达）在联合治疗中起到怎样的作用？能否给患者带来更及时的临床获益？ MTOPS 研究仍没有回答。

为进一步完善循证医学证据，更深入地探讨联合治疗方案的临床疗效，研究者在总结和吸取了 MTOPS 研究经验的基础上设计了一项全球多中心、随机、双盲、平行分组的大型临床研究——Com-bAT 研究。

CombAT 研究纳入的 4844 例 BPH 患者均存在中重度下尿路症状 (LUTS)，即具有较高 BPH 临床进险风险,旨在评价 SARI 度他雄胺与 α 受体阻滞剂坦索罗辛联合治疗方案的优势。患者被随机分为度他雄胺组、坦索罗辛组和联合治疗组,研究为期 4 年。与 MTOPS 研究相比，CombAT 研究的受试者具有较高 BPH 临床进展风险，基线 PV 和前列腺特异性抗原（ PSA) 水平均高于 MTOPS 研究的受试者。CombAT 研究受试者每 3 个月进行 1 次随访，有利于及时比较各药物方案的优劣。结果显示，从首次观察（治疗第 3 个月）起，各治疗组 IPSS 即显著改善。该研究首次证实，以度他雄胺为基础的联合治疗方案在治疗第 9 个月时的症状改善程度显著优于任意单药组，而既往研究均未显示 1 年内联合治疗方案较仅受体阻滞剂单药治疗的症状改善优势。该研究还证实，自治疗第 15 个月起，度他雄胺组症状改善程度即优于坦索罗辛组，并稳定持续至治疗第 4 年。对基线 PV 与 MTOPS 研究相似的亚组进行分析，结果显示，以度他雄胺为基础的联合治疗组症状改善程度较 α 受体阻滞剂组以及以非那雄胺为基础的联合治疗组更大。在降低 AUR 或需手术治疗风险方面，联合治疗组显著优于坦索罗辛组，差异在治疗第 8 个月起出现。至治疗第 4 年，联合治疗组可降低 AUR 或需手术治疗风险达 66%，而该组与度他雄胺组相比无显著差异。

CombAT 研究成为 2012 年 EAU 相关指南推荐联合治疗方案的重要依据。该指南明确肯定了长时限循证研究对证明联合治疗方案优势的重要意义："与早期只有 6 ～ 12 个月的研究相比，长时限研究数据表明，联合治疗方案在改善 BPH 症状、Qmax 方面优于任意单药治疗，而在降低 AUR 及需手术治疗风险方面优于 α 受体阻滞剂"。

2012 年 EAU 颁布的男性 LUTS 治疗指南推荐联合治疗用于中至重度 LUTS 患者，尤其是伴 PV 增大 (>40ml) 和 Qmax 较低者（此类患者更易出现疾病进展），但不推荐进行短期（<1 年）联合治疗。

除此之外，美国泌尿学会临床指南与中国泌尿外科疾病诊疗指南也一致指出：SARI 可明显抑制双氢睾酮水平，缩小 PV，长期应用可持续缓解 BPH 患者的相应临床症状，降低 BPH 并发症发生风险；α 受体阻滞剂与 SARI 联合应用可快速缓解 BPH 患者的 LUTS，并有效降低 BPH 临床进展的发生风险。5ARI 与 α 受体阻滞剂联用使 BPH 患者获得长期和持续的临床益处，并有效降低 BPH 临床进展风险，尤其对于具有较高 BPH 临床进展风险的患者更需要强调联合治疗的重要性。从中人们也可看出，新型药物、优化的给药方案以及更加严谨的循证证据成为推动医学领域发展、造福广大患者的源动力。

由于 5ARI 起效较慢，初始联合治疗方案是临床医生关注的重点。美国一项研究表明，对于 α 受体阻滞剂治疗患者，延迟 30 天加用度他雄胺治疗可导致 AUR 风险升高 18.60%，BPH 相关手术风险升高 26.7%。因此，适合的患者应尽早开始接受联合治疗方案。

中度 BPH 患者在接受联合治疗 6 个月后可考虑撤用 α 受体阻滞剂。一项研究显示，与非那雄胺相比，包含度他雄胺的联合治疗方案组患者在长期随访期间撤用 α 受体阻滞剂的比例显著升高 (61.9% 对 43.7%,Am J Manag Care 2008, 14:S160)。

对于以排尿期症状为主的患者要首选以高选择性 α1A/D 受体阻滞剂；对于前列腺体积 >40ml 的高危患者，则可以在使用 α 受体阻滞剂的基础上联合 5α 还原酶抑制剂，且联合应用应超过 1 年。对于排尿期和储尿期同时存在的患者，在使用 α 受体阻滞剂 4 ～ 6 周后仍有储尿期症状则应联合以 M 受体拮抗剂。

我们应当充分利用现有的筛查和诊断方法，对 LUTS 进行全面准确诊断，根据患者症状的不同选择合适的治疗方案。

（四）中药和植物制剂

中医药对我国医药卫生事业的发展以及中华民族的健康具有不可磨灭的贡献。植物制剂，如 β－谷固醇（(β-sitosterol)、伯泌松 (serenoa repens) 等在缓解良性前列腺增生相关下尿路症状方面获得了一定的临床疗效，在国内外取得了较广泛的临床应用。但是，由于中药和植物制剂的成分复杂、具体生物学作用机制尚未阐明，积极开展对包括中药在内各种药物的基础研究有利于进一步巩固中药与植物制剂的国际地位。同时，以循证医学原理为基础的大规模随机对照的临床研究对进一步推动中药和植物制剂在良性前列腺增生治疗中的临床应用有着积极的意义。

药物治疗的个体化原则:BPH 药物治疗应针对患者的症状、进展风险及治疗反应等因素，在药物剂量、疗程、联合用药等方面考虑个体化治疗。

不同个体对 α 受体阻滞剂的反应不同，治疗剂量和疗程也存在差异。在治疗剂量方面，可采用剂量滴定来确定 α 受体阻滞剂的最佳治疗剂量；在疗程方面，对于症状明显、临床进展危险较大的患者采用 α 受体阻滞剂 +5α－还原酶抑制剂的联合治疗，建议疗程不短于 1 年。

三、外科治疗

良性前列腺增生是一种慢性进展性疾病，大多数患者经观察等待或药物治疗后病情保持稳定。但是，对于重度良性前列腺增生、下尿路症状已明显影响生活质量的患者，尤其是药物治疗效果不佳或拒绝接受药物治疗的患者，可考虑外科手术治疗。当患者出现以下并发症时，应采取手术治疗：①反复尿潴留（至少在一次拔管后不能排尿或两次尿潴留）；②反复血尿；③反复泌尿系统感染；④膀胱结石；⑤继发性上尿路积水（伴或不伴肾功能损害）；⑥膀胱巨大憩室；⑦残余尿明显增多以致充盈性尿失禁；⑧ BPH 患者合并膀胱大憩室，腹股沟疝、严重的痔疮或脱肛，临床判断不解除下尿路梗阻难以达到治疗效果者，应当考虑外科治疗。

选择何种外科治疗方式应当尊重患者的意愿。外科治疗方式的选择应当综合考虑医生个人经验、患者的意见、前列腺的大小以及患者的伴发疾病和全身状况。

目前，良性前列腺增生的外科治疗可分为经尿道手术治疗、微创治疗及开放性手术治疗。经尿道手术治疗包括经尿道前列腺电切术（ transurethral resection of the prostate, TURP)、经尿道前列腺切开术（transurethral incision of the prostate, TUIP)、经尿道前列腺电汽化术（ transurethral electrovaporization of the prostate, TUVP)、

经尿道前列腺双机电切术（ bipolar electrocautery，PKRP)、经尿道钬激光前列腺剜除术（ transurethral holmium laser resection/enu-cleation，HoLRP)、经尿道激光汽化术 (transurethral laser vaporization) 以及经尿道激光凝固术 (transurethral laser coagulation)。微创治疗包括经尿道微波热疗（transurethral microwave therap，TUMT)、经尿道针刺消融术（ transurethral needle ablation，TUNA) 以及前列腺支架（ stents)。开放性手术包括耻骨上前列腺摘除术（suprapubic open prostatecomy）及耻骨后前列腺摘除术（ retropubic open prostatectomy)。

1. TURP　目前 TURP 仍被公认是良性前列腺增生外科治疗的“金标准”。其主要适用于治疗前列腺体积在 80ml 以下的良性前列腺增生患者，技术熟练的术者可适当放宽对前列腺体积的限制。其禁忌症为常规的手术禁忌，如心衰，凝血异常等、尿路感染或附睾炎、单侧或双侧髋关节强直、前列腺体积过大及膀胱挛缩。研究表明，TURP 能使平均 88%(70% ～ 96%) 的良性前列腺增生患者症状改善 85% 左右。围术期预防性应用抗生素能显著降低 TURP 术后感染性并发症的发生率。

经尿道电切综合征（ transurethral resection syndrome，TURS) 是重要的术中并发症，术中冲洗液吸收过多导致的血容量扩张及稀释性低钠血症，危险因素包括术中出血多、手术时间长和前列腺体积大等，其发生率约为 2%。术后各种并发症及其发生率如下：逆行射精为 65% ～ 70%，膀胱颈挛缩约为 4%，尿道狭窄约为 3.8%，尿失禁为 1% ～ 2.2%。

2. TUIP　适用于前列腺体积小于 30g、不适合开放手术或 TURP 的高危患者以及担心术后发生阳痿和逆行射精的较年轻患者。禁忌证同 TURP。

对于前列腺较小的良性前列腺增生患者，TUIP 改善患者症状的效果与 TURP 相似，提高最大尿流率的效果类似或稍差于 TURPo 与 TURP 相比，TUIP 并发症更少，出血及需要输血危险性降低，逆行射精发生率低、手术时间及住院时间缩短，但是远期复发率较 TURP 高。

3. TUVP　TUVP 是除 TURP 或 TUIP 的另外一种选择，为国际前列腺咨询委员会认为可接受的治疗 BPH 的技术之一。早期应用的为滚动电极（ roller ball)，当高频电流通过电极时，沟槽边缘产生高密度电流区，与前列腺接触时可迅速加热并使其产生气化，还可以在气化层下形成一层凝固层，限制液体吸收及减少出血，但手术速度慢，适合于前列腺体积小于 50 ～ 60ml 的患者。

近年出现的新的气化电极包括 VaporTome、WolfWing gold-plated cutting electrode VaporCut 等，其较粗的电切环装置不仅容许强电流的通过，而且还可以将腺体组织移出，因此具有传统 TUVP（气化组织，出血少）及 TURP（电切快，能移出组织）的优点，有学者称之为 TUVRP。

相关研究表明，TUVP 能显著改善患者症状、提高最大尿流率，其效果与 TURP 相似；TUVP 手术时间较长，术中出血量及对冲洗液的吸收量均少于 TURP;TUVP 术后留置尿管时间及住院时间较短，但术后勃起功能障碍、逆行射精与尿失禁的发生率等于或高于 TURP。

4. 经尿道前列腺双极电切术 (PKRP)　PKRP 是使用双极电切系统，与单极的 TURP 相似的方式进行经尿道前列腺切除手术。采用生理盐水为术中冲洗液。术中出血及 TURS 发生减少。

5. 经尿道钬激光前列腺剜除术 (HoLRP)　HoLRP 激光所产生的峰值能量可以导致组织的汽化和前列腺组织的精确和有效的切除。HoLRP 对改善患者症状、提高最大尿流率的效果以及副作用（包括再次手术）的发生率与 TURP 相似；且术后尿管保留时间及住院时间较其他激光治疗方法及 TURP 短。

Gilling 进行了一项比较 TURP 与 HoLRP 的 RCT(n= 120)，随访 1 年，结果表明，两者对改善患者症状、提高最大尿流率的效果相似，HoLRP 组的手术时间长于 TURP 组，但围术期并发症较少，术后尿管保留时间及住院时间短于 TURP 组，治疗成本比 TURP 组少 24%。而该试验随访 2 年的结果表明，HoLRP 组与 TURP 组的症状改善、最大尿流率的变化，以及尿失禁、勃起功能障碍等并发症及再手术的发生率无显著差别。

6. 经尿道激光汽化术 (LCV)　与 TUVP 相似，使用激光能量汽化前列腺组织，以达到外科治疗的目的 oKeoghane 等进行了一项比较 LCV 与 TURP 疗效的 RCT，随访 3 年的结果显示，两组患者症状评分及最大尿流率的变化无显著差别，而 LCV 组患者围术期失血量与接受输血的人数显著低于 TURP 组。随访 5 年的 RCT 资料显示，LCV 组患者的再次手术率稍高于 TURP 组，但两组间无统计学差别 (18% 与 14.5%)。

7. 经尿道激光凝固术（ILC）　光纤尖端与前列腺组织之间保持约 2mm 的距离，能量密度足够凝固组织，但不会气化组织。被凝固的组织最终坏死、脱落，从而减轻梗阻。其优点在于操作简单，出血风险以及水吸收率低。目前尚缺乏关于 ILC 效果与安全性的随机对照试验资料。Krautschick 等进行的一项随访 2 年的临床试验 (n=47) 显示，经 ILC 治疗 24 个月后，患者平均 IPSS 由术前的 24 降到 9，最大尿流率由 6ml/s 到 12ml/s，2 年内 7/47 接受了再次手术。

激光在 BPH 治疗中的应用逐渐增多。目前常用的激光类型有钬激光（ Ho:YAG)、绿激光 (KTP：YAG 或 LBO:YAG)、铥激光 (Tm:YAG)。激光的治疗作用与其波长的组织学效应和功率有关，可对前列腺进行剜除、汽化、汽化切割等。

(1) 钬激光波长 2140nm，组织凝固深度 0.5 ～ 1mm，可以进行组织汽化和切割。钬激光前列腺剜除术（ holmium laser enucleation of the prostate, Ho-LEP) 切除范围理论上与开放手术相同，疗效和远期并发症与 TURP 相当。在粉碎切除组织时应避免膀胱损伤。HoLEP 的学习曲线较长。

(2) 绿激光波长 532nm，组织凝固深度约 1mm，用于汽化前列腺，又称光选择性前列腺汽化术（ photoselective vaporization of the prostate, PVP)。PVP 适合中小体积 BPH 患者，术后近期疗效与 TURP 相当。PVP 术后不能提供病理标本。

(3) 铥激光波长 2013nm，又称 2pcm 激光，主要用于对前列腺进行汽化切割。短期疗效与 TURP 相当。目前还缺少长期疗效的观察。

8. TUMT　适用于药物治疗无效（或不愿意长期服药）而又不愿意接受手术的患者，以及伴反复尿潴留而又不能接受外科手术的高危患者。TUMT 产生的热能能改善前列腺组织的血液循环、破坏交感神经末梢及诱导凋亡，从而达到治疗的目的。与 TURP 相比，TUMT 只能部分改善良性前列腺增生患者尿流率和下尿路症状。TUMT 的并发症较 TURP 少，但是其 5 年的再治疗率高达 84. 4%，其中药物再治疗率达 46.7%，手术再治疗率为 37.7%。

9. TUNA　适用于不能接受外科手术的高危患者，对一般患者不推荐作为一线治疗方法。其机制是通过射频使增生的前列腺组织产生局部坏死。术后下尿路症状改善 50% ～ 60%，最大尿流率平均增加 40% ～ 70%，3 年需要接受 TURP 约为 20%。TUMT 术后并发症及发生率：尿潴留为 13.3% ～ 41.60%，泌尿系统感染约 3.1%。

10. 前列腺支架　仅适用于伴反复尿潴留又不能接受外科手术的高危患者，作为导尿的一种替代治疗方法。它是通过内镜将金属（聚亚氨脂）装置放置于前列腺部尿道，可以缓解良性前列腺增生所致下尿路症状。常见并发症有支架移位、钙化、支架闭塞、感染、慢性疼痛等。

北美Urolume研究小组进行的一项多中心临床试验，纳入126例BPH患者（其中95例为中到重度BPH，31例为尿潴留患者），分别置入Urolume支架，随访24个月后，无尿潴留组患者的Madsen-lversen症状评分由治疗前的(14.3±0.5)下降到(5.4±0.5)(P<0.001)，最大尿流率由(9.1±0.5)ml/s提高到(13.1+0.7)ml/s(P<0.001)，残余尿由(85+9)ml降到(47+8) ml（P=0.02）;安置支架后24个月，尿潴留组症状评分为(4.1±0.5)，最大尿流率为(11.4+1.0)ml/s，残余尿为(46+7)ml。支架的取出率为13%。

11. 开放性前列腺摘除术　适用于前列腺体积大于80ml的患者，特别是合并膀胱结石、或合并膀胱憩室需一并手术者。与TURP相比，开放性前列腺摘除术能更完全地摘除增生的前列腺组织，但是其需要输血的概率较高，住院周期也较长。术后各种并发症及发生率：逆行射精为80%～90%，勃起功能障碍3%～5%，膀胱颈挛缩为2%～3%，尿道狭窄约2.6%，尿失禁约1%。

四、新治疗方法的标准化评价

良性前列腺增生的治疗方法很多，对于每一个患者，应该结合具体情况选择最合适的治疗方法。新治疗方法的涌现，必然丰富良性前列腺增生的治疗方法，同时也是对既往治疗方法的改善和挑战。在评价一个新治疗方法的疗效及不良反应时，应包括以下几个方面。

1. 与现有的治疗方法相比较，新治疗方法是否更有效？
2. 与现有的治疗方法相比较，新治疗方法不良反应的发生率怎样？
3. 新治疗方法是否适合推广于临床应用？
4. 患者的接受程度如何？
5. 新治疗方法的成本－效益如何？

五、BPH患者尿潴留的处理

1. 急性尿潴留　BPH患者发生急性尿潴留时，应及时引流尿液。首选置入导尿管，置入失败者可行耻骨上膀胱造瘘。一般留置导尿管3～7日，如同时服用α受体阻滞剂，可提高拔管成功率。拔管成功者，可继续接受BPH药物治疗。拔管后再次发生尿潴留者，应择期进行外科治疗。

2. 慢性尿潴留　BPH长期膀胱出口梗阻、慢性尿潴留可导致输尿管扩张、肾积水及肾功能损害。如肾功能正常，可行手术治疗；如出现肾功能不全，应先行引流膀胱尿液，待肾功能恢复到正常或接近正常，病情平稳，全身状况明显改善后再择期手术。

（孙茂坤）

第四十二章　乳房疾病

第一节　乳腺良性疾病

一、纤维囊性病

（一）诊断要点

◆多发，通常累及双侧乳腺，伴疼痛

◆通常肿块的大小变化较快

◆常于月经前出现疼痛、病情加重或肿块增大

◆高发年龄是 30 ～ 50 岁。绝经后妇女未接受过激素替代治疗者很少发生

（二）概况

纤维囊性病变是常见的乳腺良性病变。事实上，虽然常称为“纤维囊性疾病”，但并不表示解剖学上的疾病。高发年龄是 30 ～ 50 岁。绝经后妇女未接受过激素替代治疗者很少发生。大多学者认为雌激素和病变有关。饮酒或许可以增加病变危险，特别是对 18 ～ 22 岁的女性而言。纤维囊性病变包含多种乳腺上皮良性组织学改变。纤维囊性病变在镜下改变包括囊变（大体和镜下）、乳头状瘤病、腺病、纤维症和导管上皮增生。虽然通常纤维囊性病变被认为是增加乳腺癌发生的危险因素，但上皮增生（特别是不典型增生）才是真正的危险因素。

（三）临床表现

1、症状和体征

纤维囊性病变或许是一种乳腺无症状的团块，在偶然疼痛或触痛引起注意时被发现。通常在月经前不适或症状加重，出现囊性变或囊变增大。乳房肿块大小、迅速出现和消失的改变常常是多发的，或是双侧乳房病变，以及严重的乳头溢液。患者往往会表现为短期乳房肿块和周期性乳房疼痛。

2、辅助检查

纤维囊性病患者的肿块常用乳腺钼靶和超声检查。由于纤维囊性病和癌的肿块在临床表现方面很难鉴别，超声检查一般用于 30 岁以下的女性。对于可疑病变应该进行活组织检查，细针抽吸活检细胞学 (Fine needle aspiration, FNA) 是最常用的技术，芯针活组织检查或细针抽吸活检细胞学有时就是够了。但对于几个月的可疑肿块，细胞学检查不能鉴别时，可行手术切除，目的是为了排除癌变，手术范围适当缩小。对于诊断明确的纤维囊性病变一般不采用单纯乳房切除术和广泛的乳房组织切除。

（四）鉴别诊断

疼痛、大小变化以及多发病灶等特点可以帮助我们鉴别纤维囊性病变和癌症。如果出现一个明显的肿块，在病理明确诊断之前，应该首先考虑癌症。乳房钼靶或许有一定帮助，但由于年轻女性的乳房 x 线不易透过，应用价值不高。超声检查常用于鉴别乳房囊性肿块和实性肿块，特别是乳房腺体密度较高的女性。当然，确诊需依靠切除的活组织检查标本或针吸活组织检查的分析。

（五）治疗

对于采用活组织检查明确诊断者，或有典型病史、针吸液体后疼痛可缓解的囊性肿块（最重要的是确定为囊性肿块）的患者，应该定期复查。对于针吸没有液体或血性液体、针吸后肿块持续存在或针吸后肿块再发的患者，应该进行活组织检查。

对伴有纤维囊性变的乳房疼痛，最好的治疗方法是避免创伤的同时，全天候佩戴一款具有良性支撑性的胸罩。激素治疗不能治疗纤维囊性病变，而且有副作用，不建议采用。达那唑 (Danazol)(100 ～ 200mg，口服，每日两次）已通过美国食品与药品管理局 (FDA) 批准，用于治疗严重的乳房疼痛。这种治疗抑制垂体促性腺激素，但由于雄激素的副作用（痤疮、浮肿、多毛症）使这种治疗耐受性差，故而很少采用。类似的治疗有，他莫昔芬可以缓解纤维囊性病的症状，但由于其副作用，也不用于年轻的女性，除非用于减少患癌危险。对于正在接受激素替代治疗的绝经后女性可以通过停用激素或改变激素剂量缓解疼痛。月见草 (OEP) 油，纯天然形式的全顺十八碳 -6,9,12- 三烯酸，已经在 44% ～ 58% 的使用者中显示具有减少疼痛的作用。月见草油的剂量是 6 个胶囊，500mg，口服，每天两次。研究证实低脂饮食或减少脂肪吸收可以减少纤维囊性病的疼痛症状。此外，外用非甾体抗炎药物或外用他莫昔芬是否疗效确切有待于进一步证实。

咖啡因的摄入在纤维囊性病的发展和治疗方面的作用仍然有争议。一些研究建议减少饮食中的咖啡因摄入有助于改善症状，但有些研究则完全驳斥这种益处。许多患者通过这些研究和报告了解到放弃咖啡、茶和巧克力可以缓解症状。同样，一些女性寻求维生素 E（每天 400IU）的帮助，但这些观察仍有待证实。

（六）预后

剧烈的疼痛、触痛和囊性变在绝经前随时可以出现，绝经后这些症状就会减少，一些进行激素替代治疗的人除外。此类患者应在月经后定期对乳房进行体格检查，如果发现肿块，及时告知医生。对于纤维囊性变有上皮组织增生或不典型增生的女性发生乳腺癌的危险要高于一般人群。这些女性应该通过体检和影像检查仔细检测。

二、乳房纤维腺瘤

（一）概况

乳腺纤维腺瘤是发生于乳腺小叶内纤维组织和腺上皮的混合性瘤，是乳房良性肿瘤中最常见的一种。该病属于中医“乳癖”之一，也包括在乳中结核范围之内。 其特点为乳房出现无痛性肿块，大多为单侧单个肿块，以外上象限多见，活动度大，无粘连。可发生于青春期后的任何年龄的女性，但以 18 ～ 25 岁的青年女性多见。

典型的纤维腺瘤是单发的圆形或椭圆形肿块，直径 1 ～ 5cm，质韧，无痛，活动度佳，通常为偶然发现。对于年轻患者的临床诊断并不困难。但对于超过 30 岁的女性，必须考虑到乳房的纤维囊性变和乳腺癌的可能性。纤维囊变可以采用细针抽吸或超声检查明确诊断。纤维腺瘤通常不会发生于绝经后妇女，但用于激素治疗的人或许有可能发生。

（二）症状

乳房纤维瘤好发于性功能旺盛时期 (18 至 25 岁）。乳房纤维瘤好发于乳房外象限，约 75% 为单发，少数属多发性（同时或不同时）。除出现肿块外，病人通常无明显自觉症状。乳腺纤维腺瘤最主要的临床表现就是乳房肿块，而且多数情况下，乳房肿块是本病的唯一症状。乳腺纤维腺瘤的肿块多为患者无意间发现，一般不伴有疼痛感，亦不随月经周期而发生变化。少部分病例乳腺纤维腺瘤与乳腺增生病共同存在，此时则可有经前乳房胀痛。

乳腺纤维腺瘤的肿块好发于乳房的外上象限。腺瘤常为单发，亦有多发者。腺瘤呈圆形或卵圆形，直径以 1 ～ 3cm 者较为多见，亦有更小或更大者，偶可见巨大者。表面光滑，质地坚韧，边界清楚，与皮肤和周围组织无粘连，活动度大，触之有滑动感。腋下淋巴结无肿大。腺瘤多无痛感，亦无触痛。其大小性状一般不随月经周期而变化。肿块通常生长缓慢，可以数年无变化，但在妊娠哺乳期可迅速增大，个别的可于此时发生肉瘤变。

1、乳房肿块：乳腺纤维瘤的早期症状主要是肿块，肿块多为单发，肿块特征是没有疼痛、单个肿块，偶尔可见多个肿块，肿块呈圆形或者椭圆形，肿块不随月经变化，不会出现乳头溢液现象。

2、乳腺皮肤改变:肿瘤组织的侵入，牵拉皮肤，导致皮肤局部凹陷，出现所谓“酒窝征”。皮肤增厚出现水肿，毛囊深陷，使皮肤呈现橘皮样，乳腺纤维瘤晚期皮肤出现溃烂出血，很臭。

3、乳头改变：乳头下面或附近的肿块可导致乳头内陷或抬高，或偏向一侧，出现两侧乳头不在同一水平线上的现象，这也是乳腺纤维瘤的症状。

（三）病因

一是先天性因素，即乳腺小叶内纤维细胞对雌激素敏感性异常增高，是这些纤维细胞所含的雌激素受体的数量较多导致；二是由于雌激素的过度刺激所致，乳腺纤维瘤的形成与卵巢功能旺盛、机体和乳房局部组织对雌激素过度刺激的敏感性有关。

（四）诊断

1、钼靶 X 线摄片检查乳腺内脂肪较丰富者，纤维腺瘤表现为边缘光滑、锐利的圆形或阴影，密度均匀，有的在瘤体周围见一层薄的透亮晕。无血管增多现象。致密型乳腺中，由于肿瘤与乳腺组织密度相似，在 X 线片上显示不清。有的肿瘤发生钙化，可为片状或轮廓不规则的粗颗粒钙化灶，大小为 1 ～ 25 ㎜不等，与乳腺癌的细砂粒样钙化完全不同。

2、B 超检查 B 超检查能显示乳腺各层次软组织结构及肿块的形态、大小和密度。纤维腺瘤的瘤体多为圆形或椭圆形低回声区，边界清晰整齐，内部回声分布均匀，呈弱光点，后壁线完整，有侧方声影。肿瘤后方回声增强，如有钙化时，钙化点后方可出现声影。近年，使用彩色 Doppler 超声检测乳腺肿瘤的血状况判断肿瘤的良、恶性，对诊断本病甚有帮助。

3、细针穿刺细胞学检查针感介于韧与脆之间，针吸细胞量常较多。导管上皮细胞分布多呈团片状，排列整齐、不重叠，如铺砖状，有较多双极裸核细胞。诊断符合率达 90% 以上，少数胞核较大，有明显异形性，染色质粗糙，细胞大小不等，可被误诊为癌，造成假阳性，应特别注意。

4、红外线扫描检查肿瘤与周围乳腺组织透光度基本一致，或呈相对边缘锐利的灰色阴影，无周围血管改变的暗影。

（五）治疗

乳腺纤维腺瘤最有效的治疗方法就是手术。腺瘤一旦形成，依靠药物是不能消除肿块的，但并不意味着只要一发现腺瘤就需立即手术。应严格掌握手术时机及手术适应症，不能一概而论。对于肿物比较小，生长缓慢的患者可以选择先观察随诊，如果短时间内出现生长较快或出现一些伴随症状，应选择立即手术治疗。

1、手术时机：

①对诊断明确的未婚妇女，可考虑择期手术处理，以婚前切除为宜；②对婚后未孕的

病人，宜在计划怀孕前手术切除。因怀孕和哺乳或可使肿瘤生长加快；③孕期 内发现肿瘤者，宜在怀孕 3 ～ 6 个月间行手术切除；④对于无妊娠、哺乳、外伤等促使肿瘤生长的情况时，肿瘤短期内突然生长加快，应立即手术。

2、手术方式：

①传统开刀切除：手术切口的设计应考虑美学与功能的需要。如需要哺乳者，应做以乳头为中心的放射状切口。若以后不需要哺乳者，可沿乳晕边缘行弧形切口。如是多发者可行乳腺下缘与胸壁交界处切口或沿乳晕切口。手术时最好将整个肿瘤及其周围部分正常乳腺组织一并切除，或将受累部分做乳腺的区段切除避免复发。多一次复发，就多一次恶变的危险。但在被切除的肿瘤以外的乳腺内，或对侧乳腺内术后再发生同样的肿瘤，不应认为复发，严格地说应为多发倾向。在原位又重新出现此种肿瘤者为复发，反复复发应警惕叶状肿瘤的可能。缺点：这种术式会在乳腺上留下疤痕，影响美观，对于乳腺多个象限内的多个肿物不能完全切除。

②微创手术切除：是在腋下或乳晕等隐蔽的地方戳孔（约 3mm），在超声或钼靶引导下应用旋切针将肿物旋切出来，痛苦小，术后只留下一个 3mm 左右大小的印痕，恢复快，不需住院，不用拆线。而且可以通过一个切口一次性同时切除多个肿瘤，多发肿物或临床触摸不到的微小肿物的病人特别适合采用这种手术。微创旋切的技术优势还体现在对于性质不明的肿块可以在 B 超定位下进行活检和病理检查，对 3 毫米微小的肿瘤也可精确切除，这对于乳腺癌的早期诊断和治疗无疑也是一种非常好的方法。缺点：费用高，对于接近乳头、皮肤、乳腺边缘的肿物无法保证完全切除，易有残留等。

三、乳头溢液

导管扩张、导管内乳头状瘤和癌症往往会引起不泌乳的乳房出现乳头溢液。下列的一些病史和体检是鉴别乳头溢液特性的重要手段：

1. 乳头的自然溢液（浆液的、血性的或其他）。
2. 伴有肿块。
3. 单侧或双侧。
4. 单个或多个导管溢液。
5. 溢液是自发的（持久或间歇的）或者必须挤压。
6. 挤压局部或整个乳房出现乳头溢液。
7. 与月经相关。
8. 绝经前或绝经后。
9. 患者服用避孕丸或雌激素。

单侧自发的浆液或血性的单个导管的溢液，往往是乳房导管内乳头状瘤，很少见于导管内癌。肿块或许不可触及，涉及的导管通过挤压乳头周围乳晕不同的位置能够鉴别。血性溢液提示癌变可能，但大多数见于良性的导管内乳头状瘤。对于超过 50 岁的女性，细胞学检查或许能确定恶性细胞，但阴性发现并不能排除癌症。无论如何，涉及的导管系统和肿块均应该手术切除。乳腺导管造影拍片（乳腺导管内注射不透 X 线染料的乳房 X 线照片）的价值是有限的。通过乳头插入导管镜对小范围导管的评价已有尝试，但效果

不佳。

绝经前女性在月经前自发的、多发的、单侧或双侧大量的导管溢液，常常是纤维囊性病。溢液绿色或褐色。乳头状瘤病和乳腺导管扩张症通常通过活组织检查发现。如果可触及肿块，应该是可推动的。

对于不泌乳的乳房，发现多个导管出现乳白色溢液往往是由高催乳素症引起。垂体肿瘤者，浆液内可以检测到泌乳素水平。促甲状腺激素（TSH）可以帮助排除甲状腺机能减退症。大多数抗精神药物和其他药物可以引起乳白色乳头溢液，停用药物后症状消失。

口服避孕药或雌激素替代疗法或许可引起清亮的、浆液性或乳白色的溢液，往往见于多根导管，偶见于单导管的。对于绝经前的女性，在月经期间更明显，药物停用后就消失，如果停药后溢液不消失甚至更多，从单个导管溢出，应该进行探查，因为这种情况可能是癌变的信号。

乳晕下脓肿、要求切除的脓肿以及输乳管窦病变会引起脓性乳头溢液。

对于位置不易确定，肿块不易触及的非血性溢液，应该每年每 3 ～ 4 个月检查一次，一般用乳腺钼靶和超声检查。尽管乳头溢液大多由良性病变引起，患者也会觉得比较烦躁或不安。乳头溢液的脱落细胞学检查对于明确诊断帮助不大，导管及周围组织的切除对于诊断和治疗意义重大。

四、脂肪坏死

脂肪坏死是比较少见的乳房损害，但在临床上比较重要，因为它产生的肿块（时常导致皮肤和乳头内陷）很难和癌症相鉴别，甚至影像学检查也难以鉴别。创伤引起的脂肪坏死患者中仅大约有 50% 的患者可以提供明确的损伤病史，偶尔可见瘀斑。如果不治疗，肿块可以逐渐消失。最安全的办法是获取活组织检查。针吸活组织检查往往可以达到目的，但往往需要全部肿块切除，主要是为了排除癌变。脂肪坏死在乳腺区段切除、放射治疗后，以及乳房切除后乳房重建等情况下常见。

五、乳房脓肿

在哺乳期间，乳房区域的发红、触痛和硬结或许会发展为乳房脓肿。大多脓肿最常见的致病菌是金黄色葡萄球菌。

感染在非泌乳的乳房很少见。非泌乳期的年轻和中年女性好发乳晕下脓肿，这些感染切开引流后容易复发，但如果在静止间隔期处理则不易复发，切除包括输乳管导管或乳头基部的导管。对非泌乳的乳房，往往考虑炎性乳癌；因此，对于非泌乳的乳房，出现抗生素不能迅速缓解的脓肿和蜂窝织炎，应切取一小块表面皮肤发红的硬结组织进行活组织检查。通常细针和导管引流可以解决脓肿，但外科切开引流仍是必要的。

六、隆乳的问题

目前，至少已有 400 万美国女性进行了乳房假体植入术。隆乳术即在乳房的胸肌下或皮下组织植入假体。多数植入体外壳为硅胶树脂，内部充满硅胶、盐或硅胶与盐的混合物。15% ～ 25% 的患者因胶囊收缩或植入体周围瘢痕收缩，会使乳房坚硬和畸变，引起疼痛。一些人会因此要求摘除植入体或外围胶囊。在 2006 年，美国 FDA 重新批准硅植入物用于隆胸。

大约 5% ～ 10% 植入物会出现破裂，硅胶通过植入体被膜流出的问题得到更多关注。尽管硅胶可能是一种免疫刺激物，但这种植入体并不增加患者患自身免疫性疾病的几率。FDA

仍建议因植人体破裂而出现相应临床症状的女性，应同临床医生探讨是否需要行植人物移除术。然而没有症状或没有硅胶破裂证据的女性，可不考虑移除植人体。出现自身免疫性疾病相关症状的女性需移除植入假体。

以往研究未能证实植入体和乳腺癌相关。植入假体和未植入假体的女性都可能患乳腺癌。对于植入假体的女性，乳腺钼靶发现早期损害的可能性降低。但是假体植入于胸肌下相较于植于皮下对钼靶发现早期乳腺病灶的影响要小一些。由于通过触诊较易发现皮肤或皮下的病变，在乳房切除术后假体应植于胸肌，更易早期发现局部复发的肿瘤。

假体植入的女性发现患乳腺癌，其治疗方法和未植入假体的乳腺癌患者相同，需行乳房根治术或保乳术，去除假体后也可重新植入。放射治疗会使隆乳患者生物植入体膜明显挛缩。辅助治疗的适用证与未植入假体的患者一致。

（徐兴玉）

第二节　女性乳腺癌

【诊断要点】

◆多数乳腺癌在发生时并没有发现明确的危险因素

◆危险因素包括生育较晚、乳腺癌家族史或基因突变（BRCA1，BRCA2）、有乳腺癌病史或有一些典型的增生病变

◆早期发现有：单个、无触痛、坚硬、边界不清楚；X 线拍片异常，但肿块触摸不明显

◆晚期发现有：皮肤或乳头内陷；腋窝淋巴结转移：乳房增大，红斑，水肿，疼痛；肿块固定于皮肤或胸壁

【发生率和危险因素】

美国女性，乳腺癌的发病率已发展至 1/8，仅次于皮肤癌。乳腺癌是最常见的女性恶性肿瘤；致死率仅次于肺癌。乳腺癌的发病率随年龄增加而逐年升高。女性患乳腺癌的平均年龄和中位年龄在 60 岁到 61 岁之间。

在美国，每年新发女性乳腺癌患者约 178 000 人，死亡约 41 000 人。此外，通过乳腺钼靶筛选，每年大约有 62 000 人被发现患导管原位癌。绝经后激素替代治疗的减少使乳腺癌的发生率略微减低。另外早期发现和系统治疗也使其死亡率有所下降。

尽管超过 75% 的女性乳腺癌患者在确诊时并没有发现明显的诱因，但仍有几个因素与乳腺癌发生发展明确相关。一级亲属中（母亲、女儿或姐妹）有乳腺癌患者的女性，其乳腺癌发病率为无家族史女性的 3 ～ 4 倍。

一级亲属中（母亲或姐妹）存在绝经前患癌或患双侧乳腺患癌的女性，其乳腺癌发生的危险性更高，近乎等于犹太人的乳癌发病率。未经产的女性和大于 35 岁才足月生育的女性发生乳腺癌的几率是经产妇的 1 ～ 5 倍。而迟发月经初潮以及人工绝经的女性发病较低，早发月经初潮（小于 12 岁）和绝经较晚的（50 岁以后）相对风险轻微增高。有乳腺增生改变、乳头状瘤病或不典型上皮增生的纤维囊性变的女性以及乳房钼靶显腺体密度高者患乳腺癌的风险增高。一侧患乳腺癌的女性，另一侧乳房患癌的几率增高，对侧乳腺癌发生率以每年 1% ～ 1% 的几率增加。患有子宫癌的女性比一般人群患乳腺癌的几率明显增高，同时，

患乳腺痈的女性患子宫内膜癌的几率也同样增高。在美国，白种人乳腺癌相对常见，但是非白种人（大多黑种人）乳腺癌发病率也逐渐升高，特别是年轻女性，总体来说，除日本外，乳腺癌发病率的报道在发展中国家要低于发达国家。发展中国家易出现少报或漏报等影响因素，但真正的差异也可能是存在的；饮食因素，尤其是脂肪类食物的大量消耗或许可以解释这种差异。口服避孕药并不增加患乳腺癌的危险。绝经后女性服用雌激素或许会导致乳腺癌发病增加，但仅限于长期大剂量服用的女性。同时服用黄体酮和雌激素的女性乳腺癌发病率明显高于单用雌激素者。妇女健康促进协会的前瞻性随机研究建议，早期停止雌激素和黄体酮激素替代治疗，因激素替代治疗者较无激素治疗和单用雌激素的女性患乳腺癌的危险增加。激素用量的减少或许会使乳腺癌发病率会持续减低。酒精消耗对发病风险的影响较小。

现已发现一些遗传性乳腺癌与 17 号染色体上的某个基因相关，在早发型乳腺癌和卵巢癌家族中存在 BRCA1 基因突变。接近 85% 的携带 BRCA1 基因突变的女性将罹患乳腺癌。其他一些基因也会增加乳腺癌及其他癌症的发病率，譬如 BRAC21（位于 13 号染色体）、运动失调性毛细血管扩张症相关基因突变、抑癌基因 TP53 基因突变等等。TP53 基因突变与大约 1% 的 40 岁以下乳腺癌患者发病相关。尽管有基因突变的女性在手术后同侧或对侧复发率较高，但其治疗方法（例如，乳腺肿瘤切除术）与无基因突变的患者相同。携带突变基因的女性经会常选择双侧乳房切除治疗。

对于具有乳腺癌高危因素（表 42-2-1）的女性，应定期由执业医生仔细检查及随访。有特殊家族史的女性，可建议基因检测。具有下述高危因素的女性可考虑预防性乳房切除、卵巢切除或口服 FDA 批准的预防药物一他莫昔芬。

表 42-2-1　乳腺癌相关高危因素

人种	白种人
年龄	老年人
家族史	母亲、女儿或姐妹患乳腺癌（特别在双侧和绝经前）
遗传学	BRAC1 和 BRAC2 突变
过去有医疗史	子宫内膜癌 纤维囊性增生病 一侧乳腺癌
月经史	月经初潮早（小于 12 岁） 绝经期晚(50 岁以后）
生育史	从未生育过或者第一次生育较晚

【预防】

美国乳腺与肠道外科辅助治疗研究组 (NSABP) 进行了一项乳腺癌预防试验 (BCPT)P-1，评估他莫昔芬作为预防用药的效果，主要用于没有乳腺癌个人史但有高危因素的女性。在非侵袭性及侵袭性乳腺癌患者中，服用他莫昔芬 5 年相较于服用安慰剂者降低了 50% 的复发风险，然而在大于 50 岁的获益人群中，其子宫内膜癌和深静脉血栓形成的发病率增加。由于该试验已经停止，没有更多的生存分析数据产生。

选择雌激素受体调节剂（SERM）——雷洛昔芬，用于预防骨质疏松，也可预防乳腺癌。最初的一项实验 Multiple Outcomes of Raloxifene Evaluations（MORE），目的为了证明雷洛昔芬对骨质疏松的效果，但试验也同时证明雷洛昔芬可以降低女性乳腺癌发病风险。8 年后，研究结果证实雷洛昔芬可使浸润性乳腺癌的发病风险下降 66%0 因为这个试验特意为雷洛昔芬在骨密度方面的效果而设计，也有结果证明其可以降低低发病风险者的乳腺癌发病率。对于乳腺癌高危人群，为了进一步明确雷洛昔芬的保护机制，由美国乳腺与肠道外科辅助治疗研究组管理的一项比较雷洛昔芬和他莫昔芬预防效果的随机对照试验（STAR）P-2 也已于 2006 年完成，结果证实针对于浸润性乳腺癌的高危人群，雷洛昔芬和他莫昔芬的预防作用等效。二者的副反应也类似，雷洛昔芬组白内障和血栓发生率相对低一些。令人意外的是，在雷洛昔芬组，非侵袭性癌（DCIS）发生更常见。

与选择性激素受体调节剂类似，芳香化酶抑制剂（AIs）也可成功治疗乳腺癌，且副作用较小。当然长期治疗中，骨质丢失是比较明显的副作用。几个大的多中心研究［如国际乳腺癌干预性研究 II（IBIS-II）和国家癌症学会加拿大临床试验组（NCIC CTG）］正在进行一些实验，以证实芳香化酶抑制剂 AIs 是否具有预防乳腺癌的作用。

除了药物以外，学者也在寻求其他预防乳腺癌的方法。对于高危女性，相当多的研究涉及生活方式的改变，调整饮食和体育锻炼。

一、乳腺癌的早期发现

A. 筛查项目

许多大型筛查项目已经进行了多年。这些筛查项目包括对无症状的女性进行体格检查和乳房钼靶检查，发现大于 50 岁的女性中，患癌率约为 10/1000；小于 50 岁的女性中，患癌率约 2/1000。这些研究表明，早期筛查可以增加生存获益。因为早期筛查可以使 80% 的乳癌患者在发生淋巴结转移之前被发现，5 年生存获益可达到 85%。

在诸多早期筛查项目中，体检和乳房钼靶检查最为必要，因为仅凭乳腺钼靶即可发现大约 35% ～ 50% 的早期乳腺癌，而仅依靠触诊即可发现 40% 的早期乳腺癌。钼靶筛查异常后，大约 1/3 的患者经活组织检查证实为恶性。乳房钼靶筛查癌症的能力取决于乳房影像和 BIRADS 的分级（Breast imaging reporting and data system）。20 ～ 40 岁的女性，每 2 ～ 3 年常规进行乳房检查；年龄大于 40 岁的应该每年检查一次乳房。乳房钼靶的敏感性约在 60% ～ 90%。这个敏感性依赖几个因素，包括患者的年龄（乳房的密度）和肿块的大小、位置和乳腺影像学表现。在富含脂肪的中老年女性中，乳房钼靶可检测出至少 90% 的恶性肿瘤患者，其敏感性高于乳房致密的年轻女性。在致密型腺体中，小肿瘤，尤其是不伴有钙化者，更难被检测到。年轻女性乳腺癌发病率低，钼靶检出率低，导致钼靶的筛选价值更多体现于筛查 40 ～ 50 岁的女性。50 岁以下的女性中，乳房钼靶可特异性地诊断 30% ～ 40% 触诊不清的肿瘤，也可诊断 85% ～ 90% 的临床表现明显的恶性肿瘤。

筛查建议女性从 40 岁开始，数据源于瑞典。两个试验统计学显示 40 岁女性筛查的优势，及女性长期随访后的生存优势。美国全国癌症咨询委员会建议，无特殊高危因素的，年龄大于 40 岁的女性，每 1 ～ 2 年进行一次乳房钼靶拍片。而对于具有高危因素的女性就医时开始筛查，40 岁以后应该每年一次乳房钼靶检查和体格检查。对于 50 ～ 69 岁的女性，进行筛查的益处已被大量的临床试验所证实。但对于年龄大于 70 岁的女性，钼靶筛查的意义仍然不能确定，因为只有很少的研究探讨这一人群。

B. 自我检查

乳房自查 (BSE) 并没有显示出对生存的改善。由于缺乏有力的证据，美国癌症学会不再推荐从 20 岁开始的每月乳房自查。建议女性知道与乳房自查相关的潜在益处、局限性和损害（增加活组织检查或出现假阳性结果）。对于选择乳房自查的女性，应该指导她们正确的检查技巧。绝经前女性应该在月经开始后 7 ～ 8 天检查。首先，应该在镜前，用手从乳房外、上部向胸肌按压，注意团块、乳房不对称，明显皮肤的小凹陷。其次，仰卧位，用对侧的手指仔细触诊乳房。许多女性在淋浴或淋雨后发现，湿润的乳房更容易发现小的乳房肿块。当乳房自查不推荐时，患者意识到乳房的任何变化应积极告诉医生，这仍然是早期发现的重要方法。

C. 影像检查

在肿块能被触诊到之前，乳房钼靶是最可行的乳腺癌检测手段。对于生长缓慢的肿块，乳房钼靶比触诊检查至少可以提前 2 年确定病灶。筛选性乳房钼靶拍片比每次胸部检查少 0.4cGy 放射线吸收。尽管全野数字化钼靶片可以提供容易保存和复习的乳房 X 线照片，但它在提供图像和提高检测率方面，并不优于乳房钼靶拍片。在大规模研究中，从亚群分析来看，似乎数字化钼靶照相在乳房密度高的女性有优势。计算机辅助检查（CAD）在提高检测率方面并没有显示出优势，在有经验的乳房 X 线拍片中心并不作为常规检查。

钙化是最容易识别的乳房钼靶检查的异常情况。最常见的与乳腺癌相关影像学表现是簇生的、形状不一的微钙化。此类钙化通常至少有 5 ～ 8 个，聚集在乳房的一个小区域，每个钙化大小和形状不同，经常包括分支状的 V 或 Y 形结构。或许和乳房 X 线拍片时乳房团块的密度相关，有时候，只是一个高密度团块而无钙化。这样的高密度区域通常不规则或边界不清，易导致乳腺结构扭曲，但这种结构畸形过于微小，不易于被检测到。

乳房钼靶检查的指征：(1) 常规定期筛查具有高危患癌因素的无症状女性；(2) 已经治疗的估计可以治愈的乳腺癌，每年定期检查评价每个乳房状况：(3) 评价可疑的和边界不清的乳房团块或其他可疑的乳房改变；(4) 对于腋窝淋巴结转移的或不知原发病灶的女性。寻找隐匿的乳腺癌；(5) 筛查以前接受整形手术或活组织检查未确定癌症的女性；(6) 监测接受保乳手术和放射治疗的乳腺癌患者；(7) 检测接受乳房切除术的乳腺癌患者的对侧乳房。

患者在乳房钼靶检查发现明显的和可疑的团块必须进行活组织检查。为了评价可疑的区域或对侧乳房，乳房钳靶拍片应该在活组织检查之前完成。乳房钼靶并不能取代活组织检查，因为它他不能临床确诊癌症，特别乳房密度特别高的，有乳房纤维囊性改变或髓样癌的年轻女性。

与患者的沟通，以及检查患者的医师和患者咨询过的医师对患者病情的记录对于提高筛查质量和钼靶诊断定论至关重要。应该及时地告知患者其乳腺钼靶检查结果，并且告知乳房钼靶并不能排除癌症。患者可以进一步在乳钼靶拍片涉及的可疑区域行超声检查。患者应该事先知道钼靶检查需要挤压乳房，引起不适。临床医生应该填写乳房钼靶申请单，书面告知体格检查发现的异常。卫生保健政策和研究机构 (AHCPR) 的临床实践指南强烈要求所有的乳房钼靶报告应该以书面形式提交给患者和主管医师，MRI 和超声不适用于普通人群，但或许对于有乳腺癌高危的人群是一个有用的筛查方式。MRI 的敏感性高于乳腺钼靶检查，但它的特异性较低，多数检查需活组织检查证实。尽管特异性的降低导致不必要的活体组织学检查，但增加的敏感性却可用于筛查乳腺癌的高危人群，而非普通人群。MRI 通常用于乳房假体植入的女性，目的是检查植入体在乳房内损害的特点和寻找假体的破裂口，有时候对于乳房部分切除和放射治疗的患者有帮助。此外，正电子发射断层摄影术 (PET) 对于不典型病灶的成像有一定作用，但其对于早期乳腺癌的检查敏感性低于 MRI 和乳房 x 线检查，最主要的评估是否有复发及远处转移。

二、与乳腺早期检查相关的临床所见

A. 症状和体征

70% 的乳腺癌患者的现病史是乳房肿块（无痛性），其中大约 90% 的肿块是患者发现的。较少见的症状是乳房疼痛，乳头溢液，乳头侵蚀、退缩、增大或乳头瘙痒。乳房红肿、发硬、增大或收缩。腋窝肿块或前臂肿胀为首发症状极为少见。背痛、骨痛、黄疸或体重下降或许是全身转移的症状，但这些症状极少在初期出现。

体格检查的第一步是乳腺检查，患者端坐，手臂于身体两侧并上举。乳房的大小和轮廓的异常、乳头的微小收缩以及皮肤的轻微水肿、潮红和退缩等表现与乳癖相关。通过抬高患者的前臂过头，或把她的手压向她的臀部使她的胸肌收缩便于重点检查乳房不对称和退缩或皮肤的凹陷。患者坐位时，可完全通过触诊检查腋窝和锁骨上是否有肿大淋巴结。

乳房触诊时，患者取坐位或仰卧位，双臂外展，采用手指掌面水平旋转来检查乳房有无肿块及其他变化。乳头的水样、浆液性及血性溢液，偶见于早期乳腺癌，但更多见于良性疾病。

小于 1cm 的病变在医生查体中可能不易发现，但患者自身可能会发现，医生应要求患者指明肿块的位置。当患者乳腺影像学检查未见明显异常，但医生不能消除患者顾虑时，应每隔 2 ～ 3 月进行复查，时间最好选择在月经后 1 ～ 2 周。月经前乳腺的良性增生结节常掩盖一些不确定的乳腺损害，如果查体发现异常，患者，应该在月经后进行复查。当患者感觉乳腺异常，而医生查体未触及肿块时，乳腺 B 超及乳腺钼靶检查就变得非常重要。MRI 也可用于诊断乳腺肿块，但需向患者告知其特异性较低。MRI 具有 3% ～ 5% 的假阴性率，故其不作为乳腺癌排查的常规方法，因为这个假阴性率并不能完全排除可疑的癌症，假阴性结果常见于浸润性小叶癌及非浸润性癌。

可以触诊到的区域淋巴结常提示转移倾向。腋窝可触及到的具有 1 ～ 2 个活动度好、无痛、质韧、直径小于等于 5mm 的淋巴结，通常不具有诊断意义。当发现超过 1cm 的质硬淋巴结，常是乳腺癌的典型淋巴结转移征象。腋窝淋巴结如果融合、与皮肤粘连或位置较深，常提示进展期乳腺癌（至少Ⅲ期）。另一方面，如果医生考虑腋窝淋巴结有可疑病灶，超过 85% 的患者应考虑局部活体组织检查。乳腺肿块的大小与腋窝淋巴结转移无明显相关性。原位癌并不发生转移。大约 30% 临床触诊腋窝淋巴结阴性的患者会出现转移。

大多数情况下，锁骨上淋巴结不能触及。锁骨下任何大小的质硬淋巴结均应考虑癌转移，需行活体组织检查。同侧锁骨上或锁骨下淋巴结转移常提示乳腺癌处于进展期（Ⅲ或Ⅳ期）。局部淋巴结侵袭转移所致的同侧上肢水肿也常提示进展期乳腺癌。

B. 实验室检查

血沉持续升高可由肿瘤扩散引起。肝脏和骨转移往往伴有血碱性磷酸酶升高，进展期乳腺癌偶尔可发现血钙增高。癌胚抗原 (CEA) 和 CA15-3 或 CA27-29 常用于监测乳腺癌复发的标记，但并不用于早期诊断。科学家正通过蛋白组学及激素分析方面的研究来进行乳腺癌标记。这些正在进行的研究或许有助于乳腺癌的早期诊断及预后评估。

C. 转移症状的影像学检查

胸部 X 线拍片可以显示肺部转移灶，CT 扫描可用来进一步明确肝脏和脑的可疑转移灶。乳腺癌骨转移常应用 99mTc- 标记磷酸盐或磷酸酯进行骨扫描，比骨 X 线拍片更敏感。当术前体格检查无明显异常或无异常碱性磷酸酶及血钙水平，骨扫描并不能提供有用的临床价值。骨扫描发现异常的频率与腋窝淋巴结的病理检测结果具有正相关性。PFT 扫描很少用于确定有无骨转移，常用于检测有转移性症状体征的患者的软组织及内脏。PET 联合 CT 扫描（PET-CT）正逐步替代 CT 扫筛查软组织转移。

D. 病理检查

1. 活检　乳腺癌最终的确诊前需依靠细胞或组织的病理检查，只有通过上述方法确诊为乳腺癌时才能进行进一步治疗。体检及钼靶检查发现可疑病灶时需行病理学检查进行确诊。临床上考虑恶性病变的患者中有 60% 病理证实为良性病变，而临床上考虑良性病变患者中有 30% 被病理诊断为恶性。

绝经前患者每一个乳腺可疑囊性肿块均需进行病理检查。经过 1 ～ 2 个月经周期的观察，若肿块并非囊性或囊液不能在此期间被完全吸收，必须通过病理检查明确诊断。

细针穿刺细胞学检查：利用细针穿刺病灶，吸出，部分细胞成分做细胞学检查。与组织活检及切除病理检查相比，此项技术简便易行，价格低廉，无严重并发症。但对病理医生的要求较高，需熟练掌握乳腺癌细胞学病理诊断，常因取材较少或肿块较深而不易诊断。此外，此方法并不能鉴别浸润性乳腺癌与非浸润性乳腺癌。假阳性的诊断仅为 1% ～ 2%，而假阴性相比高达 10%。有经验的医生对于部分肿块细针穿刺细胞学检查阴性的结果持怀疑态度，除非临床表现、影像学检查及细胞学检查均支持此诊断，如纤维囊性病或纤维性瘤的诊断。

粗针（空心针）活组织检查：使用大的穿刺针切除部分肿瘤组织。局麻后，一只手触诊并按压肿块，使用空心针在肿块部位穿刺切除部分组织，简便易行，价格低廉。但其存在穿刺部位不当，假阴性检测结果升高的缺点。空心针穿刺的优点是可以通过穿刺获取的组织检测雌激素受体（ER）、孕激素受体（PR）和 HER-2/neu 过表达状况。

手术切除活检：在局麻下手术切除活检是确定是否需进一步治疗的可靠诊断方法。粗针活组织检查或细针穿刺细胞学检查，如果是阳性结果，这是一种价格相对较低且并发症较少的快速诊断方案。如果不能确诊，就需要给予手术切除活检。手术切除活检不是简单地取材，而是需要切除全部组织。患者进行了组织学和细胞学的诊断后，可对疾病的治疗手段进行选择，并对转移风险评估。不易进行细胞学诊断的原位癌，常需要切除活组织检查。

对于高度怀疑乳腺癌的患者，可以在全麻下切除病变组织，进行冰冻组织检查。如果冰冻组织病检是阳性，外科立即进行乳腺癌手术。细胞学检查考虑癌症但不能确诊；或者临床高度怀疑恶性倾向需进一步诊断及治疗时，适宜采取切取冰冻活检术。

通常，门诊穿刺活检后住院手术是乳腺癌诊断及治疗优先选择的二步法，这样患者可以有充分的时间去适应癌症的诊断及治疗，如果患者选择第二种意见也可以在手术中进行冰冻组织检查。在二步法治疗过程中，并不会因为短期时间的推延影响治疗效果。

2. 超声检查　超声最初用于乳腺的囊性及实性病变区分，也可以提示癌症可能。在少见的乳腺囊内癌中，超声下通常可检测到囊内不规则的团块。如果触诊到囊性肿块，可用18号的穿刺针抽取囊内物质，若抽吸物为非血性液体，可诊断囊肿，无需进行细胞学检测。如果肿块穿刺抽液后未复发，无需进行进一步诊断性检查。乳腺钼靶所发现的触诊不清的良性肿块，应通过超声检查确定其囊实性，甚至可在超声指导下进行针刺活组织检查进一步明确诊断。

3．乳房X线拍片　临床医生触诊不到而仅由乳腺钼靶所发现的可疑异常物，可在乳腺钼靶指导下进行活组织检查。计算机立体指导针穿刺技术，是在乳房X线透视指导下，将针穿刺到病变中心处，获取活体组织进行组织学检测。如果利用真空针穿刺可以获得更多的组织并能进一步提高诊断水平。

钼靶定位活组织检查是通过x线透视获得两个垂直的视屏，在异常病变附近放置一个针或金属弯线，以便外科医生在手术过程中能够利用金属针或线作为指导找出病变。x线下确定针及病变位置后，利于手术医生确定切皮位置，并继续切开皮下组织找到针及病灶所在。微小钙化的病灶在手术切开后经常触诊不到，因此，通过乳房x线透视证明病变组织已被切除非常重要。同时，留置在病变区的穿刺针也可让病理科医生明确病灶位置。立体核心针活组织检查和乳房x线下定位活组织检查具有相同的价值。对于较易定位的病变，空心针活组织检查优于乳房x线下定位活组织检查，因为这个方法可以避免不必要的手术。而影像学引导下局部放置的金属夹更有利于明确病变位置，指导后续治疗。

4．其他影像学检查　人们也在探索其他的乳腺影像学检查用于明确诊断。自动乳房超声检查用于鉴别囊性和实性病变，但也仅作为体检和钼靶的补充。乳管内造影用于确定引起血性溢液的病变位置。但由于要切除溢液的乳管系统并进行活组织检查来确诊，乳管内造影常被忽略。尽管乳管内造影在确定管内病变，特别是伴有病理性乳头溢液的管内病变中具有优势，但在实践中仍很少使用。MRI敏感性高，特异性低，不能用于筛查非高度怀疑的病例。例如，MRI可用于鉴别局部切除术后复发病灶和疤痕；或筛查高危女性（如携带BRCA突变基因的女性）。MRI也可用于检测患癌症是否为多中心癌变，筛查患癌女性对侧乳房，检查癌变范围（特别是小叶癌），评估新辅助化疗疗效。PET不用于乳房病变的检查，而对于是否存在区域淋巴结和远处转移有价值。

5．细胞学　乳头溢液或囊液的细胞学检查有时是有帮助的。常规情况下，乳头溢液和囊液为血性或细胞学检查可疑时，需行乳腺钼靶（或管腔内造影）及乳房组织活检。管腔内灌洗技术是用盐水冲洗单个乳管系统，获取内皮细胞进行细胞学检查，用于评估病变危险程度，应用价值较小。

【鉴别诊断】

乳腺癌诊断时常与以下疾病进行鉴别，按临床疾病发生概率大小依次为乳腺囊性增生病、乳腺纤维腺瘤、导管内乳头状瘤、脂肪瘤及脂肪坏死等。

【分期】

美国癌症联合委员会和国际抗癌协会在乳腺癌分期中使用TNM（原发肿瘤、区域淋巴结、远处转移）分期法，有利于增强基础研究者与临床医生的交流。

【病理类型】

乳腺癌的病理类型可通过组织学来确定（表42-2-2）。

表 42-2-2 乳腺癌组织学分型

类型	发生率
浸润型导管癌（非特殊型）	80% ~ %90
髓样癌	5% ~ %8
黏液腺癌	2% ~ %4
导管癌	1% ~ %2
乳头状癌	1% ~ %2
浸润性小叶癌	6% ~ %8
非浸润性	4% ~ %6
导管内癌	2% ~ %3
小叶原位癌	2% ~ %3
罕见癌	<1%
早期（分泌性癌）	
腺样囊性癌	
表皮癌	
大汗腺样癌	

除了原位癌，各组织学亚型对预后的影响与精确分期相比十分轻微。其他组织学参数，包括血管侵犯，肿瘤分化，乳腺淋巴管浸润，肿瘤坏死等相较于肿瘤分级并没有更多的评估预后的价值。原发肿瘤的某些高风险基因的遗传分析似乎提供预后和治疗的信息。肿瘤高危基因的遗传分析可对其治疗及预后提供一定的参考价值。

非侵袭性癌由于受导管基底膜的限制常不易发生扩散。但是，病理证实为非侵袭性导管内癌的患者，伴有侵袭性导管癌淋巴结转移的比例大约 1% ～ 3%。

三、特殊临床类型的乳腺癌

（一）Paget 癌

Paget 癌并不常见（约占乳腺癌的 1%），常侵犯乳头，伴有或不伴有乳房肿块。病理类型常为高分化的浸润性导管癌或导管原位癌。乳腺导管常被浸润，但乳头溢液较少，乳房肿块不易触诊。

由于乳头无明显病变，常不易诊断。早期症状表观为乳头的瘙痒及烧灼感，伴有岌肤浸润及溃疡，常按皮炎或细菌感染进行诊断及治疗，经常导致诊治延误。可通过病变区域组织活检进行诊断。但病变局限于乳头时，腋窝淋巴结转移的几率低于 5%，且预后较好。如果出现乳房肿块，则腋窝淋巴结转移几率增加，且外科手术或其他治疗方式的疗效会降低。

（二）炎性乳癌

炎性乳癌是恶性程度最高的乳腺癌，约占全部乳腺癌的 3%。临床表现为迅速增大且有时伴有疼痛的肿块，进而使乳房膨大。乳房皮肤可有充血、水肿、皮温升高等临床表现。因肿瘤在乳腺内弥漫型浸润，常触诊不清。乳腺内淋巴管病变引起的充血和水肿等炎性改变常被误诊为感染，使用抗生素后上述病变不能改善（1 ～ 2 周），此时应进行活体组织检查。当病变侵袭超过 1/3 的乳房皮肤，且活组织检查证实为浸润性癌伴有皮下淋巴系统浸润，就可以诊断为炎性乳癌。炎性乳癌具有早期侵犯和广泛转移的特征，很难治愈。放射治疗、内分泌治疗和化学治疗相对于手术更具有价值。当化学治疗和放射治疗使病情得到临床缓解、且无远处转移时，可考虑乳房切除。此时治疗后的残余病变可以被根治性切除。

（三）妊娠期或哺乳期的乳腺癌

孕期发生的乳腺癌约占全部乳腺癌的 1/3000。由于孕期乳房生理的变化，病变往往被遮掩，经常导致诊断延误。如果肿瘤仅局限于乳房，5 年生存率大约 70%)。约 60% ～ 70% 的患者伴有腋窝淋巴结转移，5 年生存率仅约 30% ～ 40%。孕期（或哺乳期）并不是手术或治疗的禁忌证，治疗的时机选择应充分考虑疾病所处阶段。随着早期诊断及治疗水平的提升，总生存率较过去升高。孕期可行保乳手术，同时化疗与放疗并非禁忌。

（四）双侧乳腺癌

乳腺癌中双侧乳腺癌比例少于 5%，但乳腺癌患者对侧乳房患癌率高达 20% ～ 250700 双侧乳腺癌时常发生在有乳腺癌家族史的女性中，年龄低于 50 岁，病理类型常为小叶癌。乳腺癌患者随着生存时间的延长，其对侧乳房发病率逐渐升高，约为每年 1% ～ 2%。

乳腺癌患者治疗前及治疗后的复查中均需行乳腺钼靶检查，以及早发现对侧乳房或保留的患侧乳房的病变。MRI 适用于这些高危人群。

（五）非浸润性癌

非浸润性癌发生在导管原位癌 (DCIS) 或小叶原位癌 (LCIS) 中，尽管 LCIS 属于癌前病变或乳腺癌的危险因素，事实上其表现类似于 DCIS。2004 年美国乳腺与肠道外科辅助治疗研究组 (NSABP) 研究发现，浸润性小叶乳腺癌不仅可以由小叶原位癌发展而来，还可来源于同侧乳房和小叶原位癌的瘤床。尽管在这一领域需要进一步研究证实，我们仍需要考虑小叶原位癌的侵袭潜能。不同小叶原位癌的亚型具有类似于导管原位癌的多态性。导管原位癌常为单侧，如不及时治疗可发展为浸润性癌。患有导管原位癌的女性如果仅接受了活体组织学检查，同侧乳房发展为侵袭性癌的比例约为 40% ～ 60%。

导管内病变的治疗是有争议的。导管内原位癌治疗采用肿块扩大切除，给或不给放射治疗或全乳房切除。局部病灶切除的保守治疗适用于病灶较小的患者。尽管研究表明有恶性潜能的小叶原位癌，可以进行随访观察。如果患者不愿意接受增加乳腺癌发生的危险，建议外科切除病变区域或双侧乳房切除。目前，接受标准化学治疗，可有效预防手术切除的小叶原位癌和导管原位癌发展为侵袭性乳腺。原位癌基本上无腋窝淋巴结转移，除非其为假阴性的侵袭性癌。当巨大导管原位癌进行根治术时，可行前哨淋巴结活组织检查明确淋巴结转移状况。

（六）生物标记

ER 和 PR，以及 HER-2/neu 表达状态应该在首次活检时进行检测。同时也应检测其他指标，如增殖指数。这些通过活检标本检测的生物标记物，对乳腺癌的新辅助化疗是不可缺少的。

ER 和 PR 表达与否对于乳腺癌的治疗是很重要的。原发肿瘤受体阳性的患者比受体阴性的有更多治疗的机会；如果 ER 表达阳性，60% 以上的转移乳腺癌患者会在激素治疗中获益。对于 ER 表达阴性的转移患者，在治疗中获益的比例不会超过 50%。受体阳性患者（伴或不伴有化疗）行内分泌治疗，以及无腋窝淋巴结转移的受体阴性患者仅接受化疗都会延长生存期。化疗效果与激素受体表达状况无关。

在内分泌治疗方面，PR 状态比 ER 状态更能反映患者的敏感性。PR 阳性的乳腺癌转移的患者，80% 以上会在内分泌治疗中获益。

除 ER 和 PR 状态，肿瘤病理类型和细胞分化程度（增殖指数）也同样重要。流式细胞仪检测 DNA 可确定肿瘤生长率和细胞分化程度。

HER-2/neu 肿瘤基因的表达状况是确定乳腺癌治疗和预后的另一个关键因子。HER-2/neu 过表达通常采用的标记方法为：1+ 表示无表达，2+ 表示处于临界，3+ 表示过表达。在 2+ 表达的病例，需进一步进行荧光原位杂交 (FISH)， FISH 能更准确检测 HER-2/neu 的扩增状况，并可评估预后。HER-2/neu 的扩增状况可评估曲妥单抗对患者的疗效。

这些标记因子监测有助于辅助治疗的选择，联合应用可评估疾病的复发风险。多项试验预测使用他莫昔芬或化疗后患者的复发率。Oncotype DX 联合 21 基因监测，包括 ER、PR 和 HER-2/neu 表达，可以依据复发风险将患者分为三类：高危险、中等危险和低危险。研究发现高危险的患者可从化疗辅助他莫昔芬治疗中获益，低危险人群则不能。如果不能确定最优治疗方案，此项检测非常有用。该检测以往常用于 ER 阳性淋巴结阴性的肿瘤，但现在或许也可用于淋巴结阳性的肿瘤。

另一个有意义的生物标记是血管内皮生长因子 (VEGF)，这是一种刺激血管生长的蛋白。VEGF 水平的升高表示肿瘤更易侵犯血管或生长。研究者也在寻找其他特殊标记物以期能早期发现乳腺癌，并探寻靶向治疗靶点。其他的生物标物有 p53、nm23、DNA5c 超标率 (DNA 5cER)、球状肌动蛋白、尿激酶纤溶酶原活化因子 (u-PA) 和 PAI-1。

【治疗：治愈】

显而易见，并非所有的乳腺癌在诊断时已累及全身，故而对乳腺癌的治疗持悲观态度并没有根据，大多早期乳腺癌患者是可以治愈的。乳腺癌的治疗因分期不同可分为两种：一种是根治，即治愈;另一种是姑息治疗。临床分期 I、II 和III的患者，处于局部进展期 (T3/T4) 的患者，甚至炎性乳癌的患者，通过多种方式联合的综合治疗可达到治愈。但更多是姑息治疗。姑息治疗适合于IV期患者和初治后出现远处转移的患者，或者局部病灶无法切除的患者。

A. 初始治疗的选择

肿瘤累及范围及其生物侵袭性是决定初始治疗结局的主要因素。临床和病理分期可帮助评估肿瘤累及范围，但两种分期方式在某种程度上都有其不精确性。其他因素，如 DNA 流式细胞检测、肿瘤分级、激素受体分析和癌基因扩增，也有一定的预测价值，但对确定局部治疗方式并不重要。对于 I、II 和III期患者，初始治疗方式的选择一直存在争论。在乳腺癌的全程管理过程中，一些国家要求医生告知患者其他替代疗法。一般情况下，I、II 期，及绝大多数III期患者的标准治疗是外科切除，序贯辅助放疗或在有明确指征时行全身系统治疗。新辅助治疗越来越普遍，术前化疗可使体积大的肿瘤缩小，进而使一些需行乳房全切的患者改行局部肿块切除术。

B. 外科切除

1. 保乳治疗

多中心、大规模随机对照研究（包括米兰和 NSABP 试验）显示，乳房部分切除 + 腋窝淋巴结清扫 + 放疗与传统的根治性全乳房切除（全乳房切除 + 腋窝淋巴结清扫）相比，在无病生存率和总生存率方面无显著性差异。

对于 I、II 期乳腺癌，NSABP 试验通过 20 多年随访显示：局部肿块切除 + 腋窝淋巴结

清扫 + 放疗与改良式根治性乳房切除术的疗效相当。

肿瘤的大小是确定乳房保留手术可行性的主要因素。NSABP 试验随机选取肿块 4cm 的乳腺癌患者行局部肿块切除术，为达到可接受的美容效果，患者必须有足够大的乳房以便在切除 4cm 的肿块后乳房不变形，因此，肿块大小只是相对禁忌证。乳晕下肿瘤，切除后很难保证不变形，但不是保乳术的禁忌证。临床检测到的多灶性肿瘤是保乳手术相对禁忌证，缘于其固定于胸壁、皮肤或侵及乳头或覆盖全部皮肤。什么是可接受的美容效果应由患者本人而不是外科医生来判定。

腋窝淋巴结清扫在预防腋窝复发、判断肿瘤分期、制定后续治疗计划中有重要价值。术中淋巴结探查和前哨淋巴结活检术最有可能发现潜在的淋巴结转移。哨淋巴结活检可用于筛选需要行腋窝淋巴结清扫的浸润性乳腺癌患者。

对于早期乳腺癌，选择保乳手术联合放疗是首选模式。虽然大量随机研究显示乳房切除与保乳手术联合放疗相比，未显示生存优势，但保乳手术仍未被充分采用。

2. 乳房切除术

改良根治性乳房切除术是大多数早期乳腺癌患者的标准治疗模式。这种手术切除全部乳房、皮肤、乳头、腋窝淋巴结以及与其连续的胸大肌筋膜。改良根治性乳房切除术的优点是放射治疗并不一定必须进行，仅有淋巴结转移时需要放射治疗；缺点是乳房切除后，所带来的美容和心理上的不良影响。在选择手术方式时应尽可能少地选择切除底层胸大肌的根治性乳房切除术。对于非浸润性癌，由于其很少存在淋巴结转移，故不推荐行腋窝淋巴结清扫术。目前保留皮肤的乳房切除术受到亲睐，但并不适用于所有患者。只要有适应 证，应尽可能选择保乳手术联合放疗，因为大多数患者倾向于保留乳房。对于那些选择或要求乳房全切的患者，应该与其讨论是术后立即进行乳房重建还是延迟进行。患者应该和整形外科医生见面，商讨关于切除重建的最佳选择。术前应对患者和家属进行充分的宣传教育。

乳房部分切除术后放射治疗，给予 5 ～ 7 周，每周 5 次分割放疗，总量 5000 ～ 6000cGy。大多肿瘤放疗专家给予瘤床补量照射。目前正在进行关于术中放疗或缩短放疗时间的剂量密集放疗的作用和复发率的一些研究。加速部分乳房照射，即对肿瘤切除的部分进行照射，一般照射 1 ～ 2 周，可有效控制局部病变。一项针对此技术有效性的前瞻性随机试验正在进行。一年内获益研究已经完成，但长期随访是必要的。目前的研究表明，乳房切除后放射治疗可提高部分亚组患者的生存率，并将会进行更大的合作性试验研究，以便更好地确定哪些组将从中受益。一项关于前哨淋巴结微转移而临床淋巴结阴性的患者，其腋窝照射能否作为一种等效治疗手段替代腋窝淋巴结清扫的临床研究也正在进行。

C. 辅助系统性治疗

在实践中，大多肿瘤医学专家采用系统辅助治疗方法治疗淋巴结阴性或阳性患者。用于判断乳腺癌患者危险度的预后因子除淋巴结状态外，还包括肿瘤大小、ER、PR 的状态、核分级、组织学类型、增殖分化率及原癌基因的表达（表 42-2-3）。所有淋巴结阴性的侵袭性乳腺癌患者均应接受辅助性治疗（除了合并有其他严重的医疗问题的患者之外）。一般情况下，全身化疗可以减少约 30% 的复发儿率。大多数患者至少可以耐受他莫昔芬治疗。

表 42-2-3　淋巴结阴性乳腺癌的预后因子

预后因子	增加复发	减少复发
大小	T3，T2	T1，T0
激素受体	阴性	阳性
DNA 流式细胞学检查	异倍体	二倍体
组织学分级	高	低
肿瘤标记指数	<3%	>3%
S 期成分	>5%	<5%
淋巴管或血管浸润	有	无
组织蛋白酶 D	高	低
HER-2/neu 肿瘤基因	高	低
内皮生长因子受体	高	低

1．化学治疗

序贯于外科手术后及合理放疗后的全身治疗可改善生存，被主张用于所有可以治愈的乳腺癌患者。此外，化疗可降低保乳治疗患者的局部复发率，而激素治疗可以减少对侧乳腺癌的发生以及同侧复发。

基于蒽环类药物在治疗转移性乳腺癌中有优势，阿霉素和表柔比星已广泛用于辅助治疗。关于阿霉素（通用名：多柔比星）和环磷酰胺（AC），表柔比星和环磷酰胺（FC）及环磷酰胺＋甲氨蝶呤＋氟尿嘧啶（CMF）三种方案优效性的研究显示：含蒽环类药物的方案疗效至少和 CMF 方案相同，甚至更优。NSABP B－23 研究照示 4 周期的 AC 方案和 6 周期的 CMF 方案相比，在淋巴结阴性、ER 阴性的乳腺癌患者中疗效相等。然而与 CMF 方案比较，4 周期 AC 或 EC 方案均未显示出改善生存的优势；6 周期的氟尿嘧啶啶加 AC(FAC) 或氟尿嘧啶加 EC （FEC）与 CMF 比较，显示可改善生存。对于淋巴结阴性的患者，临床试验结果支持给予 4 周期的 AC 或 6 周期的 CMF 进行辅助治疗。

对于淋巴结阳性的患者及最近选定的淋巴结阴性的患者，化疗方案经常是在蒽环类药物基础上加用紫杉烷类（紫杉醇和多西他赛）。初步研究显示，在 AC 方案的基础上加用紫杉醇，可以减少 20% 的复发率，绝对提高 4% 的无病生存。紫杉醇是 FDA 批准用于淋巴结阳性乳腺癌的辅助治疗。紫杉烷类通常与 AC 联用，治疗淋巴结阳性女性乳腺癌患者。一个临床试验比较 6 周期的 FAC 和 6 周期的多西他赛、阿霉素和环磷酰胺（TAC），证明加上多西他赛可改善无病生存率。在淋巴结阳性而 ER 阳性或阴性的患者中均可获益。淋巴结阴性的高危患者也可用紫杉烷类药物治疗。一项出乳腺癌国际研究小组开展的大型临床研究，在 2007 年 12 月的圣安东尼奥乳腺癌专题会议上提出，蒽环类药物可能只对 HER－2/neu 过表达的患者有效。这一结论还有待进一步证实。

化学治疗的副作用已被很好地控制。恶心和呕吐已被直接作用于中枢神经系统的药物减弱，如昂丹司琼和格拉司琼。生长因子如促红细胞生成素（重组人体红细胞生成素）可刺激红细胞产生和模拟促红细胞生成素作用，非格斯亭（粒细胞集落刺激因子 G － CSF）可刺激骨髓造血细胞增殖和分化，通常用来预防高剂量化疗造成的危及生命的贫血和中性粒细胞减少症；这些药物的使用，大大降低了化疗后骨髓抑制引起的感染的发生率。

辅助化疗的总体持续时间仍然是个未知数。然而，基于牛津大学（早期乳腺癌试验协作组）的荟萃分析，现在通常建议 3 ～ 6 个月常用方案的治疗，增加紫杉类药物，治疗时间可延长到 6 个月。增加化疗频率（剂量密集化疗）已被证实优于标准剂量，由于这个方案身体很难耐受，一般用于有复发高危因素的患者或年轻患者。显然剂量强度需限制在特定的阈值内，但很少或几乎没有数据支持在干细胞支持下给予高剂量化疗可以获益。

2. 靶向治疗

A. HER － 2/neu 过表达

在 HER － 2/neu 癌基因过表达的患者中，是否含蒽环类药物的化疗方案比 CMF 方案获益更多，尚存在争议。曲妥珠单抗（赫塞汀），一种与 HER － 2/neu 受体相结合的单克隆抗体，研究证实其联合化疗用于治疗 HER-2/neu 过表达的转移性乳腺癌患者是有效的。第二个单克隆抗体拉帕替尼 (Tykerb) 对接受过曲妥珠单抗治疗的转移性乳腺癌患者有效。这两种抗体存在心脏毒性。一项 Fin-Her 协作组负责的来自芬兰的多中心研究，观察曲妥珠单抗联合多西他赛或长春瑞滨在 HER-2/neu 过表达的早期乳腺癌中的治疗。在化疗联用曲妥珠单抗组与单纯化疗组，3 年的无复发生存率 (RFS) 分别是 89% 和 78%，化疗基础上加用曲妥珠单抗优于单纯化疗。另一项研究中，HERA 试验（观察早期乳腺癌在辅助化疗后，继用曲妥珠单抗）的中期分析得出了相似的无病生存率 (DFS)。在一些试验中，曲妥珠单抗应用于辅助治疗，减少了近 50% 的复发率。目前，曲妥珠单抗一般在术后使用 1 年时间。

B. 血管内生长因子 (VEGF)

贝伐单抗 (Avastin) 是一个针对 VEGF 的单克隆抗体，VECF 这种生长因子可刺激肿瘤血管内皮细胞增殖和血管生成。一个Ⅲ期随机临床试验显示，贝伐单抗联合紫杉醇的有效性大于单用紫杉醇。这个抗体正在其他Ⅲ期研究、辅助和新辅助研究中试验。结果是令人鼓舞的。

C. 激素治疗

不管绝经状态与否，辅助激素治疗在 ER 阳性的女性中，降低 25% 的复发率和死亡率。标准方案是他莫昔芬使用 5 年。Als 对绝经后女性的辅助治疗是有效的，一项关于 ER 阳性绝经后女性辅助内分泌治疗选择单用阿那曲唑、他莫昔芬，或二者联用的大型临床试验 (ATAC)，显示阿那曲唑比他莫昔芬单用或他莫昔芬联合阿那曲唑可改善无病生存 (DFS)。此外，阿那曲唑可减少大于 50% 的对侧乳房肿瘤的发生，而且副作用较少，如子宫内膜癌、热潮红、血栓形成等。然而，阿那曲唑可引起骨质流失而增加骨折风险。阿那曲唑用于绝经后妇女的辅助治疗。由于大量长期的资料支持他莫昔芬的应用，美国临床肿瘤学会建议 AI 在适合的人群应用，仍然鼓励在没有显著禁忌的情况下应用他莫昔芬作为辅助激素治疗。他莫昔芬应作为系统治疗药物用于所有激素受体阳性的女性，不考虑年龄、绝经状态或其他预后因素。HER-2/neu 状态不应该影响细胞毒类药物或激素治疗药物的选择。此外，阿那曲唑正在用于他莫昔芬治疗后或完成治疗前（2 或 3 年），以进一步减少复发。

全身系治疗的长期优势已经建立。患者辅助治疗的选择，应该根据腋窝淋巴结状态、肿瘤大小、分级、激素受体状态、HER-2/neu 状态和年龄评估。TP53 是一种具有血管浸润性的血管生成因子，它的价值正在被研究，但其是否能作为预后因子仍有待进一步证实。蒽环类药物的使用仍然优于无蒽环类药物。在绝经前，ER 阳性的患者，卵巢切除获益类似于辅助助全身化疗。紫杉烷类药物已经证明在转移性乳腺癌和淋巴结阴性乳腺癌患者可获益。辅助全身治疗不应给予淋巴结阴性同时组织学结果良好，肿瘤标志物如黏液或管状癌、ER 阳性、低分级、HER-2/neu 无扩增的小乳腺癌患者。

D．新辅助治疗

术前新辅助化学治疗或激素治疗日益普及。这能进行体内药物敏感性评估。术前新辅助治疗肿瘤完全缓解者可改善生存。新辅助化疗可使肿瘤体积缩小，从而使那些原本需要乳房切除来控制局部病变的患者赢得行保乳手术的机会。新辅助化疗后的生存获益并没有被证明优于术后辅助化疗,但肯定不比术后辅助化疗差。关于前哨淋巴结活组织检查(SLNB)的时机选择受到相当大的关注,由于化学治疗会影响任何肿瘤的淋巴结。几个研究已经表明，前哨淋巴结活组织检查可在新辅助化疗后做。然而，一项大型多中心研究 NSABP-27 证明其假阴性率高达 10.7%，远超过了新辅助治疗外的假阴性率（1% ～ 5%）。许多医生建议在化疗前进行前哨淋巴结活组织检查，的是为了避免假阴性结果和帮助后续放射治疗计划的制定。如果完全切除乳房是必需的，那么只在限定乳腺外科手术时，作前哨淋巴结活检。仍然待解决的重要问题是回答辅助化疗、新辅助化疗的时机、持续时间，不同亚组的患者应给予哪种化疗方案，激素治疗联合化疗以及靶向治疗的应用，除了激素受体外，其他预后因子在预测治疗反应时的价值。全身辅助化疗并不常规用于小肿瘤和淋巴结阴性且有良好肿瘤标记的患者。然而，即便在小的、病理类型良好的肿瘤患者中，也可看到小的无病生存获益。由此可见，全身辅助化疗对所有乳腺癌患者都是有益处的，但是临床医生和患者必须权衡治疗带来的风险获益比、并发症以及费用。

治疗：姑息治疗

A．放射治疗

姑息放疗一般建议用于治疗伴有远处转移的局部晚期癌，已达到控制乳房和区域淋巴结引起的溃疡、疼痛和其他症状。乳房、胸壁和腋窝、内乳和锁骨上淋巴结给予放疗，目的是治愈无远处转移的局部进展不能手术切除的病变。尽管有广泛的乳房病变和区域淋巴结侵犯，这个亚组中仍有少部分患者可以治愈。姑息照射用于骨或软组织转移的治疗也是有意义的，它可以控制疼痛和避免骨折。放射治疗对于孤立的骨转移、胸壁复发、脑转移和急性脊髓压迫综合征的治疗非常有价值。

B. 靶向治疗

内分泌治疗后弥漫性病变或许会缩小或生长速度减慢；治疗方式如激素给药（雌激素、雄激素，孕激素）；卵巢、肾上腺或垂体消融；药物阻断激素受体位点（如抗雌激素药）或药物阻断激素合成（AIs）。

激素治疗在绝经后女性患者中通常比较成功，即使她们已经接受过激素替代治疗。治疗应该以原发肿瘤或转移灶的 ER 状态为基础，ER 阳性女性患者，绝经前和绝经后的有效率是几乎相同的。1/3 乳腺癌转移的患者对激素治疗有良好的效果。ER 阳性的患者的有效率大约 60%，如果合并 PR 阳性，则有效率高达 80%。此外，ER 阳性的肿瘤患者对激素治疗无效或出现进展，应该更换不同的激素治疗形式。由于只有 5% ～ 10% 的 ER 阴性女性患者对激素治疗有效，因此她们不应该接受激素治疗，当然除一些少见情况（例如老年人不能耐受化疗）之外。由于内分泌治疗后缓解期生活质量优于细胞毒性化疗，如果有可能，通常尽可能尝试内分泌治疗。对他莫昔芬无效的女性患者可以尝试第三代 AI 类药物，会达到至少与对他莫昔芬有效患者相同的疗效。然而，如果受体状态不明，疾病进展迅速或侵及内脏器官，内分泌治疗会很少成功，这种情况下使用内分泌治疗或许会浪费宝贵的时间。

在骨转移的女性患者中，除了放疗，双膦酸盐在推迟和减少恶性骨折事件方面显示出极佳的疗效。双膦酸盐有时也与芳香化酶抑制剂联用，以降低潜在的与芳香化酶抑制剂相关的骨事件风险；双膦酸盐常规与芳香化酶抑制剂联川治疗骨转移。一般情况下，在同一时间只给患者一种治疗方式，只有疾病明确进展时，才应该更换治疗方案。除非患者在接受药物治疗的同时，需要给予放疗处理承重骨的病变，常规影像学检查难以确定受累骨质破坏程度，因而联合治疗对于破坏性骨转移的患者非常重要。合理的内分泌治疗常常台旨够同时给患者带来最大获益及最小的毒副作用。内分泌治疗的选择取决于患者的绝经状态。最后一次月经在一年内的女性，往往被认为是绝经前状态，停经超过 1 年的被认为是绝经后状态。如果内分泌治疗是初始选择，则被认定为初期激素治疗；随后的内分泌治疗称为二线或三线激素治疗。

在 HER-2/neu 基因过表达的转移性乳腺癌患者中，使用曲妥珠单抗可延长生存期。此外，抗血管增生的药物贝伐单抗在治疗转移性乳腺癌中，也显示出改善生存的效果。基于 VECF 在原发性肿瘤检测的数量，目前研究证实贝伐单抗联合化疗可增加转移性乳腺癌患者的总生存率和无病生存率。

1．绝经前患者

A. 初期激素治疗

强效选择性雌激素受体调节剂（SERM）他莫昔芬作为常用和首选的激素治疗药物用于绝经前患者。他莫昔芬通常每日口服剂量是 20mg。他莫昔芬和双侧卵巢切除，在患者的生存方面没有明显差异，平均缓解期大约 12 个月。他莫昔芬有很小的致病性和较少的副作用。托瑞米芬，是他莫昔芬的类似物，有相同的副作用，但不太可能引起子宫癌。在绝经前女性患者中，他莫昔芬的疗效可为其他形式内分泌治疗做预测。在绝经前女性患者中，由于他莫昔芬的良好耐受性，很少有人愿意接受双侧卵巢切除术。然而，对于经济条件差的患者，通过手术切除卵巢或者通过放疗进行卵巢去势是安全和快速的。也可使用促性腺素释放激素（GnRH）类似物进行药物卵巢去势。卵巢切除的目的是消除刺激肿瘤生长的雌激素、孕激素和雄激素。AIs 不应用于卵巢功能正常的患者，因为此类药不具备阻止卵巢功能的作用。

B. 二线、三线激素治疗

虽然对他莫昔芬或卵巢切除无效的患者应该给予细胞毒类药物治疗，然而这类患者在复发后，再用其他的内分泌治疗仍可起效。二期内分泌药物的选择没有明确规定。卵巢切除术后病情改善的患者，随后复发应该接受他莫昔芬或一种 AI 类药物治疗，如果一种治疗失败，其他药物也可以尝试，但成功的可能性不大。醋酸甲地孕酮、黄体激素药物可以考虑，这些药物比起外科肾上腺切除很少引起致病和致死，一旦这类患者病情改善终止治疗，不会出现肾上腺切除手术后引起的诸多问题，因此使需要化疗的患者也更容易管理。如今已很少行肾上腺切除术或、垂体切除术，30% ～ 50% 的卵巢切除术后的患者可诱发上述器官退化。激素药物治疗逐渐替代上述手术方式。当对他莫昔芬和卵巢切除术等治疗方法有效的肿瘤出现进展时，AIs 也有效。

2．绝经后患者

A．初期内分泌治疗

他莫昔芬 20mg，口服，每日 1 次，阿那曲唑 1mg，口服，每日 1 次，是有内分泌治疗指征的绝经后转移性乳腺癌患者的首选初治药物。阿那曲唑（一种芳香化酶抑制剂，AI）与他莫昔芬比较，副作用更少而且疗效更好。他莫昔芬的主要副作用是恶性、呕吐、皮疹和热潮红。少数情况下，它可能会在骨转移的患者中诱发高钙血症。阿那曲唑的副作用和他莫昔芬类似，但发生率较低。然而骨质疏松和骨折明显高于他莫昔芬。其他的 AIs 有来曲唑或依西美坦，他们有类似的效果和副作用。

B．二线、三线内分泌治疗

他莫昔芬治疗后的绝经后进展期乳腺癌患者，也可用 AIs 治疗。对 AI 有效的患者随后出现疾病进展，一种抗雌激素药——氟维司群显示出 20% ～ 30% 的获益。SERM 或 Al 无效的绝经后患者应该给予细胞毒药物治疗。最初对 SERM 或 AI 有效的绝经后女性出现疾病进展，可以选用其他内分泌治疗措施。如若更换其他激素类药物治疗后仍无反应，则应接受细胞毒药物治疗。雄激素毒性较大很少被使用。同样，对于绝经前患者，不应行垂体切除和肾上腺切除。

C．化疗

细胞毒类药物应考虑用于治疗转移性乳腺癌：(1) 如果有内脏转移（特别是脑或肺性淋巴管癌病）；(2) 如果激素治疗失败或最初激素治疗有效后进展；(3) 如果肿瘤 ER 阴性。对于复发的患者，早期给予辅助化疗似乎未能改变应答率。迄今为止，最有效的单个化疗药是阿霉素，有效率达 40% ～ 50%。多种药物的联合化疗更有效，在Ⅳ期患者中观察到的有效率达 60% ～ 80%。应用阿霉素（40mg/m2，首日静脉注射）联合环磷酰胺（200mg/m2，口服，第 3 日～第 6 日）治疗的患者，客观缓解率大约为 85%。各种药物联合已经被使用，临床试验一直持续到确定联合治疗可增加生存率和减少副作用。其他化疗方案有药物的各种组合，包括环磷酰胺、长春花碱、氨甲呤、氟尿嘧啶和紫杉烷类药物，有效率达到 60% ～ 70%。研究者继续研究新的药物和化疗药物的组合，如卡培他滨、盐酸米托蒽醌、长春瑞滨、吉西他滨、伊立替康、顺铂、卡铂。许多这些药物单用或联合使用，或提供进行临床实验的患者使用，或由医生选择。

经多种治疗后肿瘤进展并且考虑继续试验性治疗的患者，应该鼓励他们参加临床Ⅰ、Ⅱ或Ⅲ期物试验。尽量少见，应用紫杉烷类（紫杉醇和多西他赛）单药治疗转移性乳腺癌非常有效，有效率达到 30% ～ 40%，。它们通常被用于联合化疗治疗转移性癌失败后的患者，或辅助化疗结束后不久复发的患者。它们是蒽环类耐药肿瘤患者的非常有价值的药物。高剂量化疗和自体骨髓或干细胞移植治疗转移性乳腺癌受到人们广泛关注；这项技术是患者接受高剂量的细胞毒药物，灭活骨髓，然后患者接受自体骨髓或干细胞移植。然而，许多随机试验显示，高剂量化疗随后给予干细胞移植与传统的化疗相比，总生存率并没有改善。目前，高剂量化疗干细胞移植技术很少使用，该技术非常昂贵，并且治疗本身引起的死亡率约为 3% ～ 7%。

预后

乳腺癌的分期是最可靠的预后指标，病情局限在乳房局部，病理上证实无淋巴结转移者预后最佳。对于所有大小的肿瘤，腋窝淋巴结状态是最主要的分析预后的因素，与生存密切相关；腋窝淋巴结数目越多，生存率越低。生物标志物状态，如 ER、PR、肿瘤分级、HER-2/neu，可帮助确定肿瘤侵袭性，并且是评估预后的重要变量。但在预测结果方面，没有一种生物标志物的意义可以等同于腋窝淋巴结转移状况。乳腺癌的组织学亚型（如髓样癌、小叶癌、胶质癌等）在浸润性癌的预后中作用似乎不大。应用流式细胞仪分析 DNA 指数、S 期频率对判断预后有帮助。肿瘤标记非整倍体的预后较差（见表 42-2-4）。基因分析，如 Oncotype DX，可以判断一些亚组患者的预后。

表 42-2-4 乳腺癌 TNM 分期与生存率（%）

TNM 分期	5 年	10 年
0	95	90
Ⅰ	85	70
Ⅱ A	70	50
Ⅱ B	60	40
Ⅲ A	55	30
Ⅲ B	30	20
Ⅳ	5 ~ 10	2
全部	65	30

之前 20 年内乳腺癌患者的死亡率超过年龄相当的正常人，此后死亡率相当，但其中乳腺癌患者发生死亡的往往是肿瘤导致的直接结果。5 年统计数字并不能准确反映治疗的最后结果。

如果肿瘤局限，病检后没有证据表明局部扩散，为人们所接受的治疗后临床治愈率是 75% 至 90% 以上。结局的不同可能与肿瘤激素受体含量、遗传标记、肿瘤大小、寄主抗性或相关疾病相关。体积小、生物学行为良好且没有腋窝淋巴结转移的患者，5 年生存率可超过 95%。腋窝淋巴结阳性 5 年生存率则下降至 50 ～ 70%，10 年生存率约 25% ～ 40%。一般说来，乳腺癌恶性程度在年轻患者中高于年长患者，这可能与年轻患者 ER 阳性者较少有关。总体来说，系统的辅助化疗可提高 30% 的生存率，内分泌治疗可提高 25%。对于那些治疗中不断进展的患者，支持治疗可提高生存率。当她们走到生命的尽头，这些患者将需要细致的姑息治疗。

四、进一步的治疗

初始治疗后，乳腺癌患者应定期随访，以便监测复发及对侧乳房的第二原发癌。局部复发和远处转移通常在最初的 2 ～ 5 年内出现。在最初的 2 年时间里，大多数患者应每 6 个月复查一次，之后每年一次。患者应每月自查乳房一次，每年拍摄钼靶一次。特别注意的是对侧乳房，因为 20% ～ 25% 的患者可能会出现第二原发的乳腺癌。在某些情况下，转移长期处于休眠状态，可能会在原发肿瘤切除 10 ～ 15 年甚至更久后出现。虽然研究未能显示出激素替代治疗在无病患者中的不利影响，但乳腺癌治疗后其仍很少使用，特别是在肿瘤激素受体阳性的患者中。即使怀孕也没有明确显示与缩短生存有关，但大部分肿瘤学家不建议年轻患者怀孕，也不热衷于对绝经后患者行激素替代治疗。对于患有骨质疏松症或阵发性皮肤潮红的患者，激素的使用应在衡量收益和风险后慎重使用。

A. 局部复发

局部复发率与肿瘤大小、是否存在腋窝淋巴结阳性及其数目、组织学类型、原发群瘤是否存在皮肤水肿或皮肤和筋膜固定、最终的手术类型以及局部放疗有关。多达 8% 的患者在全乳房切除和腋窝清扫后胸壁局部复发。腋窝淋巴结阴性，局部复发率小于 5%，而淋巴结转移数目较多时局部复发率高达 25%。大肿瘤与小肿瘤的局部复发率相似。肿瘤多发、手术切缘阳性、化疗及放疗这些因素会影响保乳术后患者的局部复发率。

胸壁复发通常出现在最初几年，但也可能会于手术切除后 15 年或更久后出现。所有可疑的结节和皮肤损伤都应活检。如果是一个孤立结节，局部切除或局部放射治疗是可行的。如果病变是多发的或在瘤床区或锁骨上淋巴结，最好对整个胸壁行放疗，靶区包括胸骨旁、锁骨上、腋窝区，通常需全身系统性治疗。

乳房切除术后局部复发通常标志着疾病的扩散，提示应搜寻转移的证据。大多数患者若在乳腺癌术后出现肿瘤局部复发，那么远处转移将会在几年之内发生。当没有除胸壁和区域淋巴结转移的证据，应尝试行完整的局部切除后行放疗。有治愈的可能。部分乳房切除后，局部复发并不等同于预后很差，但是这些患者确实要比没有局部复发的患者预后差。据推测，癌症放疗后局部复发是治疗耐受和侵袭性强的表现。部分乳房切除后局部复发的患者应行全乳房切除；有些患者会存活时间较长，尤其是局部复发于最初治疗后超过 5 年以上的时间出现。全身化疗或内分泌治疗应该用于扩散或局部复发的患者。

B. 上肢水肿

手臂显著水肿发生在大约 10% ～ 30% 的腋窝淋巴结清扫患者，如果行放疗或有术后感染其更为常见。10% ～ 20% 的局部乳房切除术后行腋窝淋巴结放疗的患者会出现手臂慢性水肿。前哨淋巴结清扫术已被证明是一个能够更准确地进行腋窝分期却不增加水肿或感染等副作用的方法。但如果腋窝淋巴结有转移，则其不能取代腋窝淋巴结清扫术。合理地使用放射治疗，腋窝合理的计划靶区，可以大大减少水肿的发生率，如果局部乳房切除并腋窝淋巴结清扫术后未行放疗，仅有 5% 的患者会出现上肢水肿。迟发或继发的手臂水肿可能于治疗后数年出现，这是由于腋窝复发或感染致淋巴管闭塞导致的。如水肿出现，应对腋下仔细检查，看是否为复发或感染。如没有复发或感染的证据，患肢应休息、抬高。药性温和的利尿剂可能会有所帮助。如果没有改善，患者可用弹性手套或袖套来压缩肌肉以减少肿胀。大多数患者不愿因轻度水肿而穿不舒服的手套或袖，更愿意抬高和揉搓患肢。有报道称苯并吡喃酮可减轻淋巴水肿，但在美国并没有被批准使用。水肿很少严重到影响肢体的活动。

C. 乳房再造

乳房再造一般在根治或改良根治术后实施。重建应于术前讨论，因为它提供了一个重要的心理恢复的焦点。重建不是诊断癌症复发的一个障碍。最常见的乳房重建是于胸大肌和胸小肌之间的间隙植入一个硅胶或盐水假体。另外，自体组织可用于重建。对于大多数患者来说，自体组织瓣的美观程度优于植入物重建。同时它还具备“不像将异物放人患者体内”的优点。最流行的自体技术目前是腹直肌皮瓣（TRAM 皮瓣），这是通过旋转腹直肌附着的脂肪和皮肤头侧制作形成的乳房丘。游离的腹直肌皮瓣来自一小块带脂肪及皮肤的腹直肌，并应用微血管外科技术重建胸壁的血供。背阔肌皮瓣也可以，但没有腹直肌皮瓣丰满，美容效果较差。种植体常用来填充背阔肌皮瓣。重建可于乳腺癌术后立即进行，也可推迟到以后，通常是患者完成辅助治疗后进行。当考虑重建方案时，应予以考虑随之而来的疾病，由于自体皮瓣的生存能力取决于是否有合并症存在。此外，放射治疗的需要，可能会影响重建的选择。因为辐射可能会增加种植体周围纤维化或减小皮瓣的体积。

D. 怀孕的风险

数据不足以确定是否中止妊娠可提高治愈乳腺癌的患者及那些怀孕期间接受彻底治疗的患者的预后。从理论上讲，随着妊娠的进展，胎盘所产生的日益增高的雌激素对那些有潜在转移性的激素敏感型乳腺癌患者是有害的。此外，隐匿性转移存在于大多数腋窝淋巴结阳性的患者，而且辅助性化学治疗可能对妊娠早期的胎儿有害，虽然化疗可用于孕后期。在这种情况下，早期妊娠中断，似乎是合理的。这个决定是受多种因素影响的，包括患者要小孩的愿望及预后，尤其是腋窝淋巴结阳性时。

同样重要的是关于对那些经过彻底治疗的育龄妇女未来怀孕（或流产）的建议。据推测，怀孕当前存在的隐性转移是有害的，虽然这并没有得到证实。肿瘤 ER 阴性（大多数年轻女性）可能不会受怀孕的影响。迄今为止，还没有怀孕对乳腺癌患者产生不利影响的证据，尽管大多数肿瘤学家持反对意见。对于不能手术或转移性癌的患者（Ⅳ期疾病），通常建议人工流产，因为内分泌治疗、放射治疗或化疗会对胎儿产生不利影响。

（徐兴玉）

第三节　男性乳腺癌

【诊断要点】

1. 乳晕下无痛肿块，较常见于 50 岁以上男性
2. 乳头溢液、萎缩、形成溃疡
3. 一般较女性预后差

【总则】

男性乳腺癌很少见；发病率大约是女性的 1%。平均年龄 60 岁，大多发病晚于女性。患前列腺癌男性的发病率高。与女性一样，激素可能和男性乳腺癌的发生有关。班图人的乳腺癌和男性乳房增大症发病率高，理论上可能与相关肝脏疾病导致肝功能损害，使得肝脏雌激素灭活发生障碍有关。值得注意的是，患癌者的男性一级亲属具有高发病率，这种高发病风险在与患者及家属探讨治疗方案时应予以告知。此外，BRCA2 突变在男性乳腺癌常见。患有乳腺癌的男性，特别是有前列腺癌病史的男性应该给予遗传咨询。即便是 I 期病例，男性患者比女性患者预后差，男性患者在初期治疗时，常常会出现血行转移，这些转移或许会潜伏好多年而不发病。

【临床表现】

无痛性包块、有时合并乳头溢液、内陷、侵蚀或者溃疡是最初的主诉。体格检查常表现在乳头或乳晕下边界不清、无触痛的质硬包块。男性乳房增大症常发生在乳腺癌之前或与乳腺癌同时出现。乳头溢液在男性乳腺癌并不常见，却为预后不佳之表现，约 75% 的男性乳头溢液与乳腺癌相关。男性乳腺癌分期和女性相同。男性乳房增大症和其他部位来源的转移癌（例如前列腺）必须在鉴别诊断时加以考虑。良性病变较少见，男性乳房包块必

须进行活组织检查。

【治疗】

治疗包括改良式乳腺癌根治手术，治疗原则和女性乳腺癌一样。乳房保留手术很少用。皮肤、淋巴结和骨骼转移引起的症状治疗，放射治疗是首选。激素受体蛋白的检测对于内分泌腺切除的疗效有预测价值。男性通常ER检测是阳性。化疗和放疗的指征和女性乳腺癌一样。由于男性乳腺癌经常是弥漫性的病变，内分泌治疗是非常重要的。在男性患者中，他莫昔芬是治疗进展期乳腺癌的主要药物。他莫昔芬（20mg每天口服）为基本治疗。尽管Als有效,但成功经验较少。进展期乳腺癌去势相对于女性是很成功的治疗方法,但很少使用。

激素治疗的转移性男性乳腺癌，复发的证据近60%～70%，大约是女性人群的2倍。肿瘤生长的缓解期平均大约30个月。男性的乳腺癌骨转移最常见（和女性一样），激素治疗可缓解许多患者的骨痛。乳房切除到复发间隔期较长，较长的缓解间隔时间为以后的治疗提供了可能。在女性患者中，肿瘤的ERs与激素治疗效果相关。男性患者和女性患者一样，Als可替代肾上腺切除。皮质醇单独治疗是有效的，但与内分泌腺切除比较几乎没有价值。他莫昔芬和AIs可作为一线或二线激素治疗选择。如同女性患者的内分泌治疗一样，雌激素治疗——已烯雌酚(5mg,口服,每日3次),在其他内分泌治疗成功或失败后使用同样有效。雄激素治疗可能会加重骨疼痛。辅助化疗或转移癌的化疗在治疗指征、用药剂量、用药方法和女性患者一样。

【预后】

男性乳腺癌的预后较女性患者差。I期男性乳腺癌的5年、10年生存率分别是58%和38%。临床II期的5年和10年生存率为近38%和10%。所有病期合并的5年和10年生存率为36%和17%。对于经过细心努力的治疗,疾病仍然进展的患者,姑息治疗和护理非常重要。

（徐兴玉）

第四十三章 甲状腺和甲状旁腺

第一节 甲状腺

【胚胎学和解剖学】

甲状腺原基起源于自第一、二咽囊向尾侧生长的内胚层。向尾侧移行中与发生于第四咽囊的后腮体相连。成年人甲状腺分为两叶，峡部正位于环状软骨下方。起源部与盲孔相连。甲状腺移行时可导致甲状舌骨残余物（囊肿）或异位甲状腺（舌甲状腺）。锥状叶常见。一侧腺叶可见，几乎总是发生于左侧。正常甲状腺重量 15 ～ 25g，借疏松结缔组织附着于气管。甲状腺组织血供丰富，甲状腺上下动脉为主要供血者。甲状腺最下动脉亦可见。

【生理学】

甲状腺的功能是合成、储存及分泌甲状腺素（T4）和三碘甲状腺原氨酸（T3）。甲状腺腺泡细胞主动摄取胃肠道吸收的碘。碘被氧化，与甲状腺球蛋白中的酪氨酸结合，形成单碘酪氨酸（McIT）和双碘酪氨酸（DIT）。两者结合形成活性激素 T3 及 T4，先储存于甲状腺胶体。甲状腺球蛋白水解后，分泌的 T3 及 T4 进入血浆，迅速与蛋白质结合。正常个体中大部分 T3 由腺体外 T4 转化而来。

甲状腺功能受下丘脑和垂体的反馈机制调节。下丘脑生成促甲状腺释放因子刺激垂体释放促甲状腺素（TSH），促甲状腺素与甲状腺细胞膜 TSH 受体结合，刺激增强腺苷环化酶活性，生成环腺苷酸（cAMP），增强甲状腺细胞功能。促甲状腺素还可刺激磷酸化通路，与 cAMP 协同促进甲状腺生长。

【甲状腺检查】

对甲状腺肿大患者，病史（包括局部和全身症状及家族史）和甲状腺检查极为重要，可指导选择甲状腺功能检查。外科医师必须制定全面的触诊甲状腺方法，确定其大小、形态、硬度、结节状态、是否固定、气管有无移位及触及颈部淋巴结与否。甲状腺可随吞咽上下移动，而邻近淋巴结不会。甲状腺峡部恰好位于甲状软骨下方。

检测高敏感性的 TSH，即可判断甲状腺功能状态。甲状腺功能低下者 TSH 增高，甲状腺功能亢进者 TSH 降低。因此大多数患者不需要测定 T3、T4 及其变量。对 Graves 患者治疗后 TSH 仍受到抑制，甲状腺功能正常，这时检测游离 T4 有益。检测血浆 T3，有助于诊断 T3 中毒症（高 T3，低 TSH），甲状腺功能异常者，低 T3 综合征（低 T3，TSH 正常或稍高）。

放射性碘（RAI）摄取有助于鉴别甲状腺功能亢进症（甲状腺素分泌增加，TSH 降低，放射性碘摄取增强）与亚急性甲状腺炎（TSH 降低，放射性碘摄取降低）。发生亚急性甲状腺炎时，甲状腺素“漏出”体，进而抑制血浆 TSH，因此甲状腺摄碘减少。Craves 患者 TSH 降低，但甲状腺刺激球蛋白增多，增强了碘的摄取。

（徐兴玉）

第二节 甲状腺疾病

一、甲状腺功能亢进症（甲状腺毒症）

（一）诊断要点

◆神经质，食欲亢进，体重下降，怕热，多汗，肌无力，乏困，肠蠕动增强，多尿，月经失调，不育

◆甲状腺肿大，心动过速，心房纤颤，皮肤湿暖，甲状腺震颤及杂音，心脏杂音，男性乳房女性化

◆眼征：凝视，眼睑活动迟滞，眼球突出

◆ TSH 降低；甲状腺刺激球蛋白，碘摄取，T3 和 T4 均增高；T3 抑制试验异常（不能抑制放射性碘的摄取）

（二）概述

甲状腺功能亢进症由甲状腺激素分泌增多所引起。毒性弥漫性甲状腺肿（Graves 病），毒性甲状腺腺瘤（Plummer 病），碘性甲状腺功能亢进，胺碘酮中毒，分泌 TSH 垂体瘤，分泌人绒毛膜促性腺素肿瘤均可引起分泌增多。而人为的甲状腺功能亢进，亚急性甲状腺炎，卵巢甲状腺肿和罕见的甲状腺转移癌（分泌过多的甲状腺素）均导致体内甲状腺素增多，而非甲状腺素分泌增加。甲状腺功能亢进症最常见的原因是弥漫性高分泌甲状腺肿（Graves 病）和结节毒性甲状腺肿（Plummer 病）。

所有类型甲状腺功能亢进症的症状均由血流中甲状腺素增多引起。甲状腺毒症的临床表现可能极不明显或非常显著，通常经历加重和缓解周期。部分患者或由于治疗最终自发地发展为甲状腺功能减退（15%）。Graves 病是自身免疫性疾病，伴家族易感史。Plummer 病的病因不清。大多数甲状腺功能亢进症根据症状体征即可诊断。其他的（轻度淡漠型甲状腺功能充进多发生于老年人）只能通过检测 TSH 受到抑制而获诊。

甲状腺毒症可以表现为 T4 正常，放射性碘摄取正常或升高，蛋白质结合正常，放射免疫测定血浆 T3 升高（T3 中毒）。

T4 假性甲状腺毒症偶尔见于重危患者，特点为 T4 升高，T3 降低，由于 T4 不能转化为 T3 所致。毒性结节性甲状腺肿的甲状腺毒症较轻，而 Graves 病的较重，且多伴有甲状腺外的变化，如眼球突出、胫骨前黏液水肿、肢端病变、周期性低钙麻痹。

若不治疗，甲状腺毒症引起进行性明显的分解代谢紊乱和心脏损伤。甲状腺危象，心力衰竭，严重的恶液质可导致死亡。

（三）临床所见

A. 症状和体征

临床所见为甲状腺功能亢进和以下因素相关的表现（表 43-2-1）。神经质，怕热，多汗心悸，疲乏，体重下降，甲状腺出现单发、多发结节或弥漫性肿大均是甲状腺功能亢进的典型表现。患者面色潮红，目光凝视，皮肤温暖，多发纤细。

表 43-2-1　甲状腺毒症临床所见

临床所见	百分比	临床所见	百分比
心动过速	100	虚弱	70
神经质	99	食欲亢进	65
甲状腺肿	98	眼部不适	54
皮肤改变	97	腿肿	35
震颤	97	排便多（无腹泻）	33
多汗	91	腹泻	23
怕热	89	心房颤动	10
心悸	89	脾大	10
疲乏	88	男子乳腺发育	10
体重下降	85	厌食症	9
甲状腺杂音	77	朱砂掌	8
呼吸困难	75	便秘	4
眼部症状	71	体重增加	2

Graves 病可发生眼球突出，胫骨前黏液水肿，白癜风，而单发、多发结节性毒性甲状腺肿不会引起相应的表现。甲状腺功能亢进时跟腱反射松弛时间测定缩短，甲状腺功能减退症则延长。即将发生甲状腺危象患者的甲状腺毒症的症状和体征更加明显，伴有高热、心动过速，心力衰竭、神经肌肉兴奋、谵妄、黄疸。

B. 实验室检查

实验室检查显示 TSH 抑制，T3、游离 T4 升高，外源性放射性碘摄取增强。用药史很重要，某些药物和有机碘化物影响甲状腺功能试验。碘过量既可引起碘诱导的甲状腺功能减退，亦可导致碘诱导的甲状腺功能亢进。甲状腺功能亢进程度较轻时，诊断性检查可能仅表现轻度异常。T3 抑制试验和促甲状腺激素释放试验有助于诊断这类患者。进行 T3 抑制试验，给予甲状腺功能亢进患者外源性 T3，不能抑制外源性碘摄取。而进行 TRH 试验，给予甲状腺功能亢进患者促甲状腺素释素，血清 TRH 不会升高。其他所见包括：甲状腺刺激免疫球蛋白增高，低胆固醇血症，淋巴细胞增多，偶而可见高血钙、高钙尿症、糖尿病。

【鉴别诊断】

焦虑，心脏病，贫血，胃肠疾病，肝硬化，结核，肌无力和其他肌病，更年期综合征，嗜铬细胞瘤，原发性眼病，人为甲状腺毒症在临床上与甲状腺功能亢进症鉴别有一定的困难，尤其是患者甲状腺稍肿大或不肿大更是如此。由于甲状腺素释放增加，患者可能发生无痛性或自发缓解性甲状腺炎和甲状腺功能亢进。这种疾病自限性，无需放射性碘，抗甲状腺药物或手术治疗。

焦虑可能最易与甲状腺功能亢进混淆。焦虑具有以下特征：休息后疲乏不缓解，手心冷湿，睡眠时脉率正常，甲状腺功能检查正常。而甲状腺功能亢进患者休息后疲乏缓解，手心暖潮，睡眠时心动过速，甲状腺功能检查异常。

可能与甲状腺功能亢进混淆的非甲状腺源性器质性疾病必须根据相应器官受累证据和甲状腺功能正常予以区别。

其他原因的眼球突出（如眼眶肿瘤）或眼肌麻痹（肌无力）必须借助眼科学、超声、CT、MRI 及神经学检查予以排除。

（四）治疗

甲状腺功能亢进症可通过抗甲状腺药物，放射性碘和甲状腺切除获得有效治疗。治疗必须采取个体化原则，根据患者年龄、健康状况、甲状腺肿大小、潜在病程和患者获得随访护理的能力来进行。

A. 抗甲状腺药物

在美国使用的主要的抗甲状腺药物为丙硫氧嘧啶（300 ～ 1000mg/d，口服）和甲巯咪唑（30 ～ 100mg/d，口服）。这些药物干扰甲状腺的有机碘结合，阻止碘化酪氨酸联结。与放射性碘治疗和甲状腺切除相比，药物治疗毒性弥漫性甲状腺肿的优点为抑制甲状腺功能，不破坏甲状腺肿组织；因此随后甲状腺功能减退发生率较低。药物治疗不仅通常用于术前准备和辅助放射性碘治疗，而且本身即为特定的治疗方法。使用丙硫氧嘧啶治疗的目的是维持患者甲状腺功能正常，直到甲状腺功能亢进自然的缓解出现为止。甲状腺肿较小的患者适合药物治疗。治疗 18 个月后，30% 的患者可以达到持续很长时间的缓解，部分入最终发生甲状腺功能减退。副作用有皮疹、发热 (3% ～ 4%)、粒细胞减少 (0.1% ～ 0.4%) 和罕见的肝功能衰竭。如果出现咽喉痛或发热，立即让患者停用药物，并就诊检查白细胞计数。

B. 放射性碘

使用抗甲状腺药物的患者可以安全接受放射性碘治疗，使甲状腺功能恢复正常。放射性碘治疗适合 40 岁以上、手术中度危险及甲状腺功能亢进症复发者。这种治疗的费用较手术低，疗效确定。治疗甲状腺功能亢进使用的放射性碘的计量不会增加白血病和先天异常危险性，但可使甲状腺良性肿瘤发生率增高，偶尔还可引起甲状腺。对年轻患者，放射性碘的危害性肯定增加，甲状腺功能低下发生率为 100%。治疗 1 年后，甲状腺功能减退发生率每年增加约 3%。Graves 眼病患者接受放射性碘治疗时，应使用甾类激素。

儿童和孕妇发生甲状腺功能亢进时，不应使用放射性碘治疗。

C. 手术

1. 甲状腺次全切除术指征　甲状腺次全切除术的主要优点是迅速控制病情，较放射性碘治疗甲状腺功能减退发生率低。出现以下情况时手术为首选的治疗：①巨大甲状腺肿和多结节甲状腺肿相对放射性碘摄取较低；②可疑和恶性甲状腺结节；③伴眼病者；④儿童和妊娠患者；⑤治疗 1 年后希望怀孕者；⑥胺碘酮诱发的甲状腺功能亢进；⑦心理或精神功能不全，以及无论何种原因不能保持长期随访检查者。

2. 术前准备　自从开始术前联合使用碘化物和抗甲状腺药，甲状腺切除术治疗毒性甲状腺肿的危险明显降低。用丙硫氧嘧啶或其他抗甲状腺药治疗，使患者甲状腺功能正常并维持至手术时。手术前 10 天，患者开始口服 3 滴碘化钾溶液或卢戈尔碘溶液，同时服用丙硫氧嘧啶降低甲状腺脆性，减少腺体血供，便于手术操作。

偶尔未治疗或治疗效果差的患者因不相关的疾病（如急性阑尾炎）需要急诊手术，这时必须迅速控制甲状腺功能亢进症。因手术应激和创伤均可诱发甲状腺危象，治疗与甲状腺危象的处理相同。方法如下：给予卢戈尔碘或胺碘苯丙酸钠，抑制已合成的甲状腺素释放；使用肾上腺素能阻断剂普萘洛尔拮抗甲状腺毒症的外周表现；应用丙硫氧嘧啶减少甲状腺激素合成和腺体外 T4 转化为 T3。已经证实联合使用普萘洛尔与碘化物能降低血清甲状腺素量。其他考虑有治疗直接原因（感染、药物反应），以及吸氧、使用镇静药及皮质类固醇、静脉补液、退热等措施以维持重要的生命功能。神经质显著的患者可以使用利血平，需要手术者应使用降温毛毯，而不是阿司匹林。

3. 甲状腺次全切除术　采用甲状腺次全切除术、甲状腺近全切除术或甲状腺全切除术，可治愈甲状腺功能亢进症，消除甲状腺肿。通常保留 5g 腺体（其余组织切除），保护甲状旁腺和喉返神经。Graves 眼病患者通常需要进行甲状腺全切除术。

最近收集的综述显示，甲状腺切除术相关死亡率极低，小于 0.1%。甲状腺切除术能迅速安全地纠正甲状腺功能亢进状态。甲状腺功能亢进复发和甲状腺功能减退的发生率取决于腺体残留量和甲状腺功能亢进症的自然演化史。若术前准备充分，由熟练的外科医生切除甲状腺，甲状旁腺和喉返神经损伤的发生率可小于 2%。适当的显露和避免损伤甲状旁腺和喉返神经极为重要。

二、Graves 病眼部表现

Graves 病眼部表现的发病机制仍然不清。起初支持长效甲状腺刺激素或致突眼物的证据至今未获得证实。

Graves 病眼部并发症可发生于甲状腺功能障碍出现之前或甲状腺功能亢进症治疗之后。通常，眼部并发症与甲状腺功能亢进症同时发生。除非控制了同时存在的甲状腺功能亢进症或甲状腺功能减退症，否则眼部并发症难以缓解。

Graves 病眼睛的变化可从无症状到失明。轻度者具有以下特点：上睑退缩，凝视伴或不伴睑后退或眼球突出。这些患者仅表现出较小的美容问题，不需要治疗。中度至重度眼睛的变化出现时，眶后的软组织受累，眼球突出，眼外肌受累，最终视神经受损。部分患者发生明显的球结膜水肿，眶周水肿，结膜炎，角膜炎，复视，眼肌麻痹，视觉损伤。这时需要眼科会诊。

Graves 病眼睛疾患的治疗包括：维持甲状腺功能正常，TSH 分泌正常；戴墨镜和眼罩避免阳光和灰尘的损伤；抬高床头，应用利尿药减轻眶周和球后水肿；使用甲基纤维素或胍乙啶滴眼。某些患者使用大剂量糖皮质激素有益，但效果差异很大，难以预测。若内科治疗不能控制眼球突出发展，需要进行眼球后照射、外侧睑缝术、眼眶外科减压术。上面提到的甲状腺全切除亦为治疗选择，并发症极低。与甲状腺切除术相比，放射性碘治疗后 Graves 病很可能加重。重要的是，要 s 让眼病患者了解疾病的自然演化史和维持甲状腺功能正常，因为甲状腺功能亢进和甲状腺功能减退均可导致视觉衰退。眼病稳定后可以手术纠正复视。

三、甲状腺结节和甲状腺肿的评估

1. 甲状腺结节

临床医师应确定结节性甲状腺肿是否引起局部和全身症状，病变为良性或恶性。鉴别诊断包括：良性甲状腺肿，甲状腺囊肿，甲状腺炎，甲状腺良、恶性肿瘤及少见的甲状腺转移瘤。特别强调甲状腺肿胀持续时间，最近的增长量，局部症状（吞咽困难，疼痛，声音改变）和全身症状（甲状腺功能亢进，甲状腺功能减退，其他肿瘤的甲状腺转移）。患者年龄、性别、出生地、家族史、颈部照射史均有重要意义。婴儿期或童年期接受小剂量放射线（6.5 ～ 2000cGy）治疗者，以后良性甲状腺肿（约 35%）和甲状腺癌（约 13%）发生率增高。男性、年轻人 20 岁以下）和年长者（60 岁以上）出现甲状腺单发结节，恶性的几率较大。某些特定区域内地方性甲状腺肿常见，且多为良性结节。25% 的甲状腺髓样癌（家族性甲状腺髓样癌，多发性内分泌肿瘤 [MEN]2a 型和 2b 型）和 7% 的乳头状癌或嗜酸性细胞癌患者具有家族史。甲状腺癌多发生于 Cowden 综合征，Carnar 综合征和 Carney 综合征的患者。

临床医师应仔细触诊甲状腺，确定单发结节或多发结节，淋巴结可否触及。单发结节可能为恶性病变，多发结节多为良性。超声检查有助于确定结节数，是否为可疑的恶性结节及同时存在可疑淋巴结。

如果不进行甲状腺组织的镜下检查，多数患者难以排除甲状腺癌。超声引导下经皮针穿刺活检是性价比最高的诊断性检查，已取代放射性碘扫描。细胞学结果分为:恶性，良性，不确定或可疑，不适当标本。甲状腺癌假阳性的诊断率极低，20% 为不确定，其中报告为良性的 5% 实际为恶性病变。如果标本报告为不确定，应再活检。针吸活组织检查有助于诊断有颈部照射和甲状腺癌家族性史患者，因辐射诱发的肿瘤通常为多灶性，阴性检查可能不准确。这些患者约 40% 为甲状腺癌。放射性碘扫描选择性用于细胞学检查的滤泡性肿瘤，以确定病灶有（温或热）无（冷）功能。单发热结节可引起甲状腺功能亢进，极少为恶性病变，单发冷结节 20% 为恶性，应手术切除。多结节甲状腺肿恶变者较少（约 3%），但对明显增大的结节应活检或手术切除。儿童期甲状腺单发结节约 40% 为恶性，故需要活检或手术。超声检查可鉴别实质性和囊性病变，发现肿大淋巴结。约 15% 的冷结节为囊性病变。胸部拍片可显示有无气管移位、甲状腺钙化及肺转移。CT 和 MRI 扫描通常不作为常规检查，但对较大的、侵袭性或胸骨后甲状腺肿或肿瘤有助于明确病灶边界。

手术切除结节性甲状腺肿的主要指征：(1) 可疑和证实为甲状腺癌。(2) 出现压迫症状。(3) 甲状腺功能亢进。(4) 胸骨后甲状腺肿。(5) 颈部畸形影响美容。对超声、CT、MRI 和 PET 扫描检查意外发现的甲状腺结节应进行超声引导下细针抽吸活组织检查。PET 扫描发现的甲状腺结节 50% 为恶性病变。非手术治疗的指征为，轻、中度多结节甲状腺肿，桥本甲状腺炎，且排除临床可疑的进行性生长病灶，放射线照射和甲状腺癌家族史。

2. 单发或非毒性甲状腺肿（多发或多结节甲状腺肿）

单纯性甲状腺肿可为生理性改变，发生于青春期和妊娠期，亦可发生于碘缺乏区或较长时间接触致甲状腺肿的食物或药物。甲状腺肿持续存在时，往往形成结节。甲状腺肿可因甲状腺激素合成先天障碍发生于婴幼儿期，桥本甲状腺炎者亦可发生甲状腺肿。通常认为，非毒性甲状腺肿为甲状腺激素合成不足的代偿反应。甲状腺免疫球蛋白也很重要。非毒性弥漫性甲状腺肿通常对甲状腺激素治疗反应良好。

症状通常表现为颈部包块，呼吸闲难，影响静脉回流的体征。弥漫性甲状腺肿相称性增大，表面光滑，无结节样改变。而多数患者就诊时甲状腺呈现为多结节状态。通常甲状腺功能正常，敏感的 TSH 受到抑制，放射碘摄取率增高。手术指征：巨大甲状腺肿引起压迫症状，胸骨后甲状腺肿，局部质硬或生长迅速结节以排除恶变。抽吸活检细胞学有助于确诊。

四、甲状腺炎性疾病

甲状腺炎性疾病包括：急性、亚急性和慢性甲状腺炎，表现为化脓性或非化脓性病变。

急性化脓性甲状腺炎少见。临床特征为突发严重的颈部疼痛伴吞咽困难，发热，寒冷。多发生于上呼吸道感染后。穿刺活检及培养可确诊，手术引流即可。病原菌多为链球菌属、葡萄球菌属、肺炎球菌或大肠杆菌类。这种疾病亦可继发于梨状隐窝瘘，因此对持久或复发性患者应进行钡餐检查。

亚急性甲状腺炎为非感染性病变。特点为甲状腺肿大，头胸部疼痛，发热，虚弱，全身乏力。心悸和体重减轻。部分患者无疼痛（无症状性甲状腺炎），需与 Graves 病鉴别。检查发现：血沉加快，血清 γ 球蛋白升高，放射碘摄取率降低，甲状腺激素正常或增高。这种疾病具有自限性，使用阿司匹林和皮质类固醇，可缓解症状。多数患者甲状腺功能逐渐恢复正常。

桥本甲状腺炎常见。特点为甲状腺肿大，伴或不伴疼痛和触痛。通常多发生于女性（美国女性 15%），偶而引起吞咽困难和甲状腺功能减退。桥本甲状腺炎是自身免疫性疾病。血清抗微粒体和抗甲状腺球蛋白抗体滴度升高。小剂量甲状腺激素治疗适合大多数患者。手术指征：引起明显的压迫症状，怀疑恶性肿瘤，美容需要。引起压迫症状或窒息时，切除甲状腺峡部。甲状腺激素治疗后，不对称肿大的甲状腺不能复原，或存在孤立结节生长迅速，建议进行经皮针穿刺活检或甲状腺切除术。桥本甲状腺炎患者极少发生甲状腺淋巴瘤。

慢性纤维性甲状腺炎罕见。病变质地坚硬，腺体呈明显的纤维化和慢性炎症改变。炎症浸润肌肉，引起气管压迫症状。通常发生甲状腺功能减退，甲状旁腺功能减退亦可出现。需要手术治疗缓解气管或食道梗阻。

五、甲状腺良性肿瘤

甲状腺良性肿瘤包括甲状腺腺瘤、甲状腺退化结节、囊肿和局灶性甲状腺炎。滤泡性腺瘤占大多数。一般腺瘤呈单发结节，包膜完整，压迫相邻的甲状腺组织。手术切除的主要理由是怀疑恶变，功能过度活跃引起甲状腺功能亢进，美容缺陷。

六、甲状腺恶性肿瘤

【诊断要点】

◆部分患者有颈部照射史

◆无痛或肿大结节，吞咽困难，声音嘶哑

◆甲状腺结节质地坚韧或固定，同侧淋巴结肿大

◆甲状腺功能正常，结节为实质性伴斑点状微钙化（超声），冷结节（放射性碘扫描），活检可疑或阳性

◆甲状腺癌家族史

【概述】

理解甲状腺恶性肿瘤分类极为重要，因为甲状腺恶性肿瘤具有广泛的恶性生长状态。

一方面乳头状腺癌通常发生于年轻人，生长极为缓慢，主要发生淋巴转移，即使出现转移亦可长期与机体共存。一方面甲状腺未分化癌主要发生于老年人，肿瘤巨大，由大小不等的间变细胞构成，无包膜，呈侵袭性生长。多数患者在 6 个月内死于局部复发，肺转移。两者之间为甲状腺的滤泡状癌，嗜酸细胞肿瘤，髓样癌，肉瘤，淋巴瘤，转移瘤。预后取决于肿瘤的组织学特性，患者的年龄、性别和肿瘤扩散的范围，而与肿瘤是否摄碘及其他因素无关。确诊后 10 年内，甲状腺乳头状癌患者的平均死亡率为 5%，滤泡状癌为 10%，噬酸细胞肿瘤 15%，髓样癌为 20%。

大多数甲状腺癌的病因尚不清楚，尽管患者在婴幼儿期和青春期接受小剂量射 (6.5 ～ 2000cGy) 照射胸腺、扁桃体、头颈部皮肤后，成年期发生甲状腺癌的危险性增高。儿童极易受射线照射（切尔诺贝利核事故）的影响。50 岁以上暴露于广岛原子弹爆炸的人群甲状腺良恶性肿瘤发生率增高。受到照射后至少 30 年甲状腺癌的发病率升高。RET/PTC 基因重排发生于 80% 的照射相关的甲状腺乳头状癌。

【甲状腺癌类型】

A. 乳头状腺癌

甲状腺癌中乳头状腺癌占 85%，多发生于青壮年，表现单发结节。转移途径为经腺体内淋巴管到被膜下淋巴结，再到被膜周围淋巴结。50% 的儿童和 20% 的成年患者可触及淋巴结。肿瘤可转移至肺、骨。镜下可见柱状上皮细胞构成的乳头状突起。砂粒体见于 60% 的患者。有时可见乳头状一滤泡状混合型癌，乳头状癌滤泡变异体，包括高细胞和柱状细胞组成分化较差的乳头状癌。TSH 可刺激肿瘤生长。BRAF 突变在甲状腺癌极为常见，与淋巴结转移和高复发率有关。

B. 滤泡性腺癌

滤泡性腺癌占 10%，较乳头状癌发病晚。触诊质地有弹性或较软。肿瘤有包膜。镜下滤泡状癌难与正常甲状腺组织区别。包膜和血管受侵可区别滤泡性腺癌与滤泡性腺瘤。滤泡性腺癌较少发生淋巴结转移 (6%)，主要通过血行途径转移至肺、骨，少数转移至肝脏。甲状腺全切除术术后，转移瘤仍可摄取放射性碘。切除原发病灶数年后可发生骨转移。一般认为嗜酸细胞癌是滤泡性腺癌变异体，多呈多灶性，较滤泡性腺癌更易发生淋巴结转移。与滤泡性腺癌一样，嗜酸细胞癌可生成甲状腺球蛋白，但通常不摄取放射性碘。滤泡性腺癌和嗜酸细胞癌预后较乳头状腺癌差。

C. 髓样癌

髓样癌约占 7%，甲状腺癌死亡率的 15%。肿瘤含淀粉样蛋白，质地坚硬，不摄取放射性碘，分泌降钙素。髓样癌起源于胚胎腮体的滤泡旁细胞或 C 细胞。家族性髓样癌患者占 25%。

髓样癌可独立发生，或合并嗜铬细胞瘤（多为双侧），扁平苔藓，淀粉样变性和甲状旁腺功能亢进（MEN-2a 型）；亦可伴有嗜铬细胞瘤（多为双侧），马方综合征体质，多发性神经瘤和节细胞性神经瘤病 (MEN-2b 型)。家族性髓样癌患者较多发生希施斯普龙病。对所有髓样癌患者应筛查 10 号染色体有无 RET 点突变，因 10% 无家族史的患者发生突变。对家族基因筛查发现的患者，大多数专家建议，在 6 岁前进行预防性甲状腺全切除术。孤立的家族性甲状腺髓样癌侵袭性较弱，而 MEN-2b 型患者肿瘤的侵袭性较强。

D. 未分化癌

未分化癌约占 10%，主要发生于中老年女性，通常由乳头状腺癌或滤泡性腺癌演化而来。

肿瘤质地坚硬，形态不规则，累及整个腺体，生长迅速，通常侵及气管，肌肉，神经和血管。病变可有疼痛或触痛，随吞咽不能上下活动，引起喉部和食道梗阻症状。镜下可见三种主要细胞：巨细胞、梭形细胞和小细胞。有丝分裂多见。颈部淋巴结肿大和肺转移常见。切除后局部肯定复发。外放射、化疗和手术的综合治疗可减轻部分患者的症状，但治愈者罕见。

【治疗】

甲状腺分化癌的治疗为手术切除。对于 1cm 以上的乳头状癌，可接受的术式为甲状腺全切或近全切除术。而单发小于 1cm 者，甲状腺叶切除即可。甲状腺次全切除或甲状腺叶部分切除不可取，因可导致肿瘤复发率较高，生存缩短。对于大于 1cm 的乳头状癌，滤泡状癌，嗜酸性细胞癌和髓样癌，只要手术不导致永久性甲状旁腺功能低下和喉返神经损伤，作者和多数学者一般推荐甲状腺全切除术。甲状腺全切除术优于其他术式，因为肿瘤的多灶发生率高，残存的对侧腺叶复发率可达 7%，术后随访通过检测甲状腺球蛋白和超声检查易于评估有无复发，还可进行放射性碘 (131I) 治疗。对乳头状癌患者术前应进行超声检查，术中应切除中央区和侧方区的所有病灶。是否进行预防性同侧中央区颈清扫仍有争议。

如果侧方区淋巴结受累，应进行改良的功能性颈部根治性清扫术。该术式保留了胸锁乳突肌、副神经和感觉神经。

髓样癌两侧中央区淋巴结转移发生率较高，对大于 1.5cm 和已累及中央区淋巴结的肿瘤患者，应进行同侧和对侧的改良的颈部根治性清扫术。术后血清和癌胚抗原仍高时，应行颈部超声检查或颈部和纵隔 MRI 检查。对降钙素明显增高的患者，建议进行腹腔镜检查有无肝脏粟粒状转移。若无肝转移，实行中央区颈清扫和双侧功能性颈清扫(若以前未进行)，包括切除上纵隔淋巴结。

甲状腺分化癌孤立的远处转移灶应手术切除，甲状腺全切除术后或放射性碘清除残余甲状腺后用 ^{131}I 治疗。所有患者应使用抑制 (TSH) 剂量的甲状腺素（低危患者轻度抑制)。随访时，检测血清的基础和 TSH 刺激甲状腺球蛋白量（分化型甲状腺癌的肿瘤标记物）有助于判断有无肿瘤残余和复发与否。甲状腺全切除术后的残余瘤患者，甲状腺球蛋白量通常增高（大于 2ng/ml)。对未分化癌，恶性淋巴瘤和肉瘤应尽可能完全切除，随后进行放疗和化疗。阿霉素、长春新碱和苯丁酸氮芥是最有效的药物。乳腺、肺和其他部位的肿瘤有时转移至甲状腺，但极少表现为单发结节。

（徐兴玉）

第三节　甲状旁腺

一、胚胎学和解剖学

从系统发育来看，首先见于两栖类动物的甲状旁腺出现得相当迟。该腺体起源于第三和第四咽囊，在下降至甲状腺后被膜的途中曾滞留于舌骨平面。人群中 4 个甲状旁腺者占 85%，其中 85% 位于甲状腺后外侧表面。4 个以上者占 15%。偶尔 1 个或更多甲状旁腺被包裹进入甲状腺或胸腺，成为腺体内的腺体。甲状旁腺Ⅲ（下位甲状旁腺）位置较低，可见于前纵隔，通常在胸腺内。上位甲状旁腺（甲状旁腺Ⅳ）在环状软骨平面与甲状腺外侧紧密相连，亦可疏松附着，带着极长的血管蒂在食管食管旁沟向尾侧移行进入后纵隔。约 85% 的下位甲状旁腺位于甲状腺下动脉与喉返神经交叉处 1cm 内。

正常甲状旁腺的形态可为卵圆形，息肉样，舌形或球体，呈独特的黄棕色，大小约2mm×3mm×7mm。4个腺体总平均重量约150mg。通常甲状腺下动脉（或甲状腺上动脉）向这些有被膜的腺体供血。可见血管从门样的结构进入其中，这一特征可区别甲状旁腺与脂肪组织。

二、生理学

在骨骼，肾脏和肠道的钙、磷代谢过程中，甲状旁腺素（PTH），维生素D和降血钙素发挥着重要作用。放射免疫分析法可测定这三种物质的量。具有重要生理学功能的离子钙可准确测定。血清中的钙，48%为离子状态，46%与蛋白结合，6%络合为有机阴离子。血清中总钙量随血清蛋白质量而变，但钙离子不受影响。

甲状旁腺素和降血钙素协作，调节血清钙离子浓度。当血清钙离子水平下降时，甲状旁腺分泌更多的甲状旁腺素，甲状腺内的滤泡旁细胞分泌降血钙素减少。甲状旁腺素升高和降血钙素减少，增强骨组织和肾小管对的钙吸收。更多的钙进入血流，钙离子水平恢复正常。

循环中的甲状旁腺素由不同成分组成，包括完整的激素和若干激素片段。氨基末端片段具有生物学活性，而羧基末端片段无生物学活性。免疫测定完整的甲状旁腺素，能筛查甲状旁腺功能亢进症，并通过选择性静脉置管对甲状旁腺素分泌源进行定位。非甲状旁腺肿瘤可产生甲状旁腺素相关肽（PTHrP），检测时不会与完整的甲状旁腺素发生交叉反应。

若正常受试者甲状旁腺素升高，离子钙降低，诊断甲状旁腺功能亢进必须同时抽取样本。甲状旁腺素增高，高钙血症且不伴低钙尿，几乎总是甲状旁腺功能亢进的特殊病症。

（徐兴玉）

第四节　甲状旁腺疾病

一、甲状旁腺功能亢进

【诊断要点】

◆疲劳加重，虚弱，关节痛，恶心，呕吐，消化不良，便秘，烦渴，多尿，夜尿，精神障碍，肾绞痛，骨痛，关节痛（结石，骨化，腹部呻吟，假性呻吟和疲乏暗示）。部分患者无症状

◆肾结石，肾钙沉着症，骨质减少，骨质疏松，纤维囊性骨炎，消化性溃疡，肾功能不全，痛风，假痛风，软骨钙质沉着症，胰腺炎

◆高血压，带状角膜病，颈部包块

◆血清钙，PTH，氯化物增高，血清磷酸盐正常或降低，尿酸和碱性磷酸酶有时升高，尿钙正常或升高，极少有降低，尿磷酸盐增高，肾小管磷酸盐重吸收减少，骨钙素和脱氧吡啶诺林连接增强

◆X-线表现：指（趾）骨骨膜下吸收，骨骼软化（骨质减少或骨质疏松症），骨囊肿，肾结石或肾钙沉着症

【概述】

甲状旁腺分泌甲状旁腺激素（parathyroid hormone，PTH），一种可溶于水的多肽，其生理功能是调节体内钙的代谢，维持体内钙磷的平衡。PTH对血钙的调节是通过肾脏、骨

骼和肠道三个器官。PTH 作用如下：①能抑制肾小管对磷的回吸收，使尿钙减少、血钙增加。还促使 1 一羟化酶在肾脏内激活维生素 D3；②能促进破骨细胞的脱钙作用，使磷酸钙自骨质脱出，提高血钙和血磷浓度；③通过维生素 D3 的作用增进小肠黏膜对钙的吸收。因此，给动物或人体注射 PTH 后，即引起血钙显著升高，血磷随之降低；同时，尿中钙和磷的排出量都增加。反之，在动物或人体切除甲状旁腺后，血钙即降低，血磷随之升高;同时，尿中钙和磷的含量都降低。

近年来发现甲状腺滤泡上皮以外，滤泡旁细胞（C 细胞）可产生一种与 PTH 有拮抗作用的激素，称为降钙素 (CT)，一种单链多肽，参与钙的代谢。CT 有抑制破骨细胞的作用，从而能抑制骨质的溶解，同时可作用于肾脏，增加尿中钙磷排出量，而使血钙降低。

目前所知，PTH 和 CT 都不受垂体的控制，而与血钙浓度之间存在着反馈关系。当血钙过低，可刺激 PTH 和抑制 CT 的合成和释放，使血钙增高；相反，血钙过高则抑制 PTH 和刺激 CT 的合成与释放，使血钙向骨骼转移，血钙浓度降低，从而调节了钙、磷代谢的动态平衡，使血钙、血磷维持在正常范围内。

【分类】

甲状旁腺功能亢进可区分为原发性与继发性两类。

1. 继发性甲状旁腺功能亢进　多见于下列原因所致的低血钙时：①肾功能不全（慢性肾炎）使血磷潴留，血钙因而相应地降低；②维生素 D 缺乏（佝偻病、骨软化症等）使钙在肠道内吸收不良；③在妊娠或哺乳期母体失钙过多。长时期的低血钙和长期刺激 PTH 的分泌增加，即发生甲状旁腺代偿性的增生、肿大。临床上亦出现骨骼的脱钙病变，但血钙则低于正常。

2. 原发性甲状旁腺功能亢进　多由于单发的甲状旁腺腺瘤 (86%) 所引起，较少由于多发的腺瘤 (6%) 或所有四个甲状旁腺的增生 (7%)，很少由于腺癌 (1%)。由于腺瘤的自主性地分泌过多的 PTH，不受血钙的反馈作用，血钙过高并不能抑制 PTH 的合成和释放，因此血钙持续升高。

原发性甲状旁腺功能亢进近年已较多见，在内分泌疾病方面仅次于糖尿病和甲状腺功能亢进。临床上可分为三种类型：①肾型：约 70%，主要表现为尿路结石，较少为肾实质的钙盐沉积；②肾骨型：约 20%，表现为尿路结石和骨骼的脱钙病变；③骨型：约 10%，主要表现为骨骼的脱钙病变。骨质疏松，骨外层和骨小梁萎缩、变薄，骨组织多为纤维组织所替代，并形成多个囊肿和巨细胞瘤样病变。

【临床所见】

多见于 25 ～ 65 岁，女多于男。肾型常被忽视。近年在系统检查尿路结石的患者中，5% ～ 10% 发现有原发性甲状旁腺功能亢进。对反复发作的肾结石，应考虑到此病。

骨型多属晚期，病变的骨骼（颅骨、指骨、股骨、胫骨、盆骨和腰椎等）有疼痛，呈结节状增厚、凹凸不平、弯曲或畸形;有时发生病例骨折。X 线片可见骨稀疏、变薄、变形。骨内有多个透明的囊肿影。由于血钙增高，因而神经肌肉的应激性降低，可引起全身肌张力低下，胃肠蠕动减弱，出现疲乏、食欲缺乏、恶心、便秘，甚至因咽肌无力而引起吞咽困难。

部分病人 (10%) 可伴有胃、十二指肠溃疡，且可合并上消化道出血，这可能由于血钙过高刺激胃泌素分泌增多，或由于血钙过高促使迷走神经末梢释放乙酰胆碱，从而引起胃酸分泌过多。部分病人（7%）可并发急性胰腺炎，这可能与胰管内钙盐沉着有关，或由于血钙过高环境下，胰蛋白酶原易被激活。部分病人还伴有胆石症。

血钙常超过 3.0mmol/L，而血磷多降至 0.65 ～ 0.97mm01/L，血中碱性磷酸酶亦常增加。要注意的是由于部分血钙与血清蛋白相结合，因此血清蛋白浓度可影响血钙的浓度，故在测定血钙前应测定人血白蛋白是否正常。

尿中钙排出量显著增高，即使在低钙饮食 3 日后，仍超过 5mmol/24h。另外，尿中环一磷酸腺苷（cAMP）的排出量升高，其测定对诊断很有意义。

【鉴别诊断】

诊断主要依靠综合指标如血钙值、钙磷比值、肾小管磷回吸收实验等，如果多次检查血中钙含量增高、磷含量降低，尿中钙排出量增高等，在大多数病例可以明确诊断。结合典型的骨相改变：骨膜下骨质吸收（指骨、锁骨外 1/3、尺骨远端）、骨囊肿形成（长骨干中央髓部、掌骨、肋骨），颅骨斑点状脱钙，需要时施行骼嵴的活组织检查，显示破骨细胞活跃，可以肯定诊断。

近年来应用放射免疫法已可直接测定血清 PTH 浓度，正常人在氨基端 25ng/L 以下。正常情况下，血清 PTH 浓度与血钙含量呈反馈关系，因此，如果血钙正常或略有升高，而血清 PTH 增高，就可诊断甲状旁腺功能亢进。

至于腺瘤的定位，近年多以 B 型超声检查作为首选方法，其准确率可达 90%；但如腺瘤直径小于 5mm 者较难发现。CT、MRT 检查和甲状腺下动脉插管行选择性造影，都有助于腺瘤的定位。应用 mTc-sestamibi 闪烁扫描显像，由于甲状旁腺摄取率比甲状腺高，而排泄速度慢，对检出甲状旁腺瘤的敏感性很高，有益于其定位。

鉴别诊断方面，主要需与恶性肿瘤（肺癌、肾癌、胰腺癌等）引起的血钙过高相区别。应用肾上腺皮质激素对由于恶性肿瘤所致的血钙过高，都可使之降低；但对于甲状旁腺功能亢进所指的血钙过高，则无效。

【治疗】

采用手术切除甲状旁腺腺瘤。对早期病例疗效良好；对严重的晚期病例，即使有效的切除了腺瘤，也常不能再恢复因肾实质的钙盐沉积所引起的严重肾脏损害。手术操作要求仔细、耐心. 解剖出甲状腺下动脉和喉返神经，这样才能将四个甲状旁腺显露出来。

3/4 的甲状旁腺腺瘤起源于下甲状旁腺，其中多数位于右侧；1/4 的腺瘤起源于上甲状旁腺，其中多数位于左侧。起源于下甲状旁腺的腺瘤，由于吞咽动作或胸腔内负压的吸引，可以移位至胸骨柄后的前上纵隔内（10%）。起源于上甲状旁腺的腺瘤可以移位至气管和食管间的间隙内，或食管后靠着颈椎;极个别的甚至可由此移位至后上纵隔内、在第一胸椎前。有 1% ～ 3% 的腺瘤位于甲状腺腺体内。这样看来，手术切除位于甲状腺背面的腺瘤，比较简单。异位的腺瘤常使手术探查和切除操作十分困难。移位至胸骨柄后前上纵隔内的腺瘤多可自颈部切口将残留的胸腺和腺瘤一并提到颈部予以切除。

由于多数腺瘤发生在右侧下甲状旁腺，一般先探查甲状腺右叶的背面。又由于腺瘤可以多发存在，因此，即使在右侧已发现腺瘤，也需探查左侧。由于多数甲状旁腺腺瘤源自于下甲状旁腺，因此，可循甲状腺下动脉分支进入甲状腺固有膜处 2 ～ 3cm 范围内寻找腺瘤。腺瘤一般如樱桃大小、圆形或卵形、质软、红褐色，有完整的包膜，平均 1.30g，与略呈暗紫色的甲状腺组织可以区别。腺瘤一般容易自甲状腺背面分离出来，其血管蒂要仔细加以结扎、切断。由于腺瘤有时不易与甲状腺的小囊肿、小结节或肿大的淋巴结区别，因此，术中常规地进行冻结切片检查，是明确诊断、防止错误的重要措施。

困难的是，如何在术中区别腺瘤与甲状旁腺的增生。一般来说，增生多同时累及四个腺体，程度可有所不同，有时有一个腺体增生特别明显，常不易与腺瘤区别。但甲状旁腺的增生在大小和重量方面都不及腺瘤，且没有包膜。如果术中在各处（气管、食管间的间隙、前上纵隔内、甲状腺腺体内）虽经详细探查找不到腺瘤，但四个甲状旁腺都呈增生样肿大，则应取其中一个的一半行冻结切片检查，证实确是增生后，再估计四个增生甲状旁腺的总重量。正常的甲状旁腺每个为 30 ～ 45mg，四个的总重量为 120 ～ 180mg。因此，要切除增生甲状旁腺中的三个或三个半，而使剩下来的甲状旁腺腺体约重 200mg，以维持术后甲状旁腺的正常功能。

腺瘤切除后 1 ～ 3 日内，由于腺瘤引起的正常甲状旁腺的不活动性萎缩，正常甲状旁腺的功能尚不足，或由于脱钙的骨骼大量的再吸收血钙，以致血钙含量常降至正常值以下，而在临床上发生手足抽搐。这种情况多见于骨型或肾骨型，其轻重也多与骨骼的脱钙程度成正比。治疗用静脉注射 10% 氯化钙溶液、口服维生素 D3；如果 4 ～ 6 周后血钙仍然低下，可给予二氢速固醇。另外，由于甲状旁腺激素还具有多尿作用，因此在手术切除腺瘤后，可发生少尿、甚至无尿。一般在输人大量液体后多能好转。

需要提及的是呈急性发病的重症甲状旁腺功能亢进，又称甲状旁腺中毒或甲状旁腺危象。症状迅速加重，出现昏迷、呕吐、多尿、失水等高钙血症综合征，血钙超过 4.0mmol/L，必须采取紧急措施：大量补充生理盐水；静脉点滴磷酸盐、呋塞米，以及降钙素以降低血钙血液透析可迅速降低血钙。一旦血钙降低，病情好转，即进行手术切除腺瘤。

二、甲状旁腺功能减退

【诊断要点】

◆感觉异常，肌肉痉挛，腕足痉挛，喉喘鸣，惊厥，全身乏力，肌肉和腹部绞痛，手足抽搐，尿频，嗜睡焦虑，精神性神经官能病，抑郁和精神病

◆颈部手术痕，Chvostek 和 Trousseau 征阳性，趾甲脆弱萎缩，牙齿缺陷，白内障

◆低钙血症和高磷血症，尿钙减少或缺如，甲状旁腺素降低或测不出

◆基底神经节，软骨，动脉钙化

【概述】

甲状旁腺功能减退症不常见，多作为切除甲状腺尤其是治疗甲状腺癌和甲状腺肿复发的手术并发症而发生。特发性甲状旁腺功能减退少见，是自身免疫疾病，与自身免疫性肾上腺皮质功能减退症相关。^{131}I 治疗 Graves 病所致甲状旁腺功能减退症罕见。新生儿期手足抽搐可能与母亲的甲状旁腺功能亢进症有关。里德耳甲状腺肿患者可同时发生甲状旁腺功能减退和甲状腺功能减退。

【临床所见】

A. 症状和体征

急性甲状旁腺功能减退的症状和体征为低血钙所致。血钙降低，可导致手足抽搐突然发生。潜伏性手足抽搐可表现为轻度或中度的感觉异常，面神经叩击试验 Chvostek 征或束臂加压试验 Trousseau 征阳性。首发表现为感觉异常，口周麻木、肌肉痉挛、易激惹、腕

足痉挛、惊厥、角弓反张和显著焦虑。皮肤干燥，指甲易碎，斑状脱发包括眉毛脱落常见。因原发性甲状旁腺功能减退罕见，故患者几乎均有甲状腺切除史。通常，术后临床表现出现得越早，预后越差。多年后部分患者逐渐适应了低钙血症，手足抽搐不再发生。

B. 化验检查所见

检查证实为血钙降低和血磷升高。尿磷减少或测不出。肾小管吸收磷的作用增强，尿钙降低。

C. 影像学检查

发生慢性甲状旁腺功能减退时，X 线检查可见基底神经节，动脉和耳廓钙化。

【鉴别诊断】

完整的病史对鉴别低血钙性抽搐极为重要。偶尔抽搐伴发于碱中毒和通气过度。症状性低血钙症的发生因甲状腺或甲状旁腺手术切除或损伤甲状旁腺，或甲状旁腺血供阻断所致，亦可继发于骨饥饿。低血钙性抽搐的其他原因有小肠吸收不良和肾功能不全。腹泻、胰腺炎、脂肪泻和肾脏病的病史可提示这两种疾病。吸收障碍的患者，血清蛋白质、胆固醇和胡萝卜素降低，大便的脂肪含量增高，而肾衰竭者血尿素氮升高。继发于特发性或医源性甲状旁腺功能减退的钙血症患者，甲状旁腺素降低，血清钙和尿钙磷及羟脯氨酸减少，血磷增高。而继发于吸收障碍和肾衰竭低钙血症者，甲状旁腺素增高，血清碱性磷酸酶正常或升高。

【治疗】

治疗的目的是：提高血钙含量，缓解抽搐；降低血磷，预防代谢性（迁徙性）钙化。术后低钙血症多为一过性，若持续超过 2 ～ 3 周，或需要用骨化三醇（1，25- 二羟维生素 D）治疗，可能为永久性甲状旁腺功能减退。

A. 急性甲状旁腺功能减退性手足搐搦

急性甲状旁腺功能减退性手足搐搦需急诊处理。要保持呼吸道通畅，消除患者疑虑，避免换气过度引起碱中毒。缓慢静推 10% 葡萄糖酸钙 10 ～ 20mL，控制抽搐。随后将 5% 葡萄糖溶液 +10% 葡萄糖酸钙 50ml 以 1ml/(kg.h) 的速度静滴。调整滴速，维持每小时检测的血钙值正常。骨化三醇（1，25- 二羟维生素 D）0.25 ～ 0.5g，每日两次，治疗急性低血钙效果较好，起效快（与其他维生素 D 制剂相比），作用持续时间短。对钙治疗无效的部分患者可出现低镁血症，此时应肌肉内注射硫酸镁 4 ～ 8g/d，或静滴 2 ～ 4g/d。

B. 慢性甲状旁腺功能减退

若静滴钙剂能缓解抽搐，可改为口服钙剂（柠檬酸钙、葡糖酸钙或乳酸碳酸钙），每日三次，或必要时使用。因维生素 D 的治疗剂量与中毒剂量的差值较小，故治疗甲状旁腺功能减退较为困难。治疗患者的高钙血症发作不可预知，无症状时可能已经发生。用特定治疗方案完全控制症状的数月或数年后，可发生维生素 D 中毒。对常规治疗不能控制低钙血症的特殊患者，在使用钙剂和 1，25- 二羟维生素 D 的基础上加用双氢速甾醇有效。必须经常检测血钙，调整维生素 D 的合理剂量，以免发生维生素 D 中毒。纠正低血钙症所需维生素 D 的剂量变化较大，约为 25　000 ～ 200　000IU/d。限制含磷饮食，大多数患者控制乳制品即可。部分患者需要使用氢氧化铝凝胶络合肠道中的磷，促进其排出。

【假性甲状旁腺功能减退症和假性假甲状旁腺功能减退症】

假性甲状旁腺功能减退症是伴 X- 连锁常染色体综合征，由于肾脏缺乏腺苷酸环化酶系统所致。本病具有甲状旁腺功能减退的临床和生化特征，患者表现为满月脸，躯体粗短，手指短粗，掌骨和跖骨短，心理缺陷和X线检查可见钙化。可伴有甲状腺和卵巢功能不全。虽然伴随低钙血症综合征，证据显示，骨质吸收增强，纤维囊性骨炎加重。尿磷增多的患者，静脉注射200单位甲状旁腺素（艾-豪二氏试验），治疗无反应。机体内甲状旁腺激素升高。控制病情需要使用维生素D，药物用量小于治疗特发性甲状旁腺功能减退症，治疗耐受少见。

假性假甲状旁腺功能减退症也是遗传性疾病，体检所见与假性甲状旁腺功能减退症相同，但血清钙和磷正常。在应激期间如妊娠和快速生长期，患者逐渐发生低钙血症，这提示本病与假性甲状旁腺功能减退症的遗传缺陷相同。

（徐兴玉）

第四十四章 骨关节

第一节 骨

一、骨的理化特性

成年人的骨坚硬而且具有弹性。骨中含有有机质和无机质，前者主要为骨胶原纤维和粘多糖蛋白，约占骨重的 1/3，使骨具有弹性；后者为无机盐类，主要为磷酸钙、碳酸钙和氯化钠等，约占骨重的 2/3，使骨质坚硬。骨的化学成分与物理性质，随年龄、生活环境及健康情况而发生变化。成人骨既有很大硬度又有一定弹性，比较坚韧；幼年时，骨组织中的有机质较多，弹性大、硬度小，可塑性大，易发生畸形；老年人则相反，骨组织中无机质较多，故脆性较大而易发生骨折。

二、骨与骨关节

骨是人体的支架，人体骨骼由 206 块大小不等、形态各异的骨组成。206 块骨分别构成三大部分，即头颅骨、躯干骨和四肢骨。这些骨依其不同的功能，按照一定方式和力学结构，通过关节肌腱、韧带或骨缝互相连接，构成完整的骨骼系统。

骨骼系统构成集体坚硬的骨架结构，构成并保持集体形态支撑体重。骨和关节是运动系统的主要组成部分。当骨骼肌腱发生运动，骨在运动中起杠杆作用，关节起枢纽作用。关节有一套基本的构造和特征，其活动范围大，活动灵活。四肢之所以活动自如，皆得益于四肢的关节。

三、关节的基本结构

骨与骨之间的连称为关节，骨面间互相分离，凭借其周围的结缔组织相连接，相对骨面间有滑液腔隙，充以滑液，因而具有较大活动性。

关节由关节面、关节囊和关节腔构成。

（一）关节面　是构成关节的各相关骨的接触面，关节面表面均覆盖软骨，称关节软骨，关节软骨厚度约为 2 ～ 7mm，其厚薄因不同的关节和不同的年龄而异。

（二）关节囊　为纤维结缔组织构成的囊，附着于关节面周缘及其附近的骨面上，并与骨膜融合，形成密闭关节腔，可分为内、外两层。外层可增强骨与骨之间的连结，并限制关节的过度运动。内层为滑膜，衬贴于纤维膜内面，其边缘附着于关节软骨的周缘，滑膜层内富有血管、淋巴管和神经，可产生滑液。滑液为透明蛋白样黏液，量少，呈弱碱性，正常情况下只有 0.13 ～ 2 毫升，由于含有较多的透明质酸，故黏稠度较高，滑液不但为关节提供了液态环境，而且保持了一定的酸碱度，保证了关节软骨的新陈代谢，并增加滑润，减少摩擦，降低软骨的蚀损，促进关节的运动功能。

（三）关节腔　为关节软骨和关节囊滑膜层共同围成的密闭腔隙，腔内含有少量滑液，可以减少关节活动时关节面之间的摩擦。关节腔内为负压，对维持关节的稳定起一定作用。

（四）关节软骨　关节软骨是关节的重要部分，它具有一下特点：

1、关节软骨具有弹性，能承受负荷和吸收震荡，减轻运动时的震荡和冲击；

2、关节软骨不含血管，淋巴管和神经，其营养由表面覆盖的滑液和关节滑膜层血管渗透获得；

3、关节软骨表面光滑，软骨间的摩擦系数通常小于 0.002，比两个冰面之间的摩擦系数还要小 3 倍，故有利于关节活动。

4、关节软骨的主要成分是软骨细胞、蛋白多糖、胶原纤维、水等，其中蛋白多糖和胶原纤维的基础成分是氨糖，其形成的海绵状立体结构使关节软骨富于弹性和抗力。

健康的关节必须处于正常的代谢平衡状态，具有光滑而有弹性的软骨，保证有足量而稳定的关节滑液。否则的话，必然导致骨关节的退行性兵变，引发骨关节疾病。

四、骨关节的病理变化

随着年龄的增长，人体的关节软骨不可避免地发生退化和磨损，事实上，软骨的退变自 20 岁后即开始，35 岁以后加速，几十年的关节运动不断地对软骨施压导致了关节软骨的破坏磨损不断加重，表面变得凹凸不平，暴露出软骨下面的骨膜派，使得两块骨之间发生直接接触，刺激骨膜毛细血管内液体渗出，引发炎症，从而导致了一种很常见的疾病——骨关节疾病。

（一）骨关节病与关节软骨

骨关节病的发病与关节软骨的破坏和修复有关，生物机械学、生物化学、炎症及免疫学因素都参与了骨关节病的发病过程。

骨关节病的病理生理主要是影响软骨基质中 II 型胶原蛋白和蛋白多糖这两种成分。表现为软骨细胞不能有效地补充，蛋白多糖的不断降解，使蛋白多糖含量进行性减少和大分子蛋白多糖空间结构变化，软骨的弹性下降，容易出现软骨损伤。关节过度磨损，过度负荷或关节负荷不均，还会导致软骨细胞释放与软骨基质降解有关的基质金属蛋白酶、丝氨酸蛋白酶，疏基蛋白酶和羧基蛋白酶，使软骨基质成分降解破坏，导致关节软骨进行性破坏。

（二）病理变化

病变主要累及关节软骨，软骨下骨及滑膜等关节周围组织。初期可见正常蓝色透明的关节软骨局灶性表层变软，呈灰黄色、不透明，表面粗糙，多见于负重部位；其后软骨面出现微小裂缝、粗糙、糜烂，组建形成溃疡，软骨面凹凸不平，最终软骨全部脱失。镜下所见：软骨细胞增生减少，软骨撕裂。局灶性软骨基质黏液样改变，肿胀，关节软骨全部脱失，关节软骨渐进性结构紊乱和变形，软骨细胞死亡，丧失正常的空间排列。

骨关节疾病是一种慢性、进展性关节病变，多累及负重关节和手的小关节，临床上以疼痛、变形或活动受限为特点。

（翟连锁）

第二节　骨关节常见疾病

一、骨关节炎

骨关节炎是一种最常见的关节病变，骨关节炎的名称极多，如肥大性骨关节炎、退行性关节炎、变性性关节炎、增生性骨关节炎或骨关节病，均指一种病，国内统一使用骨关节炎。其患病率随着年龄而增加，女性比男性多发。骨关节炎以手的远端和近端指间关节，膝、肘和肩关节以及脊柱关节容易受累，而腕、踝关节则较少发病。

骨关节炎可从20岁开始发病，但大多数无症状，一般不易发现。骨关节炎的患病率随着年龄增长而增加，女性比男性多见。世界卫生组织统计，50岁以上的人中，骨关节炎的发病率为50%，55岁以上的人群中，发病率为80%，国外的调查指出，有明显的骨关节炎X线证据者，在45～64岁年龄组中，男性占25%，女性占30%；而在65岁或以上的年龄组中，男性上升为58%，女性上升为65%。通过临床调查也证实，骨关节炎的发生率在59～69岁之间占29%，而在75岁或以上约占70%。我国将60岁以上划为老年，据估计到本世纪末，我国进入老龄人口将达1亿。如借用上述国外调查提出的骨关节炎的发病率粗估，我国仅在老年中的骨关节炎患者就可达5千万左右。因此，骨关节炎又被称为"下半生疾病"。1999年世界卫生组织将骨关节炎与心血管疾病及癌症列为威胁人类健康的三大杀手。

（一）病因与分类

骨关节炎的主要病理改变为软骨退行性变性和消失，以及关节边缘韧带附着处和软骨下骨质反应性增生形成骨赘，并由此引起关节疼痛、僵直畸形和功能障碍。

正常情况下，关节之间摩擦力很小不会造成磨损，除非过度使用或损伤。造成骨关节炎的最可能原因是合成软骨成分的异常，如胶原（是一种坚韧的、结缔组织中的纤维蛋白）和粘蛋白（一种产生软骨弹性的物质）的异常。另外，软骨虽然生长旺盛，但是很薄，其表面很容易发生破裂。关节边缘的骨过度生长，形成可以看见和摸到的包块（称为骨赘）。骨赘引起关节面不平，干扰正常关节的功能，引起疼痛。

（二）骨关节疾病临床分型

骨关节炎在临床上，可分为原发性和继发性二类。原发性骨关节炎，是指用目前所有的检查方法查不出病因的骨关节炎，通常所指的骨关节炎属于这一类；继发性骨关节炎是指在其它各种病因或疾病的基础上，诱发的病变，如创伤、类风湿关节炎、神经及内分泌疾病等。这一类骨关节炎的病变比较局限，不伴发赫伯登结节。反复使关节劳损的人群是患骨关节炎的高危人群，如铸造工人、矿工和公共汽车司机等。但是进行长跑锻炼的人却不是患本病的高危人群。肥胖是造成骨关节炎的主要因素，但目前证据尚不充分。

（三）临床治疗

1. 药物治疗

（1）透明质酸钠（阿尔治、海尔根、施沛特）：为关节腔滑液的主要成分，为软骨基质的成分之一，在关节起到润滑作用，减少组织间的磨擦，关节腔内注入后可明显改善滑液组织的炎症反应，增强关节液的粘稠性和润滑功能，保护关节软骨，促进关节软骨的愈合与再生，缓解疼痛，增加关节的活动能力。

（2）非甾体镇痛抗炎药：可抑制环氧化酶和前列腺素的合成，对抗炎症反应，缓解关节水肿和疼痛。可选用布洛芬1次200～400mg,1日3次;或氨糖美锌1次200mg,1日3次;尼美舒利（怡美力）1次100mg，1日2次，连续4～6周 。

2. 手术治疗　骨关节炎症状十分严重、药物治疗无效的，且影响病人的日常生活，就应该考虑手术干预。手术风险大。

（四）骨关节疾病的自我保健

1. 消除或避免致病因素：如适当休息、减肥、避免机械性损伤面对不良姿势，尽量纠正。

2. 知道特殊部位的自我处理方法：减轻受累关节负荷。

3. 适当的体育锻炼：很多人认为既然是退行性改变，那么就应该相应地减少关界的活动来缓解病情。

4. 食疗方法：（猪脚伸筋汤）薏苡仁、木瓜、伸筋汤、千年健各 60 克，用纱布包好，与猪脚一两只一起放入锅内，文火炖烂，去渣，不放盐。喝汤吃肉，分两餐使用。主要用于湿热证型者。因为木瓜、薏苡仁都是清热祛湿之品，伸筋草、千年健以舒筋活络为主。

二、类风湿关节炎

类风湿关节炎（rheumatoid arthritis）是一种以关节滑膜炎为特征的慢性全身性自身免疫性疾病。滑膜炎持久反复发作，可导致关节内软骨和骨的破坏，关节功能障碍，甚至残废。血管炎病变累及全身各个器官，故本病又称为类风湿病。病因尚不明确，部分患者发病期有受寒冷、潮湿、劳累、创伤或精神因素等影响。

（一）诊断

国际上沿用美国风湿病学学会 1985 年诊断标准，该标准于 1987 年进行了修订，删除了损伤性检查和特异性较差的关节疼痛和压痛，对晨僵和关节肿胀的要求更加严格。但我国风湿性关节炎 较西方国家为轻，标准第一条及第二条我国患者不尽都能符合，可以灵活掌握。现介绍如下：

1. 晨僵至少 1 小时（≥ 6 周）；

2. 3 个或 3 个以上关节肿（≥ 6 周）；

3. 腕、掌指关节或近端指间关节肿（≥ 6 周）；

4. 对称性关节肿（≥ 6 周）；

5. 皮下结节；

6. 手 X 光片改变；

7. 类风湿因子阳性（滴度＞ 1:32）。

确诊为类风湿性关节炎需具备 4 条或 4 条以上标准。其敏感性为 93%，特异性为 90%，均优于 1958 年标准（敏感性 92%，特异性 85%）。

（二）治疗

类风湿关节炎至今尚无特效疗法，仍停留于对炎症及后遗症的治疗，采取综合治疗，多数患者均能得到一定的疗效。

现行治疗的目的在于：控制关节及其它组织的炎症，缓解症状；保持关节功能和防止畸形；修复受损关节以减轻疼痛和恢复功能。

1. 一般疗法　发热关节肿痛、全身症状来患者应卧床休息，至症状基本消失为止。待病情改善两周后应逐渐增加活动，以免过久的卧床导致关节废用，甚至促进关节强直。饮食中蛋白质和各种维生素要充足，贫血显著者可予小量输血，如有慢性病灶如扁桃体炎等在病人健康情况允许下，尽早摘除。

2. 药物治疗　水杨酸制剂、吲哚美辛，布洛芬，萘普生等。

3. 理疗　目的在于用热疗以增加局部血液循环，使肌肉松弛，达到消炎、去肿和镇痛作用，同时采用锻炼以保持和增进关节功能。理疗方法有下列数种：热水袋、热浴、蜡浴、红外线等。理疗后同时配以按摩，以改进局部循环，松弛肌肉痉挛。锻炼的目的是保存关节的活动功能，加强肌肉的力量和耐力。在急性期症状缓解消退后，只要患者可以耐受，便要早期有规律地作主动或被动的关节锻炼活动。

4. 外科治疗　以往一直认为外科手术只适用于晚期畸形病例。目前对仅有 1 ～ 2 个关节受损较重、经水杨酸盐类治疗无效者可试用早期滑膜切除术。后期病变静止，关节有明显畸形病例可行截骨矫正术，关节强直或破坏可作关节成形术、人工关节置换术。负重关节可作关节融合术等。一般说来早期即予积极的综合性治疗，恢复大多较好。起病急的优于起病缓者，男性较女性为好，仅累及少数关节而全身症状轻微者，或累及关节不属对称分布者，往往病程短暂，约有 10% ～ 20% 患者因治疗不及时而成残废。本病不直接引起死亡，但严重晚期病例可死于继发感染。

类风湿关节炎病因学尚未完全明确。 类风湿性关节炎是一个与环境、细胞、病毒、遗传、性激素及神经精神状态等因素密切相关的疾病。

（三）风湿患者自我保健

自我推拿锻炼：

摇法：类风湿关节炎的晨僵明显，每天晨起后坚持自我摇动腕、指掌、指间关节以达到；消肿定痛的作用，维护和帮助恢复关节的正常功能。

按揉捻指法：坚持每天双手交替捻动十指关节，按揉各关节和相关穴位，以达到环节痉挛、疼痛、消肿的作用。

自我调护：由于手部经常暴露于外，与外界接触最多、最广，最易感受风寒湿邪。所以患者平时应主义手部的保暖、防风、防湿。还应注意保持各关节的正常功能姿势，以免发生强直畸形。

三、骨质增生

骨质增生是骨性关节炎的一种表现，属于骨关节的一种退行性改变。据统计，40 岁以上的人有 45% ～ 50% 出现骨质增生。60 岁以后，80% 以上的人或多或少会出现骨质增生。

（一）病理

随着年龄的增长，关节软骨逐渐退化，骨骼弹性减少，骨关节在不知不觉中被磨损，尤其是活动度较大的颈、腰关节，发生在颈部为颈椎增生，发生在腰部为腰椎增生或腰椎间盘突出。损伤的关节软骨没有血管供给营养时，就很难修复。这时，在关节软骨的周围，血液循环比较旺盛，就会出现代偿性软骨增长，即为骨质增生的前身，时间久了，增生的软骨又被钙化，这就是骨质增生，俗称骨刺。事实上只要骨刺逐渐适应了关节活动需要，骨刺就不会再生长了。

（二）治疗

1. 饮食治疗　饮食治疗的关键是合理安排饮食结构。老年人多食入一些含钙、磷、维生素及蛋白质丰富的食品，以弥补体内与骨代谢有关的物质的不足。饮食治疗贵在长期、合理地调节饮食并持之以恒，短时间内暴饮暴食不但对身体无益，反而有害。

2. 药物治疗　如果骨质疏松者体内代谢的异常，可以用药物进行调整。如老年性骨质疏松者存在着骨钙的丢失和某些维生素的缺乏，因而可以服用一定量的钙单剂、维生素制剂，来补充体内的不足。

3. 激素治疗　严格地讲，激素治疗也属于药物治疗，但有其特殊性。老年骨质疏松的治疗所用的激素不同于常用的固醇类激素，而是性激素（如雄激素、雌激素）。性激素可刺激骨骼的形成，减少骨质分解，达到治疗骨质疏松的目的。对于女性绝经后产生的骨质疏松，性激素的治疗更为重要和有效，同时可以补充植物雌激素，如大豆异黄酮。

4. 体育治疗　简称体疗，是通过体育运动调节全身代谢状态，改善骨骼血液循环状况，增加外力对骨骼的刺激，从而缓解骨质疏松。

5. 物理治疗　简称理疗，是将声、光、电等现代化理疗仪器作用于人体及骨骼之上，促进骨骼形成。主要通过超声波、超短波、磁疗热疗等。

6. 心理治疗　该治疗长期以来不被人们所重视。近年来，人们越来越多地认识到多种疾病（包括骨质疏松）的症状轻重与人们的心理状态关系密切。心胸广阔、心情愉快、性格豁达者往往症状较轻，治疗效果也好，心胸狭窄、性格怪癖、心情压抑者症状常表现的较重，治疗的效果也较差。因此，心理状态的调整日益受到重视。

7. 氟化物成骨治疗　人们都知道饮食当中过量的氟可以导致氟骨症、斑釉齿，其机理为进入机体内的氟与血中钙离子结合形成氟化钙，从而使血钙含量下降，此时使得甲状旁腺兴奋性增强，刺激骨钙入血，造成骨质疏松。

8. 户外锻炼　对于长期从事室内工作者应该每天至少保持 1 ～ 2 小时的户外体育锻炼，最好做一些有趣味的运动项目，如网球、门球、地掷球等，这样可以克服隋性心理。运动的强度一定要因人而异，如果体能较好者，运动量可适当加大，较大的运动量可以刺激骨钙的吸收，骨皮质增厚。

（三）自我保健

1. 体检　定期作身体检查，发现不适，及早就医。这一点对所有人群所有疾病都适用，早发现早治疗早健康。

2. 饮食　老年人应节制饮食，保持适当的体重，避免肥胖。均衡饮食多摄取富含抗氧化剂的食物如芒果、木瓜、甜瓜、葡萄、橘子、凤梨、香蕉、草莓、番茄、包心菜、马铃薯等含有丰富的维他命 ，而生物类黄酮可以预防自由基的破坏，减缓发炎反应，加速运动伤害的复原及强化胶质的形成。

3. 使用合理的、符合健康要求的寝具　保持正确的睡眠姿势，尽量避免长时间的侧卧、伏卧的睡眠。

4. 要注意端正坐姿　最忌半靠着沙发、枕头长时间看书；要注意看书、写字、打电脑间的休息，一般半个小时就应改换姿势或站起来活动一下；同时要防止空调和电扇正吹后背，气候变冷时注意随时增加衣服；

5. 避免久坐久站　如果需要长时间的久坐，坐的时候，腰要挺直，每小时起身活动两三分钟，舒展舒展筋骨；而久站则应注意姿势，且应适度活动。走路不要走太久，累了就停下来休息，以减轻膝关节负担。避免长时间低头、仰头、歪头、可以适当做颈部活动，最好每半小时就放松颈部肌肉，缓解一下颈部肌肉疲劳；避免弯腰提物　必要时先蹲下再提物品。弯腰这个动作，对脊椎是一个很大的负担，应养成屈膝蹲下的习惯，以减少脊椎的负担；

6. 选择合适的鞋子　尤其是不要穿过小或是太紧的鞋子，而女性应少穿高跟鞋或尽量避免穿过高的高跟鞋。这点可以很好的预防膝关节、足跟、脚趾部位的骨质增生；

7. 烟　香烟中的尼古丁会使脊椎椎间盘的功能逐渐退化。所以经常抽烟的人比不抽烟的人，背部酸痛的情形要高出 2 ～ 3 倍。

四、肩周炎

肩周炎又称肩关节组织炎，这是肩周肌肉、肌腱、滑囊和关节囊等软组织的慢性炎症，50 岁左右的人比较常见。但办公室的工作人员由于长期伏案工作，肩部的肌肉韧带处在紧张状态，故 50 岁以下人中也不少见。中医认为本病由肩部感受风寒所致，又因患病后胸肩关节僵硬，活动受限，好像冻结了一样，所以称“冻结肩”、“肩凝症”。肩关节是人体全身各关节中活动范围最大的关节。其关节囊较松弛，关节的稳定性大部分靠关节周围的肌肉、肌健和韧带的力量来维持。由于肌腱本身的血液供应较差，而且随着年龄的增长而发生退行性改变，加之肩关节在生活中活动比较频繁，周围软组织经常受到来自各方面的磨擦挤压，故而易发生慢性劳损。

（一）临床表现

肩周炎的发病特点为慢性过程。初期为炎症期，肩部疼痛难忍，尤以夜间为甚。睡觉时常因肩怕压而特定卧位，翻身困难，疼痛不止，不能入睡。如果初期治疗不当，将逐渐发展为肩关节活动受限，不能上举，呈冻结状。常影响日常生活，吃饭穿衣，洗脸梳头均感困难。严重时生活不能自理，肩臂局部肌肉也会萎缩，患者极为痛苦。

（二）治疗方法

中药治疗：肩周炎初期，中成药可选用木瓜丸、小活络丹、国公酒治疗。汤药可选用经验方：柴胡 10g，当归 10g，白芍 10g，陈皮 10g，清半夏 10g，羌活 10g，桔梗 10g，白芥子 10g，黑附片 10g，秦艽 10g，茯苓 10g。以白酒作引，水煎服，每日 2 次，饭后服。肩周炎后期，中成药可选用大活络丹、舒经活络丸、五加皮酒治疗。汤药可选用经验方：当归 30g，丹参 30g，桂枝 15g，透骨草 30g，羌活 18g，生地黄 30g，香附 10g，草乌 9g，忍冬藤 40g，桑枝 20g。水煎服，每日 2 次。

锻炼：目前，对肩周炎的治疗，多数学者认为，服用止痛药物只能治标，暂时缓解症状，停药后多数会复发。而运用手术松解方法治疗，术后容易引起粘连。所以采用中医的手法治疗被认为是较佳方案，若患者能坚持功能锻炼，预后相当不错。

（三）肩周炎的自我保健

1. 屈肘甩手　患者背部靠墙站立，或仰卧在床上，上臂贴身、屈肘，以肘点作为支点，进行外旋活动。手指爬墙患者面对墙壁站立，用患侧手指沿墙缓缓向上爬动，使上肢尽量高举，到最大限度，在墙上作一记号，然后再徐徐向下回原处，反复进行，逐渐增加高度。

2. 体后拉手　患者自然站立，在患侧上肢内旋并向后伸的姿势下，健侧手拉患侧手或腕部，逐步拉向健侧并向上牵拉。

3. 展臂站立　患者上肢自然下垂，双臂伸直，手心向下缓缓外展，向上用力抬起，到最大限度后停 10 分钟，然后回原处，反复进行。

4. 后伸摸棘　患者自然站立，在患侧上肢内旋并向后伸的姿势下，屈肘、屈腕，中指指腹触摸脊柱棘突，由下逐渐向上至最大限度后呆住不动，2 分钟后再缓缓向下回原处，反复进行，逐渐增加高度。

5. 梳头　患者站立或仰卧均可，患侧肘屈曲，前臂向前向上并旋前（掌心向上），尽量用肘部擦额部，即擦汗动作。

6. 头枕双手　患者仰卧位，两手十指交叉，掌心向上，放在头后部（枕部），先使两肘尽量内收，然后再尽量外展。

7. 旋肩　患者站立，患肢自然下垂，肘部伸直，患臂由前向上向后划圈，幅度由小到大，反复数遍。

请患者注意，以上动作不必每次都做完，可以根据个人的具体情况选择交替锻炼，每天 3 ～ 5 次，一般每个动作做 30 次左右，多者不限，只要持之以恒，对肩周炎的防治会大有益处。

五、骨质疏松

（一）概述

骨质疏松症是以骨组织显微结构受损，骨矿成分和骨基质等比例地不断减少，骨质变薄，骨小梁数量减少，骨脆性增加和骨折危险度升高的一种全身骨代谢障碍的疾病。骨质疏松症一般分两大类，即原发性骨质疏松症和继发性骨质疏松症。退行性骨质疏松症又可分为绝经后骨质疏松症和老年性骨质疏松症。老年人患病率男性为 60.72%，女性为 90.47%。

（二）病因

引起中老年人骨质丢失的因素是十分复杂的，近年来研究认为与下列因素密切相关。

（1）中、老年人性激素分泌减少是导致骨质疏松的重要原因之一。绝经后雌激素水平下降，致使骨吸收增加已是公认的事实。

（2）随年龄的增长，钙调节激素的分泌失调致使骨代谢紊乱。

（3）老年人由于牙齿脱落及消化功能降低，骨纳差，进良少，多有营养缺乏，致使蛋白质，钙，磷、维生素及微量元素摄入不足。

（4）随着年龄的增长，人体内氨糖的不断下降也是老年人易患骨质疏松症的重要原因。

（5）近年来分子生物学的研究表明骨疏松症与维生素 D 受体（VDR）基因变异有密切关系。

（三）症状

1. 疼痛。原发性骨质疏松症最常见的症症，以腰背痛多见，占疼痛患者中的 70% ～ 80%。疼痛沿脊柱向两侧扩散，仰卧或坐位时疼痛减轻，直立时后伸或久立、久坐时疼痛加剧，日间疼痛轻，夜间和清晨醒来时加重，弯腰、肌肉运动、咳嗽、大便用力时加重。般骨　量丢失 12% 以上时即可出现骨痛。老年骨质疏松症时，椎体骨小梁萎缩，数量减少，椎体压缩变形，脊柱前屈，腰疹肌为了纠正脊柱前屈，加倍收缩，肌肉疲劳甚至痉挛，产生疼痛。若压迫相应的脊神经可产生四肢放射痛、双下肢感觉运动障碍、肋间神经痛、胸骨后疼痛类似心绞痛，也可出现上腹痛类似急腹症。

2. 身长缩短、驼背。多在疼痛后出现。脊椎椎体前部几乎多为松质骨组成，而且此部位是身体的支柱，负重量大，尤其第 11、12 胸椎及第 3 腰椎，负荷量更大，容易压缩变形，使脊椎前倾，背曲加剧，形成驼背，随着年龄增长，骨质疏松加重，驼背曲度加大，致使膝关节挛拘显著。每人有 24 节椎体，正常人每一椎体高度约 2cm 左右，老年人骨质疏松时椎体压缩，每椎体缩短 2mm 左右，身长平均缩短 3 ～ 6cm。

3. 骨折。这是退行性骨质疏松症最常见和最严重的并发症。

4. 呼吸功能下降。胸、腰椎压缩性骨折，脊椎后弯，胸廓畸形，可使肺活量和最大换气量显著减少，患者往往可出现胸闷、气短、呼吸困难等症状。

（四）检查

1. 生化检查：测定血、尿的矿物质及某些生化指标有助于判断骨代谢状态及骨更新率的快慢，对骨质疏松症的鉴别诊断有重要意义。

（1）骨形成指标。

（2）骨吸收指标：

①尿羟脯氨酸。②尿羟赖氨酸糖甙。③血浆抗酒石酸盐酸性磷酸酶。④尿中胶原吡啶交联（PYr）或I型胶原交联N末端肽（NTX）。

（3）血、尿骨矿成分的检测：

①血清总钙。②血清无机磷。③血清镁。④尿钙、磷、镁的测定。

2、X线检查：X线仍不失为一种较易普及的检查骨质疏松症的方法。

3、骨矿密度测量：

（1）单光子吸收测定法（SPA）。

（2）双能X线吸收测定法（DEXA）。

（3）定量CT（QCT）。

（4）超声波（USA）。

（五）治疗

1. 药物治疗

原发性I型骨质疏松症属高代谢型，是由于绝经后雌激素减少，使骨吸收亢进引起骨量丢失，因此应选用骨吸收抑制剂如雌激素、降钙素、钙制剂。原发性II型骨质疏松症，其病因是由于增龄老化所致调节激素失衡使骨形成低下，应用骨形成促进剂，如活性维生素D、蛋白同化激素（苯丙酸诺龙）、钙制剂、氟化剂和维生素K2等。

（1）雌激素：是防治绝经后骨质疏松症的首选药物。只宜短时间里使用。

（2）Vir D：（1）罗钙全。（2）阿法骨化醇。

（3）钙制剂：①无机钙：1）氯化钙。2）碳酸钙。3）碳酸钙。

②有机钙：1）液体钙

（4）双磷酸盐：（1）氯甲双磷酸二钠。（2）羟乙基二磷酸钠。

（5）异丙氧黄酮。

（6）中医药。

（六）自我保健

1. 首先是补充含钙量高的食物：虾米，喝牛奶，豆制品，黑木耳 。

2. 加强运动，适当的运动，但是不宜过量的运动 。

3. 禁吃：可乐，快速面，煎炸，腌制食品 。

4. 多沐浴阳光 。

5. 使用营养补充产品：提供均衡的矿物质和维生素 。

（翟连锁）

第三节 骨关节疾病的病因

一、发病因素

1、年龄：随着年龄的增长，软骨开始肥大增厚，营养供应不足，出现软骨变性、软骨细胞减少、软骨撕裂，强度大的Ⅰ型胶原，透明软骨变成纤维软骨，关界软骨的粘滞性下降。胶原蛋白降解，骨质疏松，骨刺形成。又由于老年人雌激素水平低下，成骨细胞不活跃，造成退行性骨关节病。

2、遗传因素：骨关节病患者多有家庭聚集的倾向。

3、关节劳损。

4、肥胖：肥胖增加了负重关节的负荷命题中增加和膝关节病的发病成正比。

5、骨密度：当软骨下骨骨小梁变硬时，其承受压力的能力下降。因此骨质疏松者出现骨关节病的几率较高。

二、原因

关节疾病的患病原因尽管与年龄、关节劳损、遗传因素、肥胖等因素有关，但最根本的成因是关界软骨的磨损和骨关节滑液的缺失，与体内缺乏氨糖直接相关。

关节软骨的覆盖在关界面的骨质表面光滑而有弹性，能够承载巨大的负荷和吸收剧烈的震荡面对软骨下骨质起到良好的保护作用，使其免受破坏性冲击，同时减少运动时摩擦，是关节最重要的组成部分。

关节软骨的主要成分是胶原纤维和蛋白多糖，胶原纤维在关节软骨表面呈网络状排列，像支撑起的拱门，这种形状可抗击震荡和压力；蛋白多糖相互聚合，纵横交织形成三维立体网络，存在于胶原纤维搭建的空隙内，结合大量水分，使关节软骨富有弹性。

医学研究发现：氨糖是合成蛋白多糖和胶原纤维的基础物质，是关节软骨的主要成分。氨糖不仅是参与合成制造关节软骨和关节滑液的主要原料，而且可以刺激软骨细胞声称这些成分，进而生成新的关节软骨。

随着年龄的增长，成年人体内的氨糖含量逐渐减少，体内缺乏氨糖，会直接导致软骨细胞出现代谢异常的情况，分解的速度大于合成的速度，软骨中蛋白多糖会大量流失，关节软骨弹性下降，胶原纤维出现断裂，导致关节软骨不断退化和磨损，出现软化、糜烂、脱落、软骨下骨暴露，骨与骨之间直接接触，发生硬性摩擦，关节出现疼痛、肿胀、骨摩擦音等症状，骨关节疾病就发生了。

关节软骨破坏后，暴露的骨质受到磨损刺激及关节腔内有害因子刺激，反应性出现增生的现象，就形成所谓的“骨刺”，同时脱落的软骨碎屑等有害物质刺激关节滑膜，分泌大量炎性滑液，导致滑膜炎。病变发展到后期，骨质会出现硬化，关节变粗，关节周围的软组织也受到累及，出现肌腱挛缩、肌肉萎缩，进一步导致关节强直、畸形，关节功能完全丧失。

体内氨糖的缺乏，直接导致正常关节滑液失去来源。关节滑液的缺失不仅使骨与骨之间的硬性摩擦加剧。而且。关节滑液作为关节软骨营养的载体，它的缺失也是受损关节软骨无法得以修复的原因之一。再者，关节器官由于机体免疫能力的下降，关节中的有机质会发生代谢失衡，从而造成有害因子和有害酶增多，这些有害因子和有害酶类会对关节软骨及软骨组织造成很大的损伤，从而诱发关节炎症。

三、氨糖、年龄与运动能力

医学研究发现：氨糖在人体内的含量随年龄的增长而有所不同，从而决定了人在不同年龄段的运动能力。少年时期人体内氨糖含量最高，因而身体不断长高，喜欢运动。25 岁左右，氨糖在人体内的含量达到平衡，骨骼强壮，运动能力最强，人体几乎不再长高。30 岁以后，氨糖在人体内的含量不断降低且不再生成，一部分人经常感到全身酸软、无力，运动能力下降。45 岁以后，人体内的氨糖含量只相当于 18 岁时的 18%，关节软骨及滑膜的受损部分难以再生修复，大多数人此阶段已不喜欢运动。60 岁以后，氨糖在人体内的含量已微乎其微，人的身高比年轻时候矮小，走路腿软，关节疼痛经常发作。70 岁后，人体内的氨糖几乎耗损殆尽，人不但驼背，且免疫力和体质很差，运动能力低下。

从氨糖与年龄及运动能力的内在联系和发展规律来看，随着年龄的增长，人体内氨糖的缺乏也在加重。也就是说，对于中老年人而言，都可能会发生不同程度的骨关节退行性病变，因此，外源性地补充氨糖，消除骨关节疾病，对于每一个渴望健康自如生活的人来说都是十分重要的。

（翟连锁）

第四十五章 创伤骨科

第一节 创伤骨科现状与展望

创伤骨科学是随着医学科学技术的不断发展而从骨科学衍生出的一个重要学科分支。自 20 世纪末以来得到了快速的发展，与脊柱外科、关节外科一起同为骨科学三大主干学科。随着全球经济的不断发展、人类交际及流动范围的迅速扩大、延伸与频繁，伴之交通手段的快速发展，则创伤的发生率、特别是高能量创伤亦呈逐年增高趋势，因而创伤被国际上誉为“发达社会病”而跃居全球三大死因之一。对此，与之紧密关联的客观现实促进了创伤骨科学的迅速发展，亦同时对创伤骨科的基础与临床则不断提出了更高的要求及新的挑战。本文就我国创伤骨科的基础与临床现状作一归总分析，并对其发展对策作一刍议，旨在与创伤骨科同仁共勉，瞄准国际学科前沿，共同提升我国创伤骨科的技术水平。

一、骨科创伤基础研究已具一定深度

我国学者近年来在骨科基础研究方面主要开展了骨创伤修复材料、骨折愈合机制及促进骨折愈合、骨创伤生物力学、脊髓损伤的基因、干细胞及生长因子的治疗等，取得了长足的进步，促进了临床工作的开展。在组织工程骨、软骨、血管、神经及肌腱的构建研究方面进展较快，成效显著，部分组织工程构建的组织已进入临床前期研究阶段，其中组织工程骨、软骨已初步试用于临床。组织工程研究工作在国际上处于先进水平，某些研究处于国际领先地位。在创伤骨科临床研究方面紧密结合临床实际，开展了系列设备、器械的革新及临床新业务、新技术的实施。同时近几年各个亚专科相继制定推出了相关疾病、创伤的分类标准、治疗方案及临床评价标准，进一步规范了临床诊疗及评估工作，缩短了与国际上的这一差距，有力推动了临床诊断治疗水平的提高。

目前我国骨科的基础研究与国外发达国家相比仍较为薄弱，对此分析究其原因应与下列因素有关：①基础研究相对起步较晚；②对基础研究工作重视程度不够；③研究经费欠充足；④专职骨科基础研究人员为数不多，基础研究大多为在校研究生课题，缺乏连续性、深入性，难以形成前沿性、高深度的原创性研究工作。中华医学会骨科学分会基础学组的成立及不定期专题学术会议的召开，将会对改善我国骨科基础研究现状、提升基础研究水平起到积极的推动作用。

二、CT 三维重建影像技术已引起临床的关注

近年来 CT 技术发展迅速。从最早的非螺旋 CT 到单层、多层螺旋 CT（multi － slice spiral CT，MSCT），直到目前的 64 层螺旋 CT，已实现了真正意义上的容积数据采集。该技术在无创性影像诊断学中开创了一个全新领域，已成为骨科临床不可或缺的检查手段之一。随着影像技术的发展，CT 三维重建技术在骨科中逐渐得到应用，显示了传统 X 线片无可比拟的优势。MSCT 可进行薄层扫描，能显示直径为 1mm 的病变。重建层的三维图像直观、立体，可以显示各部分间的位置关系。通过三维图像的旋转和表面遮盖技术，能够去除所显示主体周围不需要的组织对主体的遮挡，并从多角度、多方位对骨折进行观察、分析，对此，特别适用于机体深部及周围组织过多的骨折的检查，如骨盆与髋臼骨折、脊柱骨折。这一

新技术的应用为骨科临床在疾病的诊断及手术方案的制定等方面提供了极大的帮助。目前创伤骨科已采用 CT 三维重建技术用于复杂骨盆和髋臼骨折、脊柱骨折、肩胛骨骨折及关节内骨折（如胫骨平台骨折）等创伤骨科的诊疗中，大大提升了临床诊断与治疗水平。

三、骨折治疗的微创理念临床医生业已建立

微创外科理念推动了骨折治疗理念的转变。从 AO 早期提倡的骨断端加压和坚强固定，过渡到强调骨折的生物学治疗（biological osteosynthesis BO），这一理念目前已被临床医生广泛接受并付诸于临床实践。重视骨折局部软组织的血运，固定坚强而不必加压是 BO 的内涵。对此，其核心为对长骨骨折不再强求解剖复位，而着重恢复肢体的力线和长度，并更加重视对骨折部位血供的保护和术后早期功能锻炼。在技术上强调采用闭合复位和闭合穿钉，不要求以牺牲局部血供为代价的精确复位和广泛的软组织剥离，不要求内固定物与骨骼间的紧密贴合，甚至不要求骨折端间的绝对稳定，从而使骨折的愈合时间与质量得到进一步的保证。在 BO 理念的指导下，多种创新性的内固定技术与内固定器，包括以“内固定支架”原理为依据的经皮微创接骨术（minimally invasive percutaneous osteosynthesis，MIPO）、点接触式内固定系统（point contact fixator，PC－Fix）、限制性微创内固定系统（limited invasive stablization system,LISS）、锁定加压接骨板（locking compression plate，LCP）相继研发和推广应用，所使用的钉板锁定结构和接骨板——骨皮质有限接触或不接触技术，均是微创外科理念的具体体现，显示出微创理念在医疗实践中所发挥的巨大作用。

四、C 臂、G 臂或 CT 引导下的骨折手术广泛开展

借助影像手段，在 C 臂、G 臂或 CT 引导下进行骨折手术的操作目前已成为各级医院骨科手术的常规手段。手术进行中在 X 线设备的引导下可以准确确定髓内钉及钢板的放置位置、钉的进入方向及深度。特别对于脊柱外科手术，由于其解剖结构复杂、重要组织比邻，对术中 X 线设备引导下的手术操作更具重要的价值，以增加手术的安全系数；在内固定物植入后可及时采用 C 臂、G 臂或 CT 进行检验，发现骨折复位不良拟或内植入物不妥之时，可及时予以调整更正，从而大大方便了医生操作、加快了手术进程、有效避免了手术的副损伤，有利于手术质量的提高与最佳疗效的获取。

五、关节镜下的骨关节损伤微创手术已引起临床重视

关节镜是骨折最早使用的微创技术，是 20 世纪骨科技术的重大进步。目前它不但已经从初创时单纯的膝关节扩展到肩、肘、腕、髋、踝，甚至指间关节，而且从原先简单的处理半月板损伤、异物及游离体摘除、滑膜疾病处理发展到目前能够开展半月板移植、前后交叉韧带重建和软骨缺损移植，其中前后交叉韧带的重建已成为常规定型手术。随着关节镜技术的日臻成熟及微创技术理念的深入，关节镜下的手术适应征亦不断扩大。近年来，在创伤骨科又借助关节镜开展关节内骨折的整复治疗（如胫骨平台骨折、胫骨髁间棘骨折、桡骨远端骨折、肱骨头骨折等）及膝、踝关节融合术等。镜下操作可使关节骨折的复位更接近解剖、且切口更小，对骨折端血供破坏更小，同时又避免了对关节附属软组织结构的手术干扰，最大程度地减少了手术的创伤，从而有利于关节功能的康复，大大提高了关节病变及关节内骨折的治疗效果。

六、关节软骨损伤治疗新技术已用于临床

1. 骨软骨镶嵌成形术用于关节软骨缺损修复

骨缺损的治疗目前仍无有效手段。传统的钻孔、微骨折、软骨修整成形术等的结果均为纤维软骨修复，仍不可避免发生关节退变。近年来有关骨软骨自体或软骨细胞自体、异体移植的方法已逐步进入实验和临床应用。在骨软骨自体移植中，骨软骨镶嵌成形术（mosaicplasty）即自体多块软骨柱移植手术已逐步进入临床。骨软骨镶嵌成形术的概念最初由匈牙利Hangody等提出。手术系在关节非负重区取下小圆柱状软骨移植物序贯排列成镶嵌状（马赛克状），用于治疗骨软骨缺损。移植的自体软骨柱包含正常软骨所需的必要元素，如透明关节软骨、完好的潮线和坚强的骨支撑。组织形态学显示:移植的透明软骨成活，合成的软骨层由80%移植透明软骨及20%从缺损底部形成的纤维软骨共同组成，移植软骨与周围组织的基质高度整合，供区缺损在8周后由纤维软骨填充。该手术于1992年开始应用于临床，1995年国际上已有成功的病例报道，1998年在欧洲运动创伤膝关节外科和关节镜会议（ESSKA）上得到进一步推广。目前我国上海九院骨科等单位已有临床成功病例报道。

2. 组织工程关节软骨用于关节软骨缺损修复

软骨组织没有血管，细胞成分单一，因此软骨组织是组织工程化构建研究最早开展的组织之一，且发展迅速。透明质酸钠和胶原膜复合软骨细胞构成的组织工程软骨已经商品化，已获美国FDA批准，并已进入临床试验或临床应用阶段，我国已有单位在临床上开展应用。①自体软骨细胞移植＋骨膜或筋膜覆盖：瑞典人Britterg于1987年进行了第1例临床应用，目前全球已有愈万例的应用报道。在一份1200例随访2～10年的报告中，软骨缺损在1.3～12cm^2，观察了患者自我感觉、外科评分、MRI及关节镜复查取样等项目，临床有效率在70%以上。缺损处能生成透明样软骨，但软骨基质含量、细胞数量及排列等均与关节透明软骨仍有明显差别。Carticel^{R}是最早的用于自体软骨细胞移植的商品，目前已完成ACI约4500例以上。但由于软骨细胞的流失等问题，影响了其应用；②胶原膜复合自体软骨细胞移植（MCI）：为Verigen公司二代产品，据相关的2年的随访报告23/25优良率，但长期效果尚无法定论；③透明质酸钠复合自体软骨细胞移植（Hyalograft^{R}C）：为FAB公司产品，1999年始用于临床，目前已开展600例以上。一组67例2～3年的随访结果表明：患者主观感觉改善97%，94%生活质量提高，膝关节外科功能检查87%获得高分，修复组织活检组化分析主要为透明样软骨样组织。

七、计算机辅助骨科技术已逐步用于临床

计算机辅助导航系统（亦称手术机器人系统）是指通过导航系统或智能装置改善术后显露、增加手术的准确性、减少医患双方接触射线的时间及促进外科手术的微创操作。计算机辅助骨科系统（compute－assisted orthopaedic surgery，CAOS）目前正在逐步进入创伤骨科领域，我国梁国穗、王满宜、罗从风教授等国内多家单位已在临床开展应用。由于辅助手术不仅缩小了手术切口、简化了手术操作，而且可提高手术精确度、减少手术并发症和缩短患者康复时间，已显示出其广阔的发展前景。

由于骨具有刚性结构、不易变形，因此计算机捕获的骨骼图像与术中实际解剖的符合率高、重复性好，因此计算机辅助手术技术特别适用于骨科技术。目前在创伤骨科已开展的手术，包括股骨颈骨折空心钉固定、髓内钉远端交锁、Ilizarov张力钢丝固定、部分关

节内和关节周围骨折的固定（如胫骨平台骨折、踝部骨折等）、经转子周围骨折 DHS 固定和经皮钢板固定（如 LISS 系统）以及骨盆和髋臼骨折内固定、全髋与全膝关节置换术等临床治疗中，使传统骨科手术的理念前进了一大步。

八、脊柱损伤微创技术临床已常规开展

随着微创技术的发展，微创脊柱内固定技术也随之问世。在 X 线透视或虚拟 X 线导航下进行经皮穿刺脊柱内固定技术，如经皮齿状突螺钉内固定术、经皮关节突螺钉寰枢椎内固定术、胸腰椎骨折的经皮椎弓根螺钉内固定术。这些在计算机辅助技术下进行的可视化监测手段的应用，明显提高了螺钉植入的准确性，大大降低了脊髓及神经根损伤的发生率，增加了手术安全系数。对于骨质疏松性椎体压缩骨折，近几年开展了经皮椎体成形术（percutanteous vertebroplasty）及气囊后凸成形术（kyphoplasty），以重建正常椎体的高度，恢复脊柱的稳定性，从而可明显改善患者症状，降低相关并发症的发生。

九、创伤骨科主要发展对策刍议

近几年我国创伤骨科由于与国际广泛学术交流及新设备、新技术的积极引进而得到了较快的发展，总体上与国际先进水平相比并不存在实质性的距离，许多先进技术已与国际同步开展，且尚具有病例资源丰富、易于集中开展的特点。但客观的分析，目前我国创伤骨科领域从整体上与先进国家相比仍存在一定的量性差距。笔者认为，这种差距与限制并非系手术本身而言，而是与临床为之相关联的医疗体制、行业规范及标准与“软件”的不同。对此，在此仅就上述几个方面的问题提出如下发展对策刍议：

1. 医生应注重人文科学

在强调医生的学术水平、技术水平与科学思维的同时，与之相关联的人文科学，如正确的世界观和方法论、新型的医学模式、医学心理学等软件的培养应予以高度重视。医生所治疗的对象是有生命、有思想的社会人，而不是需要修理的物件。因此，要求医生须能够为患者创造或提供一定的有利于创伤及身心康复的条件，而绝非仅是一个单纯的外科手术治疗过程。

2. 诊疗技术规范化、标准化须尽快出台

积极制定并实施全国统一的专科诊疗技术标准、规范和临床评价标准，逐步与国际接轨，促进临床诊疗水平的提高与科学化，同时可以依据标准科学、客观地评价临床工作及临床研究工作。这是摆在临床医生面前刻不容缓的重要工作，这一点已引起众多有识之士的关注。

3. 重视循证医学

循证医学（evidance based medicine）在医学科学研究中具有重要的价值，近几年越来越引起临床的关注。证据是循证医学的基础。在众多临床研究结果中，首先要对证据的有效性进行评价，以确定证据的质量和可靠程度。许多国际知名的医学杂志要求投稿者提出证据等级（evidence level）——既对论文的相信程度，并在论文摘要后标示可信水平。评价该论文的科研等级，有利读者了解文中观点和结果的可靠程度。在今年 9 月底于厦门召开的《中华骨科杂志》常务编委会上，杂志编辑部亦征求专家意见，拟推出论文发表是否可以采用可信水平这一评价指标。对临床研究而言，随机、双盲、对照、大样本、多中心的前瞻性研究远较一般的未经设计的回顾性随访更有说服力，而目前国内尚少见此研究论文。

4．正确理解与使用高新技术

骨科最新技术，诸如生物学技术、微创外科技术、计算机辅助骨科手术（CAOS）等高新技术均是跨学科、跨领域的综合性外科技能的具体体现。对此，几乎所有不同年资的医师都面临着再学习、不断学习、正确掌握新知识和新技术的挑战。及时了解并正确领会高新技术理念的内涵与意义，在崇尚、积极推行高新技术的同时，又要防止理解不全或技术掌握欠缺而并未给患者带来应有的疗效，甚至相反，乃至招致意外的伤害。任一高新技术的掌握及在外科手术中应有作用的发挥，无需置疑其均依赖于坚实的外科手术基本功及丰富的外科手术经验。对每一个高新技术应循序渐进、科学有序地进入临床，防止追时髦、一哄而起，更好地发挥与体现高新技术为医学临床服务，为人类健康服务的真正价值和目的。

（翟连锁）

第二节　创伤骨科常见疾病

一、闭合性骨折

【诊断要点】

1. 病史：外伤史。

2. 体征：具有骨折专有体征：异常活动、局部畸形、骨摩擦音（感）等。

3. X 线照片。

【治疗原则】

1. 凡疑有骨折者，一律按骨折处理。

2. 有休克者须先抗休克；有内脏损伤者，先处理内脏损伤，然后再处理骨折。

3. 疼痛剧烈，可给予镇痛药物。

4. 在恰当的麻醉下，早期手法复位。复位时要按 X 线片所示纠正骨折移位，动作要轻柔。

5. 不稳定型骨折，应用牵引术或切开复位。

6. 切开复位时机按具体情况决定。局部肿胀严重、伤后超过 48 小时者，可消肿后手术。

7. 四肢长骨干骨折复位后，应用石膏或夹板固定。

8. 复位后及时进行 X 线正侧位摄片或透视，复查治疗效果。

9. 早期指导病人作主动性功能锻炼。

10. 骨折应固定到临床愈合为止，一般时间是：锁骨 4 ～ 8 周，肱骨干 5 ～ 6 周，尺桡骨干 6 ～ 8 周，股骨 7 ～ 9 周，胫腓骨 8 ～ 10 周。颈椎 4 ～ 6 周，胸椎 6 ～ 8 周，腰椎 10 ～ 12 周。

11. 去除外固定前，必须摄 X 线片，确定骨折愈合为止。

二、小夹板固定术

【适应证】

1. 四肢闭合性骨折，但骨折不稳定型者，应配合应用皮牵引或骨牵引。

2. 四肢开放性骨折已进行内固定者，如股骨髓内针固定后。

【注意事项】

1. 所选择夹板长短、宽窄应当合适。太宽不能固定牢靠，太窄容易引起皮肤坏死。夹板应占肢体周径五分之四。

2. 应合理放置固定垫，并且位置要准确。

3. 应用夹板前应准确判断病人神经、血管等损伤情况，以利于观察。

4. 缚带要松紧合适，要求缚后所打的结可以上下移动 1 厘米。

5. 有计划指导病人作功能锻炼，并嘱病人随时复诊。

三、石膏绷带固定

【包扎前准备】

1. 物品:适当大小石膏绷带卷、温热水（约 40℃左右）、石膏刀、剪、针、线、衬垫物、颜色笔。

2. 患者的准备：

（1）向病者及家属交待包扎注意事项及石膏固定的必要性。

（2）用肥皂水洗净患肢，有伤口者先行换药。

【固定时注意事项】

1. 先将肢体置于功能位，用器械固定或专人扶持，并保持该位置直至石膏包扎完毕、硬化定型为止。扶持石膏时应用手掌，禁用手指。

2. 缠绕石膏时要按一定方向沿肢体表面滚动，切忌用力抽拉绷带，并随时用手抹平，使各层相互粘合。

3. 在关节部位应用石膏条加厚加固，搬动时要防止石膏折断，过床后要用枕头或沙袋垫平。

4. 石膏包扎后应注明日期及诊断。

5. 石膏未干固以前，注意凸出部勿受压，以免凹陷压迫皮肤，引起压迫性溃疡。

6. 为加速石膏凝固，可在温水中加放少许食盐，天气潮湿可用电炉、电吹风等方法烘干。

7. 石膏固定应包括骨折部位的远近端二个关节。肢体应露出指（趾）端以便于观察。

8. 术后应密切观察，尤其最初六个小时。如有下列情况，应及时切开或拆除石膏：

（1）肢体明显肿胀或剧痛。

（2）肢体有循环障碍或神经受压。

（3）不明原因的高热。

9. 石膏松动、变软失效，应及时更换。

10. 应鼓励患者活动未固定的关节，固定部位的肌肉应作主动收缩、舒张的锻炼，以促进血液循环，防止肌肉萎缩及关节僵硬。

四、锁骨骨折

【病史采集】

1. 及时完成病史的采集，24 小时内完成病历。

2. 内容应包括受伤的时间、机制、部位及伤后处理的经过。

【检查】

1. 接诊后必须及时完成体格检查。

2. 尤其注意是否合并血气胸；锐利伤还应注意臂丛神经损伤及锁骨下血管的损伤。

3. 应摄锁骨 X 线片，如果体检怀疑胸腔损伤，应摄胸部 X 线片以利确诊。

4. 拟手术的病人行血常规、血型、出凝血时间检查。

【诊断】

1. 有明确的外伤史。

2. 伤处出现疼痛、肿胀、皮下瘀斑，有时局部隆起，伤侧肩及上臂拒动；局部压痛，有的可 能触及到骨折端，可能触及骨擦感。由伤侧肩向锁骨方向纵向叩击痛阳性。

3. 锁骨 X 线片可显示锁骨骨折及其移位情况。

【治疗原则】

1. 手法复位：锁骨固定带或横“8”字石膏固定 4 周。无移位或青枝骨折可直接用上法固定 3 周后拍摄 X 线片，骨折愈合可去除外固定。

2. 手术治疗：对锁骨骨折移位严重，骨折片刺破锁骨下血管或臂丛神经或胸膜顶，则在手术检查的同时行锁骨骨折切开复位、牢固内固定。也可根据患者的要求施行手术。

【药物治疗】

按骨折三期辨证用药。初期宜活血去淤，消肿止痛，可内服活血止痛汤或肢伤一号方加减，外敷跌打外敷散；中期宜接骨续筋，内服可选用新伤续断汤，续骨活血汤或肢伤二号方，外敷接骨续筋膏；后期宜着重养气血，补肝肾，壮筋骨，可内服六味地黄丸或肢伤三方，外贴坚骨壮筋膏。儿童患者骨折愈合迅速，如无兼症，后期不必服药。

【疗效标准】

1. 骨折愈合：8 周摄 X 线片复查骨折线消失。

2. 延迟愈合：4 ～ 8 个月摄 X 线片复查，骨折线仍清晰。

3. 不愈合：8 个月摄 X 线片骨折线仍清晰。

【出院标准】

骨折功能复位，固定可靠，无近期并发症，可出院。门诊随访。

五、肱骨骨折

【病史采集】

包括外伤性质、时间、机制、部位、出血情况及伤后处理经过。

【检查】

1. 医师接诊后应及时完成体格检查。对肱骨干中下 1/3 骨折要特别注意是否伴有桡神经损伤。对肱骨髁上骨折尤其是严重移位者应注意是否伴有肱动脉损伤；对开放性肱骨干骨折，应注 意出血情况、上止血带时间、桡动脉搏动情况。

2. X 线检查：对损伤部位及时拍摄 X 线片以确诊骨折及了解骨折类型。对多发性损伤应摄全肱骨 X 线片，以免遗漏肱骨解剖颈、外科颈、肱骨髁上、肱骨内外髁、肱骨髁间及肱骨小头骨折。

3. 拟手术的病人行血常规、血型、出凝血时间检查。老年病人查心电图及尿糖。

【诊断】

1. 明确的外伤史。

2. 损伤部位可出现肿胀、皮下瘀斑、畸形、压痛、反常活动、骨擦音阳性、纵向叩击痛阳性。肱骨外科颈骨折可出现肩关节功能受限，肱骨远端骨折可出现肘关节功能受限。

3. 有神经血管损伤则有相应表现。

4. 摄正侧位 X 线片可确诊。对疑肱骨解剖颈或外科颈骨折可摄胸部 X 线片。

【治疗原则】

1. 肱骨解剖颈或外科颈骨折：

（1）无移位骨折，可用三角巾或颈腕吊带保护患侧上肢，或将患侧上臂贴胸壁固定，或用外展架固定 4 ～ 6 周。

（2）有移位骨折，可在局麻下手法复位，用超肩关节或外展架固定，或用甩肩疗法。

（3）若移位明显的骨折，经反复手法复位仍不理想，患者又有较高要求，可行手术切开复位内固定。

2. 肱骨干骨折：

（1）无移位的骨折，用小夹板或石膏固定 6 ～ 8 周。

（2）有移位的骨折，可在局麻下行手法复位，小夹板固定，也可用悬垂石膏。肱骨干开放性骨折或皮肤缺损需要换药者，可行尺骨鹰嘴骨牵引治疗。

（3）对经反复手法复位仍不满意，不稳定的粉碎性骨折，或合并有神经血管损伤，在手术探查时可行骨折切开复位内固定。

3. 肱骨远端骨折：

（1）无移位的肱骨髁上骨折、内外髁骨折、髁间骨折、肱骨小头骨折，可行肘关节功能位石膏固定。对髁上骨折，伸直型应功能位固定，屈曲型应伸直位固定。

（2）对有移位的上述骨折，手法复位成功率较低，应及时行手术切开复位内固定。

【药物治疗】

按骨折三期辨证用药。初期宜活血去淤，消肿止痛，可内服活血止痛汤或肢伤一号方加减，外敷跌打外敷散；中期宜接骨续筋，内服可选用新伤续断汤，续骨活血汤或肢伤二号方，外敷接骨续筋膏；后期宜着重养气血，补肝肾，壮筋骨，可内服六味地黄丸或肢伤三方，外贴坚骨壮筋膏。儿童患者骨折愈合迅速，如无兼症，后期不必服药。

闭合性骨折合并桡神经损伤，可将骨折复位后用夹板固定，内服药中加入益气活血，通经活络之品，如黄芪，地龙之类，并选用骨科外洗二方，海桐皮汤熏洗。

【疗效标准】

1. 骨折愈合：4 个月内愈合。

2. 延迟愈合：4 ～ 8 个月。

3. 不愈合：超过 8 个月骨折线仍清晰。

（1）肱骨解剖颈或外科颈骨折，可致程度不同的肩关节功能障碍。

（2）肱骨远端骨折可致肘关节不同程度的功能障碍。

（3）肱骨内外髁骨折可致肘关节不同程度的肘内、外翻畸形。

【出院标准】

骨折功能复位，固定可靠，无近期并发症，可出院。院外功能锻炼及门诊随访。

六、股骨骨折

【病史采集】

1.24 小时内必须完成病史采集。

2. 内容必须包括外伤发生的时间、致伤因素、创伤机制、有无合并症、疼痛性质及程度、功能活动障碍情况、曾经经历的治疗经过及效果，过去有无类似病史。

【检查】

1. 必须及时完成体格检查（按照望、触、动、量程序）。

2. 辅助检查：

（1）有条件者一定摄伤侧 X 线片。

（2）血常规、血型及出凝血时间检查。老年病人查心电图及尿糖。

【诊断】

1. 具有外伤史。

2. 肢体疼痛，功能障碍。

3. 骨折专有体征：畸形、骨擦感（音）、反常活动。

4. 合并症体征。

5. X 线片骨折征象。

【治疗原则】

1. 手法复位、外固定：选择石膏，滑动型骨牵引。

适应证：

(1) 儿童。

(2) 病人体质差，不能耐受手术。

(3) 骨折可疑，复查 X 线片前宜外固定。

2. 急症手术适应证：

(1) 开放性骨折。

(2) 伴有重要神经、血管、肌肉损伤。

(3) 合并其它重要脏器损伤，病人一般情况尚可，手术后有利于搬动。

3. 限期手术适应证：

(1) 合并失代偿休克等极度衰竭的病人。

(2) 有急症手术客观条件。

(3) 手法复位不能达到功能性复位或不能维持功能性复位。

(4) 关节内骨折。

(5) 骨折不愈合或延迟愈合。

(6) 对儿童慎重考虑。

4. 手术方法选择：

(1) 股骨粗隆间骨折：可选用鹅颈钉、双翼钉、“γ”钉等。

(2) 股骨干中段以上骨折：选用梅花针、钢板等。

(3) 股骨干中段以下骨折：可选用钢板、交锁钉及其它具有锁定功能内固定器械。

(4) 股骨髁及髁上骨折：可选用“L”型钢板、“T”型钢板、骨栓、特形钢板等。

5. 辅助性治疗：

(1) 抗生素。

(2) 抗休克：止痛、输血、补液。

(3) 防止并发症。

(4) 针对其它器官、组织损伤应用药物。

(5) 物理治疗。

(6) 功能锻炼 可用辅助设备、器械。

【药物治疗】

按骨折三期辨证用药。初期宜活血去淤，消肿止痛，可内服活血止痛汤或肢伤一号方加减，外敷跌打外敷散；中期宜接骨续筋，内服可选用新伤续断汤，续骨活血汤或肢伤二号方，外敷接骨续筋膏；后期宜着重养气血，补肝肾，壮筋骨，可内服健步虎潜丸，外贴坚骨壮筋膏。

【疗效标准】

1. 治愈：不扶拐行走三分钟、且不少于三十步。

2. 未愈：未达到上述标准。

【出院标准】

骨折功能复位，固定可靠，无近期并发症，可出院，门诊随访。

七、胫腓骨干骨折

【病史采集】

1. 24 小时内完成病史采集。

2. 内容必须包括受伤时间、受伤机制、伤后包扎固定情况，院外处理情况。

【检查】

1. 检查足趾背伸活动及足背动脉搏动情况，排除神经、血管损伤的可能。

2. 若小腿肿胀明显，应同时注意小腿骨筋膜室综合征发生的可能。

3. 摄小腿正侧位 X 线片。

4. 血常规、血型及出凝血时间检查。老年病人查心电图及尿糖。

【诊断】

1. 有外伤史，伤腿肿痛、活动受限。

2. 具有骨折的专有体征，对小腿上段的骨折，应详细检查血管、神经情况。

3. 清晰的小腿正侧位 X 线片，可显示骨折情况。

【治疗原则】

1. 无移位或经整复后无明显移位的骨折，可行长腿石膏或小夹板外固定。

2. 斜型、螺旋型或粉碎型等不稳定性骨折，根据骨折不同类型，选取骨牵引、石膏或夹板、手术内固定或外支架等方法，或联合使用。

3. 开放性骨折的病人，应根据伤情及骨折部位污染情况，清创后选用骨牵引或即时内固定或外支架固定。

【药物治疗】

按骨折三期辨证用药。胫骨中，下 1/3 后期宜着重养气血，补肝肾，壮筋骨。

【疗效标准】

1. 治愈：患肢无疼痛，肢体功能活动恢复正常。复查 X 线片示骨折功能复位，骨痂生长良好，骨折线消失。

2. 未愈：未达到上述标准者。

【出院标准】

骨折功能复位。固定可靠，无近期并发症，可出院。

八、踝部骨折

【病史采集】

1. 24 小时内完成病史采集。

2. 内容必须包括受伤时间、受伤机制、伤后包扎固定情况，院外处理情况。

【检查】

1. 应检查侧副韧带有无损伤，有无踝关节脱位。

内服健步虎潜丸，外贴坚骨壮筋膏。

【疗效标准】

1. 治愈：不扶拐行走三分钟、且不少于三十步。

2. 未愈：未达到上述标准。

【出院标准】

骨折功能复位，固定可靠，无近期并发症，可出院，门诊随访。

九、胫腓骨干骨折

【病史采集】

1. 24 小时内完成病史采集。

2. 内容必须包括受伤时间、受伤机制、伤后包扎固定情况，院外处理情况。

【检查】

1. 检查足趾背伸活动及足背动脉搏动情况，排除神经、血管损伤的可能。

2. 若小腿肿胀明显，应同时注意小腿骨筋膜室综合征发生的可能。

3. 摄小腿正侧位 X 线片。

4. 血常规、血型及出凝血时间检查。老年病人查心电图及尿糖。

【诊断】

1. 有外伤史，伤腿肿痛、活动受限。

2. 具有骨折的专有体征，对小腿上段的骨折，应详细检查血管、神经情况。

3. 清晰的小腿正侧位 X 线片，可显示骨折情况。

【治疗原则】

1. 无移位或经整复后无明显移位的骨折，可行长腿石膏或小夹板外固定。

2. 斜型、螺旋型或粉碎型等不稳定性骨折，根据骨折不同类型，选取骨牵引、石膏或夹板、手术内固定或外支架等方法，或联合使用。

3. 开放性骨折的病人，应根据伤情及骨折部位污染情况，清创后选用骨牵引或即时内固定或外支架固定。

【药物治疗】

按骨折三期辨证用药。胫骨中，下 1/3 后期宜着重养气血，补肝肾，壮筋骨。

【疗效标准】

1. 治愈：患肢无疼痛，肢体功能活动恢复正常。复查 X 线片示骨折功能复位，骨痂生长良好，骨折线消失。

2. 未愈：未达到上述标准者。

【出院标准】

骨折功能复位。固定可靠，无近期并发症，可出院。

十、踝部骨折

【病史采集】

1.24 小时内完成病史采集。

2. 内容必须包括受伤时间、受伤机制、伤后包扎固定情况，院外处理情况。

【检查】

1. 应检查侧副韧带有无损伤，有无踝关节脱位。

2. 应摄踝部正侧位 X 线片。

3. 血常规、血型及出凝血时间检查。老年病人查心电图及尿糖。

【诊断】

1. 有外伤史，伤后踝部肿胀、压痛、功能受限。

2. 清晰的 X 光片，加上受伤机制可以明确骨折类型。

【治疗原则】

1. 对无移位的踝部骨折，可以石膏固定 6 ～ 8 周，并早期行肢体锻炼。

2. 对有移位或复位后仍有移位的骨折及脱位，应行手术切开复位内固定，要求做到：

(1) 踝穴要求解剖对位；

(2) 内固定必须坚强，以便早期功能锻炼；

(3) 对关节内的骨及软骨碎片必须清除。

【药物治疗】

按骨折三期辨证用药。一般中期以后应注意舒筋活络，通利关节；后期局部肿胀难消，应行气活血，健脾利湿；关节融合术后则需补肾壮骨，促进愈合。

【疗效标准】

1. 治愈：骨折解剖复位，踝部疼痛消失，行走无不适。

2. 好转：骨折基本达到解剖复位，踝部仍有疼痛或行走时疼痛。

3. 未愈：未达到上述标准者。

【出院标准】

骨折功能复位，固定可靠，无近期并发症，可出院。

（翟连锁）

第三节　创伤骨科病人的疼痛治疗

社会进步，近代工业交通事业的发展，创伤病人日益增多。临床医师在对创伤病人的病情进行正确评估、诊断的同时，往往需要给予病人合适的镇痛、镇静治疗，以求病人合作进行必要的检查和处理。早期镇痛治疗也有助于减轻机体对严重创伤的应激反应，但是疼痛治疗也可以影响对病情的正确诊断，镇痛方法选择不当也可以引起呼吸抑制、低血压等严重并发症，使镇痛措施在创伤病人的应用受到限制。对创伤病人如何正确、有效、合理地使用镇痛技术是现代创伤骨科需要重视的问题。

一、疼痛的病理生理

疼痛系统的组成。疼痛系统由以下方面组成

1．外周神经系统中伤害性知觉感受器，是初级传入神经纤维的游离神经末梢、能感觉疼痛刺激。

2．初级传入神经纤维（Aδ 和 C 纤维）

可被伤害性刺激激活的初级传入神经轴索为有髓鞘的 Aδ 纤维和无髓鞘的 C 纤维的游离端，80% ～ 90%C 纤维对伤害性刺激有反应。Aδ 纤维对伤害性机械刺激有反应。

3．后角

初级传入神经纤维和后角内神经元之间的突触是对传入的伤害性刺激进行加工和整合的重要部位，在后角内传入的伤害性刺激信息或被向上传入更高级中枢，或被下行性系统抑制。

4．上行性伤害性知觉传导束

其将伤害性刺激传至更高级神经中枢，包括脊髓丘脑束、脊髓下丘束。

5．高级中枢（丘脑、下丘脑、边缘系统、大脑皮层）

与疼痛的辨别、疼痛的情感成分、记忆成分以及疼痛刺激引起的运动有关。

6．疼痛调节系统

包括阿片系统参与下行镇痛，去甲肾上腺素系统、5 羟色胺系统可产生镇痛。

二、创伤骨科病人的疼痛特点

创伤和手术后疼痛为创伤痛。这种疼痛与手术创伤的大小、侵袭器官的强度以及手术时间的长短有很大的关系。

在股骨关节置换手术再建术后产生的镇痛，是典型的创伤疼痛，常因脊髓反射造成大腿股四头肌等深部肌肉的痉挛性收缩。这种挛缩可以引起强烈的疼痛，挛缩性疼痛常与切口创伤痛同时发作，疼痛在挛缩发作时难以忍受，这种疼痛也可发生在脊柱和大关节手术后。

随着病程的进展，在创伤后的不同时期，疼痛也有不同的特点。所需采取的对策也不相同。

在创伤或大手术后 1 ～ 3 天，机体对痛觉处于高敏状态，疼痛剧烈，任何的创面移动、体位不当可使疼痛明显加重，病人表现为焦虑不安，严重者伴有休克、高热等全身症状。此时使用一般镇痛药无效，需要用阿片类药物或神经阻滞才能达到满意效果。

在创伤或大手术后 3 ～ 7 天，创口疼痛程度减轻，但活动后或咳嗽可加重疼痛程度。病人的精神较为抑郁，使用小剂量的阿片类药物或是甾体类药物，使用合适的体位、组织固定可以取得良好的镇痛效果。

在创伤和大手术的恢复期，患者多表现为创伤部位深部的疼痛。肌腱、韧带、骨膜关节、神经断端，性质为持续性疼痛，无明确的部位。部分病人可有幻肢痛。此时在镇痛治疗同时还需去除病因和心理治疗。

三、伤病人对机体器官功能的影响

疼痛本身是一种保护性机制，可以制约病人的活动，以免造成进一步的伤害，但是过分的疼痛刺激不能得到缓解，势必对机体造成诸多影响。

严重创伤产生的疼痛刺激，通过激活下丘脑、垂体、肾上腺髓质以及肾素—醛固酮系统引起交感神经兴奋，肾上腺素分泌增多，从而影响心血管系的功能，可造成神经源性休克，或者心肌氧耗增加致心肌缺血，心律失常心力衰竭，对高龄患者更增加危险性。

创伤患者因疼痛不敢深呼吸和咳嗽，使呼吸受限，肺活量和功能残气量降低，呼吸道分泌物阻塞可引起一系列的肺部并发症如肺炎、肺不张、急性呼吸衰竭等。

创伤疼痛产生的应激反应可引起体内多种激素的改变，促进分解代谢的激素增加，如皮质激素、高血糖素，促进合成代谢的激素减少如雄激素和胰岛素。肾上腺皮质激素、高血糖素水平升高，促使糖原分解、蛋白质和脂肪分解，使病人处于负氮平衡，不利于伤口的愈合和机体康复。

【创伤骨科病人疼痛治疗原则】

四肢脊柱创伤病人有 23% 合并有胸腔、腹腔和脑损伤，这类病人往往伴有休克和呼吸功能障碍，必须重视创伤病人全身各脏器功能状况，评估病情改变过程并及时处理。在此同时可根据需要适当进行镇痛治疗。对于骨折患者，尽快进行骨折固定，伤口清创等，尽快去除致痛病因，镇痛治疗才能收到良好的效果。原则上应避免反复大量使用强效镇痛药物。

镇痛药的种类和剂量根据创伤的部位、疼痛的程度、病人的全身状况选用镇痛药。首先选用非甾体药物，效果不好选用阿片类药物。剧烈疼痛病人可选用非甾体药物 + 神经安定 + 静脉小剂量阿片类药物，必要时再加用局部神经阻滞，能收到良好的镇痛效果，而且能减少药物用量和药物副作用。

创伤病人多为饱食病人，使用阿片类药有致呕吐作用并抑制消化道活动，故使用阿片类药物宜加用氟哌利多、异丙嗪、灭吐灵等镇吐药，要注意防止误吸。

创伤病人使用镇痛药物须观察病人神态、血压、心率和呼吸（频率、幅度、方式）关注病人的主诉及注意用药后不良反应。如恶心、呕吐、烦躁、心率失常、呼吸抑制等。

四、常用的镇痛药物

（一）麻醉性镇痛药

麻醉性镇痛药即阿片类药物，是迄今为止使用最为广泛的术后镇痛药，常用的阿片类药包括吗啡、芬太尼、哌替啶等。

【吗啡】

吗啡是长效、作用较快的镇痛药物，其对中枢神经系统的效应不仅仅局限于减少对伤害性刺激的反应性、提高情绪和镇静，还包括意识朦胧、嗜睡、烦躁和幻觉，具有成瘾性。肌注和口服后吸收迅速完全，老人和肝肾功能障碍者排除时间延长，代谢产物吗啡 6- 葡糖酐酸镇痛活性强于吗啡。这是它作用时间延长的主要原因。

副作用：①呼吸抑制，为吗啡最大的毒副作用，是阿片类药物导致病人死亡的唯一重要原因，呼吸抑制的程度与剂量呈正相关。小剂量时呼吸频率减慢，大剂量时减少潮气量。在病人入睡时，老年病人、呼吸系统和中枢神经系统病变者更易产生呼吸抑制。吗啡可释放组胺，对支气管哮喘病人可诱发哮喘。②恶心呕吐，小剂量吗啡刺激位于第四脑室的化学感受区进而兴奋延髓呕吐中枢诱发恶心和呕吐反应。③尿潴留、便秘。吗啡可通过增强尿道平滑肌、膀胱逼尿肌和尿道括约肌张力引起尿潴留。吗啡还直接作用胃肠道平滑肌，减慢消化道平滑肌运动导致便秘④通过组织胺释放造成局部搔痒、红丘斑疹。

用法：每 3 ～ 4 小时用药一次，在正常体重成人需吗啡 5mg 肌注或 1 ～ 5mg 静注，或 0.3mg× 体重（Kg）/24 小时，稀释成 50ml 后微泵 24 小时推注。

适应症：广泛应用于中、重度疼痛的治疗，在有呼吸系统疼痛和已有颅内高压的病人宜慎用。

表 45-3-1　常用阿片类药物作用时间、剂量对照表

药物	等效剂量(mg)	降值时间(min)	持续时间(h)
吗啡	10	20 ~ 30	2 ~ 3
哌替啶	80	5 ~ 7	2 ~ 3
芬太尼	0.11	3 ~ 5	0.5 ~ 1
曲马多	50	20 ~ 30	4 ~ 5

【纳络酮】

纳络酮是目前唯一用于临床的纯阿片受体拮抗剂。能竞争性拮抗所有阿片受体。静注后 2 ～ 3min 起效，维持 45min。肌注后维持 2.5 ～ 3h，清除半衰期为 1 ～ 2h。

给药方法：成人首剂 0.04mg/kg，每 30min 重复一次，至呼吸改善为止。

（二）非甾体类抗炎药

非甾体类抗炎药是一类治疗作用相似，而化学结构并不一定相关的一组药物。主要包括水杨酸类、对氨基酚衍生物，吲哚衍生物，丙酸衍生物。吡唑酮衍生物等。非甾体类抗炎药在治疗关节炎症和疼痛时效果显著，其也适用于治疗术后疼痛。胃肠外给纳络酮用于治疗术后疼痛有取代阿片类药物的趋势。非甾体类抗炎药的镇痛机制是通过抑制炎症反应部位环氧化酶活性，使前列腺素和血栓烷形成减少起到消除炎症和相关疼痛。常用药物有酮络酸、阿司匹林、布洛芬和吲哚美辛等。

【酮洛酸】

酮洛酸是第一种可供注射用镇痛效果最强的非甾体类抗炎药，单次肌注 10 ～ 30mg 的术后镇痛效果与吗啡 6 ～ 30mg 或哌替啶 50 ～ 100mg 相当。

药物代谢：肌注后吸收迅速完全，10min 左右其效，维持 6 ～ 8h，口服吸收亦较完全，约 30 ～ 60min 发挥镇痛效应，1.5 ～ 4h 达高峰，维持 6 ～ 8h。

其主要与葡萄醛酸结合经肾脏排泄。老年人与肾功能障碍者排泄减慢。

副作用：主要表现在神经系统包括嗜睡、头晕、失眠、眩晕、抑郁、感觉异常等。以及胃肠道包括：消化不良、恶心、腹泻、便秘、直肠出血等，长期使用可致肝肾功能异常。

酮洛酸作为辅助药可明显减少各种疼痛病人的阿片药用量。

用法：首剂 30mg 或 60mg 肌注，以后每 6 小时用药一次。剂量减半。第一天用量不超过 150mg，以后每天不超过 120mg。

适应症：手术后的中、重度疼痛需要肌注给药。手术后的轻、中度疼痛则口服给药，支气管哮喘病人禁用，不宜用于出血时间延长病人。

表 45-3-2　其他常用非甾体类抗炎药

药物名称	剂量（mg）	间隔时间(h)	最大剂量(mg/d)	峰值时间(h)	（半衰期）
乙酰水杨酸	325 ~ 1000	4 ~ 6	4000	2	2 ~ 4
布洛芬	200 ~ 400	6 ~ 8	3000	2	2
消炎痛	25 ~ 75	6 ~ 8	200	1	2
奈普生	首次 500 以后 250	6 ~ 8	1250	2 ~ 4	12 ~ 15

（三）氯胺酮

亚麻醉剂量（0.4 ～ 0.8mg/Kg）的氯胺酮静脉注射，常被作为强效镇痛药用于手术镇痛。因镇痛效果好，且对上呼吸道张力、呼吸、血压影响小，是灾难和战场时常用的镇痛药物，同时可辅助咪唑安定 2 ～ 3mg 以减少精神副作用。

五、常用镇痛方法

（一）病人自控镇痛法（ patient ～ control analgesia , PCA ）

PCA 是 70 年代后期发展起来的一种新型镇痛技术，其特点是病人可以自行按需控制给药。镇痛效果迅速，与传统的肌注给药相比，使用 PCA 的病人镇痛效果较好，镇静程度轻，有利于病情恢复。

1.PCA 的组成

PCA 系统包括①给药泵②输注管道及单向活瓣③自动控制装置，包括控制装置及手柄

2.PCA 的给药模式

主要有单纯 PCA 和 PCA+ 持续给药两种。仅用 PCA 时，需要了解以下参数及其意义。

（1）负荷剂量（loading　dose ）

给予负荷剂量目的在迅速达到镇痛所需的血药浓度，使病人迅速达到无痛状态，手术刚结束的短时间内疼痛程度是最高的，如果在开始 PCA 治疗前不加以负荷剂量，则镇痛起效延迟，大部分 PCA 电脑装置有负荷剂量给药方法。

（2）单次给药剂量（bolus）

PCA 装置由病人控制间断给药，即病人通过按压 PCA 装置上的特殊按钮给药。PCA 所采用的小剂量多次给药目的在于维持一定的血浆镇痛药浓度，但又不产生过度镇静作用。由于存在较大的个体差异，需要根据每个病人的情况对单次给药剂量进行调整。如果镇痛不全，则增加剂量的 25 ～ 50%。

（3）锁定时间（lockout　time ）

锁定时间指的是该时间内 PCA 装置对病人再次给药的指令不作反应，从而可以减少病人过量给药的危险。锁定时间根据药物的起效时间以及 PCA 不同给药途径而确定。

（4）最大给药量（maximal　dose ）

最大给药量是 PCA 装置的另一个保护措施。有 1 小时限量和 4 小时限量。临床上只有在对病人疼痛情况和用药情况仔细评估后方可加大限制量。

（5）持续背景输注给药（background　infusion ）

小剂量持续给药旨在减小麻醉药血药浓度的波动。理论上经过 6 个半衰期后血药浓度可达到终浓度的 98%。持续给药将减少病人自行给药即 PCA 的次数，并减轻病人醒来时的疼痛程度。有人发现持续给药 +PCA 对运动性疼痛有较好的镇痛作用。

3. PCA 的实施

将 PCA 泵与病人给药通路（静脉、硬膜外导管）接通后按预定方案给负荷量观察一段时间后，即可将按钮交给病人。当病人感到疼痛时，即可按自己的意愿给药。将预先设置的单次给药量注入体内。但在锁定的时间内，无论按多少次按钮，不会注入药物。

表 45-3-3　常用静脉 PCA 给药方案

药物	负荷剂量(mg)	锁定时间(min)	持续给药速率(mg/h)
吗啡	1.5 ~ 3	6 ~ 10	0 ~ 1
芬太尼	0.15 ~ 0.25	0 ~ 20	0 ~ 0.05
曲马多	50 ~ 100	--	10

PCA 适用于各类骨科手术的术后镇痛，但不适用于儿童及意识障碍者。在老年病人低血容量、严重肝肾功能障碍者，应严密观察 SpO_2 的变化，防止呼吸抑制。

（二）静脉注射给药

传统的静脉注射给药科迅速达到镇痛所需的血药浓度，但易于发生蓄积和导致呼吸抑制。带来一些意外的副作用。

1. 吗啡

静脉注射吗啡 3 ～ 5mg ，维持量 1 ～ 1.5mg/h，可达到满意的临床镇痛效果。，长期使用需监测呼吸频率、幅度和 SpO_2。

2. 氯胺酮

氯胺酮的亚麻醉剂量（0.4 ～ 0.8mg/Kg）静脉注射具有强力的镇痛效果，且对呼吸、血压影响小。常在事故现场和战场中使用，使用时可辅助于咪唑安定 2 ～ 5mg 以减少精神副作用。

（三）肌肉注射用药

阿片类药物肌肉注射给药简单易行是临床上通常使用的镇痛方法，但要注意阿片类药物的个体药代动力学差异很大，难以预测药效。在临床上肌注阿片类药物的呼吸抑制和呼吸暂停发生率不低于其他方法。

（四）局部给药

三种外周阿片类受体 μ κ δ 受体目前已经在外周神经末梢和白细胞上得到确认。阿片类药物在局部炎症部位使用，可产生长效的，非全身性的可被纳络酮拮抗的局部镇痛作用。在膝关节手术术后关节腔内应用吗啡 1 ～ 2mg 可产生超过 24 小时的镇痛作用。这种给药方式的效能可受到某些因素的影响。例如：手术中止血带放松的时间，关节腔内给药并不推荐为单一的术后镇痛措施。

六、口服给药

非留体类解热镇痛药（NSAIDs）被广泛用于急性疼痛和手术后疼痛治疗。中小手术可单独应用，大型手术常与阿片类药物合用，形成所谓的平衡镇痛。可减少阿片类药物的用量，减少副作用。

NSAIDs 到达作用部位抑制环氧化酶所需时间依赖于给药的剂量、途径和速度。临床发现 NSAIDs 给药 1 小时后药物起效，其阿片类药节省效应在 5 小时以后产生。

七、骨科手术的镇痛方法

【全髋置换术】

用法：术中采用硬膜外麻醉或全身麻醉

术毕（麻醉恢复室）用 PCA 泵，配方（曲马多 800mg/160ml ，2ml/h）

可用至术后 48 ～ 72 小时，然后使用 NSAIDs

特点：镇痛完善，病人易于接受

【膝关节置换术】

用法：术中采用硬膜外阻滞麻醉

术毕用 20ml 0.5% 布比卡因作单次股神经阻滞，可保证 12 小时镇痛完善，次日起在没有禁忌症的情况下口服 NSAIDs，或采用硬膜外 PCA 48 ～ 72 小时。

特点：镇痛完善，利于尽早功能锻炼

【足拇外翻矫形术】

用法：术中采用硬膜外阻滞麻醉；术毕硬膜外 PCA 镇痛 48 ～ 72 小时或口服 NSAIDs

【镇静新概念】

超前镇痛（preemptive analgesia）

在手术切皮前应用镇痛药物，减轻手术强烈刺激所致的中枢神经元兴奋，以期达到强效镇痛的目的。

方法：应用 NSAIDs（药）减少前列腺素的合成，进而降低伤害性感受器的活性。应用局部麻醉阻滞减少伤害性感觉的传入。使用阿片类药物，降低中枢神经对疼痛的敏感性。

总之，创伤病人病情不稳定，疼痛更加重创伤对机体的伤害性刺激，在临床上一定要根据病人自身情况和疼痛程度来正确估计以采用合适的方法尽早镇痛。阿片类药物仍是常用的有效方法，为减少副作用可采用联合用药方法即平衡镇痛。在特殊情况下可采用局部或各类神经阻滞甚至全身麻醉性镇痛，在镇痛过程中要严密观察病情变化，确保安全有效。

（翟连锁）

第四节　创伤骨科的护理

现在骨科的护理现状在目前大多数医院还有提升的空间，对于创伤骨科来说护理是很重要的一部分，三分治疗七分养。下面谈一谈不同的创伤骨科不同的护理方式：

一、骨折合并创伤性休克的抢救及护理

创伤性休克是严重创伤的常见并发症。现代创伤中多发伤发生率高，是平时、战伤都十分常见的，伤情重、变化大，且多合并休克及低氧血症，是现代创伤早期死亡的主要原因。多发伤的早期处理包括急救、复苏、重要脏器伤的专科处理等一系列问题，无论哪一个步骤处理不当都会影响病人的生命安全，而医院创伤急救室正确，合理的急救护理具有十分

重要的地位。创伤性休克的抢救必须迅速、准确、果断、有效。Regel 指出从上世纪 80 年代起，现场抢救趋向更积极、更多应用液体复苏（80% ～ 90%）。Lucas 主张对严重创伤休克伤员一律在来诊前第 1 个 15 ～ 30min 内输入平衡液 2000ml，在急救治疗中，护士应选择最佳给药途径，每 15min 测血压、脉搏、呼吸 1 次，以调整输液速度。血压和心率作为生命体征一部分，是常规循环监测指标。经皮氧张力监测、CVP 监测、肺动脉导管等血流动力学监测都可准确判断循环，扩大循环监测视野和准确性。现已广泛应用于临床。尿量监测，观察每小时尿量并记录，当每小时尿量低于 30ml 时，应继续加强抗休克措施。严重创伤病人则需注意某些外循环因素对尿量的影响。

二、脊髓损伤的护理

急性期　将颈髓损伤病人移至旋转治疗床上，立即吸氧和颅骨牵引，为防止颈部转动，在头部两侧放置砂袋。病人在这段时间内要接受集中的治疗护理，以求把损伤控制到最低限度。少数高位截瘫、呼吸障碍者必要时行气管切开和安装人工呼吸机。若发生尿潴留，必须留置导尿管，还要观察瘫痪平面有无变化。对胸腰段压缩性骨折病人应卧于硬板床上，采取反张体位，垫腰枕。垫枕时间在病人第 1 次排便后进行。褥疮是急性期最容易出现的并发症，应及早预防。郝建春指出 [6]：针对脊髓损伤，要勤翻身。30 ～ 60min 翻身 1 次，以避免缺血、缺氧引起不可逆损伤及再灌注损伤。对膀胱麻痹者应尽早进行膀胱训练以利拔出导尿管后恢复膀胱功能。为防止泌尿系感染应鼓励病人多饮水，1300 ～ 1500ml/d，维持尿量在 1500ml/d。脊髓损伤病人容易发生便秘，要劝病人多吃些粗纤维食物，必要时运用药物通便，逐渐养成规律排便习惯。对颈髓损伤病人鼓励其有效咳嗽及咯痰，训练深呼吸，变换体位，配合叩拍背部，雾化吸入与湿化吸入。

亚急性期　此期将损伤部位用软性或硬性背甲固定，并允许病人变换体位为半卧位。颈髓损伤病人仰卧位时背甲上缘常易勒皮肤而致后头部疼痛，应用软枕衬垫。侧卧时，应选用防止颈部侧屈的软枕，保持病人体位舒适。

三、骨盆骨折的处理

骨盆骨折一般采用股骨髁上牵引治疗。骨盆骨折多因强大暴力造成，常可合并膀胱、尿道损伤，有时合并直肠及髂内动静脉损伤造成大量出血。因此，常有不同程度的休克，有休克者先抗休克治疗，在抗休克的同时做必要的全身检查，以明确有无其他脏器和组织的损伤。骨盆骨折伴有后尿道损伤的发生率占 4% ～ 25%。任何膀胱和尿道手术，都有尿道和膀胱引流管，必须严加管理，以保证其通畅。如果骨盆前后环都遭破坏，需行骨牵引，治疗期间要注意牵引角度和重量是否正确。

四、上肢骨折的护理

石膏固定在骨科领域中，常被用做维持骨折固定。上肢骨折在骨折中占首位，一般采用石膏或小夹板固定。肱骨髁上骨折因为移位而引起肱动脉的损伤，造成损伤性动脉痉挛、血栓形成及缺血性肌挛缩等许多不良后果。这在儿童是多见的，需要高度警惕。骨筋膜室综合征病人切开减压术后伤肢应平放，防止手的动脉闭塞。切开复位内固定患者要观察切口渗血情况，局部有无红、肿、热等。强调对上肢骨折合并肌腱、神经损伤的患者，要观察手的功能恢复，指导病人做好患肢功能锻炼。

五、下肢骨折的护理

下肢骨折夹板石膏固定护理　管状石膏托或石膏夹板固定是在创伤骨折中通常使用的一种外固定。用小夹板作骨折局部外固定是祖国医学治疗骨折的特点之一。整复完毕后，将患肢放置在正确的位置，适当抬高患肢，用砂袋固定左右，防止因患肢重力而致骨折移位，石膏干硬后才能搬动病人，保持石膏清洁，并随时观察绷、扎带的松紧程度，一般在固定后 4 天内，可能肢体肿胀加剧，或石膏、夹板固定的松紧度不妥，导致血运不畅，应及时报告医生予以调整。

下肢骨折牵引的护理：

(1) 皮牵引：多用于无移位骨折或儿童。牵引重量为体重的 1/12 ～ 1/13。应注意观察胶布及绷带有无松散或脱落，观察有无胶布过敏。4 岁以下儿童股骨骨折时，双腿悬吊牵引，臀部必须离开床面。

(2) 骨牵引：在下肢骨折使用率最高，主要用于骨折的复位和维持复位的稳定。牵引重量约等于人体重量的 1/7。牵引重量不可随意增减，骨折复位后重量要相应减少做维持牵引。牵引重量不够，骨折断端重叠，重量过重造成骨折断端分离，骨不连或骨折延迟愈合。牵引过程中应指导和督促病人功能锻炼，防止肌肉萎缩，关节僵直。

六、创伤骨科病人的营养护理

早期骨折，应供给低脂、高维生素、高铁、含水分多、清淡味鲜、易消化的饮食，每天 3 餐，下午加餐维生素 AD 奶或强化钙酸奶。骨折后期，给予高蛋白、高脂肪、高糖、高热量、高钙、高锌、高铜的饮食，以利骨折修复和集体消耗的补充。骨折达到愈合一般需要 4 ～ 11 周。因此，饮食供给上要根据老人、妇女、儿童体质各异的特点，满足其机体需要，才利于骨折修复。

七、骨科病人的功能锻炼

骨折治疗的最终目的是恢复功能，功能恢复的好坏与早期功能锻炼有密切关系。因此，加强对病人康复期功能锻炼的指导，是治疗骨折的一个重要环节。对四肢骨折早期主要是指导病人主动活动相邻关节进行肌肉的收缩和舒张运动。骨折部位禁止活动和被动强力按摩；中期除上述活动外，应活动被固定的关节，活动量和时间逐步增加；后期鼓励病人及时下床活动和负重练习，配合理疗、按摩等。 脊柱骨折病人的功能锻炼要求原则：尽早开始、坚持不懈、先易后难、循序渐进。伤后腰部垫枕过伸复位，第 4 天开始鼓励督促病人练习主动挺腹，每日 3 次，每次 5 ～ 10min。伤后 1 周左右可练习 5 点支撑法。2 ～ 3 周练习做 3 点支撑法。开始锻炼时因受伤部位疼痛和不适应，每天要练习数次或数 10 次，以后逐渐增加至 200 ～ 400 次。总之，在进行功能锻炼时，护士要做好耐心的说服解释工作，同时要逐个做好示范动作，使病人既能主动配合，又能正确掌握动作要领。在指导功能锻炼的过程中，注意观察病人的适应性和患肢反应。

八、创伤骨科护理的研究前景

就创伤骨科护理而言，恰当局部处理有利于整体救治，反之则导致整体救治失败。不同专科医生可根据伤情制定不同的对策和措施，而护理人员要把创伤骨科看成一个整体，处理顺序依次为伤员全身状况评估、失血量评估、伤情种类和程度判断等。护理措施除维持气道、呼吸、循环等急救技术外，还有运转监护、搬动技巧、动态观察监测伤情与应急处理等。就创伤骨科护理而言，护士已不可能将病人伤情给予“分割”，但护士的创伤专科技能掌握与现代创伤骨科护理要求相差甚远，如现代仪器的急救技术和快速敏捷地协助医生评估隐藏性伤情，都有待于今后创伤骨科护理人员全方位提高。

现在的科学发现给创伤骨科护理带来了不少的方便，但同时护理人员的素质和技能也提高，这会让更多的人受益。

（翟连锁）

第四十六章 周围血管和淋巴管疾病

第一节 概论

周围血管和淋巴管疾病种类繁多，主要的病理改变是狭窄、闭塞、扩张、破裂及静脉瓣膜关闭不全等。临床表现各有异同，一些关键主诉和体征，可提示诊断、判断病情。

一、疼痛肢体疼痛

通常分为间歇性和持续性两类。

1. 间歇性疼痛血管疾病引起的间歇性疼痛有下列三种类型。

(1) 间歇性破行 (claudication)：慢性动脉阻塞或静脉功能不全时，步行时可以出现小腿疼痛，迫使病人止步，休息片刻后疼痛缓解，因此又称为“间歇性跛行”。疼痛程度不一，表现为沉重、乏力、胀痛、钝痛、痉挛痛或锐痛。从开始行走到出现疼痛的时间，称为跛行时间，其行程称为跛行距离。如行走速度恒定，跛行时间和距离愈短，提示血管阻塞的程度愈严重。

(2) 体位性疼痛：肢体所处的体位与心脏平面的关系，可以影响血流状况、激发或缓解疼痛。动脉阻塞性疾病时，抬高患肢因供血减少而加重症状，伴有肢体远端皮肤苍白；患肢下垂则可增加血供而缓解疼痛，但浅静脉充盈延迟。相反，静脉疾病时，抬高患肢有利于静脉回流而减轻症状；患肢下垂则因加重痕血而诱发或加重胀痛。

(3) 温度差性疼痛：疼痛与环境温度相关。动脉阻塞性疾病时，热环境能舒张血管并促进组织代谢，减轻症状；如果后者超过了血管舒张所能提供的血液循环，则疼痛加剧。血管痉挛性疾病，在热环境下血管舒张、疼痛减轻，寒冷刺激则使血管痉挛及疼痛加重；血管扩张性疾病则在热环境下症状加重。

2. 持续性疼痛严重的血管疾病，静息状态下仍有持续疼痛，又称静息痛 (restpain)。

(1) 动脉性静息痛：无论急性或慢性动脉阻塞，都可因组织缺血及缺血性神经炎引起持续性疼痛。急性病变，如动脉栓塞可引起急骤而严重的持续性疼痛。由慢性动脉阻塞引起者，症状常于夜间加重，病人不能人睡，常取抱膝端坐体位，以求减轻症状。

(2) 静脉性静息痛：急性主干静脉阻塞时，肢体远侧因严重疲血而有持续性胀痛，伴有静脉回流障碍的其他表现，如肢体肿胀及静脉曲张等，抬高患肢可减轻症状。

(3) 炎症及缺血坏死性静息痛：动脉、静脉或淋巴管的急性炎症,、局部有持续性疼痛。由动脉阻塞造成组织缺血坏死，或静脉性溃疡周围炎，因激惹邻近的感觉神经引起持续性疼痛。由缺血性神经炎引起的持续性疼痛，常伴有间歇性剧痛及感觉异常。

二、浮肿静脉或淋巴回流障碍

1. 静脉性浮肿下肢深静脉回流障碍或有逆流病变时，因下肢静脉高压使血清蛋白渗人并积聚于组织间隙,引起浮肿。其特点是浮肿呈凹陷性,以踝部与小腿最明显,通常不累及足。除浅静脉曲张外，常伴有小腿胀痛、色素沉着或足靴区溃疡等表现。抬高患肢，浮肿可以明显减轻或完全消退。

2. 淋巴水肿淋巴管阻塞时，渗出的淋巴液积聚在组织间隙内，形成肢体浮肿，呈凹陷性或坚实，但具海绵状特性，即加压后凹陷，解除压迫后恢复原状。以足及踝部明显，逐渐向近侧扩展，形成范围广泛的浮肿，抬高患肢无明显改善。皮肤增厚且粗糙，后期形成典型的“象皮肿”。

三、感觉异常

感觉异常主要有肢体沉重，浅感觉异常或感觉丧失等表现。

1. 沉重行走不久，患肢出现沉重、疲倦，休息片刻可消失，提示早期动脉供血不足。静脉疾病时，常于久站、久走后出现倦怠，平卧或抬高患肢后消失。

2. 感觉异常动脉缺血影响神经干时，可有麻木、麻痹、针刺或蚁行等异样感觉。小动脉栓塞时，麻木可以成为主症。慢性静脉功能不全而肿胀时间较久者，皮肤感觉往往减退。

3. 感觉丧失严重的动脉狭窄继发血栓形成，或急性动脉阻塞时，缺血肢体远侧浅感觉减退或丧失。如病情进展，深感觉随之丧失，足（上肢为腕）下垂及主动活动不能。

四、皮肤温度改变

皮肤温度与通过肢体的血流量相关，动脉阻塞性疾病时，血流量减少，皮温降低；静脉阻塞性疾病时，由于血液淤积，皮温高于正常；动静脉瘘时，局部血流量增多，皮温明显升高。小动脉强烈痉挛致指（趾）冷感，过度舒张则感潮热。皮肤温度的改变除病人能自我察觉外，可作皮肤测温检查。用指背比较肢体两侧对称部位，可以感觉出皮温的差别，或在同一肢体的不同部位可以查出皮温改变的平面。亦可利用测温计测试，在恒温环境下，对比测试双侧肢体对应部位的皮温，如相差 2℃以上有临床意义。

五、色泽改变

皮肤色泽能反映肢体的循环状况。

1. 正常和异常色泽正常皮肤温暖，呈淡红色。皮色呈苍白色或发绐，伴有皮温降低，提示动脉供血不足。皮色暗红，伴有皮温轻度升高，是静脉瘀血的征象。

2. 指压性色泽改变如以手指重压皮肤数秒钟后骤然放开，正常者受压时因血液排人周围和深部组织而呈苍白色，放开后迅速复原。动脉缺血时，复原时间延缓。在发绐区指压后不出现暂时性苍白，提示局部组织已发生不可逆的缺血性改变，将发生浅层或深部组织坏死。

3. 运动性色泽改变静息时正常，但在运动后肢体远侧皮肤呈苍白色者，提示动脉供血不足。这是由于原已减少的皮肤供血，选择性分流人运动的肌，乳头下静脉丛血液排空所成。

4. 体位性色泽改变又称 Buerger 试验：先抬高下肢 7 ～ 8%，或高举上肢过头，持续 60 秒，肢体远端皮肤保持淡红色或稍微发白，如呈苍白或蜡白色，提示动脉供血不足；再将下肢下垂于床沿或上肢下垂于身旁，正常人皮肤色泽可在 10 秒内恢复，如恢复时间超过 45 秒，且色泽不均匀者，进一步提示动脉供血液障碍。肢体持续下垂，正常人至多仅有轻度潮红，凡出现明显潮红或发绐者，提示为静脉逆流或回流障碍性疾病。

六、血管形态改变

动脉和静脉可出现扩张或狭窄及肿块等形态改变，并引起临床症状。

1. 动脉形态改变有下列三方面征象：①动脉搏动减弱或消失：见于管腔狭窄或闭塞性

改变。②杂音：动脉狭窄或局限性扩张，或在动静脉间存在异常交通，血液流速骤然改变，在体表位置听到杂音，们到震颤。③形态和质地：正常动脉富有弹性，当动脉有粥样硬化或炎症病变后，扪触动脉时，可以发现呈屈曲状、增硬或结节等变化。

2. 静脉形态改变主要表现为静脉曲张。浅静脉曲张起因是静脉破坏或回流障碍。如为动静脉瘦，常伴有皮肤温度升高，杂音及震颤。曲张静脉炎症时，局部出现硬结、压痛，并与皮肤粘连。急性血栓性浅静脉炎时，局部可们及伴触痛的索状物。

3. 肿块由血管病变引起的肿块可分为两类：①搏动性肿块。单个、边界清楚的膨胀性搏动性肿块，提示动脉瘤或假性动脉瘤。肿块边界不甚清楚，可能为蔓状血管瘤。与动脉走向一致的管状搏动性肿块，多由动脉扩张所致，最常见于颈动脉。②无搏动性肿块。浅表静脉的局限性扩张，透过皮肤可见蓝色肿块，常见于颈外静脉、肢体浅静脉及浅表的海绵状血管瘤。深部海绵状血管瘤及颈内静脉扩张，肿块部位深在，边界不清。静脉性肿块具有质地柔软，压迫后可缩小的特点。淋巴管瘤呈囊性，色白透亮。

七、营养性改变

营养性改变主要有皮肤及附件营养障碍性改变，溃疡或坏疽，增生性改变等三类。

1. 皮肤营养障碍性改变　由动脉缺血引起的表现为皮肤松弛，汗毛脱落，趾（指）甲生长缓慢、变形发脆。较长时间的缺血可引起肌萎缩。静脉疲血性改变好发于小腿足靴区，表现为皮肤光薄，色素沉着，伴有皮炎、湿疹、皮下脂质硬化及皮肤萎缩。淋巴回流障碍时，皮肤和皮下组织纤维化，皮肤干燥、粗糙，出现 frE 状增生。后期呈典型的“象皮腿。

2. 溃疡或坏疽　动脉缺血性溃疡好发于肢体远侧，趾（指）端或足跟。溃疡边缘常呈锯齿状，底为灰白色肉芽组织，挤压时不易出血。由于溃疡底部及其周围神经纤维缺血，因而有剧烈疼痛。静脉性溃疡好发于足靴区，即小腿下 1/3，尤以内侧多见。初期溃疡浅，类圆形，单个或多个，以后可以较大且不规则。底部常为湿润的肉芽组织覆盖，易出血，周围有皮炎、水肿和色素沉着等，愈合缓慢且易复发。肢体出现坏疽性病灶，提示动脉供血已不能满足静息时组织代谢的需要，以致发生不可逆转性变化。初为干性坏疽，继发感染后可转变为湿性坏疽。

3. 肢体增长变粗　在先天性动静脉凄的病人，肢体出现增长、软组织肥厚、皮温升高，并伴有骨骼增长、增粗及浅静脉扩张或曲张等改变。

（翟连锁）

第二节　周围血管损伤

周围血管损伤 (peripheral vascular trauma) 多见于战争时期，但在和平时期也屡有发生。主干血管损伤，可能导致永久性功能障碍或肢体丢失，甚至死亡等严重后果。

一、病因

血管损伤的致伤因素分为：①直接损伤，包括锐性损伤，如刀伤、刺伤、枪弹伤、手术及血管腔内操作等开放性损伤；钝性损伤，如挤压伤、挫伤、外来压迫（止血带、绷带、石膏固定等）、骨折断端与关节脱位等，大多为闭合性损伤。②间接损伤，包括创伤造成的动脉强烈持续痉挛；过度伸展动作引起的血管撕裂伤；快速活动中突然减速造成的血管震荡伤。

二、病理

主要病理改变有：①血管连续性破坏，如血管壁穿孔，部分或完全断裂，甚至一段血管缺损。②血管壁损伤，但血管连续性未中断，可表现为外膜损伤、血管壁血肿、内膜撕裂或卷曲，最终因继发血栓形成导致管腔阻塞。③由热力造成的血管损伤，多见于枪弹伤，除了直接引起血管破裂外，同时引起血管壁广泛烧灼伤。④继发性病理改变，包括继发性血栓形成，血管损伤部位周围血肿，假性动脉瘤，损伤性动静脉瘘等。

三、临床表现和诊断

在主干动、静脉行程中任何部位的穿通伤、严重的骨折以及关节脱位等创伤时，均应疑及血管损伤的可能性。如果创伤部位出现伤口大量出血、搏动性血肿、肢体明显肿胀、远端动脉搏动消失等临床征象，更应考虑同时存在动脉或静脉损伤。

血管损伤临床诊断的依据：①具有确定诊断意义的症状、体征：动脉搏动消失伴有肢体远端缺血征象；搏动性出血；血肿进行性扩大或呈搏动性。②具有高度拟诊意义的症状、体征：与创伤不相称的局部肿胀；邻近主干血管的穿通伤出现伴行神经损伤症状；不能用已知创伤解释的休克；血管穿刺、插管后出现肢体缺血或明显肿胀。③静脉损伤的临床诊断依据：自伤口深部持续涌出暗红色血液；出现缓慢增大的非搏动性血肿。下列检查有助于血管损伤的诊断：

1. 超声多普勒在创伤的远侧部位检测，如果动脉压低于 10 ～ 20 mmHg，应作动脉造影检查；出现单相低抛物线波形，提示近端动脉阻塞；舒张期末呈高流速血流波形或逆向血流波，提示近端存在动、静脉瘘。

2. 血管造影适用于：①诊断性血管造影：血管损伤的临床征象模糊，或创伤部位的手术切口不能直接探查可疑的损伤血管。②已有明确的血管损伤临床表现，需作血管造影明确损伤部位和范围，为选择术式提供依据。伤情允许，可在术前施行；或在术中直接穿刺造影。

3. 术中检查术中对血管壁连续性损伤的诊断并无困难，主要在于辨认血管壁损伤的程度和范围。钝性挫伤造成的血管损伤，管壁色泽暗淡，失去弹性，或伴有血管壁血肿，外膜出现 Arl 斑。出现上述情况，即使仍有搏动存在，也应视为严重损伤。

四、治疗

血管损伤的处理包括：急救止血及手术治疗两个方面，基本原则如下。

1. 急救止血创口垫以纱布后加压包扎止血；创伤近端用止血带或空气止血带压迫止血，必须记录时间；损伤血管暴露于创口时可用血管钳或无损伤血管钳钳夹止血。

2. 手术处理手术基本原则为：止血清创，处理损伤血管。

(1) 止血清创：用无损伤血管钳钳夹，或经血管断端插人 Fogarty 导管并充盈球囊阻断血流。修剪无活力的血管壁，清除血管腔内的血栓、组织碎片及异物。

(2) 处理损伤血管：主干动、静脉损伤在病情和技术条件允许时，应积极争取修复。对于非主干动、静脉损伤，或病人处于不可能耐受血管重建术等情况下，可结扎损伤的血管。肢体的浅表静脉，膝或肘远侧动、静脉中某一支，颈外动、静脉和颈内静脉，髂内动、静脉等，结扎后不致造成不良后果。损伤血管重建的方法：①侧壁缝合术，适用于创缘整齐的血管裂伤；②补片成形术，直接缝合可能造成管腔狭窄的，应取自体静脉或人工血管补片植人裂口扩大管腔；③端端吻合术，适用于经清创后血管缺损在 2 cm 以内者；④血管移植术，清创处理后血管缺损较长的，可植人自体静脉或人工血管。但在严重污染的创伤，应尽可能取用自体静脉。合并骨折时，如肢体处于严重缺血，宜先修复损伤血管；如果骨折极不稳定且无明显缺血症状时，则可先作骨骼的整复固定。

术后观察及处理术后应严密观察血供情况，利用超声多普勒定期检测，如发现吻合口狭窄或远端血管阻塞，需立即予纠正。如出现肢体剧痛、明显肿胀，以及感觉和运动障碍，且有无法解释的发热和心率加快，提示肌间隔高压，应及时作深筋膜切开减压。术后常规应用抗生素预防感染，每隔 24 ～ 48 小时观察创面，一旦发现感染，应早期引流，清除坏死组织。

（翟连锁）

第三节　动脉疾病

动脉的器质性疾病（炎症、狭窄或闭塞），或功能性疾病（动脉痉挛），都将引起缺血性临床表现，病程呈进展性，后果严重。动脉扩张则形成动脉瘤。

一、动脉硬化闭塞症

动脉硬化性闭塞症 (arteriosclerosis obliterans, ASO) 是一种全身性疾患，发生在大、中动脉，涉及腹主动脉及其远侧的主干动脉时，引起下肢慢性缺血的临床表现。本病多见于男性，发病年龄多在 45 岁以上，发生率有增高趋势。往往与其他部位的动脉硬化性疾病同时存在。

（一）病因和病理

病因尚不完全清楚。高脂血症、高血压、吸烟、糖尿病、肥胖等，是高危因素。发病机制主要有以下几种学说：①内膜损伤及平滑肌细胞增殖，细胞生长因子释放，导致内膜增厚及细胞外基质和脂质积聚。②动脉壁脂代谢紊乱，脂质浸润并在动脉壁积聚。③血流冲击在动脉分叉部位造成的剪切力，或某些特殊的解剖部位（如股动脉的内收肌管裂口处），可对动脉壁造成慢性机械性损伤。主要病理表现为内膜出现粥样硬化斑块，中膜变性或钙化，腔内有继发血栓形成，最终使管腔狭窄，甚至完全闭塞。血栓或斑块脱落，可造成远侧动脉栓塞。根据病变范围可分为三型：主一髂动脉型，主一髂一股动脉型，以及累及主一髂动脉及其远侧动脉的多节段型，部分病例可伴有腹主动脉瘤。患肢发生缺血性改变，严重时可引起肢端坏死。

（二）临床表现

症状的轻重与病程进展、动脉狭窄及侧支代偿的程度相关。早期症状为患肢冷感、苍白，进而出现间歇性跛行。病变局限在主一髂动脉者，疼痛在臀、髓和股部，可伴有阳痞；累及股一腘动脉时，疼痛在小腿肌群。后期，患肢皮温明显降低、色泽苍白或发绐，出现静息痛，肢体远端缺血性坏疽或溃疡。早期慢性缺血引起皮肤及其附件的营养性改变、感觉异常及肌萎缩。患肢的股、腘、胫后及足背动脉搏动减弱或不能扪及。

（三）检查

鉴于本症为全身性疾病，应作详细检查，包括血脂测定，心、脑、肾、肺等脏器的功能与血管的检查及眼底检查。下列检查有助于诊断及判断病情。

1. 一般检查

四肢和颈部动脉触诊及听诊，记录间歇性跛行时间与距离，对比测定双侧肢体对应部位皮温差异，肢体抬高试验（(Burger 试验）。

2. 特殊检查

(1) 超声多普勒检查：应用多普勒听诊器，根据动脉音的强弱判断血流强弱。超声多普勒血流仪记录动脉血流波形，正常呈三相波，波峰低平或呈直线状，表示动脉血流减少或已闭塞。对比同一肢体不同节段或双侧肢体同一平面的动脉压，如差异超过 20 ～ 30 mmHg，提示压力降低侧存在动脉阻塞性改变。计算跺 / 肪指数 (ABI, 蹝部动脉压与同侧脓动脉压比值)，正常值 0.9 ～ 1.3, <0.9 提示动脉缺血，<0. 4 提示严重缺血。彩色超声多普勒扫描可显示管壁厚度、狭窄程度、有无附壁血栓及测定流速。

(2) X 线平片与动脉造影：平片可见病变段动脉有不规则钙化影，而动脉造影、DSA, MRA 与 CTA 等，能显示动脉狭窄或闭塞的部位、范围、侧支及阻塞远侧动脉主干的情况，以确定诊断，指导治疗。

（四）诊断与分期

年龄 >45 岁，出现肢体慢性缺血的临床表现，均应考虑本病。结合前述检查的阳性结果，尤其是大、中动脉为主的狭窄或闭塞，诊断即可确立。病情严重程度，可按 Fontaine 法分为四期。

I 期：患肢无明显临床症状，或仅有麻木、发凉自觉症状，检查发现患肢皮肤温度较低，色泽较苍白，足背和（或）胫后动脉搏动减弱；踝 / 肱指数 <0.9。但是，患肢已有局限性动脉狭窄病变。

Ⅱ期：以活动后出现间歇性跛行为主要症状。根据最大间歇性跛行距离分为：Ⅱa>200 m；Ⅱb<200 m。患肢皮温降低、苍白更明显，可伴有皮肤干燥、脱屑、趾（指）甲变形、小腿肌萎缩。足背和（或）胫后动脉搏动消失。下肢动脉狭窄的程度与范围较 I 期严重，肢体依靠侧支代偿而保持存活。

Ⅲ期：以静息痛为主要症状。疼痛剧烈且为持续性，夜间更甚，迫使病人屈膝护足而坐，或辗转不安，或借助肢体下垂以求减轻疼痛。除 B 期所有症状加重外，趾（指）腹色泽暗红，可伴有肢体远侧浮肿。动脉已有广泛、严重的狭窄，侧支循环已不能代偿静息时的血供，组织 Wirm 坏死。

Ⅳ期：症状继续加重，患肢除静息痛外，出现趾（指）端发黑、干瘪，坏疽或缺血性溃疡。如果继发感染，干性坏疽转为湿性坏疽，出现发热、烦躁等全身毒血症状。病变动脉完全闭塞，跺 / 肪指数 <0.4。侧支循环所提供的血流，已不能维持组织存活。

本病除了需排除非血管疾病如腰椎管狭窄、椎间盘脱出，坐骨神经痛，多发性神经炎及下肢骨关节疾病等引起的下肢疼痛或跛行外，尚应与下列动脉疾病作鉴别：①血栓闭塞性脉管炎。多见于青壮年，主要累及肢体中、小动脉的节段性闭塞，往往有游走性浅静脉炎病史，不常伴有冠心病、高血压、高脂血症与糖尿病。②多发性大动脉炎。多见于青年女性，主要累及主动脉及其分支起始部位，活动期常见红细胞沉降率增高及免疫检测异常。③糖尿病足。与糖尿病及其多脏器血管并发症同时存在为特点，除了因糖尿病动脉硬化引起肢体缺血的临床表现外，由感觉神经病变引起肢体疼痛、冷热及振动感觉异常或丧失，运动神经病变引起足部肌无力、萎缩及足畸形，交感神经病变引起足部皮肤潮红、皮温升高与灼热痛。感染后引起糖尿病足溃疡或坏疽，多见于趾腹、足跟及足的负重部位，溃疡常向深部组织（肌腱、骨骼）潜行发展。

（五）治疗

控制易患因素、合理用药，具有积极的预防作用，改善症状。症状严重影响生活和工作，应考虑手术治疗。

1. 非手术治疗　主要目的为降低血脂，改善高凝状态，扩张血管与促进侧支循环。方法：控制体重、一禁烟，适量锻炼。应用抗血小板聚集及扩张血管药物，如阿司匹林、双嘧达莫（潘生丁）、前列腺素 E1、妥拉苏林等。高压氧仓治疗可提高血氧量和肢体的血氧弥散，改善组织的缺氧状况。出现继发血栓形成时，可先行溶栓治疗，待进一步检查后决定后续治疗方案。

2. 手术治疗　目的在于通过手术或血管腔内治疗方法，重建动脉通路。

(1) 经皮腔内血管成形术 (percutaneous transluminal angioplasty, PTA)：可经皮穿刺插人球囊导管至动脉狭窄段，以适当压力使球囊膨胀，扩大病变管腔，恢复血流。结合支架的应用，可以提高远期通畅率。主要用于髂动脉的短段狭窄，目前也用于治疗股动脉及其远侧动脉单个或多处狭窄，部分病例可取得挽救肢体的近期效果。

(2) 内膜剥脱术：剥除病变段动脉增厚的内膜、粥样斑块及继发血栓，主要适用于短段的主一髂动脉闭塞病变者。

(3) 旁路转流术：采用自体静脉或人工血管，于闭塞段近、远端之间作搭桥转流。主一髂动脉闭塞，可采用主一髂或股动脉旁路术。对全身情况不良者，则可采用较为安全的解剖外旁路术，如腋一股动脉旁路术。如果患侧髂动脉闭塞，对侧髂动脉通畅时，可作双侧股动脉旁路术。股一腘动脉闭塞者，可用自体大隐静脉或人工血管作股一腘（胫）动脉旁路术，远端吻合口可以作在膝上腘动脉、膝下腘动脉或胫动脉，或在踝部胫后动脉，应根据动脉造影提供的依据作出选择。施行旁路转流术时，应具备通畅的动脉流人道和流出道，吻合口应有适当口径，尽可能远离动脉粥样硬化病灶。局限的粥样硬化斑块，可先行内膜剥脱术，为完成吻合创造条件。

(4) 腰交感神经节切除术：先施行腰交感神经阻滞试验，如阻滞后皮肤温度升高超过 1 ～ 2℃者，提示痉挛因素超过闭塞因素，可考虑施行同侧 2, 3, 4 腰交感神经节和神经链切除术，解除血管痉挛和促进侧支循环形成。近期效果尚称满意，适用于早期病例，或作为旁路转流术的辅助手术。

(5) 动脉广泛性闭塞，不适宜作旁路转流术时，可试用以下术式：①大网膜移植术：利用带血管蒂大网膜，或整片取下大网膜后裁剪延长，将胃网膜右动、静脉分别与股动脉和大隐静脉作吻合，经皮下隧道拉至小腿与深筋膜固定，借建立侧支循环为缺血组织提供血运。②分期动、静脉转流术：原理是首先在患肢建立人为的动一静脉屡，意欲利用静脉途径逆向灌注，来为严重缺血肢体提供动脉血；4 ～ 6 个月后，再次手术结扎痓近侧静脉。目前虽有文献报告称已取得不同程度成功，但经静脉逆向灌注的血流能否达到组织营养交换等基础问题，有待进一步阐明；而且静脉高压及回心血流量增加可能造成严重后果。因此，应慎重考虑后方可试用本法。

3. 创面处理干性坏疽创面，应予消毒包扎，预防继发感染。感染创面可作湿敷处理。

组织坏死已有明确界限者，或严重感染引起毒血症的，需作截肢（趾、指）术。合理选用抗生素。

二、血栓闭塞性脉管炎

血栓闭塞性脉管炎（thromboangitis obliterans, TAO）又称Buerger病，是血管的炎性、节段性和反复发作的慢性闭塞性疾病。首先侵袭四肢中小动静脉，以丁肢多见，好发于男性青壮年。

（一）病因和病理　确切病因尚未明确，相关因素可归纳为两方面：①外来因素，主要有吸烟，寒冷与潮湿的生活环境，慢性损伤和感染。②内在因素，自身免疫功能紊乱，性激素和前列腺素失调以及遗传因素。其中，主动或被动吸烟是参与本病发生和发展的重要环节。大多数病人有吸烟史，烟碱能使血管收缩，烟草浸出液可致实验动物的动脉发生炎性病变，戒烟可使病情缓解，再度吸烟病情常复发。在病人的血清中有抗核抗体存在，催患动脉中发现免疫球蛋白（IgM, IgG, IgA）及C3复合物，提示免疫功能紊乱与本病的发生发展相关。

本病的病理过程有如下特征：①通常始于动脉，然后累及静脉，由远端向近端进展，呈节段性分布，两段之间血管比较正常。②活动期为受累动静脉管壁全层非化脓性炎症，有内皮细胞和成纤维细胞增生；淋巴细胞浸润，中性粒细胞浸润较少，偶见巨细胞；管腔被血栓堵塞。③后期，炎症消退，血栓机化，新生毛细血管形成。动脉周围广泛纤维组织形成，常包埋静脉和神经。④虽有侧支循环逐渐建立，但不足以代偿，因而神经、肌和骨骼等均可出现缺血性改变。

（二）临床表现　本病起病隐匿，进展缓慢，多次发作后症状逐渐明显和加重。主要临床表现：①患肢怕冷，皮肤温度降低，苍白或发给。②患肢感觉异常及疼痛，早期起因于血管壁炎症刺激末梢神经，后因动脉阻塞造成缺血性疼痛，‘即间歇性跛行或静息痛。③长期慢性缺血导致组织营养障碍改变。严重缺血者，患肢末端出现缺血性溃疡或坏疽。④患肢的远侧动脉搏动减弱或消失。⑤发病前或发病过程中出现复发性游走性浅静脉炎。

（三）检查和诊断　临床诊断要点：①大多数病人为青壮年男性，多数有吸烟嗜好；②患肢有不同程度的缺血性症状；③有游走性浅静脉炎病史；④患肢足背动脉或胫后动脉搏动减弱或消失；⑤一般无高血压、高脂血症、糖尿病等易致动脉硬化的因素。

动脉硬化闭塞症的一般检查和特殊检查均适用于本病。动脉造影可以明确患肢动脉阻塞的部位，程度，范围及侧支循环建立情况。患肢中小动脉多节段狭窄或闭塞是血栓闭塞性脉管炎的典型X线征象。最常累及小腿的3支主干动脉（胫前、胫后及排动脉），或其中1～2支，后期可以波及腘动脉和股动脉。动脉滋养血管显影，形如细弹簧状，沿闭塞动脉延伸，是重要的侧支动脉，也是本病的特殊征象。

血管闭塞性脉管炎的临床分期与动脉硬化性闭塞症相同，同样需与非血管疾病引起的下肢疼痛及其他动脉疾病作鉴别诊断。

（四）预防和治疗　处理原则应该着重于防止病变进展：

1. 一般疗法严格戒烟、防止受冷、受潮和外伤，但不应使用热疗，以免组织需氧量增加而加重症状。疼痛严重者，可用止痛剂及镇静剂，慎用易成瘾的药物。患肢应进行适度锻炼，以利促使侧支循环建立。改善和增进下肢血液循环。

2. 非手术治疗除了选用抗血小板聚集与扩张血管药物、高压氧仓治疗外，可根据中医辨证论治原则予以治疗：①阴寒型，宜温经散寒，活血通络，以阳和汤加减。②血瘀型，宜活血化瘀，以活血通脉饮，血府逐癖汤治疗。③湿热型或热毒型，以清热利湿治之，常用四妙勇安汤加减。④气血两亏型，多属久病不愈，体质已虚者，以补气养血辅以活血化癖，常用固步汤加减。

3. 手术治疗目的是重建动脉血流通道，增加肢体血供，改善缺血引起的后果。在闭塞动脉的近侧和远侧仍有通畅的动脉时，可施行旁路转流术。例如仅腘动脉阻塞，可作股一胫动脉旁路转流术；小腿主干动脉阻塞，而远侧尚有开放的管腔时，可选择股、腘一远端胫（腓）动脉旁路转流术。鉴于血栓闭塞性脉管炎主要累及中、小动脉，不能施行上述手术时，尚可试行腰交感神经节切除术或大网膜移植术、动静脉转流术。

已有肢体远端缺血性溃疡或坏疽时，应积极处理创面，选用有效抗生素治疗。组织已发生不可逆坏死时，应考虑不同平面的截肢术。

三、动脉栓塞

动脉栓塞 (arterial　embolism) 是指动脉腔被进入血管内的栓子（血栓、空气、脂肪、癌栓及其他异物）堵塞，造成血流阻塞，引起急性缺血的临床表现。特点是起病急骤，症状明显，进展迅速，预后严重，需积极处理。

（一）病因和病理

造成动脉栓塞的栓子的主要来源如下：①心源性，如风湿性心脏病、冠状动脉硬化性心脏病及细菌性心内膜炎时，心室壁的血栓脱落；人工心脏瓣膜上的血栓脱落等。②血管源性，如动脉瘤或人工血管腔内的血栓脱落；动脉粥样斑块脱落。③医源性，动脉穿刺插管导管折断成异物，或内膜撕裂继发血栓形成并脱落等。其中以心源性为最常见。栓子可随血流冲人脑部、内脏和肢体动脉，一般停留在动脉分叉处。在周围动脉栓塞中，下肢较上肢多见，依次为股总动脉、髂总动脉、腘动脉和腹主动脉分叉部位；在上肢，依次为肱动脉、腋动脉和锁骨下动脉。主要病理变化有：早期动脉痉挛，以后发生内皮细胞变性，动脉壁退行性变；动脉腔内继发血栓形成；严重缺血后 6 ～ 12 小时，组织可以发生坏死，肌及神经功能丧失。

（二）临床表现

急性动脉栓塞的临床表现，可以概括为5P，即疼痛 (pain)、感觉异常 (paresthesia)、麻痹 (paralysis)、无脉 (pulselessness) 和苍白 (pallor) 。

1. 疼痛往往是最早出现的症状，由栓塞部位动脉痉挛和近端动脉内压突然升高引起疼痛。起于阻塞平面处，以后延及远侧，并演变为持续性。轻微的体位改变或被动活动均可致剧烈疼痛，故患肢常处于轻度屈曲的强迫体位。

2. 皮肤色泽和温度改变由于动脉供血障碍，皮下静脉丛血液排空，因而皮肤呈苍白色。如果皮下静脉丛的某些部位积聚少量血液，则有散在的小岛状紫斑。栓塞远侧肢体的皮肤温度降低并有冰冷感觉。用手指自趾（指）端向近侧顺序检查，常可打] 到骤然改变的变温带，其平面约比栓塞平面低一手宽，具有定位诊断意义。腹主动脉末端栓塞，约在双侧大腿和臀部；髂总动脉栓塞，约在大腿上部；股总动脉栓塞，约在大腿中部；腘动脉栓塞者，约在小腿中部。

3. 动脉搏动减弱或消失由于栓塞及动脉痉挛，导致栓塞平面远侧的动脉搏动明显减弱，以至消失；栓塞的近侧，因血流受阻，动脉搏动反而更为强烈。

4. 感觉和运动障碍由于周围神经缺血，引起栓塞平面远侧肢体皮肤感觉异常、麻木甚至丧失。然后可以出现深感觉丧失，运动功能障碍以及不同程度的足或腕下垂。

5. 动脉栓塞的全身影响栓塞动脉的管腔愈大，全身反应也愈重。伴有心脏病的病人，如果心脏功能不能代偿动脉栓塞后血流动力学的变化，则可出现血压下降、休克和左心衰竭，甚至造成死亡。栓塞发生后，受累肢体可发生组织缺血坏死，引起严重的代谢障碍，表现为高钾血症、肌红蛋白尿和代谢性酸中毒，最终导致肾衰竭。

（三）检查和诊断

凡有心脏病史伴有心房纤维颤动或前述发病原因者，突然出现 5P 征象，即可作出临床诊断。下列检查可为确定诊断提供客观依据：①皮肤测温试验：能明确变温带的平面。②超声多普勒检查：探测肢体主干动脉搏动突然消失的部位，可对栓塞平面作出诊断。③动脉造影:能了解栓塞部位，远侧动脉是否通畅，侧支循环状况，有否继发性血栓形成等情况。

在确定诊断的同时，还应针对引起动脉栓塞的病因作相应的检查，如心电图、心脏 X 线、生化和酶学检查等，以利于制订全身治疗的方案。

（四）治疗

由于病程进展快，后果严重，诊断明确后，必须采取积极的有效治疗措施。

1. 非手术治疗　由于病人常伴有严重的心血管疾患，因此，即使要施行急症取栓术，亦应重视手术前后处理，以利改善全身情况，减少手术危险性。针对动脉栓塞的非手术疗法适用于：①小动脉栓塞，如胫排干远端或肪动脉远端的动脉栓塞。②全身情况不能耐受手术者。③肢体已出现明显的坏死征象，手术已不能挽救肢体。常用药物有：纤溶、抗凝及扩血管药物。尿激酶等纤溶药物，可经外周静脉或栓塞动脉近端穿刺注射以及经动脉内导管利用输液泵持续给药等三种方法。如能在发病后 3 天内开始治疗，可望取得良好效果。抗凝治疗可以防止继发血栓蔓延，初以全身肝素化 3 ～ 5 天，然后用香豆素类衍化物维持 3 ～ 6 个月。治疗期间必需严密观察病人的凝血功能，及时调整用药剂量或中止治疗，防止发生重要脏器出血性并发症。

2. 手术治疗　凡诊断明确，尤其是大中动脉栓塞，除非肢体已发生坏疽，或有良好的侧支建立可以维持肢体的存活，如果病人全身情况允许，应及时作手术取栓。取栓术有两种主要方法：①切开动脉直接取栓；②利用 Fogarty 球囊导管取栓，不仅简化操作，缩短手术时间，而且创伤小，只要备有球囊导管都应采用该法。术后，应严密观察肢体的血供情况，继续治疗相关的内科疾病。尤其应重视肌病肾病性代谢综合征的防治：高血钾、酸中毒、肌红蛋白尿以及少尿、无尿，是肾功能损害的表现，必须及时处理，否则将出现不可逆性肾功能损害。术后患肢出现肿胀，肌组织僵硬、疼痛，应及时作肌筋膜间隔切开术；肌组织已有广泛坏死者，需作截肢术。

四、多发性大动脉炎

多发性大动脉炎 (Takayasu’ s arteritis) 又称 Takayasu 病、无脉症，是主动脉及其分支的慢性、多发性、非特异性炎症，造成催患动脉狭窄或闭塞，引起病变动脉供血组织的缺血性临床表现。本病好发于青年，尤以女性多见。

（一）病因和病理

本病的确切病因尚未明确，可能与下列因素有关:①自身免疫反应。发病初期常有低热，四肢关节及肌肉疼痛，伴有血沉、粘蛋白、Y球蛋白以及IgG，IgM测定值增高，血清中抗主动脉抗体和类风湿因子阳性。可能是感染（如链球菌、结核杆菌、立克次体等）激发了大动脉壁内的抗原，产生抗大动脉抗体，形成免疫复合物沉积于大动脉壁，并发生非特异性炎症。②雌激素的水平过高。本病多见于青年女性，长期应用雌激素后，动脉壁的损害与大动脉炎相似。③遗传因素。已有报告证实：近亲（母女、姐妹）先后发病，提示本病与某些显性遗传因子相关。主要的病理改变为动脉壁全层炎性反应，呈节段性分布。早期的病理改变为动脉外膜和动脉周围炎；浆细胞及淋巴细胞浸润，肌层及弹性纤维破坏，伴有纤维组织增生，内膜水肿、增生、肉芽肿形成。最后导致动脉壁纤维化，管腔不规则狭窄及继发血栓形成，甚至完全闭塞。

（二）临床表现

疾病的早期或活动期，常有低热、乏力、肌肉或关节疼痛、病变血管疼痛以及结节红斑等症状，伴有免疫检测指标异常。当病程进人稳定期，病变动脉形成狭窄或阻塞时，即出现特殊的临床表现。根据动脉病变的部位不同，可分为下列4种类型。

1. 头臂型病变在主动脉弓，可累及一支或几支主动脉弓分支，主要临床表现为：①脑部缺血：一过性黑朦、头昏，严重时可出现失语、抽搐，甚至偏瘫。②眼部缺血：视力模糊、偏盲。③基底动脉缺血：眩晕、耳鸣、吞咽困难、共济失调，或昏睡、意识障碍等。④上肢缺血：患肢无力、麻木，脓动脉和挠动脉搏动微弱或不能们及，患侧上肢血压下降以至不能测出，故有“无脉症”之称。在锁骨上下区以及颈侧部可闻及粗糙的收缩期杂音。在锁骨下动脉闭塞而椎动脉通畅的情况下，当上肢活动时，可因椎动脉血流逆向供应上肢而出现脑缺血症状，即“窃血综合征”。

2. 胸、腹主动脉型病变在左锁骨下动脉远端的降主动脉及腹主动脉，呈长段或局限性狭窄或闭塞，以躯干上半身和下半身动脉血压分离为主要特点。在上半身出现高血压，因而有头晕、头胀、头痛和心悸等症状；下半身则因缺血而呈低血压，下肢发凉、无力、间歇性跛行。累及内脏动脉时，出现相应脏器的缺血症状。当肾动脉受累时，以持续性高血压为主要临床症状。

3. 混合型兼有头臂型与胸腹主动脉型的动脉病变，并出现相应的临床症状。

4. 肺动脉型部分病人，可同时累及单侧或双侧肺动脉。一般仅在体检时发现肺动脉区收缩期杂音，重者可有活动后气急，阵发性干咳及咳血。

（三）检查和诊断　在年轻患者尤其是女性，曾有低热、乏力、关节酸痛病史，出现下列临床表现之一者即苛作出临床诊断：①一侧或双侧上肢无力，脓动脉和挠动脉搏动减弱或消失，上肢血压明显降低或不能测出，而下肢血压和动脉搏动正常。②一侧或双侧颈动脉搏动减弱或消失，伴有一过性脑缺血症状，颈动脉部位闻及血管杂音。③股动脉及其远侧的动脉搏动减弱，上腹部闻及血管杂音。④持续性高血压，在上腹部或背部闻及血管杂音。

下列检查有助于诊断或判断病情：①在多发性大动脉炎的活动期，往往有红细胞计数减少，白细胞计数增高，血沉增速以及多项免疫功能检测异常。②超声多普勒显像仪，可以检查动脉狭窄的部位和程度，以及流量和流速。③动脉造影检查，能确定动脉病变的部位、范围、程度和类型，显示侧支建立情况，是术前必不可少的检查。④动脉病变涉及相关脏器时，应作有关的特殊检查，例如：心电图及心脏彩色超声检查；脑血流图或颅脑 CT 扫描；同位素肾图及肾素活性测定；眼底血管检查；放射性核素肺扫描等。

（四）治疗　疾病的早期或活动期，服用肾上腺皮质激素类药物及免疫抑制剂，可控制炎症，缓解症状。但在停药后，症状易复发。伴有动脉缺血症状者，可服用妥拉苏林等扩张血管药物；或服用双嘧达莫、肠溶阿司匹林，以降低血小板粘聚，防止继发血栓形成和蔓延。如病变动脉已有明显狭窄或闭塞，出现典型的脑缺血、肢体血供不足以及重度高血压等症状时，应作手术治疗。手术时机应选在大动脉炎活动期已被控制，器官功能尚未丧失前施行。

手术治疗的主要方法为旁路转流术。一侧锁骨下动脉闭塞时可选择同侧颈总动脉一锁骨下动脉旁路转流术，或腋动脉（健侧）一腋动脉（患侧）旁路转流术。同侧颈总动脉和锁骨下动脉闭塞时，可选择锁骨下动脉（健侧）一锁骨下动脉（患侧）一颈动脉（患侧）旁路转流术。主动脉弓及其分支多发性病变时，可作升主动脉一颈动脉一锁骨下动脉旁路转流术。主动脉短段狭窄，可行病变段主动脉切除，人工血管替代术；在长段病变时，应选择主动脉旁路转流术。肾动脉狭窄病例，可行肾动脉狭窄段切除重建术，或腹主动脉一肾动脉旁路转流术；动脉病变广泛者，可行自体肾移植术。合适的病例可试行球囊导管和（或）支架成形术治疗。

五、雷诺综合征

雷诺综合征 (Raynaud，s syndrome) 是指小动脉阵发性痉挛，受累部位程序性出现苍白及发冷、青紫及疼痛、潮红后复原的典型症状。常于寒冷刺激或情绪波动时发病。

（一）病因和病理

传统上将单纯由血管痉挛引起，无潜在疾病的称为雷诺病，病程往往稳定；血管痉挛伴随其他系统疾病的称为雷诺现象，病程较为严重，可以发生指（趾）端坏疽，两者统称为雷诺综合征。发病的确切原因虽未完全明确，但与下列因素有关：寒冷刺激、情绪波动、精神紧张、感染、疲劳等。由于多见于女性，而且病情常在月经期加重，因此可能与性腺功能有关。病人常呈交感神经功能亢奋状态，应用交感神经阻滞剂可以缓解症状，因此本征与交感神经功能紊乱有关。病人家族中可有类似发病，提示与遗传因素相关。血清免疫检测多有阳性发现，提示与免疫功能异常有关。病理改变与病期有关：早期因动脉痉挛造成远端组织暂时 I 生缺血；后期出现动脉内膜增厚，弹性纤维断裂以及管腔狭窄和血流量减少。如有继发血栓形成致管腔闭塞时，出现营养障碍性改变，指（趾）端溃疡甚至坏死。

（二）临床表现

多见于青壮年女性；好发于手指，常为双侧性，偶可累及趾、面颊及外耳。典型症状是顺序出现苍白、青紫和潮红。由于动脉强烈痉挛，以致毛细血管灌注暂时停止而出现苍白。尔后，可能因缺氧和代谢产物的积聚，使小静脉和毛细血管扩张，小动脉痉挛略为缓解，少量血液流入毛细血管，但仍处于缺氧状态而出现青紫。潮红则是反应性充血，即流入毛细血管的血量暂时性增多所致。在疾病的早期，多在寒冷季节发病，一次发作的延续时间为数分钟至几十分钟。随着病情进展，不仅发作频繁，症状持续时间延长，即使在气温较高的季节遇冷刺激也可发病，甚至在受到冷风吹拂或用自来水洗手，就可引起症状发作。发作时，往往伴有极不舒适的麻木，但很少剧痛;间歇期，除手指皮温稍低外，无其他症状。

指（趾）端溃疡少见，桡动脉（或足背动脉）搏动正常。

（三）检查和诊断

根据发作时的典型症状即可作出诊断。必要时可作冷激发试验：手浸泡于冰水 20 秒后测定手指皮温，显示复温时间延长（正常约 15 分钟左右）。此外，尚应根据病史提供的相关疾病，进行相应的临床和实验室检查，以利作出病因诊断，指导临床正确治疗。

（四）治疗

保暖措施可预防或减少发作；吸烟者应戒烟。药物治疗方面，首选能够削弱交感神经肌肉接触传导类药物，如胍乙啶，可与酚苄明（氧苯苄胺）合用，也可用妥拉苏林或利血平。利血平尚可作肱动脉直接注射（0.5 mg 溶于 2 ～ 5 ml 等渗盐水中）。尚可应用前列腺素 E1(PGE1)，具有扩张血管并抑制血小板聚集的作用。有自身免疫性疾病或其他系统性疾病，应同时进行治疗。大多数病人经药物治疗后症状缓解或停止发展。长期内科治疗无效的病人，可以考虑手术治疗。区域性交感神经切除如上胸交感神经切除，由于不一定能中断指动脉的交感神经支配，现已较少采用。交感神经末梢切除术，即将指动脉周围的交感神经纤维连同外膜一并去除一小段，近期效果较好。

（翟连锁）

第四节　静脉疾病

静脉疾病比动脉疾病更为常见，好发于下肢。主要分为两类；下肢静脉逆流性疾病，如下肢慢性静脉功能不全，包括原发性下肢静脉曲张和原发性下肢深静脉瓣膜功能不全；下肢静脉回流障碍性疾病，如下肢深静脉血栓形成。静脉的解剖与血流动力学具有不同于动脉的特性，在静脉疾病的发病机制中起着重要影响。

一、解剖结构与血流动力学

下肢静脉解剖下肢静脉由浅静脉、深静脉、交通静脉和肌肉静脉组成。①浅静脉，有大、小隐静脉两条主干。小隐静脉起自足背静脉网的外侧，自外踝后方上行，逐渐转至小腿屈侧中线并穿人深筋膜，注入腘静脉，可有一上行支注人大隐静脉。大隐静脉是人体最长的静脉，起自足背静脉网的内侧，经内踝前方沿小腿和大腿内侧上行，在腹股沟韧带下穿过卵圆窝注入股总静脉。大隐静脉在膝平面下，分别由前外侧和后内侧分支与小隐静脉交通；于注入股总静脉前，主要有五个分支：阴部外静脉、腹壁浅静脉、旋髂浅静脉、股外侧静脉和股内侧静脉。②深静脉，小腿深静脉由胫前、胫后和腓静脉组成。胫后静脉与腓静脉汇合成一短段的胫腓干，后者与胫前静脉组成腘静脉，经腘窝进入内收肌管裂孔上行为股浅静脉。在小粗隆平面，股深静脉与股浅静脉汇合为股总静脉，于腹股沟韧带下缘移行为髂外静脉。③小腿肌静脉，分为：腓肠肌静脉和比目鱼肌静脉，直接汇人深静脉。④交通静脉，穿过深筋膜连接深、浅静脉。小腿内侧的交通静脉，多数位于距足底 (13±1)cm，(18±1) cm 和 (24±1)cm 处；小腿外侧的交通静脉大多位于小腿中段。大腿内侧的交通静脉大多位于中、下 1/3。

（一）静脉壁结构

静脉壁由内膜、中膜和外膜组成。内膜由内皮细胞与内膜下层组成；中膜含有平滑肌细胞及结缔组织网，与静脉壁的强弱及收缩功能相关；外膜主要为结缔组织，内含供应静脉壁的血管、淋巴管与交感神经的终端。与动脉相比，静脉壁薄，肌细胞及弹性纤维较少，但富含胶原纤维，对维持静脉壁的强度起着重要作用。静脉壁结构异常主要是胶原纤维减少、断裂、扭曲，使静脉壁失去应有强度而扩张。

（二）静脉瓣膜

瓣膜由两层内皮细胞折叠而成，内有弹力纤维。正常瓣膜为双叶瓣，每一瓣膜包括瓣叶、游离缘、附着缘和交会点，与静脉壁构成的间隙称瓣窦。瓣窦部位的静脉壁较非瓣膜附着部位薄且明显膨出，使静脉外形如竹节状。越是周围静脉瓣膜数量越多、排列越密集。静脉瓣膜具有向心单向开放功能，关闭时可忍受200 mmHg以上的逆向压力，足以阻止逆向血流。瓣膜结构异常可有：先天性，如小瓣膜、裂孔、缺如等；继发性，如血栓形成使瓣膜遭致破坏；原发性，长期逆向血流冲击，使瓣膜逐渐变薄、伸长、撕裂，最后发生增厚、萎缩。

（三）血流动力学

静脉系统占全身血量的64%，因此又称为容量血管，起着血液向心回流的通路、贮存血量、调节心脏的流出道及皮肤温度等重要生理功能。在下肢，浅静脉占回心血量的10%～15%，深静脉占85%～90%。下肢静脉血流能对抗重力向心回流，主要依赖于：①静脉瓣膜向心单向开放功能，起向心导引血流并阻止逆向血流的作用。②肌关节泵（muscle and articlalar pump）的动力功能，驱使下肢静脉血流向心回流并降低静脉压，因此又称“周围心脏（peripheral heart）”。③其他因素：胸腔吸气期与心脏舒张期产生的负压作用，对周围静脉有向心吸引作用；腹腔内压升高及动脉搏动压力向邻近静脉传递，具有促使静脉回流和瓣膜关闭的作用。下肢静脉压与活动与否密切相关。以踝部平均静脉压为例，在静息态仰卧位时仅12～18 mmHg，坐位时升至56 mmHg，立位时高达85 mmHg。下肢活动时，小腿肌泵每次收缩排血量30～40 ml，使肌组织血容量降低50 %，足部静脉压下降60%～80%。因此长时间的静息态坐、立位，下肢远侧的静脉处于高压与瘀血状态。

（四）病理生理

下肢静脉疾病的血流动力学主要变化是主干静脉及毛细血管压力增高。前者引起浅静脉扩张，后者造成皮肤微循环障碍，引起毛细血管扩大和毛细血管周围炎及通透性增加；纤维蛋白原、红细胞等渗人组织间隙及毛细血管内微血栓形成；由于纤溶活性降低，渗出的纤维蛋白积聚并沉积于毛细血管周围，形成阻碍皮肤和皮下组织摄取氧气和其他营养物质的屏障，造成局部代谢障碍，导致皮肤色素沉着、纤维化、皮下脂质硬化和皮肤萎缩，最后形成静脉性溃疡。由于血清蛋白渗出及毛细血管周围纤维组织沉积，引起再吸收障碍和淋巴超负荷，导致下肢浮肿。小腿下内侧的皮肤、皮下组织的静脉血流，除了部分经隐静脉回流外，主要是经交通静脉直接向深静脉回流。这一区域的深静脉血柱重力最大；交通静脉又在肌泵下方，当肌泵收缩时所承受的反向压力最高，容易发生瓣膜关闭不全。因此静脉性溃疡常特征性地出现于该区。当静脉内压力增高、浅静脉开始扩张时，外膜内感觉神经末梢受刺激，可有酸胀不适和疼痛感觉。

二、下肢慢性静脉功能不全

下肢慢性静脉功能不全是一组由静脉逆流引起的病征，除了下肢沉重、疲劳、胀痛等症状外，临床表现有七类：有自觉症状，但无明显1体征；毛细静脉扩张或网状静脉扩张；浅静脉曲张；踝部和（或）小腿浮肿；皮肤改变：薏色素沉着、湿疹、皮下脂质硬化或萎缩；

皮肤改变及已愈合的溃疡；皮肤改变及活动期静｝脉性溃疡。根据病因可分为三类：先天性瓣膜结构及关闭功能异常；原发性浅静脉或深静；脉瓣膜功能不全；继发性静脉瓣膜功能不全（深静脉血栓形成后，静脉外来压迫等）。根1据病变涉及的范围分为三类：单纯累及浅静脉；同时涉及交通静脉；浅静脉、交通静脉及1深静脉均已累及。根据血流动力学改变可以分为：静脉逆流；静脉阻塞引起回流障碍；二垂者兼有。因此除了有明显下肢浮肿的病人需与淋巴水肿鉴别外，对以浅静脉曲张为主症1者，均应通过体检及多种特殊检查，从临床表现、病因分类、解剖定位及病理生理改变四 ；个方面作出判断。本节对原发性下肢静脉曲张和原发性深静脉瓣膜功能不全详述如下。

（一）原发性下肢静脉曲张

仅涉及隐静脉，浅静脉伸长、迂曲而呈曲张状态，多见于从事持久站立工作、体力活动强度高，或久坐少动者。

1. 病因和病理生理

静脉壁软弱、静脉瓣膜缺陷及浅静脉内压升高，是引起浅静脉曲张的主要原因。静脉壁薄弱和静脉瓣膜缺陷，与遗传因素有关。长期站立、重体力劳动、妊娠、慢性咳嗽、习惯性便秘等后天性因素，使瓣膜承受过度的压力，逐渐松弛，不能紧密关闭。循环血量经常超负荷，亦可造成压力升高，静脉扩张，而形成相对性瓣膜关闭不全。当隐一股或隐一腘静脉连接处的瓣膜遭到破坏而关闭不全后，就可影响远侧和交通静脉的瓣膜。由于离心愈远的静脉承受的静脉压愈高，因此曲张静脉在小腿部远比大腿部明显。而且病情的远期进展比开始阶段迅速。

2. 临床表现和诊断

原发性下肢静脉曲张以大隐静脉曲张为多见，单独的小隐静脉曲张较为少见；以左下肢多见，但双侧下肢可先后发病。主要临床表现为下肢浅静脉扩张、迂曲，下肢沉重、乏力感。可出现踝部轻度肿胀和足靴区皮肤营养性变化：皮肤色素沉着、皮炎、湿疹、皮下脂质硬化和溃疡形成。

根据下肢静脉曲张的临床表现，诊断并不困难。下列传统检查有助于诊断：①大隐静脉瓣膜功能试验（Trendelenburg 试验）；病人平卧，抬高患肢使静脉排空，在大腿根部扎止血带，阻断大隐静脉，然后让病人站立，迅速释放止血带，如出现自上而下的静脉逆向充盈，提示瓣膜功能不全。应用同样原理，在腘窝部扎止血带，可以检测小隐静脉瓣膜的功能。如在未放开止血带前，止血带下方的静脉在30秒内已充盈，则表明有交通静脉瓣膜关闭不全。②深静脉通畅试验（Perthes 试验）：用止血带阻断大腿浅静脉主干，嘱病人用力踢腿或作下蹬活动连续10余次，迫使静脉血液向深静脉回流，使曲张静脉排空。如在活动后浅静脉曲张更为明显，张力增高，甚至有胀痛，则表明深静脉不通畅。必要时选用超声多普勒、容积描记、下肢静脉压测定和静脉造影检查等，可以更准确地判断病变性质。

原发性下肢静脉曲张的诊断，必须排除下列几种疾病才能确立：①原发性下肢深静脉瓣膜功能不全：症状相对严重，超声多普勒检查或下肢静脉造影，观察到深静脉瓣膜关闭不全的特殊征象。②下肢深静脉血栓形成后遗综合征：有深静脉血栓形成病史，浅静脉扩张伴有肢体明显肿胀。如鉴别诊断仍有困难,应作双功彩色超声多普勒或下肢静脉造影检查。③动静脉瘘:患肢皮肤温度升高，局部有时可扪及震颤或有血管杂音，浅静脉压力明显上升，静脉血的含氧量增高。

3. 治疗

原发性下肢静脉曲张的治疗可有下列三种方法。

（1）非手术疗法患肢穿医用弹力袜或用弹力绷带，借助远侧高而近侧低的压力差，使曲张静脉处于萎瘪状态。此外，还应避免久站、久坐，间歇抬高患肢。非手术疗法仅能改善症状，适用于：①症状轻微又不愿手术者；②妊娠期发病，鉴于分娩后症状有可能消失，可暂行非手术疗法；③手术耐受力极差者。

（2）硬化剂注射和压迫疗法 利用硬化剂注入排空的曲张静脉后引起的炎症反应使之闭塞。也可作为手术的辅助疗法，处理残留的曲张静脉。硬化剂注入后，局部用纱布卷压迫，自足踝至注射处近侧穿弹力袜或缠绕弹力绷带，立即开始主动活动。大腿部维持压迫 1 周，小腿部 6 周左右。应避免硬化剂渗漏造成组织炎症、坏死或进入深静脉并发血栓形成。

（3）手术疗法诊断明确且无禁忌证者都可施行手术治疗：大隐或小隐静脉高位结扎及主干与曲张静脉剥脱术。已确定交通静脉功能不全的，可选择筋膜外、筋膜下或借助内镜作交通静脉结扎术。

4. 并发症及其处理

病程进展中可能出现下列并发症：

1. 血栓性浅静脉炎 曲张静脉易引起血栓形成，伴有感染性静脉炎及静脉周围炎，常遗有局部硬结与皮肤粘连，可用抗生素及局部热敷治疗。炎症消退后，应施行手术治疗。

2. 溃疡形成踝周及足靴区易在皮肤损伤破溃后引起经久不愈的溃疡，愈合后常复发。处理方法：创面湿敷，抬高患肢以利回流，较浅的溃疡一般都能愈合，接着应采取手术治疗。较大或较深的溃疡，经上述处理后溃疡缩小，周围炎症消退，创面清洁后也应作手术治疗，同时作清创植皮，可以缩短创面愈合期。

3. 曲张静脉破裂出血 大多发生于足靴区及踝部。可以表现为皮下瘀血，或皮肤破溃时外出血，因静脉压力高而出血速度快。抬高患肢和局部加压包扎，一般均能止血，必要时可以缝扎止血，以后再作手术治疗。

（二）原发性下肢深静脉瓣膜功能不全

深静脉瓣膜不能紧密关闭，引起血液逆流，但无先天性或继发性原因，有别于深静脉血栓形成后瓣膜功能不全及原发性下肢静脉曲张。

1. 病因和病理生理

病因至今尚未明确，发病因素有：①瓣膜结构薄弱，在持久的逆向血流及血柱重力作用下，瓣膜游离缘松弛，因而不能紧密闭合，造成静脉血经瓣叶间的裂隙向远侧逆流。②由于持久的超负荷回心血量，导致静脉管腔扩大、瓣膜相对短小而关闭不全，故又称“相对性下肢深静脉瓣膜关闭不全”。③深静脉瓣膜发育异常或缺如，失去正常关闭功能。④小腿肌关节泵软弱，泵血无力，引起静脉血液积聚，导致静脉高压和瓣膜关闭不全。股浅静脉第一对瓣膜直接承受近侧深静脉逆向血流冲击，常最先出现关闭不全，随着病程进展，将顺序影响远侧瓣膜关闭功能。大隐静脉位置较浅而缺乏肌保护，所以当股浅静脉瓣膜破坏时，大隐静脉瓣膜多已失去功能，因而两者往往同时存在。股深静脉开口比较斜向外方，受血柱重力的影响较小，受累及可能较迟。

2. 临床表现和诊断

除了浅静脉曲张外，根据临床表现的轻重程度可分为：①轻度：久站后下肢沉重不适，踝部轻度浮肿。②中度：轻度皮肤色素沉着及皮下组织纤维化，单个小溃疡。下肢沉重感明显，踝部中度肿胀。③重度：短时间活动后即出现小腿胀痛或沉重感，浮肿明显并累及小腿，伴有广泛色素沉着、湿疹或多个、复发性溃疡（已愈合或活动期）。

鉴于浅静脉曲张是多种疾病的主要症状，因此需作深静脉瓣膜功能不全检查方能明确诊断。

下肢静脉顺行造影显示下列特点：深静脉全程通畅，影模糊或消失，失去正常的竹节状形态而呈直筒状；Valsalva 屏气试验时，可见含有造影剂的静脉血自瓣膜近心端向瓣膜远侧逆流。在下肢静脉逆行造影中，根据造影剂向远侧逆流的范围，分为如下五级：0 级，无造影剂向远侧泄漏；Ⅰ级，造影剂逆流不超过大腿近端；Ⅱ级，造影剂逆流不超过膝关节平面；Ⅲ级，造影剂逆流超过膝关节平面；Ⅳ级，造影剂向远侧逆流至小腿深静脉，甚至达踝部。0 级，示瓣膜关闭功能正常；Ⅰ～Ⅱ级逆流，应结合临床表现加以判断；Ⅲ～Ⅳ级，表示瓣膜关闭功能明显损害。

下肢活动静脉压测定可间接地了解瓣膜功能，常作为筛选检查。正常时，站立位活动后足背浅静脉压平均为 10 ～ 30 mmHg，原发性下肢静脉曲张为 25 ～ 40 mmHg。深静脉瓣膜关闭不全时，高达 55 ～ 85mmHg。

超声多普勒检查可以观察瓣膜关闭活动及有无逆向血流。

原发性深静脉瓣膜关闭不全应与深静脉血栓形成后综合征相鉴别，二者临床表现相似，但处理方法不尽相同。鉴别要点：前者，无深静脉血栓形成病史，浅静脉曲张局限于下肢，Perthes 试验阴性，下肢静脉造影示深静脉通畅、扩张、呈直筒状、瓣膜影模糊；深静脉血栓形成后综合征，有深静脉血栓形成病史，浅静脉曲张范围广泛、可涉及下腹壁，Perthes 试验大部分阳性，下肢静脉造影示深静脉部分或完全再通、形态不规则、侧支开放、瓣膜影消失。

3. 治疗

凡诊断明确，瓣膜功能不全Ⅱ级以上者，结合临床表现的严重程度，应考虑施行深静脉瓣膜重建术。主要方法有：①股浅静脉腔内瓣膜成形术：通过缝线，将松弛的瓣膜游离缘予以缩短，使之能合拢关闭。②股浅静脉腔外瓣膜成形术：通过静脉壁的缝线，使两个瓣叶附着线形成的夹角，由钝角回复至正常的锐角，恢复闭合功能。③股静脉壁环形缩窄术：在正常情况下，瓣窦宽径大于非瓣窦部位静脉宽径，因而利用缝线、组织片或人工织物包绕于静脉外，缩小其管径，恢复瓣窦与静脉的管径比例，瓣膜关闭功能随之恢复。④带瓣膜静脉段移植术：在股浅静脉近侧植入一段带有正常瓣膜的静脉，借以阻止血液逆流。⑤半腱肌一股二头肌袢腘静脉瓣膜代替术：手术原理是构建半腱肌一股二头肌 U 形腱袢，置于腘动静脉之间，利用肌袢间歇收缩与放松，使腘静脉获得瓣膜样功能。由于深静脉瓣膜关闭不全同时伴有浅静脉曲张，因此需要同时作大隐静脉高位结扎、曲张静脉剥脱，已有足靴区色素沉着或溃疡者，尚需作交通静脉结扎术。

三、深静脉血栓形成

深静脉血栓形成（deep venotls thrombosis，DVT）是指血液在深静脉腔内不正常凝结，阻塞静脉腔，导致静脉回流障碍，如未予及时治疗，急性期可并发肺栓塞（致死性或非致死性），后期则因血栓形成后综合征，影响生活和工作能力。全身主干静脉均可发病，尤其多见于下肢。

（一）病因和病理

1946 年，virchow 提出：静脉损伤，血流缓慢和血液高凝状态是造成深静脉血栓形成的三大因素。损伤可造成内皮脱落及内膜下层胶原裸露，或静脉内皮及其功能损害，引起多种具有生物活性物质释放，启动内源性凝血系统，同时静脉壁电荷改变，导致血小板聚集、粘附，形成血栓。造成血流缓慢的外因有：久病卧床，术中、术后以及肢体固定等制动状态及久坐不动等。此时，因静脉血流缓慢，在瓣窦内形成涡流，使瓣膜局部缺氧，引起白细胞粘附分子表达，白细胞粘附及迁移，促成血栓形成。血液高凝状态见于：妊娠、产后或术后、创伤、长期服用避孕药、肿瘤组织裂解产物等，使血小板数增高，凝血因子含量增加而抗凝血因子活性降低，导致血管内异常凝结形成血栓。典型的血栓包括：头部为白血栓，颈部为混合血栓，尾部为红血栓。血栓形成后可向主干静脉的近端和远端滋长蔓延。其后，在纤维蛋白溶解酶的作用下，血栓可溶解消散，血栓脱落或裂解的碎片成为栓子，随血流进入肺动脉引起肺栓塞。但血栓形成后常激发静脉壁和静脉周围组织的炎症反应，使血栓与静脉壁粘连，并逐渐纤维机化，最终形成边缘毛糙管径粗细不一的再通静脉。同时，静脉瓣膜被破坏，以至造成继发性下肢深静脉瓣膜功能不全，即深静脉血栓形成后综合征。

（二）临床表现和分型

深静脉是血液回流的主要通路，一旦因血栓形成阻塞管腔，必然引起远端静脉回流障碍的症状。按照血栓形成的发病部位，主要临床表现分述如下。

1．上肢深静脉血栓形成局限于腋静脉，前臂和手部肿胀、胀痛。发生在腋一锁骨下静脉，整个上肢肿胀，患侧肩部、锁骨上和前胸壁浅静脉扩张。上肢下垂时，肿胀和胀痛加重；抬高后减轻。

2．上、下腔静脉血栓形成上腔静脉血栓形成大多数起因于纵隔器官或肺的恶性肿瘤。除了有上肢静脉回流障碍的临床表现外，并有面颈部肿胀，球结膜充血水肿，眼睑肿胀。颈部、前胸壁、肩部浅静脉扩张，往往呈广泛性并向对侧延伸，胸壁的扩张静脉血流方向向下。常伴有头痛、头胀及其他神经系统症状和原发疾病的症状。下腔静脉血栓形成，多系下肢深静脉血栓向上蔓延所致。其临床特征为双下肢深静脉回流障碍，躯干的浅静脉扩张，血流方向向头端。当血栓累及下腔静脉肝段，影响肝静脉回流时，则有布一加综合征的 1 临床表现。

3．下肢深静脉血栓形成最为常见，根据发病部位及病程，可作如下分型。

(1)根据急性期血栓形成的解剖部位分型：①中央型，即髂一股静脉血栓形成。起病急骤，全下肢明显肿胀，患侧髂窝、股三角区有疼痛和压痛，浅静脉扩张，患肢皮温及体温均升高。左侧发病多于右侧。②周围型，包括股静脉或小腿深静脉血栓形成。局限于股静脉的血栓形成，主要特征为大腿肿痛，由于髂一股静脉通畅，故下肢肿胀往往并不严重。局限在小腿部的深静脉血栓形成，临床特点为：突然出现小腿剧痛，患足不能着地踏平，行走时症状加重；小腿肿胀且有深压痛，作踝关节过度背屈试验可致小腿剧痛 (Homans 征阳性)。③混合型，即全下肢深静脉血栓形成。主要临床表现为：全下肢明显肿胀、剧痛，股三角区、腘窝、小腿肌层都可有压痛，常伴有体温升高和脉率加速 (股白肿)。如病程继续进展，肢体极度肿胀，对下肢动脉造成压迫以及动脉痉挛，导致下肢动脉血供障碍，出现足背动脉和胫后动脉搏动消失，进而小腿和足背往往出现水泡，皮肤温度明显降低并呈青紫色 (股青肿），如不及时处理，可发生静脉性坏疽。

(2) 根据临床病程演变分型：下肢深静脉血栓形成后，随着病程的延长，从急性期逐渐进入慢性期。根据病程可以分成以下四型：①闭塞型。疾病早期，深静脉腔内阻塞，以下肢明显肿胀和胀痛为特点，伴有广泛的浅静脉扩张，一般无小腿营养障碍性改变。②部分再通型。病程中期，深静脉部分再通。此时，肢体肿胀与胀痛减轻，但浅静脉扩张更明显，或呈曲张，可有小腿远端色素沉着出现。③再通型。病程后期，深静脉大部分或完全再通，下肢肿胀减轻但在活动后加重，明显的浅静脉曲张、小腿出现广泛色素沉着和慢性复发性溃疡。④再发型。在已再通的深静脉腔内，再次急性深静脉血栓形成。

（三）检查和诊断

一侧肢体突然发生的肿胀，伴有胀痛、浅静脉扩张，都应疑及下肢深静脉血栓形成。根据不同部位深静脉血栓形成的临床表现，一般不难作出临床诊断。下列检查有助于确诊和了解病变的范围。

1. 超声多普勒检查采用超声多普勒检测仪，利用压力袖阻断肢体静脉，放开后记录静脉最大流出率，可以判断下肢主干静脉是否有阻塞。双功彩色超声多普勒可显示静脉腔内强回声、静脉不能压缩，或无血流等血栓形成的征象。如重复检查，可观察病程变化及治疗效果。

2. 放射性核素检查　静脉注射地。I 纤维蛋白原，能被新鲜血栓摄取，含量超过等量血液摄取量的 5 倍，因而能检出早期的血栓形成，可用于高危病人的筛选检查。

3. 下肢静脉顺行造影能显示静脉形态作出确定诊断。主要的 X 线征象为:①闭塞或中断:深静脉主干被血栓完全堵塞而不显影，或出现造影剂在静脉某一平面突然受阻的征象。一般说来，见于血栓形成的急性期。②充盈缺损：主干静脉腔内持久的、长短不一的圆柱状或类圆柱状造影剂密度降低区域，边缘可有线状造影剂显示形成“轨道症”，是静脉血栓的直接征象，为急性深静脉血栓形成的诊断依据。③再通：静脉管腔呈不规则狭窄或细小多枝状，部分可显示扩张，甚至扩张扭曲状。上述征象见于血栓形成的中、后期。④侧支循环形成:邻近阻塞静脉的周围，有排列不规则的侧支静脉显影。大、小隐静脉是重要的侧支，呈明显扩张。

（四）预防和治疗

手术、制动、血液高凝状态是发病的高危因素，给予抗凝、祛聚药物，鼓励病人作四肢的主动运动和早期离床活动，是主要的预防措施。治疗方法可分为非手术治疗和手术取栓两类，应根据病变类型和实际病期而定。

1. 非手术治疗包括：①一般处理。卧床休息、抬高患肢，适当使用利尿剂，以减轻肢体肿胀。病情允许时，着医用弹力袜或弹力绷带后起床活动。②祛聚药物。如阿司匹林、右旋糖酐、双嘧达莫（潘生丁）、丹参等，能扩充血容量、降低血粘度，防治血小板聚集，常作为辅助治疗。③抗凝治疗 (anticoagt,lant therapy)。抗凝药物具有降低机体血凝功能，预防血栓形成、防止血栓繁衍，以利血栓形成的静脉再通。通常先用普通肝素或低分子肝素（分子量 <6000) 静脉或皮下注射，达到低凝状态后改用香豆素衍化物（如华法林）口服，一般维持 2 个月或更长时间。④溶栓治疗 (thrombolysis)。链激酶 (streptokinase，SK)、尿激酶 (urokinase,UK)、组织型纤溶酶原激活剂 (tissuetype plasminogen activate,t-PA) 等，能激活血浆中的纤溶酶原成为纤溶酶，使血栓中的纤维蛋白裂解，达到溶解血栓的治

疗目的。可经外周静脉滴注，或经插至血栓头端的静脉导管直接给药。早期 (2 ～ 3 天) 的溶栓效果优于病期较长者，病程较长 (10 ～ 15 天)，也可试用本法。根据静脉开放的比例评价溶栓治疗的效果：I 级 <50 %，II 级 >50%，III级完全溶解。

出血是抗凝、溶栓治疗的严重并发症，且剂量的个体差异很大，应严密观察凝血功能的变化：凝血时间 (CT) 不超过正常 (8 ～ 12 分) 的 2 ～ 3 倍，活化部分凝血时间 (APTT) 延长 1. 5 ～ 2. 5 倍,凝血酶时间 (TT) 不超过 60 秒 (正常 16 ～ 18 秒),凝血酶原时间 (PT) 不超过对照值 1. 3 ～ 1. 5 倍，INR(international normaliged ritio) 控制在 2. 0 ～ 3. 0。纤溶治疗时，尚需测定纤维蛋白原，不应低于 0. 6 ～ 1. 0 g / L(正常 2 ～ 4 g / L)。一旦出现出血并发症，除了停药外，应采用硫酸鱼精蛋白对抗肝素、维生素 K・对抗口服抗凝剂；使用 10% 6- 氨基乙酸、纤维蛋白原制剂或输新鲜血，对抗纤溶治疗引起的出血。

2. 手术疗法取栓术 (thrombectomy) 最常用于下肢深静脉血栓形成，尤其是髂一股静脉血栓形成的早期病例。鉴于临床和实验研究认为：发病后 3 天内，血栓与静脉内腔面尚无明显粘连，超过 5 天则粘连明显，因此取栓术的时机应在发病后 3 ～ 5 天内。对于病情继续加重，或已出现股青肿，即使病期较长，也可施以手术取栓力求挽救肢体。手术方法主要是采用 Fogarty 导管取栓术，术后辅用抗凝、祛聚疗法 2 个月，防止再发。

（五）并发症和后遗症

深静脉血栓如脱落进入肺动脉，可引起肺栓塞，大块肺栓塞可以致死，应十分重视。对已有肺栓塞发生史、血栓头端跨人下腔静脉及需行静脉腔内操作可能造成血栓脱落等情况下，应考虑放置下腔静脉滤网，防止肺栓塞的发生。

深静脉血栓形成后，随着血栓机化及再通过程的进展，静脉回流障碍的症状逐渐减轻，而因深静脉瓣膜破坏造成的静脉逆流症状逐渐加重，后遗深静脉血栓形成后综合征，处理方法根据病变类型而异。闭塞为主者，以前述非手术疗法为主。髂、股静脉闭塞而股静脉通畅者，在病情稳定后可作耻骨上大隐静脉交叉转流术，使患肢远侧的高压静脉血，通过转流的大隐静脉向健侧股静脉回流。局限于股静脉阻塞者，可作同侧大隐静脉股一腘 (胫) 静脉旁路术。已完全再通者，因深静脉瓣膜破坏，静脉逆流已成为主要病变，可采用原发性深静脉瓣膜关闭不全所介绍的手术方法治疗。凡有浅静脉曲张及足靴区溃疡者，应作曲张静脉剥脱和交通静脉结扎术。

（翟连锁）

第五节　动静脉瘘

动脉与静脉间出现不经过毛细血管网的异常短路通道，即形成动静脉瘘，可分为两类：先天性动静脉瘘 (congenital arteriovenous fistula)，起因于血管发育异常；后天性，大多数由创伤引起，故又称损伤性动静脉瘘 (trallmatic arteriovenoLls fistula)。本病多见于四肢。先天性动静脉瘘常为多发性，瘘口细小；往往影响骨骼及肌，受累肢体出现形态和营养障碍性改变；对全身血液循环的影响较小。损伤性动静脉瘘一般为单发且瘘口较大，高压的动脉血流通过瘘口直接进入静脉向心回流，因而造成：①静脉压升高，管壁增厚、管腔扩大、迂曲，静脉瓣膜关闭不全，导致周围静脉高压的临床表现。②瘘口近侧动脉因代偿性血流量增加而继发性扩大，瘘口远侧动脉则因血流量减少而变细，出现远端组织缺血的临床表现。.③对全身血液循环产生明显影响。周围血管阻力降低，中心动脉压随之下降;动脉血流经瘘口分流及远端动脉缺血，促使心率加速，以维持有效的周围循环;回心血流增加，继发心脏扩大，最终导致心力衰竭。

一、先天性动静脉瘘

（一）病因和分类

在胎儿血管发育的中期，动脉不仅与伴随静脉同行，且与周围的毛细血管间有广泛的吻合。出生后，上述吻合支逐渐闭合，动、静脉各行其道。如果原始的丛状血管结构残存，即成大小、数目和瘘型不一的动、静脉间异常通道。在婴幼儿期呈隐匿状态，至学龄期，尤其是进入发育期后，随着活动量增加而迅速发展和蔓延，可以侵犯邻近的肌肉、骨骼及神经等组织。病理上可以分为三种类型：①干状动静脉瘘：在动、静脉主干间有一个或多个细小瘘口，伴有浅静脉扩张或曲张、震颤及杂音。②瘤样动静脉瘘：在动、静脉主干的分支间存在瘘口，伴有局部血管瘤样扩大的团块。③混合型：兼有上述两种病理改变。

（二）临床表现

在婴幼儿期，一般无明显症状，或仅有轻度软组织肥厚。至发育期可出现明显的临床表现，主要有：①由于动、静脉血流量增加，刺激骨骺，致使患肢增长，软组织肥厚，伴有胀痛。因两侧下肢长短不一可以出现跛行、骨盆倾斜及脊柱侧曲。②患肢皮肤温度明显升高，多汗，可以伴有皮肤红色斑块状血管瘤。③由于静脉高压导致浅静脉曲张，色素沉着，湿疹，甚至形成静脉性溃疡，或因远端动脉缺血致组织坏死。在皮肤破损时可以引发严重出血。

（三）检查和诊断

根据典型的临床症状:出生后或自幼即出现下肢软组织较肥厚，随年龄增长而逐渐加重，并有肢体粗大，增长，皮温升高，多汗等，即可作出临床诊断。下列检查有助于作出诊断：①周围静脉压明显升高，静脉血含氧量增高。②患肢 X 线平片可见骨骼增长，增粗。③动脉造影显示：患肢动脉主干增粗，血流加快；动脉分支增多，紊乱且呈扭曲状；静脉早期显影。

（四）治疗

局限的先天性动静脉瘘，手术切除或瘘口结扎效果较好。范围广泛的多发性瘘，定位困难，而且可以是多支主干动脉与静脉间存在交通，因此手术难以彻底，术后易复发。当骨骺尚未闭合，双侧下肢长度差异大且有明显跛行者，可考虑作患肢骨骺抑制术。以胀痛为主要症状者，可使用弹性长袜，以减轻症状。并发下肢静脉性溃疡者，可作溃疡周围静脉剥脱和筋膜下交通静脉结扎，以改善局部静脉瘀血，促使溃疡愈合。个别病情严重的，可根据造影提示，沿主干动脉解剖并结扎动静脉间吻合支，或经动脉导管栓塞相关的动脉分支，可获得一段时期的症状缓解。

二、损伤性动静脉瘘

（一）病因和分类

大多数由贯通伤引起，如刺伤，枪弹伤，及金属碎片等，毗邻的动静脉同时损伤并形成交通，称直接瘘。如动静脉的创口间存在血肿，在血肿机化后形成囊形或管状的动脉和静脉间的交通，称间接瘘。损伤的动、静脉可形成瘤样扩张。少数见于动脉瘤破人邻近静脉，或因血管壁细菌感染破溃导致动静脉瘘。

（二）临床表现

根据病程分为，①急性期：损伤局部出现搏动性肿块，大多有震颤和杂音。多数病人在瘘的远端动脉仍可扪及搏动。②慢性期：由于高压的动脉血经瘘直接灌注静脉，使静脉压力升高，局部症状往往十分典型：沿瘘口的两侧可以听到粗糙连续的血管杂音，邻近瘘的静脉明显扩张，并有血管杂音及震颤，皮肤温度升高。在远离瘘的部位，尤其在足端，因动脉供血量减少和静脉瘀血，出现营养性变化，如皮肤光薄、色素沉着、溃疡形成等。瘘口越大，离心脏越近，发生瘘的动脉口径越粗，由于大量血液经瘘孔直接进入静脉，回心血量大增，可引起心脏进行性扩大，导致心力衰竭。

（三）检查和诊断

创伤后局部出现搏动性肿块，震颤，粗糙而连续的血管杂音，伴有浅静脉扩张，远端组织缺血或静脉瘀血性改变，即可作出临床诊断。下列检查有助于作出诊断：①指压瘘口检查（Branham 征）：指压瘘口阻断分流后，出现血压升高和脉率变慢。②静脉压测定：患肢浅静脉压力升高。③静脉血含氧量测定：自邻近瘘口的浅静脉采血，呈鲜红色，含氧量明显增高。④双功彩色超声多普勒检查：可以观察到动脉血经瘘口向静脉分流。⑤动脉造影检查：较大口径的动静脉瘘，通常可以直接显示瘘口；与瘘口邻近的静脉明显扩大，几乎与动脉同时显影；瘘口远侧动脉不能全程显示。较小口径的动静脉瘘，常不能直接显示瘘口，但具有邻近瘘口的动静脉几乎同时显影的特点。曾有血肿形成病史者，往往在瘘口的动脉和（或）静脉侧出现瘤样扩大。

（四）治疗

动静脉间压力差明显，一旦形成瘘难以自行闭合，应封闭瘘口，避免造成慢性期改变和心肌损害。最理想的手术方法是切除瘘口，分别修补动、静脉瘘口，或以补片修复血管裂口。当动静脉瘘不能切除时，可在瘘口两端切断动脉，通过端端吻合重建动脉；缺损长度较大时，可用自体静脉或人工血管重建动脉，然后修补静脉裂口。对于长期的慢性动静脉瘘，周围已有广泛的侧支及曲张血管，上述方法难以处理，可施行四头结扎术，即在尽可能靠近瘘口处，分别结扎动脉和静脉的输入端和输出端。

（翟连锁）

第六节　淋巴水肿

淋巴水肿（lymphedema）是一种慢性进展性疾病，由淋巴循环障碍及富含蛋白质的组织间液持续积聚引起。好发于四肢，下肢更为常见。淋巴管与淋巴结损伤后，常于数年后才出现症状。

一、解剖和病理生理

淋巴系统由淋巴管与淋巴结组成。除表皮、中枢神经、角膜、骨骼肌、软骨及韧带等组织外，其他组织器官均存在毛细淋巴管，真皮内尤为丰富。四肢淋巴管分浅、深两组，后者与血管神经束伴行，走向腋窝或腹股沟区，以多支输入淋巴管进入淋巴结，输出淋巴管为单支。淋巴管有完整的外膜，中膜含平滑肌细胞，内膜菲薄，无基底膜，内皮细胞间隙较大，可溶细菌、红细胞甚至淋巴细胞透过，具有自主收缩功能，瓣膜则有导向作用。

淋巴管是组织间液回流通道，淋巴结具有过滤与免疫保护功能。平卧位时，动脉端毛细血管压为 32 mmHg，胶体渗透压为 22 mmHg，组织间隙压为 3 mmHg，因而滤过压为 7 mmHg；而静脉端毛细血管压为 20 mmHg，因此滤过压为 5 mmHg。上述压力差，使毛细动、静脉与组织间液得以交换、循环。正常情况下自血管渗出的液体量，超过静脉端回吸收量，依靠淋巴回流（2 ～ 4 L/d）维持平衡，组织间液中的大分子物质（蛋白质），不能通过毛细血管内皮间隙，主要依赖淋巴管重吸收。在病理状态下，如静脉高压、低蛋白血症等，自血管渗出液增加、回吸收减少；淋巴系统本身疾病，直接影响淋巴的吸收与循环功能，两者均可造成组织间液积聚引起水肿。

二、病因和分类

淋巴水肿可按病因学（原发或继发）、遗传学（家族性或单纯性）及病发时间（先天性及迟发性）加以分类。目前较为常用的是将淋巴水肿分为两类。

1．原发性淋巴水肿

①先天性，1 岁前即起病，有家族史的称 Milroy 病；②早发性，于 1 ～ 35 岁间发病，有家族史者称 Meige 病；③迟发性，35 岁后发病。发病原因至今尚未明确，可能与淋巴管纤维性阻塞、扩张及收缩排空功能障碍有关。

2．继发性淋巴水肿

起因为淋巴管病理性阻塞，常见的原因有：淋巴结切除术，放疗后纤维化，肿瘤浸润淋巴结或肿瘤细胞阻塞淋巴管及炎症后纤维化等。乳腺癌作腋窝淋巴结广泛切除术、术后腋窝与胸部放疗造成的淋巴损害，前列腺癌及盆腔脏器肿瘤致使淋巴管（结）浸润或阻塞，反复发作的感染（p 型溶血性链球菌，少数为葡萄球菌）引起的淋巴管纤维性阻塞，是造成上肢或下肢淋巴水肿的常见原因。丝虫病流行地区与结核病高发区，仍是淋巴水肿的重要病因。

三、临床表现

先天性淋巴水肿以男性多见，常为双侧性累及整个下肢；早发性则女性多见，单侧下肢发病，通常不超越膝平面；迟发性，半数病人发病前有感染或创伤史。主要临床表现：①水肿，自肢体远端向近侧扩展的慢性进展性无痛性浮肿，可累及生殖器及内脏。②皮肤改变，色泽微红，皮温略高；皮肤日益增厚，．苔藓状或桔皮样变；疣状增生；后期呈“象皮腿”。③继发感染，多数为 p 型溶血性链球菌感染引起蜂窝织炎或淋巴管炎，出现局部红肿热痛及全身感染症状。④溃疡，轻微皮肤损伤后出现难以愈合的溃疡。⑤恶变，少数病例可恶变成淋巴管肉瘤。

按照病程进展，可以分为：潜伏期，组织间液积聚，淋巴管周围纤维化，尚无明显肢体浮肿。I 期，呈凹陷性浮肿，抬高肢体可大部分或完全缓解，无明显皮肤改变。II 期，非凹陷性浮肿，抬高肢体不能缓解，皮肤明显纤维化。III期，肢体不可逆性浮肿，反复感染，皮肤及皮下组织纤维化和硬化，呈典型“象皮腿”外观。

四、检查和诊断

根据病史及体检不难作出临床诊断。原发性淋巴水肿以慢性进展性无痛性肢体浮肿为特点，依据发病年龄及是否有家族史可予分类；继发性淋巴水肿都有起病原因；晚期病例出现“象皮腿”。进一步检查的目的是确定淋巴阻塞的类型、部位及原因，主要方法：①淋巴核素扫描显像检查(lymphoscintigraphy)。核素标记的胶体如 ^{99}Tc、^{198}Au、^{131}I 标记的人血清白蛋白，皮下注入后，应被淋巴系统吸收，循淋巴管向近侧回流，利用 7 相机追踪摄取淋巴显像。如果出现积聚在注射部位、淋巴管与淋巴结显影缓慢或不显影、淋巴管扩大、由淋巴管向皮肤逆流等征象，可以作为病因及定位诊断的依据。② CT 与 MRI 检查。淋巴水肿的皮下组织，呈粗糙的蜂窝样改变，尚有可能发现与淋巴水肿相关的其他病变。③淋巴造影。有直接法和间接法两种：直接法是从趾蹼皮下注入美蓝使淋巴管显示，经皮肤浅表切口暴露后直接穿刺注入含碘造影剂;间接法是在水肿区皮内注入可吸收造影剂，然后摄片。

五、预防和治疗

原发性淋巴水肿目前尚无预防方法。继发性者可通过预防措施降低发生率，预防和及时治疗肢体蜂窝织炎或丹毒；尽可能减少为诊断或治疗目的施行的淋巴组织切除范围；控制丝虫病、结核等特殊感染性疾病。治疗方法主要有下述两种：

1. 非手术治疗

①抬高患肢，护理局部皮肤及避免外伤，适当选用利尿剂，穿着具有压力梯度的弹性长袜。②利用套筒式气体加压装置包裹患肢，自水肿肢体远侧向近侧程序加压，促进淋巴回流。③手法按摩疗法，自水肿的近心端开始，经轻柔手法按摩水肿消退后，顺序向远侧扩展按摩范围。④烘绑压迫疗法，利用电辐射热治疗机（60 ～ 80℃）的热效应，促进淋巴回流与淋巴管再生和复通。治疗后用弹性绷带加压包扎。

2. 手术治疗

①切除纤维化皮下组织后植皮术。当皮肤及皮下组织已发生不可逆改变后，切除深筋膜浅面的全部皮下组织，减少肢体皮下组织容积。然后取正常皮肤，或切下的病变皮肤修剪后进行植皮。病变范围广泛者，应作分期手术。②重建淋巴循环，应用显微手术技术作淋巴管一静脉吻合术、淋巴结一静脉吻合术，或取用正常淋巴管、静脉，直接植入或旁路移植，重建淋巴回流通路。③带蒂组织移植术，如大网膜、去表皮组织，移植至患肢深筋膜浅面，建立侧支回流通路。

（翟连锁）

第四十七章 胃十二指肠疾病

第一节 解剖生理概要

一、胃的解剖

（一）胃的位置和分区胃位于食管和十二指肠之间，上端与食管相连的人口部位称贲门，距离门齿约 40cm，下端与十二指肠相连接的出口为幽门。腹段食管与胃大弯的交角称贵门切迹，该切迹的粘膜面形成责门皱壁，有防止胃内容物向食管逆流的作用。幽门部环状肌增厚，浆膜面可见一环形浅沟，幽门前静脉沿此沟的腹侧面下行，是术中区分胃幽门与十二指肠的解剖标志。将胃小弯和胃大弯各作三等份，再连接各对应点可将胃分为三个区域，上 1/3 为责门胃底部 U (upper) 区；中 1/3 是胃体部 M (middle) 区，下 1/3 即幽门部 L (lower) 区。

（二）胃的韧带胃与周围器官有韧带相连接，包括胃隔韧带、肝胃韧带、脾胃韧带、胃结肠韧带和胃胰韧带，胃凭借韧带固定于上腹部。胃胰韧带位于胃后方，自腹腔动脉起始处向上达到胃与贵门部，其内有胃左动脉走行，参与组成小网膜囊后壁。

（三）胃的血管胃的动脉血供丰富，来源于腹腔动脉。发自腹腔动脉干的胃左动脉和来自肝固有动脉的胃右动脉形成胃小弯动脉弓供血胃小弯。胃大弯由来自胃十二指肠动脉的胃网膜右动脉和来自脾动脉的胃网膜左动脉构成胃大弯的动脉弓。来自脾动脉的数支胃短动脉供应胃底。胃后动脉可以是一支或两支，起自脾动脉的中 1/3 段，于小网膜囊后壁的腹膜后面伴同名静脉上行，分布于胃体上部与胃底的后壁。胃有丰富的粘膜下血管丛，静脉回流汇集到门静脉系统。胃的静脉与同名动脉伴行，胃短静脉、胃网膜左静脉均回流人脾静脉；胃网膜右静脉则回流人肠系膜上静脉；胃左静脉（即冠状静脉）的血液可直接注人门静脉或汇人脾静脉；胃右静脉直接注入门静脉。

（四）胃的淋巴引流胃粘膜下淋巴管网丰富，并经责门与食管、经幽门与十二指肠交通。胃周淋巴结，沿胃的主要动脉及其分支分布，淋巴管回流逆动脉血流方向走行，经多个淋巴结逐步向动脉根部聚集。胃周共有 16 组淋巴结。按淋巴的主要引流方向可分为以下四群：①腹腔淋巴结群，引流胃小弯上部淋巴液；②幽门上淋巴结群，引流胃小弯下部淋巴液；③幽门下淋巴结群，引流胃大弯右侧淋巴液；④胰脾淋巴结群，引流胃大弯上部淋巴液。

（五）胃的神经胃受自主神经支配，支配胃的运动神经包括交感神经与副交感神经。胃的交感神经为来自腹腔神经丛的节后纤维，和动脉分支伴行进人胃，主要抑制胃的分泌和运动并传出痛觉；胃的副交感神经来自迷走神经，主要促进胃的分泌和运动。交感神经与副交感神经纤维共同在肌层间和粘膜下层组成神经网，以协调胃的分泌和运动功能。左、右迷走神经沿食管下行，左迷走神经在责门前面，分出肝胆支和胃前支 (Latarjet 前神经)；右迷走神经在责门背侧，分出腹腔支和胃后支 (Latarjet 后神经)。迷走神经的胃前支、后支都沿胃小弯行走，发出的分支和胃动、静脉分支伴行，进人胃的前、后壁。最后的 3 ～ 4 终末支，在距幽门约 5 ～ 7 cm 处进人胃窦，形似“鸦爪”，管理幽门的排空功能，在行高选择性胃迷走神经切断术时作为保留分支的标志。

（六）胃壁的结构胃壁从外向内分为浆膜层、肌层、粘膜下层和粘膜层。胃壁肌层外层是沿长轴分布的纵行肌层，内层由环状走向的肌层构成。胃壁肌层由平滑肌构成，环行肌纤维在贲门和幽门处增厚形成贲门和幽门括约肌。粘膜下层为疏松结缔组织，血管、淋巴管及神经丛丰富。由于粘膜下层的存在，使粘膜层与肌层之间有一定的活动度，因而在手术时粘膜层可以自肌层剥离开。

胃粘膜层由粘膜上皮、固有膜和粘膜肌构成。粘膜层含大量胃腺，分布在胃底和胃体，约占全胃面积的 2/3 的胃腺为泌酸腺。胃腺由功能不同的细胞组成，分泌胃酸、电解质、蛋白酶原和粘液等。主细胞分泌胃蛋白酶原与凝乳酶原；壁细胞分泌盐酸和抗贫血因子；粘液细胞分泌碱性因子。贲门腺分布在贲门部，该部腺体与胃体部粘液细胞相似，主要分泌粘液。幽门腺分布在胃窦和幽门区，腺体除含主细胞和粘蛋白原分泌细胞外，还含有 G 细胞分泌胃泌素、D 细胞分泌生长抑素，此外还有嗜银细胞以及多种内分泌细胞可分泌多肽类物质、组胺及五经色胺 (5-HT) 等。

二、胃的生理

胃具有运动和分泌两大功能，通过其接纳、储藏食物，将食物与胃液研磨、搅拌、混匀，初步消化，形成食糜并逐步分次排人十二指肠为其主要的生理功能。此外，胃粘膜还有吸收某些物质的功能。

（一）胃的运动食物在胃内的储藏、混合、搅拌以及有规律的排空，主要由胃的肌肉运动参与完成。胃的蠕动波起自胃体通向幽门，胃窦部肌层较厚，增强了远端胃的收缩能力，幽门发挥括约肌作用，调控食糜进人十二指肠。胃的电起搏点位于胃底近大弯侧的肌层，有规律地发出频率约为 3 次 / 分钟脉冲信号（起搏电位），该信号沿胃的纵肌层传向幽门。每次脉冲不是都引起肌肉蠕动收缩，但脉冲信号决定了胃蠕动收缩的最高频率。随起搏电位的到来，每次收缩都引起胃内层环状肌的去极化。食糜进人漏斗状盯胃窦腔，胃窦的收缩蠕动较胃体更快而有力，每次蠕动后食糜进人十二指肠的量取决于蠕动的强度与幽门的开闭状况。幽门关闭，食物在胃内往返运动；幽门开放时，每次胃的蠕动波大约将 5 ～ 15 ml 食糜送人十二指肠。

空胃腔的容量仅为 50 ml，但在容受性舒张状况下，可以承受 1000 ml 而无胃内压增高。容受性舒张是迷走神经感觉纤维介导的主动过程。进食后的扩张刺激引发蠕动，若干因素影响到胃蠕动的强度、频率以及胃排空的速度。胃的迷走反射加速胃蠕动；进食的量与质对于排空亦起调节作用，食物颗粒小因较少需研磨比大颗粒食物排空为快；十二指肠壁的受体能够感受食糜的渗透浓度与化学成分，当渗透量（压）大于 200 mmol/L 时迷走肠胃反射被激活，胃排空延迟；不少胃肠道激素能够对胃的运动进行精细调节，胃泌素能延迟胃的排空。

（二）胃液分泌胃腺分泌胃液，正常成人每日分泌量约 1500 ～ 2500 ml，胃液的主要成分为胃酸、胃酶、电解质、粘液和水。壁细胞分泌盐酸，而非壁细胞的分泌成分类似细胞外液，一略呈碱性，其中钠是主要阳离子。胃液的酸度决定于上述两种成分的配合比例，并和分泌速度、胃粘膜血液流速有关。

胃液分泌分为基础分泌（或称消化间期分泌）和餐后分泌（即消化期分泌）。基础分泌是指不受食物刺激时的自然胃液分泌，其量较小，餐后胃液分泌明显增加，餐后分泌可分为三个时相：①迷走相（头相）：食物经视觉、味觉、嗅觉等刺激兴奋神经中枢，兴奋经迷走神经下传至壁细胞、主细胞、粘液细胞，使其分泌胃酸、胃蛋白酶原和粘液；迷走神经兴奋还使G细胞分泌胃泌素、刺激胃粘膜肥大细胞分泌组胺，进而促进胃酸分泌。这一时相的作用时间较短，仅占消化期泌酸量的20%～30%②胃相：指食物进人胃以后引起的胃酸分泌，包括食物对胃壁的物理刺激（扩张）引起的迷走长反射和食物成分对胃粘膜的化学性刺激造成的胃壁内胆碱反射短通路。在胃相的胃酸分泌中，胃泌素介导的由食物成分刺激引起的胃酸分泌占主要部分，当胃窦部的pH<2.5时胃泌素释放受抑制，pH达到1.2时，胃泌素分泌完全停止，对胃酸及胃泌素分泌起负反馈调节作用。胃窦细胞分泌的生长抑素也抑制胃泌素的释放。如果手术使得正常的壁细胞粘膜与胃窦粘膜的关系改变，酸性胃液不流经生成胃泌素的部位，血中胃泌素可增加很高，促使胃酸分泌，伴明显酸刺激。③肠相：指食物进人小肠后引起的胃酸分泌，占消化期胃酸分泌量的5%～10%。包括小肠膨胀及食物中某些化学成分刺激十二指肠和近端空肠产生肠促胃泌素，促进胃液分泌。进人小肠的酸性食糜能够刺激促胰液素、胆囊收缩素、抑胃肽等的分泌。小肠内的脂肪能抑制胃泌素的产生，使胃酸分泌减少。消化期胃酸分泌有着复杂而精确的调控机制，维持胃酸分泌的相对稳定。

三、十二指肠的解剖和生理

十二指肠是幽门和十二指肠悬韧带（Treitz 韧带）之间的小肠，长约25 cm，呈C形，是小肠最粗和最固定的部分。十二指肠分为四部分：①球部：长约4～5 cm，属腹膜间位，活动度大，粘膜平整光滑，球部是十二指肠溃疡好发部位。胆总管、胃十二指肠动脉和门静脉在球部后方通过。②降部：与球部呈锐角下行，固定于后腹壁，腹膜外位，仅前外侧有腹膜遮盖，内侧与胰头紧密相连，胆总管和胰管开口于此部中下1/3交界处内侧肠壁的十二指肠乳头，距幽门8～10 cm，距门齿约75 cm。从降部起十二指肠粘膜呈环形皱襞。③水平部：自降部向左走行，长约10 cm，完全固定于腹后壁，属腹膜外位，横部末端的前方有肠系膜上动、静脉跨越下行。④升部：先向上行，然后急转向下、向前，与空肠相接，形成十二指肠空肠曲，由十二指肠悬韧带（Treitz 韧带）固定于后腹壁，此韧带是十二指肠空肠分界的解剖标志。整个十二指肠环抱在胰头周围。十二指肠的血供来自胰十二指肠上动脉和胰十二指肠下动脉，两者分别起源于胃十二指肠动脉与肠系膜上动脉。胰十二指肠上、下动脉的分支在胰腺前后吻合成动脉弓。

十二指肠接受胃内食糜以及胆汁、胰液。十二指肠粘膜内有Brunner腺，分泌的十二指肠液含有多种消化酶如蛋白酶、脂肪酶、蔗糖酶、麦芽糖酶等。十二指肠粘膜内的内分泌细胞能U4V, 泌素、抑胃肽、胆囊收缩素、促胰液素等肠道激素。

（翟连锁）

第二节　胃十二指肠溃疡的外科治疗

一、概述

胃、十二指肠局限性圆形或椭圆形的全层粘膜缺损，称为胃十二指肠溃疡(gastrodu=odenal ulcer)。因溃疡的形成与胃酸一蛋白酶的消化作用有关，也称为消化性溃疡(pepticulcer)。纤维内镜技术的不断完善、新型制酸剂和抗幽门螺杆菌(helicobacterpylori,HP) 药物的应用使得溃疡病诊断和治疗发生了很大改变。外科治疗主要用于急性穿孔、出血、幽门梗阻或药物治疗无效的溃疡病人以及胃溃疡恶性变等情况。

（一）病理

典型溃疡呈圆形或椭圆形，粘膜缺损深达粘膜肌层。溃疡深而壁硬，呈漏斗状或打洞样，边缘增厚或是充血水肿，基底光滑，表面可覆盖有纤维或脓性呈灰白或灰黄色苔膜。胃溃疡多发生在胃小弯，以胃角最多见，胃窦部与胃体也可见，大弯胃底少见。十二指肠溃疡主要在球部，发生在球部以下的溃疡称为球后溃疡。球部前后壁或是大小弯侧同时见到的溃疡称对吻溃疡。

（二）发病机制

胃十二指肠溃疡发病是多个因素综合作用的结果。其中最为重要的是胃酸分泌异常、幽门螺杆菌感染和粘膜防御机制的破坏。

1. 幽门螺杆菌感染幽门螺杆菌感染与消化性溃疡密切相关。95% 以上的十二指肠溃疡与近 80% 的胃溃疡病人中检出 HP 感染；HP 感染使发生消化性溃疡的危险增加数倍，有 1/6 左右的 HP 感染者发展为消化性溃疡；清除幽门螺杆菌感染可以明显降低溃疡病的复发率。

2. 胃酸分泌过多溃疡只发生在与胃酸相接触的粘膜，抑制胃酸分泌可使溃疡愈合，充分说明胃酸分泌过多是胃十二指肠溃疡的病理生理基础。十二指肠溃疡病人的胃酸分泌高于健康人，除与迷走神经的张力及兴奋性过度增高有关外，与壁细胞数量的增加有关。此外壁细胞对胃泌素、组胺、迷走神经刺激敏感性亦增高。溃疡病人在胃窦酸化情况下，正常的抑制胃泌酸机制受到影响，胃泌素异常释放，而组织中生长抑素水平低，粘膜前列腺素合成减少，削弱了对胃粘膜的保护作用，使得粘膜易受胃酸损害。

3. 非街体类抗炎药与粘膜屏障损害非幽体类抗炎药 (NSAID)、肾上腺皮质激素、胆汁酸盐、酒精等均可破坏胃粘膜屏障，造成 H^+ 逆流人粘膜上皮细胞，引起胃粘膜水肿、出血、糜烂，甚至溃疡。长期使用 NSAID 胃溃疡发生率显著增加。

正常情况下，酸性胃液对胃粘膜的侵蚀作用和胃粘膜的防御机制处于相对平衡状态。如平衡受到破坏，侵害因子的作用增强、胃粘膜屏障等防御因子的作用削弱，胃酸、胃蛋白酶分泌增加，最终导致溃疡。在十二指肠溃疡的发病机制中，胃酸分泌过多起重要作用。在胃溃疡病人平均胃酸分泌比正常人低，胃排空延缓、十二指肠液反流是导致胃粘膜屏障破坏形成溃疡的重要原因。HP 感染和 NSAID 是影响胃粘膜防御机制的外源性因素，可促进溃疡形成。在胃溃疡病人中可发现胃窦部肌纤维变性、自主神经节细胞变性或减少，这些改变使胃窦收缩失效、胃内容物滞留，刺激胃窦胃泌素分泌增加；十二指肠液反流人胃，肠液中所含胆汁酸与胰液可破坏胃粘膜屏障，使 H 十逆行扩散；胃小弯是胃窦粘膜与泌酸胃体粘膜的移行部位，该处的粘膜下血管网为终末动脉供血吻合少，又是胃壁纵行肌纤维与斜行肌纤维的接合处，在肌肉收缩时剪切力大，易引起胃小弯粘膜与粘膜下的血供不足，粘膜防御机制较弱，因此也成为溃疡的好发部位。

（三）临床特点

胃溃疡与十二指肠溃疡统称为消化性溃疡，其临床表现《内科学》教材已有详细描述，但二者之间的差别仍很显著：胃溃疡发病年龄平均要比十二指肠溃疡高 15 ～ 20 年，发病高峰在 40 ～ 60 岁。胃溃疡病人基础胃酸分泌平均为 1. 2 mmol/h，明显低于十二指肠溃疡病人的 4.0 mmol/h。约 5% 胃溃疡可发生恶变，而十二指肠溃疡很少癌变；与十二指肠溃疡相比胃溃疡的病灶大，对于内科治疗反应差，加上有恶变的可能，使得外科治疗尤显重要。

胃溃疡根据其部位和胃酸分泌量可分为四型：I 型最为常见，约占 50 ～ 60%，低胃酸，溃疡位于胃小弯角切迹附近；II 型约占 20%，高胃酸，胃溃疡合并十二指肠溃疡；III 型约占 20%，高胃酸，溃疡位于幽门管或幽门前；IV 型约占 5%，低胃酸，溃疡位于胃上部 1/3，胃小弯高位接近贲门处，常为穿透性溃疡，易发生出血或穿孔，老年病人相对多见。

（四）外科治疗

无严重并发症的胃十二指肠溃疡一般均采取内科治疗，外科手术治疗主要是针对胃十二指肠溃疡的严重并发症进行治疗：

1. 胃溃疡胃溃疡发病年龄较十二指肠溃疡偏大，常伴有慢性胃炎，幽门螺杆菌感染率高，溃疡愈合后胃炎依然存在，停药后溃疡常复发，且有 5% 的恶变率。因此，临床上对胃溃疡手术治疗指征掌握较宽，适应证主要有：①包括抗 HP 措施在内的严格内科治疗无效的顽固性溃疡，如溃疡不愈合或短期内复发者；②发生溃疡出血、瘢痕性幽门梗阻、溃疡穿孔及溃疡穿透至胃壁外者；③溃疡巨大（直径 >2.5 cm）或高位溃疡；④胃十二指肠复合性溃疡；⑤溃疡不能除外恶变或已经恶变者。

胃溃疡常用的手术方式是远端胃大部切除术，胃肠道重建以胃十二指肠吻合（Billroth I 式）为宜。I 型胃溃疡通常采用远端胃大部切除术，胃的切除范围在 50% 左右，行胃十二指肠吻合；II，1II 型胃溃疡宜采用远端胃大部切除加迷走神经干切断术，Billroth I 式吻合，如十二指肠炎症明显或是有严重瘢痕形成，则可行 Billrothn 式胃空肠吻合；W 型，即高位小弯溃疡处理困难。根据溃疡所在部位的不同可采用切除溃疡的远端胃大部切除术，可行 Billroth U 式胃空肠吻合，为防止反流性食管炎也可行 Roux en Y 胃空肠吻合。溃疡位置过高可以采用旷置溃疡的远端胃大部切除术或近端胃大部切除术治疗。术前或术中应对溃疡作多处活检以排除恶性溃疡的可能。对溃疡恶变病例，应行胃癌根治术。

2. 十二指肠溃疡手术治疗的适应证主要是出现严重并发症：急性穿孔、大出血和瘢痕性幽门梗阻，以及经正规内科治疗无效的顽固性溃疡，由于药物治疗的有效性，后者已不多见。

对十二指肠溃疡常采用减少胃酸分泌的策略，阻断迷走神经对壁细胞的刺激、降低胃窦部胃泌素的分泌以及减少壁细胞的数量。手术方法主要有胃大部切除术和选择性或高选择性迷走神经切断术。也可以采用迷走神经干切断术加幽门成形或迷走神经干切断术加胃窦切除术。十二指肠溃疡择期手术在状态良好的病人比较安全，术后复发率与胃酸分泌减少的程度相关。急症手术并发症比择期手术明显为高，活动出血、穿孔后时间较长、围手术期休克等因素增加了手术的并发症与风险。

二、急性胃十二指肠溃疡穿孔

急性穿孔（acute perforation）是胃十二指肠溃疡严重并发症，为常见的外科急腹症。起病急、病情重、变化快，需要紧急处理，若诊治不当可危及生命。近来溃疡穿孔的发生率呈上升趋势，发病年龄渐趋高龄化。十二指肠溃疡穿孔男性病人较多，胃溃疡穿孔则多见于老年妇女。

（一）病因与病理

90% 的十二指肠溃疡穿孔发生在球部前壁，而胃溃疡穿孔 60% 发生在胃小弯，40% 分布于胃窦及其他各部。急性穿孔后，有强烈刺激性的胃酸、胆汁、胰液等消化液和食物溢人腹腔，引起化学性腹膜炎。导致剧烈的腹痛和大量腹腔渗出液，约 6 ～ 8 小时后细菌开始繁殖并逐渐转变为化脓性腹膜炎。病原菌以大肠杆菌、链球菌为多见。由于强烈的化学刺激、细胞外液的丢失以及细菌毒素吸收等因素，病人可出现休克。胃十二指肠后壁溃疡，可穿透全层并与周围组织包裹，形成慢性穿透性溃疡。

（二）临床表现

多数病人既往有溃疡病史，穿孔前数日溃疡病症状加剧。情绪波动、过度疲劳、刺激性饮食或服用皮质激素药物等常为诱发因素。穿孔多在夜间空腹或饱食后突然发生，表现为骤起上腹部刀割样剧痛，迅速波及全腹，病人疼痛难忍，可有面色苍白、出冷汗、脉搏细速、血压下降等表现。常伴恶心、呕吐。当胃内容物沿右结肠旁沟向下流注时，可出现右下腹痛，疼痛也可放射至肩部。当腹腔有大量渗出液稀释漏出的消化液时，腹痛可略有减轻。由于继发细菌感染，出现化脓性腹膜炎，腹痛可再次加重。偶尔可见溃疡穿孔和溃疡出血同时发生。溃疡穿孔后病情的严重程度与病人的年龄、全身情况、穿孔部位、穿孔大小和时间以及是否空腹穿孔密切有关。

体检时病人表情痛苦，仰卧微屈膝，不愿移动，腹式呼吸减弱或消失；全腹压痛、反跳痛，腹肌紧张呈“板样”强直，尤以右上腹最明显。叩诊肝浊音界缩小或消失，可有移动性浊音；听诊肠鸣音消失或明显减弱。病人有发热，实验室检查示白细胞计数增加，血清淀粉酶轻度升高。在站立位 X 线检查时，80% 的病人可见隔下新月状游离气体影。

（三）诊断和鉴别诊断

既往有溃疡病史，突发上腹部剧烈疼痛并迅速扩展为全腹疼痛伴腹膜刺激征等上消化道穿孔的特征性的临床表现，结合 X 线检查腹部发现隔下游离气体，诊断性腹腔穿刺抽出液含胆汁或食物残渣，不难作出正确诊断。在既往无典型溃疡病史者，位于十二指肠及幽门后壁的溃疡小穿孔，胃后壁溃疡向小网膜腔内穿孔，老年体弱反应性差者的溃疡穿孔，空腹时发生的小穿孔等情况下，症状、体征不太典型，较难诊断。需与下列疾病作鉴别：

1. 急性胆囊炎表现为右上腹绞痛或持续性疼痛伴阵发加剧，疼痛向右肩放射，伴畏寒发热。右上腹局部压痛、反跳痛，可触及肿大的胆囊，Murphy 征阳性。胆囊坏疽穿孔时有弥漫性腹膜炎表现，但 X 线检查隔下无游离气体。B 超提示胆囊炎或胆囊结石。

2. 急性胰腺炎急性胰腺炎的腹痛发作一般不如溃疡急性穿孔者急骤，腹痛多位于上腹部偏左并向背部放射。腹痛有一个由轻转重的过程，肌紧张程度相对较轻。血清、尿液和腹腔穿刺液淀粉酶明显升高。X 线检查隔下无游离气体，CT，B 超提示胰腺肿胀。

3. 急性阑尾炎溃疡穿孔后消化液沿右结肠旁沟流到右下腹，引起右下腹痛和腹膜炎体征，可与急性阑尾炎相混。但阑尾炎一般症状比较轻，体征局限于右下腹，无腹壁板样强直，X 线检查无隔下游离气体。

（四）治疗

1. 非手术治疗适用于一般情况好，症状体征较轻的空腹穿孔；穿孔超过 24 小时，腹膜炎已局限者；或是经水溶性造影剂行胃十二指肠造影检查证实穿孔业已封闭的病人。非手术治疗不适用于伴有出血、幽门梗阻、疑有癌变等情况的穿孔病人。治疗措施主要包括：①持续胃肠减压，减少胃肠内容物继续外漏；②输液以维持水、电解质平衡并给予营养支持；③全身应用抗生素控制感染；④经静脉给予 H：受体阻断剂或质子泵拮抗剂等制酸药物。非手术治疗 6 ～ 8 小时后病情仍继续加重，应立即转行手术治疗。非手术治疗少数病人可出现隔下或腹腔脓肿。痊愈的病人应胃镜检查排除胃癌，根治幽门螺杆菌感染并采用制酸剂治疗。

2. 手术治疗

(1) 单纯穿孔缝合术：单纯穿孔修补缝合术的优点是操作简便，手术时间短，安全性高。一般认为：穿孔时间超出 8 小时，腹腔内感染及炎症水肿严重，有大量脓性渗出液；以往无溃疡病史或有溃疡病史未经正规内科治疗，无出血、梗阻并发症，特别是十二指肠溃疡病人；有其他系统器质性疾病不能耐受急诊彻底性溃疡手术，为单纯穿孔缝合术的适应证。穿孔修补通常采用经腹手术，穿孔以丝线间断横向缝合，再用大网膜覆盖，或以网膜补片修补；也可经腹腔镜行穿孔缝合大网膜覆盖修补。对于所有的胃溃疡穿孔病人，需作活检或术中快速病理检查除外胃癌，若为恶性病变，应行根治性手术。单纯穿孔缝合术术后溃疡病仍需内科治疗，HP 感染阳性者需要抗 HP 治疗，部分病人因溃疡未愈仍需行彻底性溃疡手术。

(2) 彻底性溃疡手术：优点是一次手术同时解决了穿孔和溃疡两个问题，如果病人一般情况良好，穿孔在 8 小时内或超过 8 小时，腹腔污染不严重；慢性溃疡病特别是胃溃疡病人，曾行内科治疗，或治疗期间穿孔；十二指肠溃疡穿孔修补术后再穿孔，有幽门梗阻或出血史者可行彻底性溃疡手术。手术方法包括胃大部切除术外，对十二指肠溃疡穿孔可选用穿孔缝合术加高选择性迷走神经切断术或选择性迷走神经切断术加胃窦切除术。

三、胃十二指肠溃疡大出血

胃十二指肠溃疡病人有大量呕血、柏油样黑便，引起红细胞、血红蛋白和血细胞比容明显下降，脉率加快，血压下降，出现为休克前期症状或休克状态，称为溃疡大出血。胃十二指肠溃疡出血，是上消化道大出血中最常见的原因，约占 50% 以上。

（一）病因与病理

溃疡基底的血管壁被侵蚀而导致破裂出血，大多数为动脉出血。引起大出血的十二指肠溃疡通常位于球部后壁，可侵蚀胃十二指肠动脉或胰十二指肠上动脉及其分支引起大出血。胃溃疡大出血多数发生在胃小弯，出血源自胃左、右动脉及其分支。十二指肠前壁附近无大血管，故此处的溃疡常无大出血。溃疡基底部的血管侧壁破裂出血不易自行停止，可引发致命的动脉性出血。大出血后血容量减少、血压降低血流变缓，可在血管破裂处形成血凝块而暂时止血。由于胃肠的蠕动和胃十二指肠内容物与溃疡病灶的接触，暂时停止的出血有可能再次活动出血，应予高度重视。

（二）临床表现

胃十二指肠溃疡大出血的临床表现取决于出血量和出血速度。病人的主要症状是呕血和解柏油样黑便，多数病人只有黑便而无呕血，迅猛的出血则为大量呕血与紫黑血便。呕血前常有恶心，便血前后可有心悸、眼前发黑、乏力、全身疲软，甚至出现晕厥。病人过去多有典型溃疡病史，近期可有服用阿司匹林或 NSAID 药物等情况。如出血速度缓慢则血压、脉搏改变不明显。短期内失血量超过 800 ml，可出现休克症状。病人焦虑不安、四肢湿冷、脉搏细速、呼吸急促、血压下降。如血细胞比容在 30% 以下，出血量已超过 1000 ml。大出血通常指的是每分钟出血量超过 1 ml 且速度较快的出血。病人可呈贫血貌、面色苍白，脉搏增快；腹部体征不明显，腹部稍胀，上腹部可有轻度压痛，肠鸣音亢进。腹痛严重的病人应注意有无伴发溃疡穿孔。大量出血早期，由于血液浓缩，血象变化不大，以后红细胞计数、血红蛋白值、血细胞比容均呈进行性下降。

（三）诊断与鉴别诊断

有溃疡病史者，发生呕血与黑便，诊断并不困难。无溃疡病史时，应与应激性溃疡出血、胃癌出血、食管曲张静脉破裂出血、食管炎、责门粘膜撕裂综合征和胆道出血鉴别。大出血时不宜行上消化道钡餐检查，急诊纤维胃镜检查可迅速明确出血部位和病因，出血 24 小时内胃镜检查阳性率可达 70 ～ 80%，超过 48 小时则阳性率下降。胃镜检查发现溃疡基底裸露血管的病人，再出血率在 50% 以上，需要积极治疗。经选择性腹腔动脉或肠系膜上动脉造影也可用于血流动力学稳定的活动性出血病人，可明确病因与出血部位，指导治疗，并可采取栓塞治疗或动脉内注射垂体加压素等介人性止血措施。

（四）治疗

治疗原则是补充血容量防治失血性休克，尽快明确出血部位并采取有效止血措施。

1. 补充血容量建立可靠畅通的静脉通道，快速滴注平衡盐液，作输血配型试验。同时严密观察血压、脉搏、尿量和周围循环状况，并判断失血量指导补液。失血量达全身总血量的 20% 时，应输注经乙基淀粉、右旋糖配或其他血浆代用品，用量在 1000ml 左右。出血量较大时可输注浓缩红细胞，也可输全血，并维持血细胞比容不低于 30%。输人液体中晶体与胶体之比以 3，1 为宜。监测生命体征，测定中心静脉压、尿量，维持循环功能稳定和良好呼吸、肾功能十分重要。

2. 留置鼻胃管，用生理盐水冲洗胃腔，清除血凝块，直至胃液变清，持续低负压吸引，动态观察出血情况。可经胃管注人 200 ml 含 8 mg 去甲肾上腺素的生理盐水溶液，每 4 ～ 6 小时一次。

3. 急诊纤维胃镜检查可明确出血病灶，还可同时施行内镜下电凝、激光灼凝、注射或喷洒药物等局部止血措施。检查前必须纠正病人的低血容量状态。

4. 止血、制酸、生长抑素等药物的应用经静脉或肌注立止血；静脉给予 HZ 受体拮抗剂（西咪替丁等）或质子泵抑制剂（奥美拉 IVI 等）；静脉应用生长抑素（善宁、施他宁等）。

5. 急症手术止血多数胃十二指肠溃疡大出血，可经非手术治疗止血，约 10% 的病人需急症手术止血。手术指征为：①出血速度快，短期内发生休克，或较短时间内（(6 ～ 8 小时）需要输人较大量血液方能维持血压和血细胞比容者；②年龄在 60 岁以上伴动脉硬化症者自行止血机会较小，对再出血耐受性差，应及早手术；③近期发生过类似的大出血或合并穿孔或幽门梗阻；④正在进行药物治疗的胃十二指肠溃疡病人发生大出血，表明溃疡侵蚀性大，非手术治疗难以止血；⑤纤维胃镜检查发现动脉搏动性出血，或溃疡底部血管显露再出血危险很大。急诊手术应争取在出血 48 小时内进行，反复止血无效，拖延时间越长危险越大。胃溃疡较十二指肠溃疡再出血机会高 3 倍，应争取及早手术。

采取积极的复苏措施，力争在血流动力学稳定的情况下手术止血。手术方法有：①包括溃疡在内的胃大部切除术。如术前未经内镜定位，术中可切开胃前壁，明确出血溃疡的部位，缝扎止血同时检查是否有其他出血性病灶。②对十二指肠后壁穿透性溃疡出血，先切开十二指肠前壁，贯穿缝扎溃疡底的出血动脉，再行选择性迷走神经切断加胃窦切除或加幽门成形术，一或作旷置溃疡的毕Ⅱ式胃大部切除术外加胃十二指肠动脉、胰十二指肠上动脉结扎。③重症病人难以耐受较长时间手术者，可采用溃疡底部贯穿缝扎止血方法。

四、胃十二指肠溃疡瘢痕性幽门梗阻

胃、十二指肠溃疡病人因幽门管、幽门溃疡或十二指肠球部溃疡反复发作形成疲痕狭窄，合并幽门痉挛水肿可以造成幽门梗阻 (pyloric obstruction) 。

（一）病因和病理

瘢痕性幽门梗阻常见于十二指肠球部溃疡与Ⅱ型胃溃疡。溃疡引起幽门梗阻的机制有痉挛、炎症水肿和瘢痕三种，前两种情况是暂时的、可逆性的，在炎症消退、痉挛缓解后幽门恢复通畅，瘢痕造成的梗阻是永久性的，需要手术方能解除。瘢痕性幽门梗阻是由于溃疡愈合过程中瘢痕收缩所致，最初是部分性梗阻，由于同时存在痉挛或是水肿使部分性梗阻渐趋完全性。初期，为克服幽门狭窄，胃蠕动增强，胃壁肌层肥厚，胃轻度扩大。后期，胃代偿功能减退，失去张力，胃高度扩大，蠕动消失。胃内容物滞留，使胃泌素分泌增加，使胃酸分泌亢进，胃粘膜呈糜烂、充血、水肿和溃疡。由于胃内容物不能进入十二指肠，因吸收不良病人有贫血、营养障碍；呕吐引起的水电解质丢失，导致脱水、低钾低氯性碱中毒。

（二）临床表现

幽门梗阻的主要表现为腹痛与反复发作的呕吐。病人最初有上腹膨胀不适并出现阵发性胃收缩痛，伴暖气、恶心与呕吐。呕吐多发生在下午或晚间，呕吐量大，一次可达 1000 ～ 2000 ml，呕吐物含大量宿食有腐败酸臭味，但不含胆汁。呕吐后自觉胃部饱胀改善，故病人常自行诱发呕吐以期缓解症状。常有少尿、便秘、贫血等慢性消耗表现。体检时见病人有营养不良、消瘦、皮肤干燥，弹性消失，上腹隆起可见胃型，有时有自左向右的胃蠕动波，晃动上腹部可闻及振水音。

（三）诊断和鉴别诊断

根据长期溃疡病史，特征性呕吐和体征，即可诊断幽门梗阻。诊断步骤：清晨空腹置胃管，可抽出大量酸臭胃液和食物残渣；X 线钡餐检查，见胃扩大，张力减低，钡剂人胃后有下沉现象。正常人胃内钡剂 4 小时即排空，如 6 小时尚有 1/4 钡剂存留者，提示有胃储留。24 小时后仍有钡剂存留者，提示有瘢痕性幽门梗阻。纤维胃镜检查可确定梗阻，并明确梗阻原因。

幽门梗阻应与下列情况鉴别：①痉挛水肿性幽门梗阻，系活动溃疡所致，有溃疡疼痛症状，梗阻症状为间歇性，经胃肠减压和应用解痉制酸药，疼痛和梗阻症状可缓解。②十二指肠球部以下的梗阻性病变，十二指肠肿瘤、胰头癌、十二指肠淤滞症也可以引起上消化道梗阻，据其呕吐物含胆汁，X 线、胃镜、钡餐检查可助鉴别。③胃窦部与幽门的癌肿可引起梗阻，但病程较短，胃扩张程度轻，钡餐与胃镜活检可明确诊断。

（四）治疗

怀疑幽门梗阻病人可先行盐水负荷试验，空腹情况下置胃管，注人生理盐水 700 ml，30 分钟后经胃管回吸，回收液体超过 350 ml 提示幽门梗阻。经过一周包括胃肠减压、全肠外营养以及静脉给予制酸药物的治疗后，重复盐水负荷试验。如幽门痉挛水肿明显改善，可以继续保守治疗；如无改善则应考虑手术。瘢痕性梗阻是外科手术治疗的绝对适应证。

术前需要充分准备，包括禁食，留置鼻胃管以温生理盐水洗胃，直至洗出液澄清。纠正贫血与低蛋白血症，改善营养状况；维持水、电解质平衡，纠正脱水、低钾低氯性碱中毒。手术目的在于解除梗阻，消除病因。术式以胃大部切除为主，也可行迷走神经干切断术加胃窦部切除术。如老年病人、全身情况极差或合并其他严重内科疾病者可行胃空肠吻合加迷走神经切断术治疗。

五、手术方式及注意事项

迷走神经切断术与胃大部切除术是治疗胃十二指肠溃疡最常用的两种手术方式。

（一）胃大部切除术　包括胃切除及胃肠道重建两大部分。胃切除可分为全胃切除、近端胃切除和远端胃切除。后者即胃大部切除术，在我国是治疗胃十二指肠溃疡首选术式，胃大部切除治疗胃十二指肠溃疡的原理是:①切除了大部分胃，因壁细胞和主细胞数量减少，使得胃酸和胃蛋白酶分泌大为减少；②切除胃窦部，减少G细胞分泌胃泌素所引起的胃酸分泌；③切除溃疡本身及溃疡的好发部位。胃切除与消化道重建的基本要求有：

1. 胃的切除范围胃大部切除范围是胃的远侧2/3～3/4,包括胃体的远侧部分、胃窦部、幽门和十二指肠球部的近胃部分。切除要求一般来讲高泌酸的十二指肠溃疡与II、III型胃溃疡切除范围应不少于胃的60%，低泌酸的工型胃溃疡则可略小((50%左右)。胃切除范围的解剖标志是从胃小弯胃左动脉第一降支的右侧到胃大弯胃网膜左动脉最下第一个垂直分支左侧的连线，按此连线大致可切除胃的60%。

2. 溃疡病灶的处理胃溃疡病灶应尽量予以切除，十二指肠溃疡如估计溃疡病灶切除很困难时则不应勉强，可改用溃疡旷置术(Ban-croft术式)。毕II式胃切除后，酸性胃内容物不再接触溃疡病灶，旷置的溃疡可自行愈合。

3. 吻合口的位置与大小胃切除后，胃空肠吻合可置于横结肠前或横结肠后。食物通过的速度主要取决于吻合口与空肠肠腔的口径，胃空肠吻合口的大小以3～4 cm (2横指)为宜，过大易引起倾倒综合征，过小可能增加胃排空障碍。

4. 近端空肠的长度与走向越靠近十二指肠的空肠，粘膜抗酸能力越强，日后发生吻合口溃疡的可能性越小。在无张力和不成锐角的前提下，吻合口近端空肠段宜短。结肠后术式要求从Treitz韧带至吻合口的近端空肠长度在6～8 cm,结肠前术式以8～10 cm为宜。近端空肠与胃大小弯之间的关系并无固定格式，但要求近端空肠位置应高于远端空肠，以利排空；如果近端空肠与胃大弯吻合，应将远端空肠置于近端空肠前以防内疝。

胃大部切除后胃肠道重建基本方式是胃十二指肠吻合或胃空肠吻合。

1. 毕(Billroth) I式胃大部切除术远端胃大部切除后，将残胃与十二指肠吻合。优点是吻合后的胃肠道接近于正常解剖生理状态，食物经吻合口进人十二指肠，减少胆汁胰液反流人残胃，术后因胃肠功能紊乱而引起的并发症较少。对十二指肠溃疡较大，炎症、水肿较重，瘢痕、粘连较多，残胃与十二指肠吻合有一定张力，行毕I式手术比较困难，易致胃切除范围不够，增加术后溃疡复发机会。

2. 毕(Billroth) II式胃大部切除术即切除远端胃后，缝合关闭十二指肠残端，残胃和上端空肠端侧吻合。优点是即使胃切除较多，胃空肠吻合也不致张力过大，术后溃疡复发率低；十二指肠溃疡切除困难时允许行溃疡旷置。但这种吻合方式改变了正常解剖生理关系，胆胰液流经胃空肠吻合口，术后并发症和后遗症较毕I式多。

3. 胃大部切除术后胃空肠 Roux7en-Y 吻合即远端胃大部切除后，缝合关闭十二指肠残端，在距十二指肠悬韧带 10 ～ 15 cm 处切断空肠，残胃和远端空肠吻合，距此吻合口以下 45 ～ 60 cm 空肠与空肠近侧断端吻合。小弯高位溃疡即使胃切除较多，胃空肠吻合也不致张力过大。此法有防止术后胆胰液进人残胃，减少反流性胃炎发生的优点。

（二）胃迷走神经切断术　迷走神经切断术治疗十二指肠溃疡在国外应用广泛，通过阻断迷走神经对壁细胞的刺激，消除神经性胃酸分泌；消除迷走神经引起的胃泌素分泌，减少体液性胃酸分泌。胃迷走神经切断术按照阻断水平不同，可分三种类型。

1. 迷走神经干切断术 (truncal vagotomy) 在食管裂孔水平切断左、右腹腔迷走神经干，又称为全腹腔迷走神经切断术。

2. 选择性迷走神经切断术 (selective vagotomy) 又称为全胃迷走神经切断术，是在迷走神经左干分出肝支、右干分出腹腔支以后再将迷走神经予以切断，切断了到胃的所有迷走神经支配，减少了胃酸的分泌。保留了肝、胆、胰、小肠的迷走神经支配，避免其他内脏功能紊乱。上述两种迷走神经切断术，术后胃空肠 Rouxen-Y 式吻合术引起胃蠕动减退，仍需同时加作幽门成形、胃空肠吻合术、胃窦切除等胃引流手术。

3. 高选择性迷走神经切断术 (highly selective vagotomy) 又称胃近端迷走神经切断术或壁细胞迷走神经切断术。手术设计切断支配胃近端、胃底、胃体壁细胞的迷走神经，消除了胃酸分泌，保留支配胃窦部与远端肠道的迷走神经。由于幽门括约肌的功能得以保留，不需附加引流术，减少了碱性胆汁反流发生机会，而且保留了胃的正常容量，是治疗十二指肠溃疡较为理想的手术。方法是自幽门上 7 cm 起紧贴胃壁小弯切断迷走神经前、后支分布至胃底、体的分支，向上延伸至胃食管连接部。保留迷走神经前后干、肝支、腹腔支及分布到胃窦的“鸦爪”神经支。为减少术后溃疡复发，确保迷走神经切断的彻底性，应注意在食管下段切断迷走神经后干于较高处分出的胃支 (Grassi 神经）。

高选择性迷走神经切断术主要适用于难治性十二指肠溃疡，病情稳定的十二指肠溃疡出血和十二指肠溃疡急性穿孔在控制出血与穿孔后亦可施行。手术后倾倒综合征与腹泻发生率很低，胃排空在术后 6 个月内可恢复正常，同时基础胃酸分泌明显减少。高选择性迷走神经切断术后溃疡复发率各家报道相差甚大，约为 5% ～ 30%。复发率高与迷走神经解剖变异，手术操作困难，切断不彻底，以及迷走神经再生等因素有关。高选择性迷走神经切断术不适用于幽门前区溃疡、胃溃疡、有胃输出道梗阻以及术后仍需长期服用可诱发溃疡药物的病人，此类病人手术后溃疡极易复发。

（三）手术疗效评定　各种胃切除术与迷走神经切断术的疗效评定，可参照 Visick 标准，从优到差分为四级。I 级：术后恢复良好，无明显症状；II 级：偶有不适及上腹饱胀、腹泻等轻微症状，饮食调整即可控制，不影响日常生活；III级：有轻到中度倾倒综合征，反流性胃炎症状，需要药物治疗，可坚持工作，能正常生活 IV 级：中、重度症状，有明显并发症或溃疡复发，无法正常工作与生活。

通过长期随访溃疡复发的情况对不同手术的效果进行评定。胃大部切除术后溃疡复发率在 2 ～ 5%，与手术切除范围是否恰当有关；迷走神经切断术加胃窦切除术后复发率最低，在 0 ～ 2%；迷走神经切断术加以幽门成形为主的引流手术，复发率在 10 ～ 15%；而高选择性迷走神经切断术后的复发率平均在 10 ～ 17%，后者的治疗效果在相当程度上与手术者的经验有关。

六、术后并发症

各类胃十二指肠溃疡手术后早期出现的并发症有些与手术操作不当有关；术后远期发生的一些并发症则常与手术自身带来解剖、生理、代谢和消化功能改变有关。

（一）术后早期并发症

1. 术后胃出血胃大部切除术后，可有少许暗红色或咖啡色胃液自胃管抽出，一般24小时以内不超出300 ml，以后胃液颜色逐渐变浅变清，出血自行停止。若术后不断吸出新鲜血液，24小时后仍未停止，则为术后出血。发生在术后24小时以内的胃出血，多属术中止血不确切；术后4～6天发生出血，常为吻合口粘膜坏死脱落而致；术后10～20天发生出血，与吻合口缝线处感染，粘膜下脓肿腐蚀血管所致。部分病例可因旷置的溃疡出血或是术中探查遗漏病变引起出血。术后胃出血多可采用非手术疗法止血，必要时可作纤维胃镜检查或行选择性血管造影，明确出血部位和原因，还可局部应用血管收缩剂或栓塞相关的动脉止血。当非手术疗法不能止血或出血量大时，应手术止血。

2. 胃排空障碍胃切除术后排空障碍属动力性胃通过障碍，发病机制尚不完全明了。术后拔除胃管后，病人出现上腹持续性饱胀、钝痛，并呕吐带有食物和胆汁的胃液。X线上消化道造影检查，见残胃扩张、无张力，蠕动波少而弱，胃肠吻合口通过欠佳。迷走神经切断术后胃的排空障碍，以迷走神经干切断术与选择性迷走神经切断术中常见。多数病人经保守治疗，禁食、胃肠减压、营养支持、给予胃动力促进剂等多能好转。

3. 胃壁缺血坏死、吻合口破裂或瘩胃穿孔是发生在高选择性胃迷走神经切断术后的严重并发症。由于术中切断了胃小弯侧的血供，可引起小弯胃壁缺血坏死。缺血坏死多局限于小弯粘膜层，局部形成坏死性溃疡的发生率在20%左右，溃疡大于3 cm时可引起出血，导致胃壁全层坏死穿孔者少见。术中缝合胃小弯前后缘浆肌层，可预防此并发症。术后若发现胃小弯有缺血坏死应禁食、严密观察，有穿孔腹膜炎时应再次手术，修补穿孔、引流腹腔。

吻合口破裂或廖常在术后一周左右发生。原因与缝合技术不当、吻合口张力过大、组织血供不足有关，在贫血、水肿、低蛋白血症的病人中更易出现。术后发生吻合口破裂病人有高热、脉速、腹痛以及弥漫性腹膜炎的表现，需立即手术修补、腹腔引流；症状较轻无弥漫性腹膜炎时，可先行禁食、胃肠减压、充分引流、肠外营养、抗感染等综合措施，必要时手术治疗。

4. 十二指肠残端破裂发生在毕n式胃切除术后早期的严重并发症，原因与十二指肠残端处理不当以及胃空肠吻合口输人撵梗阻引起十二指肠腔内压力升高有关。临床表现为突发上腹部剧痛，发热、腹膜刺激征以及白细胞计数增加，腹腔穿刺可有胆汁样液体。一旦确诊，应立即手术。术中尽量妥善关闭十二指肠残端，行十二指肠造瘘与腹腔引流。如伴有输人撵的不全梗阻，应行输人一输出禅的侧侧吻合。术后给予肠内或肠外营养支持，全身应用抗生素。为预防该并发症应注意在十二指肠溃疡切除困难时，宜行溃疡旷置的术式，不可勉强切除；十二指肠残端关闭不满意时，可预作十二指肠置管造瘘。

5. 术后梗阻包括吻合口梗阻和输人袢、输出袢梗阻，后两者见于毕II式胃大部切除术后。

(1) 输人袢梗阻：有急、慢性两种类型。急性输人袢梗阻多发生于毕II式结肠前输入段对胃小弯的吻合术式。输出袢系膜悬吊过紧压迫输人袢，或是输人袢过长穿人输出袢与横结肠系膜的间隙孔形成内病，是造成输人袢梗阻的主要原因。临床表现为上腹部剧烈疼痛、呕吐伴上腹部压痛，呕吐物量少，多不含胆汁，上腹部有时可们及包块。急性完全性输人袢梗阻属闭禅性肠梗阻易发生肠绞窄，病情不缓解者应行手术解除梗阻。慢性不全性输人袢梗阻，表现为餐后半小时左右上腹胀痛或绞痛，伴大量呕吐，呕吐物为胆汁，几乎不含食物，呕吐后症状缓解消失。产生的原因是输人袢过长扭曲，或输人袢受牵拉在吻合口处呈锐角影响到肠道排空。由于消化液储积在输人袢内，进食时消化液分泌增加，输人袢内压力突增并刺激肠管剧烈收缩，引发喷射样呕吐，也称输人袢综合征。不全性输人袢梗阻，应采用禁食、胃肠减压、营养支持等治疗，若无缓解，可行空肠输出、人袢间的侧侧吻合或改行 Roux-en-Y 型胃肠吻合解除梗阻。

(2) 输出袢梗阻：毕Ⅱ式胃切除术后吻合口下方输出段肠管因术后粘连、大网膜水肿、炎性肿块压迫形成梗阻，或是结肠后空肠胃吻合，将横结肠系膜裂口固定在小肠侧，引起缩窄或压迫导致梗阻。临床表现为上腹部饱胀，呕吐含胆汁的胃内容物。钡餐检查可以明确梗阻部位。若非手术治疗无效，应手术解除病因。

(3) 吻合口梗阻：吻合口太小或是吻合时胃肠壁组织内翻过多而引起，也可因术后吻合口炎症水肿出现暂时性梗阻。吻合口梗阻若经保守治疗仍无改善，可手术解除梗阻。

（二）远期并发症

1. 碱性反流性胃炎多在胃切除手术或迷走神经切断加胃引流术后数月至数年发生，由于毕 II 式术后碱性胆汁、胰液、肠液流人胃中，破坏胃粘膜屏障，导致胃粘膜充血、水肿、糜烂等改变。临床主要表现为，上腹或胸骨后烧灼痛、呕吐胆汁样液和体重减轻。抑酸剂治疗无效，较为顽固。治疗可服用胃粘膜保护剂、胃动力药及胆汁酸结合药物考来烯胺（消胆胺）。症状严重者可行手术治疗，一般采用改行 Roux-en-Y 胃肠吻合，以减少胆汁反流人胃的机会。

2. 倾倒综合征 (dumping syndrome) 系由于胃大部切除术后，原有的控制胃排空的幽门窦、幽门括约肌及十二指肠球部解剖结构不复存在，加上部分病人胃肠吻合口过大（特别是毕 II 式），导致胃排空过速所产生的一系列综合征。根据进食后出现症状的时间可分为早期与晚期两种类型，部分病人也可同时出现。①早期倾倒综合征：发生在进食后半小时内，与餐后高渗性食物快速进人肠道引起肠道内分泌细胞大量分泌肠源性血管活性物质有关，加上渗透作用使细胞外液大量移入肠腔，病人可出现心悸、心动过速、出汗、无力、面色苍白等一过性血容量不足表现，并有恶心、呕吐、腹部绞痛、腹泻等消化道症状。治疗主要采用饮食调整疗法，即少量多餐，避免过甜食物、减少液体摄人量并降低渗透浓度常可明显改善。饮食调整后症状不能缓解者，以生长抑素治疗，常可奏效。手术治疗应慎重，可改作毕 I 式或 Roux-en-Y 胃肠吻合。②晚期倾倒综合征：在餐后 2 ～ 4 小时出现症状，主要表现为头昏、苍白、出冷汗、脉细弱甚至有晕厥等。由于胃排空过快，含糖食物快速进人小肠，刺激胰岛素大量分泌，继而出现反应性低血糖综合征，故曾称为低血糖综合征。采取饮食调整、食物中添加果胶延缓碳水化合物吸收等措施可缓解症状。严重病例可用生长抑素奥曲肽 0. 1 mg 皮下注射，每日三次，以改善症状。

3. 溃疡复发由于胃切除量不够，胃窦部粘膜残留；迷走神经切断不完全；或是输人空肠过长等因素引起。也要警惕胃泌素瘤或胃泌素增多症引起的溃疡复发。胃切除术后可形成吻合口溃疡，临床表现为溃疡病症状再现，有腹痛及出血。可采用制酸剂、抗 HP 感染保守治疗，无效者可再次手术，行迷走神经干切断术或扩大胃切除手术。二次手术有一定难度，应当作好术前评估与准备。为了排除胃泌素瘤引起胰源性溃疡的可能，应测血胃泌素水平。

4. 营养性并发症由于胃大部切除术后，胃容量减少，容易出现饱胀感，使得摄入量不足，引起体重减轻、营养不良。胃次全切除后胃酸减少，壁细胞生成的内因子不足，使得铁与维生素 B_{12} 吸收障碍，可引起贫血。因此，术后饮食调节十分重要，应给予高蛋白、低脂饮食，补充铁剂与足量维生素，通过食物构成的调整结合药物治疗，情况可获改善。按照毕 II 式重建后的消化道，食物与胰胆液不能很好混合发挥胆汁与胰酶的作用，影响脂肪的吸收。手术后胃排空与小肠蠕动的加快，也影响到消化吸收过程。胃大部切除术后病人，约 1/3 术后晚期可有钙、磷代谢紊乱，出现骨质疏松、骨软化。增加钙的摄人，补充维生素 D，可以预防或减轻症状。

5. 迷走神经切断术后腹泻腹泻是迷走神经切断术后的常见并发症，发生率在 5% ～ 40%。以迷走神经干切断术后最为严重多见，高选择性迷走神经切断术后较少发生。与肠转运时间缩短、肠吸收减少、胆汁酸分泌增加以及刺激肠蠕动的体液因子释放有关。多数病人口服哌丁胺（易蒙停）、考来烯胺能有效控制腹泻。

6. 残胃癌胃十二指肠溃疡病人行胃大部切除术后 5 年以上，残余胃发生的原发癌称残胃癌。随访显示发生率在 2% 左右，大多在手术后 20 ～ 25 年出现。可能与残胃常有萎缩性胃炎有关。病人有上腹疼痛不适、进食后饱胀、消瘦、贫血等症状，胃镜及活检可以确诊。一旦确诊应采用手术治疗。

（翟连锁）

第三节 胃癌及其他胃肿瘤

一、胃癌

我国胃癌 (gastric carcinoma) 在各种恶性肿瘤中居首位，好发年龄在 50 岁以上，男女发病率之比为 2：1。

【病因】

胃癌的确切病因不十分明确，但以下因素与发病有关：

1. 地域环境及饮食生活因素胃癌发病有明显的地域性差别，在我国的西北与东部沿海地区胃癌发病率比南方地区明显为高。长期食用薰烤、盐腌食品的人群中胃远端癌发病率高，与食品中亚硝酸盘、真菌毒素、多环芳烃化合物等致癌物或前致癌物含量高有关；食物中缺乏新鲜蔬菜与水果与发病也有一定关系。吸烟者的胃癌发病危险较不吸烟者高 50%。

2. 幽门螺杆菌感染幽门螺杆菌感染也是引发胃癌的主要因素之一。我国胃癌高发区成人 HP 感染率在 60% 以上，比低发区 13 ～ 30% 的 HP 感染率明显要高。• 幽门螺杆菌能促使硝酸盐转化成亚硝酸盐及亚硝胺而致癌；HP 感染引起胃粘膜慢性炎症加上环境致病因素加速粘膜上皮细胞的过度增殖，导致畸变致癌；幽门螺杆菌的毒性产物 CagA, VacA 可能具有促癌作用，胃癌病人中抗 CagA 抗体检出率较一般人群明显为高。控制 HP 感染在胃癌防治中的作用已受到高度重视。

3. 癌前病变癌前病变是指一些使胃癌发病危险性增高的良性胃疾病和病理改变。易发生胃癌的胃疾病包括胃息肉、慢性萎缩性胃炎及胃部分切除后的残胃，这些病变都可能伴有不同程度的慢性炎症过程、胃粘膜肠上皮化生或非典型增生，时间长久有可能转变为癌。胃息肉可分为炎性息肉、增生性息肉和腺瘤，前两者恶变可能性很小，胃腺瘤的癌变率在 10 ～ 20% 左右，直径超过 2 cm 时癌变机会加大。癌前病变系指容易发生癌变的胃粘膜病理组织学改变，本身尚不具备恶性特征，是从良胜上皮组织转变成癌过程中的交界性病理变化。胃粘膜上皮的异型增生属于癌前病变，根据细胞的异型程度，可分为轻、中、重三度，重度异型增生与分化较好的早期胃癌有时很难区分。

4. 遗传和基因遗传与分子生物学研究表明，胃癌病人有血缘关系的亲属其胃癌发病率较对照组高 4 倍。许多证据表明胃癌的发生与抑癌基因 P53, APC, DCC 杂合性丢失和突变有关。分子生物学研究显示胃癌组织中癌基因 c-met、K-ras 有明显扩增和过度表达；而胃癌的侵袭性和转移则与 CD_{44v} 基因的异常表达密切相关。胃癌的癌变是一个多因素、多步骤、多阶段发展过程，涉及癌基因、抑癌基因、凋亡相关基因与转移相关基因等的改变，而基因改变的形式也是多种多样的。

【病理】

（一）大体分型

1. 早期胃癌即胃癌仅限于粘膜或粘膜下层者，不论病灶大小或有无淋巴结转移，均为早期胃癌。日本内镜学会 1962 年提出此定义，沿用至今。癌灶直径在 10 mm 以下称小胃癌，5 mm 以下为微小胃癌；癌灶更小仅在胃镜粘膜活检时诊断为癌，但切除后的胃标本虽经全粘膜取材未见癌组织，称“一点癌”。早期胃癌根据病灶形态可分三型：I 型为隆起型，癌灶突向胃腔；II 型浅表型，癌灶比较平坦没有明显的隆起与凹陷；III型凹陷型，为较深的溃疡。II 型还可以分为三个亚型，即 II a 浅表隆起型、II b 浅表平坦型和 II c 浅表凹陷型。早期胃癌大多发生在胃的中下部，贲门部少见；总体上，高分化腺癌占 70%，低分化腺癌占 30%。早期胃癌的预后与浸润深度有关，粘膜内癌罕见胃周淋巴结转移，5 年生存率接近 100%；癌灶侵及粘膜下时发生淋巴结转移的约占 15%～ 20%，平均 5 年生存率为 82%～ 95%。

2. 进展期胃癌癌组织超出粘膜下层侵入胃壁肌层为中期胃癌；病变达浆膜下层或是超出浆膜向外浸润至邻近脏器或有转移为晚期胃癌。中、晚期胃癌统称进展期胃癌。按国际上采用. Borrmann 分型法分四型：I 型（结节型）：为边界清楚突入胃腔的块状癌灶；II 型（溃疡限局型）：为边界清楚并略隆起的溃疡状癌灶；III型（溃疡浸润型）：为边界模糊不清的浸润性溃疡状癌灶；IV 型（弥漫浸润型）：癌肿沿胃壁各层全周性浸润生长导致边界不清。若全胃受累胃腔缩窄、胃壁僵硬如革囊状，称皮革胃，几乎都是低分化腺癌或印戒细胞癌引起，恶性度极高。

胃癌好发部位以胃窦部为主，占一半，其次是胃底贲门部约占 1 / 3，胃体较少。

（二）组织学分型

世界卫生组织 1979 年提出的国际分类法，将胃癌组织学分为常见的普通型与少见的特殊型。普通型有：①乳头状腺癌；②管状腺癌；③低分化腺癌；④粘液腺癌；⑤印戒细胞癌。特殊型癌主要有：腺鳞癌、鳞状细胞癌、类癌、未分化癌等。

芬兰 Lauren 分类法：①肠型胃癌，分化好、局限性生长，在地域流行的胃癌病人中多见，癌基因累积模式可以解释发病原因；②弥漫型，分化差、细胞间缺乏粘附、呈浸润生长，粘液细胞起源，发病年龄较低；③其他型。

（三）胃癌的扩散与转移

1．直接浸润　贲门胃底癌易侵及食管下端，胃窦癌可向十二指肠浸润。分化差浸润性生长的胃癌突破浆膜后，易扩散至网膜、结肠、肝、脾、胰腺等邻近器官。当胃癌组织侵及粘膜下层后，可沿组织间隙与淋巴网蔓延，扩展距离可达癌灶外 6 cm，向十二指肠浸润常在幽门下 3 cm 以内。

2．血行转移　发生在晚期，癌细胞进入门静脉或体循环向身体其他部位播散，形成转移灶。常见转移的器官有肝、肺、胰、骨骼等处，以肝转移为多。

3．腹膜种植转移 当胃癌组织浸润至浆膜外后，肿瘤细胞脱落并种植在腹膜和脏器浆膜上，形成转移结节。直肠前凹的转移癌，直肠指检可以发现。女性病人胃癌可形成卵巢转移性肿瘤，称 Krukenberg 瘤。癌细胞腹膜广泛播散时，可出现大量癌性腹水。

4．淋巴转移　是胃癌的主要转移途径，进展期胃癌的淋巴转移率高达 70% 左右，早期胃癌也可有淋巴转移。胃癌的淋巴结转移率和癌灶的浸润深度呈正相关。引流胃的区域淋巴结有 16 组（也有增加为 23 组），依据它们距胃的距离，可分为 3 站。第一站为胃旁淋巴结，按照贲门右、贲门左、胃小弯、胃大弯、幽门上、幽门下淋巴结的顺序编为 1 ～ 6 组。7 ～ 16 组淋巴结原则上按照动脉分支排序分别为胃左动脉旁、肝总动脉旁、腹腔动脉旁、脾门、脾动脉旁、肝十二指肠韧带内、胰后、肠系膜上动脉旁、结肠中动脉旁、腹主动脉旁淋巴结。胃癌由原发部位经淋巴网向第一站（N1）胃周淋巴结转移，继之癌细胞随支配胃的血管，沿血管周围淋巴结向心性转移至第二站（N2），并可向更远的第三站淋巴结（N3）转移。不同部位胃癌的淋巴结的分站组合各不相同。

胃癌的淋巴结转移通常是循序逐步渐进，但也可发生跳跃式淋巴转移，即第一站无转移而第二站有转移。终末期胃癌可经胸导管向左锁骨上淋巴结转移，或经肝圆韧带转移至脐部。

（四）临床病理

分期国际抗癌联盟（UICC）1987 年公布的胃癌 TNM 分期法，分期的病理依据主要是肿瘤浸润深度、淋巴结以及远处转移情况。以 T 代表原发肿瘤浸润胃壁的深度。T1：肿瘤侵及粘膜或粘膜下层；T2：肿瘤浸润至肌层或浆膜下；T3：肿瘤穿透浆膜层；T4：肿瘤直接侵及邻近结构或器官，如侵及食管、胰腺等。N 表示局部淋巴结的转移情况。N0：无淋巴结转移；N1：距原发灶边缘 3 cm 以内的淋巴结转移；N2：距原发灶边缘 3 cm 以外的淋巴结转移。M 则代表肿瘤远处转移的情况。M0：无远处转移；M1：有远处转移。有第 12，13，14，16 组淋巴结转移者也视为远处转移。现根据 TNM 的不同组合可将胃癌划分为 I ～ IV 个临床病理分期。

IV 期胃癌包括如下几种情况：N3 淋巴结有转移、肝有转移（H1）、腹膜有转移（P1）、腹腔脱落细胞检查阳性（CY1）和其他远隔转移（M1）。

如原发肿瘤局限于粘膜层而未侵及粘膜固有层者为原位癌，以 Tis 表示，当肿瘤为 TisNOMO 时即为原位癌，也称 0 期。由于诊断技术的进步，已有可能在术前对肿瘤浸润、转移等情况作出判断，进行临床分期，以 CTNM 表示。术后的病理分期以 PTNM 表示。

考虑到淋巴结转移的个数与病人的5．年生存率更为密切，UICC（1997年新版）TNM分期，将 N1：区域淋巴结转移数目在 1 ～ 6 个，N2：区域淋巴结转移数为 7 ～ 15 个，N3：区域淋巴结转移数 >15 个。

胃癌的TNM分期经多年来不断修改，日趋合理。但对淋巴结转移N分级法等尚未完全统一。

【临床表现】

早期胃癌多数病人无明显症状，少数人有恶心、呕吐或是类似溃疡病的上消化道症状，无特异性。因此，早期胃癌诊断率低。疼痛与体重减轻是进展期胃癌最常见的临床症状。病人常有较为明确的上消化道症状，如上腹不适、进食后饱胀，随着病情进展上腹疼痛加重，食欲下降、乏力、消瘦，部分病人有恶心、呕吐。另外，根据肿瘤的部位不同，也有其特殊表现。贲门胃底癌可有胸骨后疼痛和进行性吞咽困难；幽门附近的胃癌有幽门梗阻表现；肿瘤破坏血管后可有呕血、黑便等消化道出血症状。腹部持续疼痛常提示肿瘤扩展超出胃壁。大约10%的病人有胃癌扩散的症状和体征，诸如锁骨上淋巴结肿大、腹水、黄疸、腹部包块、直肠前凹打）及肿块等。晚期胃癌病人常可出现贫血、消瘦、营养不良甚至恶病质等表现。

【诊断】

通过X线钡餐检查和纤维胃镜加活组织检查，诊断胃癌已不再困难。由于早期胃癌无特异性症状，病人的就诊率低，加上缺乏有效便利的普查筛选手段，目前国内早期胃癌占胃癌住院病人的比例还不到10%。为提高早期胃癌诊断率，对有胃癌家族史或原有胃病史的人群定期检查。对40岁以上有上消化道症状而无胆道疾病者；原因不明的消化道慢性失血者；短期内体重明显减轻，食欲不振者应作胃的相关检查，以防漏诊胃癌。目前临床上用于诊断胃癌的检查主要有以下四种。

1. X线钡餐检查　数字化X线胃肠造影技术的应用，使得影像分辨率和清晰度大为提高，目前仍为诊断胃癌的常用方法。常采用气钡双重造影，通过粘膜相和充盈相的观察作出诊断。早期胃癌的主要改变为粘膜相异常，进展期胃癌的形态与胃癌大体分型基本一致。

2. 纤维胃镜检查　直接观察胃粘膜病变的部位和范围，并可获取病变组织作病理学检查，是诊断胃癌的最有效方法，为提高诊断率，对可疑病变组织活检不应少于4处。内镜下刚果红、美蓝活体染色技术，可显著提高小胃癌和微小胃癌的检出率。采用带超声探头的纤维胃镜，对病变区域进行超声探测成像，有助于了解肿瘤浸润深度以及周围脏器和淋巴结有无侵犯和转移。

3. 腹部超声在胃癌诊断中，腹部超声主要用于观察胃的邻近脏器（特别是肝、胰）受浸润及淋巴结转移的情况。

4. 螺旋CT与正电子发射成像检查多排螺旋CT扫描结合三维立体重建和模拟内腔镜技术，是一种新型无创检查手段，有助于胃癌的诊断和术前临床分期。利用胃癌组织对于[^{18}F]氟-2-脱氧-D-葡萄糖(FDG)的亲和性，采用正电子发射成像技术(PET)可以判断淋巴结与远处转移病灶情况，准确性较高。

【治疗】

（一）手术治疗分为根治性手术和姑息性手术两类。

1. 根治性手术　原则为整块切除包括癌灶和可能受浸润胃壁在内的胃的部分或全部，按临床分期标准整块清除胃周围的淋巴结，重建消化道。

(1) 胃切除范围：胃壁的切线必须距肿瘤边缘5 cm以上；十二指肠侧或食管侧的切线应距离幽门或贲门3～4 cm.

(2) 清除胃周淋巴结：淋巴结清除范围以D (dissection) 表示，以N表示胃周淋巴结站别。第一站淋巴结未全部清除者为D0，第一站淋巴结全部清除为D1术，第二站淋巴结完全清除称为D2，依次D3。胃癌手术的根治度分为A，B，C三级。A级：D>N，手术切除的淋巴结站别，超越已有转移的淋巴结站别；切缘1 cm内无癌细胞浸润。是效果好的根治术。B级：D= N，或切缘1 cm内有癌细胞累及，也属根治性手术。C级：仅切除原发灶和部分转移灶，尚有肿瘤残余，为非根治性手术。

(3) 手术方式：根据肿瘤部位、进展程度以及临床分期来确定。早期胃癌由于病变局限较少淋巴结转移，施行D以下的胃切除术就可获得治愈性切除，可行腹腔镜或开腹胃部分切除术。对小于1 cm的非溃疡凹陷型胃癌，直径小于2 cm的隆起型粘膜癌，可在内镜下行胃粘膜切除术。

进展期胃癌标准治疗是D2淋巴结廓清的胃切除术。远端胃癌（L区）根治术为例，行根治性远端胃大部切除，切除胃的3/4～4/5，清除一、二站淋巴结，切除大小网膜、横结肠系膜前叶与胰腺被膜；消化道重建可选胃空肠Billorthn式吻合或工式手术。胃体（M区）与胃近端（U区）癌可行根治性全胃切除术，消化道重建常行食管空肠Roux-en-Y吻合，或是十二指肠食管间空肠间置手术。近端胃癌也可选用根治性近端胃切除，胃食管吻合。

扩大的胃癌根治术：适用胃癌浸及邻近组织或脏器，是指包括胰体、尾及脾的根治性胃大部切除或全胃切除；有肝、结肠等邻近脏器浸润可行联合脏器切除术。

2. 姑息性手术姑息性胃切除术；原发灶无法切除，为了减轻由于梗阻、穿孔、出血等并发症引起的症状而作的手术，如胃空肠吻合术、空肠造口、穿孔修补术等。

（二）胃癌的化疗用于根治性手术的术前、术中和术后，延长生存期。晚期胃癌病人采用适量化疗，能减缓肿瘤的发展速度，改善症状，有一定的近期效果。

1. 适应证早期胃癌根治术后原则上不必辅助化疗，有下列情况者应行辅助化疗：病理类型恶性程度高；癌灶面积大于5 cm^2；多发癌灶；年龄低于40岁。进展期一胃癌根治术后、姑息手术后、根治术后复发者需要化疗。施行化疗的胃癌病人应当有明确病理诊断，一般情况良好，心、肝、肾与造血功能正常，无严重合并症。

2. 给药方法常用的胃癌化疗给药途径有口服给药、静脉、腹膜腔给药、动脉插管区域灌注给药等。常用的口服化疗药有替加氟（喃氟陡，FT207）、优福定（复方喃氟啶）、氟铁龙（去氧氟尿苷）等。常用的静脉化疗药有氟尿嘧啶（5-Fu）、丝裂霉素（MMC）、顺铂（CDDP）、阿霉素（ADM）、依托泊苷（VP-16）、甲酞四氢叶酸钙（CF）等。为提高化疗效果、减轻化疗的毒副反应，常选用多种化疗药联合应用。临床上较为常用的化疗方案：

(1) FAM方案：氟尿嘧啶600 mg/m2静脉滴注，第1，2，5，6周用药；ADM30 mg/m2，静脉注射，第1，'，5周用药；MMC 10 mg/m2，静脉注射，第1周用药。6周为一疗程。

(2) MF方案：丝裂霉素8～10 mg/m2，静脉注射，第一天用药；5-Fu每日500～700 mg/m2静脉滴注，连续5天。1个月为一疗程。

(3) ELP方案：叶酸钙（CF）200 mg/m^2，先静脉注射，第1～3日；5-Fu500 mg/m2静脉滴注，第1～3日；VP-16 120 mg/m^2，静脉滴注，第1～3日。每3～4周期为一疗程。

近年来紫杉醇、草酸铂、拓扑酶抑制剂、希罗达等新的化疗药物用于胃癌，单药有效率约20%左右，联合用药可提高化疗效果。

（三）胃癌的其他治疗包括放疗、热疗、免疫治疗、中医中药治疗等。胃癌的免疫治疗包括非特异生物反应调节剂如卡介苗、香菇多糖等；细胞因子如白介素、干扰素、肿瘤坏死因子等；以及过继性免疫治疗如淋巴细胞激活后杀伤细胞（LAK）、肿瘤浸润淋巴细胞（TIL）等的临床应用。抗血管形成基因是研究较多的基因治疗方法，可能在胃癌的治疗中发挥作用。

预后胃癌的预后与胃癌的病理分期、部位、组织类型、生物学行为以及治疗措施有关。早期胃癌远比进展期胃癌预后要好。根据大宗报告，施行规范治疗Ⅰ期胃癌的5年生存率为82～95%，Ⅱ期为55%，Ⅲ期为15～30%，而Ⅳ期仅2%。胃肿瘤体积小、未侵及浆膜、无淋巴结转移，可行根治性手术者预后较好。贲门癌与胃上1/3的近端胃癌比胃体及胃远端癌的预后要差。当前，我国早期胃癌诊断率很低，影响预后。提高早期诊断率将显著改善胃癌的5年生存率。

二、胃淋巴瘤

胃是结外型淋巴瘤的好发器官，原发恶性淋巴瘤约占胃恶性肿瘤的3%～5%，仅次于胃癌而居第二位。发病年龄以45～60岁居多。男性发病率较高。近年发现幽门螺旋杆菌感染与胃的粘膜相关淋巴样组织（mucosa-associated lymphoid tissue, MALT）淋巴瘤发病密切相关，低度恶性胃粘膜相关淋巴瘤90%以上合并幽门螺旋杆菌感染。

（一）病理

95%以上的胃原发性恶性淋巴瘤为非霍奇金病淋巴瘤，组织学类型以B淋巴细胞为主；大体所见赫膜肥厚、隆起或形成溃疡、胃壁节段性浸润，严重者可发生溃疡、出血、穿孔。病变可以发生在胃的各个部分，但以胃体后壁和小弯侧多发。恶性淋巴瘤以淋巴转移为主。

（二）临床表现

早期症状类似一般胃病，病人可有胃纳下降、腹痛、消化道出血、体重下降、贫血等表现。部分病人上腹部可触及包块，少数病人可有不规则发热。

（三）诊断

X线钡餐检查可见胃窦后壁或小弯侧面积较大的浅表溃疡，胃粘膜有形似卵石样的多个不规则充盈缺损以及胃粘膜皱襞肥厚，肿块虽大仍可见蠕动通过病变处是其特征。胃镜检查可见粘膜隆起、溃疡、粗大肥厚的皱襞、粘膜下多发结节或肿块等；内镜超声（EUS）除可发现胃壁增厚外，还可判断淋巴瘤浸润胃壁深度与淋巴结转移情况，结合胃镜下多部位较深取材活组织检查可显著提高诊断率。CT检查可见胃壁增厚，并了解肝脾有无侵犯、纵隔与腹腔淋巴结的情况，有助于排除继发性胃淋巴瘤。

（四）治疗

早期低度恶性胃粘膜相关淋巴瘤的可采用抗幽门螺杆菌治疗，清除幽门螺杆菌后，肿瘤一般4～6个月消退。抗生素治疗无效或侵及肌层以下的病例可以选择放、化疗。手术治疗胃淋巴瘤（gastric lymphoma）有助于准确判断临床病理分期，病变局限的早期患者可获根治机会。姑息性切除也可减瘤，结合术后化疗而提高疗效、改善愈后。常用化疗方案为CHOP方案，胃淋巴瘤对化疗反应较好，近年有单独采用系统化疗治疗胃淋巴瘤获得较好疗效的报告。

三、胃的胃肠道间质瘤

胃肠道间质瘤（gastrointestinal stromal tumors, GIST）是消化道最常见的间叶源性肿瘤，其中60～70%发生在胃，20%～30%发生在小肠，曾被认为是平滑肌（肉）瘤。研究表明，这类肿瘤起源于胃肠道未定向分化的间质细胞，具有。kit基因突变和KIT蛋白（CD117）表达的生物学特征。胃的 GIST 约占胃肿瘤的 3%，可发生于各年龄段，高峰年龄 50 和 70 岁，男女性发病率相近。

（一）病理

呈膨胀性生长，可向粘膜下或浆膜下浸润形成球形或分叶状的肿块。肿瘤可单发或多发，直径从 1 cm 到 20 cm 以上不等，质地坚韧，境界清楚，表面呈结节状。瘤体生长较大可造成瘤体内出血、坏死及囊性变，并在粘膜表面形成溃疡导致消化道出血。

（二）临床表现

瘤体小症状不明显，可有上腹部不适或类似溃疡病的消化道症状；瘤体较大可们及腹部肿块，常有上消化道出血表现。

（三）诊断

钡餐造影胃局部粘膜隆起，呈凸向腔内的类圆形充盈缺损，胃镜下可见粘膜下肿块，顶端可有中心溃疡。粘膜活检检出率低，超声内镜可以发现直径 <2 cm 的胃壁肿瘤。CT，MRI 扫描有助于发现胃腔外生长的结节状肿块以及有无肿瘤转移。组织标本的免疫组化检测显示 CD117 和 CD34 过度表达，有助于病理学最终确诊。GIST 应视为具有恶性潜能的肿瘤，肿瘤危险程度与有无转移、是否浸润周围组织显著相关。肿瘤长径 >5 cm 和核分裂数 >5 个 //50 高倍视野是判断良恶性的重要指标。

（四）治疗

首选手术治疗，手术争取彻底切除，瘤体与周围组织粘连或已穿透周围脏器时应将粘连的邻近组织切除，不必广泛清扫淋巴结。姑息性切除或切缘阳性可给予甲磺酸伊马替尼以控制术后复发改善预后。伊马替尼能针对性地抑制。kit 活性，治疗进展转移的 GIST 总有效率在 50% 左右，也可以用于术前辅助治疗。完全切除的存活期明显高于不完全切除的病例。

四、胃的良性肿瘤

良性肿瘤约占全部胃肿瘤的 2% 左右。按其组织来源可分为上皮细胞瘤和间叶组织瘤。前者常见的有胃腺瘤和腺瘤性息肉，占良性肿瘤的 40% 左右。外观呈息肉状，单发或多发，有一定的恶变率；胃的间叶源组织肿瘤（gastrointestinal mesenchymal tumor，GIMT）70% 为胃肠道间质瘤（GIST），其他有脂肪瘤、平滑肌瘤、纤维瘤、血管瘤、神经纤维瘤等。

胃良性肿瘤一般体积小，发展较慢，胃窦和胃体为多发部位。常见的临床表现有：①上腹部不适、饱胀感或腹痛；②上消化道出血；③腹部包块，较大的良性肿瘤上腹部可打 1 及肿块；④位于贲门或幽门的肿瘤可引起不全梗阻等。X 线钡餐检查、胃镜、超声及 CT 检查等有助于诊断。纤维胃镜检查大大提高了胃良性肿瘤的发现率，对于粘膜起源瘤活检有助确诊；粘膜下的间叶组织瘤超声胃镜更具诊断价值。

手术切除是胃良性肿瘤的主要治疗方法。由于临床上难以除外恶性肿瘤，且部分良吐胃肿瘤还有恶变倾向以及可能出现严重合并症，故主张确诊后积极地手术治疗。根据肿瘤的大小、部位以及有无恶变倾向选择手术方式，小的腺瘤或腺瘤样息肉可行内镜下套切术，较大肿瘤可行胃部分切除术、胃大部切除术等。

（翟连锁）

第四节　先天性肥厚性幽门狭窄

先天性肥厚性幽门狭窄（congenital hypertrophic pyloric stenosis）是新生儿期幽门肥大增厚而致的幽门机械性梗阻，是新生儿常见疾病之一，男女之比为 4：1。其确切病因不明，可能与自主神经结构功能异常、血中胃泌素水平增高以及幽门肌持续处于紧张状态有关。

一、病理

肉眼观幽门部形似橄榄状，与十二指肠界限明显，长约 2 ～ 2.5 cm，直径约 0.5 ～ 1.0 cm，表面光滑呈粉红或苍白色，质硬但有弹性。肌层特别是环形肌肥厚，达 0.4 ～ 0.6 cm，幽门管狭细。镜下见豁膜充血、水肿，肌纤维层厚，平滑肌增生，排列紊乱。

二、临床表现

此病多在出生后 2 ～ 3 周内出现典型的表现。进行性加重的频繁呕吐，呕吐物为不含胆汁的胃内容物。进食后出现呕吐，最初是回奶，接着发展为喷射状呕吐。上腹部见有胃蠕动波，剑突与脐之间触到橄榄状的肥厚幽门，是本病的典型体征。患儿可有脱水、体重减轻；血气与生化检查常出现低钾性碱中毒，可有反常性酸尿。

三、诊断与鉴别诊断

根据患儿典型的喷射状呕吐，见有胃蠕动波，以及扣及幽门肿块，即可确诊。超声检查探测幽门肌层厚度≥ 4 mm、幽门管长度≥ 16mm、幽门管直径≥ 14 mm，提示本病；X 线钡餐示胃扩张、蠕动增强、幽门管腔细长、幽门通过受阻、胃排空延缓。

应与可以导致婴儿呕吐的其他疾病相区别，如喂养不当、感染、颅内压增高、胃肠炎等。幽门痉挛的新生儿也可有出现间隙性喷射状呕吐，但腹部不能触及幽门肿块；钡餐检查有助于区别肠旋转不良、肠梗阻、食管裂孔疝等。

四、治疗

幽门环肌切开术是治疗本病的主要方法，手术可开腹施行也可经腹腔镜施行。手术前需纠正营养不良与水电解质紊乱。给予 500 葡萄糖、生理盐水及氯化钾，使血 [HC4] 低于 30 mmol/L，每小时尿量达到 1 ml/ 掩以上，以保证麻醉、手术能够安全进行。手术在幽门前上方纵行切开浆膜与幽门环肌层，切口远端不超过十二指肠，近侧应超过胃端，使粘膜自由膨出即可。术中应注意保护粘膜、避免损伤。手术结束前，应经胃管注人 30 ml 空气检查有无粘膜穿孔，必要时予以修补。术后当日禁食，以后逐步恢复饮水与喂奶。

（翟连锁）

第五节　十二指肠憩室

十二指肠憩室（duodenal diverticulum）是部分肠壁向腔外凸出所形成的袋状突起。直径从数毫米至数厘米，多数发生于十二指肠降部，可单发也可多发。75% 的憩室位于十二指肠乳头周围 2 cm 范围之内，故有乳头旁憩室之称。十二指肠憩室发病率随年龄而增加，上消化道钡餐检查发现率为 6 Yo，ERCP 检出率为 9 ～ 23%。

一、病理

绝大部分十二指肠憩室是由于先天性十二指肠局部肠壁肌层缺陷所致，憩室壁由粘膜、粘膜下层与结缔组织构成，肌纤维成分很少，称为原发性或假性憩室。由于十二指肠乳头附近是血管、胆管、胰管穿透肠壁的部位，肌层薄弱，肠腔内压力增高，粘膜可通过薄弱处向外突出形成憩室。发生于球部的十二指肠憩室很少，因周围组织炎症粘连，瘢痕牵拉十二指肠壁而形成的憩室称为继发性或真性憩室。当憩室颈部狭小时，食物一旦进人，不易排出，憩室内可形成肠石；因引流不畅、细菌繁殖可引起憩室炎，形成溃疡，导致出血甚至穿孔。壶腹周围憩室病人胆道结石发生率高，可致胆管炎、胰腺炎发作。

二、临床表现

多数无临床症状，仅 10% 的病人出现症状。表现为上腹疼痛、饱胀、暖气、腹泻等。并发憩室炎时有中上腹或脐部疼痛，可放射至右上腹或后背，伴恶心、发热、白细胞计数增加，体检有时可有上腹压痛。CT 检查可见十二指肠壁增厚、胰周软组织肿胀、肠外气体存在等表现。由于憩室多在后腹膜，穿孔后症状常不典型，可形成后腹膜脓肿，手术时可见十二指肠周围胆汁黄染与蜂窝织炎，需切开后腹膜探查。

三、诊断

X 线钡餐检查特别是低张性十二指肠造影，可见圆形或椭圆形腔外光滑的充盈区，立位可见憩室内呈气体、液体及钡剂三层影。纤维十二指肠镜检查诊断率比较高。B 超与 CT，可发现位于胰腺实质内的十二指肠憩室，因憩室内常含气体、液体与食物碎屑，有时会误诊为胰腺假性囊肿或脓肿。

四、治疗

无症状者不须治疗。有憩室炎症状可行抗炎制酸、解痉等治疗。手术适应证为：内科治疗无效的憩室炎；有穿孔、出血或憩室内肠石形成；因憩室引发胆管炎、胰腺炎等。常用的术式有憩室切除术、憩室内翻缝合术及消化道转流手术；同时存在多个憩室，或乳头旁憩室切除困难者，常用毕Ⅱ式胃部分切除术旷置十二指肠。

（翟连锁）

第六节　良性十二指肠淤滞症

良性十二指肠淤滞症是十二指肠水平部受肠系膜上动脉压迫导致的肠腔梗阻，也称为肠系膜上动脉综合征 (superior mesenteric artery syndrome).

一、病因与病理

十二指肠水平部在第三腰椎水平横行跨越脊柱和腹主动脉。肠系膜上动脉恰在胰腺颈下缘从腹主动脉发出，自十二指肠第三部前面越过。当两动脉之间形成夹角变小，肠系膜上动脉将十二指肠水平部压向椎体或腹主动脉造成肠腔狭窄和梗阻。发生淤滞症的原因与肠系膜上动脉起始点位置过低，十二指肠悬韧带过短牵拉，脊柱过伸，体重减轻或高分解状态致腹主动脉与肠系膜上动脉间的脂肪垫消失等有关。

二、临床表现

良性十二指肠淤滞症常呈间歇性发作，表现为十二指肠通过障碍。呕吐是主要症状，常发生在餐后数小时，呕吐物为含胆汁的胃内容物，伴上腹饱胀不适。取俯卧位、胸膝位或呕吐后可使症状缓解。体检见上腹饱满，可有胃型，无明显腹部压痛。缓解期有非特异性上消化道症状，如食欲不振、饱胀等。长期反复发作者可出现消瘦、营养不良、贫血和水电解质代谢紊乱。肠系膜上动脉压迫引起的急性梗阻，可在脊柱过伸位的躯干石膏固定后突然发生。在烧伤、大手术后体重明显减轻又需长期仰卧的病人中亦可出现。

三、诊断

有反复发作呕吐胆汁与胃内容物的病人，特别是体位改变症状减轻的病人，应考虑本病的可能。X 线钡餐的特征性表现有：①钡剂在十二指肠水平部脊柱中线处中断，有整齐的类似笔杆压迫的斜行切迹（“笔杆征”），钡剂在此处通过受阻；②近端十二指肠及胃扩张，有明显的十二指肠逆蠕动；③切迹远端肠腔瘪陷，钡剂在 2 ～ 4 小时内不能排空；④侧卧或俯卧时钡剂可迅速通过十二指肠水平部进人空肠。

超声检查测量肠系膜上动脉与腹主动脉之间的夹角，正常为 3 ～ 5%，有淤滞症者 <130；夹角内肠系膜上动脉压迫处十二指肠腔前后径 <1.0 cm，而近端十二指肠腔前后径 >3.0 cm，CT 结合动脉造影或螺旋 CT 三维图形构建可以显露肠系膜上动脉与十二指肠之间的关系以及在这一水平上的梗阻。

四、治疗

取决于病因与梗阻程度。如因石膏固定后脊柱过伸引起的，可去除石膏。梗阻发作时禁食、胃肠减压、纠正水电解质平衡和肠外营养支持。也可留置鼻空肠管在透视下推送过梗阻点，行肠内营养支持。缓解期宜少量多餐，以易消化食物为主，餐后侧卧或俯卧位可预防发作。内科治疗无效可手术治疗，术中可经胃管注气，当十二指肠扩张到 3 ～ 4 cm 时可明确显露十二指肠受压情况。常用的术式是十二指肠空肠吻合术，将梗阻近端的十二指肠水平部与空肠第一部行侧侧吻合，或行 Roux-en-Y 吻合；如压迫系十二指肠悬韧带过短造成时、可行十二指肠悬韧带松解术。切断悬韧带使十二指肠下移，当肠系膜上动脉起始点与十二指肠上缘间能从容通过两横指时，压迫即可解除。

（翟连锁）

第四十八章 阑尾疾病

第一节 解剖生理概要

阑尾 (appendix) 位于右髂窝部，外形呈蚯蚓状，长约 5 ～ 10 cm，直径 0.5 ～ 0.7 cm. 阑尾起于盲肠根部，附于盲肠后内侧壁，三条结肠带的会合点。因此，沿盲肠的三条结肠带向顶端追踪可寻到阑尾基底部。其体表投影约在脐与右髂前上棘连线中外 1/3 交界处，称为麦氏点 (McBurney 点)。麦氏点是选择阑尾手术切口的标记点。绝大多数阑尾属腹膜内器官，其位置多变，由于阑尾基底部与盲肠的关系恒定，因此阑尾的位置也随盲肠的位置而变异，一般在右下腹部，但也可高到肝下方，低至盆腔内，甚而越过中线至左侧。阑尾的解剖位置可以其基底部为中心，尤如时针在 360° 范围内的任何位置。此点决定了病人临床症状及压痛部位的不同。阑尾尖端指向有六种类型：①回肠前位，相当于 0 ～ 3 点位，尖端指向左上。②盆位，相当于 3 ～ 6 点位，尖端指向盆腔。③盲肠后位，相当于 9 ～ 12 点位，在盲肠后方、髂肌前，尖端向上，位于腹膜后。此种阑尾炎的临床体征轻，易误诊，手术显露及切除有一定难度。④盲肠下位，相当于 6 ～ 9 点，尖端向右下。⑤盲肠外侧位，相当于 9 ～ 10 点，位于腹腔内，盲肠外侧。⑥回肠后位，相当于 0 ～ 3 点，但在回肠后方。

阑尾为一管状器官，远端为盲端，近端开口于盲肠，位于回盲瓣下方 2 ～ 3 cm 处。阑尾系膜为两层腹膜包绕阑尾形成的一个三角形皱壁，其内含有血管、淋巴管和神经。阑尾系膜短于阑尾本身，这使阑尾蜷曲。阑尾系膜内的血管，主要由阑尾动、静脉组成，经由回肠末端后方行于阑尾系膜的游离缘。阑尾动脉系回结肠动脉的分支，是一种无侧支的终末动脉，当血运障碍时，易导致阑尾坏死。阑尾静脉与阑尾动脉伴行，最终回流人门静脉。当阑尾炎症时，菌栓脱落可引起门静脉炎和细菌性肝脓肿。阑尾的淋巴管与系膜内血管伴行，引流到回结肠淋巴结。阑尾的神经由交感神经纤维经腹腔丛和内脏小神经传人，由于其传人的脊髓节段在第 10, 11 胸节，所以当急性阑尾炎发病开始时，常表现为脐周的牵涉痛，属内脏性疼痛。

阑尾的组织结构与结肠相似，阑尾粘膜由结肠上皮构成。粘膜上皮细胞能分泌少量粘液。粘膜和粘膜下层中含有较丰富的淋巴组织。近年来证明阑尾是一个淋巴器官，参与 B 淋巴细胞的产生和成熟。阑尾的淋巴组织在出生后就开始出现，12 ～ 20 岁时达高峰期，有 200 多个淋巴滤泡。以后逐渐减少，30 岁后滤泡明显减少，60 岁后完全消失。故切除成人的阑尾，无损于机体的免疫功能。阑尾粘膜深部有嗜银细胞，是发生阑尾类癌的组织学基础。

（翟连锁）

第二节 急性阑尾炎

急性阑尾炎 (acute appendicitis) 是外科常见病，是最多见的急腹症。Fitz (1886) 首先正确地描述本病的病史、临床表现和病理所见，并提出阑尾切除术是本病的合理治疗。目前，由于外科技术、麻醉、抗生素的应用及护理等方面的进步，绝大多数病人能够早期就医、早期确诊、早期手术，收到良好的治疗效果。然而，临床医生仍时常在本病的诊断或手术处理中遇到麻烦，因此强调认真对待每一个具体的病例，不可忽视。

一、病因

1. 阑尾管腔阻塞　是急性阑尾炎最常见的病因。阑尾管腔阻塞的最常见原因是淋巴滤泡的明显增生，约占60%，多见于年轻人。粪石也是阻塞的原因之一，约占35%。异物、炎性狭窄、食物残渣、蛔虫、肿瘤等则是较少见的病因。由于阑尾管腔细，开口狭小，系膜短使阑尾蜷曲，这些都是造成阑尾管腔易于阻塞的因素。阑尾管腔阻塞后阑尾粘膜仍继续分泌粘液，腔内压力上升，血运发生障碍，使阑尾炎症加剧。

2. 细菌人侵　由于阑尾管腔阻塞，细菌繁殖，分泌内毒素和外毒素，损伤粘膜上皮并使粘膜形成溃疡，细菌穿过溃疡的粘膜进人阑尾肌层。阑尾壁间质压力升高，妨碍动脉血流，造成阑尾缺血，最终造成梗死和坏疽。致病菌多为肠道内的各种革兰阴性杆菌和厌氧菌。

二、临床病理分型

根据急性阑尾炎的临床过程和病理解剖学变化，可分为四种病理类型。

1. 急性单纯性阑尾炎　属轻型阑尾炎或病变早期。病变多只限于粘膜和粘膜下层。阑尾外观轻度肿胀，浆膜充血并失去正常光泽，表面有少量纤维素性渗出物。镜下，阑尾各层均有水肿和中性粒细胞浸润，粘膜表面有小溃疡和出血点。临床症状和体征均较轻。

2. 急性化脓性阑尾炎　亦称急性蜂窝织炎性阑尾炎，常由单纯性阑尾炎发展而来。阑尾肿胀明显，浆膜高度充血，表面覆以纤维素性（脓性）渗出物。镜下，阑尾粘膜的溃疡面加大并深达肌层和浆膜层，管壁各层有小脓肿形成，腔内亦有积脓。阑尾周围的腹腔内有稀薄脓液，形成局限性腹膜炎。临床症状和体征较重。

3. 坏疽性及穿孔性阑尾炎　是一种重型的阑尾炎。阑尾管壁坏死或部分坏死，呈暗紫色或黑色。阑尾腔内积脓，压力升高，阑尾壁血液循环障碍。穿孔部位多在阑尾根部和尖端。穿孔如未被包裹，感染继续扩散，则可引起急性弥漫性腹膜炎。

4. 阑尾周围脓肿　急性阑尾炎化脓坏疽或穿孔，如果此过程进展较慢，大网膜可移至右下腹部，将阑尾包裹并形成粘连，形成炎性肿块或阑尾周围脓肿(periappendicularabscess)。

急性阑尾炎的转归有以下几种：①炎症消退：一部分单纯性阑尾炎经及时药物治疗后炎症消退。大部分将转为慢性阑尾炎，易复发。②炎症局限化：化脓、坏疽或穿孔性阑尾炎被大网膜包裹粘连，炎症局限，形成阑尾周围脓肿。需用大量抗生素或中药治疗，治愈缓慢。③炎症扩散：阑尾炎症重，发展快，未予及时手术切除，又未能被大网包裹局限，炎症扩散，发展为弥漫性腹膜炎、化脓性门静脉炎、感染性休克等。

三、临床诊断

主要依靠病史、临床症状、体检所见和实验室检查。

1. 症状

(1) 腹痛：典型的腹痛发作始于上腹，逐渐移向脐部，数小时（(6～8小时）后转移并局限在右下腹。此过程的时间长短取决于病变发展的程度和阑尾位置。约70%～80%的病人具有这种典型的转移性腹痛的特点。部分病例发病开始即出现右下腹痛。不同类型的阑尾炎其腹痛也有差异，如单纯性阑尾炎表现为轻度隐痛；化脓性阑尾炎呈阵发性胀痛和剧痛；坏疽性阑尾炎呈持续性剧烈腹痛；穿孔性阑尾炎因阑尾腔压力骤减，腹痛可暂时减轻，但出现腹膜炎后，腹痛又会持续加剧。

不同位置的阑尾炎，其腹痛部位也有区别，如盲肠后位阑尾炎疼痛在右侧腰部，盆位阑尾炎腹痛在耻骨上区，肝下区阑尾炎可引起右上腹痛，极少数左下腹部阑尾炎呈左下腹痛。

(2) 胃肠道症状：发病早期可能有厌食，恶心、呕吐也可发生，但程度较轻。有的病例可能发生腹泻。盆腔位阑尾炎，炎症刺激直肠和膀胱，引起排便、里急后重症状。弥漫性腹膜炎时可致麻痹性肠梗阻，腹胀、排气排便减少。

(3) 全身症状：早期乏力。炎症重时出现中毒症状，心率增快，发热，达 38℃左右。阑尾穿孔时体温会更高，达 39℃或 40℃。如发生门静脉炎时可出现寒战、高热和轻度黄疸。

2. 体征

(1) 右下腹压痛：是急性阑尾炎最常见的重要体征。压痛点通常位于麦氏点，可随阑尾位置的变异而改变，但压痛点始终在一个固定的位置上。发病早期腹痛尚未转移至右下腹时，右下腹便可出现固定压痛。压痛的程度与病变的程度相关。老年人对压痛的反应较轻。当炎症加重，压痛的范围也随之扩大。当阑尾穿孔时，疼痛和压痛的范围可波及全腹。但此时，仍以阑尾所在位置的压痛最明显。可用叩诊来检查，更为准确。也可嘱病人左侧卧位，体检效果会更好。

(2) 腹膜刺激征象：反跳痛 (Blumberg 征)，腹肌紧张，肠鸣音减弱或消失等。这是壁层腹膜受炎症刺激出现的防卫性反应。提示阑尾炎症加重，出现化脓、坏疽或穿孔等病理改变。腹膜炎范围扩大，说明局部腹腔内有渗出或阑尾穿孔。但是，在小儿、老人、孕妇、肥胖、虚弱者或盲肠后位阑尾炎时，腹膜刺激征象可不明显。

(3) 右下腹包块：如体检发现右下腹饱满及一压痛性包块，边界不清，固定，应考虑阑尾周围脓肿的诊断。

(4) 可作为辅助诊断的其他体征：

①结肠充气试验 (Rovsing 征)：病人仰卧位，用右手压迫左下腹，再用左手挤压近侧结肠，结肠内气体可传至盲肠和阑尾，引起右下腹疼痛者为阳性。

②腰大肌试验 (psoas 征)：病人左侧卧，使右大腿后伸，引起右下腹疼痛者为阳性。说明阑尾位于腰大肌前方，盲肠后位或腹膜后位。

③闭孔内肌试验 ((obturator 征)：病人仰卧位，使右髋和右大腿屈曲，然后被动向内旋转，引起右下腹疼痛者为阳性。提示阑尾靠近闭孔内肌。

④经肛门直肠指检：引起炎症阑尾所在位置压痛。压痛常在直肠右前方。当阑尾穿孔时直肠前壁压痛广泛。当形成阑尾周围脓肿时，有时可触及痛性肿块。

3. 实验室检查　大多数急性阑尾炎病人的白细胞计数和中性粒细胞比例增高。白细胞计数升高到 $(10 \sim 20) \times 10^9/L$，可发生核左移。部分病人白细胞可无明显升高，多见于单纯性阑尾炎或老年病人。尿检查一般无阳性发现，如尿中出现少数红细胞，说明炎性阑尾与输尿管或膀胱相靠近。明显血尿说明存在泌尿系统的原发病变。在生育期有闭经史的女病人，应检查血清含 HCG，以除外产科情况。血清淀粉酶和脂肪酶检查有助于除外急性胰腺炎。

4. 影像学检查　①腹部平片可见盲肠扩张和液气平面，偶尔可见钙化的粪石和异物影，可帮助诊断。B 超检查有时可发现肿大的阑尾或脓肿。③螺旋 CT 扫描可获得与 B 超相似的效果，尤其有助于阑尾周围脓肿的诊断。但是必须强调，这些特殊检查在急性阑尾炎的诊断中不是必需的，当诊断不肯定时可选择应用。在有条件的单位，腹腔镜或后弯隆镜检查也可用于诊断急性阑尾炎并同时作阑尾切除术。

四、鉴别诊断

有许多急腹症的症状和体征与急性阑尾炎很相似，需与其鉴别。尤其当阑尾穿孔发生弥漫性腹膜炎时鉴别诊断则更难。有时需在剖腹探查术中才能鉴别清楚。

需要与急性阑尾炎鉴别的包括其他脏器病变引起的急性腹痛，以及一些非外科急腹症，常见的有：

1. 胃十二指肠溃疡穿孔　穿孔溢出的胃内容物可沿升结肠旁沟流至右下腹部，容易误认为是急性阑尾炎的转移性腹痛。病人多有溃疡病史，表现为突然发作的剧烈腹痛。体；征除右下腹压痛外，上腹仍具疼痛和压痛，腹壁板状强直等腹膜刺激症状也较明显。胸腹部 X 线检查如发现隔下有游离气体，则有助于鉴别诊断。

2. 右侧输尿管结石　多呈突然发生的右下腹阵发性剧烈绞痛，疼痛向会阴部、外生殖器放射。右下腹无明显压痛，或仅有沿右侧输尿管径路的轻度深压痛。尿中查到多量红细胞。B 超检查或 X 线摄片在输尿管走行部位可呈现结石阴影。

3. 妇产科疾病　在育龄妇女中特别要注意。异位妊娠破裂表现为突然下腹痛，常有急性失血症状和腹腔内出血的体征，有停经史及阴道不规则出血史；检查时宫颈举痛、附件肿块、阴道后弯隆穿刺有血等。卵巢滤泡或黄体囊肿破裂的临床表现与异位妊娠相似，但病情较轻，多发病于排卵期或月经中期以后。急性输卵管炎和急性盆腔炎，下腹痛逐渐发生，可伴有腰痛；腹部压痛点较低，直肠指诊盆腔有对称性压痛；伴发热及白细胞计数。升高，常有脓性白带，阴道后弯隆穿刺可获脓液，涂片检查细菌阳性。卵巢囊肿蒂扭转有；明显而剧烈腹痛，腹部或盆腔检查中有压痛性的肿块。B 超检查均有助于诊断和鉴别诊断。

4. 急性肠系膜淋巴结炎　多见于儿童。往往先有上呼吸道感染史，腹部压痛部位偏内侧，范围不太固定且较广，并可随体位变更。

5. 其他急性胃肠炎时，恶心、呕吐和腹泻等消化道症状较重，无右下腹固定压痛和腹膜刺激体征。胆道系统感染性疾病，易与高位阑尾炎相混淆，但有明显绞痛、高热，甚至出现黄疸，常有反复右上腹痛史。右侧肺炎、胸膜炎时可出现反射性右下腹痛，但有呼吸系统的症状和体征。此外，回盲部肿瘤、Crohn 病、美克耳 (Meckel) 憩室炎或穿孔、小儿肠套叠等，亦需进行临床鉴别。

上述疾病有其各自特点，应仔细鉴别。如病人有持续性右下腹痛，不能用其他诊断解释以排除急性阑尾炎时，应密切观察或根据病情及时手术探查。

五、治疗

1. 手术治疗绝大多数急性阑尾炎一旦确诊，应早期施行阑尾切除术 (appendecto-my)。早期手术系指阑尾炎症还处于管腔阻塞或仅有充血水肿时就手术切除，此时手术操作较简易，术后并发症少。如化脓坏疽或穿孔后再手术，不但操作困难且术后并发症会明显增加。术前即应用抗生素，有助于防止术后感染的发生。

(1) 不同临床类型急性阑尾炎的手术方法选择亦不相同。

①急性单纯性阑尾炎：行阑尾切除术，切口一期缝合。有条件的单位，也可采用经腹腔镜阑尾切除术。

②急性化脓性或坏疽性阑尾炎：行阑尾切除术。腹腔如有脓液，应仔细清除，用湿纱

布蘸净脓液后关腹。注意保护切口，一期缝合。

③穿孔性阑尾炎：宜采用右下腹经腹直肌切口，利于术中探查和确诊，切除阑尾，清除腹腔脓液或冲洗腹腔，根据情况放置腹腔引流。术中注意保护切口，冲洗切口，一期缝合。术后注意观察切口，有感染时及时引流。

④阑尾周围脓肿：阑尾脓肿尚未破溃穿孔时应按急性化脓性阑尾炎处理。如阑尾穿孔已被包裹形成阑尾周围脓肿，病情较稳定，宜应用抗生素治疗或同时联合中药治疗促进脓肿吸收消退，也可在超声引导下穿刺抽脓或置管引流。如脓肿扩大，无局限趋势，宜先行B超检查，确定切口部位后行手术切开引流。切开引流以引流为主。如阑尾显露方便，也应切除阑尾，阑尾根部完整者施单纯结扎。如阑尾根部坏疽穿孔，可行U字缝合关闭阑尾开口的盲肠壁。术后加强支持治疗，合理使用抗生素。

(2) 阑尾切除术的技术要点：

①麻醉：一般采用硬脊膜外麻醉，也可采用局部麻醉。

②切口选择：一般情况下宜采用右下腹麦氏切口（McBurney 切口）或横切口。如诊断不明确或腹膜炎较广泛应采用右下腹经腹直肌探查切口，以便术中进一步探查和清除脓液。切口应加以保护，防止被污染。

③寻找阑尾：部分病人阑尾就在切口下，容易显露。沿结肠带向盲肠顶端追踪，即能找到阑尾。如仍未找到阑尾，应考虑可能为盲肠后位阑尾，用手指探查盲肠后方，或者剪开盲肠外侧腹膜，将盲肠向内翻即可显露盲肠后方的阑尾。

④处理阑尾系膜：用阑尾钳钳夹阑尾系膜，不要直接钳夹阑尾，将阑尾提起显露系膜。如系膜菲薄，可用血管钳贴阑尾根部戳孔带线一次集束结扎阑尾系膜，包括阑尾血管在内，再剪断系膜；如阑尾系膜肥厚或较宽，一般应分次钳夹、切断结扎或缝扎系膜。阑尾系膜结扎要确实。

⑤处理阑尾根部：在距盲肠0.5 cm处用钳轻轻钳夹阑尾后用丝线或肠线结扎阑尾，再于结扎线远侧0.5 cm处切断阑尾，残端用碘酒、酒精涂擦处理。于盲肠壁上缝荷包线将阑尾残端埋人。荷包线缝合要点：距阑尾根部结扎线1 cm左右，勿将阑尾系膜缝人在内，针距约2～3 mm，缝在结肠带上。荷包缝合不宜过大，防止肠壁内翻过多，形成死腔。也可做8字缝合，将阑尾残端埋人同时结扎。最后，在无张力下再将系膜绑扎在盲肠端缝线下覆盖加固。近年来也有主张阑尾根部单纯结扎，不作荷包埋人缝合。

(3) 特殊情况下阑尾切除术：

①阑尾尖端粘连固定，不能按常规方法切除阑尾，可先将阑尾于根部结扎切断，残端处理后再分段切断阑尾系膜，最后切除整个阑尾。此为阑尾逆行切除法。

②盲肠后位阑尾，宜剪开侧腹膜，将盲肠向内翻，显露阑尾，直视下切除。再将侧腹膜缝合。

③盲肠水肿不宜用荷包埋人缝合时，宜用8字或U字缝合，缝在结肠带上，将系膜一并结扎在缝线上。

④局部渗出或脓液不多，用纱布多次蘸净，不要用盐水冲洗，以防炎症扩散。如已穿孔，腹膜炎范围大，术中腹腔渗出多，应彻底清除腹腔脓液或冲洗腹腔并放置引流。

⑤如合并移动盲肠，阑尾切除后，应同时将盲肠皱壁折叠紧缩缝合。

2. 急性阑尾炎的非手术治疗仅适用于单纯性阑尾炎及急性阑尾炎的早期阶段，病人不接受手术治疗或客观条件不允许，或伴存其他严重器质性疾病有手术禁忌证者。主要措施包括选择有效的抗生素和补液治疗。也可经肛门直肠内给予抗生素栓剂。

六、并发症及其处理

1. 急性阑尾炎的并发症

(1) 腹腔脓肿：是阑尾炎未经及时治疗的后果。在阑尾周围形成的阑尾周围脓肿最常见，也可在腹腔其他部位形成脓肿，常见部位有盆腔、99 下或肠间隙等处。临床表现有麻痹性肠梗阻的腹胀症状、压痛性包块和全身感染中毒症状等。B 超和 CT 扫描可协助定位。一经诊断即应在超声引导下穿刺抽脓冲洗或置管引流，或必要时手术切开引流。由于炎症粘连较重，切开引流时应小心防止副损伤，尤其注意肠管损伤。中药治疗阑尾周围脓肿有较好效果，可选择应用。阑尾脓肿非手术疗法治愈后其复发率很高。因此应在治愈后 3 个月左右择期手术切除阑尾，比急诊手术效果好。

(2) 内、外瘘形成：阑尾周围脓肿如未及时引流，少数病例脓肿可向小肠或大肠内穿破，亦可向膀胱、阴道或腹壁穿破，形成各种内瘘或外屡，此时脓液可经屡管排出。X 线 - 钡剂检查或者经外屡置管造影可协助了解屡管走行，有助于选择相应的治疗方法。

(3) 化脓性门静脉炎 (pylephlebitis)：急性阑尾炎时阑尾静脉中的感染性血栓，可沿肠系膜上静脉至门静脉，导致化脓性门静脉炎症。临床表现为寒战、高热、肝肿大、剑突下压痛、轻度黄疸等。虽属少见，如病情加重会产生感染性休克和脓毒症，治疗延误可发展为细菌性肝脓肿。行阑尾切除并大剂量抗生素治疗有效。

2. 阑尾切除术后并发症

(1) 出血：阑尾系膜的结扎线松脱，引起系膜血管出血。表现为腹痛、腹胀和失血性休克等症状。关键在于预防，阑尾系膜结扎确切，系膜肥厚者应分束结扎，结扎线距切断的系膜缘要有一定距离，系膜结扎线及时剪除不要再次牵拉以免松脱。一旦发生出血表现，应立即输血补液，紧急再次手术止血。

(2) 切口感染：是最常见的术后并发症。在化脓或穿孔性急性阑尾炎中多见。近年来，由于外科技术的提高和有效抗生素的应用，此并发症已较少见。术中加强切口保护，切口冲洗，彻底止血，消灭死腔等措施可预防切口感染。切口感染的临床表现包括，术后 2 ～ 3 日体温升高，切口胀痛或跳痛，局部红肿、压痛等。处理原则：可先行试穿抽出脓液，或于波动处拆除缝线，排出脓液，放置引流，定期换药。短期可治愈。

(3) 粘连性肠梗阻：也是阑尾切除术后的较常见并发症，与局部炎症重、手术损伤、切口异物、术后卧床等多种原因有关。一旦诊断为急性阑尾炎，应早期手术，术后早期离床活动可适当预防此并发症。粘连性肠梗阻病情重者须手术治疗。

(4) 阑尾残株炎：阑尾残端保留过长超过 1 cm 时，或者粪石残留，术后残株可炎症复发，仍表现为阑尾炎的症状。也偶见术中未能切除病变阑尾，而将其遗留，术后炎症复发。应行钡剂灌肠透视检查以明确诊断。症状较重时应再次手术切除阑尾残株。

(5) 粪屡：很少见。产生术后粪痰的原因有多种，阑尾残端单纯结扎，其结扎线脱落；盲肠原为结核、癌症等；盲肠组织水肿脆弱术中缝合时裂伤。粪屡发生时如已局限化，不至发生弥漫性腹膜炎，类似阑尾周围脓肿的临床表现。

（翟连锁）

第三节 特殊类型阑尾炎

一般成年人急性阑尾炎诊断多无困难，早期治疗的效果非常好。如遇到婴幼儿、老年人及妊娠妇女患急性阑尾炎时，诊断和治疗均较困难，值得格外重视。

一、新生儿急性阑尾炎

新生儿阑尾呈漏斗状，不易发生由淋巴滤泡增生或者粪石所致阑尾管腔阻塞。因此，新生儿急性阑尾炎很少见。又由于新生儿不能提供病史，其早期临床表现又无特殊性，仅有厌食、恶心、呕吐、腹泻和脱水等，发热和白细胞升高均不明显，因此术前难于早期确诊，穿孔率可高达80%，死亡率也很高。诊断时应仔细检查右下腹部压痛和腹胀等体征，并应早期手术治疗。

二、小儿急性阑尾炎

小儿大网膜发育不全，不能起到足够的保护作用。患儿也不能清楚地提供病史。其临床特点：①病情发展较快且较重，早期即出现高热、呕吐等症状；②右下腹体征不明显、不典型，但有局部压痛和肌紧张，是小儿阑尾炎的重要体征；③穿孔率较高，并发症和死亡率也较高。诊断小儿急性阑尾炎须仔细耐心，取得患儿的信赖和配合，再经轻柔的检查，左、右下腹对比检查，仔细观察病儿对检查的反应，作出判断。治疗原则是早期手术，并配合输液、纠正脱水，应用广谱抗生素等。

三、妊娠期急性阑尾炎

比较常见，尤其妊娠中期子宫的增大较快，盲肠和阑尾被增大的子宫推挤向右上腹移位，压痛部位也随之上移。腹壁被抬高，炎症阑尾刺激不到壁层腹膜，所以使压痛、肌紧张和反跳痛均不明显；大网膜难以包裹炎症阑尾，腹膜炎不易被局限而易在腹腔内扩散。这些因素致使妊娠中期急性阑尾炎难于诊断，炎症发展易致流产或早产，威胁母子生命安全。

以早期阑尾切除术为主。妊娠后期的腹腔感染难以控制，更应早期手术。围手术期应加用黄体酮。手术切口须偏高，操作要轻柔，以减少对子宫的刺激。尽量不用腹腔引流。术后使用广谱抗生素。加强术后护理。

四、老年人急性阑尾炎

龄人口增多，老年人急性阑尾炎的发病率也相应升高。因老年人对疼痛感觉迟钝，腹肌薄弱，防御机能减退，所以主诉不强烈，体征不典型，临床表现轻而病理改变却很重，体温和白细胞升高均不明显，容易延误诊断和治疗。又由于老年人动脉硬化，阑尾动脉也会发生改变，易导致阑尾缺血坏死。加之老年人常伴发心血管病、糖尿病、肾功能不全等，使病情更趋复杂严重。一旦诊断应及时手术，同时注意处理伴发的内科疾病。

五、AIDS/HIV 感染病人的阑尾炎

其临床症状及体征与免疫功能正常者相似，但不典型，此类病人 WBC 不高，常被延误诊断和治疗。B 超或 C1，检查有助于诊断。阑尾切除术是主要的治疗方法，强调早期诊断并手术治疗，可获较好的短期生存，否则穿孔率较高（占 40%）。因此，不应将 AIDS 和 HIV 感染者视为阑尾切除的手术禁忌证。

（翟连锁）

第四节　慢性阑尾炎

一、病因和病理

大多数慢性阑尾炎（chronic appendicitis）由急性阑尾炎转变而来，少数也可开始即呈慢性过程。主要病变为阑尾壁不同程度的纤维化及慢性炎性细胞浸润。粘膜层和浆肌层可见以淋巴细胞和嗜酸性粒细胞浸润为主，替代了急性炎症时的多形核白细胞，还可见到阑尾管壁中有异物巨细胞。此外，阑尾因纤维组织增生，脂肪增多，管壁增厚，管腔狭窄，不规则，甚而闭塞。这些病变妨碍了阑尾的排空，压迫阑尾壁内神经而产生疼痛症状。多数慢性阑尾炎病人的阑尾腔内有粪石，或者阑尾粘连，淋巴滤泡过度增生，使管腔变窄。

二、临床表现和诊断

既往常有急性阑尾炎发作病史，也可能症状不重亦不典型。经常有右下腹疼痛，有的病人仅有隐痛或不适，剧烈活动或饮食不节可诱发急性发作。有的病人有反复急性发作的病史。

主要的体征是阑尾部位的局限性压痛，这种压痛经常存在，位置也较固定。左侧卧位检体时，部分病人在右下腹阑尾条索。X 线钡剂灌肠透视检查，可见阑尾不充盈或充盈不全，阑尾腔不规则，72 小时后透视复查阑尾腔内仍有钡剂残留，即可诊断慢性阑尾炎。

三、治疗

诊断明确后需手术切除阑尾，并行病理检查证实此诊断。慢性阑尾炎常粘连较重，手术操作尤应细致。

（翟连锁）

第五节　阑尾肿瘤

阑尾肿瘤非常少见，多在阑尾切除术中或尸体解剖中被诊断。主要包括：类癌、腺癌和囊性肿瘤三种。

一、阑尾类癌 (carcinoid tumors)

起源于阑尾的嗜银细胞。阑尾类癌约占胃肠道类癌的 45%，占阑尾肿瘤的 90%，阑尾是消化道类癌的最常见部位。部分肿瘤伴粘液囊肿形成。其组织学恶性表现常不明显。阑尾类癌的典型肉眼所见为一种小的（(1 ～ 2 cm)、坚硬的、边界清楚的黄褐色肿物，约 3/4 发生在阑尾远端，少数发生在阑尾根部。临床表现与急性阑尾炎相似，几乎总是在阑尾切除术中偶然发现。如肿物小，无转移，单纯阑尾切除手术可达到治疗目的。其中 2.9% 的病例 (>2 cm) 发生转移而表现恶性肿瘤的生物学特性，这些病例肿瘤浸润或有淋巴结转移，应采用右半结肠切除术。远处转移者可用化疗。5 年生存率可大于 50%。

二、阑尾腺癌 (adenocarcinoma)

起源于阑尾粘膜的腺上皮，被分为结肠型和粘液型两种亚型。结肠型，由于其临床表现，肉眼及显微镜下所见与右结肠癌相似，常被称为阑尾的结肠型癌，其术前最常见的表现与急性阑尾炎或右结肠癌相似。术前钡灌肠常显示盲肠外肿物。常需术中病理确诊。治疗原则为右半结肠切除术。预后与盲肠癌相近。粘液性腺癌的治疗同结肠型，其预后优于结肠型。

三、阑尾囊性肿瘤 (cystic neoplasms)

包括阑尾粘液囊肿和假性粘液瘤。阑尾病变为囊状结构，或含有粘液的阑尾呈囊状扩张，称为阑尾粘液囊肿 (mucocele)。其中 75% ～ 85% 为良性囊腺瘤，少数为囊性腺癌。病人可有无痛性肿块，或者腹部 CT 中偶然发现。囊壁可有钙化。当囊肿破裂时，良睦者经阑尾切除可治愈。如为恶性可发生腹腔内播散种植转移。

假性粘液瘤是阑尾分泌粘液的细胞在腹腔内种植而形成，可造成肠粘连梗阻和内凄。主张彻底切除或需反复多次手术处理。5 年生存率可达 50%。

（翟连锁）

参考文献

[1] Gerard M.Doherty. 现代外科疾病诊断与治疗 . 北京：人民卫生出版社，2015.
[2] 李敬东，王崇树 . 实用临床普通外科学教程 . 北京：科学出版社，2014.
[3] 尹文 . 创伤外科急救学 . 北京：军事医学科学出版社，2013.
[4] 吴在德，吴肇汉 . 外科学七版 . 北京：人民卫生出版社，2008.